U0267465

# 实用流式细胞术——血液病篇

## PRACTICAL FLOW CYTOMETRY IN HAEMATOLOGY

（第 2 版）

# 实用流式细胞术——血液病篇

## PRACTICAL FLOW CYTOMETRY IN HAEMATOLOGY

（第 2 版）

主 编 刘艳荣

北京大学医学出版社

SHIYONG LIUSHI XIBAOSHU——XUEYEBING PIAN

**图书在版编目（CIP）数据**

实用流式细胞术．血液病篇 / 刘艳荣主编．—2 版．—
北京：北京大学医学出版社，2023.4（2024.8 重印）
ISBN 978-7-5659-2780-5

Ⅰ．①实…　Ⅱ．①刘…　Ⅲ．①细胞－生物样品分析－
定量分析－应用－血液病　Ⅳ．① R55

中国版本图书馆 CIP 数据核字（2022）第 235976 号

**实用流式细胞术——血液病篇（第 2 版）**

主　　编：刘艳荣
出版发行：北京大学医学出版社
地　　址：（100191）北京市海淀区学院路 38 号　北京大学医学部院内
电　　话：发行部 010-82802230；图书邮购 010-82802495
网　　址：http：//www.pumpress.com.cn
E-mail：booksale@bjmu.edu.cn
印　　刷：北京金康利印刷有限公司
经　　销：新华书店
责任编辑：陈　奋　　责任校对：靳新强　　责任印制：李　啸
开　　本：889 mm×1194 mm　1/16　印张：31.5　字数：940 千字
版　　次：2023 年 4 月第 2 版　2024 年 8 月第 2 次印刷
书　　号：ISBN 978-7-5659-2780-5
定　　价：288.00 元

本书由

北京大学医学出版基金资助出版

主　编　刘艳荣　北京大学人民医院

编　　委　（按姓名汉语拼音排序）

| | | | |
|---|---|---|---|
| 常英军 | 北京大学人民医院 | 魏勋斌 | 北京大学医学技术研究院 |
| 蒋能刚 | 四川大学华西医院 | | 跨学部生物医学工程系 |
| 刘艳荣 | 北京大学人民医院 | 翁香琴 | 上海交通大学医学院附属瑞金医院 |
| 邵宗鸿 | 天津医科大学总医院 | 吴后男 | 北京大学医学部 |
| 苏　文 | 山西省肿瘤医院 | 吴雨洁 | 江苏省人民医院 |
| 汤永民 | 浙江大学医学院附属儿童医院 | 严　明 | 厦泰生物科技有限公司 |
| 万岁桂 | 首都医科大学宣武医院 | 颜晓梅 | 厦门大学化学化工学院 |
| 王　卉 | 北京陆道培医院 | 张千君 | 贝克曼库尔特国际贸易（上海）有限 |
| 王莉莉 | 中国人民解放军总医院 | | 公司生命科学部 |
| 王亚哲 | 北京大学人民医院 | 朱焕玲 | 四川大学华西医院 |
| | | 朱明清 | 苏州大学附属第一医院 |

参编人员　（按姓名汉语拼音排序）

| | | | |
|---|---|---|---|
| 蔡梦洁 | 苏州大学附属第一医院 | 庞　恺 | 北京信息科技大学仪器科学 |
| 戴　兰 | 苏州大学附属第一医院 | | 与光电工程学院 |
| 付　蓉 | 天津医科大学总医院 | 魏　丹 | 浙江海洋大学信息工程学院 |
| 李丽娟 | 天津医科大学总医院 | 邢莉民 | 天津医科大学总医院 |
| 刘　惠 | 天津医科大学总医院 | 薛乘风 | 厦门大学化学化工学院 |
| | | 赵　莎 | 四川大学华西医院 |

# 第2版前言

流式细胞术作为一种敏感而快速分析细胞及颗粒的技术，自中国引进第一台流式细胞仪以来，已经走过了40余年的历程。在此期间，随着流式细胞仪结构及功能的改进和提高，其应用范围越来越广，目前国内已经有越来越多的医疗和研究机构拥有了流式细胞仪。流式细胞仪在血液病、肿瘤治疗及干细胞和细胞治疗等领域起着重要的作用。

流式细胞术在血液学领域的应用是一个极好的范例，其对血液淋巴系统肿瘤的诊断、分期、疗效的评定已经成为指导诊疗工作不可缺少的依据。流式免疫分型的应用使白血病和淋巴瘤的诊断进入了一个崭新的阶段，使得形态学不典型、诊断分型困难的疾病的诊断变得容易了，并使一些形态学不能诊断的疾病得以发现。对目前诊断困难的骨髓增生异常肿瘤，免疫分型在诊断中的作用也凸显出来。血液系统疾病的复杂性，使得流式细胞术在血液病中的应用掌握起来比较困难，问题较多。本书针对这些问题进行了系统和详细的介绍，并针对目前免疫分型抗体使用不规范、报告形式混乱等问题介绍了国际上的先进经验、指南及编者的实际范例。

治疗后微量残留病（MRD）的评估也是流式细胞术在血液病中应用的另一个领域，也是本书的另一个重点内容。临床实践证明，目前普遍采用的疗效评估方法——临床完全缓解（CR）不能有效地评估患者的预后，新的严格意义的CR标准是MRD阴性。目前血液病的治疗已经进入了MRD时代，根据MRD水平评估患者的预后，进行危险度分层、指导个体化的治疗是白血病治疗的新策略。而MRD的检查离不开流式细胞术。

造血干细胞移植（HSCT）是白血病治疗的重要途径，是目前多种血液系统肿瘤唯一的治愈方法。流式细胞术在HSCT中发挥着重要的作用，检查动员外周血、采集物中造血干细胞的数量、监测移植后的免疫重建和疗效评估均需要流式细胞术。

流式细胞术在红细胞及血小板疾病、阵发性睡眠性血红蛋白尿（PNH）、自身免疫性溶血性贫血和免疫相关性血细胞减少患者的诊断中也起着重要的作用。通过对血液中淋巴细胞的检测可以获知机体的免疫功能状态，因此Th1/Th2和调节性T细胞的检测也是研究的热点。

近几年，白血病/淋巴瘤的诊断在不断发展，WHO血液和淋巴组织肿瘤的分类指标也在不断更新，本书的第1版以2008版WHO分类作为框架。目前2017版WHO分类标准已经出版4年，2022版分类的文章已经公布，但尚未有正式出版的书籍。从上述几版分类目录可以看出，很多分类标准已经改变，尤其是2022版的分类比2017版更加清晰、科学。虽然该分类的正式书籍未出版，但本书已将2022版分类文章与2017版一并进行了介绍和比较。而本书中的具体内容只能以2017版WHO分类为参考，将内容进行更新及充实。另外，体液流式细胞术检测、染色体分选也包括在再版更新范围内。

近几年，流式细胞术有了很大的发展。硬件上，传统的流式细胞仪可以检测的参数越来越多，最先进的流式细胞仪可以检测 50 以上的荧光参数。质谱流式细胞仪理论上可以检测更多的参数，光谱流式细胞仪使得同时检测 20 以上的荧光素在临床上得以实现。而与之相应的多维数据分析随之出现。软件上，旧的数据分析方法已不能满足对这么多参数进行分析。此外，超敏感流式细胞术可以检测纳米级的微生物、微粒、活体流式细胞术可以检测体内流动的细胞，这些均是流式细胞术领域出现的新亮点，本书中都进行了介绍。

本书第 1 版出版后受到大家的肯定和厚爱，曾两次重印，且目前已经售罄，市面上一书难求。在此，衷心感谢各位读者的支持，同时也鞭策我们将第 2 版写好，不辜负大家的期望。

最后必须要说的是感谢，衷心感谢将我领入流式细胞术领域、铸造了我的人生的陈姗姗导师；感谢本书的编委及参编人员在百忙之中参与编写此书；感谢北京大学医学出版社的陈奋副编审对我的鼓励；感谢与我并肩工作几十年我的同事；感谢北京大学血液病研究所、北京大学人民医院儿科、北京市第六医院等对本书编写的支持。要感谢的人很多，要感谢的话千言万语。希望通过我们的努力，为中国流式细胞术领域的发展添砖加瓦，为需要帮助的患者带去我们的一片心意和诊断上强力的支持。解决患者的疾苦是每一位医生的神圣职责，也是我们的最大追求。让我们大家携起手来，共同为创造中国流式细胞术领域的辉煌而努力奋斗！

刘艳荣

2022 年 10 月

# 目　录

# 流式细胞仪概述

流式细胞术是一种定量分析技术。想要鉴别出一个细胞群体，主要是依据细胞特殊标志物的数量，而不仅是依据标志物的存在与否，因此，使用流式细胞仪进行细胞定量分析，在细胞生物学中非常重要。多参数相关分析可以对细胞固有的性质（如光散射）以及细胞的标志（如表面受体、DNA）同时进行分析。必要时还可同时测定胞质内抗原、核内抗原等。这样，就可能从一个复杂的细胞混合体中识别出某一特定的细胞亚群。只有对大量细胞进行测量才能发现稀有的细胞亚群并将其分选出来，所以，必须进行快速细胞检测。

近年来随着流式细胞仪器及染料的发展，以及在生物医学研究及诊断中对细胞多参数检测的需求日益增长，多色流式细胞仪已经成为科研和临床的必要工具。二十色到四十色的流式方案设计已不再是科研课题，而是可以广泛应用到各个医学领域的工具，比如单管多色抗体组合用于白血病的微量残留病（minimal residual disease，MRD）检测及白血病/淋巴瘤的免疫分型等。由于组织内的异质性，有必要了解单细胞水平的细胞生物学，以阐明以往无法在批量测定中发现的机制。单细胞分析是未来医疗保健服务的主要参与者[1]。医疗保健需求，例如个性化医疗，应对新型和慢性传染病的需求，与年龄相关疾病的人口老龄化以及对医疗保健的需求。更有效的治疗方法继续推动单细胞应用的发展方向，这为发现和实现临床利益提供了新的可能性。在这发展过程中，新型机器的研发、新型染料的发现、抗体的广泛使用，以及新型流式细胞检测技术加上分子诊断的快速发展，开创了医学领域一个新的里程碑。

使用流式细胞分选术，可以根据所测定的各种细胞性质的不同表现，从细胞群体中将某个细胞亚群分选出来，进一步对它进行功能研究、形态学研究、培养或做其他的分析。近年来，随着分子生物检测技术的快速发展，流式细胞分选仪成为了必不可少的工具。把细胞性能检测和分子技术结合起来，比如基因测试，为多方位检测提供了一个更加完整的病理了解和精准的病理校准。随着单细胞流式细胞术的普及，基于独特表型的细胞分选达到通过物理分离这些细胞群以进行进一步的下游详细分析，从而提供更多的功能来研究特定的细胞群变得至关重要。在已经被广泛接受的单细胞细胞计数技术上增加了细胞分选功能，为发现提供了新途径。此外，随着全球关注的持续增加以及需要理解和开发解决当前和未来环境威胁的方法的需求，单细胞分析有望在解决环境问题中发挥重要作用[2-4]。单细胞细胞计数法已开始在这一领域发挥作用，全光谱细胞计数法的先进性为海洋生物学，供水污染和替代生物燃料的发展做出了贡献[6]。

## 第一节　流式细胞仪发展史

流式细胞术（flow cytometry，FCM）的发明、改进，以及在众多应用领域的拓展，是综合了多个学科的结果，如生物学、生物技术、计算机科学、电子工程学、流体力学、激光技术、高等数学、临床医学、分子生物学、有机化学和物理学等。而现代流式细胞术，更是由于结合了单克隆抗体技术、定量细胞化学和定量荧光细胞化学的应用，使其在生物学、临床医学、药物学等众多研究领域的应用有了突飞猛进的发展。

流式细胞术可分为三种基本类型，根据信号类型进行分类。最初设计的流式细胞仪是利用荧光和激光散射的细胞特性来读数的。通常，散射光信号被用于识别细胞的大小与内部复杂性和膜组成有关的某些物理性质。而被用于识别细胞表型和功能特征的标志的检测，如抗体或细胞成分均是借助于与相关的荧光素结合来实现的。流式细胞仪通过使用特定波长的激光器激发荧光素产生荧光。荧光和散射光子由配备特定滤光片的光电倍增管（PMT）收集，以收集特定波长的光子。最初的系统配备只有单个激光器和几个检测器，以收集几个不同波长的光带。尽管这在当时是一个非常强大的工具，但科学家们很快意识到，细胞的异质性需要更多不同的探针才能将一种细胞类型与另一种细胞类型区分开，这导致了第二代和第三代流式细胞仪的诞生，我们在这里将其称为"传统流式细胞仪"（CFC），它通过增加更多的激光器和更多的PMT以收集不同波长的荧光。

第二代和第三代流式细胞仪能够检测更多的标记，并增强了鉴定不同细胞类型及其功能亚群的能力。如今，该领域中大多数流式细胞仪主要是这种类型，而 BD Biosciences 和 Beckman Coulter 是主要制造商。其他几家公司也生产类似类型的流式细胞仪，例如 BioRad 和 Agilent。这种检测方法的主要局限性，在于在仪器上（物理上、光学上和电子上）增加激光器和检测器的空间有限，因此，它们受到可在仪器中装备的激光器和检测器数量的限制。更大的问题是受商品化的与滤光片相匹配荧光染料数量的限制。收集不同的波段需要用户购买并安装其特定的滤光片配置。这需要对光收集路径有深刻的了解，并需要了解这些变化对灵敏度和分辨率的影响。此外，每次更换滤光片后，用户都需要重新验证仪器的性能，因为机载质量控制方案是专门针对制造商提供的滤光片配置而设计的。即使实施了滤光片更改，可成功多路检测，但同时检测的标记数量仍然受到主要限制，目前使用CFC公布的最大标记数量为29。其他限制包括：使用较旧的光收集技术，例如PMT，其量子转换效率较低，并且在较高波长的光子中性能较差；对于那些能够提供超过20种颜色的仪器而言，其占地面积相对

较大，并且由于检测器中大量荧光检测溢出而引起的扩散而导致种群分辨率下降。即使对于新一代经过改进的PMT，这些缺点仍然是存在的，而且成本要比旧PMT更高。

随着研究的深入，人们很快意识到需要开发能够检测更多颜色的仪器。例如，如果实际上单管只能检测29个荧光标记，并且要研究40种不同的感兴趣标记，那么科学家将不得不将它们分成2管进行标记及检测。这种方法的缺点是多方面的：首先，由于必须在两个试管之间分配样本，因此该方法至少需要使用两倍的样本量；其次，它要求在两个试管之间必须重复一些识别两个试管中某些细胞类型所必需的标记物，从而导致试剂消耗增加和成本增加；最后，某些标记永远无法在同一单元格的其他环境中进行研究，因为它们永远不会一起出现在同一样本中。这可能会导致缺少对细胞类型特定独特子集的识别，并最终导致不能很好地识别表型特征。

由于CFC的主要局限性，2012年，DVS Sciences 引入了质谱分析（MC）的概念，其中荧光标记物被重金属取代，作为标记物检测的一种手段。不是用激光激发荧光团，而是将悬浮液中标记有与重金属同位素结合的抗体的细胞注射到雾化器中，该雾化器将细胞雾化成液滴，然后引入感应耦合等离子体质谱仪（ICP-MS），在该处离子化金属。这些离子化的金属通过飞行时间（TOF）的质荷比进行分离。

这种方法的主要优点是，与荧光探针的发射经常具有重叠的峰值发射不同，不同的纯化金属的质量非常不同，通常不会重叠。这使得能够复用与镧系元素重金属同位素结合的更多标记，从而使研究人员能够将一组标记的数目扩展至30～40。然而，很快被认识到该技术的广泛应用受到限制。首先是仪器的总体成本高。其次，与最高端的CFC相比，占地面积非常大，需要额外的实验室空间和非常专业的基础设施来支持质谱仪的通风。再次，与CFC相比，对操作仪器的技术人员要求较高，并且仪器较复杂，不适合终端用户操作。仅这三个方面就使许多实验室无法使用该技术。除了这些限制之外，采用该技术的人还面临其他挑战：第一，试剂的可选择性受到限制，很多抗体没有标记好的商品

化的成品，需要使用者自己动手对许多抗体进行金属标签偶联。第二，由于细胞在离子云中彼此分离的方式，吞吐量被限制为约 500 个细胞 / 秒。相比之下，CFC 可以轻松容纳上万个 / 秒。以更高的速度运行会导致离子云合并并创建无法使用的数据。对该技术产生负面影响的其他限制包括：①使用雾化器将细胞导入质谱的效率最高为 60% ~ 70%（通常更少），这意味着只能对样本中一半的细胞进行分析。这影响了所需的样本量，尤其是对于稀有细胞类型；②由于通量低，采集样本所需的时间以小时为单位，而在 CFC 中则为数秒或数分钟；③与CFC 相比，拥有和维护仪器的总体成本相当高；④与 CFC 不同，MC 破坏了细胞，因此无法同时将其分选出来进行下游分析；⑤检测的灵敏度极限是 300 ~ 400 个分子标记，而 CFC 则少于 40 个分子；⑥由于缺乏参考材料和质量检测的特性，该技术缺乏跨站点和跨仪器间轻松标准化数据的能力。这些不足也阻碍了该技术向临床诊断市场的扩展，也限制了其在特殊领域中的应用，如小颗粒和海洋生物学，其中自体荧光是关键的识别符。

为了解决 CFC 和 MC 所遇到的局限性，引入了使用整个荧光染料光谱作为读数来定义一个标记与另一个标记的想法。由于来自各种荧光染料的荧光具有广泛的重叠性质，因此希望为荧光发射曲线的"特征"增加更多的粒度，以突出每种荧光染料的独特性。想法是从读出的荧光中获得更深的光谱信息，该信息将提供额外的信息以区分一种荧光染料与另一种荧光染料。通过普渡大学开发的许可技术，索尼公司（SONY 公司）率先发布了流式细胞仪，该仪能够读取荧光染料的全光谱特征，而不仅仅是荧光发射的峰值（CFC 的原理）。他们的方法是使用 32 个 PMT 阵列来收集由 3 个激光器共同激发的每种荧光染料在 420 ~ 800 nm 范围内发射的衍射光。这与 CFC 形成对比，CFC 收集的只是发射峰波长范围的小条光带（宽度为 20 ~ 80 nm），由仪器的滤光片配置决定。虽然新颖，但这种原始方法有一些局限性。将激光器共线放置，这意味着即使存在三种不同的激发源，荧光染料的发射信息也可以组合在一起。这从本质上减少了可用于定义光谱特征的信息量，从而使得每个激光激发源的发射模式之间的差异无法辨别。该信息的丢失损害了区分由特定激光激发产生的光谱差异最大的荧光染料的能力。信息整体丢失的结果是限制了可能的可区分标记的数量，因此减少了可进行多重检测的可检测标记的数量。该方法的另一个局限性是选择用于收集光波长的检测器。该 SONY 系统将传统的 PMT 用于 420 ~ 470 nm 的紫色发射范围，与 CFC 中使用的相似，并利用 PMT 阵列（32 个）的组合。如前所述，PMT 技术是一种较旧的技术，在将光子转换为光电子时具有较低的量子效率，尤其是在较长波长下。这些影响数据质量的因素，加上相对较差的营销推广，导致对该技术版本的适应性较差。自 2015 年发布以来，该仪器使用非常有限，并且标记的最大数量是 19 种，与 CFC 相比并没有真正的改善。

2017 年，Cytek Biosciences 成功推出了 Aurora 全光谱流式细胞仪。Aurora 的每个激光器独立于其他激光器，所产生的高灵敏度全光谱特征方法大大提高了荧光素的使用效率，许多在传统流式细胞仪不能同时使用的荧光素都能在一个试管里同时使用了。大大提高了单管的荧光素量，而且简化了流式细胞仪使用流程。Aurora 三激光 38 荧光通道成功地展示了单管 24 种荧光素高分辨的测试方案。于 2019 年，Aurora 五激光 64 荧光通道成功地展示了单管 40 种荧光素高分辨的测试方案，从而打破了多年单管二十八色停滞不前的纪录。在疫情期间，Aurora 三十五色 + 方案已经在欧美许多实验室开始对新冠肺炎病毒（COVID-19）的相关研究。多参数流式细胞术，通过对 COVID-19 感染及恢复期患者的各个免疫细胞亚群进行详细而全面的分析，为临床研究者了解疾病发病机制，判断治疗效果，预测疾病走向，探索新的治疗方案和疫苗开发提供更多可靠依据[5,7-8]。Cytek 基于全光谱分析仪，还开发了新的全光谱细胞分选平台。

因为发现细胞复杂性的关键是对使用高维表型方法鉴定的特定子集进行其他下游基因组和蛋白质组学研究的能力。对这些种群进行分选，可以对其进行单细胞进一步的分析，将对细胞的研究做出重大贡献。

Cytometry Part A 的 OMIP（Optimized Multicolor Immunofluorescence Panel，OMIP）是经过严格审查的刊物，对文章的要求非常严格，可为单细胞计

数技术的免疫表型鉴定提供经过验证的应用方案。迄今为止，发布在 OMIP 的最多荧光素标记是由全光谱流式完成的，这是由 Cytek 生产和发布的四十色测试方案。该 OMIP[9] 的标记数量远远超过了竞争技术质谱分析中的第二高标记。

## 一、早期流式细胞仪的发展（公元 2000 年以前）

1930 年，Caspersson 和 Thorell 开始致力于细胞的计数。

1934 年，Moldaven 是世界上最早设想使细胞检测自动化的人，他试图用光电仪记录流过一根毛细管的红细胞和红色酵母。这为日后的流式细胞仪的设计引入了细胞染色的概念，以便于进行细胞的定量分析。

1936 年，Caspersson 等引入显微光度术。

1940 年，Albert Coons 提出用结合了荧光素的抗体去标记细胞内的特定蛋白，免疫荧光技术问世。从此，人们可以使用荧光显微镜观察细胞，了解相关蛋白在细胞上的表达情况。免疫荧光技术的问世，为日后流式细胞仪的问世提供了思路。

1947 年，Guclcer 运用层流和湍流原理研制烟雾微粒计数器。

1949 年，Wallace Coulter 提出在悬液中计数粒子的方法的专利，并设计出了血细胞分析仪。其自动快速分析细胞的想法与流式细胞仪的设计要求相一致。

1950 年，Caspersson 用显微分光光度计的方法在 UV 和可见光光谱区检测细胞。

1953 年，PJ Croslannd-Taylor 应用分层鞘流原理，成功的设计红细胞光学自动计数器。鞘液流动态聚焦原理成为流式细胞仪设计的重要原理之一。

同年，Parker 和 Horst 描述一种全血细胞计数器装置，成为流式细胞仪的雏形。

1954 年，Beirne 和 Hutcheon 发明光电粒子计数器。

1959 年，B 型 Coulter 计数器问世。

1965 年，Louis Kamemtsky 等提出两个设想，一是用分光光度计定量细胞成分；二是结合测量值对细胞分类。

1967 年，Kamentsky 和 Melamed 在 Moldaven 方法的基础上设计了细胞分选装置，通过电子脉冲控制，将细胞分离到液流外收集起来。

1969 年，德国的 Dittrich 和 Gohda 提出了流动池的设计，并可以为 EB 染色的细胞做 DNA 分析的直方图。

斯坦福大学的 RG Sweet 还发明了喷墨技术，用于打印机。而这种技术的核心是控制喷嘴震动产生液滴。这一技术日后被加以利用，形成了流式细胞仪上的高速分选功能。

同年，Marvin Van Dilla、Fulwyler 及其同事们在 Los Alamos，New Mexicao（即现在的 National Flow Cytometry Resource Labs）发明第一台荧光检测细胞计，使用了鞘液流动态聚焦原理，同时还使用了氩离子激光器作为光源。

1972 年，斯坦福大学的 Leonard Herzenberg 小组研制出一个细胞分选器的改进型，能够检测出经过荧光标记抗体染色的细胞的较弱的荧光信号，实现了同时多个散射光和荧光信号参数的检测，同时可以对细胞加以分选。

1973 年，BD 公司与美国斯坦福大学合作，研制开发并生产了世界第一台商用流式细胞仪 FACS I。从此，流式细胞仪的研制使得这一技术更加易于操作，检测灵敏度不断提高，其应用领域也在不断拓展。

1975 年，Kohler 和 Milstein 提出了单克隆抗体技术，为细胞研究中大量特异免疫试剂的应用奠定了基础。

从此，大量的厂家不断研制生产出自己的流式细胞仪，流式细胞术进入了一个空前飞速发展的时代。科学家们、仪器制造商们又纷纷将研究焦点转向荧光染料的开发、细胞的制备方法和提高电子信号的处理能力上来。进入 20 世纪 90 年代，流式细胞术作为一门生物检测技术已经日臻完善，而随之而来的就是应用领域的日趋广泛。而今，流式细胞仪已经深入生物学、医学、药物学等的各个分支领域，并将在未来为我们的科学研究发挥更大的作用。

由于早期的流式细胞仪庞大复杂，使用起来很不方便，需要长时间手动调整。因此，商业化的厂家一直致力于操作简便、性能稳定、分析和分选功

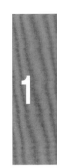

能强大的流式细胞仪的研发，还在此基础上开发了为某一应用领域而研制的专用型流式细胞仪。

1981 年，美国 FDA 批准了首台临床版 Ortho Spectrum Ⅲ 流式细胞仪，可以在临床上检测 T 细胞、平板计数和网织红细胞的免疫荧光表达。Kamentshy 和 Bob Hoffman 首次尝试通过同时进行 FITC 免疫荧光和三差分血液细胞计数仪将差分血液仪与流式细胞仪相结合。与之前的立式仪器相比，占地面积小，性能稳定，易于操作。

1985 年，BD 公司推出单激光三色流式细胞仪 FACScan，这是第一台采用石英杯固定光路的台式分析型流式细胞仪。

1995 年，BD 公司在 FACScan 基础上推出具有两激光四色分析和分选功能的台式机 FACSCalibur。自后，BD 公司基于 FACSCalibur 又推出台式分选机 FACSort。Beckman Coulter 推出 Profiler XL，单激光四色分析流式细胞仪。

1992 年，BD 公司还推出了主要用于研究领域的具有三激光及细胞高速分选仪 FACSVantage，分选速度达 25 000 细胞 / 秒。FACSVantage 后来在 2000 年将模拟电路升级到 FACSDiva 数字电路。

1996 年，Cytomation 公司推出了更快速度的细胞高速分选仪 MoFlo，分选速度可达 70 000 细胞 / 秒。

2000 年，BD 公司推出世界上具有紫外激光的三激光台式流式细胞分析系统 BD LSR 流式细胞仪。Beckman Coulter 也推出了相应的两激光台式流式仪。

2002 年，BD 公司基于 Ventage 电路系统推出世界上唯一可安装四根激光器的台式机 LSR Ⅱ，创造性地使用了全反射光信号收集系统，最多同时检测十八色荧光。

由于分析型和分选型流式细胞仪操作大大简化，越来越多的人员可以很容易地操作流式细胞仪。而一直以来，高速分选型流式细胞仪都以复杂著称，需要专用人员接受专业培训，充分了解仪器结构和分选原理，才能够有效可靠地操作仪器。

## 二、流式细胞仪的快速发展阶段（公元 2000—2010 年）

2002 年，BD 公司在 Calibur 基础上开发了三激光

8 通道的 FACSCanto Ⅰ，继而陆续推出 FACSCanto Ⅱ 及临床版的 FACS Canto。Beckman Coulter 则开发了 FC500，继而推出三激光的 Gallios 及其临床版仪器。

2003 年，BD 公司首先推出了世界第一台装有流动池固定光路的高速细胞分选仪 FACSAria，由于使用石英杯的固定光路设计，无须调整光路，采用三激光进行 15 参数的分析，其多色分析的灵敏度和精密度高，与分析型仪器相近，而分选速度可达 30 000 细胞 / 秒。

2006 年，美天旎公司推出 MACQaunt，结合了磁性微球分离技术。

流式细胞仪的发展和荧光染料的技术发展息息相关。初创公司 Sirigen 基于高光子聚合物技术制造出的高分子染料主要用于生物技术荧光检测，Sirigen 成功研发了紫外荧光发光染料 BV421，以及具有长发射波长的染料，扩展了可用光谱范围，为高通量流式技术应用奠定了基础。BD 公司收购 Sirigen 后，又开发了 UV 荧光染料。

在多色流式细胞仪发展过程中，BD 公司沿用了 LSR Ⅱ 的平台，拓展开发了多激光 FACSFortessa 和 Symphony，Symphony 的荧光通道最高可达到 50 通道，并在 2010 年后实现了二十六色测试方案。

Bio-Rad 公司通过收购 Propel Lab 产品，推出了五激光的 ZE5。

在流式发展过程中，初创公司起到了技术发展的关键作用。Amnis 公司开发了成像流式细胞仪。在单细胞荧光测试基础上，用户可以检测单细胞的影像形态。Accuri Cytometers 公司开发了少通道小型化的简易流式细胞仪。Thermo Fisher 通过收购 Life Technology 开发的 Attune 仪器，该款仪器结合了声波聚焦和传统流体控制的方法。

## 三、高通道流式的发展阶段（公元 2010—2020 年）

2011 年至 2012 年期间，SONY 公司推出了光谱流式细胞仪，改变了荧光素和检测通路须——对应的传统方法。荧光素不再由单一检测通道所表达，而是由多激光的荧光光谱所决定的，多色荧光分析也从单一的荧光补偿变成荧光解析。荧光解析

大大提高了现有荧光素的应用，用户可以灵活使用光谱重叠的荧光素，从而扩大了荧光素的使用范围，便于多色方案的设计完成。SONY 全光谱流式细胞仪使用了光电倍增管（PMT）阵列作为光谱探测器，由于阵列的探测器数量的增加，单个探测器的光谱宽带大大减小，单个探测器的荧光探测灵敏度也大大减小，多色方案的优势并没有完全显示在传统流式的应用上。

随着单管多色细胞检测的需求增长，高通量流式检测技术日趋重要。由于荧光染料的开发，传统流式细胞仪荧光素对应单检测通道的荧光补偿方法已经成为开发高通道流式测试方案的瓶颈，新型流式细胞探测技术需求日益增加。

2012 年，苏州赛景公司推出了 Cytoflex 流式细胞仪，该款仪器使用了 APD（雪崩二极管），APD 的高光电转换效应大大提高了荧光检测的灵敏度。

2017 年，Cytek Biosciences 成功开发了三激光 41 通道的 Aurora 光谱流式细胞仪。Aurora 结合了光谱流式和传统流式各自的特点，使用 APD 阵列检测荧光素光谱，高光电转换效应及光通讯领域的光学数字波分复用（CDWD）技术，大大提高了光谱单通道的灵敏度，并且利用荧光素光谱解析了多色荧光素方案。三激光 Aurora 成功演示了二十四至二十六色的多色高难实验方案，展示出的高精准灵敏度和实验结果远高于传统五激光流式细胞仪。

2019 年，Cytek 推出五激光 64 通道的 Aurora，成功解析了四十色高难应用方案，一举突破了传统流式的瓶颈，把高难、多色实验方案推向了应用领域。Aurora 在全球的普及应用展示了其在免疫研究、白血病检测中的优势。2020 年全球新冠肺炎疫情暴发后，Aurora 的三十五色免疫功能方案被运用在全球新冠肺炎患者的免疫系统检测中，为科学家对病毒的检测研究做出了重要贡献[7-8]。

## 第二节　流式细胞仪的基本原理

流式细胞仪安装有一根或多根激光器，绝大多数流式细胞仪都配有发射波长为 488 nm 的半导体激光器（其源自早期的氩离子气态激光器）作为第一根激光。待测样本中的细胞经液流系统传送，形成单细胞流，依次通过流式细胞仪的流动室，在激光照射区域，细胞上标记的荧光染料受到激光的激发，产生荧光信号。在不同的实验体系中，根据细胞标记的荧光素不同，在不同波长的激光激发下，发射出不同波长的荧光，这些荧光信号可以反映不同的细胞生物学特性。细胞受到激光照射后产生的光信号被相应接收器接收并放大，转换为与光强度相关的电子信号，然后经计算机贮存和处理分析，以图形形式（如直方图、点图、密度图等）直观地显示出细胞分布情况。流式细胞仪产生的信号主要有散射光信号和荧光信号。这些信号可以反映相应的细胞特征，如反映细胞相对大小的前向角散射光（FSC）、反映细胞内部复杂程度的侧向角散射光（SSC），以及反映各种细胞功能和抗原表达的荧光信号。将图形和数据直接输入联机专用的计算机，或存入磁盘以备分析。计算机快速而精确地将所测数据进行统计计算，结合多参数分析，从而实现了细胞定量分析。

一些流式细胞仪还配有细胞分选系统，通过细胞分选系统，还可以将具有相同光信号特征，即具有某些特定特征的细胞群体分选出来。散射光信号的强弱可以反映细胞的大小、形态及胞质颗粒程度等。

## 第三节　流式细胞仪的结构组成

流式细胞仪一般包括以下几部分。

- 液流系统：通过液流控制系统，将细胞传送到激光检测区。
- 光学系统：激光光源激发细胞标记的荧光信号，并由相应检测器接受不同波长的光信号。
- 电子系统：将检测器接收的光信号转换为电子信号或数字信号，其信号值反映了光信号强度。
- 计算机系统：记录细胞数据，并可以对这些储存的数据加以分选。

- 某些机型还可选配分选系统，对检测的细胞进行纯化分选。

## 一、激光及光束成形系统

流式细胞仪的光学系统由激光器及光束成形系统，以及光信号收集系统组成。我们首先介绍激光系统。

### （一）激光器

激光（laser）是一种相干光源，它能提供单波长、高强度及稳定性高的光照，在单位面积、单位立体角内输出功率特别大，是细胞微弱荧光快速分析的理想光源。激光沿着直线传播，发散角小，很容易聚焦到细胞通过位置。激光还具有良好的单色性。以上这些特点使激光成为流式细胞仪光源的首选。这是因为细胞的快速流动，每个细胞经过光照区的时间仅为1微秒左右，每个细胞所携带荧光物质被激发出的荧光信号强弱，与被照射的时间和激发光的强度有关，因此细胞必须达到足够的光照强度。

激光的种类主要有气态激光、固态激光、半导体激光和染料激光等。不同激光器发出的激光波长不同。通常大功率的气态激光器需要水冷设备，以维持激光的正常工作。而固态激光器具有体积小、重量轻、效率高、性能稳定、可靠性好、寿命长、光束质量高等优点。大型空气激发的高速细胞分选仪由于空气中光信号收集效率较低，因而多采用大功率的气态激光器。而新型多激光流式细胞仪越来越多地使用体积较小的空冷固态激光器。

目前，绝大多数流式细胞仪的基本配置配有一根波长488 nm的激光器。488 nm激光器是目前流式细胞仪中最常使用的光源，许多不同颜色的染料都可以被488 nm激光激发，如FITC、PE、PerCP等。

随着流式细胞分析的发展和复杂细胞分析的需要，流式细胞仪还可选配多根激光器，如产生633 nm波长红色光束的氦氖激光或产生635 nm波长红色光束的二极管激光器，可以配合APC、TOTO-3、TO-PRO-3等红光激发染料的使用。多激光的使用，扩大了检测的荧光素的种类和范围；多激光同时激发，实现了同时多色分析的目的，新型

流式细胞仪可以同时使用3根或3根以上激光器，进行十色以上的多色分析。

### （二）激光光束成形系统

激光光束直径一般为1～2 mm，在到达流动室前，需先经过透镜，将其聚焦，形成直径较小的、具有一定几何尺寸的光斑，以便将激光能量集中在细胞照射区。激光器成形后，多为椭圆形或圆形光斑，激光能量分布属正态分布，即光斑中央位置的激光能量最集中，光斑边缘激光能量下降，呈高斯分布。与光斑中央的激光能量相比，激光光斑边缘的能量大幅下降。为了保证样本中细胞是一个一个分别受到最大光照，且受照强度十分一致，必须将样本流与激光束正交且相交于光斑中央，即激光能量分布的峰值处。在流式细胞仪上最常使用的方法是，使用激光聚焦物镜和一锥形镜，形成椭圆形光斑，准确聚焦在样本细胞流通过的地方，保证单细胞检测，且激发细胞信号一致。

最新的流式细胞仪采用平顶光斑技术。激光光斑在水平方向通过多光束混合方式形成平台。与高斯分布相比，激光的能量聚焦在中央区域，这样可以更加有效地利用激光能量。平顶技术保证了细胞在流层内都受到相等的激光能量的激发，从而保证了稳定性和在高流量情况下相对小的CV值。Cytek的Aurora和Thermo Fisher的Attune都采用了平顶光斑技术。

在多激光流式细胞仪上，每根激光都以同样方式聚焦在样本液流上，只是空间位置不同，细胞顺序通过每个激光光斑。

一般来说，台式机由于使用石英杯流动池，其光路固定，对用户封闭，即安装时由工程师调试完毕后，无须用户做任何调节，所以用户操作十分方便。而大型细胞分选仪采用空气激发的原理，由于空气中的液流位置不固定，因此，需要用户自行调节，使液流中的样本与激光束正交。

## 二、液流系统

液流系统的主要功能是利用鞘液和气体压力将样本细胞依次输送到测量区，使细胞逐个通过激光光斑中央，接受检测（图1-3-1）。

鞘液的作用是将样本细胞环绕，在气体压力作

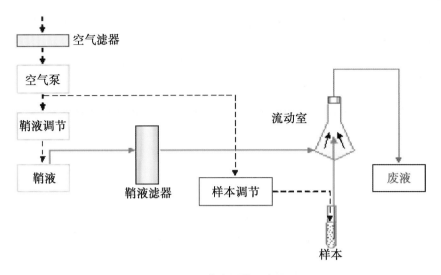

图 1-3-1　液流系统示意图

用下，鞘液稳定流动，在鞘液的包裹流动作用下，样本细胞稳定地沿液流中央位置流动。常使用的鞘液流为与待测细胞等张的溶液（如磷酸盐缓冲液）。

流式细胞仪的检测方式有两种，一种是稳定性光路的流动池检测，另一种是可调节光路的空气激发检测。由于流动池检测操作简便，灵敏度高，结果稳定，大多数流式细胞分析仪都采用了流动池设计，作为流式细胞仪检测系统的核心。

（一）流动室与液流驱动系统

现在的分析型流式细胞仪都采用流动池检测。流动池检测的流式细胞仪采用的是密闭式液流系统，与检测区的空气激发相比较，在流动池中样本液与鞘液流流速稳定，便于操作，且提高激光激发效率，可以更大效率地接收光信号。仪器内激光光路是原厂预先调整，使单细胞液流与激光束始终处于正交位置，在使用中光路非常稳定，因此在使用中无须调整，开机后即可进行检测，仪器性能稳定，操作简便，重复性好。

流动室（flow cell）是流式细胞仪的核心部件，由石英玻璃制成，被测样本细胞逐个通过，并在此与激光相交。这种流动室的光学特性良好，流速稳定，细胞受照时间较长，收集的细胞光信号量大，使用广角收集透镜，可获得很高的检测灵敏度和测量精度。

流动室是样本与鞘液相互混合的小室（图1-3-2）。流动室内充满鞘液，样本管中的细胞被一高于鞘液流的压力推入流动室，样本流与鞘液相混

后进入流动池，样本细胞流在鞘液流的稳定流动和包裹作用下形成流体动力学聚焦作用，从截面较大的液流，形成截面较小的轴流，细胞集中在轴流中，通过激光检测区。根据层流原理，细胞能以单一细胞状态沿液流轴线方向逐个通过测量区，与激发光交会，细胞进行检测，而且每个细胞通过激光照射的时间相等，从而得到准确的细胞信号。

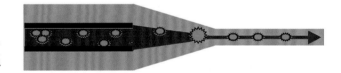

图 1-3-2　流动室鞘液聚焦示意图

细胞流和鞘液流的驱动一般采用加正压的方法，流速与压力的关系服从 Bernoulli 方程，即 $P = (\frac{1}{2}) pv^2$（忽略高度的变化），可见只要压力恒定，就可得到恒定的鞘液流流速，从而得到稳定的轴流，只要激光聚焦稳定，就可以确保每个细胞流经激光照射区的速度不变，得到一致的检测结果。

在空气激发的流式细胞仪中，通过喷嘴设计，在喷嘴中鞘液流直径改变，形成流体动力学聚焦作用，形成细胞轴流，对通过激光检测区的样本细胞进行检测。

（二）样本的流速控制

仪器使用真空泵产生压缩空气，通过鞘流压力调节器加在鞘液上一恒定的压力，这样鞘液以匀速运动流过流动室，在整个检测过程中流速是不变

的。实验样本的检测速度可以通过改变进样管中的压力来控制，以调整采样分析的速度。改变样本的检测速度会影响细胞移动的样本流的直径大小，同时，可以影响实验数据的变异系数。这是因为，改变样本的进样速率，并非提高了样本流的速度，而是改变了细胞间的距离，从图 1-3-3 中可以看出，高速时样本流变宽，这样单位时间内流经激光照射区的细胞数就增加。需要注意的是，由于激光焦点处能量分布为正态分布，中心处能量最高，因此当样本速率选择高速时，受测细胞可偏离水路中轴，处在样本流不同位置的细胞或颗粒，受激光光照射的能量不一样，从而被激发出的荧光强度也不相同，这就会造成测量误差，导致变异系数增加。在某些要求低变异数的实验中，需要小的变异系数，如做 DNA 分析时，流速必须较低，控制在每秒两百个细胞左右可达到较佳的结果；一般做淋巴细胞表面抗原分析时则无流速限制，可以高达每秒几千个细胞，而仪器检测能力不变。

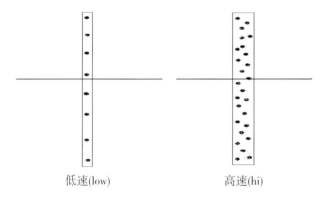

低速(low)　　　高速(hi)

**图 1-3-3　样本流宽度与流速之间的关系**

上节所描述的激光平顶光斑技术解决了受激光照射能量不一致的情况。在细胞分析时可以达到每秒几万个细胞的流量而保证仪器检测能力不变，比如 Cytek™ Aurora 可以做到每秒 2 万个细胞检测淋巴细胞表面抗原，而保证其高灵敏度不变。

### 三、流式细胞仪中的光信号收集系统

流式细胞仪中的光信号收集系统含有一系列光学元件，包括透镜、光栅和滤光片等。其主要功能是：在细胞受激光激发后，产生散射光和荧光等信号，由光信号收集系统在激光检测区收集信号，并将这些不同波长的光信号传递给相应的检测器，一般使用光电二极管或更灵敏的光电倍增管接收这些光信号，达到细胞荧光检测目的。

#### （一）滤光片组成

流式细胞仪的光信号收集系统是由若干组透镜、滤光片、小孔组成，它们分别将不同波长的荧光信号送入不同的光信号检测器。

流式细胞仪光信号收集系统主要光学元件是滤光片。滤光片主要有三种，包括带通滤光片（BP）、长通滤片（LP）、短通滤片（SP）等（图 1-3-4）。

长通滤光片只允许某一波长以上的光通过，而特定波长以下的光则不能通过。如 LP500 滤片，将允许 500 nm 以上的光通过，而 500 nm 以下的光被反射。

短通滤光片与长通滤光片正好相反，只允许某一波长以下的光通过，特定波长以上的光则不能通过。

带通滤光片只允许相当窄的一个波长范围内的

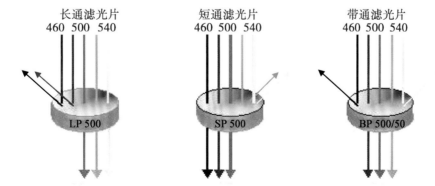

长通滤光片　　　短通滤光片　　　带通滤光片
460 500 540　　　460 500 540　　　460 500 540

LP 500　　　SP 500　　　BP 500/50

**图 1-3-4　滤光片工作原理示意图**

光通过，而其他波长的光不能通过。一般滤光片上有两个数，一个为允许通过波长的中心值，另一个为允许通过光波段的范围。如 BP 500/50 表示其允许通过波长范围为 475 ~ 525 nm，而其他波长的荧光全部被阻断。

一般在光路上使用短通或长通滤光片将不同波长的光信号引导到相应的检测器上，而在检测器前加一带通滤光片，以保证检测器只能检测到相应波段的光信号，避免其他光信号的干扰。

（二）透射光路

图 1-3-5 示传统流式细胞仪中滤光片的基本设置。激光检测区产生的光信号由与激光液流正交平面垂直的物镜收集，光信号在经过滤光片，一般是短通滤光片，较长波长的信号被反射，由检测器收集光信号，而较短波长的信号经滤光片透射，传递到下一个滤光片上。经过滤光片的透射传递，不同波长光信号被传递到相应检测器上收集信号。

这种直线型光路设计简单，但需要注意的是，经过滤光片透射之后，光信号的损失是 15% ~ 20%，在多色荧光分析时，如果某光信号经过多次滤光片透射，传递到检测器上的信号大部分会损失，因而大大降低了该荧光信号的检测效率，对于较弱信号的检测是一个挑战。一些流式细胞仪还采用了侧线型光路设计，虽然减少了透射滤光片的数量，但是仍然无法从根本上避免透射光损失的问题，不能保证多色分析时所有波长的信号都具有足够的检测灵敏度。

（三）全反射光路

2004 年，BD FACSAria 首先推出了三激光同时分析十色以上荧光信号的多色流式细胞分选仪。

为了达到高灵敏的多色荧光同时分析的目的，它使用了流动池，还创造性地采用了全反射光路。传统的流式细胞仪的光路收集系统多采用直线或侧线型排列方式，光信号进入相应 PMT 之前，经过多次透射而被吸收导致光信号的大幅度衰减，从而限制了单激光的更多色检测。FACSAria 采用的 BD 专利的多角形光信号接受系统，采用全反射原理，减少了光信号的损耗，最大限度地收集每根激光产生不同波长的荧光信号。信号收集系统被设计成八角形排列（图 1-3-6）和三角形排列，这种设计可从每一个激光器中最大限度地检测光信号。首先，通过一组长通二分镜，先将荧光信号中波长最长的传输到第一个光电倍增管（PMT）上，反射回来的较短波长的光信号则向下一个 PMT 方向发射。每一个 PMT 前都有带通滤光片收集特定波长的荧光信号，这样可以严格限制所接收荧光信号的波长。在全反射光路中，由于反射比透射的效率更高，一般使用反射光损失很小的长通滤光片，反射光信号仅损失 5%，因此，这种设计确保每个荧光信号进入光电倍增管前可以经过多次反射，而仅通过一次透射，这样就极大地提高了仪器在多色分析时荧光信号的检测性能。使用八角形信号收集系统最多可以同时检测一根激光激发的 8 种不同波长的光信号。

（四）光谱流式

在传统流式细胞仪中，每一个荧光探测器对应一个荧光素，而荧光干扰通过荧光补偿来处理，往上增加噪声。光谱流式改变了探测器和荧光素一一对应的原理。一个荧光素通过其发射光谱多通道荧光所决定，而且全光谱流式一个荧光素可以有多个

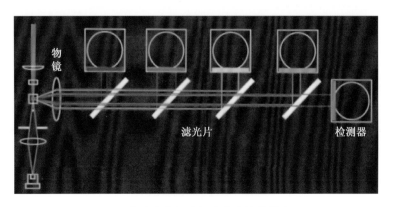

图 1-3-5　传统流式细胞仪中滤光片的基本设置

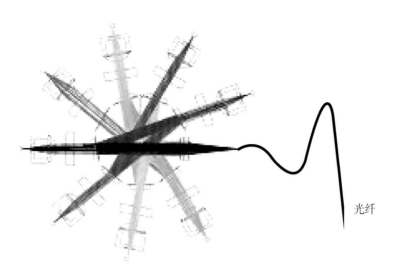

光纤

图 1-3-6 全反射、八角形光信号接受系统示意图

激光对应的荧光光谱所决定，而荧光素的强度通过光谱解析来解决。

光谱的探测可以有多种方法来解决，一般是由一组探测器阵列来探测荧光光谱的。光栅是荧光色散的一个方法，不同颜色的荧光通过色散分开并且通过阵列探测器探测。光栅方法光路简单，但是受限于光谱范围，比如激光波长 $\lambda_0$，光栅范围只能在 $\lambda_0$ 到 $2\lambda_0$ 之间。

SONY 的第一代光谱流式仪应用了一组光学棱镜来完成色散，而要达到探测排列的长度，色散要求用多个棱镜来完成，以致光路过长。SONY 的光谱流式应用了 PMT 阵列，最大阵列可以达到 32 个 PMT 探测器。

全光谱流式 Cytek™ Aurora 运用了其高灵敏度、低噪声的 APD 探测器阵列检测荧光，使用光通讯的光学数字波分复用（CWDM）技术把不同荧光宽带分开，以完成荧光色散的需求。CWDM 的方法可以应用不同的荧光带宽波片完成，而且没有任何荧光带宽损失，可以根据荧光素的光谱特征而设计不同的带宽，比如 Aurora 蓝色荧光素波长带宽要比红色荧光素窄。

Aurora 全光谱流式由多个激光激发的荧光光谱所组成（图 1-3-7）。每个激光都聚焦在不同空间位置的样本液流上，细胞顺序通过每个激光光斑。每个激光激发的荧光光谱由不同对应的 APD 探测器阵列器完成检测。

## 四、电子系统

电子系统主要有三个功能：①将光学信号转换成电子信号；②分析所输出的电子信号，以脉冲高度、宽度和积分面积显示；③量化信号，并将其传至计算机。

### （一）光电检测器

光电检测器（photodetectors）的用途是将光学信号转换成电子信号。流式细胞仪常使用两类探测器：硅晶光电二极管及光电倍增管（PMT）。光电二极管与光电倍增管各有优点，光电倍增管在光线较弱时有很好的稳定性，而当光线很强时光电二极管就比光电倍增管稳定，所以一般流式细胞仪在检测前向角散射光（FSC）时使用光电二极管；在检测荧光与侧向角散射光（SSC）时，由于光信号较弱，所以为增加检测器灵敏度，必须使用光电倍增管。

收集细胞检测区光信号的检测器的多少，决定了该流式细胞仪检测的细胞信号的多少。如四色荧光分析仪包括两个散射光检测器和 4 个荧光检测器（共计检测六个参数），九色荧光分析仪包括 2 个散射光检测器和 9 个荧光检测器（共计检测 11 个参数）。

光电倍增管接收外来的光子信号并释出光电子，利用磁场将光子撞击到倍增电极上释放出电子，再撞击到下一个倍增电极产生更多的电子，经过这一连串的撞击，可以放大并产生相当多的电

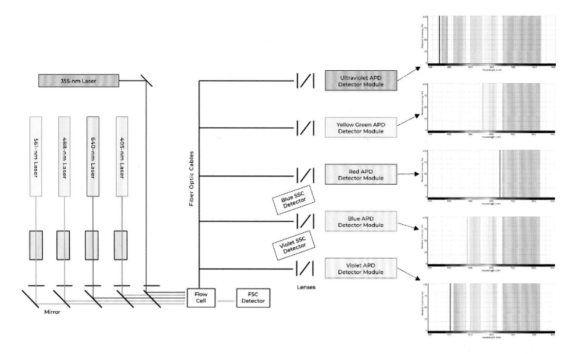

**图 1-3-7　Aurora 多激光全光谱流式示意图。全光谱由多个激光激发的荧光光谱组成**

子，最后再用阳极收集最终产生的所有电子，并产生输出电流信号。使用光电倍增管的优点除了可提高光信号之外，其电子噪声也较低，因而有较高的信噪比。光电倍增管上加有一定的电压，以控制产生足够量的电子信号。改变光电倍增管的电压，可以控制由光信号产生适量的电子信号，而产生的电子信号与光电倍增管接收的光信号呈比例关系，这样就能够在低值端观察到较弱的信号，在高值端观察到较强的信号。

雪崩光电二极管（APD）探测器是由半导体光电二极管在电子雪崩状态下检测，光电倍增是在半导体 PN 极完成，而不同于 PMT 是电子在真空管里激发，从而 APD 的增益非常一致，更加容易标准化。APD 探测器的光电转换效率一般在 90% 左右，而且波长响应范围可以从 300 nm 到 1000 nm，而传统 PMT 的光电转换效率只有 20% 左右，且波长受限于 800 nm 以下。Aurora 在窄带宽的光学检测灵敏度要高于宽带的传统 PMT 的流式探测。

**（二）信号的产生及处理**

在传统的模拟信号电路中，光电二极管及光电倍增管所输出的电流信号，经由初步放大器转换成电压，再经由主波放大器将其放大处理（图 1-3-8）。信号的放大可以使用线性（linear）或对数（logarithmic）两种方式，一般前向角及侧向角散射光信号因为变异范围较小，故使用线状放大；而荧光信号变异范围较大，所以多使用对数放大。唯一例外的是 DNA 分析时，荧光信号使用线性放大，这是因为希望维持荧光信号与 DNA 含量的正比关系。放大处理的电子信号经过数模转换器（ADC），将电子信号转换为数字信号，作为最终的细胞检测数据。

除了模拟信号流式细胞仪，近年来还有厂家生产了数字化流式细胞仪。它是将光电倍增管产生的信号不经数模转换，直接进行数字化，并连续将数字化的信号进行存储。存储后的数字信号也可以使用线性或对数两种放大方式进行显示。

**（三）线性测量和对数测量的选择**

线性放大是指放大器的输出与输入呈线性关系，输入增大 1 倍，输出也增大 1 倍。线性放大器适用在较小范围内变化的信号，以及代表生物学线性过程的信号。散射光测量时通常使用线性放大，DNA 的测量也属于这一类。

对数放大是指信号输出与输入呈对数关系。如果原来输出为 1，当输入增大到原来的 10 倍时，输出是 2；当输入又增大 10 倍时，输出为 3，依次类推。对数放大器适用在有较大变化范围的信号。

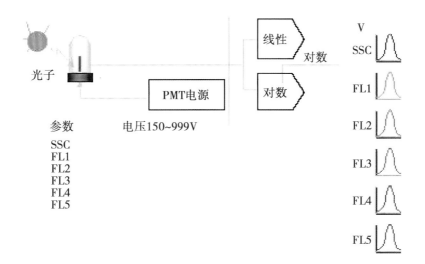

图 1-3-8 信号的产生及处理示意图

图 1-3-9 显示了线性放大和对数放大的数据显示。

　　荧光测量常使用对数放大。因为在免疫学的一个样本中、可能有的细胞未被染色仅有自发荧光，为阴性群体；被染上色的细胞特异性荧光可能比自发荧光强数倍到数十倍，为阳性群体；有时还会有一些被染色的细胞，其荧光比自发荧光强数百倍，为强阳性群体。同时具有以上数种亚群的样本，当需要同时显示时，如果使用线性放大，三个群体的荧光将很难同时显示，而使用对数放大，则可同时分辨出这些亮度差异极大的三个或更多个亚群。此外，在使用对数放大器时，被染色的细胞群体有趋于对称分布的趋势，这对于选定不同亚群间的分界点十分有利，对于流式细胞分析和分选都有好处。

　　一般模拟信号仪器的信号分辨率 256 或 1024，在直方图上线性显示为 0 ～ 255 道（channel）或 0 ～ 1023 道（channel），对数显示为 $10^3$ 或 $10^4$。数字信号仪器通常具有更高的信号分辨率，对数显示可达 $10^5$。如果需要比较细胞的荧光强度，需要注意，相同的阴性和阳性细胞，由于检测的分辨率不同，其产生信号的差异程度也会不同。

　　（四）荧光信号的面积和宽度

　　所谓荧光信号的面积是采用对荧光光通量进行积分测量，一般对 DNA 倍体测量时采用面积（如

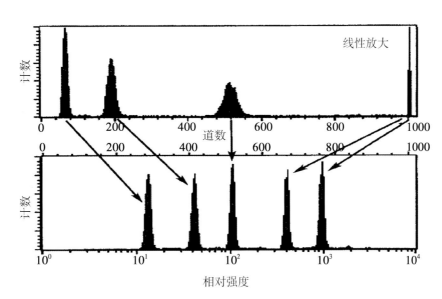

图 1-3-9 线性放大和对数放大的数据显示

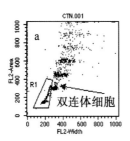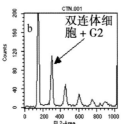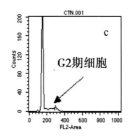

图 1-3-10　小牛胸腺细胞的 DNA 分布曲线

FL2-A），这是因为荧光脉冲的面积比荧光脉冲的高度能更准确地反映 DNA 的含量，当形状差异较大，而 DNA 含量相等的两个细胞，得到的荧光脉冲高度是不等的，经过对荧光信号积分后，所得到的信号值就相等。

宽度（如 FL2-W）常用来区分双联体细胞。由于 DNA 样本极容易聚集，当两个 G1 期细胞粘连在一起时，其测量到的 DNA 荧光信号（FL2-A）与 G2 期细胞相等，这样得到的测量数据 G2 期细胞比例会增高，影响测量准确性，图 1-3-10 示小牛胸腺细胞测量得到的 DNA 分布曲线，图 b 中 G2 形成了小峰，其中，有一部分是因为 G1 期细胞粘连在一起，形成假 G2 期细胞，而图 a 是通过设"门"（gate），将双联体细胞排除，其原理是双联体细胞所得到的荧光宽度信号（FL2-W）要比单个 G2 期细胞大，因此设"门"后才能得到真正的 DNA 含量分布曲线和细胞周期（图 1-3-10c）。

## 五、FCM 测量数据的存储、显示与分析

目前，标准的 FCM 格式数据采用的是列表格式（list mode）存储，记录了获取的每一个细胞的所有参数信息。因为目前 FCM 所采用的都是多参数指标，荧光参数标记物已可多达 4 个以上，采用 List Mode 方式可大量地节约内存和磁盘容量，且没有任何细胞信息丢失，方便日后全面地进行细胞的多参数分析。当一个细胞被检测 4 个测量参数，那么获取 1 万个细胞，所占容量为 4×10 000 个（字或双字）。同时当只检测细胞一个参数时（如 DNA），可灵活的关闭其他 3 个参数，节省 3/4 的空间。数据文件虽然有易于加工处理分析的优点，但缺乏直观性，数据的显示通常有一维直方图、二维点图、等高线图、密度图等几种。

（一）单参数直方图

细胞每一个单参数的测量数据可整理成统计分布，以直方图（distribution histogram）来显示。在图 1-3-11 中，横坐标表示荧光信号或散射光信号相对强度的值，其单位是道数，横坐标可以是线性的，也可以是对数的，纵坐标一般是细胞数。

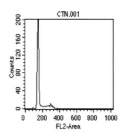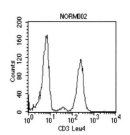

图 1-3-11　单参数直方图

图 1-3-11 左侧点图较低道数处为 G1 期细胞，道数为 G1 期细胞 2 倍的是 G2+M 期细胞，二者之间是 S 期细胞。图 1-3-11 右侧点图 $10^0 \sim 10^1$ 为阴性细胞，而 $10^1$ 以上为阳性细胞。

直方图分析一般采用间距门来确定目标细胞。例如右图，左侧一群阴性细胞，右侧一群阳性细胞，可以分别设间距门以圈取两群不同细胞。一般来讲，我们需要得到阳性和（或）阴性细胞的百分含量。但是，如果需要比较不同细胞群的荧光强度时，就需要使用 Mean（平均荧光强度）或 Median（中值）了。一般来讲，大量细胞的 Mean 值更直接地反映总体的平均状况。但是，结果如果细胞分布不是正态，例如有较多细胞在低值，或较多细胞集中在高值，那么用 Mean 值就会有误差，这时候，Median 值由于不受极低值和极高值的影响，因而更能够说明问题。

（二）双参数的显示

双参数的显示是用于表达来自同一细胞两个参

数与细胞数量间的关系，常用的表示方法有二维点图（dot Plot）、等高线图（contour plot）和二维密度图（density plot）。一般做多参数分析时建议使用双参数分析点图，因为点图可以得到比直方图更多的信息。

在二维点图中，X 坐标为该细胞一参数的相对含量，而 Y 坐标为该细胞另一参数的含量，从双参数图形中可以将各细胞亚群区分开，同时可获得细胞相关的重要信息，图 1-3-12 为 FSC 和 SSC 组成的点图，从图中可以很容易把全血样本中淋巴细胞、单核细胞及粒细胞区分开，从而可以分别分析各细胞亚群的统计数据，图 1-3-13 是通过设"门"分析（gating analysis）得到的 FL1 和 FL2 点图，设"门"可以是单参数设"门"，也可以是双参数设"门"，通过设"门"可调出其他参数的相关信息，被调出的信息同样也可以是单参数和双参数。本图例就是通过细胞的前向和侧向散射光双参数点图（图 1-3-11），设"门"圈出标本中的淋巴细胞群体，再调出免疫荧光的点图。FL1 和 FL2 二维点图中，显示的是"门"内细胞的荧光分布情况，通常使用十字象限来区分阴性和阳性细胞，左下象限为双参数均阴性的细胞，而右上象限则是双参数均阳性的细胞。

等高线图（contour plot）和密度图（density plot）除了反映细胞两个参数关系（图 1-3-12），还反映了细胞数量，可以直观地了解细胞的分布情况和细胞数量频度。等高图是以等高线形式显示细胞集中程度；密度图是细胞数量密度由不同颜色代表。

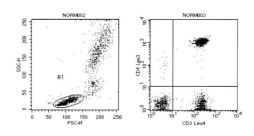

**图 1-3-12　双参数点图**

左侧为前向和侧向散射光；右图为 FL1 和 FL2 二维点图

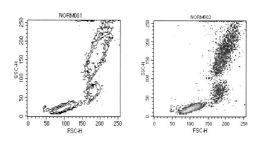

**图 1-3-13　双参数等高图（左）和密度图（右）**

# 第四节　流式细胞仪的检测信号及意义

将待测细胞进行染色后制成单细胞悬液。在一定压力下，待测样本进入流动室；不含细胞的鞘液在高压下从鞘液管喷出，鞘液管入口方向与待测样本流成一定角度，这样，鞘液就能够包绕着样本高速流动，组成一个圆形的流束，待测细胞在鞘液的包裹下单行排列，依次通过激光照射区，结合有荧光染料的细胞受到激光照射后，发出各色荧光，同时产生散射光。荧光信号由与激光束垂直方向的光学系统（透镜、光栅、滤片和光检测器等）收集。在前向角小角度进行检测的散射光信号称为"前向角散射光"，这种光散射信号反映了细胞的体积。在与激光束垂直方向检测的散射光信号称为"侧向角散射光"，这种光散射信号反映了细胞内部的颗粒性。

## 一、散射光信号的检测

在流式细胞仪中，从光的散射信号可以得到非常有价值的数据，因为细胞对光的散射是细胞在未遭受任何破坏情况下固有的特性，所以可以用散射光信号对未染色的活细胞进行分析。细胞在液流中通过测量区时，经激光照射，细胞向球面空间所有方向发射光线，散射光信号与细胞的大小、形状、质膜和细胞内部的折射率有关。

在流式细胞术中常用的有前向角散射光和侧向角散射光，前者也叫小度角散射光，后者也叫 90°角散射光（图 1-4-1）。

### （一）前向角散射光

前向角散射光（FSC）亦称小角度散射光或 0°角散射光，是激光检测区正向收集的小角度散射

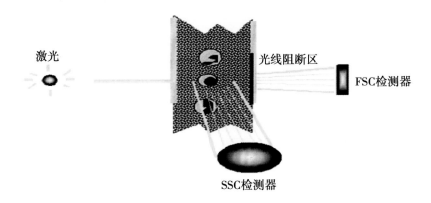

**图 1-4-1　示前向角散射光（FSC）和侧向角散射光（SSC）检测原理**

光，其波长与激光波长一致。一般来说，前向角散射光的强度与细胞的大小体积有关。对同一个细胞群体，散射光强的，其细胞大一些；而散射光弱的，其细胞小一些。前向角散射光除了与细胞大小有关，还受许多其他因素如细胞折射率等的影响，究竟二者更准确的关系是什么，因细胞不同、处理方法不同、固定方法不同而不同，因此，我们无法讲出更精确的结论，而使用前向角散射光描述细胞体积时，可能会混淆概念，甚至可能会得到错误结论。例如，当细胞不是球形，如盘状红细胞、扁平状的精子时，由于细胞在液流中空间取向不同，也可以导致对同型细胞检测得到的前向角散射光信号完全不同，这是必须注意的。

**（二）侧向角散射光**

侧向角散射光（SSC）亦称 90° 角散射光，收集到的是细胞通过测量区时 90° 方向的散射光，其波长与激光波长一致。侧向散射光对细胞膜、胞质、核膜的折射率更为敏感，其强度与细胞内部的精细结构和颗粒性质有关。当然，侧向角散射光也与细胞形状、大小有关，但这些是影响侧向角散射光信号的次要方面。如果一个细胞内部颗粒和细胞器较多，其侧向角散射光就越强。

散射光的探测器可以是硅光二极管，也可以是光电倍增管，前者多用于探测前向角散射光，后者用于探测侧向角散射光。因为通过测量区的每个细胞不管它是否已被染色都能散射光线，所以光散射分析与荧光探针联合使用时，可鉴别出样本中被染色的细胞和未染色的细胞。散射光信号最有效的用途，是从非均一的群体中鉴别出某些亚群。使用前向角散射和侧向角散射光双参数测定，可以从不加任何染料的小鼠全骨髓中鉴别出若干个亚群。例如，流式细胞仪可根据光散射信号将人白细胞分成三个亚群，即淋巴细胞、单核细胞与粒细胞。淋巴细胞 FSC 与 SSC 均小，单核细胞 FSC 大与 SSC 中等，而粒细胞 FSC 与 SSC 均大（图 1-4-2）。

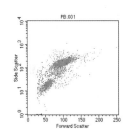

**图 1-4-2　正常外周血 FSC 与 SSC 图**
绿色为淋巴细胞，棕黄为单核细胞，蓝色为粒细胞

**（三）阈值设定**

由于流式细胞仪检测高度敏感，只要溶液中稍有杂质，就很容易产生微小的电压信号，因此，必须设定阈值（threshold voltage），所有细胞颗粒产生的信号必须高于此阈值才被接收为信号，操作者一般通过对前向角散射光设定阈值，来排除杂质、细胞碎片或体积变小的死细胞。

在使用流式细胞仪时，我们会发现 FSC 是非常重要的信号。通常在 FCM 应用中，选取 FSC 作阈值，所有细胞颗粒产生的信号必须高于此阈值才被接收为信号。当然，也可以使用其他参数做阈值，但是，操作者还是常用前向角散射光设定阈值，来排除样本中的各种碎片及鞘液中的小颗粒杂质，以避免对被测细胞的干扰。设定阈值时需要小心谨慎，以避免阈值过高，而漏掉了样本中信号较低的细胞的信息（图 1-4-3）。

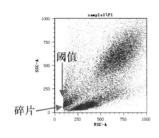

图 1-4-3  示阈值设定

碎片的 FSC 较小，可以 FSC 设定阈值将碎片去除

## 二、荧光信号的检测

荧光是指一种光致发光的现象。当某种常温物质经某种波长的入射光照射，吸收光能后分子中的电子达到高的能阶，进入激发状态，并且立即退激发，回复到原有的状态，同时多余的能量就以光的形式辐射出来，即发出比入射光的波长更长的发射光（通常在可见光波段）（图 1-4-4）。一旦停止入射光，发光现象也随之立即消失。这就是说当一个物体吸收了短波光的能量，它能发射出比原来吸收的波长更长的光。具有这种性质的物质或分子，就称为荧光素或荧光染料。

当激光光束与细胞正交时，一般会产生两种荧光信号。一种是细胞自身在激光照射下发出微弱的荧光信号，称为细胞自发荧光；另一种是经过特异荧光素标记细胞后，受激发照射得到的荧光信号，通过对这类荧光信号的检测和定量分析就能了解所研究细胞参数的存在与定量。

### （一）荧光信号的意义

荧光信号可以反映不同的细胞生物学特性。如用荧光染料标记的单克隆抗体特异地与细胞表面的抗原、受体或膜糖蛋白结合，在激光的激发之下，发出一定波长的荧光。荧光信号的强度反映了膜抗原、受体或糖蛋白的相对数量，对荧光信号进行收集分析，就可以实现对细胞亚群和功能等的分析。用 DNA 染料对 DNA 进行染色，染料通过一定方式与 DNA 链接合，在激光的激发下，染料发出荧光，测定荧光的强度，就可得出相对 DNA 的含量，进而可对细胞周期时相进行分析。使用特定的荧光染料还可对细胞钙离子浓度、细胞内 pH 以及细胞膜电位等进行测定。

### （二）荧光染料的选择

荧光染料可选用的荧光素有多种多样，由于它们的分子结构不同，其荧光激发谱与发射谱也各异。选择染料或单抗所标记的荧光素必须考虑仪器所配置的激光光源的波长，即染料的激发光谱，仪器激光的激发光波长应尽可能接近荧光染料的激发光谱峰值。另外，还要考虑荧光染料的发光颜色，即染料的发射光谱，需选择适合波段的检测器检测相应荧光信号。

由于现在的流式细胞仪都装有多个荧光信号检测器，仪器在同时检测多种荧光时，每个荧光检测器只允许一种指定波长的荧光信号进入并被检测，因此使用者必须选用适当的荧光信号接收器，才能收到最佳的信号。还要注意使用由同一波长激光的

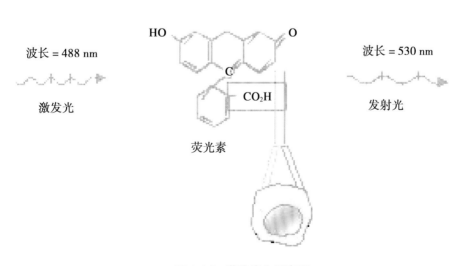

图 1-4-4  荧光产生示意图

荧光染料，其发射波长不同，才可以用相应波段的检测器接受，达到同时检测的目的。

选择检测器的依据就是要了解荧光染料的发射光谱（表1-4-1）。以三色FACSCalibur为例，如果荧光光谱峰值落在绿色范围（515～545 nm波长），选用第一荧光检测器；如果光谱峰值落在橙红色范围（564～606 nm），选用第二荧光检测器；如果荧光光谱峰值落在深红色范围（＞650 nm），选用第三荧光检测器。目前台式机FCM常配置的激光器为488nm通常可用染料有PI（propidium iodide）、PE（phycoreythrin）、FITC（fluorescein isothiocyanate）、PerCP（peridinin chlorophyll protein）、CY5等。

表1-4-1　常用荧光染料的光学特征

| 测量参数 | 荧光染料 | 吸光波长 (nm) | 荧光波长 (nm) |
|---|---|---|---|
| 标示抗体用染剂 | FITC | 492 | 520～530 |
| | PE | 480 | 575～585 |
| | PerCP | 490 | 677 |
| | PerCP-Cy5.5 | 490 | 680 |
| | Alexa 488 | 494 | 519 |
| | Alexa 568 | 578 | 603 |
| | Cy-Chrome | 495 | 670 |
| | PE-Cy5 | 480 | 670 |
| | PE-Cy7 | 480 | 755 |
| | PE-Texas Red | 480 | 620 |
| | APC | 650 | 660 |
| | APC-Cy7 | 650 | 770 |
| | Cy3 | 540 | 567 |
| | Cy5 | 648 | 670 |
| | TRITC | 540 | 570 |
| | Texas Red | 595 | 620 |
| 核酸含量分析 | Ethidium Bromide | 510 | 595 |
| | Propidium Iodide | 480～580 | 623 |
| | Acridine Orange | 480（+DNA）450（+RNA） | 520 650 |
| | Thiazole Orange | 509 | 525 |

续表

| 测量参数 | 荧光染料 | 吸光波长 (nm) | 荧光波长 (nm) |
|---|---|---|---|
| | Hoechst | 346 | 460 |
| | DAPI | 359 | 461 |
| | Chromomycin A3 | 445 | 575 |
| 细胞存活率 | Propidium Iodide | 480～580 | 623 |
| | 7-Amino Actinomycin D | 555 | 655 |
| | YOYO-1, YO-PRO-1 | 491 | 509 |
| | Ethidium Monoazide | 493 | 620 |
| | TO-PRO-3 | 642 | 661 |
| 报告基因 | GFP S65A，S65C | 475 | 506 |
| | GFP S65L，S65T | 486 | 510 |
| | BFP | 380 | 440 |
| | CFP | 434 | 477 |
| | YFP | 514 | 527 |
| | DsRed | 558 | 583 |
| 细胞示踪染料 | CFSE | 495 | 519 |
| | PKH 67 | 485 | 500 |
| | PKH 26 | 510、551 | 567 |
| 细胞膜电位 | DiO-C6（3） | 485 | 505 |
| | Rhodamine 123 | 511 | 546 |
| 细胞内pH | BCECF-AM | 488 | Ratio 520/620 |
| | SNARF1-AM | 514 | Ratio 587/640 |
| 细胞内钙浓度 | Fluo3-AM | 506 | 528 |
| | Calcium Green-1 | 488 | 530 |
| | Fura Red | 488 | 660 |
| | Indo-1（Low） | 361 | 485 |
| | Indo-1（High） | 330 | 405 |
| 氧自由基脂类 | Hydroethidine | 518 | 605 |
| | Fluorescein -DA | 495 | 525 |

Sirigen 推出了高分子聚合物荧光材料，拓展了紫色激光器的荧光素。BD 收购了 Sirigen 后，又推出了 UV 高分子聚合物荧光材料，从而大大提高了可供同时使用的荧光素。

Cytek 推出了一系列光谱荧光素 cFluor，便于全光谱用户更加简便地搭配使用荧光素。

（三）荧光标记抗体组合

在进行流式细胞仪多色分析时，如果想得到理想的分析结果，就需要选择好抗体的荧光搭配。常考虑的影响因素有以下几点。

1. 荧光素的荧光强度

一个特定抗体，能否区分阴性与阳性结果，取决于该抗体用何种荧光素标记。每一种荧光素的光量子释放能力不同，相对荧光强度不一样，我们一般用染色指数（staining index）来比较不同荧光标记的光信号强度。染色指数是阳性信号和阴性信号差异与阴性峰分布宽度比值，是判断该荧光染料辨别弱阳性表达的能力。图 1-4-5 显示了用 8 种不同的荧光素标记相同的单克隆抗体，得到了不同的染色结果，我们需要从中寻找染色指数较高的荧光染料，去标记表达较弱的信号。

由此可以看出：对于特定的单克隆抗体，由于使用了不同的荧光素标记，其阴性细胞和阳性细胞的 S/N 比值（信噪比）可以相差 4 ～ 6 倍。一般来讲，荧光信号由强到弱的排序是：PE ＞ APC ＞ PE-Cy5 ＞ PerCP-Cy5.5 ＞ FITC ＞ PerCP。

在选择荧光标记抗体时，需要综合以下几方面因素。

（1）荧光素标记效率（F/P 比值）：抗体上标记荧光素的数量（F/P 比值）也会影响相对荧光强度。每一个抗体上标记几个 FITC 或 PerCP 分子（通常为 2 ～ 9 个），而 APC 和 PE 的标记量约为每个抗体标记一个荧光分子。FITC 为小分子化合物，而 PE、PerCP 和 APC 则是分子量较大的荧光蛋白。受荧光标记物的化学性质要求限制，IgM 型抗体通常只用小分子的荧光素进行标记，如 FITC、Texas Red、Cy3 和 Cy5。

（2）抗体检测的抗原密度：高表达的抗原几乎可以用任何荧光素标记的抗体检测，而较低表达的抗原则需要用较高 S/N 比值的荧光素（如 PE 和 APC）标记的抗体检测，从而达到有效区分阳性细胞群和阴性细胞的目的。

（3）细胞自发荧光：每个细胞群体的自发荧光水平都不同，尽管可以观察到强荧光强度的细胞，但自发荧光在高波长范围里（＞ 600 nm）迅速降低。检测自发荧光水平高的细胞时，使用发射光波长较长的荧光染料（如 APC），可以得到较好的 S/N 比值。如果自发荧光水平不太高的细胞，那么，使用较长波长的激发光激发，对于提高阴性阳性差别的现象影响不明显。可以使用 FITC 标记的抗体。

2. 非特异性结合

有些荧光标记的抗体会表现出低水平的非特异结合，就会造成阴性细胞的荧光水平升高。这种非特异结合通常由以下几种因素造成。

（1）单克隆抗体的同型对照：一些 IgG 型同型对照更易与某些类型的细胞的 Fc 受体结合。

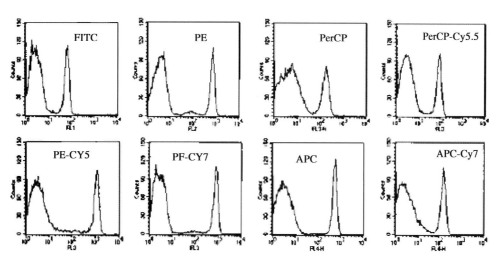

图 1-4-5　8 种荧光素标记抗体的 S/N 比

（2）使用的荧光素：有时 Carbocyanin（Cy3、Cy5 和 Cy5.5）和 Texas Red 直接标记的抗体，以及某些 tandom 偶联抗体，与某些细胞亚群的结合性增强。研究表明，对 Cy5 来说，这主要是由于染料与低亲和性 Fc 受体的弱相互作用造成的；PE-Cy5 标记的抗体也有类似作用。另外，在某些情况下（如用 Anti-HLA-DR PE/Anti-Monocyte PerCP-Cy5.5 分析单核细胞），也可以利用这种特性，有意在标记抗体时增加 Carbocyanin 染料的标记量，这样，就可以保证无论各个单核细胞的 CD14 表达水平的高低差别有多少，都可以检测到单核细胞。

总之，在进行流式细胞仪多色分析时，应慎重选择荧光抗体标记的荧光染料。主要影响因素有：根据不同型号仪器选择适当的荧光抗体（激光功率和波长）；染色细胞的抗原表达的相对密度（对于低表达密度的抗原，应该选择更"亮"的荧光染料）；阴性细胞上的 Fc 受体情况。另外，做多色分析时，要尽量选择荧光波谱间的光谱重叠较小的荧光染料进行组合，同时需要正确地调整补偿。

（四）荧光补偿的调节

当细胞携带两种或以上荧光素（如 PE 和 FITC），受激光激发而发射出两种以上不同波长的荧光时，理论上，可选择滤光片使每种荧光仅被相应的检测器检测到，而不会检测到另一种荧光。但由于目前所使用的各种荧光染料都是宽发射谱性质，虽然它们之间各自发射峰值各不相同，但发射谱范围有一定重叠，因而少量不需要检测的另一种荧光信号也会被此光电倍增管所检测到，所以每一个光电倍增管实际上检测到的都是两种荧光之总和，但各以某一种荧光为主。从图 1-4-6 中可以看出，荧光素的发射波谱有一定范围，其发射光信号势必会有极少部分进入另一个检测其中，图中阴影为探测器检测光谱的范围，FITC 探测器会探测到少量的 PE 光谱，而 PE 探测器则检测到较多的 FITC 光谱。

由于光谱重叠的部分占检测信号的一定比例，因此，荧光补偿的方法就是：从所接收的荧光信号中，把另一个检测器中接收信号的一部分（即光谱重叠的部分）减去，使另一个检测器信号在此检测器中检测的信号与阴性背景信号一致，这样，该光电倍增管中输出的信号真正只代表指定检测的信号，而没有另一波长的荧光信号的干扰。利

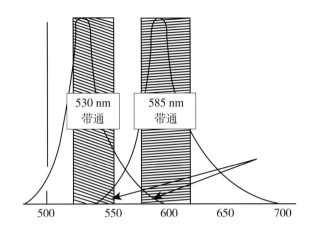

图 1-4-6　FITC 与 PE 荧光信号的相互影响

用标准的已知单阳性样本，可合理设置荧光信号的补偿值。补偿的程度，可用双荧光参数同时测定的仪器条件来决定。补偿时先测定一种染料的荧光（FL1），此时除了应该接收该荧光的光电倍增管例如 FL1 检测器有信号输出外，另一光电倍增管 FL2 检测器也常会有微弱的输出，调节补偿器 FL2-%FL1，使 FL2 检测器输出的平均荧光强度与阴性信号一致；然后再测另一种染料（FL2），再调整补偿器 FL1-%FL2，使 FL1 检测器输出的平均荧光强度与阴性信号一致。如此反复调节，则 FL1 和 FL2 检测器就可全获补偿（图 1-4-7）。

做多色分析时，必须分别使用各个荧光素单阳性的样本做检测，调整与其他各荧光通道的补偿，以保证多色分析结果的准确性。由于多色分析荧光补偿的复杂性，许多分析软件都允许做脱机补偿，这为操作者提供了很大方便。

需要注意的是，补偿与特定实验的特定荧光素组合、特定仪器条件设置有关。当补偿设定之后，如果 PMT 的电压改变、激光波长变动，滤光片系统等有变化，荧光补偿值就会有改变，需重新调整补偿。

光谱流式应用了光谱特征来解析不同的荧光素，一个荧光素的光谱由多个激光的发射光谱所决定，和传统流式一样，单染细胞或者单染微球可以用来作为荧光参考光谱。Cytek ™ Aurora 也可以把荧光素光谱存储在数据库里重复使用。做多色分析时，多色的光谱可以通过单染光谱解析，从而决定了每个抗体荧光素的准确性。由于荧光素光谱通过全光谱检测来决定，有些光谱相似的荧光素

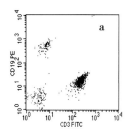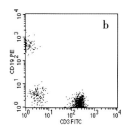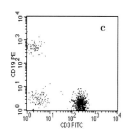

图 1-4-7　荧光补偿

a. 未补偿；b. 过补偿；c. 补偿合适

可以在光谱流式中使用。比如图 1-4-8 的 APC 和 Alexa647，这两个荧光素在红光激发下，光谱非常接近，但在蓝光激发下，这两个荧光素荧光不一致。

在全光谱流式中，一个荧光素的特征由该机器上所有激光光谱所决定。Cytek 推出了荧光素的相似系数（Similarity ™ Index），在单红激光激发下，APC 和 Alexa647 的 Similarity ™ Index 很接近，但在多激光（紫光 405 nm，蓝光 488 nm 和黄绿光 561 nm）激发下，这两个荧光素的 Similarity ™ Index 有很大区别。Similarity ™ Index 为客户提供了一个简便的方法来选择不同的荧光素和多色方案

组合。光谱流式的另一个重要特点是可以解析细胞的自发荧光。多色在解析过程中，自发荧光可以作为一个荧光素和单染荧光素同时解析。Cytek™ Aurora 的解析过程是实时的，用户可以实时检测解析后的抗体特征。解析自发荧光解决了多年来传统流式自发荧光的困扰，在肿瘤细胞的检测中非常重要，它可以把弱表达的抗体荧光从高背景的自发荧光中解析出来。

光谱流式不仅在超多色方面的应用超越了传统流式的瓶颈，而且让不同荧光素的实验变得简单易操作。

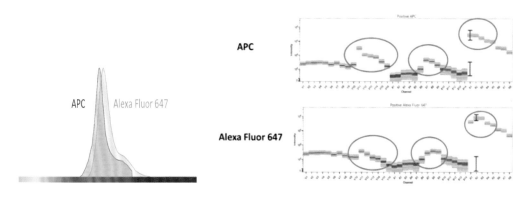

图 1-4-8　**APC 和 Alexa Fluor 647 全光谱检测**

APC 和 Alexa Fluor 647 在红光激发下发射光谱很接近（左），但其全激光全光谱有不同（右）

# 第五节　流式细胞仪的主要分析技术指标

## 一、荧光灵敏度

流式细胞仪能检查到的最少荧光分子数，即为荧光灵敏度。荧光灵敏度的高低是衡量仪器检测微弱荧光信号的重要指标，一般以能检测到单个微球上最少标有 FITC 或 PE 荧光分子数目来表示，一般现在 FCM 均可达到 < 600 个荧光分子数。

## 二、仪器分辨率

分辨率是衡量仪器测量精度的指标，通常用变异系数 CV（coefficient of variation）值来表示。

$$CV = \delta/\mu \times 100\%$$

式中，$\delta$ 是分布的标准误差，$\mu$ 是分布的平

均值。

如果一群含量完全相等的样本，用 FCM 来测量，理想的情况下，CV=0，用 FCM 测量曲线表示见图 1-5-1。但是在整个系统检测中，会带入许多误差，其中样本含量本身的误差，样本在流进照射光的微量变化，再加上仪器本身的误差等，实际得到的曲线为图 1-5-1 右。CV 值越小则曲线分布越窄越集中，测量误差就越小。

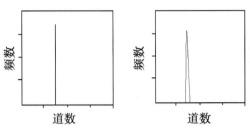

图 1-5-1  仪器分辨率

CV 值的计算除了采用以上的计算公式外，还可以用半高峰宽来计算，半高峰宽指在峰高一半的地方量得的峰宽，它与 CV 值有以下的关系。

$$CV = 半高峰宽 / \mu \times 0.4236 \times 100\%$$

上述公式是建立在正态分布的条件下的，而实际情况所得测量数据分布常常是非对称图形，故采用半高峰宽所计算得到的 CV 值要明显小于前统计公式得到的 CV，在实际操作中应引起注意。

### 三、前向角散射光灵敏度

前向角散射光检测灵敏度是指能够检测到的最小颗粒大小，一般目前商品化的 FCM 可以测量到 0.2 ~ 0.5 μm。

### 四、细胞分析速度

细胞分析速度以每秒可分析的细胞数来表示，当细胞流过光束的速度超过 FCM 仪器响应速度时，细胞产生的荧光信号就会被丢失，这段时间称为仪器的死时间（dead time）。死时间越短，我们就说这台仪器处理数据越快，一般可达到 3000 ~ 6000 个 / 秒，一般分析型仪器的细胞分析速度为 10 000 个 / 秒，高速分选型仪器的细胞分析速度可达到每秒十万个细胞。

## 第六节  细胞分选

最早的商业化流式细胞仪的一个重要设计就在于，对检测的感兴趣的细胞进行分选，以得到高纯度的细胞。之后，流式细胞仪的设计分成了两支，一支是专门的流式细胞分析仪，另一支是高速的流式细胞分选仪。至今，虽然开发了其他细胞分选的方法，如磁珠分选，但对于某些细胞分析实验来说，（如多色荧光定义的细胞、细胞表面分子表达较弱、不使用抗体标记的细胞，或者需要结合细胞散射光信号特征等）流式细胞分选仪仍旧是得到高纯度细胞的唯一可行方法。高速流式细胞分选仪都采用电荷式细胞分选的原理。

### 一、电荷式细胞分选

在分选过程中，给予液流高频振荡（15 ~ 100 kHz），使液流断裂为大小均匀的液滴，液滴在喷嘴下面与液流分离，瞬间加电，带正电荷或负电荷的

液滴经过电场作用后会发生偏转，利用此原理就可以将感兴趣的细胞分选出来了。电荷式细胞分选的优点是速度很快，一般每秒钟可以达几万甚至十万细胞，而且可同时分选出 2 ~ 4 种细胞（图 1-6-1）。

仪器通过高频振荡，使液流断裂成滴，形成稳定液滴，符合公式：$v = f\lambda$（其中，$v$ 代表液流速度，$f$ 代表振荡频率，$\lambda$ 代表液滴间距）。振荡频率越高，细胞分选的速度越快。

当一个细胞颗粒被检测到，其信号符合预先设定的分选标准（设门），那么当含有该细胞颗粒的液滴从液流断离时，液流就会瞬间加电。与液流断离后，含有该细胞颗粒的液滴在空气中仍然保持电荷。该带电液滴通过两个电偏转板，在电场中静电的吸引和排斥作用下，使每一个带电液滴转向左侧或右侧，偏转方向由液滴的电荷极性决定，最终含有分选细胞的带点液滴偏转进入下面的细胞收集管

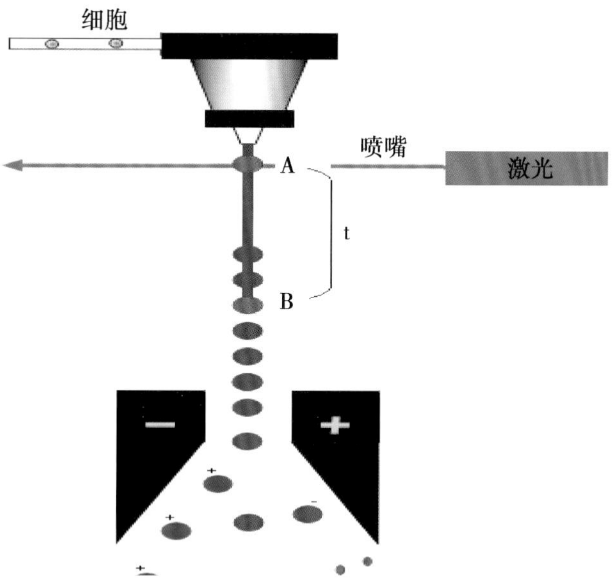

图 1-6-1 电荷式细胞分选示意图

中。而不带电的液滴不受电场影响，可以沿着液流中心方向到达废液吸引器，随废液排到废液桶中。

在含有分选细胞的液滴上准确加电，是有效分选的关键。这需要有稳定的液流断点，且准确测量从细胞检测区到液流断点，即加电位置的距离，这叫液滴延迟时间。一般有三种测量液滴延迟时间的方法。第一种方法是使用监视器直接计算检测点到液流断点的距离，但是由于监视器有误差，所以在做高速分选时，计算值必须做实际分选的校正。第二种方法是在不同的液滴延迟设置下，做一系列分选，将一定数量的荧光微球分选到载玻片上，然后在显微镜下观察计数，以分选数量最准确的所对应的液滴延迟设置作为最佳设置。这种方法虽然复杂，但是是真正分选的结果，因此，是高速流式细胞分选仪使用的可靠方法。第三种方法是 BD FACSAria 系统上采用的专利的 AccuDrop 方法。在 Aria 仪器上对 Acuudrop 微球进行分选，AccuDrop 微球可以被红激光激发出荧光。在仪器的细胞分选区域额外增加一支红激光，配上滤光片，滤掉鞘液等杂散信号，就可以实时观察 AccuDrop 微球的分选情况了，如果所有 AccuDrop 微球都被分选到左侧，此时的液滴延迟时间设定为最佳。Accudrop 技术极大地方便了操作者，可以迅速准确地得到设定好液滴延迟时间。

一般高速分选的流式细胞仪还配有微孔板单克隆细胞分选功能。该功能使用微孔板作为细胞接收装置，按照预先设定的程序，以单细胞分选模式将细胞一个一个地分选到每个微孔中，然后实验者可以进行单细胞 PCR 分析或进行单细胞培养。

## 二、捕获管分选

某些台式流式细胞分析仪也装有细胞分选装置，如 BD 公司的 FACSCalibur 流式细胞仪。它可以在封闭的液流管路上加装细胞分选系统，它的分选是"捕获管式"的设计原理。如图 1-6-2 所示，液流可分为三段：分析前区、细胞分析区、分析后区，在液流中安装有一个可移动式捕捉管（catcher tube），捕捉管口可在"细胞分析区"与"分析后区"之间快速切换，捕捉管口处位于细胞分析区时，可抓取欲分选的细胞，捕捉管口处位于分析后区时，则不分选。为了方便操控，该捕捉管可被一串连的电讯调节器控制，并适时地移动，以捕捉所需要的细胞，抛弃不相干的细胞杂质。有了这样的细胞分选系统的流式细胞仪，做细胞分析时也可以进行荧光激发细胞分选（fluorescence activated cell sorting），将一特定细胞组分从复杂细胞组分中分选出来，以对它进行功能研究、形态学研究，或培养以从事进一步分析。由于此原理使用的是全封闭管路，因此很适合做有潜在生物污染的样本（如人

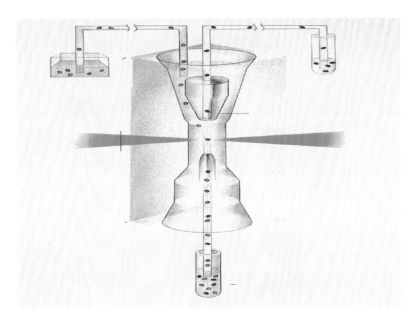

图 1-6-2　捕获管分选示意图

外周血）的细胞分选。此方法的缺点是，分选速度慢，而且一次只能分选一种细胞。如果需要高速分选，一般还是选择有电荷式分选装置的流式细胞分选仪。

### 三、FCM 分选指标

分选指标主要有 3 个：分选速度、分选纯度及分选收获率。而这 3 个指标不是独立的，而是相互影响的。

分选速度是指每秒可提取所要细胞的个数，一般来讲，电荷式细胞分选的速度较大，分选速度可达每秒上万个细胞。

分选纯度是指被分选出细胞所占的百分比，在高速分选时，无论分选速度多么快，一般分选纯度均可达到 99% 以上。

分选收获率是指被分出细胞与原来溶液中该细胞的百分比。通常情况下，分选纯度和收获率是互相矛盾的，纯度提高，收获率降低，反之亦然。这是由于样本在液流中并不是等距离一个接着一个有序地排着队，而是随机的，因此，一旦两个不同细胞挨得很近时，在强调纯度和收获率不同条件下，仪器会作出取或舍的决定，因此，选择不同模式要视具体实验要求而定。

影响细胞分选速度和分选收获率的因素有：细胞进样速度，分选细胞在样本中所占比例，鞘液压力等。细胞进样速度快，分选细胞在样本中所占比例高，鞘液压力大，细胞分选速度越快。但是，细胞进样速度过快，液滴中会包含更多冲突细胞，这样，更多的目的细胞被放弃，细胞的分选产率会降低。而鞘液压力越大，液流速度越大，但较大的流速会使细胞在出喷嘴的时候受剪切力伤害而影响细胞活性。因此，分选效果应该根据实际试验的要求灵活掌握。

另外，根据需要，流式细胞分选还要求无菌并保持细胞的活性，以利于进一步培养研究。这需要操作者注意样本制备和细胞分选中的环节。

## 第七节　流式细胞仪的仪器型号和展望

流式细胞仪的类型多种多样。

按照是否有高速分选功能，可分为分析型仪器（如 BD FACSCalibur、FACSCanto Ⅱ、LSR Ⅱ等）和分选型仪器（如 FACSAria Ⅱ、Influx 等）。分选型仪器在细胞分析的基础上增加了细胞分选系统，除了可以进行流式细胞分析以外，还可以进行高速细胞分选。

仪器按照激光激发原理不同，可分为流动池激发的稳定性光路（如 BD FACSCalibur、FACSCanto Ⅱ、LSR Ⅱ、FACSAria Ⅱ 等）和空气激发的不稳定可调节光路（如 BD Influx）。流动池激发的稳定性光路仪器的特点为：仪器的光路调节系统固定，检测灵敏度高，自动化程度高，操作简便，易学易掌握。空气激发的不稳定可调节光路仪器多是高速细胞分选仪，其特点是：可快速将所感兴趣的细胞分选出来，并且可将单个或指定个数的细胞分选到特定的培养孔或板上，同时可选配多种波长和类型的激光器，适用于更广泛更灵活的科学研究应用。BD FACSAria 系列流式细胞仪是目前唯一的具有流动池激发的稳定性光路，同时又可以进行高速细胞分选的仪器。

另外，按照仪器的占地大小可分为台式机（如 BD FACSCalibur、FACSCanto Ⅱ、LSR Ⅱ、FACSAria Ⅱ 等）和落地式仪器（如 BD Influx）。

近年来，由于流式细胞仪的用于不断扩展，许多厂家还根据应用领域不同，对流式细胞仪进行了特别设计，即有广泛用于医学、生物学、动植物、微生物等研究的科研型仪器（如 BD LSR Ⅱ、FACSAria Ⅱ、Influx 等），还有专门为临床应用而设计的临床型仪器（如 BD FACSCalibur、FACSCanto Ⅱ 等），更开发出了为特殊应用领域专门设计的仪器，如专门用于 HIV 感染患者监控的 BD FACSCount、专门用于海洋微生物研究仪器 BD Influx Marina 等。

## 一、FACSCalibur 流式细胞仪

FACSCalibur 流式细胞仪（图 1-7-1）操作极其简单，维护方便，在许多仪器平台可以开放使用。配合特定的分析应用，仪器配有多种自动软件，帮助临床医生快速实现常规淋巴细胞计数、DNA 分析、HLA-B27 等临床分析。自动软件 FACSComp 使用标准微球，可以自动进行仪器调整，自动进行多色分析的补偿设定。仪器还配有独特的捕获管分选功能。

【仪器特点】

- 双激光激发系统：488 nm 氩离子激光和 635 nm He-Ne 半导体激光。
- 六参数检测系统：两个散射光信号、四个荧光信号。
- 分选和细胞浓缩系统：可在做流式细胞分析的同时，将感兴趣的细胞分选出来。
- Autoloader 自动进样功能。
- MAS 96 孔板自动进样系统。
- 细胞分析速度快：达 10 000 个细胞 / 秒。
- 脉冲处理系统：独特的双黏体辨别模式，通过 FL2-W 和 FL2-A 的检测分析，准确区别实体组织标本中的粘连细胞群体，最大限度地减少粘连细胞造成的假阳性。

## 二、FACSCanto Ⅱ 流式细胞仪

BD FACSCanto Ⅱ 流式细胞仪（图 1-7-2）是 BD

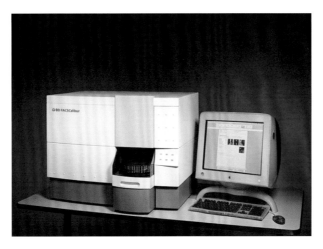

图 1-7-1　FACSCalibur 流式细胞仪

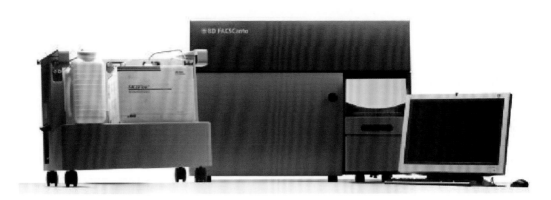

图 1-7-2　FACSCanto Ⅱ 流式细胞仪

公司推出的全新数字化临床型流式细胞仪。它具备全数字化、3 激光八色荧光分析系统、极高的荧光检测灵敏度等特点，并且为临床应用特别定制了方便的自动软件。

【仪器特点】

- 多激光多色分析：BD 的多激光流式细胞仪系统一直以来是采用 BD 公司专利的立体空间激光系统，当然 FACSCanto Ⅱ 也不例外。这样的设计，最大限度地减少光谱重叠，提高灵敏度，同时更大地拓宽了荧光染料的选择范围。而且在数字化系统下，延迟时间的校正更加准确可靠。可以同时检测六至八色荧光染料。
- 全反射光路：BD FACSCanto Ⅱ 使用八角形或三角形的反射光路系统，只在每一个检测器前保留一个滤片。这样的设计可以极大地提高检测信号的灵敏度。FACSCanto Ⅱ 的灵敏度可以做到等效可溶性荧光分子数（Molecules of Equivalent Soluble Fluorochrome，MESF）PE < 50 MESF，FITC < 100 MESF。
- 更小的样本间交叉污染率：FACSCanto Ⅱ 独有的抽吸装置在每次样本更替中自动清洗进样管，减少样本间交叉污染，< 0.1%。这对于微量样本的分析是一个非常大的优势，特别是在微量残留病变的检测。
- 高细胞获取速度：做八色荧光检测，细胞获取速度达 10 000 细胞 / 秒。这对于快速的稀少样本及弱表达的样本的获取是最理想的选择。
- 全自动开机、关机及冲洗程序：仪器自动启动冲洗程序，标准化维护程序，延长仪器正常运行时间。

- 功能强大的软件：功能强大的分析软件和全矩阵多色补偿系统使得多色分析变得简单易行。另外，FACSCanto 还专为临床应用特别设计了自动软件，保证了临床大量实验的简便化，结果高度可重复性。

## 三、LSR Ⅱ 高端生命科学研究型流式细胞仪

BD LSR Ⅱ（图 1-7-3）的光学平台可以使用多种激光器，是目前世界上第一台带固定校准和 UV（紫外）激光的多色荧光台式流式细胞仪。仪器使用独特的八角形全反射光路，因而多色分析的灵敏度很高。因此，特别适合做 UV 染料及其他特殊染料的高精度分析，如 DAPI 分析细胞周期、Indo-1 做细胞钙流分析、Hoechst 做 SP 细胞分析。BD LSR Ⅱ 集灵活易用、UV 激光、精密的电子系统于一身的 BD LSR，可满足更广泛的多色流式分析，使您不需要使用复杂的技术，就可以最大限度地集中精力于科学研究。

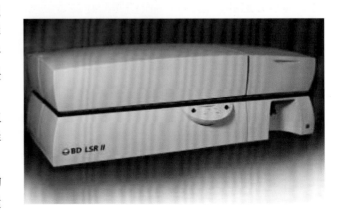

图 1-7-3　LSR Ⅱ 高端生命科学研究型流式细胞仪

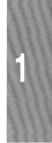

【仪器特点】

- 多激光多色分析：BD LSR Ⅱ 可有 2～4 根激光配置。所有激光器都是气冷固态激光，且固定校准。可安装的激光有：488 nm 的氩离子激光器；325 nm 的 UV 激光器；633 nm 的 HeNe 激光器；405 nm 的 Coherent VioFlame 激光器。荧光素使用范围广，可以同时做九至十色以上的荧光分析。

- UV 激光：第一次配置于台式机，固定校准，容易使用。可常规用于 Indo-1 测定 $Ca^{2+}$ 通量，DAPI 或 Hoechst 分析 DNA（多参数分析）。

- 电子系统：采用 FACSVantage SE 电子系统，高速度、高精密度。

- 数字化：18 bit 数据获取速率，可进行激光间补偿。线性解析度：0～262 144（传统标准为 0～1024），对数解析度：0～$10^5$（传统标准为 0～$10^4$）。

- 易学易用：四根激光、十色测定不再需要专业水准的操作者以及特殊房间的要求，大大提高了工作效率。

- 软件功能强大：功能强大的、用户友好易用的 FACSDiva 软件，可实时统计，易创建实验模板，可分析复杂的多变异数据并进行脱机补偿。

## 四、FACSAria Ⅱ 高速流式细胞分选仪

BD FACSAria Ⅱ 流式细胞分选仪（图 1-7-4）为流式细胞仪高速分选和多色分析技术设定了更新更高的标准。仪器的设计采用全新理念，极大地简化了高速分选和多色分析的操作和实验要求。BD FACSAria Ⅱ 流式细胞仪是全球独一无二的台式高速细胞分选仪，使用石英杯流动检测池固定光路校准技术。其荧光检测灵敏度极佳，而仪器维护和调校却非常简单。BD FACSAria Ⅱ 流式细胞仪系统软件的分选设定和监测功能大大简化了操作。仪器内置的 BD AccuDrop 系统可以快速准确地确定液滴延迟时间。液流监测系统自动监测液流断点，检查堵塞，实现了细胞分选的无人操作。

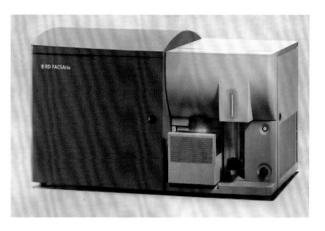

图 1-7-4 FACSAria Ⅱ 高速流式细胞分选仪

【仪器特点】

- 全球第一台台式高速细胞分选仪，使用石英杯流动检测池固定光路校准技术，不须每日调整光路，仪器随开随用。

- 石英杯流动检测池荧光检测灵敏度度极佳，< 125 MESF。

- 多激光多色分析，可以使用达三根激光：激光波长为 488 nm、633 nm、407 nm、375 nm，分析参数可达 9～15 个。

- 获取速度达 100 000 细胞/秒，分选速度达 70 000 细胞/秒。

- 完全数字化电子处理系统，分辨率达 262 144 道，分选精度达 1/32 液滴。

- 喷嘴选择 70 μm 或 100 μm，满足绝大多数细胞分选的要求，喷嘴拆换简便、精确。

- 两路或四路分选，可以使用多种规格的收集管

- 配件 ACDU 装置，可以在微孔板或载玻片上定量分选细胞。

- 软件自动仪器控制和计算分选设置，液滴监控，自动检查堵塞。

- 样本和分选细胞冷却系统。

- 工作无特殊环境要求，不需要额外辅助设备。

## 五、MACSQuant™ 流式细胞仪

Miltenyi Biotec GmbH（德国美天妮生物技术公司）于 2008 年推出一款新型高灵敏度的多色细胞分析仪器系统——MACSQuant™ 流式细胞仪（图 1-7-5），该仪器结构紧凑，为数字化台式流式细

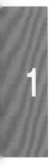

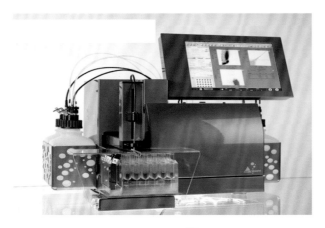

图 1-7-5  MACSQuant™ 流式细胞仪

胞仪，完全自动化的功能，可免除手动操作。该仪器配置三根激光，结合功能强大的软件，有利于快速而简单地分析细胞。MACSQuant™ 流式细胞仪配置两个散射光（FSC 和 SSC）、7 个荧光通道，是 MACSQuant® 质控应用的理想仪器，可用于 MACS 分选后的细胞分析及其他流式细胞分析。MACSQuant™ 流式细胞仪的特征包含了预富集系统，基于 MACS 技术，利用 MACS 卓越的分选功能，对低频细胞在流式细胞仪分析前选择性地富集磁性标记细胞，对稀有细胞群进行快速和更敏感的分析，稀有细胞群可以进行磁性分选和高达 9 参数分析，大大提高了分析低频细胞的能力。同时，节约预富集稀有细胞的获取时间，也可以进行对全部预富集细胞群的敏感性分析，可以获取更多的数据。结合自动标记和自动上样功能，减少了样本操作，所以细胞的存活率很高。

## 六、Cytek® Aurora 全光谱流式细胞仪——高端分析型全光谱流式细胞仪

多色检测是流式细胞技术发展过程一个日渐重要的需求和趋势，但传统流式细胞技术受荧光检测通道数量和荧光信号之间的交叉干扰限制，能同时检测的指标有限，更多色的实验需求，需要特别高配置且昂贵的仪器才能完成，并且往往需要定制特殊染料才能实现。目前，基于 Aurora 的 5 激光配置，Cytek 实现了一管四十色检测方案[16]（图 1-7-6、图 1-7-7），且全世界的各个实验室仍在不断努力和超越中。基于 Cytek® Aurora 5 激光的三十五色

方案，是被欧美许多科研实验室使用最多的方案之一，被纳入了如 COVID-19 发病机制和治疗相关的免疫研究中[7-8]。

全光谱流式细胞仪技术的发展，拓宽了荧光染料的灵活选择，提高了实验设计的灵活性和试剂使用的简便性。为了更好地利用全光谱流的特征，Cytek 推出了光谱特征的 cFluor 荧光染料配合 Aurora 的应用。

基于 cFluor 荧光染料，Cytek 开发了十四色免疫分析检测方案试剂盒，从而大大简化了操作流程和更加精准和完整的数据（图 1-7-8）。

Cytek® Aurora（图 1-7-9）是美国 Cytek Biosciences 公司于 2017 年推出的一款高端分析型全光谱流式细胞仪。Cytek® Aurora 最高可配置 5 激光器，3 个散射光和 64 个荧光检测通道，可以检测完整的荧光发射光谱，能够满足简单的实验或复杂的多色分析。Aurora 的革新光路设计为各种应用提供了灵活性，可以使用大量新的荧光染料组合而无须为每个应用重新设置仪器。其灵敏度和分辨率超强，平顶光束设计结合独特的液流系统，能保证高流速采集样本的出色性能。Cytek® Aurora 有三种配置，从 3 激光 38 个荧光检测通道，到 5 激光 64 个荧光检测通道，可满足不同实验室的各种研究需求。无须更换滤光片，不须特殊染料可轻松实现更多颜色组合的流式实验，提供更加全面而可靠的数据。

Cytek® Aurora 的全光谱检测和解析技术，不再受传统滤光片仅能检测狭窄范围信号的限制，通过光学接收阵列模块来获取荧光信号，实现了完整的全光谱荧光信号的采集与检测，极大提高了 Aurora 的检测灵敏度和分辨率，尤其体现在对稀有细胞群和弱表达细胞群的检测上，将一些在传统流式上很难实现的研究方案变成可能。

全光谱检测技术，拓宽了荧光染料的选择范围，大大提高了实验设计的灵活性和操作的简便性。以 APC 和 Alexa Fluor 647 为例，因共用滤光片和检测通道，这两种染料在传统流式上无法共用，但 Aurora 可以清楚地将这两个染料区分开来（图 1-7-10）。

与传统流式不同，Cytek® Aurora 全光谱流式细胞仪的数据分析，是通过解析（unmixing）技术实现的。当多种荧光素同时被检测时，仪器可利用数

1

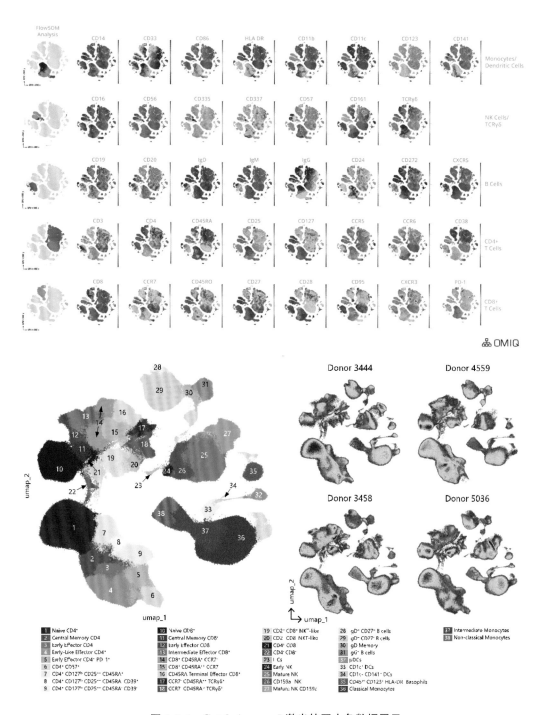

图 1-7-6　Cytek Aurora 5 激光的四十色数据展示

学模型，依据每种荧光素各自的光谱特征，进行自动和实时的数据解析，从混合荧光信号里将各荧光素及各自强度精准的计算出来。数据解析过程由软件自动完成，避免了人为分析可能带来的干扰，更加客观和真实。

　　全光谱流式细胞术的自动数据解析，不受不同荧光信号间交叉干扰的影响，解析后的数据不再需要进行传统流式上操作繁琐的调节补偿步骤，在大大简化操作流程的同时，提供了更加精准和完整的数据。

　　Cytek® Aurora 的全光谱检测和分析技术，可以实现自发荧光去除，以进一步提供数据质量。检

| | | Laser | cFluor |
|---|---|---|---|
| | | Violet | cFluor V420 |
| | | Violet | cFluor V450 |
| | | Violet | cFluor V500 |
| | | Violet | cFluor V570 |
| | | Violet | cFluor V620 |
| | | Blue | cFluor B518 |
| | | Blue | cFluor B532 |
| | | Blue | **cFluor B548** |
| | | Blue | cFluor BYG575 |
| | | Blue | cFluor BYG610 |
| | | Blue | cFluor BYG628 |
| | | Blue | cFluor BYG666 |
| | | Blue | cFluor BYG676 |
| | | Blue | cFluor BYG680 |
| | | Blue | cFluor BYG710 |
| | | Blue | cFluor BYG781 |
| | | Yellow Green | **cFluor YG584** |
| | | Red | cFluor R659 |
| | | Red | cFluor R667 |
| | | Red | cFluor R685 |
| | | Red | **cFluor R720** |
| | | Red | cFluor R780 |
| | | Red | cFluor R810 |
| | | | |
| | | Violet | ViaViolet |
| | | Red | ViaRed |

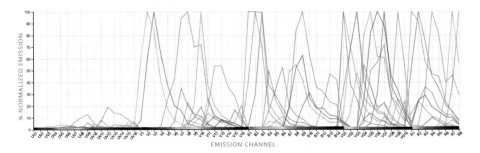

图 1-7-7　cFluor 荧光染料光谱

测某些类型的样本，如酵母和肿瘤样本，因自发荧光高而具有挑战。对于这些涉及高自发荧光粒子的具有挑战性的应用，可以使用仪器软件的自动荧光提取工具，扣除自发荧光，为实验带来全新水平的分辨率。

Cytek® Aurora 配备两个侧向散射光检测器，高灵敏度的蓝激光和紫激光 SSC 检测器，可以帮助研究者检测接近 100 nm 大小的颗粒。Aurora 为各种类型的小颗粒的检测提供了检测工具。

Cytek® Aurora 采用全新的 SpectroFlo 软件，提供从质控（QC）到数据分析的直观工作流程，并配有可以大大简化各种实验运行步骤的软件模块，包含仪器质控 QC、数据采集、信息库管理、个性化设置等。引导式的操作界面方便易用，可以让操作者轻松上手。SpectroFlo 软件的数据采集和管理模块，也使数据的采集和分析更加方便快捷。Cytek® Aurora 可选配全新的微量自动上样系统，可靠的 96 孔板数据采集方式极大地提高了工作效率。优化的采样速度，实现低交叉污染率到高通量检测模式。可以根据用户的各种应用及流程所需，提供预设的用户自定义模式的设置，以便按不同孔极将进样器调整到实验所需最佳状态。

作者感谢 Dr. Bob Hoffman 和 Joanne Lannigan 提供关于流式技术的发展历史资料，感谢叶琦、岳丹琪、高雅晶和郭芳岑整理翻译相关资料。

（严　明　吴　旭　杨海霞）

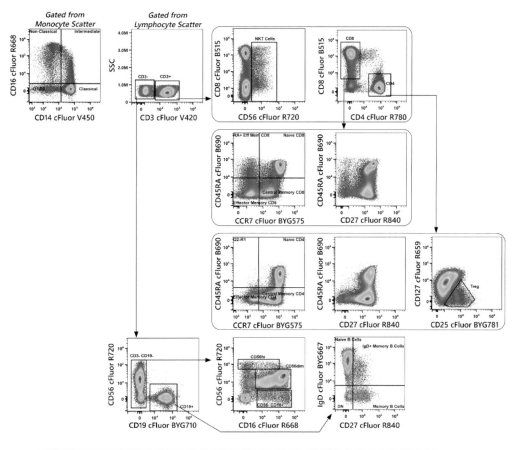

| Violet | | Blue | | Red | |
|---|---|---|---|---|---|
| Specificity | Fluorochrome | Specificity | Fluorochrome | Specificity | Fluorochrome |
| CD3 | cFluor V420 | CD8 | cFluor B515 | CD127 | cFluor R659 |
| CD14 | cFluor V450 | CCR7 | cFluor BYG575 | CD16 | cFluor R668 |
| CD45 | cFluor V547 | IgD | cFluor BYG667 | CD56 | cFluor R720 |
| | | CD45RA | cFluor B690 | CD4 | cFluor R780 |
| | | CD19 | cFluor BYG710 | Viability | ViaDye Red |
| | | CD25 | cFluor BYG781 | CD27 | cFluor R840 |

图 1-7-8  **Cytek 十四色免疫分析检测方案及数据**

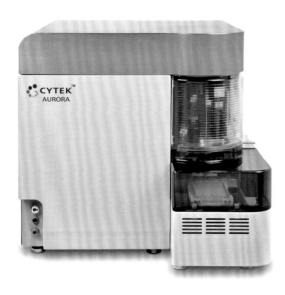

图 1-7-9  **Cytek® Aurora 全光谱流式细胞仪**

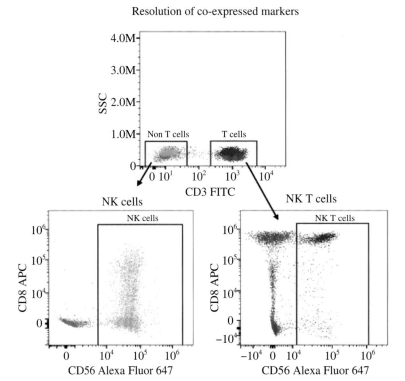

图 1-7-10　Aurora（3 激光）上的 APC 和 Alexa Fluor 647 全光谱信号

### 参考文献

[1] Galli E，Friebel E，Ingelfinger F，et al. The end of omics？ High dimensional single cell analysis in precision medicine. Eur J Immunol，2019，49（2）：212-220.

[2] Matz MaP，Z. The increasing power of single-cell omics：changing the future of medicine. Manufacturing Chemist，2021.

[3] Roy AL，Conroy R，Smith J，et al. Accelerating a paradigm shift：The Common Fund Single Cell Analysis Program. Sci Adv，2018，4（8）：eaat8573.

[4] Stuart T，Satija R. Integrative single-cell analysis. Nat Rev Genet，2019，20（5）：257-272.

[5] Aymeric Silvin，Nicolas Chapuis，Garett Dunsmore，et al. Elevated Calprotectin and Abnormal Myeloid Cell Subsets Discriminate Severe from Mild COVID-19. Cell，2020，182（6）：1401-1418.

[6] Matthew C. Woodruff et al. Extrafollicular B cell responses correlate with neutralizing antibodies and morbidity in COVID-19. Nat Immunol，2020，21（12）：1506-1516.

[7] Cytometry Part A，Volume：97，Issue：10，Pages：1017-1018，28 September 2020，DOI：（10.1002/cyto.a.24232）OMIP.

[8] Attila Tarnok，Fluctuat Net Mergitur—40 Years of Cytometry Journal，Cytometry Part A，2020，97（6）：554-556.

[9] Mahnke Y，Tarnok A. Celebrating 10 Years of OMIPS. Cytomecry A，2020，97（10）：1017-1018.

# 2

# 流式细胞仪基本操作和标本制备

流式细胞免疫标记分析是指用荧光素标记的单克隆抗体作为分子探针，运用流式细胞仪检测细胞上或细胞内的特异性抗原分子。随着多激光光源、多色流式细胞仪及多种荧光素标记单克隆抗体的相继出现，流式细胞免疫标记分析越来越多地应用于临床和科研研究中，尤其是血液学领域。运用流式细胞仪进行免疫标记分析时，采用适当的方法制备标本的单细胞悬液、选择合理的荧光素标记抗体、对仪器测试状态进行严格的质量控制、并针对不同的细胞群体进行合理的设门分析，这些都是获得准确、全面分析结果的必要前提。

## 第一节　标本的制备和保存

流式细胞术在血液学中的应用主要涉及白血病、骨髓瘤、淋巴瘤细胞的免疫表型分析、治疗后微量残留病（MRD）的检测、CD34$^+$细胞计数、淋巴细胞亚群及免疫功能检测、细胞周期与DNA倍体分析、细胞凋亡等诸多方面，目前普遍采用的方法是多色直接免疫荧光标记法，主要包括以下四种主要的标本制备方法：细胞膜抗原标记、细胞内或核内抗原标记、细胞内细胞因子测定及细胞周期与DNA倍体分析。

### 一、标本的制备

流式细胞仪检测的标本必须是单细胞悬液，在血液学检测中，外周血、采集物、骨髓、各种体液（如脑脊液、胸腔积液、腹水）均为天然的单细胞标本，而人体组织（如淋巴结、脾、肝）需要在进行抗原标记及检测前制备成单细胞悬液。

#### （一）外周血、采集物或骨髓

1. 保存方法　一般选择肝素或EDTA抗凝，室温（15～25℃）保存，尽量于12 h内处理标本；若标本未能及时处理，根据抗凝剂的要求，在保质期前进行标记检测，并于4℃冰箱中保存，标记抗体前半小时恢复室温放置。

2. 处理方法　一般情况下不需特殊处理，采用全血标记的方法。为了避免丢失某些细胞成分，影响分析结果，在临床检测中，不推荐使用淋巴细胞分层液分离单个核细胞。单纯地分析白细胞时，需要用红细胞裂解液溶解红细胞。

3. 抗凝剂的选择[1]　血液标本可以使用EDTA、ACD（葡萄糖柠檬酸）或肝素抗凝。如果同时要进行白细胞计数与鉴别，则要选择EDTA。EDTA、ACD和肝素的保存时间分别为12～48 h、48～72 h和72 h。EDTA抗凝的标本超过24 h则不是很好的标本。

4. 骨髓标本优先选择肝素抗凝　不推荐使用ACD抗凝，因抗凝管中标本量不能达标时，pH会改变，从而影响细胞的活力。可以使用EDTA，但要在12～24 h内处理标本。

除保存时间长短有差别外，EDTA与肝素还有一些区别：EDTA适用于白细胞的免疫表型分析，优点是防止成熟的髓系细胞贴壁造成细胞损失，并具有较强的抗血小板聚集能力；缺点是细胞散射光特征丢失较肝素标本快，由于它是二价阳离子的强螯合剂，所以会影响与Ca$^{2+}$相关的抗原位点（如CD11b等），并会抑制与Ca$^{2+}$相关的细胞功能。

肝素（10～50 U/ml）常用于白细胞功能研究，

因为它可维持 $Ca^{2+}$ 和 $Mg^{2+}$ 的细胞内生理浓度。而且能够更好地保持细胞活性，适用于放置时间较长、不能及时检测的标本。但是它可结合血小板，使其活化和聚集，所以不适合血小板的相关检测。

5. 样本检测前时长与抗原表达　样本检测前时长是指样本从采集到检测开始前所经历的时间长度，主要由抗凝剂的保存时间所决定。通常以 48 小时作为样本检测前时长的界限值比较合适，但对于那些不可替代样本，即使其检测前时长超过 48 小时也不应拒收。对于这类样本应尽一切可能获取有用的信息，并在最终报告中注明。某些抗原（如 CD138 和 CD16）不够稳定，可能更容易受到样本检测前时长延长的影响，因此对于检测前时长较长的样本，在解释其抗体染色模式时应注明不稳定抗原存在假阴性的可能性。

（二）体液

1. 保存方法　抽取标本后置于肝素（1 U/ml）抗凝的试管中，室温（15 ～ 25℃）保存，尽量于 12 h 内处理完标本。标本贮存于 4℃ 冰箱中，贮存时间不宜超过 48 h。

2. 处理方法　新鲜采集的标本，1000 ～ 1500 rpm/min 离心 5 min，弃去上清，加入含有 0.1% 牛血清白蛋白的磷酸盐缓冲液（PBS），洗涤离心 5 min，加入适量 PBS 溶液悬浮细胞，如有细小沉淀则用 300 目尼龙网过滤后备用。

（三）各种组织细胞

1. 保存方法　新鲜切取的组织标本置于生理盐水或 PBS 中，如红细胞较多，加入少量肝素抗凝剂。为了保持细胞的抗原活性，不宜选用甲醛、乙醇等固定组织，不宜用酶、表面活性剂等处理细胞。室温保存，尽量于 12 h 内处理完标本。标本贮存于 4℃ 冰箱中，贮存时间不宜超过 48 h。

2. 处理方法　实体组织分散为单个细胞的方法基本上可分为四种，机械法、酶处理法、化学试剂处理法和表面活性剂处理法。在流式细胞仪免疫分析中，为保持细胞抗原活性，多采用机械法。但在处理过程中动作一定要轻柔，因为单纯机械法处理的细胞易受损伤，成活率较低。

（1）单细胞制备仪法：BD Medimachine 是目前常用的仪器，可以将新鲜的组织标本用机械法去除细胞的连接，得到单细胞悬液。操作步骤：将新鲜组织标本置于生理盐水中充分吸收水分后，剪切成 2 ～ 3 mm 直径的小块，放在特制的带旋转刀片的盒子中，加入 1 ml 生理盐水，以一定的速度旋转刀片 2 ～ 3 min，将组织分散成单个细胞或极小的组织块，然后用 300 目直径的尼龙网过滤后，再用含 0.1% 牛血清白蛋白的 PBS 洗涤，以 1000 ～ 1500 rpm/min 的速度离心 5 min，弃上清，加入适量 PBS 悬浮备用。

（2）手工剪切法：用 PBS 将组织标本冲洗 2 次，去除大量红细胞；用眼科剪将新鲜的组织标本剪成极小块，用 PBS 冲洗 2 次后，加入匀浆器中；加入少量 PBS 后轻轻匀浆；用细注射针头抽吸细胞的悬液以分散细胞；用 300 目直径的尼龙网过滤后，再用含 0.1% 牛血清白蛋白的 PBS 洗涤，以 1000 ～ 1500 rpm/min 的速度离心 5 min，弃上清，加入适量 PBS 悬浮备用。

## 二、细胞计数

包括全自动细胞计数仪法或手工计数法，前者需要专门的全自动细胞计数仪，大多数实验室多采用后者。

常用方法：加入 1% 冰醋酸 490 μl，混匀的骨髓 10 μl，溶红细胞后在显微镜下计数有核细胞数计算细胞浓度。细胞浓度 = 有核细胞数 / 毫升 = 细胞计数板四个大格内的细胞数 ÷4×50（稀释倍数）×10$^4$/ml。如果标本浓度较高，需要进行适当的稀释。

免疫表型检测时，一般将细胞浓度调整到 $1 \times 10^7$/ml，每管取 50 ～ 100 μl 进行标记。MRD 检测时往往需要获取 $1 \times 10^6$ 或更多的细胞，每管取 200 μl 细胞。每管内细胞体积不要大于 250 μl。如果需要加入的标本量太多，要将标本适当浓缩；总之，为了保证最有效的抗原 / 抗体反应，抗体体积与标本体积的比值最好在 1∶10 左右。

## 三、免疫荧光染色

免疫荧光染色是进行免疫标志分析的关键步骤，主要包括直接和间接免疫荧光染色两种方法。

（一）间接免疫荧光染色

采用特异的无荧光标记的一抗与待测标本反应，经溶血、洗涤后，加入标记荧光的二抗抗体，经过孵育、洗涤后上机检测。在应用 FCM 的初期，由于标记荧光抗体的单抗较少，多采用间接免疫荧光标记方法。而随着抗体的发展，目前标记荧光的抗体越来越多，因此不必采用此方法了。另外间接标记的方法难以进行多色的标记，这是该方法另一个主要缺点。再加上操作复杂、费时、信噪比高，因此目前基本不再应用了。但是，在科研中需要研究一些新的抗原，而这些抗原可能无直接标记荧光的抗体，此时只能采用此方法。

（二）直接免疫荧光染色

采用直接连接荧光素的单克隆抗体进行免疫荧光标记。具有操作简单、背景荧光低、信噪比高、可同时标记多色抗体等诸多优点，目前广泛应用于各实验室。下面主要介绍直接免疫荧光染色方法在血液学方面的应用。

按照同时标记荧光素标记抗体的数目，直接免疫荧光染色法可分为单色和多色免疫荧光染色法。

1. 单色免疫荧光染色法　在每一管待测的标本中用一种荧光素标记的单克隆抗体与待测标本反应，经溶血、洗涤、固定后进行流式细胞仪检测，省去了加二抗的步骤。因单色法标记每管只能检测一个抗原，不能联合其他抗原进行设门分析，往往不能满足目前的临床检测需要，目前应用较少。

2. 多色免疫荧光染色法　用 2 种或 2 种以上分别标记不同荧光素单克隆抗体，同时与待测细胞反应，经溶血、洗涤、固定后进行流式细胞仪检测，每管可同时检测多种抗原的表达。随着多激光管及光谱流式细胞仪的出现、标记单克隆抗体的荧光素种类的增加，越来越多的科研和临床检测采用八至二十四色免疫荧光标记，为精确地界定不同类型的细胞提供了可靠的保障，而且可以同时观察多种抗原间的表达关系，大大减少了重复抗体的使用，有效节约了抗体和标本用量。更重要的是可以提供更多的信息。但四色以上免疫荧光标记对传统多激光管流式细胞仪的要求更严格，同时补偿调节更为复杂，抗原表达的判读也容易出现问题；而光谱流式细胞仪因其独特的原理，不需要人为进行补偿调节。

根据标记抗原部位的不同，多色免疫荧光染色可分为细胞表面和细胞内抗原染色，标记的方法有差别，后者需要固定、透膜等步骤，下面以四色免疫荧光标记为例，着重介绍细胞表面和细胞内抗原染色的步骤。

（1）细胞表面抗原标记：细胞表面分子主要是从细胞内合成后表达在细胞膜表面，各种细胞表面抗原或受体的流式细胞表型分析在临床中应用最广泛，标记和检测也相对简单。

1）分别加入 4 种荧光素（FITC、PE、PerCP 和 APC）标记的单克隆抗体；虽然试剂生产商的说明书有推荐的抗体用量，以 BD 公司抗体为例，标记 $1 \times 10^6$ 细胞，FITC、PE 和 PerCP 标记的抗体用量一般为 20 μl，APC 标记的抗体用量为 5 μl。但最好在实验前进行抗体滴定，确定所需要的抗体用量。

2）标记：按照上述标本准备方法，加入适量的抗凝骨髓（或其他类型）标本，充分混匀后室温避光孵育 15 min。

3）溶血：加入 $1 \times$ FACS 溶血素 2 ml，低速涡流混匀，室温避光静置 8 ~ 10 min；溶血后标本 300 g 离心 5 min。如标本量较大、红细胞较多，需多加溶血素或增加溶血次数。

4）洗涤：弃去上清，加入 1 ml 含有 0.1% NaN3 和 1% ~ 2% BSA 的 PBS 洗液，300 g 离心洗涤 5 min。

5）上机检测：弃去上清后加入 PBS 200 ~ 500 μl 悬浮细胞（依细胞浓度而定），上机检测。如不能及时上机检测，则加入同样体积的 1% 多聚甲醛，混匀后置于 4℃ 冰箱内保存，一般不超过 24 小时。

另外，对某些抗体的检测需要不同的处理方法。例如标记 Kappa 和 Lambda 抗体时，由于标本中含有较多的游离免疫球蛋白，要先用无血清 PBS 洗涤待测标本 3 次，离心后再标记、溶血、洗涤和上机检测。部分荧光素标记需要特别注意，比如串联染料，为保持其稳定性，应避光并避免反复冻融；为获得稳定可靠的结果，在使用两种或两种以上 BD Horizon Brilliant 染料时，最好提前加入 Brilliant Staining Buffer。

（2）细胞内或核内抗原标记：除表达在细胞表面的分子外，细胞内还存在大量分子或分泌的细胞因子等，发挥着重要的生理作用，了解细胞内或核内抗原、细胞因子的表达情况，对临床疾病的诊断、预后判断及发病机制的研究等均有重大意义。但是，与细胞膜表面抗原标记相比，细胞内或核内抗原的标记需要透膜处理，而透膜是否合适，直接影响胞内抗原的标记，因此在检测时要特别小心。随着流式分析技术的不断发展，目前细胞内或核内抗原检测正逐渐增多，下面将简述在血液学应用中主要涉及的 3 种最常用且具有代表性的抗原标记方法：细胞内和核内抗原分析、细胞内细胞因子的测定、细胞周期和 DNA 分析。

在血液疾病诊断中，常需要鉴别诊断细胞的系列特性。而一些系列特异性标志位于细胞内或核内。例如髓系标志物髓过氧化物酶（cMPO）、B 淋巴细胞抗原标志物（胞内 cCD22 和 cCD79a）、T 淋巴细胞抗原标志物（cCD3）、未成熟细胞抗原标志物（nTdT）、B 淋巴细胞和浆细胞的抗原标志物（cKappa 和 cLambda）等，对于诊断不同类型白血病和淋巴瘤具有重要的临床价值。

检测细胞内或核内抗原时通常需要同时标记细胞膜表面抗原，与单纯标记膜表面抗原的主要区别是首先标记膜抗原，然后在标记细胞内或核内抗原前对细胞膜和核膜进行透膜和固定，即在细胞膜和核膜上打孔，以便让荧光素标记的抗体自由通过细胞膜和核膜，同时又不能破坏细胞的结构，并尽量保持靶抗原的抗原性和细胞的光散射特点。对胞内抗原的检测，透膜是关键的步骤。如果透膜不完全，可能造成假阴性。透膜处理可能会改变 CD45 和 SSC 特性。文献报道某些胞内抗原需要不同的透膜剂。因此在进行胞内抗原的检测前应该进行预实验，以选择合适的透膜剂。另外在观察结果时可以标本中残留的正常细胞作为内对照。例如检测 cMPO 时，正常粒细胞应该为阳性。检测 cCD3 时，正常 T 细胞应为阳性。而这些正常细胞如果为阴性，说明本次检测的结果不可靠。应分析失败的原因是什么，是试剂问题还是标记问题？发现原因并进行纠正后重新进行标记，直到阳性对照没有问题为止。我们目前采用 BD 透膜剂，阳性对照均很好。CALTAG 透膜剂的结果也不错。

以 BD FACS 透膜剂为例，胞膜和胞内抗原同时标记的具体步骤如下。

1）膜表面抗原染色：分别加入相应的荧光素标记抗体和适量抗凝骨髓（或其他类型）标本，充分混匀后室温避光孵育 15 min。

2）透膜：加入透膜剂 A 液 100 μl，室温作用 5 min。

3）溶血：加入 1×FACS 溶血素 2 ml，低速涡流混匀，室温避光静置 8 ~ 10 min。300 g 离心洗涤 5 min，弃去上清。

4）洗涤：加入 1 ml PBS 洗液，300 g 离心洗涤 5 min，弃去上清。

5）固定：加入透膜剂 B 液 100 μl，固定细胞膜并使其通透，同时加入相应的荧光素标记抗体，混匀后室温避光孵育 15 min。

6）洗涤：加入 1 ml 含有 0.1% NaN3 和 1% ~ 2% BSA 的 PBS 洗液，300 g 离心洗涤 5 min，弃去上清。

7）上机检测：加入 PBS 200 μl 悬浮细胞，上机检测。如不能及时上机检测，则加入 0.5 ml 1% 多聚甲醛，混匀后置于 4℃ 冰箱内保存后检测。

值得注意的是，在标记 cKappa 和 cLambda 时，在标记细胞前先用无血清 PBS 洗涤 3 遍，然后按照上述方法进行标记检测。

（3）细胞内细胞因子的测定[1-4]：细胞因子在细胞系统调节中起着非常重要的作用，常用检测方法是以分泌后释放至外部环境的细胞因子为基础，一般来说选用酶联免疫吸附实验（ELISA）或放射免疫分析法（RIA），虽然敏感且可以定量，但测定的是每单位体积中细胞总体分泌的平均细胞因子水平。为了界定产生某种细胞因子的细胞类别、表型、测定实际产生细胞因子的细胞数量或比例，有必要寻找新的方法检测单细胞内的细胞因子。目前常用的方法有酶联斑点免疫技术（ELI-SPOT）和流式细胞术，后者是一种有效的分析单个细胞的技术，可同时分析多个参数，可从单细胞水平检测不同亚群中产生的细胞因子，不但能了解细胞因子的量和产生细胞因子的细胞类型，而且可以检测同一细胞内分泌的不同细胞因子。

胞内细胞因子检测的基本原理，是通过应用细胞内蛋白分泌抑制剂，如莫能菌素（monensin）和布雷非尔德菌素 A（brefeldin A，BFA），阻断胞内高尔基体介导的蛋白质转运，使细胞因子聚集、蓄积，不能分泌到细胞外，增强了细胞因子信号。结合膜表面抗原染色，进行流式细胞分析，方法如下。

1）单细胞悬液的制备：同上"标本的制备"。

2）细胞的活化：除检测高丰度和病理情况下表达异常亢进的细胞因子，可直接标记细胞外，一般先活化细胞，使之合成欲检测的细胞因子。活化 T 细胞除用抗原外，还有植物血凝素（PHA）、佛波酯（PMA）、钙离子载体、T 细胞受体抗体和 CD3 抗体等；活化 B 细胞除抗原外，还可用脂多糖（LPS）、金黄色葡萄球菌肠内毒素 A 及 B 细胞受体抗体。活化单核细胞可用 LPS 和某些细胞因子等。一般可将激活剂配成一定浓度加入血液或单个核细胞悬液中，同时加入一定浓度的莫能菌素或 BFA，培养一定时间（如 4～6 h）后即可刺激淋巴细胞或单核细胞产生细胞因子。

3）细胞表面抗原和细胞内细胞因子的染色

- 收集细胞：收集上述活化的细胞。
- 封闭 Fc 受体：加入过量的来源于与抗体生产动物同种属动物的无关的纯化免疫球蛋白 Ig（1～10 μg/10$^6$ 细胞）或 Fc 受体的抗体，可以阻断与单克隆抗体的非特异性结合。
- 细胞表面抗原染色：选择适当的荧光素标记抗体和适量活化细胞，按照膜表面抗原染色法进行染色。
- 固定和透膜：全血标本加入 2 ml BD 1× FACS 溶血素溶解红细胞，室温 8～10 min，300 g 离心 5 min，弃去上清；加入 2 ml PBS，低速涡流混匀，500 g 离心 5 min，弃去上清。加入 500 μl 1× BD 透膜剂，低速涡流混匀，室温 10 min，300 g 离心 5 min，弃去上清。
- 细胞内细胞因子染色：加入适当浓度的荧光素标记的抗细胞因子抗体，4℃ 避光孵育 30 min。
- 洗涤：加入 1 ml 含有 0.1% NaN3 和 1%～2% BSA 的 PBS 洗液，300 g 离心洗涤 5 min，弃去上清。
- 上机检测：加入 PBS 200 μl 悬浮细胞，上机检测。

4）染色对照：细胞内细胞因子涉及体外细胞激活或培养过程，设置阳性和阴性对照对于结果的分析至关重要。

- 阳性对照：可利用一系列产生特定细胞因子的细胞系或预先经活化并被固定的阳性对照细胞。
- 阴性对照：反映单克隆抗体的非特异结合水平，包括免疫球蛋白同型对照、配体封闭对照和未标记抗体封闭对照。
- 免疫球蛋白同型对照：指用非相关特异性的同型匹配抗体作为对照。
- 配体封闭对照：指的是预先用同类重组的细胞因子与荧光素标记的抗细胞因子抗体孵育，预封闭其抗体结合位点，然后再与经固定和透膜处理过的细胞作用。
- 未标记抗体封闭对照：用未标记荧光素的细胞因子抗体与固定和透膜处理的细胞孵育后，再用标记荧光素的细胞因子抗体与细胞共培养。

（4）细胞周期和 DNA 分析[1,3]：DNA 含量检测是流式细胞仪最早、最为广泛的应用之一。恶变细胞一般多出现异倍体，有很多研究证明 DNA 含量分析对人类肿瘤的预后诊断有很高的价值，尤其是淋巴瘤中，淋巴瘤细胞的增殖率是一个独立的预后不良因素，而且 DNA 合成期（S 期）所占比例与治疗反应和生存密切相关；还有一些研究将 DNA 倍体分析用于儿童白血病治疗后的微量残留病检测。此外，DNA 含量分析还可以提供细胞周期信息，可作为细胞生物学研究的有用工具。

在 DNA 倍体分析中，所有准备方法都是为了获得完整的单个细胞而最低限度地降解其 DNA。若检测对象为细胞，首先要固定或透膜，使染料能够进入细胞内。有些染料既和 DNA 双链结合，也和 RNA 双链结合，后者要借助 RNase 将其降解掉。

用于 DNA 倍体分析的染料很多，以 PI 染色为例简述主要步骤。

1）单细胞悬液的制备：①血液和骨髓：用淋巴细胞分层液分离单个核细胞，或溶血剂溶解红细胞后获得白细胞悬液；②体液：离心、浓缩细胞，如红细胞过多，则用淋巴细胞分层液分离单个核细胞或溶血剂去除红细胞；③新鲜组织：一般采用机械法制备单细胞悬液，为了避免细胞聚集，可用注射器细针抽吸后再缓慢打出。

2）洗涤：用不含牛血清或白蛋白的 PBS 洗涤，200 g 离心 5 min，重复一次。

3）细胞计数：在 1 ml 冰 PBS 中重悬细胞，总数不能超过 $2×10^6$（细胞数量过多会影响染色结果）。

4）固定：在涡流状态下，逐滴加入 70% 冷乙醇（0 ~ 4℃）共 9 ml（或逐滴加入 1 ml 冰纯乙醇）。在 4 ~ 40℃ 至少固定 2 h，最好是 12 ~ 24 h。固定标本的另一种方法为：将 < 1 ml 的细胞（$1×10^7$细胞左右）吸入针头最细的注射器中，例如皮试用 TB 针，然后以最快的速度将细胞推入 5 ml 左右的 70% 冷乙醇中，主要目的是减少细胞凝聚成团。固定细胞可以在 4℃ 冰箱中至少 1 年。

5）染色前 200 g 离心 10 min，弃去上清，用 3 ml 冷 PBS 重悬。

6）染色：200 g 离心 10 min，弃去上清。加入 300 ~ 500 μl PI/Triton X-100 染色液，37℃ 避光孵育 15 min（或 20℃ 避光孵育 30 min），然后将试管转至 4℃ 冰箱中，48 h 内上机检测。

还有一些染料如 DRAQ5 和 Hoechst 33342 等，可针对活细胞染色，而且能够同时标记其他抗原，便于对不同群体分别进行分析，操作也更为简便，但 DRAQ5 价格较昂贵，Hoechst 33342 需要紫外光激发。

## 四、质量控制

### （一）单细胞悬液制备的质量控制

制备单细胞悬液是流式分析的基础，制备出合格的单细胞悬液是分析成功的关键。

1．采用适当的制备方式　首先应保证被检材料新鲜，在洗涤过程中应避免高速而致细胞膜结构损伤。

2．溶血处理　血液标本在分离过程中，应该采用溶血剂处理红细胞。如果用低渗液处理则易破坏淋巴细胞膜。当使用低渗液处理时，需严格掌握破坏时间，使待检细胞尽快恢复等渗，保证细胞完整性。

3．组织标本处理　实体组织来源标本在制备单细胞悬液过程中，最好采用机械法，控制机械用力强度是保证获取更多单细胞的关键。获取的完整单细胞应具有一定的含量，才能保证检测的准确性和代表性。

4．温度与 pH　在洗涤细胞时，溶液温度应为 25 ~ 37℃，pH 为 7.0 ~ 7.3，尽量维持与体内生理条件相似的环境，使其在体外不因条件改变而发生细胞形态及结构的改变。

### （二）免疫荧光染色的质量控制

单细胞悬液荧光染色关系着流式分析的精度，应特别注意染料的特性及量效关系，由于免疫荧光染色中还涉及抗体特异性及效价问题，应严格按实验操作的要求进行。

1．温度对荧光染色的影响　环境温度的升高对荧光染色有明显的影响，可使溶液的黏滞性增加，荧光染料分子的动力增大，荧光淬灭的可能性增大，荧光分子的光子产量降低。如保持温度在 20℃ 以下，光子产量的变化不受影响。尽量减少染色样本的光照射时间，使检测时的荧光强度不受影响。

2．pH 对荧光发射强度的影响　不同的荧光染料对工作环境的 pH 要求各不相同，每一种荧光分子在溶液中均以离子化状态存在，而溶液中的氢离子浓度对荧光强度影响最大，每种荧光染料的光子产量要达最大时，都与其最适 pH 密切相关。

3．荧光染料浓度的控制　合适的荧光染料浓度是荧光定量检测的最佳信号产生的重要技术指标。在溶液浓度较稀时，荧光强度与浓度成正比关系，荧光强度随溶液中染料浓度加大而增强，但当达一定浓度时，会因溶液中荧光染料分子的增加而增加了相互碰撞，使荧光发生淬灭而致光子产量降低，反而使荧光强度减弱。因此，为了产生最大荧光光子产量，在染色时应选择最适浓度。

4．固定剂对免疫荧光染色的影响　当细胞染色后不能及时上机检测时需进行固定，固定方法应对细胞的体积大小、细胞内分子结构特异性、抗体生物学特性和荧光强度均无较大影响。

### （三）设置对照

FCM 检测分析时需设置对照，包括阳性对照、阴性对照、正常对照等，避免各种因素造成的假阳性或假阴性结果。

1．阳性对照　用现有的试剂和标记方法检测已知的阳性标本，包括阳性试剂对照和过程对照，主要是为了确定所用试剂、标记条件是否合适。

2．阴性对照　为确定自发性荧光和一抗、二抗产生的背景荧光水平，需要分析阴性对照。可运用两种方法，一是分析数据时将标本自身的阴性细胞群体作为阴性试剂对照；二是可以应用单独的阴性同型对照，同型对照是指与单克隆抗体相同的、未免疫小鼠的免疫球蛋白亚类，同型对照与单克隆抗体所标记的荧光色素、浓度、标记的荧光色素与免疫球蛋白分子的比值（F/P）最好一致。

3．正常对照　对于不做大量血液淋巴系统肿瘤标本的实验室来说，检测时应该分析正常对照。

## 第二节　荧光素特性及应用

应用流式细胞术对抗原进行检测时，除必要的抗体外，应用各种荧光素也是必不可少的。荧光素发射荧光的基本原理是：荧光素受到一定波长（激发波长）的激光激发后，其原子核外的电子由于吸收了激光的能量，由原本处于基态轨道跃迁到激发态轨道上运动，然后当电子由激发态重新回到基础态时，释放出能量并发射出一定波长（发射波长）的荧光。

用于标记抗体的理想荧光素应满足以下要求：①具有高的光子产量，信号强度高；②对激发光有较强的吸收，降低背景信号；③激发光谱与发射光谱之间距离较大，减少背景信号的干扰；④易与被标记的抗原、抗体或其他生物物质结合而不影响被标记物的特异性；⑤稳定性好，不易受光、温度、标本抗凝剂和固定剂等的影响。目前传统流式细胞仪（FCM）常用的有四种不同波长的激发光：488 nm、633 nm、405 nm 和 375 nm，用于 FCM 的荧光素可以按照激发光波长的不同进行简单分类。以 BD 公司为例，不同流式细胞仪可选择的荧光素见表 2-2-1。

表 2-2-1　**BD 公司不同型号流式细胞仪的检测通道及可应用的荧光素**

| | BD Calibur | BD FACSVerse | BD FACSCanto™ II | BD FACSLyric™ | BD LSR Fortessa™ | BD LSR Fortessa™ X-20 |
|---|---|---|---|---|---|---|
| 488 nm | FITC<br>PE<br>PerCP-Cy5.5 | FITC<br>PE<br>PerCP-Cy5.5<br>PE-Cy7 | FITC<br>PE<br>PerCP-Cy5.5<br>PE-Cy7 | FITC（BB515）<br>PE<br>PerCP-Cy5.5<br>PE-Cy7 | FITC（BB515）<br>PE<br>PE-CF594<br>PerCP-Cy5.5<br>PE-Cy7 | FITC（BB515）<br>PerCP-Cy5.5 |
| 640 nm | APC | APC<br>APC-H7/<br>APC-Cy7 | APC<br>Alexa Fluor700<br>APC-H7/APC-Cy7 | APC<br>Alexa Fluor700<br>APC-H7/APC-Cy7 | APC<br>Alexa Fluor700<br>APC-H7/APC-Cy7 | APC<br>Alexa Fluor700<br>APC-H7/APC-Cy7 |
| 405 nm | | | BV421/V450<br>BV510/V500<br>BV605 | BV421/V450<br>BV510/V500<br>BV605<br>BV711<br>BV786 | BV421/V450<br>BV510/V500<br>BV605<br>BV650<br>BV711<br>BV786 | BV421/V450<br>BV510/V500<br>BV605<br>BV650<br>BV711<br>BV786 |
| 532 nm<br>或<br>561 nm | | | | | | PE<br>PE-CF594<br>PE-Cy5<br>PE-Cy7 |
| 355 nm | | | | | BUV395<br>BUV737 | BUV395<br>BUV737 |
| 激光数 | 2 根 | 2 根 | 3 根 | 3 根 | 4 根 | 5 根 |

## 一、常用荧光素的主要特点

### （一）激发波长为 488 nm 的荧光素

1. 异硫氰酸荧光素（fluorescein isothiocyanate，FITC） 最为常用的一种荧光探针，激发后发出绿色荧光，最大发射波长为 525 nm，荧光强度易受 pH 影响，pH 降低时其荧光强度减弱。

2. Alexa Fluor 488 发射光谱与 FITC 几乎一致，激发后发出绿色荧光，最大发射波长为 519 nm，具有超乎寻常的光稳定性；而且在较宽的 pH 范围内保持稳定（pH 4 ～ 10）。

3. BD Horizon™ Brilliant Blue 515（BB515）FITC 通道替代染料，荧光亮度约是 FITC 的 7 倍，和 PE 通道有更小的溢漏。激发和发射波长分别为 490 nm 和 510 nm，推荐滤光片 530/30 nm。

4. 藻红蛋白（R-phycoerythrin，PE） 是一种理想的荧光探针，最大发射波长为 575 nm，光量子产量高，非常适用于标记表达比例低或强度弱的抗原；其荧光容易发生淬灭。

5. PE-Texas red 最大发射波长为 615 nm，与 PE 进行双标时，容易有激发光干扰 PE 检测器，因此建议不与 PE 同时使用进行检测。

6. PE-Alexa Fluor 610 最大发射波长为 628 nm，荧光强度高；由于发射波长较长，与 PE 之间的光谱重叠很少，可代替 PE-Texas red 与 PE 进行双标；与 PE-Cy5 相比，与 Fc 受体的非特异性结合较少。

7. PE-CF594 可被 488 nm、532 nm 或 561 nm 的激光激发，最大发射波长 612 nm，推荐滤光片 610/20 nm。具有荧光强度更高、更稳定、溢漏更少的优势，可替代 PE-Texas red 和 PE-Alexa Fluor 610。

8. PE-Cy5 串联（Tandem）染料，能量可从 PE 传递到 Cy5 上，最大发射波长为 670nm。淬灭性强，可与 FITC、PE 搭配，荧光干扰小、补偿小，但不宜与 APC 搭配，荧光补偿大；与单核细胞和粒细胞非特异性结合多。

9. PE-Cy5.5 串联染料，能量可从 PE 传递到 Cy5.5 上，最大发射波长为 694 nm。荧光素亮，荧光强度高于自发荧光，优于 PE-Cy5；可与 FITC、PE 搭配，荧光干扰小、补偿小，是 APC 比较理想的搭配；流式检测和分选时，光漂白少；与单核细胞的非特异性结合少。

10. 多甲藻叶绿素蛋白（peridinin chlorophyⅡ protein，PerCP） 最大发射波长为 677 nm。可与 FITC、PE 搭配，荧光光谱重叠少，对髓细胞的非特异性结合少，但量子产量较低，适用于较高表达物的检测。

11. PerCP-Cy5.5 串联染料，能量可从 PerCP 传递到 Cy5.5 上，最大发射波长为 690 nm；光量子产量高，可用于含量低的抗原检测；在双激光管仪器上与 APC 共同检测时，需要补偿，但补偿比 PerCP 少；由于发射光和激发光谱差距大（stroke shift），比 PE 串联染料适用范围更广；相比其他串联染料，PerCP-Cy5.5 与 Fc 受体的非特异性结合更少。

12. PerCP-eFluor™ 710 串联染料，能量可从 PerCP 传递到 eFluor™ 710 上，最大发射波长为 710 nm；在双激光管仪器上与 APC 共同检测时，需要补偿；由于发射光和激发光谱差距（stroke shift）是 PerCP-Cy5.5 的 2 ～ 3 倍，比 PE 串联染料更适合。

13. PE-Cy7 串联染料，能量可从 PE 传递到 Cy7 上，最大发射波长为 767 nm。光淬灭性很强，要绝对避光；可与 FITC、PE 搭配，与 FITC 无光谱重叠，与 APC 搭配荧光干扰小，补偿小，是比较理想的搭配。

14. 碘化丙啶（propidium iodide，PI） 常用的嵌入性荧光染料，主要是对 DNA 染色，最大发射波长为 617 nm，大部分仪器是在 FL2 或 FL3 通道检测；不能通过活细胞膜对核酸染色，可用于鉴别死细胞；对活细胞染色时需要对细胞膜打孔，以便染料透过。

15. 7-AAD 最大发射波长为 647 nm，大部分仪器是在 FL3 通道检测；可用于鉴别死活细胞。

### （二）激发波长为 633 nm 的荧光素

1. 别藻青蛋白（allophycocyanin，APC） 最大发射波长为 660 nm，其标记的抗体适用于所有配备氦氖激光器的流式细胞仪。

2. Cy5 最大发射波长为 670 nm，其标记的抗体适用于所有配备 633 nm 氩离子激光器的流式细胞仪；为小分子染料，非常适合需小分子染料的流式细胞术，荧光强度低于 APC；与单核和粒细胞非特异性结合多，易出现假阳性结果。

3．APC-Cy7 串联染料，能量可从 APC 传递到 Cy7 上，最大发射波长为 785 nm，常使用 750 nm 长通滤光片和对红光敏感的检测器检测。

4．APC-H7 串联染料，能量可从 APC 传递到 H7 上，最大发射波长为 767 nm，常使用 750 nm 长通滤光片和对红光敏感的检测器检测；与其他 APC 串联染料相比，APC-H7 更稳定，不易受光、温度和固定剂等影响；与 APC 共同标记时，需要荧光补偿，但荧光重叠更少。

5．Alexa Fluor 647 最大发射波长为 668 nm，光稳定性好，不易淬灭，适宜的 pH 范围大；可替代 APC 和 Cy5。

6．Alexa Fluor 700 远红光二极管激光器的最适染料，最大吸收波长 696 nm，能够被 675 ～ 700 nm 范围的氙弧灯、远红外二极管激光器或 dye-pumped lasers 激发。发射光在红外区，峰值为 719nm。

7．Alexa Fluor 750 Alexa Fluor 系列产品中波长最长的产品，与 Cy7 光谱相似。其发射的最大波长为 779 nm，能够和 Alexa Fluor 647 及 APC 区分，适合多色分析。

（三）激发光为 405 nm 的荧光素

1．Alexa Fluor 405 最大发射波长为 405 nm，UV 激发，荧光弱，适用于强表达抗原的检测。

2．Pacific Blue 最大发射波长为 455 nm，UV 激发，产生的荧光信号较强。

3．Pacific Orange 最大发射波长为 551 nm，UV 激发，荧光弱，适用于表达量丰富的抗原检测；由于发射波长大，可以与 Pacific Blue 同时标记。

4．Horizon V450 最大发射波长为 448 nm，UV 激发，V450 标记抗体的平均荧光强度和信噪比稍优于 Pacific Blue。

5．Horizon V500 最大发射波长为 500 nm，UV 激发，V500 比 Pacific Orange 更强，而且与其他荧光素光谱重叠更少；更加稳定，不受标本抗凝剂、固定剂的影响。

6．Brilliant Violet™ 系列荧光染料 是一种由有机多聚物构成的新型染料，它有很强的光吸收能力（消光系数）和光转换能力（量子产率），这种物理特性决定了它荧光亮度更高、荧光补偿更少、激发效率更稳定，是检测稀少细胞或弱表达抗原的利器。常用的 Brilliant Violet™ 荧光染料见表 2-2-2。

（四）激发光为 355 nm 的荧光素

1．Hoechst 33342 最大发射波长为 465 nm，UV 激发，以非嵌入方式与 DNA 链上的 A-T 碱基对特异性结合，紫外激发下发出蓝色荧光；对活细胞染色，不需要在膜上打孔；由于活细胞钙离子通道的开放可将荧光染料泵出胞外，影响染色效果，虽然是 DNA 定量特异性最好的染料，但使用时需注意细胞外排作用的干扰。

表 2-2-2 常见 Brilliant Violet™ 系列荧光染料特点

| 荧光染料 | 荧光强度 | 激发波长（nm） | 发射波长（nm） | 推荐滤光片（nm） | 替代荧光素 |
| --- | --- | --- | --- | --- | --- |
| Brilliant Violet™ 421 | 非常强 | 407 | 421 | 450/40 | Alexa Fluor 405，VioBlue，eFluor 450，Pacific Blue |
| Brilliant Violet™ 510 | 中等 | 405 | 510 | 525/50 | Pacific Orange，AmCyan，Krome Orange |
| Brilliant Violet™ 605 | 强 | 407 | 602 | 610/20 | Qdot650，eFluor 605NC |
| Brilliant Violet™ 650 | 非常强 | 407 | 650 | 660/20 | Qdot655，eFluor 650NC |
| Brilliant Violet™ 711 | 非常强 | 407 | 711 | 710/50 | Qdot705，eFluor 700NC |
| Brilliant Violet™ 786 | 强 | 407 | 786 | 780/60 | Qdot800 |
| Brilliant Violet™ 450 | 弱 | 404 | 448 | 450/40 | |
| Brilliant Violet™ 500 | 弱 | 415 | 500 | 525/50 | |

2. DAPI　最大发射波长为 458 nm，UV 激发，以非嵌入方式与 DNA 链上的 A-T 碱基对特异性结合，紫外激发下发出蓝色荧光；最大特点是所测荧光变异小，是一种理想的 DNA 定量和周期分析的荧光染料。

3. Brilliant UltraViolet 荧光染料　可被 355 nm 的紫外激光管激发，激发波长 348 nm，不同荧光素的发射波长详见表 2-2-3。

表 2-2-3　常见 Brilliant UltraViolet 荧光染料特点

| 荧光染料 | 荧光强度 | 激发波长（nm） | 发射波长（nm） | 推荐滤片（nm） |
|---|---|---|---|---|
| Brilliant Violet BUV395 | 中等 | 348 | 395 | 379/28 |
| Brilliant Violet BUV395 | 中等 | 348 | 496 | 515/30 |
| Brilliant Violet BUV395 | 强 | 348 | 661 | 670/25 |
| Brilliant Violet BUV395 | 强 | 348 | 737 | 740/35 |
| Brilliant Violet BUV395 | 弱 | 348 | 805 | 820/60 |

## 二、荧光素的选择和搭配

### （一）选择荧光素的原则

1. 尽量选择一些可以应用于所拥有的流式细胞仪而又亮度高的荧光素。例如 PE 作为最亮的荧光素而被首选。但如果所用的细胞样本具有很强的自发荧光时，不推荐用 PE；此时可以选择 APC，也能产生最亮的荧光。荧光素的强弱用染色指数（stain index，SI）（图 2-2-1）来判断，指的是阳性群峰值与阴性群峰值的差别与阴性群的比值，染色指数越大说明信噪比越高。不同荧光素的染色指数如图 2-2-2 所示。

2. 选择最亮的荧光应用于表达量低的目标蛋白，较弱的荧光可应用于高表达的蛋白检测。一般来说，白细胞中 CD45 是细胞表面表达量最高的蛋白，可用较弱的荧光素进行标记。

### （二）选择荧光素应考虑的影响因素[5-6]

1. 抗体结合荧光素的荧光强度　每一种荧光

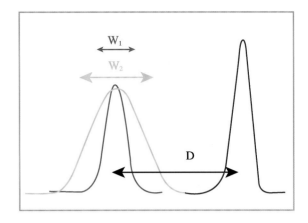

图 2-2-1　荧光素的染色指数（Stain Index），
Stain Index=D/W

D，阳性峰值与阴性峰值之间的差别；W，阴性群体的分散度

素的相对荧光强度都不一样。一个特定抗体，能否区分阴性与阳性结果，取决于该抗体用何种荧光素标记。

2. F/P 比值　抗体上标记荧光素的数量（F/P 比值）也会影响相对荧光强度。每一个抗体上标记几个 FITC 或 PerCP 分子（通常为 2 ~ 9 个），而 APC 和 PE 的标记量约为每个抗体标记一个荧光分子。FITC 为小分子化合物，而 PE、PerCP 和 APC 则是分子量较大的荧光蛋白。受荧光标记物的化学性质要求限制，IgM 型抗体通常只用小分子的荧光素进行标记，如 FITC、Texas Red、Cy3 和 Cy5。

3. 抗原密度　高表达的抗原几乎可以用任何荧光素标记的抗体检测，而较低表达的抗原则需要用较亮的荧光素（如 PE 和 APC）标记的抗体检测，从而达到有效区分阳性细胞群和阴性细胞的目的。

4. 自发荧光　每个细胞群体的自发荧光水平都不同，尽管可以观察到强荧光强度的细胞，但自发荧光在高波长范围里（> 600 nm）迅速降低。①检测自发荧光水平高的细胞时，使用发射光波长较长的荧光染料（如 APC）；②如果自发荧光水平不太高的细胞，那么，使用较长波长的激发光激发，对于提高阴性阳性的差别不大，可以使用 FITC 标记的抗体。

5. 非特异性结合　有些荧光标记的抗体会表现出低水平的非特异结合，就会造成阴性细胞的荧光水平升高。这种非特异结合通常由以下几种因素

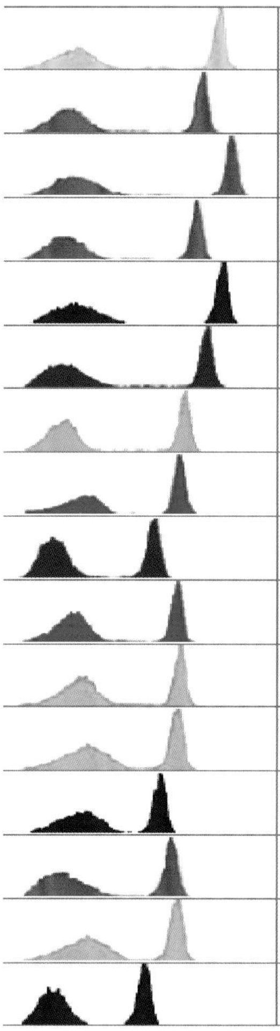

| | Reagent | Clone | Filter | Stain Index |
|---|---|---|---|---|
| | PE | RPA-T4 | 575/26 | 305 |
| | APC[1] | RPA-T4 | 660/20 | 263 |
| | PE-Cy™5[2] | RPA-T4 | 695/40 | 198 |
| | Alexa Fluor® 647[1] | RPA-T4 | 660/20 | 184 |
| | PE-Cy™7 | RPA-T4 | 780/60 | 122 |
| | PerCP-Cy™5.5[2] | RPA-T4 | 695/40 | 99 |
| | Alexa Fluor® 488[3] | RPA-T4 | 530/30 | 68 |
| | BD Horizon™V450[5] | RPA-T4 | 450/50 | 65 |
| | Alexa Fluor® 700 | RPA-T4 | 720/40 | 64 |
| | Pacific Blue™.5 | RPA-T4 | 450/50 | 63 |
| | FITC[3] | RPA-T4 | 530/30 | 43 |
| | AmCyan[6] | RPA-T4 | 525/50 | 37 |
| | APC-Cy7[4] | RPA-T4 | 780/60 | 36 |
| | PerCP[2] | RPA-T4 | 695/40 | 30 |
| | BD Horizon™V500[6] | RPA-T4 | 525/50 | 27 |
| | BD APC-H7[4] | RPA-T4 | 780/60 | 25 |

图 2-2-2 常用荧光素的染色指数

造成：①单克隆抗体的同型对照：一些 IgG 型同型对照更易与某些类型细胞的 Fc 受体结合。②使用的荧光素：有时 Carbocyanin（Cy3、Cy5 和 Cy5.5）和 Texas Red 直接标记的抗体，以及某些串联抗体，与某些细胞亚群的结合性增强。对 Cy5 来说，研究表明，这主要是由于染料与低亲和性 Fc 受体的弱相互作用造成的；PE-Cy5 标记的抗体也有类似作用。

（三）荧光素的搭配[5]

1. 荧光素搭配的依据　流式抗体荧光标记搭配主要由 3 个因素决定：流式细胞仪检测的通道数、需要同时检测的荧光抗体数、厂家抗体的荧光素种类及数目。

（1）流式细胞仪能检测的通道数是由激光管

数目以及每根激光的功能决定的，所以首先需要注意两点：①流式细胞仪有哪些激光。比如标配的 FACSCalibur 只有一根 488 nm 的激光，能做 FL1、FL2、FL3 三个荧光通道 / 三个颜色，而选配的 Calibur 配有 488 nm 和 635 nm 两根激光，可以检测 FL1-FL4 四个通道 / 四个颜色。②不同型号的流式细胞仪某个通道检测的荧光素由该通道所配置的滤光片所决定，所以不同的仪器某个通道检测的荧光素可能不同，比如 Calibur 的 FL3（第 3 通道）能检测 PE-Texas Red、PE-Cy5、PerCP、PerCPCy5.5 和 PE-Cy7，而 Aria 的第 3 通道只能检测 PE-Texas Red、PE-Cy5 和 PerCP。Calibur 第 3 通道能检测的 PerCP-Cy5.5 在 FACSAria 上是第 4 通道检测。

（2）需要同时检测的荧光标记抗体数：如果超

出了仪器能力范围，需要拆开分管标记。

（3）厂家提供的荧光素种类及数目：供应商能提供的每种抗体的荧光素是不一样的。不同克隆号的抗体之间可能会有一些稍微的差异，需要仔细看说明书。如果说明书上有流式检测图，通过观察阳性与阴性峰之间的距离，判断该荧光素的抗体的强度，或者选择荧光素种类最多的克隆号的抗体。

2．荧光素搭配的原则[7]

（1）根据仪器配置选用荧光素：①根据每个通道所配置的滤光片波长范围选择可检测的荧光素，以 Calibur 为例，FL1 通道可以选择 FITC 或 Alexa Fluor 488，FL3 通道能检测 PE-Texas Red、PE-Cy5、PerCP 和 PerCP-Cy5.5，选择其中 1 个；②根据仪器所能检测的通道数，确定每管所能检测最多的抗体数，如果流式细胞仪最多能检测 4 个通道，可以设计四色抗体组合。

（2）搭配的荧光素之间发射光谱重叠应尽量小。一般来说，荧光的最大发射光波长相差越大，荧光重叠就越小。当然，这是由具体的荧光光谱特征决定的，可以利用相关资料（www.bdbiosciences.com/spectra）查阅所选择荧光的光谱特征。不建议联用 APC 和 Cy5 串联荧光，因为他们之间的光谱重叠较大，荧光补偿不易调节。

（四）荧光素选择的注意事项

1．对强表达的抗原配置较弱的荧光素，对弱表达的抗原配置较强的荧光素。

2．对比其他荧光来说，串联染料有可能发生解偶联，并且对"光漂白"和使用固定剂"固定"时间更加敏感。因此，我们建议设置一个"串联染料单染"（single-stained）作为对照，并在其他通道检测荧光的情况作为对比，以确保未发生解偶联。例如，应用 PE/Cy5 单染做对照，分析 PE 通道的荧光信号。

3．要避免串联染料的降解，考虑到降解后对结果的影响。

4．应用 FITC 标记抗体时，避免使用酸性缓冲溶液，因为 FITC 的荧光特性是 pH 依赖的。

5．由于大部分荧光在强光下都易发生光漂白，所以荧光染色的样本避免暴露于强光下。

6．建议尽快上机检测（最好 24 h 内），荧光染色后的样本如果长时间放置，容易发生荧光丢失、污染、细胞降解等现象，使用固定剂可以起到一定的保护作用，但固定剂会对串联染料产生不利影响。

7．以上荧光素选择的原则均是依据传统 FCM 的特性，新型光谱流式细胞仪，由于可以检测全光谱，打破了传统 FCM 的限制，使得普通 FCM 不能同时使用的发射光谱接近的荧光素可以同时使用。具体请参见第一章。

## 第三节　仪器调整及数据获取

仪器的校准、电压及补偿的调整决定着流式细胞仪的分析结果，在仪器各项性能指标均合格的情况下，方可获取数据。

### 一、仪器的校准和调整

流式细胞仪在整个工作过程中处于最佳状态，才能保证定量检测的准确性和检测精度。使用标准样本调整仪器的变异系数在最小范围，分辨率在最好状态，能避免在测量过程中由于仪器条件变化而引起检测误差。为了保证结果准确、可靠、具有可比性，在每日使用前均应对仪器进行校准，使仪器达到检测要求。主要包括光路、荧光线性和灵敏度、光散射灵敏度及荧光补偿的校正。目前仪器的校准可采用商品化的标准微球，在自动校准软件下完成，同时记录 PMT 设置。由于标准荧光微球与实际标本中的细胞大小、颗粒性、荧光抗体的表达均有差异，流式细胞仪的某些参数需要适当调整，包括光散射和荧光信号获取的 PMT 电压、放大值、荧光补偿等。适用于实际细胞的 PMT 电压调节完成后，可以与仪器初始状态的 PMT 值进行链接，那么每次实验所需 PMT 电压将随仪器质控 PMT 变化而变化，以保证实验前后的稳定性及可比性。目前市售的流式细胞仪基本都有自动校准微球及相应程序，而且自带自动荧光补偿程序。本章节主要介绍三激光十色流式细胞仪 BD Canto™ Ⅱ 的自动校准和荧光补偿的调节。

（一）流式细胞仪设置及追踪

1. 目的 流式细胞仪设置及追踪（cytometer setup and tracking，CST）仪器性能状态自动监控可优选系统最佳性能状态，根据每日仪器状态自动调整实验的电压设置、PMT灵敏度及仪器在工作中可能产生其他的一些变化，CST自动监控可提高仪器设置的精确性，降低不一致设置造成的检测误差，保证不同时间实验数据的一致性；同时可追踪仪器性能，帮助用户了解仪器性能，提前预知系统变化，并在变动因素严重威胁实验结果前了解这些变动情况。

2. 基线设置 新装机、仪器设置发生改变或更换不同批次CST beads时，都需要定义基线设置。通过运行CST质控微球，可以为我们提供仪器线性、探测器效率、光学背景、CV、电子噪声等仪器性能参数评估，自动调整激光延迟和面积因子。

（1）样本制备：向0.5 ml鞘液中加入2滴混合均匀的CST beads。

（2）打开FACSDiva软件，选择Cytometer → CST，在Setup Control窗口输入正确的Beads Lot ID，并在Characterize下拉菜单中选择Define Baseline，点击运行。

（3）出现相应数据结果后点击窗口右下角的Continue Setup，完成基线设置。

3. 仪器性能状态自动监控 每日运行Performance Tracking，自动调整实验的电压设置，保证不同时间实验数据的一致性。

（1）样本制备：向0.5 ml鞘液中加入1滴混合均匀的CST beads。

（2）打开FACSDiva软件，选择Cytometer → CST，在Setup Control窗口检查Beads Lot ID是否与基线设置时一致，并在Characterize下拉菜单中选择Check Performance，点击运行。

（3）当performance check运行完成后，点击View Report，确定cytometer performance result为pass状态。

（4）选择File → Exit，退出CST窗口，回到BD FACSDiva，出现窗口，点击Details，选择最新的CST数据，点击Use CST settings。

（5）如果在最初设置仪器条件和补偿，并进行了Link后，每次打开已建立的实验模板，选择Cytometer settings，点击鼠标右键，选择Application settings → Apply →选择最初建立好的条件→ Apply，这样就可以保证，实验条件会随每日仪器改变而进行相应调整，不同日期实验前后具有可比性。

（二）荧光补偿[7-10]

1. 定义 每种荧光素分子都具有自身的光谱发射范围，不同的荧光素之间其发射光谱可能存在部分相互叠加，在某些情况下此现象十分明显。如图 2-3-1 所示，FITC 发射的荧光由 530 nm 的滤片选择后送入探测器中；而 PE 发射的荧光由 575 nm 滤光片选择，此时有部分 FITC 荧光会出现在 PE 探测器中，这部分荧光就叫荧光渗漏，去除这种渗漏荧光的过程就是荧光补偿。

2. 意义 正确的荧光补偿对于流式分析来说至关重要，特别是对多种抗原荧光表达强度的分析，任何不正确的荧光渗漏都会误导分析结果。此外，正确的荧光补偿在正确区分弱阳性群体与阴性群体时具有极其重要的作用；过度补偿可能导致实

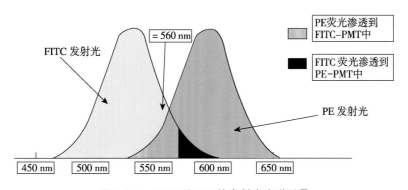

图 2-3-1 **FITC 和 PE 的发射光光谱重叠**

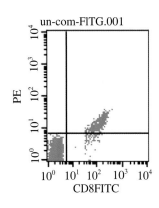

FL2-50.3%FL1

File: un-com-FITC.001
X Parameter: CD8 FITC（Log）
Y Parameter: PE（Log）

| Quad | Events | X Mean | Y Mean |
| --- | --- | --- | --- |
| UL | 3 | 2.78 | 6.99 |
| UR | 1235 | 125.14 | 14.71 |
| LL | 3247 | 2.37 | 2.09 |
| LR | 216 | 59.63 | 4.79 |

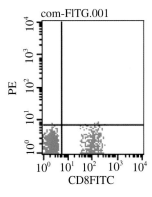

File: com-FITC.001
X Parameter: CD8 FITC（Log）
Y Parameter: PE（Log）

| Quad | Events | X Mean | Y Mean |
| --- | --- | --- | --- |
| UL | 2 | 1.64 | 7.37 |
| UR | 19 | 139.95 | 8.26 |
| LL | 3174 | 2.36 | 1.94 |
| LR | 1471 | 116.70 | 1.95 |

图 2-3-2　单染 CD8-FITC 后调节 FITC 通道漏到 PE 通道的信号，确定补偿值

际较强表达的细胞看起来仅有微弱的抗原表达，或得到假阴性结果，补偿不足则使实际上不表达的抗原看起来像弱表达，得到假阳性结果。尤其是四色以上的抗体组合时，荧光补偿的调节更为重要。

3. 单染调节补偿的方法　以 CD8-FITC/CD4-PE 双标为例，分别在 FL1 和 FL2 通道检测。①先标记 CD8-FITC，确定阴性和阳性界限，可见FITC 通道的荧光渗漏到 PE 通道，用 FL2 减去50.3%FL1 进行调节（图 2-3-2），使 LL 和 LR 门内 Y 轴的平均荧光强度基本一致。补偿调节不恰当时出现补偿不足和过度补偿现象（图 2-3-3）。②标记 CD4-PE，确定阴性和阳性界限，用 FL1 减去 0.8%FL2 进行调节（图 2-3-4），使 UL 和 LL门内 X 轴的平均荧光强度基本一致。③同时标记CD8-FITC 和 CD4-PE 后，运用校正后的 FITC 和PE 之间的补偿条件进行调节，得到最终结果（图2-3-4）。

【注意】　在做荧光补偿时，首先选择表达强的抗体，例如选 CD8 不选 CD4；其次选择同时具有阳性和阴性表达的细胞作为补偿对照。对 CD8

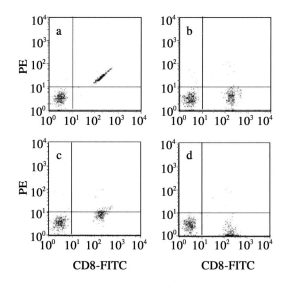

图 2-3-3　外周血淋巴细胞单染 CD8-FITC 的结果
a. 未补偿；b. 正确补偿；c. 补偿不足；d. 过补偿

抗体选择淋巴细胞。在做荧光补偿时，不必使用检测的指标，可使用相同荧光标记的其他抗体来染色作为补偿对照。例如每个荧光通道均 使用 CD8 抗体，来调节各个通道的荧光补偿。在多数情况下这

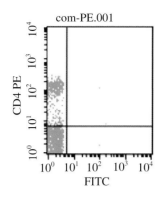

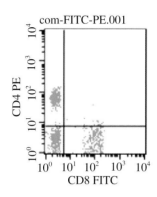

图 2-3-4　单染 **CD4-PE** 后调节 **PE** 通道漏到 **FITC** 通道的信号，确定补偿值；双染 **CD8-FITC** 和 **CD4-PE** 后运用补偿值检测

是一种完美的方法，因为通过相等或更强的荧光信号可精确调节补偿。

4. 补偿的调节[11-12]　可以使用 Beads 或实际细胞标本进行调节。

（1）Beads 调节：BD<sup>TM</sup> CompBeads 是专用于流式细胞仪多色分析的荧光补偿调整微球。它的实用性是在于克服了以往普通的做三色以上的流式分析时补偿难调、耗费样本（往往用待测样本单标来进行补偿调节）的缺点。它本身不携带任何荧光，借助于与客户自己的特异性荧光抗体孵育结合来调节补偿。它不但能像待测的样本细胞一样在同样的实验条件下固定、破膜等，操作起来很简单，灵敏度高，一致性好，使补偿更轻松更准确，而且最难得的是它最适合于多色分析（如五色、六色、七色等）和复合荧光素（如 PE-Cy7、APC-Cy7 等），因为这时的补偿往往难度较大。各型号的流式仪器均能使用。Compbeads 使用后可以将流式的上机条件保存，方便下次做同样的荧光染色搭配时参考。

（2）实际细胞调节：Beads 毕竟与实际细胞有区别，FSC、SSC 和 PMT 电压等实验条件还是根据实际细胞调节更准确。另外，六色、八色及以上的补偿调节越来越复杂，荧光参数越多，补偿越麻烦，手动调节补偿难度加大且耗时耗力。目前，市售流式细胞仪几乎均自带自动补偿调节功能，下面介绍 BD Canto<sup>TM</sup> Ⅱ 十色荧光自动补偿的调节。

1）制备样本：我们一般选用动员后的外周血，细胞总数较高，能够保证淋巴细胞数量，也可以选择正常健康人外周血。其中包括未染色对照、FITC、PE、PerCP、PE-Cy7、APC、APC-R700、APC-H7、BV421、BV510 和 BV605 共 10 个荧光素标记抗体的单染样本，尽量使用 CD8 或 CD45。

2）调节电压并记录：为了调节 FSC、SSC 的 PMT 电压，使样本细胞的 FSC/SSC 散点图在合适的位置；调节各个荧光通道的 PMT 电压，使阴性细胞群位于散点图 4 个对数级中的第一个对数级内。

【注意】　此方法不适和在使用长波长荧光素时应用，如 APC、Cy7、Alexa700 等。这是因为在这个波段中，未染色细胞的自发荧光强度几乎接近于零，此时的信号主要是由光电倍增管及电子噪声信号构成。因此，需要谨慎调节这些通道的电压，确保各个探测器有足够的增益，将细胞的弱信号放大，覆盖原来的电子噪声信号。可通过弱荧光微球的 CV 和电压之间关系的曲线图确定获得最佳灵敏度时所需的最低电压值。也可以选择同时具有阴性、阳性群体的样本，寻找最大信噪比时的 PMT 电压。PMT 电压不能无限大，阳性群体不能超过散点图中的最高比例尺范围。

3）自动调节补偿：①打开 BD FACSDiva 软件并对仪器进行质控后，点击 Browser 界面左上角工具栏文件夹图标，建立一个新的文件夹。②选中已建立的文件夹，回到 Browser 界面左上角工具栏点击实验按钮，创建一个新的实验组。③选中该实验，在菜单栏 Experiment 选项中选择最后一项 Compensation Setup，选择 Create Compensation Controls，选择所有 10 个荧光参数，如仅需十色以下的染色标记，可以将不需要的荧光染料选中后删除，选择完成后点击 OK；④系统自动生成 Compensation 的 Specimen，点开 Specimen 前面的"+"，就可以看到已经自动设置好的 tube，十色实验共 11 管；⑤按照步骤"2)"调节好的电压，依次按照顺序上样检测，需要注意的是移动 P1，将淋巴细胞群包含其中，各单阳管检测时，移动 P2，圈住阳性峰，收集记录数据；⑥所有 11 管数据收集完成后，点击菜单栏上 Experiment 选项，选中最后一行 Compensation Setup，点开右边小三角，选择 Caculate Compensation 自动计算补偿，完成后会有小窗口跳出，选择 Apply Only 可以应用该自动补偿条件，在同一文件夹里再建一个 Specimen 和 Tube，已完成的补偿条件可以用于样本检测；同时选择 Link Setup 储存调节好的电压和补偿条件，选择 Cytometer settings，点击鼠标右键，选择 Application settings → save，储存建立好的电压补偿条件，与仪器 CST 条件完成链接。

5. 对补偿的正确认识

（1）补偿可以用标记抗体的微球，也可以用非实验细胞，只要电压和荧光素相同就行。

（2）补偿只跟一定电压下荧光之间的交叉有关，电压改变，补偿条件会改变。

（3）单独从补偿数据的大小来判断补偿好坏无任何意义，一个补偿值为 100% 的数据在电压改变的情况下可以变为 2%。

（4）正确的补偿需要关心的是阴性和阳性细胞群的分界线，与细胞群的高度无关，所以需要通过设置荧光缺一（fluorescence minus one，FMO）对照来确定阴、阳细胞界限。FMO 对照通常在多于四色的分析中使用，是指样本中加入除一个抗体以外的所有染色抗体，没有加入抗体的通道中信号则是 FMO 对照所提供的设门界线。这是因为，当使用一定浓度的高质量荧光标记抗体时，此时的染色本底相对较低。在这种情况下，如果在检测中运用的荧光素数量大于 4 时，此时的染色本底基本源于荧光渗漏。FMO 对照就是为了去除荧光渗漏的影响，并不是在检测任何指标时都需设立这些对照，只是当阳性、阴性群边界不清时需要设立。

（5）不能对所有仪器使用同样的补偿条件，但同一台机器在不同时间、相同电压和光路、液路的情况下，补偿条件基本相同。

## 二、流式细胞仪的测定及数据获取

1. 尽量保持检测电压恒定，保证荧光强度前后一致性。

2. 已建立好的各通道 PMT 电压及荧光补偿条件可以作为调节其他多色组合的基础条件。

3. 每组新建的多色抗体组合均应进行荧光补偿微调。

4. 在每个实验组下建立不同 Tube，每个抗体组合进行微调。

5. 获取模板中需要确定获取的细胞群及细胞数，一般不建议根据标志设门后获取门内细胞，容易造成细胞丢失，在"Storage Gate"中选择获取所有有核细胞；细胞数根据需要设定，一般免疫分型获取 10 000 个细胞，微量残留病检测根据所要达到的敏感性决定获取的细胞数，例如要达到 $10^{-4}$ 敏感性，则应至少获取 $2 \times 10^5$ 个细胞，本室一般获取 $1 \times 10^6$ 个细胞；CD34$^+$ 细胞检测获取 60 000 以上；DNA 检测时获取单个细胞门内 10 000 个细胞等。

6. 建立好的实验组作为模板输出。

# 第四节 数据分析和报告

获取数据后，通过采用合理的设门策略、选择单参数或多参数分析图，根据不同的临床情况，对数据进行分析，并提出解释说明，结合临床、形态学和细胞遗传等资料，对疾病进行诊断。

## 一、数据分析

包括单参数分析和多参数分析，其中"设门"对于流式数据分析至关重要。

数据分析的主要目的是鉴别样本中是否存在异常的细胞。而不同组织中异常细胞的识别主要依赖于对其中正常细胞的光散射和免疫表型特征（抗体结合方式）的详细认识。在每种组织或体液中，正常的不同细胞具有相似表型特征，并且相对稳定。异常细胞存在时，可能使正常细胞簇大小、形状、位置产生一些变化，或者是图中区域出现新的细胞群，而正常细胞群很少见。

在分析时根据一些参数对正常细胞进行设门，将容易鉴别异常细胞和对异常细胞进行分析。正常细胞可以作为整个实验染色过程的内对照，提供实验一致性与否的客观证据，异常细胞则通过设门分析确定表型特点。

在血液淋巴系统肿瘤中通常可检测到以下变化中的一种或多种：①存在与正常细胞 FSC 和（或）SSC 不同的细胞；②单一淋巴系统细胞亚群的异常扩增；③扩增的细胞具有罕见表型；④出现正常抗原表达增强、减弱或消失的细胞；⑤外周组织中出现不成熟表型的细胞；⑥某些细胞的免疫表型在正常细胞中不存在。

### （一）设门

"设门"即根据光散射和（或）荧光特征、通过流式分析软件圈定某种细胞群，然后可以对门内细胞各个参数进行单独分析，是一个基本的分析技巧和关键步骤。设门的主要目的是在混合细胞群体中划分出性质不同细胞群，以便对不同细胞进行单独的分析。设门的关键是门内的细胞代表所感兴趣的细胞，而且没有其他细胞污染。

对于细胞成分单一的标本（如培养细胞），设门比较简单。但对于成分复杂的标本（如骨髓）而言，准确的设门就不那么简单。总的原则是要用多参数数据创造可以区分不同类型的正常和异常细胞的图形。

1. 散射光（FSC/SSC）设门 所谓的 FSC/SSC 设门即在以 FSC 和 SSC 构建的二维点图或二维等高线图中，将 FSC 和 SSC 大小相似的细胞划为一个区域（region）。在正常 BM 或 PB 中，淋巴细胞与有核红细胞 FSC 和 SSC 均较小，两群细胞难以分开，经常划为一个区域（或一个门），单核细胞的 FSC 和 SSC 较淋巴细胞稍大，多数可以分开，但往往有重叠。髓细胞的 SSC 和 FSC 均较大，形成一群细胞。

在病理情况下在 FSC/SSC 图中，可能只存在一群细胞，某些病例可出现不止一种细胞群，有时主要为一群低 SSC 细胞。利用散射光特征可与高 SSC 细胞群完全分开。当存在异常散射光信号时，可能的话，要对"大"或"小""无颗粒"或"有颗粒"细胞群进行分别描述；同一样本以同样的方法处理的不同管间光散射的位置变化应尽可能最小。如果出现变化说明样本制备或仪器性能有问题。

该方法虽然比非设门法有一些进步，当异常细胞在 BM 或 PB 中明显增多时，比较容易划分。但异常细胞数不多，没有形成明显的分布界限时，或淋巴细胞与异常细胞的 FSC/SSC 界限不清时，这样的设门方法不准确，影响分析结果。图 2-4-1 的 FSC/SSC 中，淋巴细胞、有核红细胞与白血病细胞之间没有明显的界线，因此如果不标记 CD45 抗原，难以根据 FSC/SSC 对白血病细胞设门，必然会影响结果的分析。

2. 光散射和荧光设门 在包括几种细胞群的病例中，运用 FSC/ 荧光或 SSC/ 荧光二维图，能够区别单纯光散射不能明显区分的不同细胞群。因此，可以根据大小、特定抗原的表达（如 CD19）或两者组合设门，而且可以多重设门（如根据细胞大小和两种或多种荧光参数）。设门策略不是统一的，要根据样本特征的变化而变化，但这种分析模

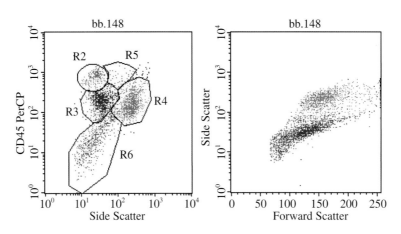

图 2-4-1　AML-M2 的骨髓细胞，CD45/SSC 图可将淋巴细胞（R2，绿色）、粒细胞（R4，蓝色）、异常幼稚髓细胞（R3，红色）、单核细胞（R5，棕色）和有核红细胞（R6，灰色）分开，而 FSC/SSC 图显示，绿色（R2）、红色（R3）、灰色（R6）细胞有重叠，从此图中难以将幼稚细胞与淋巴细胞和有核红细胞分开

式非常有助于区分血液淋巴系统细胞的不同亚型。

有几个荧光标志有助于区分不同的血液淋巴系统细胞：

- CD45：从淋巴细胞到红细胞显示梯度表达（淋巴细胞高表达、正常红细胞及有时原始细胞和浆细胞不表达）；
- CD3 和（或）CD20：分别在成熟 T 和 B 细胞中强表达；
- CD38 和（或）CD138：浆细胞强表达；
- CD56：大颗粒性淋巴细胞和 NK 细胞表达；
- CD14：单核细胞表达；
- CD15：成熟粒细胞和嗜酸性粒细胞强表达；
- CD71：早期红细胞强表达。

值得指出的是，这些标志也可在多种异常细胞群表达，所以任何特定样本若细胞出现上述特征，不能简单认为是正常的。尽管如此，由于正常细胞和异常细胞的抗原表达强度不同，FSC 和（或）SSC 与上述荧光的显示图仍可有助于区别正常和异常细胞群。例如，急性白血病的原始细胞与正常淋巴和单核细胞相比，CD45 的表达强度更低，非血液淋巴系统细胞不表达 CD45。

在含大细胞的成熟淋巴细胞中，通过对 FSC 设门，可以区分正常和肿瘤细胞。其他策略包括运用泛 B 标志对 B 细胞设门，例如 CD20、CD22 和 CD19 或联合其他标志设门的方法都有助于鉴别肿瘤细胞。B 细胞设门包括一个 B 细胞标志和抗 Kappa 和 Lambda 抗体非常有助于鉴定 B 细胞的克

隆性。同样，泛 T 细胞抗体（如 CD3）可用于鉴别 T 淋巴细胞增生性疾病的表型。与正常细胞相比，肿瘤细胞的这些抗原过表达或低表达，可选择性分析其详细特征，这个策略在肿瘤细胞部分或微量累及的时候非常有用。下面介绍临床中分析免疫表型时常用的设门分析方法。

（1）CD45/SSC 设门：20 世纪 90 年代中期，CD45 被引入流式细胞术 - 免疫分型（FCM-IM）中。CD45 是白细胞（WBC）的共同抗原，只表达在 WBC 上，而成熟的红细胞和血小板为阴性。虽然 CD45 抗原存在 3 个异构体，不同异构体在造血干 / 祖细胞及 T 细胞表面表达不同，但免疫分型所用的 CD45 抗体为识别 3 种异构体的共同抗体。CD45 的表达水平在不同系列细胞及同系列细胞的不同发育阶段均不同。如淋巴细胞、单核细胞、粒细胞及幼稚细胞表达 CD45 的量不同，表现为 CD45 荧光强度不同。淋巴细胞最强，单核细胞次之，粒细胞比单核细胞弱。幼稚细胞比成熟细胞弱。结合细胞的 SSC 值（即细胞的颗粒性），可将 BM 细胞分为淋巴细胞、单核细胞、粒细胞及幼稚细胞群。FSC/SSC 设门难以将幼稚细胞与正常淋巴细胞和红细胞分开，利用 CD45/SSC 设门，其突出特点在于可将幼稚细胞与成熟细胞区分开，因此能够做到精确地对幼稚细胞进行免疫表型分析，使分型的准确性大大提高。现在 CD45/SSC 设门的 FCM 已得到普遍应用。而随着 FCM 的发展，目前国际已开始采用六色、十色或更多色的免疫分型方

法，在白血病的免疫分型中 CD45 设门仍为较好的分析方法。

利用 CD45/SSC 设门分析，可以不必分离单个核细胞，而使用全血（BM 或 PB）进行标记，然后将成熟红细胞溶解，分析所有的有核细胞（注意不是单个核细胞）。标记 CD45 后正常 BM 可以分为几种不同的细胞群体，利用计算机软件可将不同的细胞设为不同的门即 region（R），标上不同的颜色，分析时可对不同门的细胞进行单独分析（图 2-4-2），R2 细胞群的 CD45 荧光强度最高，而 SSC 值最小，为成熟的淋巴细胞，包括 T、B 及 NK 细胞；R5 细胞群的 CD45 荧光强度比淋巴细胞稍低，SSC 值比淋巴细胞大，为成熟的单核细胞；R4 细胞的 CD45 进一步减低，SSC 值较大，为成熟的中性粒细胞；R3 细胞的 CD45 比 R4 低，而 SSC 与 R4 相似，为中幼和晚幼粒细胞；R6 细胞的 SSC 值最大，为嗜酸性粒细胞；R7 细胞为淋巴系幼稚细胞，主要为 B 系正常幼稚细胞，正常 BM 内一般不存在 T 系幼稚细胞。R8 为髓系的幼稚细胞，SSC 值比其他的粒细胞低，CD45 荧光强度比中晚幼粒细胞高，但比成熟粒细胞稍低。R9 为有核红细胞，其 CD45 为弱阳性至阴性，SSC 值与 R2 相似。同一管标本，以 FSC/SSC 作图，可见淋巴细胞与有核红细胞重叠在一起，单核细胞与粒细胞无法分开，因此应推荐使用 CD45/SSC 设门。

（2）CD19（CD20）/SSC 或 CD19/CD45 设门：主要针对 B 细胞白血病 / 淋巴瘤。例如对表面免疫球蛋白轻链进行检测时，可以采用 CD19（CD20）/

SSC 设门的方法。以 CD19⁺（CD20⁺）/SSС$^{low}$ 对 B 细胞设门，再分析 B 细胞中轻链的表达情况。国外的学者认为 CD20/SSC 设门更好，因为在某些 B 系淋巴瘤中 CD20 的表达强度可能发生变化，比正常增强或减少，此时可以观察 CD20 表达异常的细胞中轻链的表达情况，以确定该群细胞是否为轻链限制性的表达，来确定其克隆性。我们的经验是单纯根据 CD19（CD20）/SSC 对 B 细胞进行设门，往往会在门内存在一些非特异性的颗粒。此时如果再根据 CD45/CD19（CD20）对 B 细胞进行联合设门，则门内的 B 细胞将比较纯，利于对轻链的分析。因为对轻链的标记经常出现很严重的非特异性标记，有时会严重干扰对轻链限制性的分析，而轻链限制性是判定 B 细胞克隆性非常特异的指标。因此我们在分析轻链表达时，在四色的抗体组合中，同时加入 CD45、CD19（CD20）和两种轻链抗体。

（3）膜表面或胞内 CD3（m/cCD3）/SSC 或 CD3（m/cCD3）/CD45，用于 T 细胞白血病 / 淋巴瘤，尤其是在 T-ALL MRD 分析时。

（4）CD45/CD38 或 CD38/CD138：主要用于多发性骨髓瘤（multiple myeloma，MM）患者，尤其适用于治疗后 MM 细胞比例较低时。对初治患者，BM 标本中经常会出现 MM 细胞比例明显低于 BM 涂片中的比例，但当异常浆细胞比例较高时，我们的经验是 BM 中 MM 细胞在 10% 左右或 > 10% 时，可以利用 CD45/SSC 进行设门，MM 细胞经常出现于 CD45⁻SSC 稍大（比红细胞大）的位置。可

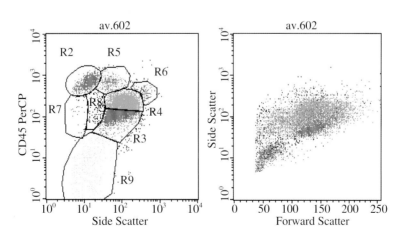

图 2-4-2　正常骨髓细胞 **CD45/SSC** 和 **FSC/SSC** 图，**R2** 为淋巴细胞、**R3** 为中晚幼粒细胞、**R4** 为中性粒细胞、**R5** 为单核细胞、**R6** 为嗜酸性粒细胞、**R7** 为幼稚淋巴细胞、**R8** 为幼稚髓细胞、**R9** 为有核红细胞

以根据标记有 CD38 的抗体管，在 CD38/CD45 图中通过 CD38$^{str+}$ 找到浆细胞在 CD45/SSC 图中的位置，进行反向设门，以便分析其他不含 CD38 抗体管中的浆细胞。少数 MM 患者可以表达 CD45，此时 MM 细胞出现于幼稚细胞的位置。采用同样的反向设门方法，也可以找到浆细胞在 CD45/SSC 图中的位置，进行设门。这样做的优点是，可以减少设门使用的抗体数，增加对其他相关抗原的检测。但当异常浆细胞比例较低的情况下，可能难以找到异常浆细胞在 CD45/SSC 图中的位置，或者不能形成明显的细胞群，此时则需要在每组的抗体组合中加入 CD38 或 CD138，采用 CD45/CD38（CD138）设门分析，或者每组抗体加入 CD38/CD138 而不标记 CD45，对 CD138$^+$CD38$^+$ 浆细胞进行特异设门，以观察浆细胞的抗原表达情况

3．设门步骤 ①显示 FSC-A/FSC-H 散点图取对角线细胞设门 A，去除双联体；②采用 TIME/COUNT 图设门 B，去除气泡影响；③采用 FSC/SSC 设门 C 去除碎片，C 代表有核细胞；在 CD45/SSC 图上显示 C 门内细胞，根据 CD45 和 SSC 值设定淋巴细胞、幼稚细胞，粒细胞，单核细胞，有核红细胞和嗜酸性粒细胞，同时可以显示每群细胞的相对比例（图 2-4-3）。"门"的位置并非一成不变，有时需要根据不同的荧光表达及 SSC 和 FSC 进行调整，比如 B-ALL 中幼稚细胞经常在有核红细胞的位置（图 2-4-4），此时根据幼稚细胞表达的抗原位置进行调整，如图 2-4-4 中幼稚细胞表型为 CD19$^+$CD34$^+$CD10$^+$，可利用这些标志对 R3 进行设置和调整。

（二）荧光强度

对于一个给定的抗体，荧光强度是对数据解释和对多种肿瘤进行分类的一个很好参数，但是，临床实验室精确检测荧光强度的技术还不能做到标准化。实际应用中，大多数情况下，肿瘤细胞荧光强度的描述是与同样条件下同期的正常细胞的强度相比，使用这种方法需要清楚地了解当运用特定试剂和仪器设备时正常样本中不同细胞群上抗体的荧光强度范围。

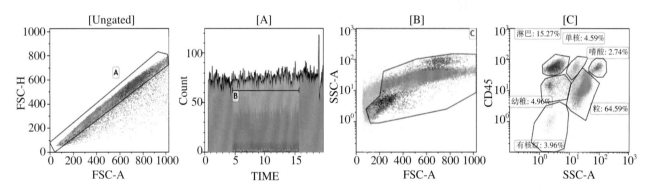

图 2-4-3　常见的设门方法分析免疫表型

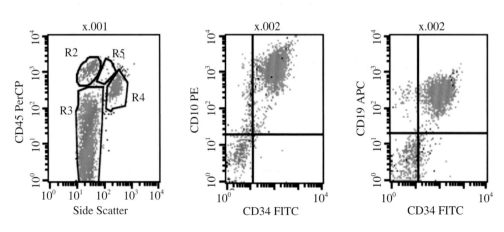

图 2-4-4　分析典型 B-ALL 患者免疫表型的常用设门方法

抗原表达的定量：肿瘤细胞除存在特异性抗原外，表达水平或抗原强度也具有诊断价值，有时具有预后和潜在的治疗价值。因此，强烈建议在数据分析过程中记录每种抗原的表达水平。外对照（例如 MESF 或 ABC 校正微球）可用于精确定量感兴趣细胞群抗原的强度。传统经验是根据细胞群在 3 ~ 4 个 log 荧光强度坐标中的位置，运用一些半定量词语，如弱表达、中度表达、高表达或表达增加来进行描述。这种主观方法易受结合抗体试剂的荧光素、荧光检测器的放大和细胞悬液的 pH 等变量的影响。更好的一种描述抗原表达的方法是与已知的正常造血细胞群进行比较，可在同一仪器条件下使用正常细胞标本或者是直接使用有问题的患者标本中残留的正常细胞。这种方法对大部分使用的抗原都适用，例如，可用正常 T 细胞 CD3、CD4 和 CD8 等的表达来判断待检标本中这些抗原的表达强度是否出现异常。同理适用于 B 细胞上 CD19、CD20 和轻链的表达，及粒细胞上 CD10、CD16、CD13 和 CD33 的表达。这种方法的优点是使任何实验室的定量都有意义，并且不受荧光素、影响荧光的环境因素和仪器荧光检测设定的影响。

（三）单参数分析

单参数分析是对单个荧光或散射光进行分析，图形为直方图，图中 x 轴代表荧光信号（或散射光）强度，以通道（channel）数表示，y 轴代表该通道内具有相同光信号特性细胞出现的频度，一般为相对细胞数。在直方图中"设门"确定分析区域后，计算机可以计算出一系列统计参数：门内细胞数目（Events）、门内细胞的百分比（%Gate）、占检测细胞总数的百分比（%Total）、平均荧光强度的算术和几何均数（Mean 和 Geo Mean）、荧光变

异系数（CV）等。目前普遍用于多参数分析，单参数主要用于 DNA 倍体分析及科研。图 2-4-5 为 CD59 单参数直方图例。

（四）多参数分析

包括二维散点图、二维等高线图和密度图、三维图等，应用最广泛的是二维散点图，由于能够反映细胞的频度，目前多色流式分析中也常采用密度图和等高线图。

多参数分析意味着综合细胞的光散射和多色荧光特征。最少的要求应是 4 个参数（2 个光散射和 2 个荧光参数）。采用的参数越多，分析步骤越复杂，流式检测的灵敏度越高。只有通过多参数分析，才能最大限度地区分样本中的正常和异常细胞。

通常采用的双变量散点图包括光散射和荧光染色，在鉴别异常细胞的表型特征时是非常有用的。在每个双变量散点图中，一般限定四个区域：细胞没有结合任何抗体（双阴性）、仅结合一种抗体或结合另一种抗体（单阳性）和结合两种抗体（双阳性）的区域。许多软件程序通常是根据垂直界限将这些区域限定为四个直角象限，许多病例并不合适。一般来说，双色显示图将细胞区分为两个或多个不同细胞群，可通过散点图中点的分布和等高线图中等高线的水平进行识别。通常情况下，最好对同一检测标本中的阳性染色和阴性染色细胞进行比较，当低度阳性与阴性细胞有重叠时，设定界限可评估部分阳性细胞的比例，弱阳性或异质性阳性的描述可能更准确。

二、数据解释及报告

在数据分析中，百分率、荧光强度、DNA 指

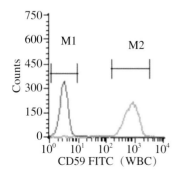

Acquisition Date: 27-Apr-10

| Marker | Events | % Gated | % Total | Mean | Geo Mean | CV |
|--------|--------|---------|---------|--------|----------|-------|
| All | 6765 | 100.00 | 67.65 | 724.69 | 637.00 | 47.48 |
| M1 | 10 | 0.15 | 0.10 | 5.24 | 4.56 | 49.21 |
| M2 | 6685 | 98.82 | 66.85 | 731.51 | 656.77 | 45.80 |

图 2-4-5　荧光直方图设门的单参数分析

数（DI）、每微升细胞数是报告中常用的。百分率主要适用于检验细胞有无数量的变化，如 T 细胞亚群检测等；荧光强度主要适用于检验细胞上抗原量的多少，如慢性淋巴细胞白血病（CLL）中 CD20 的变化等；DI 用于 DNA 倍体分析；干细胞移植中的 CD34 的定量多用单位体积内细胞的数量（绝对定量）来表示，如多少个细胞／微升。

白血病／淋巴瘤免疫表型的分析报告很重要，目前也很不规范。分析报告中除患者的一般信息、标本类型、送检日期、报告者署名及日期等资料外，结果的分析与解释至关重要。

在解释数据结果时，检测的每种抗体都要分析，还要分析哪些抗体与样本中的肿瘤细胞发生反应，并将数据进行综合分析。如果可能尽量给出诊断而避免对结果进行简单的描述。不推荐使用表格形式报告存在异常细胞的数值，流式结果报告中要包括标本中肿瘤细胞的数量、大小、颗粒性和免疫表型特征，并根据抗体反应的模式推论肿瘤细胞的系别。结果的解释要包括肿瘤来自造血细胞的系别、成熟程度以及描述异常结果（如异常抗原的表达）。必要时可将 CD4/CD8、Kappa/Lambda 的比例包括在内，同时可以显示正常值范围。如果没有检测到异常细胞，可以提供不同分类细胞计数。

解释抗原表达时需注意以下几点。

1. 定性的描述（阳性或阴性）通常比阳性百分率的计算更有价值。只有在设门内细胞全部是感兴趣的细胞而且荧光分布的形状可以非常清楚地区分阳性和阴性亚群的情况下，阳性百分率才有意义。当然，在某些抗原异质表达的群体中，可进行定性或定量的分析（$x\%$ 幼稚细胞 CD$x$ 阳性）；百分率也可用于描述异常和正常细胞的比例。

2. 评估抗原表达强度是分析的重要组成部分。对于一个特异的抗体而言，荧光强度是抗原密度的反映，同时也与所用的荧光素和独特的荧光素抗体复合物有关。有时确认异常群体是因为没有表达应该表达的抗原，但有时只能从抗原表达的异常强度来判断。如用一些髓性抗原 CD14、CD33、CDw65 的相对表达强度和散射光特征一起来确认单核细胞系和粒细胞系的发展成熟过程。荧光强度的评估在大多数情况下可以采用定性资料，但由于试剂和仪器的不同，仅仅基于荧光道数的简单标准并不够，

最好以其在相同条件下相对正常细胞的强度来表示。如 CD45、CD8 或 CD38 等在不同细胞上的表达密度相差几个对数范围，CD22 或 CD4 等抗原则在不同细胞类型上的区别较小。

3. 区分弱阳性和阴性群体在某些情况下对诊断有较大的价值，如 B 细胞恶性肿瘤的 CD5 弱表达，但弱表达的判断却常常很难。现行的标准如以"20% 作为阳性"等仍是人为标准；依照直方图上与对照组相比向右移动来判断阳性所需的最小位移也是人为的标准；可用 K-S 统计来比较直方图的区别。亦可选用强的荧光染料，或用过量未标的抗体阻断非特异染色，从而判断弱阳性染色的特异与否。

总之，运用流式分析造血细胞的抗原表达情况，不仅仅是对形态学结果的简单证实；它能够提供大量信息，可能帮助形态学确认某些诊断，也可能提出之前没有考虑的诊断，甚至在一些典型表现下流式免疫分型可以在其他方法的辅助下诊断疾病。但是，流式免疫分型结果的解释应与临床、形态学、细胞遗传等其他方法结合，综合考虑，做出疾病的诊断与分类。

（王亚哲）

## 参考文献

[1] Darzynkiewicz Z. Nucleic Acid Analysis. In：Robinson，JP，managing editor. Current Protocols in Cytometry. New York：J Wiley & Sons，Inc，1997.

[2] Pala P，Hussell T，Openshaw PJM. Flow cytometric measurement of intracellular cytokines. J Immunol Methods，2000，243（1-2）：107-124.

[3] Shapiro，HM. Practical Flow Cytometry，second edition. New York：Alan R. Liss，Inc，1988：353.

[4] 王建中，吴煦. 流式细胞内或细胞核内抗原分析. // 王建中. 临床流式细胞分析. 上海：上海科学技术出版社，2005：82-91.

[5] Holden Maecker，Joe Trotter. Selecting Reagents for Multicolor Flow Cytometry. BD Biosciences，2009.

[6] Maecker HT，Frey T，Nomura LE，et al. Selecting fluorochrome conjugates for maximum sensitivity. Cytometry A，2004，62（2）：169-173.

[7] Baumgarth N，Roederer M. A practical approach to multicolor flow cytometry for immunophenotyping. J Immunol Methods，2000，243（1-2）：77-97.

[8] Michael G Ormerod. Flow Cytometry-A Basic Introduction. 2008.

[9] Gratama JW，D'Hautcourt JL，Mandy F，et al. Flow cytometric quantitation of immunofluorescence intensity：problems and perspectives. Cytometry，1998，33（2）：166-178.

[10] Roederer M. Spectral compensation for flow cytometry：visualization artifacts，limitations，and caveats. Cytometry，2001，45（3）：194-205.

[11] Bayer J，Grunwald D，Lambert C，et al. Thematic workshop on fluorescence compensation settings in multicolor flow cytometry. Cytometry B Clin Cytom，2007，72（1）：8-13.

[12] Kraan J，Gratama JW，Keeney M，et al. Setting up and calibration of a flow cytometer for multicolor immunophenotyping. J Biol Regul Homeost Agents，2003，17（3）：223-233.

# 3

# 正常血细胞发育过程的抗原表达规律

白血病免疫分型采用的抗原标志是表达于正常造血细胞不同分化发育阶段的分化抗原。正常造血细胞不同阶段的抗原表达是受一系列基因严密控制的，在一定的分化阶段哪些抗原表达上调，哪些抗原表达下调，以及抗原表达量的多少存在着明显的规律性。一部分白血病细胞反映了这种分化模式，但白血病细胞经常出现异常的抗原表达模式。这些异常表型可以作为诊断白血病的有用指标，也可作为检测残存白血病的重要标志。为了正确分析白血病细胞，必须对正常造血细胞分化抗原的表达模式了如指掌。尤其是骨髓中异常细胞没有完全代替正常造血细胞时，只有熟悉正常细胞的分化成熟模式才能辨认白血病细胞的存在。

## 第一节　正常髓细胞系抗原的表达规律

### 一、正常粒系和单核细胞系抗原的表达规律

粒系和单核细胞系起源于共同的祖细胞，随着细胞的分化，出现髓系祖细胞及单核细胞系祖细胞。但两系造血祖细胞的抗原表达是相同的，并没有区别。进一步分化则出现一些抗原表达的不同。

### （一）粒细胞抗原表达规律

2008 版 WHO 造血和淋巴组织肿瘤分类中介绍了粒 - 单核细胞不同分化阶段的抗原表达特点[1]，将粒细胞发育分为 5 期（表 3-1-1）。

第 I 期：表达 CD34、HLA-DR、CD117、CD13、CD45、CD33，此时不表达其他成熟标志。FSC 中

表 3-1-1　正常粒系细胞的分化分期和抗原表达特点

| 抗原 | 原粒细胞 | 早幼粒细胞 | 中幼粒细胞 | 晚幼粒细胞 | 分叶细胞 |
|------|----------|------------|------------|------------|----------|
| CD34 | ++ | | | | |
| HLA-DR | ++ | | | | |
| CD117 | + | +/- | | | |
| CD13 | + | + | dim | + | ++ |
| CD33 | dim | + | + | + | + |
| cMPO | - | + | + | + | + |
| CD65 | | + | + | + | + |
| CD15 | | +/- | + | + | + |
| CD11b | | | +/- | | ++ |
| CD16 | | | | + | ++ |
| CD35 | | | | dim | + |
| CD10 | | | | | + |

dim，弱阳性；+，阳性；-，阴性

等大小，SSC 较小。为原粒细胞。

第 Ⅱ 期：表达 CD117，但 CD34、HLA-DR 表达下调，变为阴性。出现 CD15 表达，CD13、CD33、CD45 荧光强度不变，SSC 值增大。此部分细胞为早幼粒细胞。

第 Ⅲ 期：主要变化为出现中等水平的 CD11b，CD13 的表达明显减弱，CD33 表达与 Ⅱ 期相同，CD45$^+$。此期细胞为中幼粒细胞。

第 Ⅳ 期：CD13 表达再次增强，并出现 CD16、CD35 的表达，CD33 表达逐渐减低。CD11b 和 CD15 表达增强。此期细胞形态上为晚幼粒细胞。

第 Ⅴ 期：CD11b、CD13、CD45 表达最强，CD15$^+$、CD33$^+$，出现 CD10$^+$。此期细胞代表中性分叶粒细胞。

我们采用七色标记方法（MACSQuant，Miltenyi，德国）对髓系祖细胞的抗原表达规律进行了研究，首先选择幼稚细胞区域的细胞，然后显示此部分细胞 CD117/CD34 二维点图，从 CD34$^{dim}$CD117$^-$ 起对此部分细胞按逆时针方向进行连续设门分析（图 3-1-1），随着 CD34 和 CD117 表达强度增强到最高点，然后再逐渐减低，CD33/CD13、CD33/HLA-DR、CD13/HLA-DR、CD34/CD13、CD34/CD33、CD117/CD13、CD117/CD33 和 CD34/HLA-DR 出现规律性改变。

第一阶段（P8，绿色）：CD34dim$^+$CD117$^-$：CD33$^{dim+}$CD13$^{dim}$HLA-DR$^+$CD45$^{dim+}$SSC$^{very\ low}$。

第二阶段（P9，红色）：CD34$^+$CD117$^{dim}$：CD33$^+$CD13$^+$HLA-DR$^+$CD45$^+$SSC$^{low}$。

第三阶段（P10，橘黄色）：CD34$^{++}$CD117$^{++}$：CD33$^{++}$CD13$^{++}$HLA-DR$^+$CD45$^+$SSC$^{int}$。

第四阶段（P11，浅紫色）：CD34$^{dim}$CD117$^+$：CD33$^{++}$CD13$^{++}$HLA-DR$^+$CD45$^+$SSC$^{int}$。

第五阶段（P12，浅蓝色）：CD34$^-$CD117$^{dim}$：CD33$^+$CD13$^+$HLA-DR$^{dim}$CD45$^+$SSC$^{int}$。

在第三阶段出现 CD33$^{++}$CD13$^{++}$ 细胞，此部分细胞似乎为原单细胞。第四阶段出现原单细胞的进一步分化，部分细胞 CD33 仍然保持较高水平，部分细胞 CD33 和 CD13 又逐渐转低表达，似乎为原粒细胞。第五阶段细胞为早幼粒细胞的前体细胞。进一步分化为早幼粒细胞。

图 3-1-2 示早幼粒细胞至粒细胞的分化规律。

红色为早幼粒细胞，浅蓝色为中幼粒细胞，绿色为晚幼粒细胞。橘黄色为成熟杆和分叶核粒细胞。

早幼粒以后的细胞，SSC 开始增大，因此这部分细胞在 CD45/SSC 图中位于成熟粒细胞门内（图 3-1-2-b，P4，天蓝色）。其抗原表达规律见图 3-1-2。从图 3-1-2-a/b 中显示，早幼粒细胞（红色），CD33$^+$CD15$^+$CD11b$^-$CD13$^{+/-}$HLA-DR$^-$CD16$^-$SSC 和 FSC 最大。中幼粒细胞（蓝色），CD33$^+$CD15$^+$CD11b$^+$CD13$^-$HLA-DR$^-$CD16$^-$ SSC 和 FSC 均稍微减小，CD45 稍低。晚幼粒细胞（绿色），CD33$^+$CD15$^+$CD11b$^+$CD13$^+$HLA-DR$^-$CD16$^+$SSC 基本不变。FSC 有减低趋势，CD45 比早幼粒高。粒细胞（橘黄色），CD33$^+$CD15$^{++}$CD11b$^{+++}$CD13$^{++}$HLA-DR$^-$CD16$^{++}$SSC 增大，SSC 与早幼粒细胞相似。FSC 最低，CD45 最高。根据北京大学血液病研究所流式细胞室对 CD64 的检测，CD64 在原粒细胞为阴性，在早幼粒细胞开始出现，荧光强度在 10$^2$ 左右。在成熟期，强度减低到 10$^1$ 左右。

**（二）单核细胞抗原的表达规律**

2008 版 WHO 分类将正常单核细胞发育分为 4 期[1]，见表 3-1-2。

Loken 对单核细胞的分期为[2]：

第 Ⅰ 期：原单细胞，表达中等程度的 CD45、CD34、CD33、CD13 和 HLA-DR。与原粒细胞不能区分。

第 Ⅱ 期：幼单细胞，CD11b 表达快速上调，CD13、CD33 表达增加，CD45 仍保持中等水平。HLA-DR 表达减弱但仍为阳性。

第 Ⅲ 期：成熟单核细胞，CD14 表达快速上调，CD45 表达水平也增加。CD13、CD33、HLA-DR 阳性。

我们采用七色抗体组合对髓系祖细胞的研究显示，原单细胞为 CD34$^{++}$CD117$^{++}$CD33$^{++}$CD13$^{++}$HLA-DR$^+$（图 3-1-3）。从原始单核细胞向幼单细胞分化的过程中，首先是 CD13 表达继续增加，然后出现减弱（图 3-1-3 和图 3-1-4），然后是 HLA-DR 表达减弱（图 3-1-5），随之出现 CD14 表达（图 3-1-6）。成熟单核细胞为 CD14$^+$HLA-DR$^+$CD33$^{++}$CD13$^{++}$（图 3-1-7 和图 3-1-8）。

从我们采用七色抗体组合对单核细胞分化规律的研究结果显示（表 3-1-3），HLA-DR 表达与

**3**

3

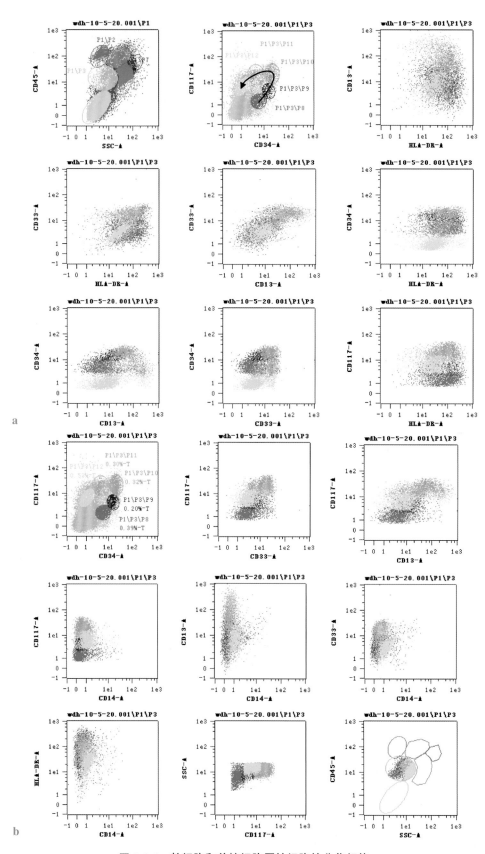

图 3-1-1　粒细胞和单核细胞原始细胞的分化规律

图中除 CD45/SSC 外，其余图均显示 P3 门内（幼稚细胞群）细胞。根据 CD34 和 CD117 表达对 P3 的内细胞进行连续设门，CD34$^+$CD117$^-$（P8，绿色），CD34$^+$CD117$^{dim+}$（P9，红色），CD34$^+$CD117$^+$（P10，橘黄色），CD34$^{dim+}$CD117$^+$（P11，浅紫色），CD34$^-$CD117$^{dim}$（P12，浅蓝色）

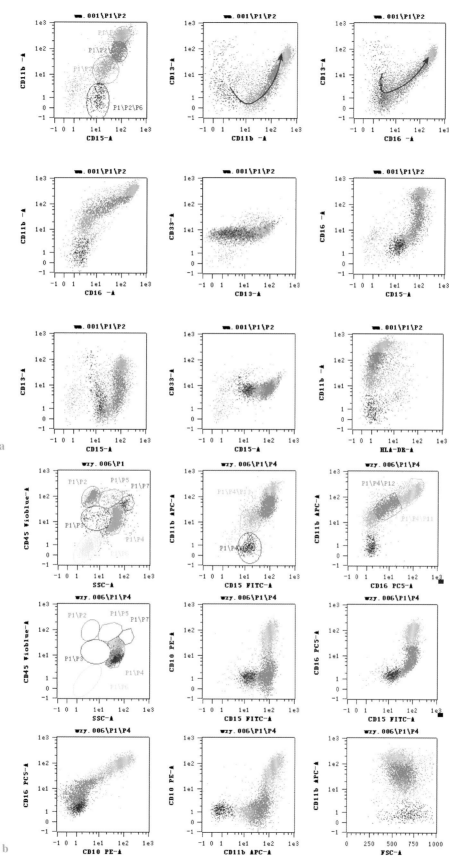

**图 3-1-2　早幼粒细胞至粒细胞的分化规律**

a．CD13/CD33/CD15/CD11b/CD16/HLA-DR 的关系；b．CD13/CD10/CD15/CD11b/CD16 的关系

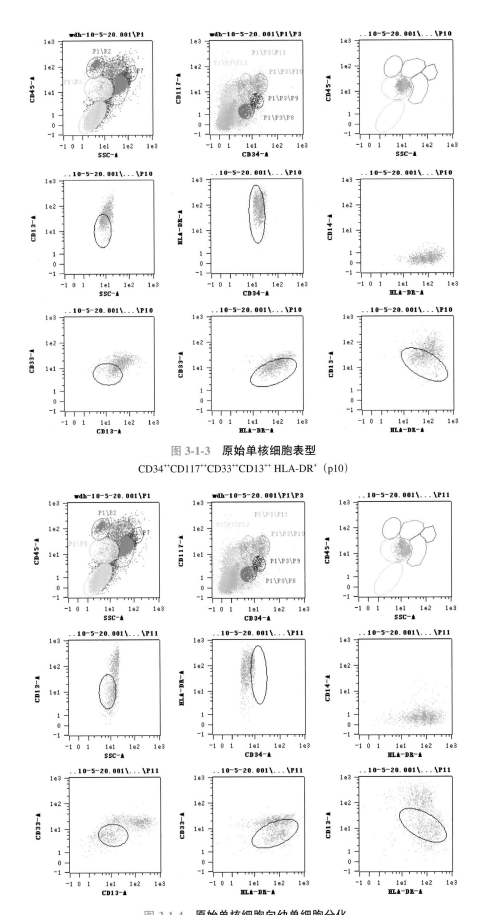

**图 3-1-3  原始单核细胞表型**

CD34$^{++}$CD117$^{++}$CD33$^{++}$CD13$^{++}$ HLA-DR$^{+}$（p10）

**图 3-1-4  原始单核细胞向幼单细胞分化**

CD34$^{dim}$CD117$^{+}$（p11），CD33$^{++}$ 细胞中 CD13 的表达继续增加。其中的 CD33$^{+}$CD13$^{+}$ 细胞为幼稚粒细胞

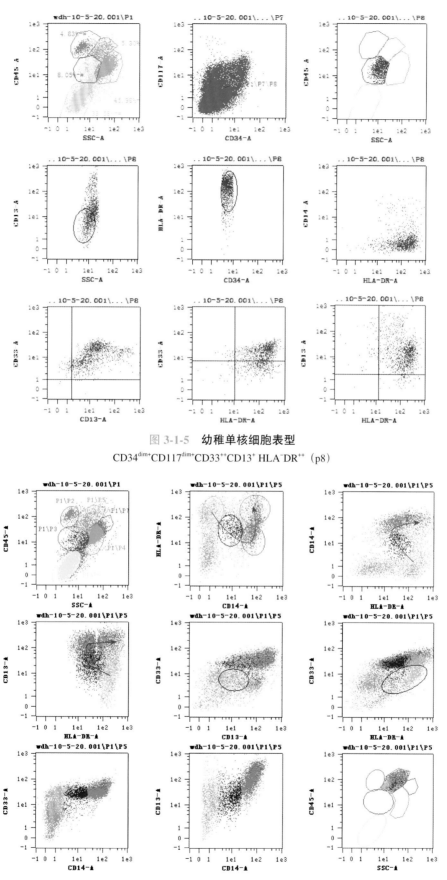

图 3-1-5　幼稚单核细胞表型

CD34$^{dim+}$CD117$^{dim+}$CD33$^{++}$CD13$^{+}$ HLA$^-$DR$^{++}$（p8）

图 3-1-6　幼单向成熟单核细胞分化

CD13 表达由弱阳性到强阳性。HLA-DR 由强阳性到弱阳性又到强阳性，CD14 表达逐渐增强，CD33 表达一直较强，无明显变化

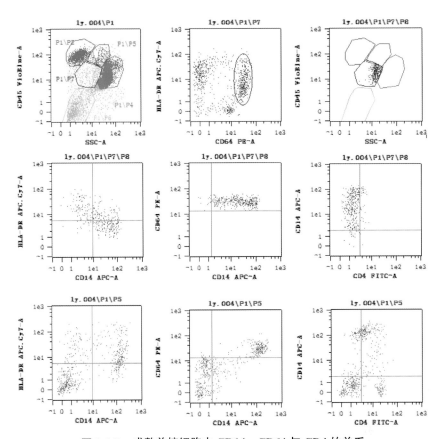

图 3-1-7　成熟单核细胞中 CD14、CD64 与 CD4 的关系

CD4 在成熟单核细胞表达（深红色），在幼单细胞不表达（蓝色）

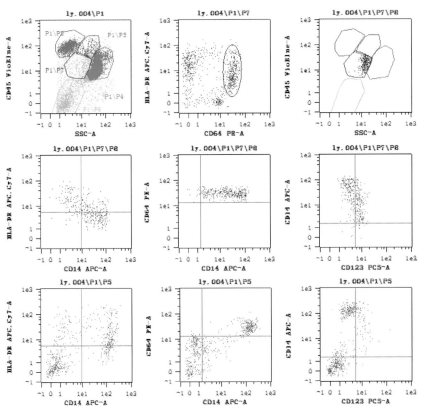

图 3-1-8　成熟单核细胞中 CD14、CD64 与 CD123 的关系

CD123 在成熟单核细胞不表达（深红色），在幼单细胞表达（蓝色）

表 3-1-2　正常单核细胞的分化分期和抗原表达特点

| 抗原 | 原单细胞 | 幼单细胞 | 单核细胞 | 巨噬细胞 |
|------|---------|---------|---------|---------|
| cMPO | − | | | |
| CD34 | + | | | |
| CD13 | + | + | + | + |
| CD33 | + | + | ++ | ++ |
| HLA-DR | + | + | + | + |
| CD4 | + | + | + | + |
| CD15 | | + | + | + |
| CD11b | | + | ++ | ++ |
| CD36 | | + | + | + |
| CD64 | | + | + | + |
| CD14 | | + | ++ | ++ |
| CD16 | | | | + |
| CD163 | | | | + |

+，阳性；−，阴性

表 3-1-3　七色抗体组合显示正常单核细胞的分化规律

| 抗原 | 原单细胞 | 幼单细胞 | 单核细胞 |
|------|---------|---------|---------|
| CD34 | + | | |
| CD117 | + | +/− | |
| CD13 | + | ++/+ | ++ |
| CD33 | ++ | ++ | ++ |
| HLA-DR | ++ | + | +/++ |
| CD4 | | − | + |
| CD64 | | + | + |
| CD14 | | + | ++ |

Loken 的报道相似，在早期幼单细胞阶段 HLA-DR 表达较强，然后出现表达减弱，但仍为阳性。CD33 的表达在幼单细胞阶段已经表达较强，持续到成熟阶段。我们的结果与 Wood 的结果相似。2007 年 Wood 报道了幼单细胞的表型[3]，为 $CD34^-CD117^{-/+}CD64^{high}CD13^{low}CD15^+CD36^+HLA-DR^{high}CD14^{-/+}$。对 CD14 的表达，与 WHO 报告的一致，但我们和 Wood 的结果均显示幼单细胞 CD14 弱阳性。文献报道 CD14 的表达是抗原表位依赖的[4]。即不同的抗体可能出现不一致的结果，大家

在临床实践中要有所警觉。

注意成熟中性粒细胞与成熟单核细胞的表型明显不同：HLA-DR 前者为阴性，后者为阳性；CD14 在成熟单核细胞阳性，而粒细胞为阴性；CD64、CD33 表达强度也明显不同，见表 3-1-4。

表 3-1-4　成熟粒细胞与成熟单核细胞的主要区别

| | CD14 | HLA-DR | CD33 | CD64 | CD45 | SSC |
|------|------|--------|------|------|------|-----|
| 粒细胞 | − | − | + | + | + | ++ |
| 单核细胞 | + | + | ++ | ++ | ++ | + |

## 二、正常红系细胞的分化规律

2008 版 WHO 分类将正常红系细胞发育分为 4 期[1]，见表 3-1-5。

表 3-1-5　正常红系细胞的分化分期和抗原表达特点

| 抗原 | 原红细胞 | 早幼红细胞 | 中幼红细胞 | 晚幼红细胞 |
|------|---------|----------|----------|----------|
| CD117 | + | + | | |
| Hb | | −/+ | + | + |
| CD36 | 强表达 | 强表达 | 强表达 | 强表达 |
| CD235a | 低表达 | 中等表达 | 强表达 | 强表达 |

我们对红系的检测主要应用 CD71 和 CD235a 抗体。CD71 和 CD235a 双阳细胞为有核红细胞。我们也注意到部分患者，尤其是 MDS 患者，可能存在少量 $CD117^+CD71^+$ 的幼红细胞。但根据 CD235a 难以鉴别强表达和中等强度的不同阶段的红细胞，因此红细胞的分期是较困难的。文献报道 CD105 表达于幼红细胞阶段，我们的结果显示（图 3-1-9）在 $CD45^-CD71^{s+}$ 细胞中，有少量 $CD117^+CD105^+$ 的早期红细胞，而 CD13 为阴性。

## 三、正常巨核细胞分化发育的抗原表达规律

2008 版 WHO 分类将正常巨核细胞发育分为 4 期[1]，见表 3-1-6。巨核细胞在正常 BM 中的比例很低，一般情况下检测不到。可参考 WHO 认可的标志。

表 3-1-6　正常巨核细胞的分化分期和抗原表达特点

| 抗原 | CFU-GM | 原巨细胞 | 幼巨细胞 | 巨核细胞 |
|---|---|---|---|---|
| lin | − | | | |
| CD123 | − | | | |
| CD45RA | − | | | |
| TPO-R | + | | | |
| CD34 | + | +/− | − | − |
| CD38 | − | +/− | + | ++ |
| CD61 | + | + | + | ++ |
| CD41 | + | + | + | ++ |
| CD42 | − | − | +/− | + |

CFU-GM，粒 - 巨噬细胞集落形成单位。+，阳性；−，阴性

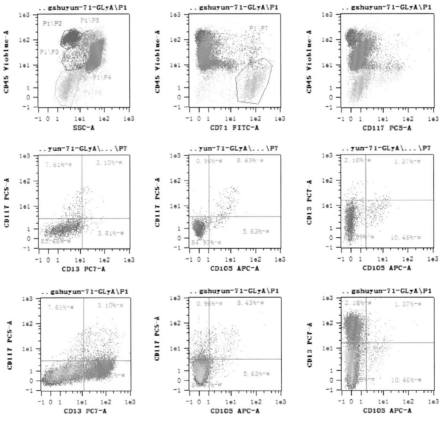

图 3-1-9　红细胞的抗原表达特点

P7（粉红色）为有核红细胞，中间一排为 P7 门内细胞，可见少数细胞表达 CD117 和 CD105，而 CD13 阴性

## 第二节 正常淋巴细胞分化发育的抗原表达规律[8]

### 一、正常 B 细胞抗原的表达规律

WHO 对 B 系细胞抗原表达规律的介绍较少，主要对 nTdT、cCD79a、pPAX5 和 CD20 进行了介绍。我们采用七色抗体组合对正常 B 系细胞的分化规律进行了研究，结合文献报道，总结结果见表 3-2-1。

表 3-2-1　正常 B 系细胞的分化分期和抗原表达特点

| 抗原 | 早前 B 细胞 | 前 B 细胞 | 过渡期细胞 | 成熟期细胞 |
|---|---|---|---|---|
| CD34/nTdT | + | − | | |
| CD19 | 弱 | + | + | + |
| cCD79a | + | + | + | + |
| CD22 | + | + | + | 强 |
| CD10 | 强 | + | +/− | |
| CD20 | | +/− | + | 强 |
| cμ | | +/− | + | +/− |
| sIg | | | +/− | + |
| CD5 | | | + | |

第 Ⅰ 期：早前 B 细胞（图 3-2-1-a、b 绿色），表达 CD34、核 nTdT、HLA-DR、CD38、CD22；表达高水平的 CD10。CD19、CD45 表达较弱，CD20 基本为阴性。

第 Ⅱ 期：前 B 细胞（图 3-2-1-a、b 红色）：CD19、CD45 强度增加，CD10 强度减少。CD34、nTdT 变为阴性。CD20 开始表达，CD22、CD38 强度不变，仍为中等强度。胞质 IgM+。

第 Ⅲ 期：过渡期 B 细胞（图 3-2-1-a、b 蓝色）：CD20、CD45 的强度继续增加达到最大值。CD10 弱阳性，CD38 强度不变。文献报道此期表达 CD5。我们的结果显示 CD5 与 CD10 同时阳性，但 CD5+ 细胞 CD20 基本为阴性，而 CD45 表达较强（图 3-2-2）。FMC7 及表面 IgM 也在此期出现。

第 Ⅳ 期：为成熟 B 细胞（图 3-2-1-a、b 黄色），CD10 变为阴性。CD23、CD22 的强度明显增加。CD5 消失，CD19、CD20 和 CD45 保持高水平表达。

**3**

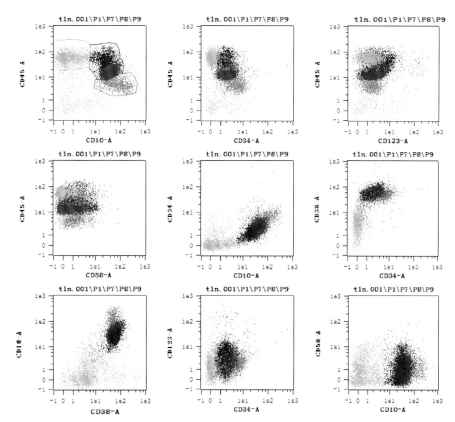

**图 3-2-1-a　B 细胞分化成熟过程的抗原表达变化图：CD10/CD34/CD19/CD45/CD123/CD38/CD58**

正常骨髓经 CD19/SSC 和 CD45/SSC 对 CD19+ 细胞设门。多色彩图显示均为 CD19+ 细胞。绿色为第 Ⅰ 期细胞，红色为第 Ⅱ 期细胞，蓝色为第 Ⅲ 期细胞，橘黄色为成熟期 B 细胞

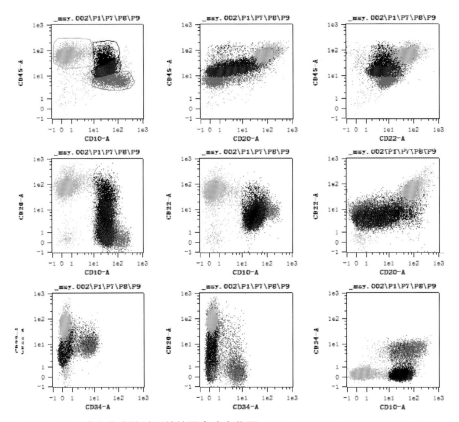

**图 3-2-1-b  B 细胞分化成熟过程的抗原表达变化图：CD10/CD34/CD19/CD45/CD22/CD20**

正常骨髓经 CD19/SSC 和 CD45/SSC 对 CD19⁺ 细胞设门。多色彩图显示均为 CD19⁺ 细胞。绿色为第 Ⅰ 期细胞，红色为第 Ⅱ 期细胞，蓝色为第 Ⅲ 期细胞，橘黄色为成熟期 B 细胞

以往认为 CD22 只在 B 系晚期细胞上表达，但使用较强的荧光素（PE）标记时，发现早期 B 细胞也表达 CD22（图 3-2-1-b），只是表达较弱，与 CD34 同时阳性，至成熟期表达量明显增加。

我们利用 CD20/cIgM/CD45/CD19 和 IgM/CD20/CD45/CD19 四色标记方法研究了表面和胞内 IgM 表达与 CD20 的关系。从图 3-2-3 可以看出，cIgM 的表达主要出现于第二阶段，早于 CD20 的表达，而表面 IgM 的表达主要出现于第三阶段，在 CD20 表达后出现阳性。

## 二、正常 T 细胞抗原的表达规律

正常 T 系细胞起源于 BM 祖细胞，但其成熟和形成有功能的细胞是在胸腺和淋巴结内。2008 版 WHO 分类将正常 T 细胞分化发育分为 5 期（表 3-2-2）[5]，其中第Ⅳ和第Ⅴ期分别为髓质期和周围 T 细胞，表型一致，故在表 3-2-2 中省略，主要介

绍前 4 期。

**表 3-2-2  正常 T 细胞的分化分期和抗原表达特点**

| 抗原 | 被膜下 | | | |
| --- | --- | --- | --- | --- |
| | T 祖细胞 | T 细胞 | 皮质 T 细胞 | 髓质 T 细胞 |
| nTdT | + | + | + | |
| cyCD3 | - | + | + | + |
| CD7 | + | + | + | + |
| CD2 | | + | + | + |
| CD5 | | + | + | + |
| CD4/CD8 | 双 + | 双 + | 单 + | |
| CD3 | | | -/+ | + |
| CD1a | | | + | |

Loken 曾经对 T 细胞进行分期，其主要特点为：

第 Ⅰ 期：CD7、CD10 高水平表达，但 CD3 阴性。CD1a 量逐渐增加。只有 1/3 细胞表达 CD34，并表达 CD2、CD5。CD2 表达水平在整个成熟过程

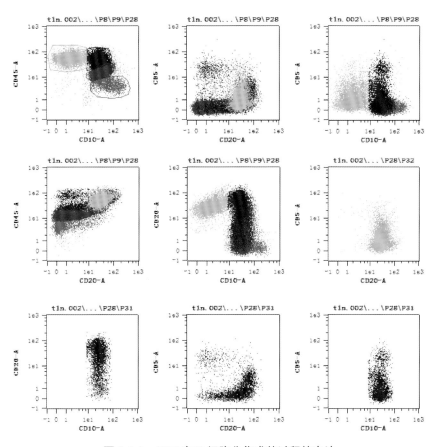

图 3-2-2　**CD5 在 B 细胞分化成熟过程的表达**

多色彩图显示均为 CD19⁺ 门内细胞。绿色为第 I 期细胞，红色为第 II 期细胞，蓝色为第 III 期细胞。橘黄色为成熟期 B 细胞。CD5 表达于第 III 期 B 细胞（蓝色）

**3**

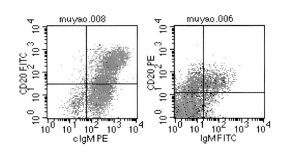

图 3-2-3　**cIgM、表面 IgM 表达与 CD20 的关系**

中保持不变。

第 II 期：抗原表达与 III 期相似，但细胞体积较 III 期大。在小鼠胸腺内，相当于皮质淋巴细胞。CD1a、CD45 表达量增加，出现 CD4/CD8 双阳细胞，CD7 强度减低。

第 III 期：出现 CD3 表达，其他抗原同 II 期，但细胞体积变小。

第 IV 期：CD3、CD7 表达强度达到最大，CD1a

变为阴性。CD4 与 CD8 变为单阳细胞。CD2、CD5 持续阳性。

从这些结果可以看出，Loken 的分期中，第 I 期与 WHO 的被膜下 T 细胞相似，而第 III、第 IV 期相当于 WHO 的髓质 T 细胞。

在 T 细胞、B 细胞、髓细胞的发育过程中，CD3、CD22、CD13 抗原在胞质的出现早于胞膜。在发育的早期阶段，胞膜为阴性时，胞内可为阳性。以往认为 cCD79a 是 B 细胞的特异性标志，但 2007 年国际临床和实验室标准化协会的指南[6] 认为，在前体 B- 急性淋巴细胞白血病中，即使缺乏或弱表达表面 CD22，而胞质的 CD22 是阳性的。胞质 CD22 是 B 系特异性的。在 FCM 检测中，一些急性 T 淋巴细胞白血病病例中检测到 cCD79a 的表达。另外有报道免疫组化检测急性髓细胞白血病（AML）中有 cCD79a 的表达。这些发现对胞质 cCD79a 的特异性提出质疑。

在髓系标志中，cMPO 是最特异的标志。以往利用细胞组化检测该酶的活性（POX 染色），而免疫标记 cMPO，是检测该酶的蛋白成分，因此可以在 cMPO 表现出酶的活性前，用抗体检测 cMPO 的蛋白前体，故其灵敏度比组化染色高。胞质 CD3、cMPO 是 T 细胞、髓系细胞特异性较高的标志，常用于鉴别不同系列的白血病细胞。

然而 2008 版 WHO 分类对系列特异性标志进行了新的认定，对 B 系细胞特异性标志提出新的标准，不再认为 cCD79a（CD22）是 B 系最特异的标志，并提出确认单核细胞系列的标准。WHO 新的对系列确认的标准见表 3-2-3。

表 3-2-3　**2008 版 WHO 分类对系列确认的新标准**

**髓细胞系**

cMPO+（FCM、免疫组合或细胞化学）

或

单核细胞分化（至少 2 个标志：NSE、CD11c、CD64、CD14、溶菌酶）

**T 细胞系**

cCD3（FCM 应用抗 epsilon 链抗体。而免疫组化使用的多克隆抗体可与 CD3 zeta 链结合，非 T 细胞特异的）

或

膜 CD3（很少表达）

**B 细胞系**

强 CD19 和 cCD79a、cCD22、CD10 三个标志中至少一个标志强表达

或

弱 CD19 和 cCD79a、cCD22、CD10 三个标志中至少两个标志强表达

Wood[4] 于 2007 年在文章中介绍了对不同期造血细胞的识别抗体组合，非常简单、实用，见表 3-2-4。表 3-2-4 介绍的主要细胞亚群上文已经提到，但其识别较简单。另外有一些细胞亚群上文没有提到，例如对嗜酸性粒细胞、嗜碱性粒细胞、浆样树突状细胞（DC）和浆细胞的表型特点，这些细胞也是在免疫分型的标本中经常出现的细胞亚群，供读者参考。

表 3-2-4　**识别造血细胞主要亚群的简单抗体组合**

| 细胞亚群 | 抗原组合 |
| --- | --- |
| 早期祖细胞 | CD34 强表达，CD38 低至阴性 |
| 定向祖细胞 | CD34+，CD38+ |
| B 细胞 | CD19+ |
| 粒单细胞 | CD123+ |
| 红细胞系 | CD71+ |
| 幼红细胞 | CD71 强表达，CD117+ |
| B 系祖细胞 | CD19+，CD38 中等，CD45 低至中等 |
| 幼单细胞 | CD64 强表达，HLA-DR 强表达，CD14 低至阴性 |
| 单核细胞 | CD14 强表达 |
| CD16 单核细胞 | CD14 中等，CD16 强表达 |
| 中性粒细胞 | CD45+，SSC 高 |
| 早幼粒细胞 | CD11b−，CD13+ |
| 中幼粒细胞 | CD13 低，CD16− |
| 晚幼粒细胞 | CD13 中等，CD16 低 |
| 粒细胞 | CD13 强表达，CD16 强表达 |
| 嗜碱性粒细胞 | CD123 强表达，HLA-DR− |
| 嗜酸性粒细胞 | CD45 强表达，CD16−，SSC 强表达 |
| 浆样树突状细胞 | CD123 强表达，HLA-DR+ |
| 淋巴细胞 | CD45 强表达，SSC 低 |
| 浆细胞 | CD38 强表达或 CD138+ |

（刘艳荣）

**参考文献**

［1］ Vardiman JW，Brunning RD，Arber DA，et al. Introduction and overview of the classification of the myeloid beoplasms.//Swerdlow SH，Campo E，Harris NL et al. WHO classification of tumours of haematopoietic and lymphoid tissues.Lyon：International Agency for Research on Cancer，2008：18-30.

［2］ Loken MR.Normal antigen expression in hematopoiesis// Steward CC，Nicholson JKA. Immunophentyping. New York：Wiley-Liss Press，2000：133-160.

［3］ Wood B.Myeloid Malignancies：Myelodysplastic Syndromes，Myeloproliferative Disorders，and Acute Myeloid Leukemia. Clin Lab Med，2007，27（3）：551-

575.

[4] Yang DT，Greenwood JH，Hartung L，et al. Flow cytometric analysis of different CD14 epitopes can help identify immature monocytic populations. Am J Clin Pathol，2005，124（6）：930-936.

[5] Jaffe ES，Harris NL，Stein H et al. Introduction and overview of the classification of the lymphoid beoplasms// Swerdlow SH，Campo E，Harris N，et al. WHO classification of tumours of haematopoietic and lymphoid tissues. Lyon：International Agency for Research on Cancer，2008：158-166.

[6] Clinical and laboratory standards institute. Clinical flow cytometric analysis of neoplastic hematolymphoid cells：approved guideline，2nd ed. CLSI document H43-A2. Wayne RA：Clinical and Laboratory Standards Institute，2007.

3

# 4

# 急性白血病的免疫分型特点

## 第一节 急性白血病的诊断与分型

### 一、白血病的概念

白血病是一组高度异质性的造血系统恶性肿瘤。主要累及造血干细胞及造血祖细胞，由于各种致病原因导致造血干/祖细胞不能正常分化成熟，阻滞于分化发育的某个阶段。在骨髓、外周血中出现大量幼稚或不完全成熟髓系或淋巴系细胞。白血病细胞充斥骨髓可抑制正常造血功能而出现贫血、血小板减少和出血，并可浸润其他器官和组织而出现相应的浸润症状及体征，如肝、脾、淋巴结肿大等。

由于白血病在细胞形态、临床表现及对治疗反应上均具有高度的异质性，为了更好地了解疾病的发病机制、病理学特点及临床病程，需要将这些异质性的疾病分为性质相似的组，即进行分类。而选择一类性质相似的疾病也是评价新的治疗方法及分析预后因素的必要条件。

临床上根据白血病的自然病程分为急性和慢性两大类。急性白血病的病情发展迅速，自然病程仅数月，主要为原始或幼稚细胞异常增多。慢性白血病病情发展缓慢，自然病程一般大于 1 年，其异常细胞为分化较好的成熟或较成熟的细胞。急性、慢性白血病细胞仍有很大的异质性，1976 年法（F）、美（A）、英（B）三国协作组基于白血病细胞的形态特征和细胞化学染色，提出了急性白血病的 FAB 分型[1]。该分型在国际上得到普遍的认同，至今仍是形态分类的主要标准。

### 二、急性白血病的 FAB 分型

FAB 协作组将急性白血病分为急性非淋巴细胞白血病（acute nonlymphocytic leukemia，ANLL）与急性淋巴细胞白血病（acute lymphocytic leukemia，ALL）。ANLL 又称急性髓细胞白血病（acute myeloid leukemia，AML）。

#### （一）AML 分型

1976 年首先将 AML 分为 7 型，即 AML-M1 至 AML-M7。1991 年根据细胞的免疫标志特点，又增加了 AML-M0 的诊断[2]。

1. AML-M0　急性髓细胞白血病微分化型，原始细胞 > 30%，胞质大多透亮或中度嗜碱，无嗜天青颗粒及 Auer 小体，核仁明显。过氧化酶及苏丹黑染色阳性率 < 3%。免疫标志检测不表达淋巴细胞抗原，而表达至少一个以上的髓系标志，如 CD33、CD13、CD15、D11b 及胞内的髓过氧化酶（cMPO）。

2. AML-M1　急性原粒细胞白血病未分化型，原粒细胞（Ⅰ型 + Ⅱ型）≥ 90%（非红系细胞，NEC），原粒细胞中过氧化酶及苏丹黑染色阳性率 > 3%。

3. AML-M2　急性原粒细胞白血病部分分化型，原粒细胞（Ⅰ型 + Ⅱ型）> 30% ~ 89%（NEC），早幼粒细胞以下各阶段至中性分叶核粒细胞 > 10%，单核细胞 < 20%。

4. AML-M3　急性早幼粒细胞白血病，以异常的早幼粒细胞增生为主，该类细胞在非红系细胞中 > 30%，胞质中含有大量致密甚至融合的粗大颗粒，常有成束的 Auer 小体。M3v 为变异的 M3 型，胞质中颗粒较小或模糊。

5．AML-M4 急性粒 - 单核细胞白血病，骨髓中有粒系及单核细胞增生，有下列几种表现：①骨髓非红系细胞中原始细胞＞30%，粒系各阶段细胞占30%～79%，不同成熟阶段的单核细胞（可为幼稚或成熟单核细胞）＞20%。②骨髓象同上，外周血中单核细胞≥5×10⁹/L。③外周血中单核细胞＜5×10⁹/L，而血清溶菌酶以及细胞化学支持单核细胞系的细胞显著增多者。④骨髓象类似M2，而单核细胞＞20%，但血清溶菌酶或尿溶菌酶超过正常的3倍。⑤骨髓象类似M2，外周血中单核细胞≥5×10⁹/L时也可诊断为M4。

M4-E$_O$ 为伴嗜酸性粒细胞增多的粒 - 单核细胞白血病，除上述特征外，骨髓中异常的嗜酸性粒细胞增多常＞5%（NEC），除有典型的颗粒外，还有大的嗜碱颗粒。

6．AML-M5 急性单核细胞白血病，分为两种亚型：① M5a：骨髓中Ⅰ型＋Ⅱ型原单细胞≥80%（NEC），② M5b：骨髓中Ⅰ型＋Ⅱ型原单细胞＜80%（NEC），其余为幼稚及成熟单核细胞。

7．AML-M6 急性红白血病，骨髓非红系细胞中原始细胞（原粒细胞或原单核细胞）Ⅰ型＋Ⅱ型＞30%，红细胞系＞50%。

8．AML-M7 急性巨核细胞白血病，骨髓原巨核细胞＞30%。

FAB协作组对Ⅰ型Ⅱ型原始细胞的定义为：Ⅰ型原始细胞胞内常无颗粒，核仁明显，染色质浓缩不佳，较小的原始细胞其核／质（N/C）比高，大的原始细胞N/C可稍低；Ⅱ型原始细胞，胞质内含有少数颗粒，其他似Ⅰ型原始细胞，但N/C比值偏低且胞核仍在中间。早幼粒细胞有下列特征者不再认为是Ⅱ型原始细胞：①胞核偏位；②高尔基体发育；③染色质较致密和（或）结块；④胞质颗粒很多；⑤N/C比值低；对Ⅱ型原始细胞颗粒的数量没有量化，各家意见不一。但统一的观点为不能有粗大颗粒。

（二）ALL 分型

FAB协作组将ALL分为3型。即L₁、L₂、L₃型。各型中骨髓的原始细胞≥30%，具体特征见表4-1-1。

表 4-1-1 **FAB-ALL 分型及形态特征**

| 项目 | L$_1$ | L$_2$ | L$_3$ |
|---|---|---|---|
| 细胞大小 | 小细胞为主 | 大细胞为主，大小不一 | 大细胞为主 |
| 核染色质 | 较粗，结构一致 | 细而分散或粗而浓集，结构不一 | 细点状，均匀一致 |
| 核型 | 规则，偶有凹陷，折叠 | 不规则，常见凹陷或折叠 | 较规则 |
| 核仁 | 小而不清楚，少或无 | 清楚，一个或多个 | 明显，一个或多个，泡沫状 |
| 胞质 | 少 | 不定，常较多 | 较多 |
| 胞质嗜碱性 | 轻或中度 | 不定，部分细胞深染 | 深蓝色 |
| 胞质空泡 | 不定 | 不定 | 常明显，成蜂窝状 |

FAB分型主要依据细胞形态特征，如细胞的大小，胞质的颗粒性，染色质的粗密，N/C比等，以判断细胞的成熟度，并根据原始细胞的数量将白血病进行分型。其主要的缺点是受主观因素的影响，重复性较差。对某些不典型白血病患者的骨髓片，同一形态专家在不同时间，或不同专家可能得出不同的结论。20世纪70年代末及80年代初，由于单克隆抗体的开发，出现了许多与不同系列造血细胞反应的单克隆抗体。利用这些单克隆抗体对白血病的分型提供了极大的帮助。80年代初，由于分子生物学理论及技术的发展，发现部分类型白血病细胞具有特异的细胞遗传学的改变。1985年和1986年FAB协作组成员及多位免疫学家、细胞遗传学家分别对ALL及AML的形态学（M）、免疫学（I）、细胞遗传学（C）进行讨论，提出了MIC分型标准[3-4]。

**三、急性白血病的 MIC 分型**

（一）急性非淋巴细胞白血病 MIC 分型见表 4-1-2。

表 4-1-2 　急性非淋巴细胞白血病 MIC 分型

| 分型 | FAB 标准 | MIC 建议分型 |
|---|---|---|
| t（8；21）（q22；q22） | M2 | M2/ t（8；21） |
| t（15；17）（q22；q12） | M3 | M3/ t（15；17） |
| t/del（11）（q23） | M5a（M5b，M4） | M5a t（11q） |
| inv/del（16）（q22） | M4EO | M4 EO / inv（16） |
| t（9；22）（q34；q11） | M1（M2） | M1/ t（9；22） |
| t（6；19）（q21-22q；34） | M2 或 M4 伴嗜碱性粒细胞增多 | M2/ t（6；19） |
| inv（3）（q21；q26） | M1（M2，M4，M7）伴血小板增多 | M1 inv（3） |
| t（8；16）（p11；p13） | M5b 伴吞噬细胞增多 | M5b/ t（8；16） |
| t/del（12）（p12；p13） | M2 伴嗜碱性粒细胞增多 | M2 Basot（12p） |
| +4 | M4（M2） | M4/+4 |

（二）急性淋巴细胞白血病 MIC 分型

见表 4-1-3 和表 4-1-4。

自 1984—1986 年提出白血病的 MIC 分型以来，白血病的免疫分型及基因分析有了很大的进展。1997 年 Jennings 和 Foon[5] 较全面地论述了恶性血液病的主要免疫学特点并就其与细胞遗传学与分子遗传学的关系进行论述（白血病的免疫学特点将在下面进行详细说明）。白血病细胞表达某个免疫标志，似乎与预后关系不大，但某些细胞遗传学及分子遗传学的改变与一定的免疫表型相关，如 AML 患者表达 CD19，多预示存在 t（8；21）及 ETO/AML1 融合基因，而存在 t（8；21）的白血病患者对化疗反应较好，预后相对好。细胞遗传学及分子遗传学的改变是决定预后的主要因素，并且决定治疗方案的应用。1999 年发表的世界卫生组织（WHO）对恶性血液病的诊断新建议，也集中体现了细胞遗传学及分子遗传学的重要性，将具有特殊细胞遗传学及分子遗传学改变的白血病进行单独分类 [6]。

表 4-1-3 　B-ALL 的 MIC 分型

| 亚型与核型 | 细胞标志 | | | | | | FAB 分型 |
|---|---|---|---|---|---|---|---|
| | CD19 | nTdT | Ia | CD10 | CyIg | SmIg | |
| 早 B- 前体 -ALL | + | + | + | － | － | － | L₁，L₂ |
| 　早 B 前体 -ALL，t（4；11） | | | | | | | |
| 　早 B 前体 -ALL，t（9；22） | | | | | | | |
| 普通型 -ALL | + | + | + | + | － | － | L₁，L₂ |
| 　普通型 ALL，6q- | | | | | | | |
| 　普通型 -ALL，近单倍体 | | | | | | | |
| 　普通型 -ALL，t 或 del（12p） | | | | | | | |
| 　普通型 -ALL，t（9；22） | | | | | | | |
| 前 B-ALL | + | + | + | + | + | － | L₁ |
| 　前 B-ALL，t（1；19） | | | | | | | |
| 　前 B-ALL，t（9；22） | | | | | | | |
| B 细胞 -ALL | + | - | + | +/- | -/+ | + | L₃ |
| 　B-ALL，t（8；14） | | | | | | | |
| 　B-ALL，t（2；8） | | | | | | | |
| 　B-ALL，t（8；22） | | | | | | | |
| 　B-ALL，6q- | | | | | | | |

表 4-1-4 　T-ALL 的 MIC 分型

| 亚型与核型 | 细胞标志 | | | FAB 分型 |
|---|---|---|---|---|
| | CD7 | CD2 | nTdT | |
| 早 T- 前体 -ALL | + | － | + | L₁，L₂ |
| 　早 T 前体 -ALL，t 或 del（12p） | | | | |
| T 细胞 -ALL | + | + | + | L₁，L₂ |
| 　T-ALL，t（11；14） | | | | |
| 　T-ALL，6q- | | | | |

4

### 四、急性白血病 2017 版和 2022 版 WHO 分型

1995 年世界卫生组织（WHO）召集世界各地的 50 多位病理学家，开始对血液肿瘤进行重新分类计划。2001 年发表了第 1 版《造血及淋巴组织肿瘤的 WHO 分类》，之后在 2008 年、2017 年和 2021—2022 年进行了更新。2017 版 WHO 对血液及淋巴系统肿瘤的分类[7] 主要包括，急性髓细胞白血病（AML）和相关的髓系前体细胞肿瘤、前体淋巴肿瘤 [包括 B 淋母细胞白血病 / 淋巴瘤（B-ALL/LBL）、T 淋母细胞白血病 / 淋巴瘤（T-ALL/LBL）]；急性系列不明型白血病（MPAL），包括 T/ 髓，B/

髓混合等。慢性髓系肿瘤、成熟 B 细胞肿瘤、成熟 T 和 NK 细胞肿瘤、霍奇金淋巴瘤（HL）、免疫缺陷相关的淋巴细胞增殖性疾病及组织细胞和树突细胞肿瘤共 9 大类。主要是将新的研究成果加入分类中，其中主要变化在于重现性遗传学异常分类逐步增加，新发现的基因异常与肿瘤的发生机制、预后及分类中的作用在逐步增加。2021 年 11 月发表了 2021 版（第 5 版）WHO 分类目录，2022 年 6 月发表文章进行了阐述[8-9]，但具体内容及书籍还没有出版。本书中的详细介绍仍以 2017 版为参考，并参照 2022 年文章进行了修改。2017 版和 2022 版 WHO 对 AML 和相关的髓系前体细胞肿瘤分类见表 4-1-5。

表 4-1-5　**2017 版和 2022 版 WHO 对 AML 和相关的髓系前体细胞肿瘤分类**

| 2017 版 | 2022 版 |
| --- | --- |
| 1．AML 伴重现性的遗传学异常 | 1．AML 伴明确遗传异常 |
| AML 伴 t（8；21）(q22；q22)；*RUNX1-RUNX1T1* | 急性早幼粒细胞白血病伴 *PML∶RARA* 融合 |
| AML 伴 inv（16）(p13；q22) 或 t（16；16）(p13；q11)；*CBFβ-MYH11* | AML 伴 *RUNX1∶RUNX1T1* 融合 |
| APL 伴 t（15；17）(q22；q12)；*PML-RARα* | AML 伴 *CBFB∶MYH11* 融合 |
| AML 伴 t（9；11）(p22；q23)；*MLLT3-KMT2A* | AML 伴 *DEK∶NUP214* 融合 |
| AML 伴 t（6；9）(p23；q34)；*DEK-NUP214* | AML 伴 *RBM15∶MKL1* 融合 |
| AML 伴 inv（3）(q11q26.2) 或 t（3；3）(q21；q26.2)；*GATA2-MECOM* | AML 伴 *BCR∶ABL1* 融合 |
| AML（巨核细胞）伴 t（1；22）(p13；q13)；*RBM15-MKL1* | AML 伴 *KMT2A* 重排 |
| AML 伴 *BCR-ABL1* 融合 | AML 伴 *EMCOM* 重排 |
| AML 伴基因突变 | AML 伴 *NUP98* 重排 |
| AML 伴 *NPM1* 突变 | AML 伴 *NPM1* 突变 |
| AML 伴 *CEBPA* 双等位基因突变 | AML 伴 *CEBPA* 突变 |
| AML 伴 *RUNX1* 突变：临时 | AML，骨髓发育不良相关（AML-MR） |
| 2．AML 伴 MDS 相关的变化 | AML 伴其他明确的驱动基因改变 |
| 3．治疗相关的髓系肿瘤 | 2．AML，由分化定义 |
| 4．AML，非特指型（NOS） | AML 微小分化型（M0） |
| AML 微小分化型（M0） | AML 未成熟型（M1） |
| AML 未成熟型（M1） | AML 伴成熟型（M2） |
| AML 伴成熟型（M2） | 急性嗜碱性粒细胞白血病（ABL） |
| AML 粒单核细胞白血病（M4） | AML 粒单核细胞白血病（M4） |
| 急性单核细胞白血病（M5） | 急性单核细胞白血病（M5） |
| 急性纯红细胞白血病 | 急性红白血病（AEL） |
| 急性巨核细胞白血病（M7） | 急性巨核细胞白血病（M7） |
| 急性嗜碱性粒细胞白血病（ABL） | 3．髓样肉瘤 |
| 急性全髓白血病伴骨髓纤维化 | 4．继发性髓样肿瘤 |
| 5．髓样肉瘤 | 细胞毒性治疗后的髓样肿瘤 |
| 6．与唐氏综合征相关的髓系增生 | 与种系易感性相关的骨髓增生异常肿瘤 |
| 转化中异常髓系增多 | 5．髓系 / 淋系肿瘤伴嗜酸性粒细胞增多和酪氨酸激酶基因融合（表 4-2-10） |
| 与唐氏综合征相关的髓系白血病 | 6．组织细胞和树突细胞（DC）肿瘤（表 4-2-11） |
| 7．原始浆细胞样的树突细胞肿瘤（BPDCN） | |

（一）2017 版和 2022 版 WHO 对 ALL 的分型建议

WHO 没有将 ALL 单独分类，而是将其与淋巴瘤共同视为淋巴系统恶性肿瘤，ALL 是淋巴瘤的血行表现，进行综合分类。2022 版 WHO 分类中将 B 和 T 系肿瘤共分三大类，一是 B 细胞或 T 细胞为主型肿瘤样病变；二是前体 B 和 T 细胞肿瘤：母细胞型白血病 / 淋巴瘤（B-ALL/T-ALL），见表 4-1-6；三是成熟 B 或 T 细胞肿瘤。第一类是新增加的一类，见表 4-1-7。

（二）2017 版和 2022 版对系列不明的急性白血病分类的分型建议

见表 4-1-8。

表 4-1-6　2017 版与 2022 版 WHO 对 B/T-ALL 分类

| 2017 版 | 2022 版 |
|---|---|
| B 淋母细胞白血病 / 淋巴瘤（B-ALL/LBL） | B-ALL |
| B-ALL/LBL，NOS | B-ALL，NOS |
| B-ALL/LBL 伴重现性的遗传学异常 | B-ALL 伴超二倍体 |
| B-ALL/LBL 伴 t（9；22）(q34；q11.2)；*BCR-ABL1* | B-ALL 伴亚二倍体 |
| B-ALL/LBL 伴 t（v；11q23.3）；*KMT2A* 重排 | B-ALL 伴 *iAMP21* |
| B-ALL/LBL 伴 t（11；21）(p13.2；q22.1)；*ETV6-RUNX1* | B-ALL 伴 *BCR∷ABL1* 融合 |
| B-ALL/LBL 伴超二倍体 | B-ALL *BCR∷ABL1* 样特征 |
| B-ALL/LBL 伴亚二倍体 | B-ALL 伴 *KMT2A* 重排 |
| B-ALL/LBL 伴 t（5；14）(q31.1；q32.3)；*IL3-IGH* | B-ALL 伴 *ETV6∷RUNX1* 融合 |
| B-ALL/LBL 伴 t（1；19）(q23；p13.3)；*TCF-PBX1* | B-ALL 伴 *ETV6∷RUNX1* 样特征 |
| B-ALL/LBL *BCR-ABL1-Like*（临时） | B-ALL 伴 *TCF3∷PBX*1 融合 |
| B-ALL/LBL 伴 *iAMP21* | B-ALL 伴 *IL3∷IGH* 融合 |
| T 淋母细胞白血病 / 淋巴瘤（T-ALL/LBL） | B-ALL 伴 *TCF3∷HLF* 融合 |
| 早期 T 细胞前体 T-ALL/LBL（ETP-ALL）（临时） | B-ALL 伴其他明确的基因异常 |
| NK 细胞淋母细胞白血病 / 淋巴瘤（临时） | B-ALL 伴种系易感性 |
| | T-ALL |
| | T-ALL，NOS |
| | 早期前体 T 细胞 -ALL（ETP-ALL） |

表 4-1-7　2022 版 WHO 对以 B/T 细胞为主的肿瘤样病变的分类

| B 细胞为主型肿瘤样病变 | T 细胞为主型肿瘤样病变 |
|---|---|
| 反应性富含 B 细胞的淋巴细胞增殖，似淋巴瘤 | 菊池藤本病 |
| IgG$_4$ 相关疾病 | 惰性 T 淋巴细胞增殖 |
| 单中心 Castleman 病 | 自身免疫性淋巴增生综合征 |
| 特发性多中心 Castleman 病 | |
| KSHV/HHV8 相关多中心 Castleman 病 | |

表 4-1-8　**2017 版和 2022 版 WHO 对急性混合表型（MPAL）或急性系列不明白血病（ALAL）分类**

| 2017 版 | 2022 版 |
|---|---|
| 急性未分化型白血病（AUL） | ALAL 伴明确遗传学异常 |
| MPAL 伴 t（9；22）（q34；q11.2）；*BCR-ABL1* 融合 | ALAL 伴 *BCR∷ABL1* 融合 |
| MPAL 伴 t（v；11q23.3）；*KMT2A* 重排 | ALAL 伴 *KMT2A* 重排 |
| MPAL，B/ 髓，NOS | ALAL 伴其他遗传学改变 |
| MPAL，T/ 髓，NOS | MPAL 伴 *ZNF384* 重排 |
| MPAL NOS，少见型 | ALAL 伴 *BCL11B* 重排 |
| 急性系列不明型白血病，NOS | ALAL，以免疫分型定义 |
| | MPAL，B/ 髓 |
| | MPAL，T/ 髓 |
| | MPAL，少见型 |
| | ALAL，非特指型 |
| | 急性未分化型白血病（AUL） |

（三）2017 版与 2022 版 WHO 分类中髓系和淋巴系肿瘤分类的比较

1. AML 和相关的髓系前体细胞肿瘤总体分类，变化如下。

（1）将 AML 和相关的髓系前体细胞肿瘤总体分类进行了更新，从 2017 版 7 大类变为 2022 版 6 大类，见表 4-1-5，更新后感觉分类更清晰和合理。

（2）第一大类伴遗传学异常 AML 的变化

1）将重现性的遗传学异常更名为明确或确定的遗传学异常。

2）对 AML 名称进行了瘦身：将染色体结构异常的描述省略，只保留基因名称。

3）增加了 AML 伴 *NUP98* 重排及将 *MLLT3-KMT2A* 融合改为 *KMT2A* 重排，去除 *RUNX1* 突变临时分类。

4）将 AML 伴 MDS 相关变化提到第一类中，明确了定义此类白血病的遗传学和分子异常。增加了一类——AML 伴其他明确的驱动基因改变。

（3）将 2017 版 AML，非特指型（NOS）更名为 AML，由分化定义。将顺序由第 4 位提升到第 2 位。其中具体分类基本保留，但将急性全髓白血病伴骨髓纤维化剔除。将急性嗜碱性粒细胞白血病（ABL）顺序提到 AML-M2 之后。

（4）将 2017 版第 3 位治疗相关的 AML，调整为 2022 版第 4 类继发性 AML，并对此类 AML 进行了补充。

（5）将 2017 版第 5 位髓样肿瘤，位置调整为 2022 版第 3 位。

（6）将 2017 版第 6 位与唐氏综合征相关的髓系增生去除，归入继发性髓样肿瘤。

2. 对 B 和 T 系肿瘤分类增加了第一大类，即以 B 细胞或 T 细胞为主型肿瘤样病变。对 B/T 前体肿瘤分类，2017 版和 2022 版总体变化不大，名称简化为 B 或 T-ALL。在 T-ALL 中将 ETP-ALL 变为正式分类，NK 淋母细胞白血病剔除，归入成熟 NK 细胞肿瘤中，并增加了一类 T-ALL NOS。对 B-ALL，只有一级分类，将伴重现型异常大类剔除。将 *BCR-ABL1-like* 转为正式分类，增加了 2 种正式分类：伴 *ETV6∷RUNX1* 样特征和伴 *TCF3∷HLF* 融合。

3. 对急性系列不明白血病（ALAL）和急性混合表型白血病（MPAL）的分类：2022 版分为伴明确基因异常和以免疫分型定义两大类，前者包括 2 种融合基因和 2 种突变基因。后者共分 4 型，并保留了 AUL、ALPL NOS 和 MPAL，少见型。

4

## 第二节 急性髓细胞白血病的免疫表型分析

由于 CD45/SSC 设门具有其他 FCM 免疫分型所不能替代的优势，在此主要介绍利用 CD45 进行多参数分析的免疫表型特点。第三章已经介绍了正常骨髓（BM）存在几种不同系列不同分化程度的细胞群。AML 由于幼稚的髓细胞异常增多，其 CD45/SSC 图形不同于正常 BM 图形，并且不同 AML 亚型可表现出亚型特异的 CD45/SSC 图形改变，见图 4-2-1。利用 CD45 设门方法，首先分析 CD45/SSC 图，划分出不同的细胞群体，观察其与正常 BM 的差别，找到异常细胞群，再进一步分析不同群细胞的免疫表型特征，以确定白血病细胞的性质，并作出诊断。

由于 WHO 的分类中对白血病的免疫表型均进行了描述，这些描述为经过系列研究的结果，具有代表性及参考价值，因此，本章中免疫表型以介绍 2017 版 WHO 为主，并对主要的类型结合我们的经验进行补充。

### 一、AML 伴明确的遗传学异常

2022 版中此类范畴的 AML 共 13 种，前 11 种涉及的基因有明确标出，对这些 AML 进行诊断时，BM 中幼稚细胞可以 < 20%。只有 AML 伴 *BCR∷ABL1* 融合及 AML 伴 *CEBPA* 突变，20% 要求不变。

#### （一）AML 伴 *RUNX1∷RUNX1T1* 融合

【WHO 定义】 此类 AML 经常伴有粒系成熟。在 AML 中占 5% 左右，在 AML-M2 中占 10%。主要见于年轻人。

【WHO 介绍的免疫表型】 部分原始细胞显示高强度表达 CD34、HLA-DR、cMPO 和 CD13。但 CD33 经常弱表达。在部分细胞中可见粒系成熟的标志，例如表达 CD15 和（或）CD65。部分原始细胞可同时表达 CD34 和 CD15。经常表达淋系标志 CD19、PAX5、CD56，也可以表达胞内 cCD79a。有些病例表达 nTdT，但经常为弱表达。表达 CD56 可能预后较差。

当白血病细胞出现弱 CD19⁺（伴 CD56⁺）CD33dim 时，多提示存在 t（8；21），见图 4-2-2-a、b，应建议临床医生进行染色体或 RT-PCR 检测，以证实存在此种染色体易位。文献报道此型 AML 往往预后较好。

我们比较了 130 例 AML 伴 *RUNX1∷RUNX1T1* 融合与无 *RUNX1∷RUNX1T1* 融合 AML 成熟型

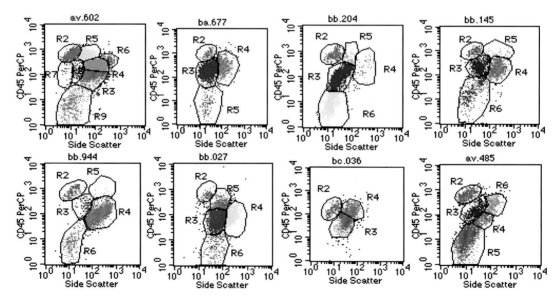

图 4-2-1　为正常 BM 和 AML-M0 ～ 6 BM 细胞免疫分型结果。上排从左到右依次为 NBM、AML-M0、AML-M1、AML-M2；下排依次为 AML-M3、AML-M4、AML-M5、AML-M6

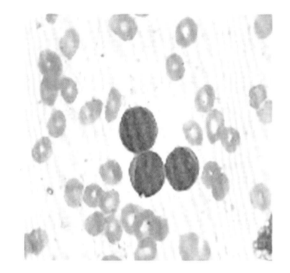

（AML-M2）免疫表型，见表4-2-1。从表中可以看出，AML 伴 t（8；21）患者 HLA-DR、CD38、CD117 和 CD34 的表达率很高，均在 97% 以上，可以说几乎所有患者均表达这些标志。与无 t（8；21）的 AML-M2 患者相比，CD117 与 CD38 表达无差别，CD34 和 HLA-DR 表达率稍低。但后者 CD33 的表达率高于 AML 伴 t（8；21）患者。AML 伴 t（8；21）患者的最大特点是表达 CD19，与无 t（8；21）的 AML-M2 间具有显著差异。虽然 AML 伴 t（8；21）患者 CD56 的阳性率也较高，甚至高于 CD19。但无 t（8；21）的 AML-M2 CD56 的阳性率也不低。因此，单独表达 CD56 对判断是否为 AML 伴 t（8；21）患者准确性不高。文献报道表达 CD19 和 CD56 及 CD33 低表达对判断 AML 伴 t（8；21）有较高的准确性和特异性。

图 4-2-2-a　**AML 伴 *RUNX1∶∶RUNX1T1* 融合 BM 细胞形态。**原始粒细胞占 **71%**，体积偏大，少数细胞核不规则，染色质细，胞质蓝，量少，可见 **Auer** 小体

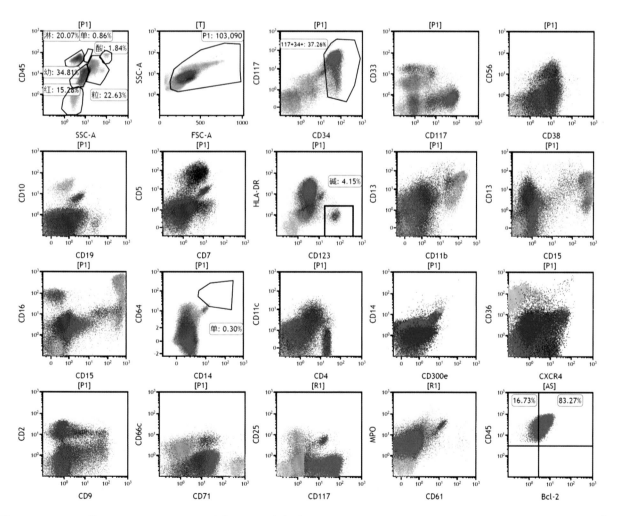

图 4-2-2-b　**AML 伴 *RUNX1∶∶RUNX1T1* 融合 BM 细胞免疫分型结果。CD117⁺CD34⁺ 占 37.26%，表达 CD38、CD123ᵈⁱᵐ、HLA-DR、CD71、cMPO，部分细胞表达 CD13、CD19、CD56（少数）、其余标志为阴性**

表 4-2-1　AML 伴 *RUNX1∶∶RUNX1T1* 融合与 AML 部分分化型表型比较

| 抗原 | ETO$^+$ $n$=130 | ETO$^-$ $n$=83 |
|---|---|---|
| CD19 | 61.54 | 3.61 |
| CD56 | 71.43 | 43.55 |
| CD7 | 2.29 | 53.57 |
| CD117 | 98.47 | 100 |
| CD33 | 70.99 | 92.68 |
| CD13 | 76.15 | 78.05 |
| CD34 | 96.95 | 71.08 |
| CD10 | 0 | 3.7 |
| HLA-DR | 100 | 88.61 |
| CD9 | 8.77 | 46.15 |
| CD38 | 98.86 | 96.88 |
| CD123 | 91.07 | 100 |
| CD15 | 74.63 | 51.02 |
| CD64 | 41.18 | 60 |
| CD11b | 17.17 | 12.96 |
| CD14 | 0 | 6.78 |

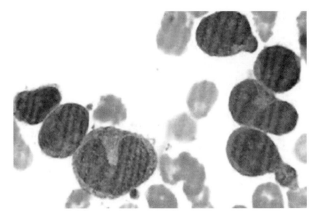

图 4-2-3-a　AML 伴 *CBFβ∶∶MYH11* 融合患者 BM 细胞形态。原始粒细胞占 **24%**，此类细胞胞体偏小，胞核呈圆形，染色质细致，可见核仁，胞质蓝，量少；原始及幼稚单核细胞占 **28%**，此类细胞胞体大，胞核规则，有扭曲、折叠、凹陷，染色质呈细网状，可见核仁，胞质量中，呈灰蓝色

（二）AML 伴 *CBFβ∶∶MYH11* 融合

【WHO 定义】　此类 AML 经常伴有粒系和单核细胞分化，以 BM 中存在异常嗜酸性粒细胞为特征图 4-2-3-a。在 AML 中占 4% ～ 8%，发生于所

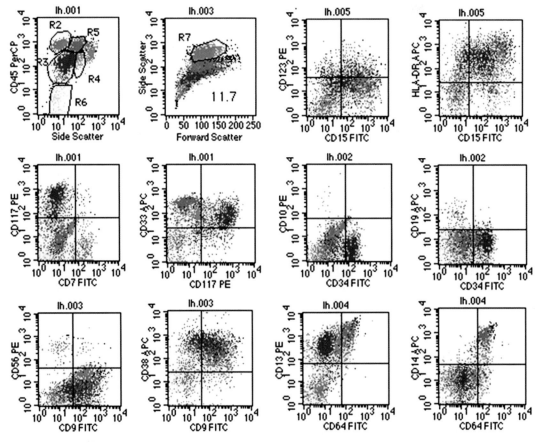

图 4-2-3-b　AML 伴 *CBFβ∶∶MYH11* 融合患者 BM 细胞免疫分型结果。R3 细胞为髓系幼稚细胞 R5 为成熟单核细胞，但 **CD15** 表达较强。R7 为嗜酸性粒细胞，占 **11.7%**，自发荧光较强，表达 **CD33、CD9、CD13、CD15**。CD45 和 SSC 表达较强，但 FSC 中等大小

有年龄组，但以年轻人居多。

【WHO 介绍的免疫表型】 免疫表型较复杂，存在多种原始细胞。原始细胞高表达 CD34、HLA-DR。细胞向粒系分化（CD13、CD33、CD15、CD65、cMPO 阳性）和向单核细胞分化（CD14、CD4、CD11b、CD11c、CD64、CD36 和颗粒酶阳性）。经常可见抗原表达不同步表型。有报道多同时表达 CD2，但不具特异性图 4-2-3-b。

笔者单位对 22 例 AML 伴 *CBFβ∷MYH11* 融合患者免疫表型进行了分析，见表 4-2-2，可以看出原始细胞中 CD117、HLA-DR、CD38、CD13 均全部表达；CD34、CD9、CD33 和 CD64 表达比例逐渐减低。CD15、CD11b 和 CD14 的表达率均较低。而淋系抗原 CD7、CD19、CD56 几乎不表达。我们所检测的抗体中，没有发现较多的抗原不同步表达，也没有发现交叉抗原的表达。但我们没有常规检测 CD2。

表 4-2-2 AML 伴 *CBFβ∷MYH11* 融合患者免疫表型分析

| 抗原 | 阳性例数 | 检测例数 | 阳性率（%） |
|---|---|---|---|
| CD117 | 22 | 22 | 100 |
| CD34 | 21 | 22 | 95.45 |
| HLA-DR | 22 | 22 | 100 |
| CD38 | 10 | 10 | 100 |
| CD13 | 22 | 22 | 100 |
| CD33 | 18 | 22 | 81.82 |
| CD9 | 10 | 11 | 90.91 |
| CD14 | 1 | 20 | 10 |
| CD64 | 16 | 21 | 76.19 |
| CD11b | 2 | 16 | 12.5 |
| CD15 | 2 | 5 | 40 |
| CD7 | 0 | 21 | 0 |
| CD19 | 0 | 19 | 0 |
| CD56 | 1 | 11 | 9.09 |

我们的体会是，在做免疫分型检查时，如果患者为 AML 伴单核细胞分化，且同时出现嗜酸性粒细胞增多，往往提示为 AML 伴 *CBFβ∷MYH11* 融

合，经染色体和基因检测后发现绝大多数患者为阳性。但对嗜酸性粒细胞的鉴别需要仔细观察，因为嗜酸性粒细胞与粒细胞在免疫表型上有很多相似之处，如均表达 CD13、CD33、CD11b 等，但 CD16 阴性。另外成熟嗜酸性粒细胞表达 CD9 和 CD123。因嗜酸性粒细胞胞质内具有很多颗粒性，因此在 FCM 检测时，可以表现为 SSC 比粒细胞大，另外 CD45 表达强度也高于粒细胞，但细胞体积比粒细胞无明显增大，因此在 CD45/SSC 和 SSC/FSC 二维点图中，出现一群 CD45 强 /SSC 大和 SSC 大而 FSC 不大的细胞，再结合此群细胞自发荧光较高，和具有粒细胞免疫表型特点，但 CD16⁻ 及表达 CD9 和 CD123，可以对嗜酸性粒细胞进行辨认。

（三）APL 伴 *PML∷RARA* 融合

【WHO 定义】 此类 AML 是一类以早幼粒细胞增多为特征的 AML，多颗粒（典型 APL）与微颗粒均存在。在 AML 中占 4% ~ 8%，发生于所有年龄组，但中年成人居多。

【WHO 介绍的免疫表型】 以 CD34、HLA-DR、CD11b、CD11c、CD18 低表达或阴性为特征。白血病细胞经常均一高表达 CD33 和异质性表达 CD13。多数病例表达 CD117，虽然有时候为弱表达。粒系分化标志 CD15 和 CD65 常为阴性或只有弱表达。CD64 经常表达。在 bcr3 型 BCR-RARα 融合基因阳性患者经常有部分细胞表达 CD34 和 CD2。约 20%APL 患者表达 CD56，预后较差。

急性早幼粒细胞白血病在 AML 中 < 10%。是一种可治愈的白血病，患者对维 A 酸和砷剂治疗有很好的疗效，预后好。早期较凶险，及早治疗直接影响患者预后。因此对此型白血病的准确诊断尤为重要。

从基因水平，APL 伴 *PML∷RARA* 融合患者的 PML-RARα 融合基因具有三种类型：BCR1、BCR2 和 BCR3。也称为长型（L）变异型（V）和短型（S）。BCR1 型幼稚细胞为典型的多颗粒型，免疫表型为典型的 APL 特点（图 4-2-4-a、b）。BCR2 型无明显特殊性（图 4-2-5）。但 BCR3 型幼稚细胞形态经常为微颗粒型。FCM 也可表现为 SSC 值比典型 APL 患者低，部分患者表达 CD34（图 4-2-6-a、b）。但多数患者免疫表型与 BCR1 型无明显区别（图 4-2-7）。

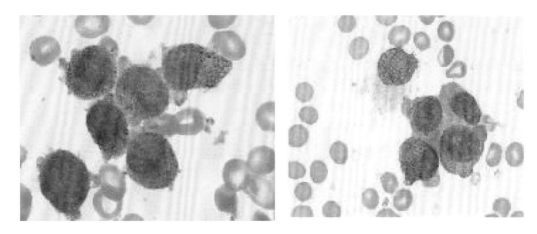

图 4-2-4-a　APL 伴 *PML*：：*RARA* 融合患者 BM 细胞形态结果，基因型为 BCR1。幼稚细胞胞体较大，核不规则，核染色质细，核仁可见，胞质丰富，可见内外胞质及粗大颗粒。左侧细胞的胞内可见 **Auer** 小体

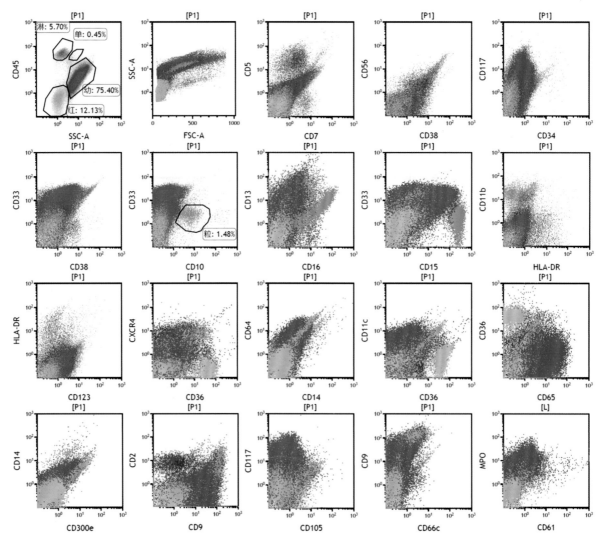

图 4-2-4-b　APL 伴 *PML*：：*RARA* 融合患者 BM 细胞免疫分型结果，基因型为 BCR1。R3 细胞为异常幼稚细胞，SSC 较大，表达 **CD1117**、**CD33**、**CD9**、**CD13**、**CD9**、**CD65**、**cMPO**，部分细胞表达 **CD38**、**CD64**、**CD15**；而 **CD34**、**HLA-DR**、**CD123**、**CD11b** 及其他抗原均阴性

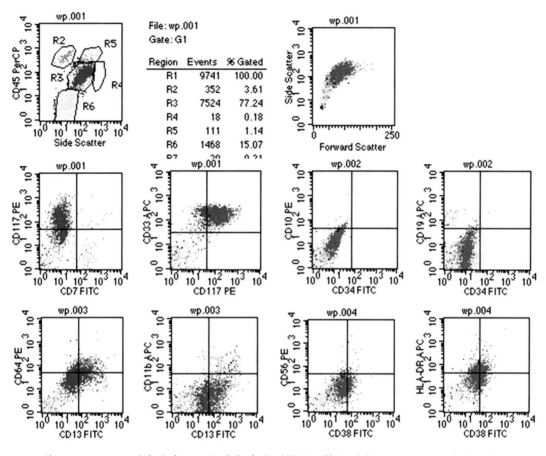

图 4-2-5 **APL 伴 *PML*∷*RARA* 融合患者 BM 细胞免疫分型结果，基因型为 BCR2。R3 细胞为异常幼稚细胞，表达 CD117、CD33，部分细胞 CD64、CD13，少数细胞表达 CD38，而 HLA-DR、CD34、CD11b、CD56 及其他抗原阴性。免疫表型与 BCR1 型无明显区别**

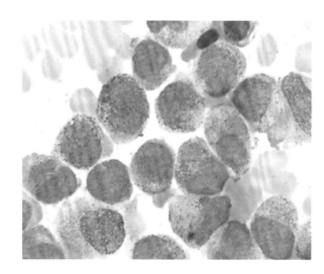

图 4-2-6-a **APL 伴 *PML*∷*RARA* 融合患者 BM 细胞形态，基因型为 BCR3。APL 细胞占 84%，此类细胞核不规则，染色质细，核仁可见，胞质丰富，可见内外胞质及粗大颗粒**

4

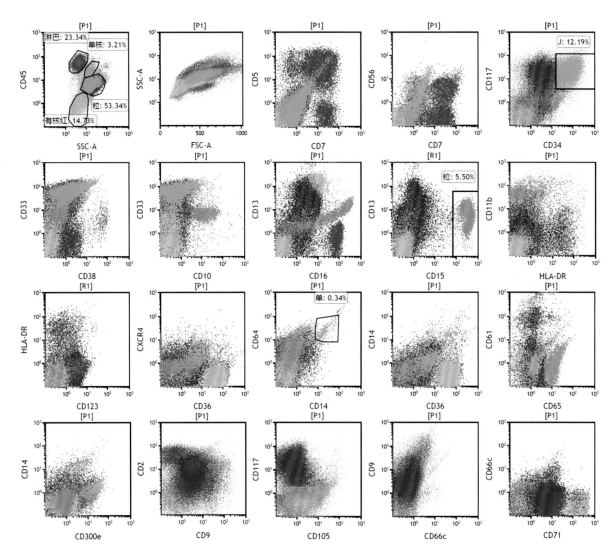

图 4-2-6-b  **APL 伴 *PML*∷*RARA* 融合患者 BM 细胞免疫分型结果，基因型为 BCR3。R3 细胞为异常幼稚细胞，该患者与其他 APL 不同点是幼稚细胞表达 CD2，部分细胞 CD34、CD9dim、SSC 稍低**

虽然典型 APL 患者免疫表型具有一定的特点，当形态怀疑 APL，免疫表型具有典型的 APL 特点时，诊断 APL 的准确性是较高的。但少数 AML-M2 患者也有此特点，因此免疫表型不是 APL 确诊的依据，当免疫表型有上述表现时，应建议进行染色体及基因检测，以证实诊断。

我们对 221 例 APL 患者的免疫表型进行了分析[10]，见表 4-2-3。我们的结果显示 CD123、CD13、CD64、CD33 和 CD38 几乎全部表达。96%APL 患者表达 CD117 和 CD9。CD15、CD56、和 CD11b 表达率分别为 37.1%、24.7% 和 20%。＜5% 患者表达 CD7、CD19 和 CD14。虽然典型的 APL 患者不表达 CD34 和 HLA-DR，但有 10.7%

和 7% 患者表达 CD34（以 20% 作为临界值）和 HLA-DR。另外典型的 APL 细胞 SSC 较大，与粒细胞相似，因此如果异常细胞同时具有上述免疫型特点，高度怀疑为 APL。

我们进一步对抗原阳性表达的患者中这些抗原表达的平均阳性细胞比例进行了分析（表 4-2-4），结果 CD123、CD33 和 CD9 的平均阳性细胞比例高，均在 90% 左右，其中 CD123 的平均阳性细胞比例最高，为 93.91%，说明这些抗原表达强度最高；CD117、CD38、CD13 和 CD64 抗原阳性患者的平均阳性细胞比例在 70% ～ 73% 之间，说明抗原为中度表达。虽然部分患者表达 CD15、CD56、CD11b 及少数患者表达 CD34、HLA-DR 和

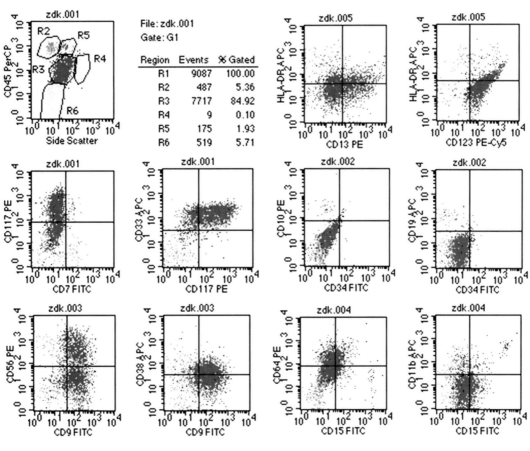

图 4-2-7 APL 伴 *PML*∷*RARA* 融合患者 BM 细胞免疫分型结果，基因型为 BCR3。R3 细胞为异常幼稚细胞，SSC 比 BCR1 型低，其他表型与 BCR1 型无明显区别。表达 CD33、CD9、CD123，部分细胞 CD117、CD64、CD13、CD38、CD56，而 CD34、CD15、HLA-DR、CD11b 及其他抗原阴性

表 4-2-3　221 例 APL 患者抗原表达特点

| 抗原 | 阳性例数 | 检测例数 | 阳性率（%） |
|---|---|---|---|
| CD123 | 87 | 87 | 100 |
| CD13 | 196 | 196 | 100 |
| CD64 | 193 | 194 | 99.5 |
| CD33 | 212 | 214 | 99.1 |
| CD38 | 134 | 136 | 98.5 |
| CD117 | 208 | 215 | 96.7 |
| CD9 | 97 | 101 | 96 |
| CD15 | 26 | 70 | 37.1 |
| CD56 | 23 | 92 | 24.7 |
| CD11b | 14 | 70 | 20 |
| HLA-DR | 22 | 206 | 10.7 |
| CD34 | 15 | 213 | 7 |
| CD7 | 6 | 201 | 3 |
| CD19 | 4 | 198 | 2 |
| CD14 | 1 | 87 | 1.1 |

CD19，但阳性患者的平均阳性细胞比例均较低，在 40% ～ 50%，说明抗原为弱表达；另外，6 例 CD7 阳性表达患者的平均阳性细胞比例较高，为 76.40%。

　　根据阳性细胞比例的不同范围，以 20% ～ 40%、40% ～ 60%、60% ～ 80% 和 80% ～ 100% 为界进一步分析每例阳性患者该抗原阳性细胞比例的分布。可以看出平均阳性细胞比例高的抗原，这些患者多集中于高表达范围。以阳性细胞比例 > 60% 作为界限，将抗原阳性表达患者分为二组进行比较，结果显示，在 CD123<sup>+</sup>、CD33<sup>+</sup> 和 CD9<sup>+</sup> 患者中，阳性细胞比例明显高于与其他抗原（*P* < 0.001）；CD117<sup>+</sup>、CD64<sup>+</sup>、CD38<sup>+</sup> 和 CD13<sup>+</sup> 患者中，阳性细胞比例不一致，说明这些抗原表达强度的变异性较大，由弱表达到强表达均可出现。而 CD15、CD11b、CD56、CD34 和 HLA-DR 阳性表达的患者

表 4-2-4    APL 抗原阳性表达的患者中抗原表达的分析

| 抗原 | 阳性例数 | $\bar{x}^* \pm$ SD | 阳性细胞比例 | | | |
|---|---|---|---|---|---|---|
| | | | 20% ~ 40% | 40% ~ 60% | 60% ~ 80% | 80% ~ 100% |
| CD123 | 87 | 93.91% ± 9.29% | 1.1 | 0.0 | 8.0 | 90.8 |
| CD33 | 212 | 91.53% ± 12.61% | 1.9 | 1.9 | 7.1 | 89.2 |
| CD9 | 97 | 88.53% ± 13.85% | 2.1 | 4.1 | 10.3 | 83.5 |
| CD117 | 208 | 71.97% ± 19.48% | 8.7 | 16.3 | 34.1 | 40.9 |
| CD64 | 193 | 71.51% ± 19.11% | 6.2 | 20.7 | 33.2 | 39.9 |
| CD38 | 134 | 72.39% ± 21.57% | 10.4 | 17.9 | 28.4 | 43.3 |
| CD13 | 196 | 70.89% ± 23.00% | 13.3 | 18.9 | 25.0 | 42.9 |
| CD15 | 26 | 55.10% ± 23.96% | 34.6 | 23.1 | 23.1 | 19.2 |
| CD34 | 15 | 48.48% ± 21.85% | 33.3 | 40.0 | 20.0 | 6.7 |
| HLA-DR | 22 | 43.96% ± 22.43% | 59.1 | 22.7 | 16.7 | 9.1 |
| CD11b | 14 | 32.24% ± 9.91% | 85.7 | 14.3 | 0.0 | 0.0 |
| CD14 | 1 | 30.08% | 100.0 | 0.0 | 0.0 | 0.0 |
| CD7 | 6 | 76.40% ± 17.55% | 0.0 | 16.7 | 33.3 | 50.0 |
| CD56 | 22 | 45.47% ± 17.34% | 45.5 | 36.4 | 13.6 | 4.5 |
| CD19 | 4 | 31.83% ± 8.35% | 75.0 | 25.0 | 0.0 | 0.0 |

中，多为低比例的表达。说明这些抗原在 APL 患者中不仅阳性表达的患者比例较低，而且阳性患者中阳性细胞的比例也较低，多为弱表达。

对初诊 APL 患者的基因表达与免疫表型关系研究显示 196 例确诊的 APL 患者中，PML-RARα 基因的长型转录本 BCR1、变异型转录本 BCR2 和短型转录本 BCR3 分别为 124 例、9 例和 63 例，所占比例分别为 63.3%、4.6% 和 32.1%。

我们进一步比较了基因型与免疫表型的关系，因 BCR2 型患者数少，主要比较了 BCR1 与 BCR3 两种 PML-RARα 基因类型与抗原表达的关系，结果发现，如果以 20% 为界，CD34⁺ 患者在 BCR3 型中的比例为 15.4%（10/65），在 BCR1 型中为 3.3%（4/121），两者之间有显著性差异（$P < 0.05$），而两种基因亚型中其余抗原的表达无明显区别（表 4-2-5）。

文献报道和 WHO 也介绍到 BCR3 型经常表达 CD34，但我们的根据显示，虽然 BCR3 型比 BCR1 型 CD34 阳性患者的比例有明显不同。但以 20% 为界也只有 15.4% 的 BCR3 型患者表达 CD34，阳

表 4-2-5    初诊 APL 患者的基因表达与免疫表型关系

| 抗原 | BCR1 型例数 阳性 / 检测（%） | BCR3 型例数 阳性 / 检测（%） | P |
|---|---|---|---|
| CD123 | 48/48（100） | 32/32（100） | NS |
| CD13 | 104/104（100） | 59/59（100） | NS |
| CD64 | 103/104（99.0） | 61/61（100） | NS |
| CD33 | 123/124（99.2） | 62/63（98.4） | NS |
| CD38 | 80/81（98.8） | 42/43（97.7） | NS |
| CD117 | 121/124（97.6） | 63/64（98.4） | NS |
| CD9 | 58/62（93.5） | 31/31（100） | NS |
| CD15 | 17/39（43.6） | 8/28（28.6） | NS |
| CD56 | 11/50（22.0） | 8/33（24.2） | NS |
| CD11b | 10/41（24.4） | 4/26（15.4） | NS |
| HLA-DR | 15/118（12.7） | 4/65（6.2） | NS |
| CD34 | 4/121（3.3） | 10/65（15.4） | 0.007 |
| CD7 | 4/117（3.4） | 1/59（1.7） | NS |
| CD19 | 3/124（2.4） | 1/59（1.7） | NS |
| CD14 | 1/55（1.8） | 0/22（0） | NS |

NS，无意义

性患者比例并不高。因此我们进一步以 5%、10% 和 20% 作为 CD34 的阳性界值，分析 BCR1 和 BCR3 组中 CD34 阳性患者的比例（表 4-2-6）。以 10% 为阳性界限，BCR3 型患者中 CD34$^+$ 患者的比例为 47.7%，而 BCR1 型患者中 CD34$^+$ 患者的比例变化不大，为 5.8%，两者差别最显著（$P < 0.001$）；按照 10% 划分 CD34 的阳性界限判断 BCR 基因型的敏感性较高。

以设定的 CD34$^+$ 细胞三种界值，进一步分析 CD34$^+$ 细胞中三种基因类型的比例。从表 4-2-7 可以看出，以 5%、10% 和 20% 为阳性界限时，分别有 60%、81.6% 和 71.4% 的 CD34$^+$ 患者为 BCR3 型，以 10% 最高。而在三种界限下，分别有 73.8%、72.6% 和 64.6% 的 CD34$^-$ 患者为 BCR1 型。因以 10% 为界时，BCR3 型中 CD34$^+$ 患者最多，而 BCR1 型中 CD34$^-$ 患者与最高的 5% 相似，因此认为以 10% 界定 CD34 的阳性表达更合适。

表 4-2-6　**APL 患者以不同 CD34$^+$ 临界值分组与基因型的关系**

| CD34 临界值 | | BCR1 | | BCR3 | | $P$ 值 |
|---|---|---|---|---|---|---|
| | | % | n | % | n | |
| 5% | + | 20.7 | 25 | 60 | 39 | < 0.001 |
| | − | 79.3 | 96 | 40 | 26 | |
| 10% | + | 5.8 | 7 | 47.7 | 31 | < 0.001 |
| | − | 94.2 | 114 | 52.3 | 34 | |
| 20% | + | 3.3 | 4 | 15.4 | 10 | < 0.05 |
| | − | 96.7 | 117 | 84.6 | 55 | |

表 4-2-7　**APL 患者中不同基因型与 CD34$^+$ 临界值的关系**

| 基因型 | 5% | | 10% | | 20% | |
|---|---|---|---|---|---|---|
| | + | − | + | − | + | − |
| | % (n) | % (n) | % (n) | % (n) | % (n) | % (n) |
| BCR1 | 38.5 (25) | 73.8 (96) | 18.4 (7) | 72.6 (114) | 28.6 (4) | 64.6 (117) |
| BCR2 | 1.5 (1) | 6.2 (8) | 0 (0) | 5.7 (9) | 0 (0) | 5.0 (9) |
| BCR3 | 60.0 (39) | 20.0 (26) | 81.6 (31) | 21.7 (34) | 71.4 (10) | 30.4 (55) |

文献报道典型的 APL 患者形态为大颗粒型，

在 FCM 的表现为 SSC 较大（Large-SSC，L-SSC），也有部分患者为微颗粒型，SSC 较低（NL-SSC）。而文献报道不同的颗粒表现与基因型有关。因此我们分析了 CD34$^+$ 患者 L-SSC 和 NL-SSC 中 BCR1 和 BCR3 基因型的比例：以 20% 为阳性界限，CD34$^+$ 患者中 L-SSC 6 例，其中 4 例为 BCR1 型，2 例为 BCR3 型，NL-SSC 共 8 例，全部为 BCR3 型；以 10% 为界限时，CD34$^+$ 患者中 L-SSC 18 例，其中 7 例为 BCR1 型，11 例为 BCR3 型，NL-SSC 共 21 例，全部为 BCR3 型；以 5% 为界限时，CD34$^+$ 患者中 L-SSC 42 例，其中 24 例为 BCR1 型，18 例为 BCR3 型，NL-SSC 共 22 例，其中 BCR3 型 21 例，BCR1 型 1 例。结果说明，三种阳性界限时，CD34$^+$ 且 CD45/SSC 二维点图上表现为 NL-SSC 时，均高度提示基因为 BCR3 型；且 NL-SSC 与 BCR3 更相关，与 L-SSC 相比存在显著差异（$P < 0.05$）。

进一步分析 CD34$^+$ 患者 BCR1 和 BCR3 基因型中 L-SSC 和 NL-SSC 的比例：以 20%、10% 和 5% 为阳性界限时，CD34$^+$ 且 BCR1 型患者中分别有 100%（4/4）、100%（7/7）和 96%（24/25）的患者在 CD45/SSC 二维点图上表现为 L-SSC；CD34$^+$ 且 BCR3 型患者中分别有 80%（8/10）、64.5%（20/31）和 53.8%（21/39）的患者表现为 NL-SSC。说明阳性界限为 20% 时，BCR3 型患者中表现为 NL-SSC 的最多，特异性最强。

（四）**AML 伴伴 *KMT2A* 重排**

【**WHO 定义**】 此类 AML 经常伴单核细胞特征（图 4-2-8-a）。也称为 AML 伴 11q23 异常。发生于所有年龄组，但儿童居多。在儿童中占 9% ～ 12%，在成人中占 2%。

【**WHO 介绍的免疫表型**】 强表达 CD33、CD65、CD4 和 HLA-DR，而 CD13、CD34 和 CD14 经常为低表达。AML 伴 11q23 异常表达 NG2 同源物（硫酸软骨素分子）与抗 7.1 抗体反应。多数成人 AML 伴 11q23 异常患者表达单核细胞分化标志，例如 CD14、CD4、CD11b、CD11c、CD64、CD36 和溶菌酶，不同程度表达 CD34、CD117。有报道表达 CD56（图 4-2-8-b）。

（五）**AML 伴 *DEK∷NUP214* 融合**

【**WHO 定义**】 此类 AML 经常伴或不伴单核细胞特征。经常伴有嗜碱性粒细胞和多系病态造

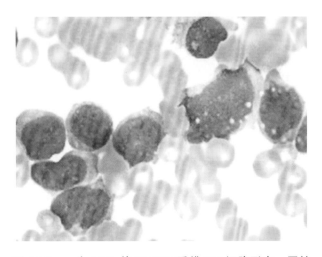

图 4-2-8-a 为 AML 伴 *KMT2A* 重排 BM 细胞形态，原始粒细胞占 91%，此类细胞胞体大小不均，核规则，染色质细致，可见核仁，胞质蓝，量少，部分细胞胞质中可见空泡

血。在 AML 中占 0.7% ~ 1.8%，见于成人和儿童，儿童的中位年龄是 13 岁，成人中位年龄是 35 岁。

【WHO 介绍的免疫表型】 AML 免疫表型，无特异性。表达 cMPO、CD33、CD13、CD38 和 HLA-DR，多数病例表达 CD34、CD117 和 CD15。部分病例表达单核细胞标志 CD64。大约一半病例表达 nTdT（图 4-2-9）。

（六）AML 伴 *MECOM* 重排

【WHO 定义】 此类 AML 可见于初发或者继发于 MDS，经常伴随正常或增高的 PB 血小板数，BM 的巨核细胞具有单个或者双叶核仁和伴有多系病态造血。在 AML 中占 1% ~ 2%，主要见于成人，无性别倾向。儿童的中位年龄是 13 岁，成人中位年龄是 35 岁。

【WHO 介绍的免疫表型】 此类 AML 的免疫表型资料有限。原始细胞表达 CD33、CD13、CD34、CD38 和 HLA-DR，一些病例表达 CD7 和

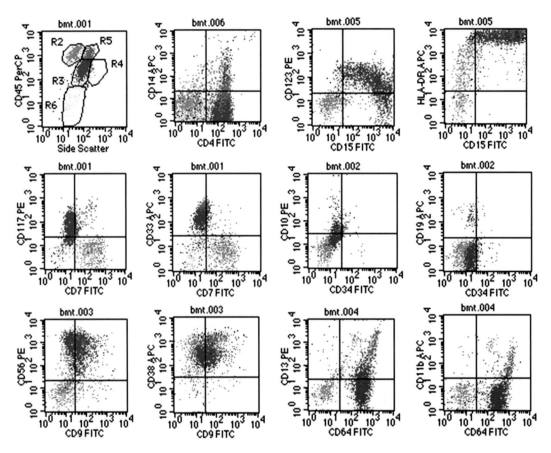

图 4-2-8-b 为 AML 伴 *KMT2A* 重排 BM 细胞免疫分型结果，R3 细胞为髓系幼稚细胞，强表达 CD33、CD64、CD4、HLA-DR、CD38、CD56，低表达 CD13、CD14、CD9、CD10、CD9，同时表达 CD117、CD123 和 CD15。而 CD34、CD11b、CD19、CD7 阴性

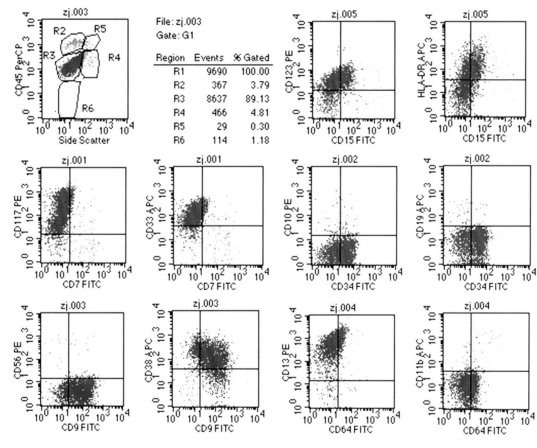

图 4-2-9　为 **AML** 伴 *DEK*∷*NUP214* 融合 **BM** 细胞免疫分型结果。**R3** 细胞为髓系幼稚细胞，强表达 **CD117**、**CD9**、**CD38**、**CD13**，低表达 **CD34**、**HLA-DR**、**CD64**、**CD15**，同时表达 **CD123**。而 **CD11b**、**CD7**、**CD19** 和 **CD56** 为阴性

巨核细胞标志 CD41 和 CD61。但其他淋系标志一般不表达。

（七）**AML** 伴 *RBM15*∷*MKL1* 融合

【**WHO** 定义】　此类 AML 经常显示巨核细胞系成熟特征。在 AML 中＜ 1.0%，常见于无唐氏综合征的婴儿。

【**WHO** 介绍的免疫表型】　原始巨核细胞表达一个或者多个血小板糖蛋白：CD41（糖蛋白Ⅱb/Ⅲa）和（或）CD61（糖蛋白Ⅲa）。更成熟的血小板相关标志很少表达。髓系相关标志 CD33、CD13 可能阳性。CD34、白细胞标志 CD45 和 HLA-DR 经常阴性。CD36 特征性阳性。cMPO、淋系标志和 nTdT 阴性。胞内 CD41 和 CD61 比表面更特异和敏感。这种较高的特异性可能是因为在其他型 AML 中血小板经常黏附于原始细胞而被错误认为阳性。

（八）**AML** 伴 *BCR*∷*ABL1* 融合

【**WHO** 定义】　此类 AML 是初发的，没有CML 病史。多数为 P210，以 b2a2 和 b3a2 主，P190少见。多数病例除去存在 t（9；22）（q34.1；q11.2）以外，还存在 –7、+8 和复杂核型。其发病率在AML ＜ 1%，在 *BCR*∷*ABL* 1 阳性白血病中＜ 1%，多见于成人，男性多见。

【**WHO** 介绍的免疫表型】　有限的研究报道，表达髓系标志 CD33、CD13 和 CD34，经常表达 nTdT，异常表达 CD19、CD7。注意如果符合MAPL 标准，则诊断 MPAL。

（九）**AML** 伴 *NPM1* 突变

【**WHO** 定义】　*NPM1* 突变经常累及 *NPM1* 基因的第 12 外显子。其胞内异常表达 NPM 可以是这个基因的替代标志。这类 AML 经常伴随粒单或单核细胞特征。典型发生于正常核型老年人。是最常见的重现性遗传学异常的 AML，见于 2% ～ 8%儿童和 27% ～ 35% 成人。在成人正常核型中发生率为 44% ～ 64%，女性多见。

**4**

【**WHO 介绍的免疫表型**】 除去表达髓系标志 CD33、CD13、cMPO 外，经常表达单核细胞标志 CD14 和 CD11b。表达巨噬细胞限制性的 CD68。

最具特点的是不论原始细胞的成熟度如何均不表达 CD34（图 4-2-10-a、b）。

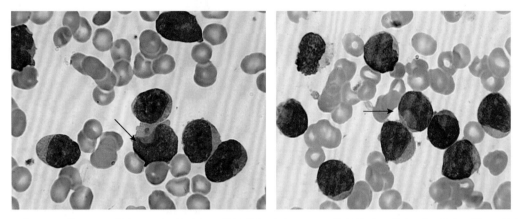

图 **4-2-10-a** 为 **AML** 伴 *NPM1* 突变 **BM** 细胞形态。原始粒细胞占 **90%**，体积偏小，核规则，染色质细，核仁可见，胞质蓝，量少，可见特征性杯形细胞

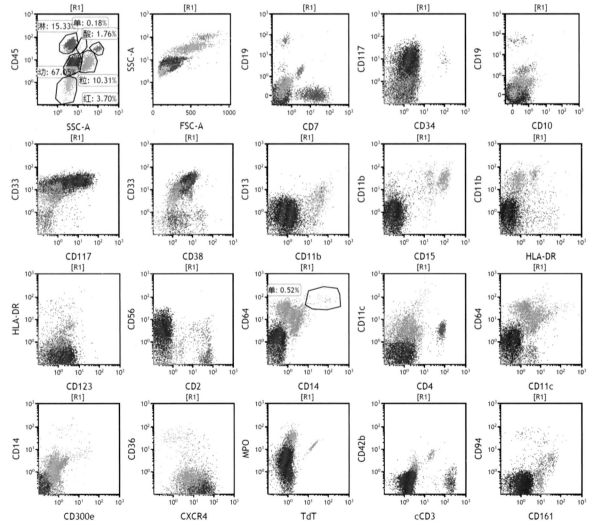

图 **4-2-10-b** 为 **AML** 伴 *NPM1* 突变 **BM** 细胞免疫分型结果。**R3** 细胞为髓系幼稚细胞，表达 **CD117、CD33、CD56、CD38、cMPO**，部分细胞表达 **CD13dim、CD123**。其余标志为阴性

（十）AML 伴 *CEBPA* 突变

【WHO 定义】　此类 AML 经常符合 AML 部分成熟或未分化型的标准。一些病例显示粒单或单核细胞特征。主要见于初发的白血病。在初发 AML 中占 6% ～ 15%，占正常核型 AML 的 14% ～ 18%。无性别和年龄区别。

【WHO 介绍的免疫表型】　原始细胞经常表达一个或多个髓系相关标志 CD33、CD13、CD65、CD11b 和 CD15，多数原始细胞表达 CD34 和 HLA-DR。单核细胞标志 CD14 和 CD64 经常阴性。50% ～ 73% 病例表达 CD7，而 CD56 和其他淋系标志经常阴性（图 4-2-11-a、b）。

（十一）AML 骨髓发育不良相关（AML-MR）

【2022 版 WHO 定义】　当外周血或骨髓母细胞 ≥ 20% 且具有 MDS 或 MDS/MPN 病史，并具有一个或多个特异性细胞遗传学和分子异常（表 4-2-8）。

表 4-2-8　诊断 AML-MR 的细胞遗传学和分子异常

| 细胞遗传学和分子异常 |
| --- |
| 明确的遗传学异常 |
| 复杂核型（≥ 3 异常） |
| del（5q）或非平衡易位致 5q- |
| -7，del（7q）或非平衡易位致 7q- |
| del（11q） |
| del（12p）或非平衡易位致 12p- |
| -13 或 del（13q） |
| 等臂 17q 或非平衡易位致 17p- |
| idic（X）（q13） |
| 明确的体细胞突变 |
| *ASXL1* |
| *BCOR* |
| *EZH2* |
| *SF3B1* |
| *SRSF2* |
| *STAG2* |
| *U2AF1* |
| *ZRSR2* |

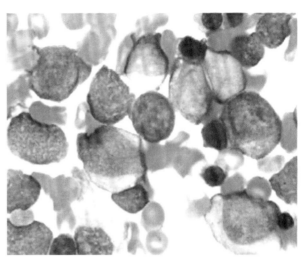

图 4-2-11-a　为 AML 伴 *CEBPA* 突变患者 BM 细胞形态。原始粒细胞占 45%，此类细胞胞体偏小，核染色质细致，核仁清晰，胞质蓝，量少，无颗粒，少数细胞可见空泡变性

【WHO 介绍的免疫表型】　由于潜在性遗传学变化的异质性，免疫表型结果是不同的，但有报道称 CD14 在原始细胞上的表达增加，这与预后不良有关。在高危和单染色体核型患者中发现 CD11b 的表达频率增加。在 5 号和 7 号染色体异常的病例中，有报道称 CD34、nTdT 和 CD7 表达的发生率很高。CD34⁺ 细胞通常只是原始细胞的一个亚群，可能具有干细胞免疫表型，如 CD38 和（或）HLA-DR 低表达。具有这种干细胞免疫表型的细胞比例的增加与高风险的细胞遗传学和不良结果相关。原始细胞通常表达全髓系标志物 CD13、CD33，但这些标记物异常高或低表达也很常见。常见异常表达 CD56 和（或）CD7。成熟的髓系细胞可能表现出与正常髓系细胞不同的抗原表达模式，成熟细胞特别是中性粒细胞的光散射特性也可能发生变化。据报道，HLA-DR、KIT（CD117）、FLT3（CD135）和 CD38 的表达减少和乳铁蛋白表达增加与多系病态造血相关。在原始细胞中，多药耐药糖蛋白 ABCB1（也称为 MDR1）的表达发生率增加。

AML 伴 *RUNX1* 突变，临时　在 2022 版 WHO 发表的文章中，已经剔除此类白血病。

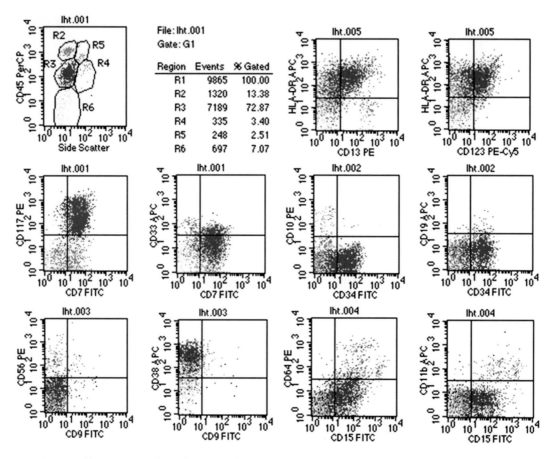

图 4-2-11-b 为 AML 伴 *CEBPA* 突变患者 BM 细胞免疫分型结果。R3 细胞为髓系幼稚细胞，表达 CD117、CD7、CD34、CD38、CD15、CD123、HLA-DR、CD13；少数细胞表达 CD33。其他标志均为阴性

## 二、AML 由分化定义

### （一）急性髓细胞白血病微分化型（AML-M0）

【WHO 定义】 是通过形态和光学显微镜细胞化学检测没有髓细胞分化的证据，髓系分化的特征只有通过免疫标志检测和超微结构细胞化学检测。超微细胞组化和免疫表型检测对鉴别此类 AML 与 ALL 就显得尤为重要。在 AML 中＜ 5%。

此型的诊断必须有形态检查的基础。BM 中原始细胞≥ 20%，形态似淋巴原始细胞，无 Auer 小体。细胞组织化学染色 POX 和苏丹黑＜ 3%。但免疫分型发现，白血病细胞表达一个或一个以上髓系标志。

【WHO 描述的免疫表型特点】 多数病例表达早期造血细胞标志，如 CD34、CD38、HLA-DR。缺乏粒单细胞成熟相关的标志，如 CD11b、CD15、CD14 和 CD65。原始细胞经常表达 CD13 和（或）CD117。60% 的病例表达 CD33。T、B 淋巴细胞限制性胞内抗原 cCD3、cCD79a、cCD22 均为阴性。组化染色 cMPO 为阴性，但 FCM 或免疫组化可能部分幼稚细胞阳性。50% 的病例表达 nTdT，40% 病例表达 CD7。但其他淋巴细胞相关标志很少阳性。

我们认为除上述特点外，AML-M0 幼稚细胞的侧向散射光（SSC）往往较低，与淋巴细胞相似，与其他类型 AML 有所不同，见图 4-2-12-a、b。

根据细胞的免疫表型特点推测白血病细胞起源于多能造血干细胞，此型白血病患者对化疗不敏感。

Bene[11] 分析 241 例 FAB-M0 患者的免疫表型、细胞遗传学和预后。包括 1 ～ 15 岁儿童 58 例，16 ～ 60 岁成人 79 例，60 岁以上老人 104 例。免疫表型：cMPO 阳性率 50% 左右，CD34、HLA-DR、CD33 的阳性率较高，在 70% ～ 90%，CD117

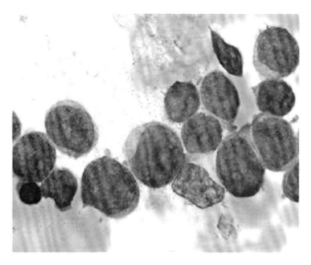

图 4-2-12-a　为 **AML-M0 BM** 细胞形态。原始细胞占 **96％**，此类细胞胞体规则，核规则，染色质细致，核仁清晰，胞质蓝，量少，无颗粒

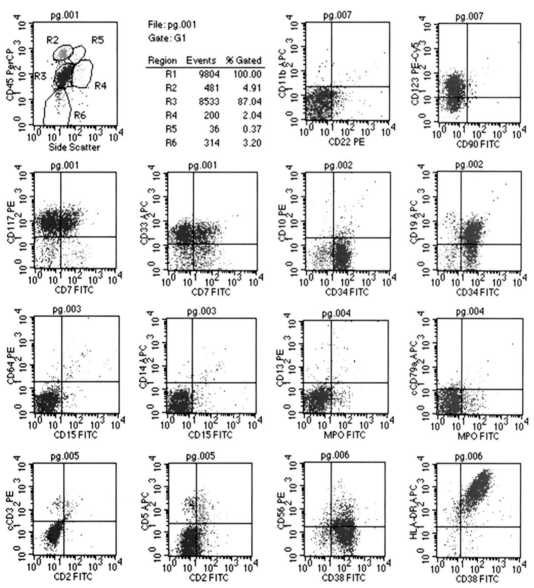

图 4-2-12-b　为 **AML-M0 BM** 细胞免疫分型结果。**R3**（红色）细胞为异常幼稚细胞，表达 **CD117、CD7、CD33、CD34、CD123**；部分细胞表达 **CD9、CD38** 少数细胞表达 **CD10、CD56**；而 **HLA-DR、CD19、CD3、CD4、CD8、CD2、CD5、cCD3、cMPO** 均阴性

和 CD13 次之，为 50% ～ 70%。CD7 和 CD56 在儿童组高达 60% 和 50%，在老年人组则为 20% 和 4% 左右。nTdT、CD11c 阳性为 40% ～ 50%。其他标志：CD15、CD65s、CD14、CD19、CD2、CD4 均在 40% 以下。细胞遗传学改变主要为非平衡异常，主要累及 5 号、7 号、8 号、11 号染色体，生存期短。因此 FAB-M0 患者免疫表型具有祖细胞特征，而免疫标志及细胞遗传学改变具有异质性，其预后与伴多系病态造血 AML 及继发于 MDS 的 AML 相似。

（二）急性髓细胞白血病未成熟型（AML-M1）

【WHO 定义】 BM 存在高比例幼稚细胞且不存在向更加成熟的粒细胞成熟的证据。原始细胞在有核细胞中 > 90%，cMPO 或 SBB > 3%（FCM 或免疫组化）或者存在 Auer 小体，有核细胞中成熟粒细胞 < 10%。在 AML 中占 4% ～ 10%。

【WHO 介绍的免疫表型】 原始细胞表达 2 个或更多的髓系相关性标志，例如：cMPO、CD13、CD33 和 CD117。CD34 和 HLA-DR 在 70% 的病例中阳性。一般不表达成熟粒细胞的标志，例如 CD15 和 CD65 或单核细胞成熟标志 CD14 和 CD64。部分病例表达 CD11b。T、B 淋巴细胞相关的胞内抗原 cCD3、cCD79a、cCD22 均为阴性。30% 病例表达 CD7，其他淋巴细胞相关标志如 CD2、CD4、CD19 和 CD56 见于 10% ～ 20% 病例。

CD45/SSC 图中（图 4-2-13-a、b），SSC 比淋巴细胞稍大。部分病例 FCM 结果显示幼稚细胞群低于 90%，可能为骨髓稀释所致，原始细胞数应当以 BM 涂片分类为主。

（三）急性髓细胞白血病成熟型（AML-M2）

【WHO 定义】 BM 或 PB 中原始细胞 ≥ 20% 且存在成熟的证据（≥ 10% 粒系成熟细胞），单核细胞系在 BM 中 < 20%。在 AML 中占 10%。见于所有年龄组，20% 的患者年龄 < 25 岁，40% 患者年龄 > 60 岁。

【WHO 介绍的免疫表型】 原始细胞中 cMPO 或 SBB > 3%（FCM 或免疫组化），原始细胞表达一个或多个髓系相关性标志，例如：CD13、CD33、CD65、CD11b 和 CD16。经常表达 CD34 和 HLA-DR 和（或）CD117，这些标志可能只表达于部分原始细胞上。一般不表达单核细胞成熟标志 CD14 和 CD64。20% ～ 30% 病例表达 CD7，其他淋巴细胞相关标志例如 CD2、CD4、CD19 和 CD56 较少表达（< 10%）。

CD45/SSC 表现，SSC 比 AML-M1 稍大（图 4-2-14-a、b）。

（四）急性粒单细胞白血病（AML-M4）

【WHO 的定义】 此类白血病同时具有粒系和单核细胞增殖的特征。BM 或 PB 中原始细胞 ≥ 20%（包括幼单细胞）。粒细胞和其前体细胞及单核细胞和其前体细胞在 BM 各系至少占 20%。

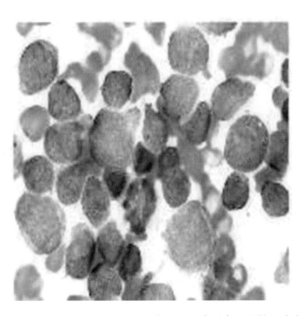
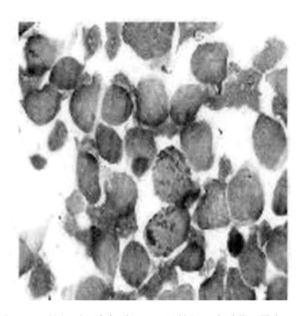

图 4-2-13-a 为 AML-M1 的 BM 细胞形态。原始细胞大小不一，核规则，染色质细，可见核仁，胞质蓝，量少

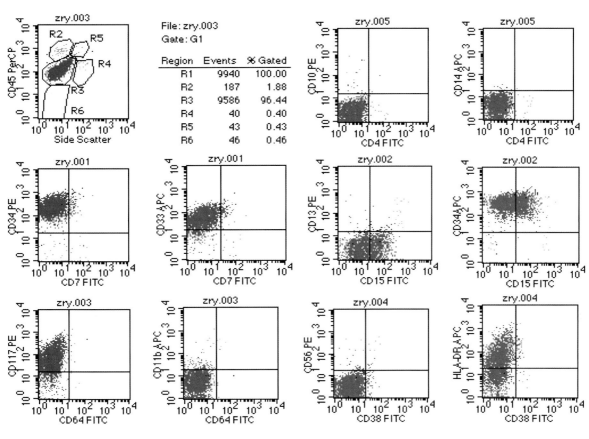

图 4-2-13-b 为 AML-M1 BM 细胞免疫分型结果。R3 细胞为幼稚髓细胞，表达 CD34、CD33、CD117、CD7，部分细胞表达 HLA-DR、CD15，而 CD7、CD13、CD11b、CD64、CD56、CD38、CD10、CD4 和 CD14 均阴性

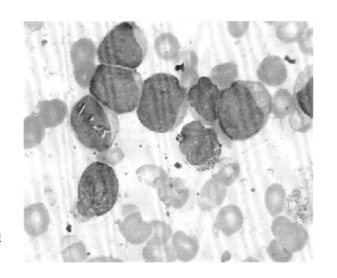

图 4-2-14-a 为 AML-M2 BM 细胞形态。原始细胞胞体规则，核染色质细，可见核仁，胞质蓝，量少

20% 是与急性髓细胞白血病未分化型或伴成熟型进行鉴别，这两类 AML 有时也会出现单核细胞。此类 AML 的 PB 可以出现高比例的单核细胞。在 AML 中占 4% ~ 10%。见于所有年龄组，但老年人更常见，中位年龄是 50 岁。男：女为 1.4∶1。

【WHO 介绍的免疫表型】 原始细胞中 cMPO 或 SBB > 3%（FCM 或免疫组化）。经常显示几种原始细胞群，不同程度表达髓系抗原 CD13、CD33、CD65 和 CD15。一类原始细胞经常表达单核细胞分化特征性标志，如 CD14、CD4、CD11b、

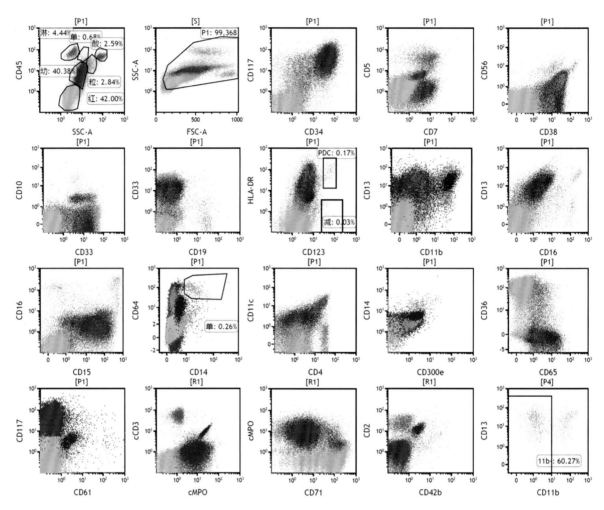

图 4-2-14-b　为 AML-M2 BM 细胞免疫分型结果。幼稚细胞细胞占 **40.38%**，表达 CD117、CD33、CD34、CD38、CD9、**CD13、HLA-DR、CD123、CD15、cMPO、CD65**，异常表达 **CD7**，其他抗原阴性

CD11c、CD64、CD36、CD68、CD163 和溶菌酶。共表达 CD15 和 CD36、CD64 强表达是单核细胞分化的特征性标志。经常存在较少分化的髓系原始细胞，表达 CD34 和（或）CD117。多数病例表达 HLA-DR。30% 病例表达 CD7，其他淋巴细胞相关标志很少表达。

CD45/SSC 表现：我们的经验是幼稚粒细胞在 CD45/SSC 的位置与 M2 相似，但往往与正常单核细胞群融合成一体，多数没有严格的界限（图 4-2-15-a、b）。但仔细划分可以发现 CD45 表达强的细胞为偏成熟的单核细胞，抗原表达多数与正常单核细胞相似，如表达 CD13、CD33、HLA-DR、CD11b、CD14<sup>+/−</sup>、CD4<sup>+/−</sup>，但 CD34 和 CD117 经常为阴性。而 CD45 弱表达的细胞可以是 CD34 和（或）CD117 阳性，并表达 HLA-DR、CD13、CD33，但 CD11b、

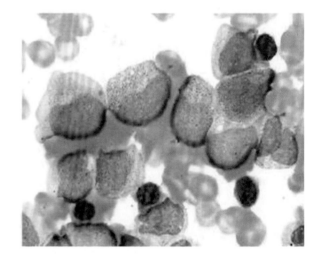

图 4-2-15-a　为 AML-M4 BM 细胞形态。原始粒细胞胞体偏大，核规则、染色质细，胞质蓝，量少，可见 Auer 小体；原幼单占 **29%**，胞体大，核不规则、染色质细，部分有折叠扭曲，胞质丰富，呈淡蓝色

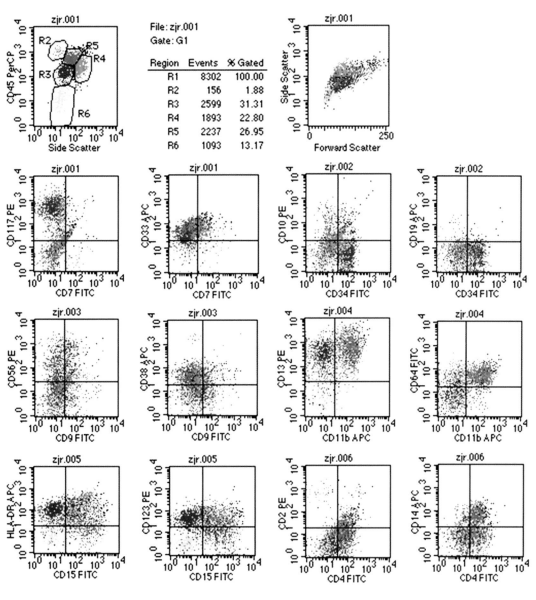

图 4-2-15-b　为 **AML-M4 BM** 细胞免疫分型结果。**R3** 细胞为幼稚髓细胞，**R4** 为部分分化的粒细胞，**R5** 为分化的单核细胞

CD14 多为阴性。同时可以出现成熟或偏成熟粒细胞。如果没有将成熟或偏成熟单核细胞群与幼稚细胞进行单独分群，则可能认为幼稚细胞表达 CD14 等成熟单核细胞标志。

（五）急性原始单细胞和急性单细胞白血病（AML-M5）

【WHO 定义】 是髓系白血病，单核系细胞 > 80%，包括原单、幼单和成熟单核细胞。粒细胞如果存在亦 < 20%（图 4-2-16-a）。急性原始单细胞白血病（M5a）以原始单核细胞为主，典型患者 > 80%。急性单细胞白血病（M5b）以幼稚

单核细胞增多为主（图 4-2-17-a）。M5a 在 AML 中占 < 5%，见于任何年龄组，但年轻人多见，可以出现髓外浸润。M5b 在 AML 中 < 5%，男女比为 1.8 : 1，更常见于中年人（中位年龄 49 岁）。

【WHO 介绍的免疫表型】 不同程度表达髓系标志，CD13、CD33（经常非常强）、CD15 和 CD65。一般表达至少 2 个单核细胞特征性标志 CD14、CD11c、CD64、CD36 和组化染色非特异性酯酶（NSE）阳性。30% 病例 CD34 阳性，CD117 表达更多见。几乎所有病例表达 HLA-DR，但 cMPO 可能表达于 M5b 而 M5a 则较少表达。异

常表达 CD7 和（或）CD56 见于 24% ~ 40% 病例。在石蜡包埋的 BM 活检或髓外浸润的标本中，免疫组化染色 cMPO、CAE 经常为阴性或弱表达，溶菌酶经常为阳性，但不具特异性。巨噬细胞特异性 CD68 和 CD163 对单核细胞分化的特异性更强。

我们的免疫分型资料显示典型的 AML-M5 患者与 WHO 在定义中所描述的相似，骨髓中残存的粒细胞很少，主要为单核细胞和同时存在不同比例的幼稚细胞。有些患者幼稚细胞与单核细胞分群界线较明显，但有些患者看上去就是一群细胞，两群细胞间无明显界线（图 4-2-16-b）。但根据 CD45 的表达强度和 CD117/CD34 表达或 CD14 表达，图 4-2-16-b 根据 CD14⁻ 划分幼稚单核细胞，图 4-2-17-b 根据 CD45 将白血病细胞分为幼稚细胞和单核细胞两群。因为两群细胞表达的抗原是明

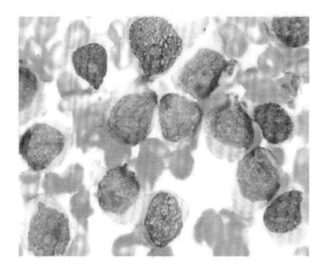

图 4-2-16-a　为 **AML-M5 BM** 细胞形态。单核系统异常增生，原幼单占 79％，胞体规则，核大，染色质呈细网状，可见核仁，胞质丰富，呈灰蓝色，可见细小紫红色颗粒

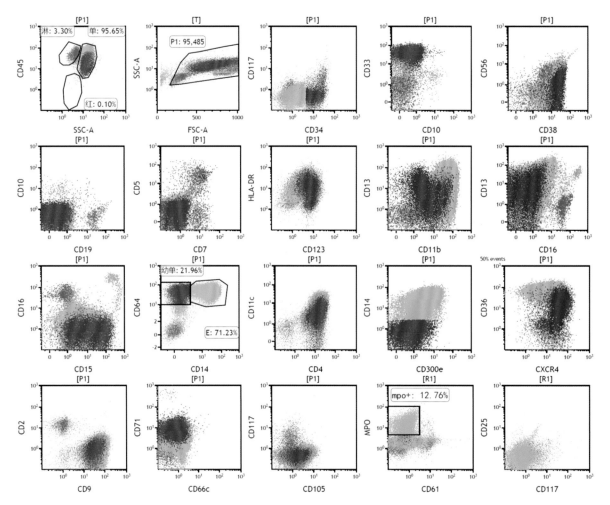

图 4-2-16-b　为 **AML-M5 BM** 细胞免疫分型结果。**CD64**ˢᵗ⁺ 单核细胞，**CD64**ˢᵗ⁺**CD14**⁻（红色）为幼稚单核细胞，**R5**（棕色）中包含少量粒细胞，与单核细胞无法区分

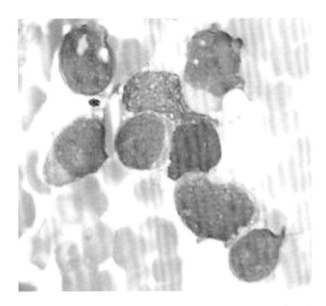

图 4-2-17-a  为 **AML-M5b BM** 细胞形态。单核系统异常增生，原幼单占 **82%**，部分细胞体积大，胞质丰富，呈灰蓝色不透明，核大且规则，部分有折叠、扭曲、染色质细，核仁大，清楚

显不同的。幼稚单核细胞表型为：弱表达 CD45 和 CD36，强表达 CD33、CD64，CXCR4 表达比成熟单核细胞强，一般表达 CD4、CD11c，有些患者表达弱。不表达 CD300e、CD14。成熟单核细胞有时异常表达 CD56。幼稚细胞群的比例变化不一，部分患者非常少，甚至 < 10%，但很少表达单核细胞分化抗原，此类患者倾向于 M5b。我们的结果显示 AML-M5a/M5b 患者幼稚细胞群 CD34 阳性率分别为 48% 和 11%，明显低于其他型 AML（未除外 AML-M3 患者），与 WHO 描述的一致。

从图 4-2-17-b 可以说明，虽然幼稚细胞看上去为一群细胞，但实际上根据 CD45 的表达强度不同，可以分为两群。这样分群的主要目的是大家可以清楚看出，幼稚细胞主要表达 CD117 和 CD34，而偏成熟的单核细胞表达 CD64、CD14。如果将其混为一群细胞进行分析，可能有些人认为这群细胞同时表达 CD117、CD34、CD64、CD14。其实两群细胞这些抗原表达是明显不同的。如果同时标记

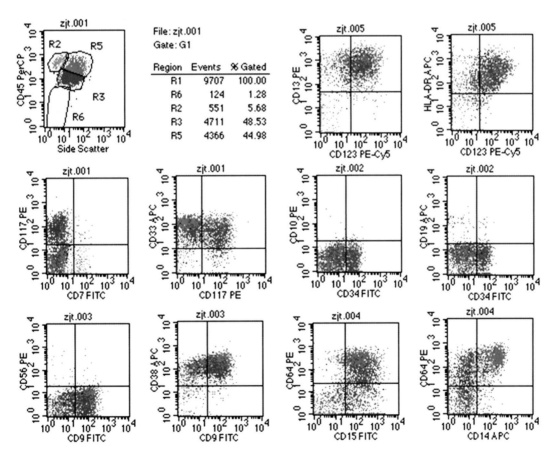

图 4-2-17-b  为 **AML-M5b BM** 细胞免疫分型结果。**R3**（红色）为幼稚单核细胞，表达 **CD33、CD9、CD38、CD64、CD15、CD13、CD123、HLA-DR**，部分细胞表达 **CD117、CD34、CD14**。而 **CD19、CD56** 阴性

CD34 和 CD14，应该可以发现两个抗原是分别表达于不同细胞上的。所以我们在分析 M5 的免疫表型要注意此问题。

（六）急性红白血病（AEL）

【WHO 定义】　2017 版 WHO 分类中已无急性红细胞白血病（M6），只保留纯红白血病。前者多归入 MDS 或 AML 中。但 2022 版又恢复了急性红细胞白血病，BM 中红系细胞经常≥80%，其中 30% 以上为原红细胞或幼红细胞，并且不存在明显幼稚髓细胞。其发病率很低，可见于任何年龄组，包括儿童。

【WHO 介绍的免疫表型】　急性红白血病中如果幼红细胞处于分化程度较高时，表达血型糖蛋白 A 和血红蛋白 A 及系列特异性较差的 CD71，不表达 cMPO 和其他髓系相关标志。CD34 和 HLA-DR 经常为阴性，但 CD117 可能阳性。如果幼红细胞处于分化程度较低时，常常不表达血型糖蛋白 A 或只有弱表达，但 CD36 经常阳性。CD36 不是红系特异型抗原，可以表达于单核细胞和巨核细胞上。巨核细胞相关抗原 CD41 和 CD61 典型患者为阴性，但一些患者可以部分表达。E- 钙黏蛋白可以染色早期的红系细胞，多数病例阳性，是红系特异性的标志。血型糖蛋白和血红蛋白 A 在活检的标本中可能帮助鉴别红系起源。

我们检测的抗体中对红系的检测包括血型糖蛋白 A 和 CD71，CD71 是转铁蛋白受体，表达于有核红细胞和增殖细胞中。因此，成熟红细胞只表达血型糖蛋白 A 不表达 CD71，幼稚红细胞同时表达 CD71 和血型糖蛋白 A。另外成熟红细胞不表达 CD45，最早期幼稚的红细胞 CD45 弱阳性，早幼红细胞表达 CD105，利用 CD117 设门，可以发现髓系祖细胞 CD117$^+$CD105$^-$，红系祖细胞 CD117$^+$CD105$^+$。随着细胞的成熟 CD45 转为阴性，同时不表达其他系列抗原。

此类疾病较少见，我们发现红细胞溶解液的质量直接影响着 FCM 检测有核红细胞的比例，开始阶段我们采用自己配制的氯化氨铵解液，其溶解红细胞的效果很好，但问题是同时将有核红细胞也一起溶解掉了，因此当时很难发现 BM 中存在有核红细胞。但当使用购买的溶红细胞液（lysing solution，BD 公司）后，情况有所好转，但不可避免地会出现红细胞溶解过度的情况。

Weir[12] 报道的纯红细胞白血病，其 BM 内的幼稚细胞为红系细胞，但红系发育的早期阶段，其幼稚细胞不表达 GlyA，所以使纯红血病的诊断很困难。这种细胞不表达胞质的 cMPO 抗原。虽然 CD36 是敏感的标志，但 CD36 也表达于巨核细胞及单核细胞上，因此缺乏特异性。Weir 的经验是此类细胞很容易被红细胞溶解液溶解，产生 FCM 与形态结果的分离。我们见到一位患者，骨髓内 90% 的细胞 CD45 由弱到阴性，处于有核红细胞的位置，不表达 T、B、髓标志，GlyA 和 CD71 双阳性。无明显髓系幼稚细胞，此例患者诊断为红血病或纯红白血病。

（七）急性巨核细胞白血病（AML-M7）

【WHO 定义】　存在 > 20% 的原始细胞，其中至少 50% 是巨核细胞系。但此类 AML 需要除外 AML 伴 MDS 相关的变化和 AML 伴 EMCOM 重排；及 AML（巨核细胞）伴 RBM15::MKL1 融合和唐氏综合征相关的 AML。见成人和儿童，在 AML 中所占比例 < 5%。

【WHO 介绍的免疫表型】　幼稚的巨核细胞表达一个或多个血小板糖蛋白：CD41（糖蛋白 IIb/IIIa）、CD61（糖蛋白 IIIa）。而较成熟的血小板糖蛋白 CD42（糖蛋白 Ib）常为阴性。CD13、CD33 可以阳性，而 CD34、CD45 和 HLA-DR 常为阴性，尤其是儿童。CD36 为特征性阳性。原始细胞不表达 cMPO 及其他髓系标志。不表达淋系标志和 nTdT，但可以异常表达 CD7。如果胞质 CD41 和 CD61 阳性则更具特异性和敏感性，因为在 FCM 检测中，血小板很容易黏附于原始细胞上。图 4-2-18-a\b 为一例 AML-M7 患者骨髓及免疫分型结果。

此类白血病的诊断目前主要依据免疫分型和电镜检查。因为原始巨核细胞缺乏形态及细胞化学的特征，电镜检测血小板的髓过氧化酶是诊断的依据之一，但技术操作较困难。Legrand[13] 分析了 177 例 AML 患者，只有 1 例诊断为 AML-M7，其白血病细胞表达 CD34、HLA-DR、CD33、CD13、CD117、CD41。而 cMPO、nTdT 和其他 T、B 系标志均为阴性。

虽然 CD41、CD61 具有诊断意义，但这两个

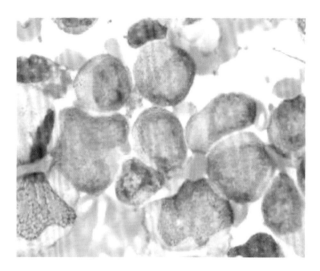

**图 4-2-18-a　AML-M7 患者 BM 细胞形态。**原始细胞胞核部分规则，部分不规则，染色质细，胞质丰富，呈灰蓝色，少数细胞可见伪足

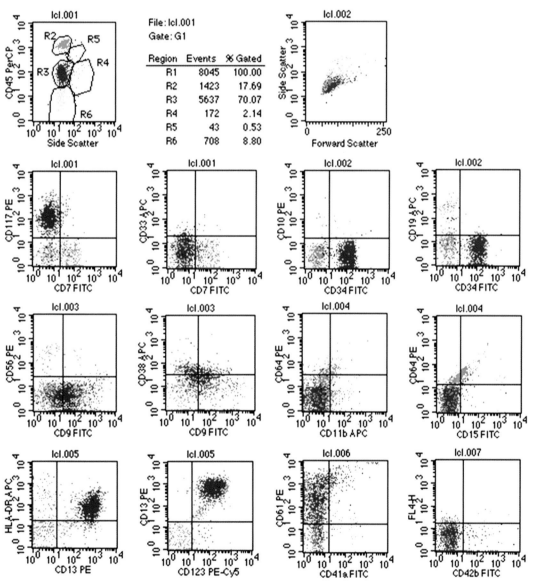

**图 4-2-18-b**　为 AML-M7 患者 BM 细胞免疫分型结果。**R3 细胞为异常髓系幼稚细胞，表达 CD117、CD34、CD13、CD123、HLA-DR、CD61，CD45 弱阳性。部分细胞表达 CD38、CD9；而 CD33、CD41a、CD42b 为阴性**

抗体不是巨核细胞所特异的，并与成熟的血小板结合。不论是在 BM 还是在 PB，血小板的含量都非常丰富，另外血小板极易与粒细胞、单核细胞、有核红细胞和幼稚细胞黏附（很少与成熟淋巴细胞粘连），因此很容易出现假阳性。在一个 1000 例以上的 AML 调查中[11]，38% 患者为 CD41 阳性。对其中的 37 例患者进行了细胞涂片的荧光显微镜检查，发现 85% 阳性患者为血小板非特异性黏附所致的假阳性。因此在解释 CD41 或 CD61 结果时，要特别小心假阳性的可能，不要轻易下结论。有必要通过荧光显微镜观察加以证实。

对血小板非特异黏附问题，不同的学者提出了一些解决的建议，如在标本制备时使用含 EDTA 的溶液，双色同时标记 CD34 与 CD41 或 CD61；或同时标记 CD41/CD62（L-selectin）；Weir[10] 建议同时标记 CD41 与 CD42b，因为 CD42b 较强的表达于血小板，不表达于巨核细胞，因此 CD41 或 CD61 与 CD42b 双阳的细胞提示为血小板或血小板黏附，而 CD41⁺CD61⁺CD42b⁻ 则为巨核细胞。我们曾经采用 CD34 与 CD41 同时标记，但仍然不能解决问题。因为 CD34⁺CD41⁺ 只能说明幼稚细胞为 CD41 阳性，但并不能除外血小板与幼稚细胞的非特异性黏附。

### （八）急性嗜碱性粒细胞白血病（ABL）

【WHO 定义】 此类 AML 的原始细胞向着嗜碱性粒细胞分化。文献中报道非常少见，在 AML 中＜ 1%。

【WHO 介绍的免疫表型】 原始细胞表达 CD13 和（或）CD33，经常表达 CD123、CD203G 和 CD11b，但其他单核细胞标志为阴性。原始细胞可以表达 CD34。与正常嗜碱性粒细胞不同，可以表达 HLA-DR 但 CD117 阴性。免疫表型检测肥大细胞表达 CD117。肥大细胞表达类胰蛋白酶和 CD25，可与嗜碱性粒细胞白血病进行鉴别。原始细胞表达 CD9，部分细胞表达膜 CD22 和 nTdT。但其他淋系标志为阴性。

图 4-2-19-a、b 为我们见到的一例急性嗜碱性粒细胞白血病的形态和 FCM 结果。从 FCM 结果看，患者 BM 内存在幼稚细胞，表达早期造血细胞和髓系标志，但异常表达 CD56。同时部分细胞表达 CD22 和 CD25。该患者同时存在另外一群细胞（R7 绿色），表达 CD117 而 CD34 阴性，表达 CD123 且 HLA-DR 阴性，不似幼稚细胞。而且表达 CD9 及 CD13 和 CD11b，同时表达 CD25，说明为嗜碱性粒细胞。从这个病例可以发现，嗜碱性粒细胞的 SSC 较小。该患者 BM 涂片中可见 46% 幼稚细胞，体积偏大。同时存在较多的嗜碱性粒细胞。

### （九）急性全髓增殖伴骨髓纤维化（APMF）

【WHO 定义】 为一类全髓增殖伴有原始细胞增多和 BM 纤维化，但除外 AML 伴 MDS 相关变化。

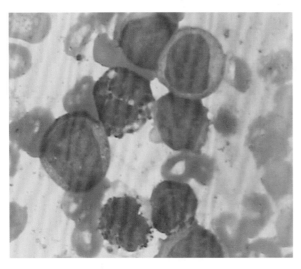
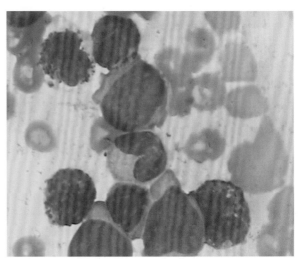

图 4-2-19-a 急性嗜碱性粒细胞白血病患者 BM 形态结果。BM 中存在两种细胞，一种细胞体积偏大，核较大，核型规整，染色质较细，为原始细胞，占 46%。另一种细胞体积偏小，胞质内存在较多颗粒，为嗜碱性粒细胞

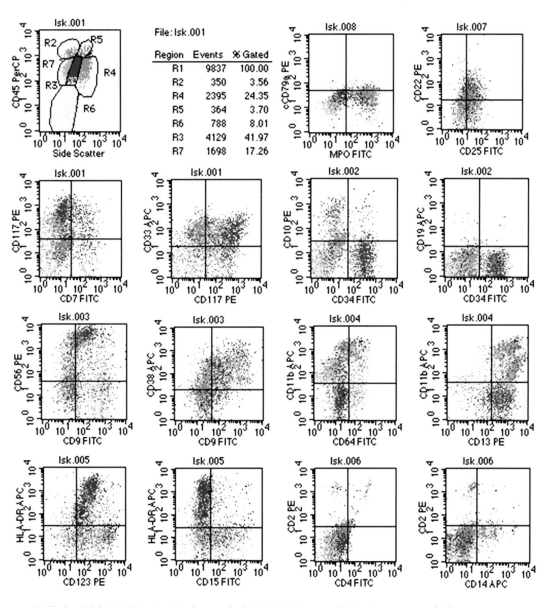

图 4-2-19-b　急性嗜碱性粒细胞白血病患者 BM 免疫分型结果。R3（红）占 41.97％，表达 CD117、CD34、CD123、**HLA-DR、CD33、CD13、CD56、CD9、cMPO**，部分细胞表达 **CD22、CD25、CD38**，少数细胞表达 **CD7**，其余标志为阴性，为异常髓系幼稚细胞。R7（浅绿）占 17.26％，表达 **CD117（dim）、CD123（st）、CD13、CD11b、CD25、CD9、CD38**，部分细胞表达 **CD15**，而 **HLA-DR、CD22** 和其他标志均为阴性，为嗜碱性粒细胞

【WHO 介绍的免疫表型】　细胞的异质性较大，不同程度表达髓系相关的抗原。原始细胞表达 CD34 和一个或多个髓系标志：CD13、CD33 和 CD117。cMPO 经常为阴性。一些病例中部分原始细胞表达红系标志。骨髓活检的免疫组化容易鉴别不同髓系细胞的比例及鉴别多系增殖的特征。应该应用广泛的抗体组合包括抗 cMPO、溶菌酶、抗巨核细胞标志（CD41、CD61、CD42b、vWF）和抗红系标志，以鉴别全髓增殖和除外单系列的白血病。在 2022 年 WHO 发表的文章中，已经剔除此类白血病。

### 三、髓样肉瘤

【WHO 定义】　髓样肉瘤是一种由伴或不伴成熟的髓系原始细胞组成的实体肿瘤，肿瘤发生在 BM 外的组织。但 AML 浸润到 BM 外不属于此类疾病，除非肿瘤细胞破坏了组织结构。

**4**

【WHO 介绍的免疫表型】 采用免疫化学染色石蜡切片，CD68/KP1 是最常出现的标志，随后是表达逐渐减少的标记：cMPO、CD117、CD99、CD68/PG-M1、溶菌酶、CD34、nTdT、CD56、CD61/LAT/vWF、CD30、糖蛋白和 CD4。在携带 int（16）的病例可以观察到浆样 DC 分化标志（CD123）。结合上面提到的标志可以识别不成熟髓细胞表型和粒单、单核细胞、红系和巨核细胞分化。少数情况下可见异常抗原表达（cytokeratin, T 或 B 标志），符合混合细胞白血病则不诊断为髓样肉瘤。FCM 分析细胞悬液显示伴髓系分化的细胞表达 CD13、CD33、CD117 和 cMPO。伴单核细胞分化的细胞表达 CD14、CD163 和 CD11c。

## 四、继发性髓样肿瘤（SMN）

【WHO 定义】 包括细胞毒性药物治疗后的髓样肿瘤（MN-pCT）和与种系易感性相关的骨髓增生异常肿瘤两大类。前者包括细胞毒性治疗后急性髓系白血病（AML-pCT）、骨髓增生异常综合征（MDS-pCT）和骨髓增生异常/骨髓增生肿瘤（MDS/MPN-pCT），这些病例发生在先前的肿瘤或非肿瘤疾病的细胞毒性化疗和（或）放射治疗的晚期并发症。虽然根据血液和（或）骨髓中原细胞的数量，可以在形态学上诊断为 MDS、MDS/MPN 或 AML，但这些 MN-pCT 最好被认为是一种独特的临床综合征。与 MN-pCT 相关的细胞毒性药物见表 4-2-9。此类髓系肿瘤在 2022 版 WHO 中纳入继发性髓系肿瘤分类中。

表 4-2-9　与治疗相关的髓系肿瘤相关的细胞毒性药物

| 烷化剂 |
| --- |
| 美法仑、环磷酰胺、氮芥、氯丁氮芥、卡铂、顺铂、达卡巴嗪、丙卡嗪、卡莫司汀、丝裂霉素 C、硫替帕、洛莫司汀 |
| **电离辐射治疗** |
| 含有活性骨髓的大区域 |
| **拓扑异构酶 II 抑制剂** |
| 依托泊苷、替尼泊苷、多柔比星、柔红霉素、米托蒽醌、氨沙林、放线菌素 |
| **其他** |
| 抗代谢物：硫嘌呤、霉酚酸酯、氟达拉滨 |
| 抗微管蛋白药物（通常与其他药物联合使用） |

【WHO 介绍的免疫表型】 在 MN-pCT 中没有特异性免疫表型发现。MN-pCT 的免疫表型研究反映了其潜在形态的异质性，并显示出与其新发生的 AML 相似的变化。原始细胞一般 CD34 阳性，并表达泛髓系抗原，如 CD13、CD33 和 cMPO，尽管有报道称在一些 MN-pCT 患者的肿瘤细胞中 cMPO 表达下调。成熟的髓样细胞可能表现出不同于正常髓样细胞的抗原表达模式。

第二类是新出现的一类髓样肿瘤，包括 MDS、MDS/MPN 和 AML，发生于具有遗传易感因素的人群，其分类见表 4-2-10。

免疫表型：因未见详细报道，故略。

表 4-2-10　与种系易感性相关的髓样肿瘤亚型

| **既往无血小板紊乱或器官功能障碍** |
| --- |
| 种系 CEBPA P/LP 变体（CEBPA 相关家族性 AML） |
| 种系 DDX41 P/LP 变体 [a] |
| 种系 TP53 P/LP 变体 [a]（李 - 弗劳门尼综合征） |
| **有预先存在的血小板疾病** |
| 种系 RUNX1 P/LP 变异 [a]（家族性血小板疾病伴相关髓系恶性肿瘤，FPD-MM） |
| 种系 ANKRD26 P/LP 变体 [a]（血小板减少症 2） |
| 种系 ETV6 P/LP 变体 [a]（血小板减少症 5） |
| **具有种系易感性和潜在性器官功能障碍** |
| 种系 GATA2 P/LP 变体（GATA2 缺陷） |
| 骨髓衰竭综合征 |
| 　严重先天性中性粒细胞减少症（SCN） |
| 　Shwachman-Diamond 综合征（SDS） |
| 　范科尼贫血（FA） |
| 端粒生物学障碍 |
| Raspathies（神经纤维瘤病 1 型，CBL 综合征，Noonan 综合征或 Noonan 综合征样障碍 [a,b]） |
| 唐氏综合征 [a,b] |
| 生殖系 SAMD9 P/LP 变体（MIRADE 综合征） |
| 生殖系 SAMD9L P/LP 变体（SAMD9L 相关共济失调全血细胞减少综合征）[c] |
| 双等位基因种系 BLM P/LP 变体（Bloom 综合征） |

[a] 可出现淋巴肿瘤
[b] 见正文相应章节
[c] 共济失调可以不出现
P，致病；LP，可能致病

## 五、髓系 / 淋巴系肿瘤伴有嗜酸性粒细胞增多和酪氨酸激酶基因融合（MLN-TK）

定义 MLN-TK 的遗传学异常见表 4-2-11。MLN-TK 包括广泛的组织学类型，包括 MPN、MDS、MDS/MPN、AML 和 MPAL，以及 B 或 T 淋巴母细胞白血病 / 淋巴瘤（ALL）。髓外疾病很常见。虽然嗜酸性粒细胞增多是一种常见和显著的特征，但不是所有病例均存在。从诊断层次的角度来看 MLN-TK 的诊断取代了其他髓系和淋巴系疾病类型以及 SM。在诊断慢性嗜酸性粒细胞增多白血病（CEL）之前，必须排除 MLN-TK。免疫表型无特殊。

表 4-2-11　定义 MLN-TK 的遗传学异常

| |
| --- |
| *PDGFRA* 重排 |
| *PDGFRB* 重排 |
| *FGFR1* 重排 |
| *JAK2* 重排 |
| *FLT3* 重排 |
| *ETV6∷ABL1* 融合 |
| 其他的氨酸激酶基因融合：*ETV6∷FGFR2*、*ETV6∷LYN*、*ETV6∷NTRK3*、*RANBP2∷ALK*、*BCR∷RET*、*FGFR1OP∷RET* |

## 六、组织细胞和树突状细胞（DC）肿瘤

这部分肿瘤总体分类见表 4-2-12。这里主要介绍 DC 肿瘤，包括与髓样肿瘤相关成熟 pDC 增殖（MPDCP）和母细胞样的树突状细胞肿瘤（BPDCN）两类。

### （一）MPDCP

最近的数据表明，在髓样肿瘤背景下出现的 MPDCP 是形态学低级别分化的克隆性增殖。在骨髓增生性 CMML 患者的骨髓中，这些 pDC 细胞存在激活 RAS 途径突变。急性髓系白血病患者可能具有克隆性扩增的 pDC（pDC-AML），其与 CD34+ 原始细胞具有相同的突变情况，并且经常与 *RUNX1* 突变相关。目前尚不清楚在 MDS 或 MDS/MPN 以及 AML 出现 MPDCP 的发病机制是否相同。

MPDCP 常见于淋巴结、皮肤和 BM 中，其形

表 4-2-12　组织细胞和树突细胞（DC）肿瘤

| |
| --- |
| **浆样 DC（pDC）肿瘤** |
| 　与髓样肿瘤相关的成熟 pDC 增殖（MPDCP） |
| 　母细胞质细胞样的树突细胞肿瘤（BPDCN） |
| **朗格汉斯细胞及其他 DC 肿瘤** |
| 　朗格罕细胞肿瘤 |
| 　朗格汉斯细胞组织细胞增多 |
| 　朗格汉斯细胞肉瘤 |
| 　其他 DC 肿瘤 |
| 　不确定树突状细胞瘤 |
| 　指突状树突细胞肉瘤 |
| **组织细胞肿瘤** |
| 　幼年黄色肉芽肿 |
| 　埃尔德海姆 - 切斯特病 |
| 　罗赛 - 多夫曼病 |
| 　ALK 阳性组织细胞增多症 |
| 　组织细胞肉瘤 |

态与正常 pDC 相似，形成结节或不规则聚集体。这些结节数量众多，有时融合，并可能表现出明显的凋亡。其表型与正常 pDC 相同，尽管偶尔会出现单个多个异常抗原表达 [例如 CD2、CD5、CD7、CD10、CD13、CD14、CD15 和（或）CD33] 的报告。最重要的是，CD56 在大多数情况下为阴性，或仅显示局部和弱反应性。MPDCP 中的 pDC 具有较低的 Ki-67 增殖指数（< 10%），并且缺乏 nTdT。它们的肿瘤性质以及与相关的髓样肿瘤的相关性已通过两种细胞成分中相同克隆性染色体异常而证明。

### （二）BPDCN

【WHO 定义】　BPDCN 是一种来源于前体细胞的侵袭性肿瘤。浆细胞样树突状细胞（pDC）也称为专业 I 型干扰素 - 产生细胞或浆细胞样单核细胞，具有高频率的皮肤、骨髓受累和白血病传播。

【WHO 介绍的免疫表型】　阳性表达 CD4、CD56 及 pDC 标志：CD123、TCF4、TCL1、CD303、CD304。阴性表达 CD3、CD14、CD19、CD34、溶菌酶、cMPO。CD7 和 CD33 表达相对普遍，一些病例可以表达 CD2、CD5、CD36、CD38 和 cCD79a。正常 pDC 表达颗粒酶 B，通过 FCM 和 mRNA 分析可以证明 BPDC 阳性，但在组织切片中经常为阴性，其

**4**

他的细胞毒分子如穿孔素和 TIA1 也阴性。nTdT 表达在约 1/3 的病例，阳性细胞比例在 10% ~ 80% 之间，偶发 CD117 阳性，组织切片中不表达 CD34，在 FCM 检测时，17% 病例表达 CD34。

【诊断标准】 表达 CD123、CD4、CD56 及一种其他 pDC 标志或者表达任意三种 pDC 标志并且不表达阴性表达标志。

除去 CD56 和 nTdT，BPDCN 的免疫表型较大程度与反应性淋巴结和扁桃体中出现的 pDC 重叠。因为其他血液系统肿瘤（AML、节外 NK/T 细胞淋巴瘤）伴或不伴皮肤累及也可以表达 CD56 伴或不伴 CD4 表达，在做出 BPDCN 的诊断前应该进行广泛的免疫组化和遗传学分析。

虽然目前未发表 2022 版 WHO 分类的详细介绍，但我们的临床实践中，我们的确发现了一类 pDC 增多的 AML，原始细胞主要为髓系，经常见于 AML-M4/5，少数见于 MDS，同时有 pDC 的增加，pDC 均不表达 CD56，与 BPDCN 不同。我们一般诊断为 AML 伴 pDC 增多。此类 AML 在 2022 版 WHO 分类文章中未提及，还有待研究。

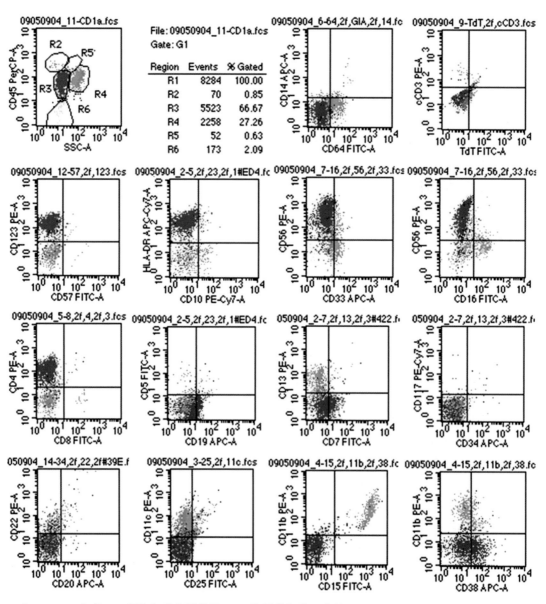

图 4-2-20　为 BPDCN 患者 BM 细胞免疫分型结果。R3 为异常细胞，表达 CD123、HLA-DR、CD56、CD4、CD45。部分细胞表达 CD38、CD7。而 CD117、CD34、CD33、CD13、CD64、CD14、CD15、CD11b、CD11c 和其他 T、B 细胞抗原为阴性

（刘艳荣）

## 第三节　淋巴母细胞白血病/淋巴瘤的免疫表型分析及意义

淋巴母细胞白血病/淋巴瘤（lymphoblastic leukemia/lymphoma，ALL/LBL）是前体淋巴细胞克隆性增生导致的恶性肿瘤，病变可以累及骨髓和外周血（ALL），也可以累及淋巴结、胸腺或节外组织（LBL）。2022 年 WHO 发表的分类文章中，不再强调是否为 ALL 还是 LBL，统一命名为 ALL。这也反映了对此类肿瘤认识的提高。

用免疫学方法可以将 ALL/LBL 分为 B 细胞和 T 细胞两大类，两类疾病的临床表现、治疗方案和预后均有所不同，将其准确分类具有重要的临床价值。而以往的 FAB 分型（将 ALL 分为 $L_1$、$L_2$、$L_3$ 型），因为不能为临床医生的治疗选择及预后判断提供依据，临床价值已经很有限。免疫分型最基本的临床应用是区分 AML 与 ALL，其准确性可达 98%。值得注意的是，单个的免疫学标志不足以区分 AML 或 ALL，必须同时检测多种系列分化相关抗原，通过分析白血病细胞的抗原表达总体模式，来确定其系列来源。例如作为髓系标志的 CD13、CD33 约可见于 25% 的 ALL 患者中；T 系标志 CD7 则约可见于 30% 的 AML 患者。这些抗原均属于系列相关性标志，其系列特异性不强。2008 版 WHO 分类中把 T 系的 m/cCD3 和髓系的 cMPO 分别作为 T 和髓系系列特异性最强的标志。对 B 系，胞质的 CD22（cCD22）和 cCD79a 有新的解释，不再认为他们是系列最强的标志，需要结合 CD19 和 CD10 的表达情况来综合判断。详见混合表型白血病一节。

明确白血病细胞类型主要参考依据是 EGIL（European Group for the Immunological Characterization of Leukemias）和 WHO 2008/2017 版提出的分型标准。儿童白血病 AIEOP-BFM（Associazone Italiana Ematologia Oncologia Pediatrica & Berlin-Frankfurt-M€unster group）协作组在结合 EGIL 和 WHO 2008/2017 版分型标准的基础上，发表了儿童 ALL 流式细胞术免疫分型的专家共识[14]。共识中对确定白血病细胞的系列来源给出了建议，符合 EGIL 和 WHO 分型标准的同时，对于部分不能完全达到 T 或 B 系单系列确定标准的情况，共识中也给出了指导意见（表 4-3-1）。比如 T 系确定的标准一般要求胞质 CD3 强表达，但是有些患者的胞质 CD3 表达强度达不到正常 T 细胞水平，此时，只要伴有 CD2 和（或）CD5 阳性，同时可以除外髓系和 B 系来源的话，也可以诊断为 T-ALL。虽然 B-ALL 的确定标准是四个 B 系相关抗原（CD19、CD10、cCD22 和 cCD79a）中至少有两个抗原强表达，但对于伴有 *KMT2A* 重排的 B-ALL 患者来说，由于先天 CD10 表达缺失，同时 cCD22 和 cCD79a 表达也经常减弱，这种情况下只有 CD19 一个抗原强表达也可以诊断为 B-ALL 伴有 *KMT2A* 重排。

表 4-3-1　**AIEOP-BFM 主要系列确定依据 a**

| 系列 | 确定标准 | 抗原种类 |
| --- | --- | --- |
| B-ALL | ≥ 2 个阳性抗原 | $CD19^b$、CD10、cCD22、cCD79a |
| T-ALL | 3 项都符合 | $cCD3^{pos\ c}$、$CD7^{pos}$、$cMPO^{negative\ or\ weak}$ |
| AML | ≥ 2 个阳性抗原 | cMPO、CD13、CD33、CD64、CD65、CD117 |
| | 同时满足 | 不符合 B/T-ALL 分型标准 |

a 这些抗原可作为细胞的系列来源确定依据，但是不足以描述白血病细胞的完整免疫表型
b B-ALL 的确定需要符合"四个抗原中至少两个强阳性"的标准，在极少数 CD19 阴性的病例中，CD10 必须强阳性。警惕少数 *KMT2A* 重排阳性的 B-ALL 由于 CD10 表达缺失，同时 cCD22 和 cCD79a 也弱表达，只有 CD19 强表达，可能会被踢出 B-ALL 的诊断范畴
c 对于 T-ALL，cCD3 必须强表达或者弱表达同时伴有 CD2 和（或）CD5 表达

### 一、B 淋巴母细胞白血病/淋巴瘤（B-ALL），NOS

【WHO 定义】　是 B 系定向前体细胞肿瘤，典型的由小到中等大小的原始细胞组成，胞质较少，染色质中等密度到分散，核仁不明显。累及 BM 和 PB（B-ALL），有时原发于淋巴结或节外（LBL）。当病变以肿块的形式出现并且不累及或较少累及 PB 或 BM 时，采用淋巴瘤的诊断比较合适。如果广泛累及 PB 或 BM 时则诊断为淋巴母细胞白血病较合适。但区分白血病和淋巴瘤是人为的，许多治

疗方案中采用 25% 作为区别白血病和淋巴瘤的界值。对此类疾病的诊断，与 AML 不同没有一个最低的 BM 原始细胞的比例。一般来讲，原始细胞 < 20% 时应避免作出诊断。发病时原始细胞较低的情况不多见，而且目前缺乏有力的证据说明在原始细胞 < 20% 时未采取治疗会影响患者的预后。

ALL 主要见于儿童，75% 的病例发生于 6 岁以下。每年全世界的发病率是（1 ~ 4.75）/10 万人口。美国新增急淋病例约 6000 例 / 年，其中 80% ~ 85% 为 B-ALL。与 ALL 不同，LBL 则以 T 细胞类型为主，B-LBL 仅占 10%。文献报道发病年龄低于 18 岁多见，而且男性居多。

【WHO 介绍的免疫表型】 原始细胞几乎全部表达 CD19、cCD79a、cCD22，但没有一个抗原是 B 系特异性的，通过抗原表达的强度或几种抗原表达的组合来支持 B 系的确定。多数病例原始细胞表达 CD10、表面 CD22、CD24、PAX5 和 nTdT。CD20 和 CD34 的表达变异性较大。髓系相关抗原 CD13、CD33、CD66C、CD15 和 CD65 等可以阳性，但这些抗原的表达并不能除外 B-ALL 的诊断。在组织切片中，cCD79a、PAX5 是最常用的确定 B 系分化的标志，但 cCD79a 在部分 T-ALL 中出现阳性，因此不是特异性的。PAX5 一般被认为是组织切片中最敏感和特异性的 B 系标志，但在部分 AML 伴 *RUNX1::RUNX1T1* 融合和少数其他 AML 中也可以阳性，对于这些病例，cMPO 阳性通常可以提示 AML 或 B/ 髓混合细胞性白血病可能。

【B 淋巴母细胞白血病的亚型分型】 FCM 免疫表型：CD45/SSC 图中，异常细胞的 SSC 值大多与正常淋巴细胞相同，如果以正常淋巴细胞的最大 SSC 值为界，ALL 细胞的 SSC 基本都在此界限内，很少超过此界限。CD45 强度变化非常大，可比正常淋巴细胞弱，或完全阴性，或 CD45 荧光强度呈由弱到阴性的连续分布。CD45 荧光强度的变化是 B-ALL 的一大特点，其他类型白血病很少出现这样的变化。当 CD45/SSC 图出现此种特点时多提示

为 B-ALL（图 4-3-2）。

符合 B-ALL 诊断标准的前提下，还可以根据 CD10、是否存在免疫球蛋白（Ig）及免疫球蛋白出现在胞质（cIg）还是细胞膜表面（sIg）而将 B-ALL 分为 4 个分化阶段不同的亚类（表 4-3-2）：早 B 前体 -ALL（early precursor B-ALL 或 Pro-B-ALL）：nTdT$^+$CD10$^-$cμ$^-$；普通 B/ALL（common B-ALL）：nTdT$^+$CD10$^+$cμ$^-$；前体 B-ALL（Pre-B-ALL）：cμ$^+$，CD10 阳性多见，不表达 sIg；成熟 B 细胞 -ALL：sIg 阳性，多数为 IgM，其次为 IgD，也包括免疫球蛋白的 κ 或 λ 轻链。2008 版 WHO 的分类中将成熟型 -B-ALL 从急性白血病中剔除，归入周围型白血病 / 淋巴瘤中。B-ALL 的免疫学亚类与临床特征和遗传学异常有相关性。

1. 早 B 前体 -ALL（Pro-B-ALL） 形态为 L$_1$ 型或 L$_2$ 型。

早 B 前体细胞多数表达干 / 祖细胞标志 CD34 及不成熟标志 nTdT，CD19 阳性，而 CD10 为阴性，其他阳性标志有 CD9、CD22、CD24 等（图 4-3-1）。CD20 阳性不常见，CD34 阴性病例较少见。

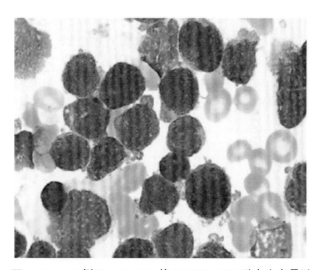

**图 4-3-1-a** **1 例 Pro-B-ALL 伴 *KMT2A-AF4* 融合患者骨髓细胞形态。** 原始及幼稚淋巴细胞胞体大小不等，胞核不规则，染色质细致，可见核仁，胞质量少，色蓝，无颗粒

**表 4-3-2 B 系 ALL 亚型分型**

| 亚型 | cCD79a | CD22 | CD19 | CD34 | nTdT | CD10 | cμ | Ig |
| --- | --- | --- | --- | --- | --- | --- | --- | --- |
| Pro-B-ALL | + | + | + | +/- | + | − | − | − |
| Com-B-ALL | + | + | + | + | + | + | − | − |
| Pre-B-ALL | + | + | + | −/+ | + | + | + | − |

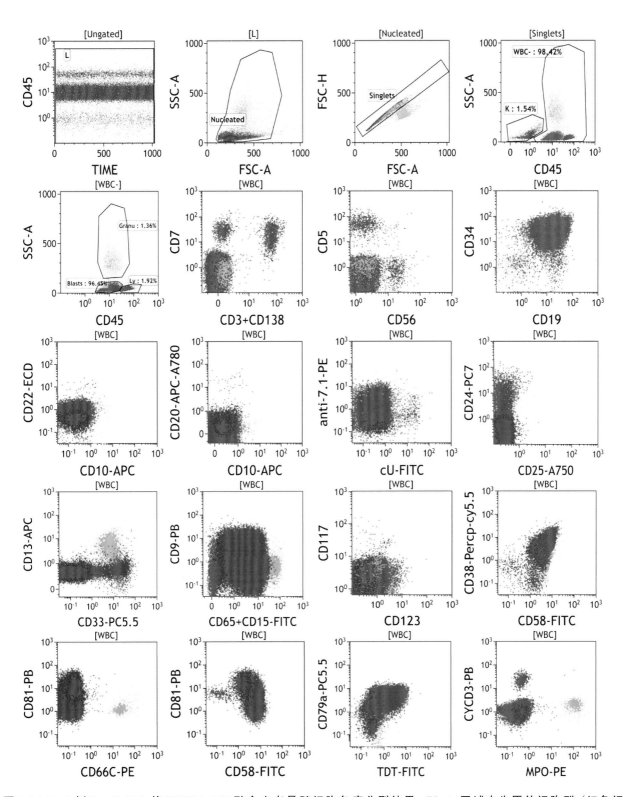

图 **4-3-1-b** **1例 Pro-B-ALL 伴 *KMT2A-AF4* 融合患者骨髓细胞免疫分型结果。Blasts** 区域中为原幼细胞群（红色细胞群），**CD45** 弱表达，**FSC** 小到中等、**SSC** 低，约占 **96.5%**，免疫表型特征为：**CD19⁺CD22ᵖ⁺ ⁽ᵈⁱᵐ⁾、cCD79a⁺CD10⁻、nTDT⁺CD34⁺**，表达 **CD15** 或 **CD65**，部分表达 **CD33**，特征性表达 **NG2（anti-7.1）**，不表达 **m/cCD3、CD5、CD7、CD13、CD66c、CD117** 和 **cMPO** 等抗原

早 B 前体细胞在正常骨髓中比例极低，仅 $10^{-5}$ 水平。白血病细胞常出现异常的分化模式，如早期标志（CD34）与晚期标志（CD24）同时出现，CD34 阳性细胞伴 CD22 强表达等。此型 ALL 伴 CD15 或 CD65 表达较常见。

婴儿 CD10 阴性 B-ALL 预后较差，与 11q23 易位相关。累及 *KMT2A* 基因的 11q23 易位患者多见于 Pro-B-ALL，预后极差。

2. 普通 -B-ALL（Common-B-ALL） 表达干 / 祖细胞标志 CD34 及不成熟标志 nTdT 和 CD10，CD19 阳性，其他阳性标志有 CD9、CD22、CD24，cμ 阴性，CD20 阳性不常见（图 4-3-2）。Common-B-ALL 与正常 B 系发育的第 I 期相似，但白血病细胞常出现异常的分化模式，如早期标志（CD34）与晚期标志（CD24）同时出现。伴 *BCR∷ABL1* 和 *ETV6∷RUNX1* 融合的 ALL 患者，多见于 Common-B-ALL。

3. 前体 B-ALL（Pre-B-ALL） 特征性表达 cμ，而 sIg 阴性。占儿童 ALL 的 25%，成人中少见。CD19、CD24、HLA-DR、CD10、CD22 抗原表达均较强。nTdT 和 CD20 表达异质性较大，CD34 一般为阴性（图 4-3-3）。

北京大学人民医院刘艳荣团队分析了中国 415 例 B 系 -ALL 的免疫表型结果[15]。并根据 CD34 和 CD10 的表达将 B-ALL 进行简单分型（表 4-3-3）。

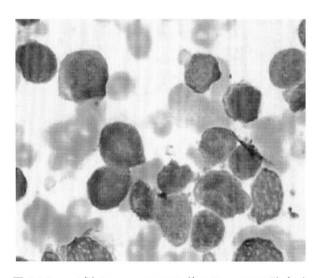

图 4-3-2-a　1 例 Common-B-ALL 伴 *BCR∷ABL1* 融合患者骨髓细胞形态。原始淋巴细胞体积大小不均，核圆，核染色质细，可见核仁，胞质少，色蓝，部分可见空泡

总体 B 系 -ALL 中，以 II 型患者最多，占 63.1%，III 型和 I 型分别为 18.4% 和 14.5%；IV 型最少，占 3.8%。成人和儿童组比较，儿童组中 I 型患者显著低于成人组（*P* = 0.02）。其他各型比例在儿童与成人和与总体相比均无显著性差异。

表 4-3-3　儿童与成人 **B-ALL** 的亚型分布

| CD34/CD10 分型 | 儿童 *n*（%） | 成人 *n*（%） | 总 *n*（%） |
|---|---|---|---|
| I：+/– | 13（9.2）* | 47（17.2） | 60（14.5） |
| II：+/+ | 96（67.61） | 166（60.8） | 262（63.1） |
| III：–/+ | 30（21.1） | 47（17.2） | 77（18.5） |
| IV：–/– | 3（2.1%） | 13（4.8） | 16（3.8） |
| 合计 | 142（100） | 273（100） | 415（100） |

*n*，例数
\*P = 0.02，与成人相比

## 二、B 淋巴母细胞白血病 / 淋巴瘤伴重现性的遗传学异常

### （一）B-ALL 伴超二倍体

【WHO 定义】 此类白血病细胞染色体数量大于 50 条（通常小于 60 条），典型患者不存在染色体易位和结构异常。多发于儿童，约占儿童 B-ALL 的 25%，未在婴儿中见到，在较大的儿童中发病也减少，在成人中很少发病。

【WHO 介绍的免疫表型】 原始细胞表达 CD19，CD10 和其他 B-ALL 常见的标志。经常表达 CD34，CD45 经常为阴性。伴超二倍体的 T-ALL 不属于本病。

### （二）B-ALL 伴亚二倍体

【WHO 定义】 此类白血病细胞染色体数量少于 46 条。此类白血病占总体 ALL 的 5%，如果将染色体定义为 < 45，则发病率降到接近 1%。在儿童和成人均可见，但近单倍体（23 ~ 29 条染色体）的患者主要见于儿童。

【WHO 介绍的免疫表型特征】 原始细胞表达 CD19，CD10，无其他特殊性表型。

### （三）B-ALL 伴 *iAMP21*

【WHO 定义】 是一组 21 号染色体部分扩增为特点的 B-ALL。通常利用 *RUNX1* 探针，采用

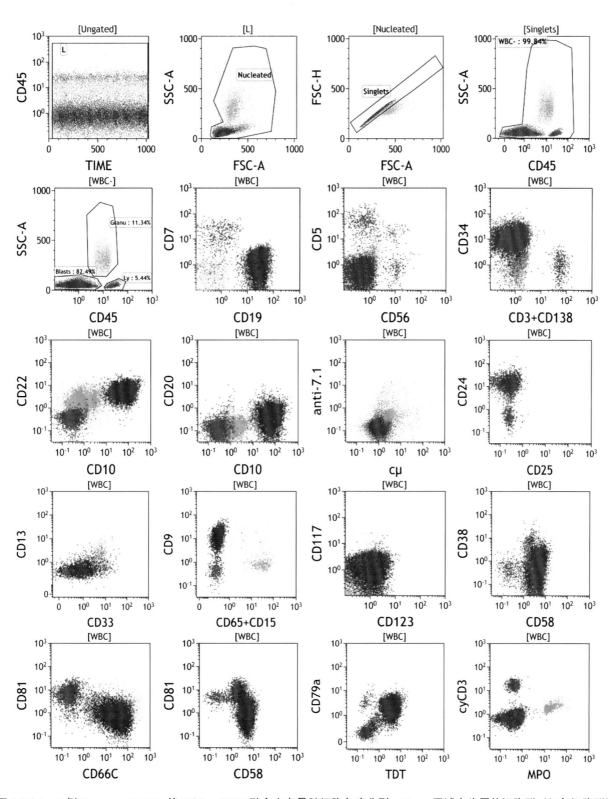

图 4-3-2-b　**1 例 Common-B-ALL 伴** *BCR*∷*ABL1* 融合患者骨髓细胞免疫分型。**Blasts** 区域中为原幼细胞群（红色细胞群），**CD45** 阴性到弱表达，**FSC** 小、**SSC** 低，约占 **82.5%**，免疫表型特征为：**CD19⁺CD22⁺**，**cCD79a⁺CD10⁺**，**nTDT⁺CD34⁺**，**cμ⁻CD9⁺**，跨系表达 **CD66c**，**CD38** 和 **CD81** 表达明显减弱，不表达 **m/cCD3**、**CD5**、**CD7**、**CD13**、**CD33**、**CD15**、**CD65**、**CD117** 和 **cMPO** 等抗原

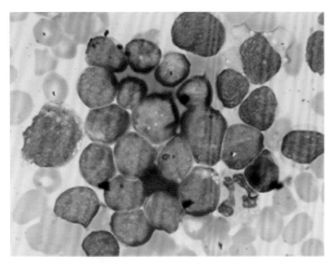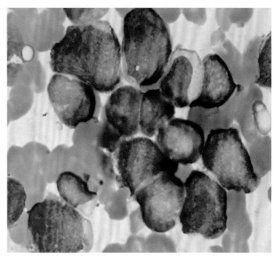

图 4-3-3-a　1 例 Pre-B-ALL 伴 *TCF3::PBX1* 融合患者骨髓细胞形态。骨髓增生活跃，原始淋巴细胞胞体规则，核染色质细，可见核仁，胞质少，色蓝，无颗粒；破坏细胞易见

FISH 方法进行检测，可以发现 5 个或 5 个以上的基因拷贝，或者中期分裂细胞的一条染色体上检出大于或等于 3 个拷贝。

【WHO 介绍的免疫表型】　此类型仅出现在 B-ALL 中，但未发现特征性免疫表型。

这组患者约占 B-ALL 的 2%，成人较少见，最常发生在儿童中，在低白细胞计数的大龄儿童患者中更容易见到。

（四）B-ALL 伴 *BCR::ABL1* 融合

儿童中发生频率较成人低，随着年龄的增加，发病率也增加。该患者占儿童 ALL 的 2% ~ 4%，成人 ALL 的 25%。

此类疾病多见于 Common-B-ALL 亚型，表达 CD19、CD10、nTdT，CD34 强表达和 CD38 弱表达多见。表达髓系抗原 CD13 和 CD33 较常见（图 4-3-2）。CD66c 高表达与此型 ALL 高度相关，典型患者不表达 CD117。CD25 的表达在成人中与此类 ALL 高度相关。*BCR::ABL1* 融合很少出现在 T-ALL 中。

伴 *BCR::ABL1* 融合的患者生存期明显短于对照组，出现阳性时，应采取更积极的治疗措施，如异基因干细胞移植。

（五）B-ALL 伴 *BCR::ABL1* 样特征

【WHO 定义】　是一组 BCR-ABL1 阴性但基因表达模式与 BCR-ABL1 阳性患者非常相似的 B-ALL。常常出现累及其他酪氨酸激酶的易位、*CRLF2* 易位，或者 EPO 受体截短重排和激活等，识别这组疾病需要较高的实验室检测水平。

【WHO 介绍的免疫表型】　白血病细胞通常表达 CD19 和 CD10。用流式细胞术检测白血病细胞表面 CRLF2 蛋白表达水平可以作为 *CRLF2* 易位的初筛手段，低表达时基本上不会出现 *CRLF2* 易位。累及 EPO 受体或其他酪氨酸激酶的易位未见特征性免疫表型。

这组白血病相对常见，占 ALL 的 10% ~ 25%。美国国立癌症研究院（NCI）的数据显示标危儿童 ALL 中 *BCR-ABL1*- 样 B 淋巴母细胞白血病 / 淋巴瘤发生频率最低，在高危儿童、青少年和成人 ALL 中逐步增加。伴 Down Syndrome 的 B-ALL 患者很高频发生 *CRLF2* 易位。

（六）B-ALL 伴 *KMT2A* 重排

此类 B-ALL 主要见于 1 岁以内的婴儿（约占婴儿 ALL 的 60%），其他的儿童较少见，在成人阶段发病又增加（占成人 ALL 的 3% ~ 6%）。临床以高 WBC 为特征，经常大于 $100 \times 10^9$/L，容易累及中枢神经系统。具有 11q23 易位的患者预后非常差，临床上将其作为高危组。

伴 *KMT2A* 重排的 ALL，特别是 t（4；11）ALL，免疫表型经常为 CD19⁺CD10⁻CD24⁻，符合 Pro-B-ALL 的表型（图 4-3-1），表达 CD15 和（或）CD65 较常见，NG2（克隆 7.1）阳性对于提示 *KMT2A* 重排的特异性和敏感性均较高。

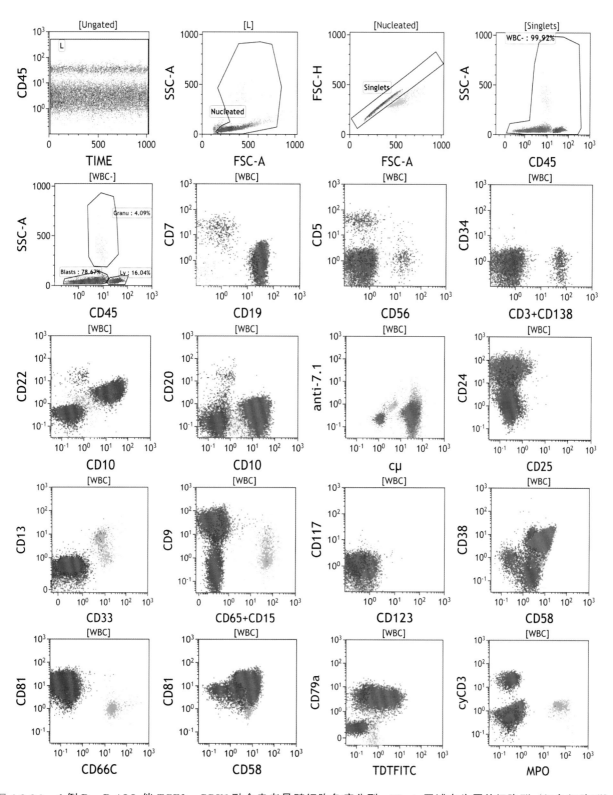

图 4-3-3-b　1 例 **Pre-B-ALL** 伴 *TCF3∷PBX1* 融合患者骨髓细胞免疫分型。**Blasts** 区域中为原幼细胞群（红色细胞群），**CD45** 阴性到弱表达，FSC 小、SSC 低，约占 **78.7%**，免疫表型特征为：**CD19**$^{st}$**CD22**$^{+}$，**cCD79a**$^{+}$**CD10**$^{+}$，**nTDT**$^{+}$**CD34**$^{-}$，**cμ**$^{+}$**CD9**$^{+\ (st)}$，**CD58** 表达增强，不表达 **m/cCD3**、**CD5**、**CD7**、**CD13**、**CD33**、**CD15**、**CD65**、**CD66c**、**CD117** 和 **cMPO** 等抗原

（七）B-ALL 伴 *ETV6∷RUNX1* 融合

此类白血病是儿童中常见的，约占儿童 ALL 的 25%，未在婴儿中见到，在较大的儿童中发病也减少，在成人中很少发病，预后很好。

该组疾病多见于 Common-B-ALL 亚型，表达 CD19、CD10 及经常表达 CD34，几乎不表达 CD9、CD20、CD66c 是相对特异性的特点，表达髓系标志 CD13 较多见。

（八）B-ALL 伴 *ETV6∷RUNX1* 样特征

该组患者的基因表达谱与 B-ALL 伴 *ETV6∷RUNX1* 融合患者非常相似，常常同时累及 ETV6 和 IKZF1 基因异常。

（九）B-ALL 伴 *TCF3∷PBX1* 融合

【WHO 定义】 此类白血病在儿童中相对常见，占 B-ALL 的 6%，也可见于成人，但发病率低于儿童。

【WHO 介绍的免疫表型】 该组疾病多见于 Pre-B-ALL 亚型，CD19⁺CD10⁺ cμ⁺。如果 cμ⁺，原始细胞强表达 CD9 和 CD34 阴性，或者只有少数细胞表达低水平的 CD34 可提示为此类白血病。

文献报道 25% 的 Pre-B-ALL 伴 *TCF3∷PBX1* 融合，5% 的 Pro-B-ALL 也可出现该融合。CD19⁺ CD10⁺CD9ˢᵗCD34⁻ 不同程度表达 CD20 的免疫表型特征，对预测此类白血病有 50% 的准确性。图 4-3-3 为伴 *TCF3∷PBX1* 融合的前体 B-ALL 免疫表型结果。

（十）B-ALL 伴 *IL3∷IGH* 融合

【WHO 定义】 此类白血病导致不同水平的嗜酸性粒细胞增多，在 BM 原始细胞较低时，诊断可能依据免疫分型和遗传学异常而定。

【WHO 介绍的免疫表型】 原始细胞表达 CD19，CD10。如果患者的原始细胞较少，但具有此类表型并发现嗜酸性粒细胞增多应强烈提示本病。

（十一）B-ALL 伴 *TCF3∷HLF* 融合

与 B-ALL/LBL 伴 *TCF3∷PBX1* 融合患者不同，这组患者较罕见，发生频率不到 B-ALL 的 1%，侵袭性强、预后极差。

（十二）B-ALL 伴其他明确的基因异常

随着近年来基因表达和测序技术的发展，科学家们发现了一批新型的基因异常，它们代表着不同的临床、表型及预后特征。种类较多，报道的病例数却有限，将它们统一归为一个大类。其中包括 B-ALL/LBL 伴 *DUX4*、*MEF2D*、*ZNF384* 或者 *NUTM1* 重排，也包括伴 *IG∷MYC* 融合，以及伴 *PAX5alt* 或 *PAX5 p.P80R*（NP_057953.1）异常。有趣的是，B-ALL/LBL 伴 *ZNF384* 重排、*DUX4* 重排或 *PAX5 p.P80R* 的患者在治疗后甚至初诊时出现单核系分化的证据。

三、T 淋母细胞白血病/淋巴瘤

【WHO 定义】 T 淋母细胞白血病/淋巴瘤（T-ALL/LBL）是 T 系定向前体细胞肿瘤，典型的由小到中等大小的原始细胞组成，胞质较少，染色质中等密度到分散，核仁不明显。累及 BM 和 PB（T-ALL），有时原发于胸腺、淋巴结或节外（T-LBL）。当病变以肿块的形式出现并且不累及或较少累及 PB 或 BM 时，采用淋巴瘤的诊断比较合适。如果广泛累及 PB 或 BM 时则诊断为淋巴母细胞白血病较合适。但区分白血病和淋巴瘤是人为的，许多治疗方案中采用 25% 作为区别白血病和淋巴瘤的界值。对此类疾病的诊断，与 AML 不同没有一个最低的 BM 原始细胞的比例。一般来讲，原始细胞 < 20% 时避免作出诊断。

T-ALL 占成人 ALL 的 25%，占儿童 ALL 的 15%。在青少年比年龄较小的儿童更多见。男性比女性多见。

【WHO 介绍的免疫分型】 原始细胞通常表达 nTdT，而 CD1a、CD2、CD3、CD4、CD5 和 CD8 等抗原表达则多变。在 T-ALL 患者中，CD7 和胞内 CD3 阳性率最高，但只有 cCD3 是系列特异性的。CD7 的敏感性虽然最好，但特异性不够，因为 CD7 也可表达于相当部分 AML 中。胞膜 CD3 也是 T 细胞的特异性标志，但是敏感性不够，大多数 T-ALL 处于分化较早期，CD3 仅表达在胞质中，还没有出现在细胞膜表面。

原始细胞可以出现 CD4 和 CD8 双阳性，CD10 也可能阳性，然而这些表型并不是 T-ALL 特异性的。CD4 和 CD8 双阳性可见于 T-PLL（T-幼稚淋巴细胞白血病），CD10 阳性可见于外周 T 细胞淋巴瘤（血管免疫母细胞淋巴瘤最常见）。nTdT、CD99、CD34 和 CD1a 等幼稚 T 淋巴细胞可以标志支持 T-ALL/LBL 的诊断。

　　约 10% 的 T-ALL 表达 cCD79a，19% ～ 32% 病例表达 CD13 和（或）CD33。CD117 偶尔阳性，CD117 的表达与 FLT3 的激活突变相关。

　　许多幼稚 T 细胞的标志也可表达在 NK 前体细胞上，例如 CD7 和 CD2，甚至 CD5 和 cCD3-epsilon 链。对于罕见的真正的 NK 前体 ALL，当白血病细胞只表达幼稚 T 细胞标志的时候，与 T-ALL 的鉴别诊断非常困难。虽然 CD56 阳性是 NK 细胞的特征，但 CD56 的表达并不能除外 T-ALL 的诊断。

　　根据 T 细胞在胸腺内的分化程度可将 T-ALL 分为四个亚型：Pro-T-ALL、Pre-T-ALL、皮质 -T-ALL（Cortical-T-ALL）和髓质 -T-ALL（Medullary-T-ALL），见表 4-3-4 和图 4-3-4 至图 4-3-7。

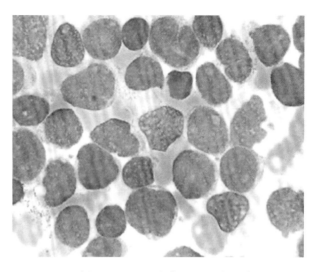

图 4-3-4-a　**1 例 Pro-T-ALL 患者 BM 细胞形态。** 原始淋巴细胞胞体规则，核规则，染色质细致，可见核仁，胞质量少，色蓝，无颗粒

表 4-3-4　**T-ALL 亚型分型**

| 亚型 | cCD3 | CD7 | nTdT | CD34 | CD2 | CD1a | CD3 | CD4/CD8 |
|---|---|---|---|---|---|---|---|---|
| Pro-T-ALL | + | + | + | +/- | - | - | - | -/- |
| Pre-T-ALL | + | + | + | +/- | + | - | - | -/- |
| Cortical-T-ALL | + | + | + | - | + | + | - | +/+ |
| Medullary-T-ALL | + | + | +/- | - | + | - | + | +/-；-/+ |

　　在 CD45/SSC 图中，T-ALL 幼稚细胞的 CD45 荧光强度一般仅略低于正常淋巴细胞，部分白血病细胞的 CD45 表达甚至于达到正常淋巴细胞水平，CD45 阴性的 T-ALL 很少见。其 SSC 值与淋巴细胞相似，一般不会超过淋巴细胞的界限。对每一例 T-ALL 的诊断均要进行 cCD3 和 nTdT 的检测。我们的数据显示 50% 左右的病例表达 CD34，当 CD34 阴性时需要增加 nTdT、CD1a 和 CD99 来确定 T 细胞是早期的。北大人民医院的资料显示 T-ALL 中有 27% 的患者表达 CD117，而目前国外还没有如此高比例的 CD117 阳性的报道，我们认为可能是我国的特点。

　　早前体 T 细胞（early T-cell precursor，ETP）ALL 作为 T-ALL 的一种特殊类型，具有独特的免疫表型特征，一般处于 T 系分化的较早期。ETP 的形态学特征与其他类型 T-ALL 无明显差别。最初的数据显示该组患者的预后明显差于非 ETP 组。后来陆续有数据证明两组患者的预后没有显著的统计学差异，但是 ETP 组诱导化疗后的 MRD 水平高于非 ETP 组。

　　【ETP-ALL 的免疫表型特征】 除了符合 T-ALL 的基本诊断标准外，白血病细胞不表达 CD8 和 CD1a，CD5 阴性或者阳性率低于 75%，同时至少伴有一个髓系 / 干细胞标记，包括 CD34、CD117、HLA-DR、CD13、CD33、CD11b 和 CD65。这类疾病的诊断要求 cMPO 阴性，或者可以除外 T/M 混合细胞性白血病。ETP 一般只存在于 Pro 和 Pre T-ALL 亚型中，图 4-3-4 和 4-3-5 所示的病例均符合 ETP-ALL 免疫表型。

（翁香琴　刘艳荣）

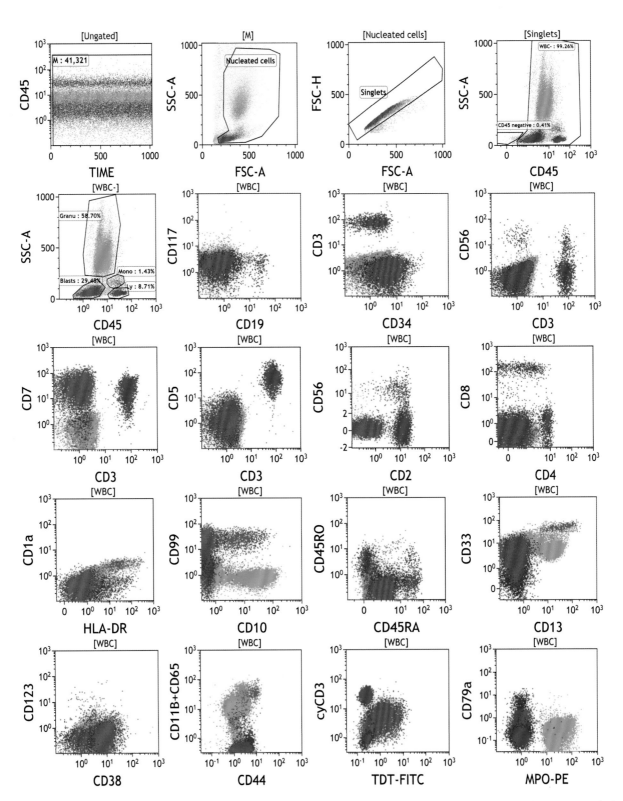

图 4-3-4-b　1 例 **Pro-T-ALL** 患者骨髓细胞免疫分型结果。**Blasts** 区域中为原幼细胞群（红色细胞群），**CD45** 弱表达，FSC 小、SSC 低，约占 **29.5%**，免疫表型特征为：mCD3⁻cCD3⁺，CD7⁺CD5⁺CD2⁻，CD4⁻CD8⁻CD1a⁻，nTDT⁺CD99⁺，部分表达 **CD34** 和 **CD10**，跨系表达 **CD33**，不表达 **CD19、cCD79a、CD13、CD33、CD15、CD65、HLA-DR、CD117** 和 **cMPO** 等抗原。此例患者符合 **ETP-ALL** 免疫表型

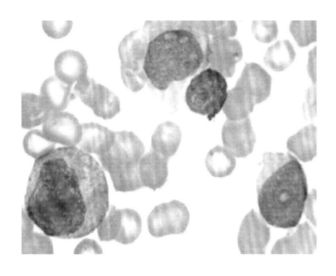

图 4-3-5-a　**1 例 Pre-T-ALL** 患者骨髓细胞形态。原始淋巴细胞胞体大小不一，核规则，染色质细，可见核仁，胞质蓝，量少

图 **4-3-5-b**　**1 例 Pre-T-ALL** 患者骨髓细胞免疫分型结果。**Blasts** 区域中为原幼细胞群（红色细胞群），**CD45** 弱 表 达，FSC 小、SSC 低，约占 **52.1%**，免疫表型特征为：mCD3$^-$cCD3$^+$，CD7$^{+(st)}$ CD5$^{dim/-}$CD2$^+$，CD4$^-$CD8$^-$ CD1a$^-$，nTDT$^+$cCD79a$^+$、CD10$^+$CD99$^+$，跨系表达 CD13， 不 表 达 CD19、CD20、CD22、CD33、CD15、CD65、CD117、CD34、HLA-DR 和 cMPO。此例 T-ALL 患者同时表达 **CD10** 和 **cCD79a**，WHO 分型中明确指出当 T-ALL 诊断明确时，这两个抗原不作为 B 系的证据，因此不考虑 T-B 混合细胞性白血病。此例患者符合 ETP 免疫表型

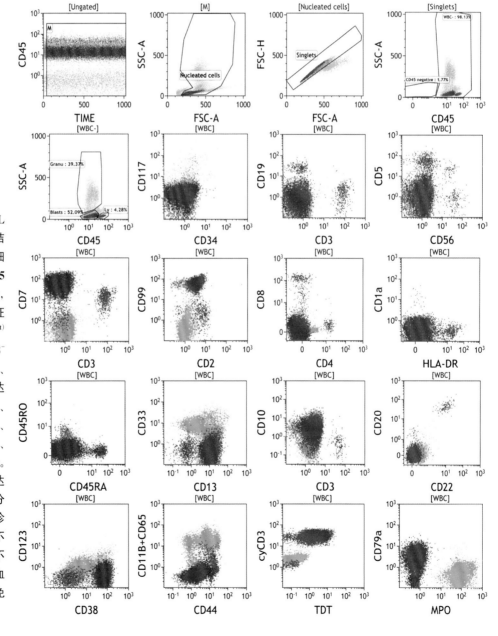

**4**

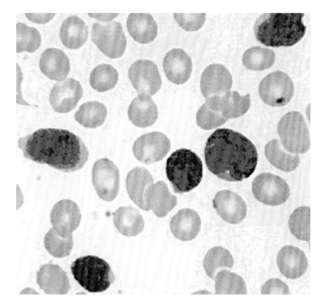

图 4-3-6-a　1 例皮质 T-ALL 患者骨髓细胞形态。淋巴系统异常增生，原始淋巴细胞细胞体积小，核染色质细致，可见核仁，胞质少，色蓝，无颗粒

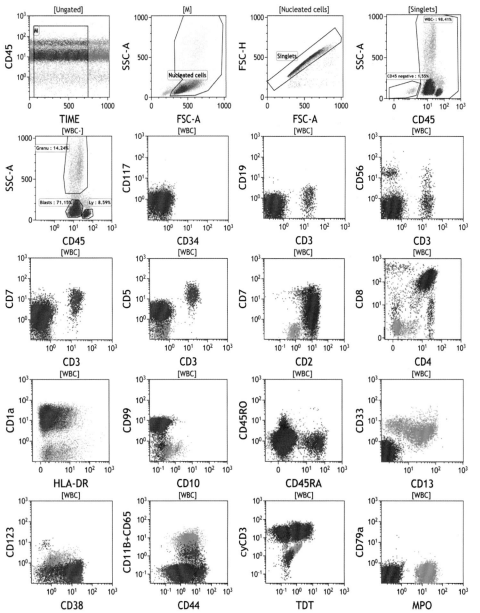

图 4-3-6-b　1 例皮质 T-ALL 患者骨髓细胞免疫分型结果。Blasts 区域中为原幼细胞群（红色细胞群），CD45 弱表达，FSC 小到中等、SSC 低，约占 71.2%，免疫表型特征为：mCD3$^-$cCD3$^+$，CD7$^{+（dim）}$CD5$^{+（dim）}$CD2$^+$，CD4$^+$CD8$^+$CD1a$^+$，nTdT$^+$CD99$^+$，部分表达 HLA-DR，不表达 CD10、CD19、cCD79a、CD13、CD33、CD15、CD65、CD34、CD117 和 cMPO 等抗原

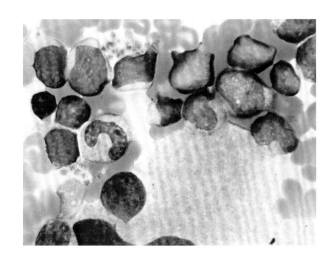

图 4-3-7-a　**1 例髓质 T-ALL 患者骨髓细胞形态。**原始细胞胞体大小不等，核染色质细，核仁可见，胞质蓝，量少

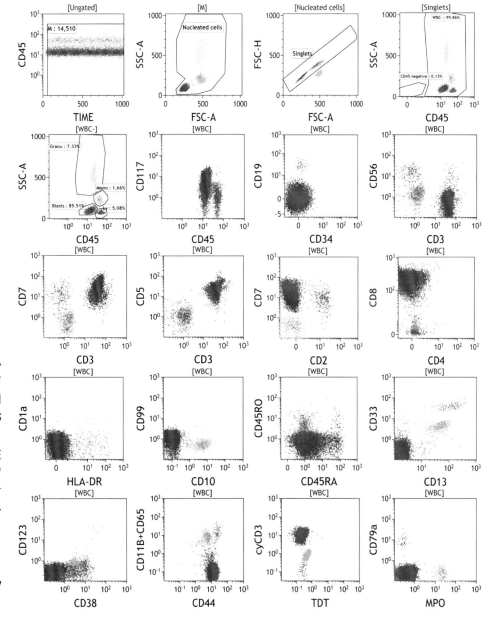

图 4-3-7-b　**1 例髓质 T-ALL 患者骨髓细胞免疫分型结果。Blasts 区域中为原幼细胞群（红色细胞群），CD45 弱表达，FSC 小，SSC 低，约占 85.5%，免疫表型特征为：mCD3+cCD3+，CD7+ (st) CD5+CD2-，CD4-CD8+ CD1a-，nTDT-CD99-，部分表达 CD117，不表达 CD10、CD19、cCD79a、CD13、CD33、CD15、CD65、HLA-DR、CD34、CD117 和 cMPO 等抗原**

## 第四节　系列不明急性白血病的免疫表型分析

系列不明急性白血病（acute leukaemias of ambiguous lineage，ALAL）起源于具有多潜能的造血祖细胞，显示无明确的向某个单系列分化的证据或者既有淋系特征又有髓系特征的白血病。包括伴明确遗传学异常 ALAL、混合表型急性白血病（MPAL）、急性白血病未分化型（AUL）、和 ALAL 非特指型（ALAL，NOS），它们具有重叠的临床和免疫表型特征以及分子致病机制，诊断主要依赖于免疫表型。2022 版 WHO 分类将 ALAL 分为 2 大类，一是按照遗传学异常共分为 4 种疾病；二是以免疫表型进行分类，基本与 2017 版相同，具体分类见表 4-1-8。

### 一、混合表型急性白血病

MPAL 指同时存在一种以上异常细胞，分别表达不同系列标志（曾经命名为双系列白血病）；或者是一群白血病细胞同时表达两个系列或两个以上的系列标志（曾经命名为双表型白血病），或者两种情况均存在。不论是双系列白血病或双表型白血病均采用特异的术语如 B/ 髓或 T/ 髓来表示存在着两个系列的标志。由于白血病细胞经常出现异常抗原表达（Aberration antigen expression）方式，即丢失系列规律性（lineage infidelity），表现为表达交叉系列抗原，如 CD33、CD13 与 B 或 T 系标志同时阳性；CD7 和（或）CD2 与髓系；CD19/CD10 与髓系标志同时阳性；CD7 与 CD10 同时表达。应用免疫标记发现 30% ~ 50% 的白血病患者表达一个系列以上的标志，因此出现急性双表型或混合型白血病报道，有文献报道其发病率可高达 50%。而经过严格的分析，其发病率大大缩小。如何诊断这些白血病，以前的概念是包括双表型或混合细胞白血病。双克隆型白血病（biclonal AL）：为同时存在两种异常细胞，分别表达髓系或淋巴系列标志。双表型白血病（biphenotypic acute leukemia，BAL）是一群白血病细胞同时表达两个系列或两个以上的系列标志。可以为 B-M、T-M、T-B、M-T-B。如何正确地诊断 BAL，20 世纪 90 年代 Catovsky 提

出了一套计分法（表 4-4-1），欧洲白血病免疫分型协作组（EGIL）也有一套计分法（表 4-4-2）[16]，两者有相似的标志，略有差异。但总原则是胞质和膜的 CD3、cCD79a、cMPO 为系列特异性最高的标志，分别给予最高分：2 分。诊断 BAL 时，每个系列应＞2 分，该标准完全依赖于流式免疫分型，在 2001 年 WHO 采用了 EGIL 的这一计分标准。

表 4-4-1　Catovsky 计分法（1997—1999）

| 计分 | B | T | M |
|---|---|---|---|
| 2 | cCD79a | CD3 | anti cMPO |
|  | CD22 | anti TcRa/b |  |
|  | cIgM | anti TcRγ/d |  |
| 1 | CD19 | CD2 | CD117 |
|  | CD10 | CD5 | CD13 |
|  | CD20 | CD8 | CD33 |
|  |  | CD10 | CD65s |
| 0.5 | nTdT | nTdT | CD14 |
|  | CD24 | CD7 | CD15 |
|  |  |  | CD64，CD11b/c |

表 4-4-2　EGIL 计分法（1995）

| 计分 | B | T | M |
|---|---|---|---|
| 2 | cCD79a | CD3（c/m） | cMPO |
|  | CD22 | anti TcRa/b | (anti-lysozyme) |
|  | cIgM | anti TcRγ/d |  |
| 1 | CD19 | CD2 | CD13 |
|  | CD10 | CD5 | CD33 |
|  | CD20 | CD8 | CD65s |
|  |  | CD10 |  |
| 0.5 | nTdT | nTdT | CD14 |
|  | CD24 | CD7 | CD15 |
|  |  |  | CD64 |
|  |  |  | CD117 |

Killick[17] 利用 Catovsky 计分法，回顾分析了693 例急性白血病，符合双表型白血病标准的病例占 3.6%。另有一组 746 例急性白血病的分析[18]，7% 患者符合双表型白血病标准。比较一致的发现为真正双表型白血病多伴有染色体的异常，主要为 t（9；22）和 11q23（MLL）的易位。具有 2 个系列以上标志的患者，经常伴随着 Ph 染色体的出现，可能代表慢性髓细胞白血病的髓系和淋巴系混合急变期。MLL 基因的一种命名为混合系列白血病（mixed lineage leukemia，MLL）基因，从这个名字可知，当初主要从混合系列白血病分离出来。主要发生于婴儿白血病，表达强的 CD19，但CD10 阴性，伴有髓系标志。Baer[19] 分析了 19 例具有 11q23 易位的未治的成人 AML 患者，采用三色标记，FSC/SSC 设门，发现这组病例中表达CD3、CD2、CD7 的比例分别为 16%、5%、5%，未见 CD19 表达。与 443 例 11q23 易位阴性的患者相比，无统计学差异。该研究似乎证明 11q23 易位患者主要为 AML-M4 和 M5 而非混合系列白血病。

2008 版起，WHO 分类中对 MPAL 的诊断标准进行了很大改进，强调在免疫分型基础上，综合形态和细胞化学染色、分子生物学以及遗传学在诊断中的重要性。流式免疫分型一方面抗体使用减少，但要求增高；另一方面更加注重抗原表达的异质性，不再拘泥于谱系标志而导致过度诊断。

WHO 提出的鉴定不同系列的新标准，见表4-4-3。

【确定髓系标准】

（1）存在两种或两种以上的白血病细胞群，其中一群细胞符合 AML 的免疫表型标准，但原始细胞比例不一定 > 20%。

（2）只存在一群原始细胞并符合 B-ALL 或T-ALL 的标准，同时经常通过 FCM 显示原始细胞同时表达 cMPO。髓系标志 CD13、CD33、CD117不具备足够强的特异性来确定混合型白血病。

（3）只存在一群原始细胞并符合 B-ALL 或T-ALL 的标准，cMPO 阳性虽然是髓系最特征性的标记物，但在伴单核细胞分化时可以不表达。此时，诊断依据是出现非特异性酯酶弥散阳性，并表达一个以上单核细胞标志：CD11c、CD14、CD36、CD64 和溶菌酶。

（4）因为有些 cMPO 抗体在 B-ALL 中也会出现阳性表达，因此，仅有 cMPO 弱阳性表达不能诊断为髓系[20]。

【确定 T 系标准】

（1）表达强的胞内 CD3（ε 链），包括表达于同一群或不同群原始细胞。cCD3 应该采用强的荧光素，例如 PE 和 APC，并且表达的强度应超过 50% 的正常 T 细胞的强度。通过免疫组化检测CD3 时要注意，如果采用多克隆抗体则可以与 NK细胞内的 ζ（zeta）链结合，因此不是 T 细胞特异性的。

（2）膜 CD3（ε 链），虽然很少阳性，但如果表达提示 T 系存在。

【确定 B 系标准】

（1）当 CD19 强表达（强度超过 50% 正常 B细胞）时，要求 CD10、cCD79a 或 cCD22 至少一个标志强表达。

（2）当 CD19 弱表达（强度低于 50% 正常 B细胞）时，要求 CD10、cCD79a 或 cCD22 至少两个标志强表达。很少情况下即使 CD19 阴性也认为存在 B 系分化，此时要非常小心，因为 CD10、cCD79a 的特异性相对较弱。

表 4-4-3 **WHO 诊断 MPAL 的标准**

**髓系**

cMPO⁺（FCM、免疫组化或细胞化学）。

或单核细胞分化（至少 2 个标志：NSE、CD11c、CD64、CD14、溶菌酶）

**T 系**

cCD3 强表达（FCM 应用抗体）。而免疫组化使用的多克隆抗体可与 CD3ζ 链结合，非 T 细胞特异的

或膜 CD3（很少表达）

**B 系**

强 CD19 和至少一个标志强表达：cCD79a、cCD22、CD10

或弱 CD19 和至少二个标志强表达：cCD79a、cCD22、CD10

2022 版 WHO 分类中对 cMPO、CD19 和 cCD3强度界定提出明显的方法。cMPO 和 cCD3 强表达的定义是以正常中性粒细胞和正常成熟 T 细胞为

标准，当部分肿瘤细胞的表达强度大于正常细胞的50%，定义为强表达，否则为弱表达。CD19强表达的定义是以正常B祖细胞为标准，当部分肿瘤细胞的表达强度大于正常B祖细胞的50%，定义为强表达。这也解决了长期困扰大家的难题，尤其是对cCD3的强弱判定，一直是一个难以掌握的问题。

一些前面通过遗传学或临床特征已经进行分类的，而免疫表型可能存在B/髓或T/髓标志的白血病不包括在MPAL中，在诊断MPAL时应将这些白血病除外。例如AML伴t（8；21）、t（15；17）或者inv（16），AML伴t（8；21）经常表达泛B标志，但不要诊断为MPAL。另外白血病伴*FGFR1*突变的病例不要认为是T/髓白血病。CML急变期、MDS相关AML和治疗相关AML，即使存在混合表型仍然按前面的分类，不要诊断为MPAL。

如果证明存在两种不同白血病细胞，分别表达不同标志，也可以通过免疫组化对片子进行检查或者通过细胞化学染色cMPO，然后通过FCM检测B或T细胞标志。当存在两种不同幼稚细胞群时，MPAL的诊断并不一定需要依赖系列诊断标准。另外，发病时诊断为MPAL的患者可能在治疗后或者复发时发生变化，例如双表型变为双系列，反之亦然。也可能治疗后或复发时变为单纯的ALL或AML。曾经出现的术语"系列转化"（lineage switch）可能反映了此现象。

MPAL的发生率很低，在全部急性白血病中＜4%，可发生于儿童和成人。许多患者曾经被诊断为双表型白血病可能是存在交叉系列抗原的ALL或AML，因此，实际的发病率可能更低。绝大多数的MPAL伴有染色体核型异常：其中20%伴有t（9；22），8%伴有11q23（*KMT2A*重排），32%具有复杂核型（多数涉及5号，7号，8号，21号染色体）。如果出现≥3种染色体异常，应排除MPAL，诊断应为AML伴有MDS相关改变[44]。

（一）混合表型急性白血病伴*BCR::ABL1*融合

【WHO定义】 表型符合MPAL的标准，并伴有t（9；22）易位。如果患者有CML病史，即使免疫表型符合MPAL的标准仍不能诊断。虽然是MPAL中最常见的重现性遗传学异常，但在急性白血病中发病率仍然是很低的，低于1%，儿童和成人均可发病，以成人更多。

【WHO介绍的免疫表型】 绝大多数病例是B/髓表型，也有T/髓表型。三系表型很少有报道。

（二）混合表型急性白血病伴*KMT2A*重排

【WHO定义】 符合MPAL的诊断标准，并且伴有*KMT2A*基因的易位。许多ALL伴*KMT2A*易位的患者表达髓细胞标志，但不能诊断为MPAL，除非符合上面提到的标准。在儿童的发病率高于成人，在婴儿相对多见。

【WHO介绍的免疫表型】 多数病例具有CD19+CD10-Pro-B-ALL的表型，通常表达CD15和NG2，其他B系标志如CD22和cCD79a经常较弱。除此以外符合上面提到AML的诊断标准。经常为双系列的，髓系可以是粒系或原始单核细胞。但淋巴细胞同时表达cMPO较少见。*KMT2A*基因易位可以出现T-ALL，因此理论上可以出现T/髓混合表型白血病，但未见报道。

（三）混合表型急性白血病伴*ZNF384*重排

【WHO定义】 2022版WHO分类新增亚型[9]，要求符合MPAL的诊断标准，并且伴有*ZNF384*基因重排。

【WHO介绍的免疫表型】 多数病例具有B/髓MPAL免疫表型特征，在约50%的儿童B/髓MPAL中发现*ZNF384*重排。*ZNF384*基因重排的常见伙伴基因包括*TCF3*、*EP300*、*TAF15*和*CREBBP*。具有*ZNF384*重排的B/髓MPAL和B-ALL相似的转录谱。

（四）伴有*BCL11B*重排的ALAL

【WHO定义】 2022版WHO分类新增亚型，要求符合ALAL的诊断标准，同时出现*BCL11B*基因重排这一遗传学异常。

【WHO介绍的免疫表型】 具有很高的异质性，在20%～30%的T/髓MPAL、AUL、微分化或未分化AML以及20%～30%的ETP-ALL中均检测到*BCL11B*基因重排。研究证实，具有这一遗传学异常的AL通常具有干细胞性、髓系和T系特征。

（五）混合表型急性白血病，B/髓

【WHO定义】 符合B/髓MPAL的诊断标准，且不伴有其他遗传学异常。在急性白血病中发病率约1%，儿童和成人均可发病，但成人更多。

【WHO 介绍的免疫表型】　具有 B 和髓系的特征，cMPO 阳性的髓系细胞或者原单细胞也表达其他髓系标志，包括 CD13、CD33 或 CD117（图 4-4-1）。较少表达更加成熟的 B 系标志 CD20，但可以出现，特别是存在一群 B 系细胞时。

（六）、混合表型急性白血病，T/ 髓

【WHO 定义】　符合 T/ 髓 MPAL 的诊断标准，且不伴有其他遗传学异常。在急性白血病中发病率 ＜ 1%，儿童和成人均可发病，在儿童中比 B/ 髓 MPAL 多见。

【WHO 介绍的免疫表型】　具有 T 和髓系的特征，cMPO 阳性的髓系细胞或者原单细胞也表达其他髓系标志，包括 CD13、CD33 或 CD117。除去表达 cCD3 外，T 细胞组成部分经常表达其他 T 细胞标志，CD7、CD5 和 CD2，当存在一群 T 系细胞群时，可以表达膜 CD3（图 4-4-2）。

（七）混合表型急性白血病，少见型

曾经见过白血病的原始细胞不存在清楚的 T 和

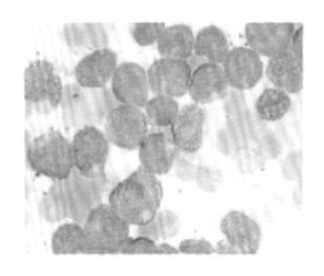

图 4-4-1-a　为 MPAL B/ 髓型患者 BM 细胞形态，原始粒细胞占 **84%**，胞体偏大，核规则、染色质细，核仁可见，胞质蓝，量少；红系增生受抑，仅见晚幼红

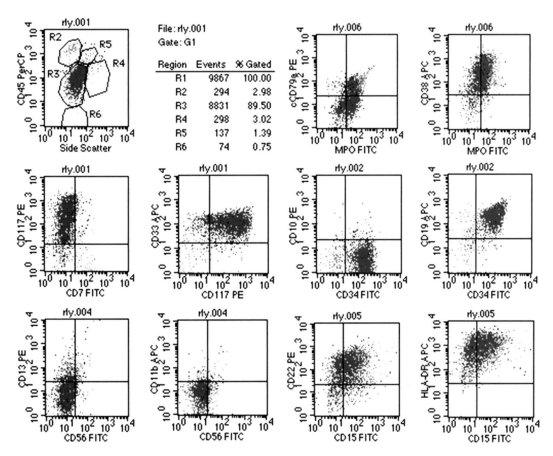

图 4-4-1-b　为 MPAL B/ 髓型患者 BM 细胞免疫分型结果，R3 细胞（红色）为异常幼稚细胞，表达 CD117、CD33、**CD34、CD19、CD15、CD22、HLA-DR**；部分细胞表达胞内 **cCD79a** 和 **cMPO**

B 系证据，这种病例可能比发表的比例还要低。如果严格应用最近的 EGIL 的标准，每个系列按照＞2分计算，cCD79a 记作 2 分，将过高的估计 T/B 白血

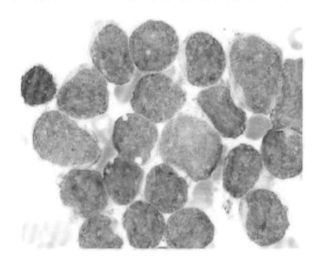

图 4-4-2-a　为 MPAL T/ 髓型患者 BM 细胞形态，原始细胞占 90%，细胞体积偏大，核偏大规则、染色质细致、厚，核仁可见，胞质蓝，量少，可见 Auer 小体

病发病率。对 T-ALL 来讲，表达 cCD79a 和 CD10 不能作为 B 系的分化证据。不同克隆号抗体表达谱不同，应慎重选择 cCD79a 单抗。有文献报道克隆号 HM47 的 cCD79a 也可在 T-ALL 中表达，因此，Euroflow 推荐使用克隆号 HM57 的 cCD79a[21-22]。

非常少的病例具有 T/B/ 髓三系的证据，总体讲病例数太少不能作出任何关于临床特征、遗传学异常和预后的说明。目前为止，未见报道关于 B 或 T/ 巨核细胞或者 B 或 T/ 红系混合白血病的报道。这可能因为红系与巨核细胞在干细胞的分化中较早与 T、B 和髓分开了。因此这些系列组合的肿瘤是不会发生的。如果发生了，可能是因为使用的定义并没有发现所有的病例，如同这些白血病不一定期待着表达 cMPO 一样。

## 二、急性未分化型白血病

【WHO 定义】 急性未分化型白血病（acute

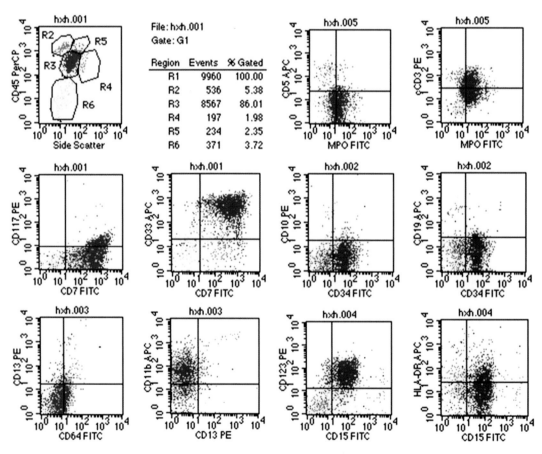

图 4-4-2-b　为 MPAL T/ 髓型患者 BM 细胞免疫分型结果，R3 细胞（红色）为异常幼稚细胞，表达 CD7、CD33、CD34、CD15、CD123、CD11b；部分细胞表达 CD117、HLA-DR、胞内 CD3 和 cMPO

undifferentiation leukemia，AUL）免疫表型不具有特异性淋系和髓系标记，且免疫组化 cMPO 和酯酶染色均为阴性。但在初诊断时需要检测广泛的抗体组合，以除外少见系列白血病，如浆样 DC，NK前体细胞、嗜碱性粒细胞，甚至非造血细胞肿瘤。

【WHO 介绍的免疫表型】 典型的患者表达某个系列膜标志不多于一个以上，不表达 AML 特异标志（cMPO）和 T-ALL 特异标志（cCD3），也不表达 B 系特异性标志：cCD79a、cCD22 和强 CD19。经常表达 CD34、HLA-DR 和（或）CD38，也可以nTdT 阳性。

CD45/SSC 图形与 AML-M0 相似，或 CD45表达更低。虽然少数患者表达 CD7，但缺乏胞质 CD3 的表达，因此不能认为是 T 系白血病（图4-4-3）。这种未分化型白血病一般治疗效果差，预后不好。

## 三、系列未明的急性白血病，非特指型

一些病例白血病细胞表达不同标志，既不能诊断为 AUL，又不能诊断为 MPAL，例如表达 CD7、CD5，但不表达 cCD3；表达 CD13、CD33，但不

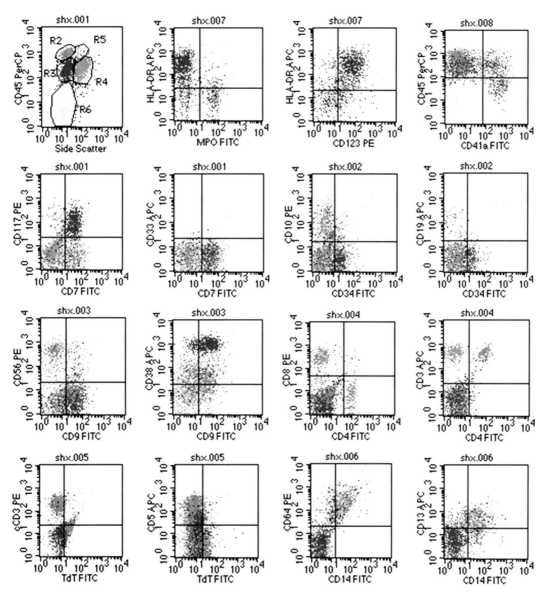

图 4-4-3 为 AUL 患者 BM 细胞免疫分型结果，R3 细胞（红色）为异常幼稚细胞，表达 CD7、CD117、CD34、CD38、CD123、CD9；部分细胞表达 CD5，但胞内 CD3 和 cMPO 均阴性

表达 cMPO，这种白血病最好被认为是系列未明的急性白血病，非特指型（ALAL，NOS）。随着新抗体和少见抗体的应用，这类白血病可能将被分类。

综上所述，新 WHO 对诊断混合表型白血病的标准进行了重新的认定，对 T 系和髓系的确定主要以胞内或膜的 CD3 和 cMPO 为依据。对 B 系的标准不再依据胞内 cCD79a 或 CD22。这样的标准可能更能反映白血病的真正本质。北京大学人民医院的资料[23-24]分析发现 CD117 主要表达于髓细胞，也可见于部分 T-ALL 患者。而 B-ALL 患者几乎均为阴性，只有极少数患者出现弱阳性。因此将 CD117 定为髓系标记并计为 1 分，我们认为不太合适。但依现在 WHO 的标准则不会出现此问题。

对 MPAL 诊断是要结合临床、细胞遗传学与分子遗传学进行分析。MPAL 是比较少见的疾病，诊断时要非常慎重，不要轻易地下结论。必须首先排除正常细胞的干扰：①建议采用多参数分析（三标以上）及 CD45/SSC 设门法。②注意抗原/抗体的多元性[25]：如 CD10：当 CD10$^+$CD19$^+$ 时为幼稚 B 细胞，而 CD10$^+$CD13$^+$ 时为成熟粒细胞，CD10$^+$CD7$^+$ 可见于 T-ALL。CD7 抗原：当 CD3$^+$ CD7$^+$ 时为 T 细胞，CD7$^+$CD34$^+$ 为髓系或 T 系造血祖细胞。③依据新 WHO 标准，胞内 CD3 和 cMPO 的检测显得尤为重要，因此在怀疑 MPAL 时一定要检测。但胞内抗原的检测有一定的难度，其结果没有膜标记那么稳定，阴性结果一定要排除假阴性的可能，如透膜不够的影响，阳性结果也要注意有无非特异性结合造成所有细胞的荧光强度整体上移。假阴性结果比较容易鉴别，因为目前所采用的方法多为直接标记骨髓或全血然后溶解红细胞，因此在标本内会存在部分正常的 T、B、粒细胞，这些细胞可以成为胞内 T、B、髓标志的阳性内对照。如果这些细胞出现阳性，则说明标本制备基本没有问题。如果这些内对照为阴性时说明标本制备有问题。当标本的所有细胞荧光强度均上移时，要相应的调整阴性与阳性界限，避免过度的解释这些抗原。④cMPO 在与 T/髓 MPAL、微分化 AML 和 ETP-ALL 鉴别中起关键作用。cMPO 阳性表达的阈值设定为 > 10%，当流式检测 cMPO 为阴性时，临床应结合细胞化学染色检测 POX 和（或）免疫组织化学染色检测 cMPO 的结果进行综合判断，如后者出现阳性依然可确定为髓系。需要强调的是，一些 B-ALL 也可出现 cMPO 弱阳性表达，因此，单独 cMPO 弱阳性不可作为判断髓系诊断依据。

值得注意的是，虽然 NK 细胞淋巴母细胞白血病 / 淋巴瘤在 2008 版 WHO 归属于急性系列不明型白血病，但在最新的 2022 版 WHO 已将其划归到 NK 细胞肿瘤中。因此，对于该病的介绍详见相关章节。

（吴雨洁　刘艳荣）

## 参考文献

[1] Bennett JM，Catovsky D，Daniel MT，et al. Proposals for the classification of the acute leukaemias. French-American-British（FAB）co-operative group. Br J Haematol，1976，33（4）：451-458.

[2] Bennett JM，Catovsky D，Daniel MTG，et al. Proposals for the recognition of minimal differentiated acute leukemia. Br J Haematol，1991，78（3）：325-329.

[3] Morphologic，immunologic，and cytogenetic（MIC）working classification of acute lymphoblastic leukemias. Report of the workshop held in Leuven，Belgium，April 22-23，1985. Cancer Genet Cytogenet，1986，23（3）：189-197.

[4] Meeting report. Morphologic，immunologic and cytogenetic（MIC）working classification of the acute myeloid leukemia. Br J Haematol，1988，68（4）：487-493.

[5] Jennings CD，Foon KA. Recent advances in flow cytometry：application to the diagnosis of hematologic malignancy. Blood，1997，90（8）：2863-2892.

[6] Lee Harris N，Jaffe ES，Diebold J，et al. World health organization classification of neoplastic diseases of the hematopoietic and lymphoid tissues：report of the clinical advisory committee meeting-airlie house.Virginia，Vovember 1997. Histopathology，2000，36（1）：69-86.

[7] Swerdlow SH，Campo E，Harris NL，et al. WHO Classification of Tumours of Haematopoietic and Lymphoid Tissues（revised 4$^{th}$ edition）. Lyon，France：IARC Press，2017.

[8] 王亚哲，秦亚溱，江滨，等．221例急性早幼粒细胞白血病免疫表型特点与微量残留病检测及基因标志的关系．中国实验血液学杂志，2009，17（2）：271-276.

[9] Bene MC，Bernier M，Casasnovas RO，et al. Acute myeloid leukemia M0：haematological immunophenotypic and cytogenetic characteristics and their prognostic significantce：an analysis in 241 patients. Br J Haematol，2001，113（3）：737-745.

[10] Weir EG，Borowize M.Flow cytometry in the diagnosis of acute leukemia. Semin Hematol，2001，38（2）：124-138.

[11] 刘艳荣，陈珊珊，常艳，等．多参数流式细胞术分析415例成人和儿童B-ALL白血病相关免疫表型．中国实验血液学杂志，2006，14（5）：853-857.

[12] 李金兰，刘艳荣，秦亚溱，等．Bcr/abl 融合转录子阳性的 B 细胞型急性淋巴细胞白血病免疫表型特点．中国实验血液学杂志，2003，11（2）：142-145.

[13] Bene MC，Castoldi G，Knapp W，et al. Proposals for the immunological classification of acute leukemias. European Group for the Immunological Characterization of Leukemias （EGIL）. Leukemia，1995，9（10）：1783-1786.

[14] Killick S，Matutes E，Powles RT，et al. Outcome of biphenotypic Acute leukemia.Haematologica，1999，84（8）：699-706.

[15] Hanson CA，Abaza M，Sheldon S，et al. Acute biphenotypic leukemia：Immunophenypic and cytogenetic analysis，Br J Haematol，1993，84（1）：49-54.

[16] Baer MR，Stemart CC，Lawrence D，et al. Acute myeloid leukemia with 11q23 translocations：myelomonocytic immunopgentype by multiparameter flow cytometry.Leukemia，1998，12（3）：317-325.

[17] 刘艳荣，于弘，常艳．探讨流式细胞仪术检测胞质抗原的方法及其在白血病免疫分型中的意义，中国实验血液血杂志，2002，10（1）：17-21.

[18] 刘艳荣，于弘，常艳．四色免疫荧光标记在白血病免疫分型中的应用及意义，中国实验血液血杂志，2002，10（5），423-427.

[19] Orfao A，Ciudad J，Almeida J，et al. Residual disease detection of leukemia. In Stewart CC and Nicholson JKA （ed）. Immunopgenotyping，New York，by Wiley-liss，Inc，2000，pp230-260.

[20] JJM van Dongen，L Lhermitte，S Böttcher，J Almeida，et al. EuroFlow antibody panels for standardized n-dimensional flow cytometric immunophenotyping of normal，reactive and malignant leukocytes. Leukemia，2012，26（9）：1908-1975.

[21] Dworzak MN，Buldini B，Gaipa G，et al. AIEOP-BFM consensus guidelines 2016 for flow cytometric immunophenotyping of Pediatric acute lymphoblastic leukemia. Cytometry B Clin Cytom，2018，94（1）：82-93.

[22] van Dongen JJ，Lhermitte L，Böttcher SEuroFlow antibody panels for standardized n-dimensional flow cytometric immunophenotyping of normal，reactive and malignant leukocytes.Leukemia，2012，26（9）：1908-1975.

[23] 刘艳荣，于弘，常艳．探讨流式细胞仪术检测胞质抗原的方法及其在白血病免疫分型中的意义，中国实验血液血杂志，2002，10（1）：17-21.

[24] 刘艳荣，于弘，常艳．四色免疫荧光标记在白血病免疫分型中的应用及意义，中国实验血液血杂志，2002，10（5）：423-427.

[25] Orfao A，Ciudad J，Almeida J，et al. Residual disease detection of leukemia. In Stewart CC and Nicholson JKA （ed）. Immunopgenotyping，New York，by Wiley-liss，Inc，2000，pp230-260.

4

# 5

# 慢性髓系肿瘤的免疫表型特点

## 第一节 2017版和2022版WHO对慢性髓系肿瘤的分类

2021年11月WHO发布了第5版血液和淋巴系统肿瘤分类目录，2022年6月发表文章对2021目录进行了修改，做了一些说明，现将其与2017版进行比较，见表5-1-1。总体看变化不大，将嗜酸性粒细胞增多和伴基因重排髓系或淋系肿瘤移除，与系列不明白血病放在一起。又将儿童型骨髓增生异常肿瘤进行单独分类。将MDS改为骨髓增生异常肿瘤，但缩写未变，总体仍为五大类。

表 5-1-1　2017 版[1] 和 2022 版 WHO 对慢性髓系肿瘤的分类

| 2017 版 | 2022 版 |
|---|---|
| 一、骨髓增殖性肿瘤（MPN） | 一、骨髓增殖性肿瘤（MPN） |
| 1．慢性粒细胞白血病，BCR-ABL1 阳性 | 1．慢性粒细胞白血病（CML） |
| 2．慢性中性粒细胞白血病 | 2．真性红细胞增多症（PV） |
| 3．真性红细胞增多症 | 3．原发性血小板增多症（ET） |
| 4．原发性骨髓纤维化 | 4．原发性骨髓纤维化（PMF） |
| 纤维化前/早起 | 5．慢性中性粒细胞白血病（CNL） |
| 明显纤维化期 | 6．慢性嗜酸性粒细胞白血病（CEL） |
| 5．原发性血小板增多症 | 7．幼年型粒单细胞白血病（JMML） |
| 6．慢性嗜酸性粒细胞白血病，NOS | 8．骨髓增殖性肿瘤，非特指型 |
| 7．骨髓增殖性肿瘤，未能分类 | 二、肥大细胞增多症 |
|  | 1．皮肤型肥大细胞增多症（CM） |
| 二、肥大细胞增多症 | 2．系统性肥大细胞增多症（SM） |
| 1．皮肤型肥大细胞增多症（CM） | 3．肥大细胞肉瘤（MCS） |
| 2．系统性肥大细胞增多症（SM） | 三、骨髓增生异常肿瘤（MDS） |
| 3．肥大细胞肉瘤（MCS） | 1．MDS 伴明确遗传异常 |
| 三、伴嗜酸性粒细胞增多和伴基因重排髓系或淋系肿瘤 | MDS 伴低原始细胞和孤立 del（MDS-5q） |
| 四、骨髓增生异常/骨髓增殖性肿瘤（MDS/MPN） | MDS 伴低原始细胞和 SF3B1 突变（MDS-SF3B1） |
| 1．慢性粒单细胞白血病 | MDS 伴 TP53 双等位基因失活（MDS-biTP53） |
| 2．非典型慢性粒细胞白血病，BCR-ABL1 阴性 | 2．MDS 以形态学分类 |
| 3．幼年型粒单细胞白血病 | MDS 伴低原始细胞（MDS-LB） |

续表

| 2017 版 | 2022 版 |
|---|---|
| 4. 伴环形铁粒细幼细胞和血小板增多的 MDS/MPN（MDS/MPN-RS-T） | MDS，低增生型（MDS-h） |
| 5. 骨髓增生异常 / 骨髓增殖性肿瘤，未能分类 | MDS 伴增加原始细胞（MDS-IB） |
| **五、骨髓增生异常综合征（MDS）** | MDS-IB1 |
| 1. MDS 伴单系病态造血 | MDS-IB2 |
| 2. MDS 伴多系病态造血 | MDS 伴纤维化（MDS-f） |
| 3. MDS 伴环形铁粒幼细胞和单系病态造血 | **四、儿童型骨髓增生异常肿瘤** |
| 4. MDS 伴环形铁粒幼细胞和多系病态造血 | 1. 儿童 MDS 伴低原始细胞 |
| 5. MDS 伴原始细胞增多 | 低增生型（MDS-h） |
| 6. MDS 伴孤立 del（5q） | 非特指型（NOS） |
| 7. MDS，未能分类 | 2. 儿童 MDS 伴增加原始细胞 |
| 8. 儿童难治性血细胞减少（临时） | **五、MDS/MPN** |
| | 1. 慢性粒单细胞白血病 |
| | 2. MDS/MPN 伴中性粒细胞增多 |
| | 3. MDS/MPN 伴 SF3B1 突变及血小板增多 |
| | 4. MDS/MPN，NOS |

# 第二节  慢性髓系肿瘤的免疫表型特点

多数慢性髓系肿瘤并不具有特征性的免疫表型，免疫分型也不是其诊断的主要依据。但在临床免疫分型检测中，经常会遇到一些标本，需要与这些病进行鉴别。本节将介绍几种具有一定免疫表型改变的慢性髓系肿瘤。MDS 免疫表型异常研究的较多，将做重点介绍。

## 一、慢性粒细胞白血病（CML），*BCR∷ABL1* 阳性

CML 是起源于骨髓多能造血干细胞的一种 MPN。CML 临床诊断除典型的临床表现、体征和外周血、骨髓细胞学检查异常外，染色体和分子生物学检查发现 Ph 染色体和（或）存在 *BCR∷ABL1* 融合基因是确诊的必备条件。在引入靶向酪氨酸激酶抑制剂（TKI）治疗之前，未经治疗的 CML 自然史通常分为三期：开始为惰性的慢性期（CML-CP）、中间的加速期（CML-AP）以及最后的急变期（CML-BP），部分患者不存在 CML-AP 直接进入 CML-BP。引入 TKI 治疗之后，处于 CML-AP 阶段的病例明显减少，CML 患者的 10 年总生存率已达 80% ~ 90%。这些曾经的 CML-AP 诊断标准与疾病相关性不大，反而是源自 *ABL1* 激酶突变的耐药和（或）其他细胞遗传学异常以及 CML-BP 的发展代表了关键的疾病属性。因此，CML-AP 在 2022 版 WHO 血液和淋巴系统肿瘤分类中被剔除。

【**CML-CP 的诊断标准**】 ①白细胞增多，中位值 $80×10^9$/L [范围（12 ~ 1000）$×10^9$/L]；②外周血碱性粒细胞增多；③外周血及骨髓原始细胞 < 5%，可见中晚幼粒细胞比例增多；④存在 Ph 染色体和（或）存在 *BCR∷ABL1* 融合基因。

【**CML-BP 诊断标准包括**】 ①PB 或 BM 中的原始髓细胞 ≥ 20%；②出现髓外原始细胞侵犯；③PB 或 BM 中原始淋巴细胞增加。原始淋巴细胞的最佳比例和低水平原始 B 淋巴细胞的意义仍不清楚，需要进一步研究。

【**CML 的免疫表型**】 CML-CP 期中性粒细

**5**

胞碱性磷酸酶的活性明显减低。髓系 BP 阶段原始细胞比例增多，原始细胞表达强、弱或不表达 cMPO，但是表达粒、单、巨核和红系相关性抗原。多数病例原始细胞表达 1 个或多个淋系标志。淋系 BP，原始细胞多来源于 B 系，但 T 系 BP 也可以发生。在淋系 BP 时，原始淋巴细胞可表达一个或多个髓系抗原。约 25% 的 BP 符合混合表型白血病（MPAL）的诊断标准，但应该诊断为 CML-BP，而不是 MPAL。

我们在临床常规免疫分型检查中经常遇到 CML 患者。对 CML-CP 的患者，主要表现是原始细胞比例不高或稍高于正常 BM，粒细胞比例明显增加，但 CD10⁺ 成熟粒细胞比例减低，可以出现 CD13/CD16 和 CD13/CD11b 图形异常，有些患者 CD10⁻ 粒细胞表达 CD56。嗜酸性粒细胞和嗜碱性粒细胞易见或比例增加。结合临床的 WBC 增多和脾大等表现，高度怀疑为 CML（图 5-2-1），但其确诊需要进行染色体和基因检查。

对 CML-AP 患者，主要表现为原始细胞比例增加（图 5-2-2），但 < 20%，嗜碱性粒细胞比例不

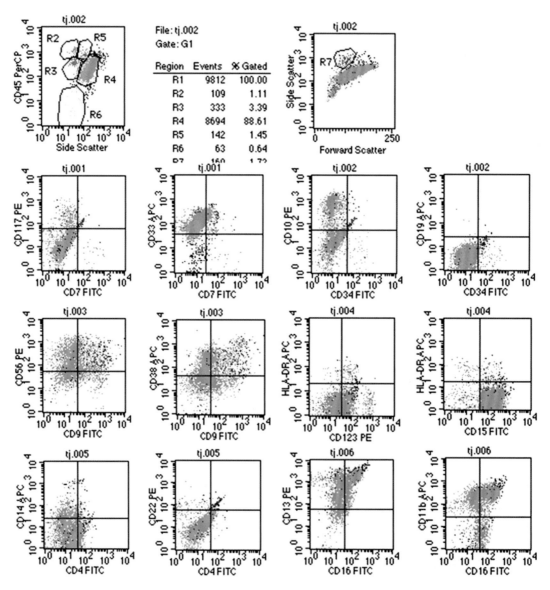

图 5-2-1　CML-CP 患者 BM 细胞免疫表型结果。R4 占 88.61%，为髓细胞，比例明显增高，部分细胞表达 CD117、CD56、CD10⁺ 细胞和 CD16⁺ 细胞比例减低，CD13/CD16 图形异常。R3 占 3.39%，为嗜碱性粒细胞。R7 占 1.72%，为嗜酸性粒细胞

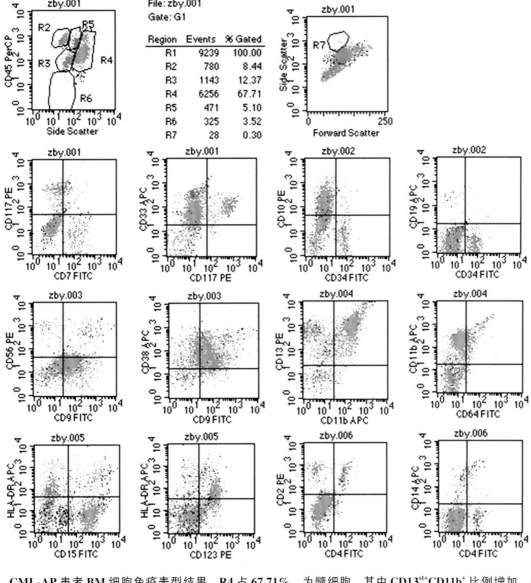

图 5-2-2　CML-AP 患者 BM 细胞免疫表型结果。R4 占 67.71%，为髓细胞，其中 CD13$^{st+}$CD11b$^+$ 比例增加，少数细胞表达 HLA-DR。R3 占 12.37%，表达 CD117、CD33、CD34、CD9、CD38、CD13、CD123、HLA-DR，部分细胞表达 CD7，为髓系原始细胞，比例增高

同程度的增加（当检测标本为 PB 时，要考虑再检测 BM 标本）。髓系的免疫表型改变同 CML-CP。当 FCM 检测发现 CML 患者标本出现上述情况时，要提醒临床医生注意除外 CML-AP 或 CML-BP，而不能根据 FCM 检测结果确定该患者处于 CML-AP 或 BP 阶段。因为 CML-AP 或 BP 的诊断标准中原始细胞比例 < 20% 或 > 20% 是以形态学检测为准的，免疫分型的标本因经常出现不同程度的稀释，或因裂解红细胞时部分有核红细胞溶解，造成原始细胞比例与形态学不一致，因此不能根据

FCM 检测结果来确定诊断。

CML-BP 的免疫表型与 AML 或 ALL 无明显区别，只是要结合临床病史，才能做出诊断。

## 二、慢性嗜酸性粒细胞白血病

【WHO 定义】慢性嗜酸性粒细胞白血病（CEL）是一种多系统疾病，其特征是形态异常的嗜酸性粒细胞和嗜酸性粒细胞前体细胞持续克隆性增殖，导致外周血和骨髓中的持续性嗜酸性粒细胞增多。嗜

5

酸性粒细胞增多是 CEL 主要的血液学异常。嗜酸性粒细胞释放细胞因子、酶和其他蛋白可导致器官的损害。如果患者具有 Ph 染色体和 *BCR*∷*ABL* 融合基因，或者 *PDGFRA*、*PDGFRB* 或 *FGFR1* 重排则除外 CEL 诊断。

2022 版 WHO 分类对 CEL 的诊断标准进行了几处修改：①定义持续性嗜酸性粒细胞增多所需的时间间隔从 6 个月缩短至 4 周；②增加对克隆性和异常骨髓形态的要求（例如，巨核细胞或红细胞发育不良）；③取消原始细胞增多（外周血中 ≥ 2% 或骨髓中 5% ～ 19%）替代克隆性异常，更注重克隆性。

【WHO 介绍的免疫表型】 可表现为原始细胞比例增多，但 < 20%，嗜酸粒细胞比例增多，其嗜酸性粒细胞免疫表型无特异性异常。

我们在临床中经常遇到嗜酸性粒细胞增多的患者，最高达到 60% ～ 70%。但主要表现为成熟嗜酸性粒细胞增多，不存在幼稚细胞。经过系统

的检测，往往排除嗜酸性粒细胞白血病的诊断。图 5-2-3 所示是嗜酸性粒细胞增多症患者的嗜酸性粒细胞的免疫表型特点。

### 三、肥大细胞增多症

肥大细胞增多症（SM）是一组通常由 KIT 受体激活所驱动的，以各种器官或组织中异常肥大细胞积累为特征的罕见的异质性肿瘤。分三种类型：系统性肥大细胞增多症（SM）、皮肤肥大细胞增多症（CM）和肥大细胞肉瘤（MCS）。

肥大细胞的免疫表型：肥大细胞表达 CD9、CD33、CD45、CD68 和 CD117 强表达（st），但缺乏一些粒单细胞抗原，例如 CD14、CD15 和 CD16 及许多 T、B 细胞抗原。实际上所有的肥大细胞不论是处于成熟还是肿瘤的不同分期均与抗类胰蛋白酶抗体反应。如果免疫组化中细胞不与抗类胰蛋白酶抗体反应则不认为是肥大细胞。胃促胰酶表达在

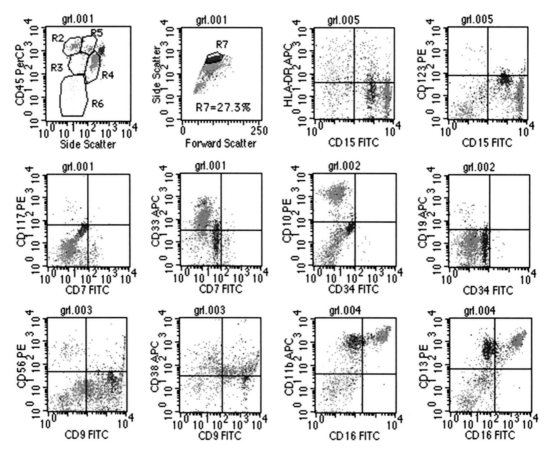

图 5-2-3　嗜酸性粒细胞增多症患者 BM 细胞免疫表型结果。**R7 占 27.3%**，为成熟嗜酸性粒细胞，**SSC 和 CD45 表达较强，表达 CD11b、CD13、CD15、CD38、部分细胞表达 CD33，比例增高**

肥大细胞的亚群中，胃促胰酶比 CD117 具有高度的特异性但较低的敏感性。而 CD117 是肥大细胞高度敏感但相当不特异性的标志。肿瘤性肥大细胞与正常肥大细胞显示相似的抗原表达模式，但更经常表达 CD2 或 CD2 和 CD25/CD30。CD25 对诊断和鉴别 SM 和相关的疾病具有较高的价值。可以用于免疫组化和 FCM。应用 CD25 抗体在组织病理评估怀疑 SM 的患者时非常有意义。然而 CD2⁺T 细胞经常存在于组织中，因此在确定是否为非典型的 CD2⁺ 肥大细胞时要注意与 T 细胞鉴别。CD25 的表达可能是不稳定的，甚至在一些少见的疾病亚型中检测不到 CD25 表达，例如分化较好的 SM 或者部分肥大细胞白血病患者。约 80%SM 患者肥大细胞表达 CD30，CD25 阴性分化较好的 SM 患者仍表达 CD30，因此认为 CD30 可增加检测肥大细胞的特异性[2]。总之，在常规评估 SM 时，如果细胞表达类胰蛋白酶 / 胃促胰酶和 CD117st 是肥大细胞。细胞共表达类胰蛋白酶 / 胃促胰酶、CD117 和 CD2/CD25/CD30 中一个或多个则为肿瘤性肥大细胞[3]。

## 四、慢性粒单细胞白血病

【WHO 定义】 慢性粒单细胞白血病（CMML）CMML 是克隆性造血细胞肿瘤，2022 版 WHO 分类将其归入 MDS/MPN，是 MDS/MPN 中最常见的类型，其诊断标准见表 5-2-1。

根据外周血白细胞数 CMML 被分为 2 类：骨髓增生异常 CMML（MD-CMML）：WBC < 13× $10^9$/L；骨髓增殖型 CMML（MP-CMML）：WBC > 13 × $10^9$/L。

根据原始细胞的比例 CMML 被分为 2 类：① CMML-1，原始细胞（包括幼稚单核细胞）在 PB < 5%，在 BM 中 < 10%。② CMML-2，原始细胞（包括幼稚单核细胞）在 PB 中 5% ~ 19%，在 BM 中 10% ~ 19%。

【WHO 介绍的免疫表型】 原始细胞群比例正常或偏高，单核细胞群比例增多，常出现 2 个或以上的抗原表达异常，例如 CD14 表达减低（可能反映相对不成熟）、强表达 CD56、异常表达 CD2 或

表 5-2-1 CMML 的诊断标准

**必备条件（必须满足所有标准）**

1. PB 中单核细胞增多持续 > 3 个月，单核细胞绝对计数 > 0.5×$10^9$/L，白细胞分类单核细胞比例 > 10%

2. PB 或 BM 中原始髓细胞 < 20%（包括原始粒细胞、原始单核细胞和幼单核细胞）

3. 除外 CML 和其他经典 MPN 及其他可导致单核细胞持续性增多的 MPN

4. 除外伴酪胺酸激酶融合基因髓系 / 淋系肿瘤（必须除外伴嗜酸性粒细胞增多的病例）

**辅助条件**

1. 一系或多系髓系细胞至少 10% 的细胞有发育异常（红系、粒系和巨核细胞系）

2. 获得性克隆性细胞遗传学或分子学异常

3. 外周血单核细胞亚群分布异常（非自身免疫性疾病和或系统性炎症综合征患者，CD14⁺CD16⁻ 经典单核细胞占比 > 94%）

**诊断标准**

1. 符合 4 个必备条件

2. 外周血单核细胞 ≥ 1×$10^9$/L 时，加任何 1 个或 1 个以上的辅助条件

3. 外周血单核细胞 ≥ 0.5×$10^9$/L 和 < 1×$10^9$/L 时，加第 1 和第 2 个辅助条件

HLA-DR、CD13、CD15、CD64 或 CD36 表达减低。成熟粒细胞可以出现异常抗原表达，也可以出现异常光散射特性（图 5-2-4）。出现 CD34⁺ 细胞 % 增加或出现原始细胞伴有异常免疫表型与早期向急性白血病转化相关。近年来有文献报道通过 CD14/CD16 表达情况可将单核细胞分成三个亚群，分别为 CD14$^{st}$CD16⁻（Mon1）、CD14$^{st}$CD16⁺（Mon2） 以及 CD14$^{dim+}$CD16⁻（Mon3）。与反应性单核细胞增多症比较，CMML 患者 Mon1 比例增多，当 Mon1 比例 > 94% 时，其敏感性和特异性分别为 93.6% 和 89.7%[4,5]。组织切片的免疫化学在鉴别单核细胞方面与细胞化学和 FCM 相比相对不敏感。最可靠的标志是 CD68R 或 CD163。溶菌酶与细胞化学的 CAE 结合可以容易鉴别单核细胞。单核细胞为溶菌酶⁺CAE⁻，而粒系祖细胞为溶菌酶⁺CAE⁺。CD34⁺ 细胞百分比增加也提示转化。

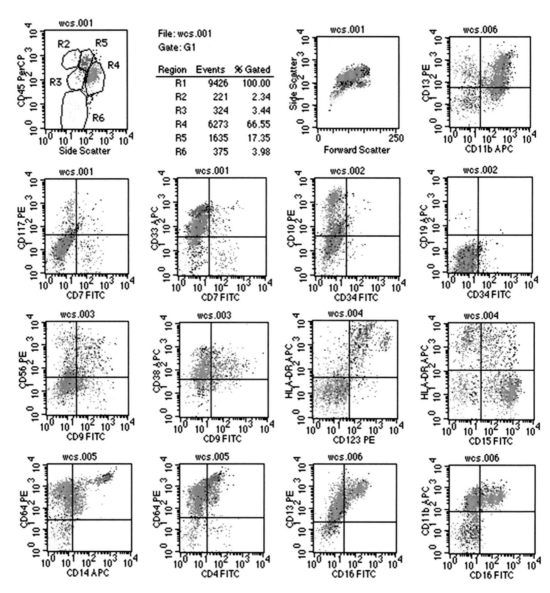

图 5-2-4　CMML 患者 BM 细胞免疫表型结果。淋巴细胞（R2）占 **2.34%**，比例明显减低。髓细胞（R4）占 **66.55%**，其中 CD117⁺ 的细胞占 **6.25%**，比例偏高，CD13/CD16 图形异常。单核细胞（R5）占 **17.35%**，为成熟单核细胞，比例增高，**CD13** 表达减弱，异常表达 **CD56**，表型异常。有核红细胞（R6）占 **4.83%**。原始细胞比例不高

### 五、非典型慢性粒细胞白血病，*BCR ∷ ABL1* 阴性

【WHO 定义】　非典型慢性粒细胞白血病，*BCR ∷ ABL1* 阴性（aCML）是一种白细胞失调，伴有 MDS 和骨髓增殖性特征，主要涉及中性粒细胞系列。血细胞的增多是源于病态的粒细胞和祖细胞。然而多系的病态造血常见，反映了干细胞的起源特征，但不存在 *BCR ∷ ABL1* 融合基因。2022

版 WHO 分类将 aCML 命名为 MDS/MPN 伴中性粒细胞增多，以免与 CML 混淆。

【形态】　PB：WBC > 13×10⁹/L，原始细胞 < 20% 并经常 < 5%。白血病分类中粒系前体细胞（早幼、中幼和晚幼）占 10% ~ 20%，甚至更多。单核细胞的绝对数可以增加，但分类中经常 < 10%。嗜碱性粒细胞可以见到，但无明显增多。主要特征是中性粒细胞病态造血。可以出现中度贫血和血小板减少。

【骨髓】　异常中性粒细胞增多表现与 PB 相

似，巨核细胞数可以增多、减少和正常。可以出现巨核细胞病态造血，包括小巨核和微巨核细胞，巨核细胞核仁低分叶和不分叶。M：E 经常 > 10：1。但一些病例红系前体细胞可以 > 30%。约 50% 病例可以出现红系病态造血。

图 5-3-2 为一例男 47 岁患者，无明显原因的 WBC 增高持续大于 6 月，WBC 29×10⁹/L，HB 119 g/l，血小板 127×10⁹/L。PB 分类：淋巴细胞 10%，单核 3%，分叶粒细胞占 75%，嗜酸性粒细胞占 1%，嗜碱性粒细胞占 1%。BM 涂片检查：原粒细胞占 0.5%，早幼粒细胞占 1%，中幼粒细胞占 15%，晚幼粒细胞占 18.5%。BM 免疫分型结果示粒细胞比例明显增加，单核细胞比例稍高。BCR-ABL 阴性，染色体未见异常。

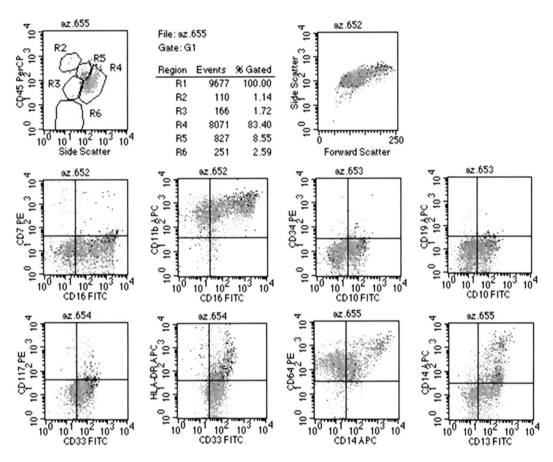

图 5-2-5　aCML 患者 BM 细胞免疫表型结果。淋巴细胞（R2）占 1.14%，比例明显减低。髓细胞（R4）占 83.4%，比例明显增高。其中少数细胞表达 HLA-DR 和 CD14，表型异常。R5 占 8.55%，为成熟单核细胞。有核红细胞（R6）占 2.59%。幼稚细胞比例不高

## 第三节　骨髓增生异常综合征的免疫表型特点

骨髓增生异常综合征（MDS）是一组克隆性造血干细胞疾病，其特征为血细胞减少，髓系细胞一系或多系病态造血，高风险向白血病转化。自 1982 年 FAB 单一形态学分型诊断以来，MDS 分型诊断在逐步细化、完善。2001 年 WHO MDS 分类标准中，对 FAB 分型进行修正的基础上，同时将染色体核型纳入诊断和预后指标，使 MDS 分型更趋合理。2007 年维也纳 MDS 专题讨论会上提出了 MDS 最低诊断标准，并首次提出采用包括 FCM 在内的多指标综合诊断。2008 年，在维也纳综合最低诊断指标基础上以及分子生物学等多领域的进步，对 2001 年 WHO MDS 分型进行了修订，提出了 2008 年 WHO MDS 分型诊断标准，该标准明确了分子遗传学异常和免疫表型异常在 MDS 诊断

中的意义[6]。2017 版和 2022 版 WHO 造血和淋巴组织肿瘤分类标准中，MDS 的分类再次进行修改。WHO 2022 版分类标准见表 5-3-1。

2022 版 WHO 分类对 2017 版进行了更改，将 MDS 改为骨髓增生异常肿瘤（缩写仍为 MDS）。根据明确的遗传学异常和骨髓形态原始细胞比例分为 2 大类：① MDS 伴明确遗传学异常；② MDS 以形态学定义。形态学不再分单系及多系病态造血及不再依据环状铁粒幼细胞比例进行细分，只按照原始细胞比例分为低原始细胞和增加原始细胞。将 MDS 伴纤维化列在 MDS-IB 之下。在 MDS-LB 中增加了一类 MDS，低增生型。总体感觉分类简洁、清晰，容易理解及掌握。只根据原始细胞比例，del（5q）、SF3B1 突变，纤维化、TP53 双等位基因几个参数即可分类。

MDS-h 指骨髓增生度 < 25%。MDS-h 与 T 细胞介导的对造血干细胞和祖细胞的免疫攻击以及过度产生 IFNγ 和（或）TNFα 的 CD8+ 细胞毒性 T 细胞的寡克隆表达有关。MDS-h、阵发性夜间血红蛋白尿（PNH）和再生障碍性贫血（AA）三联症的几个特征重叠，包括与克隆造血有关。许多 MDS-h 患者对 AA 患者使用的药物（即抗胸腺细胞球蛋白，ATG）有持续的反应。因此，重点放在仔细的形态学评估上，除了评估骨髓涂片和印片外，通常还需要进行环钻活检评估，并检测突变和（或）克隆细胞遗传学异常。GATA2、DDX41、范科尼贫血（FA）或端粒酶复合物存在这些基因种系致病性变体的个体可能存在骨髓发育不良，并演变为 MDS 和（或）AML，对免疫抑制治疗无效。

中华医学会血液学分会结合近年来 MDS 领域的最新临床研究成果和国内的实际情况，也制定了《MDS 中国诊断与治疗指南》（2019 年版）[7]。指南中指出，MDS 的诊断依赖于多种实验室检测技术的综合使用，其中骨髓穿刺涂片细胞形态学和细胞遗传学检测技术是 MDS 诊断的核心技术。分子遗传学尤其是一些常见的基因突变对 MDS 的诊断有一定的潜在应用价值，部分基因突变状态对 MDS 的鉴别诊断和危险分层中有一定的价值，被推荐

表 5-3-1　2022 版 WHO MDS 分类标准

| MDS 分类 | 幼稚细胞 | 细胞遗传学 | 突变 |
|---|---|---|---|
| **1．MDS 伴明确遗传学异常** | | | |
| MDS 伴低原始细胞和孤立 5q 缺失（MDS-*5q*） | BM < 5% 及 PB < 2% | 5q 单独缺失，或与 1 个其他基因一起缺失，非单体 7 或 7q- | |
| MDS 伴低原始细胞和 SF3B1 突变（MDS-*SF3B1*） | | 缺乏 5q 缺失，单体 7 或复杂核型 | *SF3B1* |
| MDS 伴 *TP53* 双等位基因失活（MDS-bi*TP53*） | BM 及 PB < 20% | 通常为复杂核型 | 两个或多个 *TP53* 突变，或一个 *TP53* 拷贝数丢失或 cnLOH 证据的突变 |
| **2．MDS 以形态学分类** | | | |
| MDS 伴低原始细胞（MDS-LB） | BM < 5% 及 PB < 2% | | |
| MDS，低增生型（MDS-h） | | | |
| MDS 伴增加原始细胞（MDS-IB） | | | |
| MDS-IB1 | BM 5%～9% 或 PB 2%～4% | | |
| MDS-IB2 | BM 10%～19% 或 PB 5%～19% 或有 Auer 小体 | | |
| MDS 伴纤维化（MDS-f） | BM 5%～19%；PB 2%～19% | | |

为选做检测项目，包括 *TP53*、*TET2*、*DNMT3A*、*IDH1/2*、*EZH2*、*ASXL1*、*SRSF2*、*RUNX1*、*U2AF1*、*SETBP1* 等。FCM 在 MDS 诊断中的价值尚没有得到广泛的认可。目前尚无特异性的单一抗原或抗原组合可用于 MDS 的诊断。对于缺乏确定诊断意义的细胞形态学或细胞遗传学表现者，不能单独依据 FCM 检测结果确定 MDS 诊断。但 FCM 对于 MDS 的预后及低危 MDS 与非克隆性血细胞减少症的鉴别诊断有应用价值。对于无典型形态学和细胞遗传学证据，无法确诊 MDS 的患者，FCM 检测结果可作为辅助诊断标准之一。

## 一、MDS 常见的免疫表型异常

1. 原始细胞群数量及抗原表达异常　流式细胞术 CD45/SSC 双参数分析，根据细胞 CD45 表达的强弱，SSC 的大小可以将正常骨髓细胞分为淋巴细胞、原始细胞、粒细胞、单核细胞和有核红细胞 5 个细胞群。正常骨髓标本中原始细胞群数量很少（＜ 5%），且多呈散在分布。CD34⁺ 细胞多数情况下 ＜ 2%，CD34 的表达呈非聚集性。

（1）原始细胞群数量异常：MDS 患者骨髓中原始细胞数量可能在正常范围，部分患者原始细胞数量也可能增多，所占比例 ＞ 5% ~ ＜ 20%，原始细胞多呈聚集性分布。确定原始细胞数量时需考虑：骨髓标本是否存在外周血稀释的情况，外周血稀释的骨髓标本可能导致原始细胞比例下降；原始细胞群的位置可能受 CD45 表达强度的改变而上、下移动（图 5-3-1）；原始细胞群中可能存在祖 B 细胞、病态的粒细胞和单核细胞、嗜碱性粒细胞、树

突状细胞等，因而在确定异常原始细胞时需要在原始细胞群中注意去除这些细胞的影响。此外，骨髓标本中的有核红细胞比例易受溶血素处理的影响，有专家建议计数原始细胞百分数时以全部非红系有核细胞为分母。

（2）原始细胞抗原表达异常：原始细胞抗原表达异常包括抗原表达强度的异常（增强、减弱或缺失）、抗原跨阶段表达、交叉抗原表达。

①抗原表达强度的异常：常见的 CD45、CD34、CD117、HLA-DR、CD13、CD33 等抗原表达的缺失、减弱或增强。图 5-3-1 示原始细胞 CD45 表达减弱，导致原始细胞群位置下移。图 5-3-2 示原始细胞 CD34、CD33 表达增强，CD38、HLA-DR 表达减弱。

抗原跨阶段表达：早期表达的抗原如 CD34 和 CD117 与晚期表达的抗原如 CD11b、CD15 同时表达。图 5-3-3 示原始细胞抗原不同步表达，CD34、CD11b 同时表达。

②交叉抗原表达：髓系原始细胞表达淋系抗原如 CD7、CD5、CD19、CD56 等（图 5-3-4）。

2. 粒细胞群的抗原表达和分化异常　正常骨髓粒系分化发育模式如图 5-3-5 所示。粒细胞的分化分为 5 个阶段：原始粒细胞、早幼粒细胞、中幼粒细胞、晚幼粒细胞以及杆状和分叶核粒细胞。原始粒细胞 CD34⁺HLA⁻DR⁺，由原始粒细胞分化为早幼粒细胞阶段失去 CD34、HLA-DR 的表达，CD13 高表达，同时伴有 CD16 不表达；早幼粒细胞分化为中幼粒细胞时 CD13 和 CD16 均出现低表达阶段，但出现 CD15、CD11b 和 CD33 表达；在晚幼粒细胞阶段 CD13 和 CD16 表达逐渐增强，同

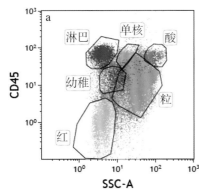
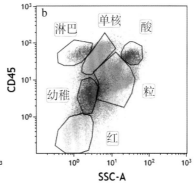

图 5-3-1　**MDS 患者骨髓原始细胞 CD45 表达减弱。a. 正常骨髓标本；b. MDS 患者标本**

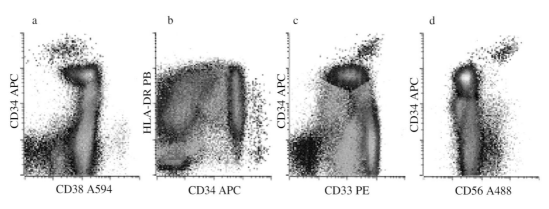

图 5-3-2　MDS 患者原始细胞抗原表达异常（引自：Wood，et al. Clinics in Laboratory Medicine，2007，27）。**a. CD34** 表达增强，**CD38** 表达减弱；**b. CD34** 表达增强，**HLA-DR** 表达减弱；**c. CD34、CD33** 表达增强；**d. CD34** 表达增强，同时表达高水平的 **CD56**

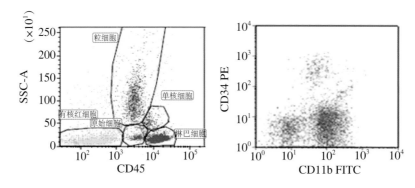

图 5-3-3　**MDS 患者骨髓原始细胞抗原不同步表达情况。原始细胞同时表达 CD34、CD11b**

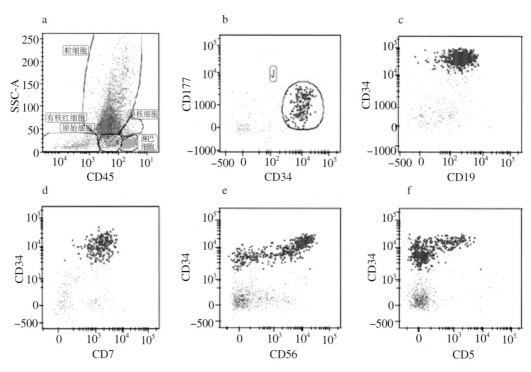

图 5-3-4　**MDS 患者骨髓原始细胞表达淋系抗原。a. MDS 患者骨髓粒细胞脱颗粒，SSC 减小；b. 原始细胞 CD117 表达减弱；c. 原始细胞表达 CD19；d. 原始细胞表达 CD7；e. 原始细胞表达 CD56；f. 原始细胞部分表达 CD5**

5

时伴有 CD15 和 CD11b 的表达增强，但 CD33 的表达较中幼粒弱；在杆状和分叶核细胞阶段 CD13、CD16、CD15 和 CD11b 表达最强，同时出现 CD10 的表达。

MDS 患者成熟粒细胞可表达早期抗原，如 CD34、CD117 或 HLA-DR；可以表达淋系抗原如 CD7、CD56（图 5-3-6），以及出现分化抗原表达失去规律性如 CD13/CD16、CD13/CD11b 分化模式图形异常，CD10⁺ 粒细胞比例减少等（图 5-3-7）。

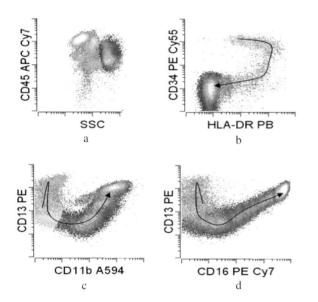

图 5-3-5　健康供者粒细胞分化发育规律。**a.** CD45/SSC 设门，绿色代表原始粒细胞群，随着细胞的成熟，**CD45** 表达逐渐增强（浅蓝色 - 深蓝色 - 粉红色）；**b.** 成熟粒细胞群 **CD34** 和 **HLA-DR** 表达阴性；**c.** 正常原始细胞和早幼粒细胞表达 **CD13**，在中幼粒细胞阶段 CD13 表达减弱，随着细胞分化到晚幼粒和分叶核细胞阶段，**CD13** 再次出现强表达，同时随着粒细胞的成熟，逐渐获得 **CD11b** 的表达；**d.** CD16 的表达规律与 CD11b 相类似，随着细胞的分化与成熟表达强度逐渐增加（引自：**Wood.Methods Cell Biology**，**2004，75：559**）

MDS 患者粒细胞脱颗粒是形态学粒系病态的一个主要表现，免疫表型分析表现为粒细胞 SSC 减小，CD45/SSC 散点图中粒细胞和淋巴细胞 SSC 之间的距离缩小，严重者粒细胞下降至原始细胞群所在区域，与原始细胞不易划分。粒细胞群 SSC 大小的判断常常以自身标本中淋巴细胞为内参照，如粒细胞群与淋巴细胞群 SSC 平均荧光强度的中位数之差超过正常标本的 0.5 个 log 以上，或根据超过本实验室正常均值的 2 个标准差以上界定为异常。因而在进行 CD45/SSC 判断时需要有本实验室的正常对照数据（图 5-3-8）。

3．单核细胞群数量和抗原表达异常　MDS 患者可表现为单核细胞数量的减少或增多。单核细胞数量增多者往往伴有幼稚单核细胞比例的增多。

正常单核细胞表达 CD14、CD64、CD33、CD11b 和 HLA-DR。不表达 CD34 和淋巴系抗原。MDS 患者单核细胞可以出现抗原表达异常如表达早期抗原 CD34、CD117；CD14、HLA-DR 等表达减弱；表达淋系抗原如 CD7、CD56；CD64⁺CD14⁻ 幼稚单核细胞比例增多（图 5-3-9）。

4．红系数量和抗原表达异常　骨髓形态学检查红系病态是 MDS 的一个常见且较容易识别的表现。流式细胞术红系免疫表型异常关注的不如粒系和单核细胞常见，主要原因包括：骨髓标本抗体标记后溶血处理易使有核红细胞溶解，标本中有核红细胞数量少，分析比较困难；CD45/SSC 散点图设门红系比例受细胞碎片、血小板的影响；缺乏特异性标记，CD71 不只红系表达，CD36 血小板也可表达。

骨髓有核红细胞设门策略如图 5-3-10 所示[8-9]。FSC/SSC 点图中圈出有核细胞，去除细胞碎片和死细胞，根据 CD45/SSC 点图圈出粒细胞，在除外粒

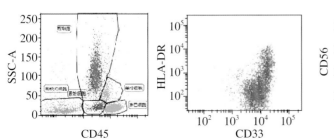
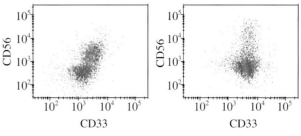

图 5-3-6　**MDS 患者粒细胞抗原表达异常。成熟粒细胞部分表达 HLA-DR、CD56**

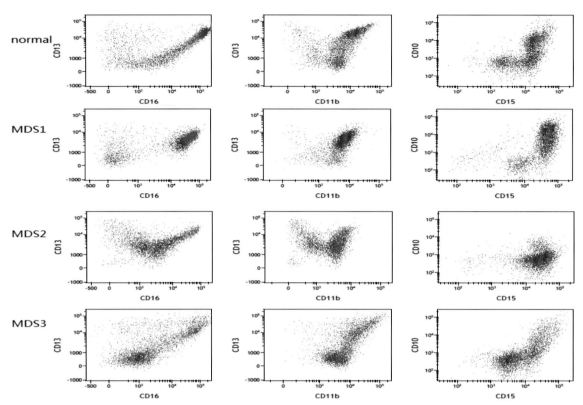

图 5-3-7　正常标本和 MDS 患者粒细胞成熟的评估。**Normal**，正常骨髓粒细胞 CD13/CD16、CD13/CD11b、CD15/CD10 分化模式图形；**MDS1/MDS2/MDS3**，3 例 MDS 患者骨髓粒细胞 CD13/CD16、CD13/CD11b、CD15/CD10 分化模式图形异常；**MDS1**，CD10⁺ 粒细胞比例增多，**MDS2/MDS3**，CD10⁺ 粒细胞比例减少

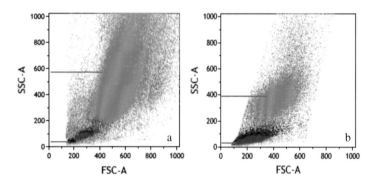

图 5-3-8　MDS 患者骨髓粒细胞 SSC 减少。**a.** 正常骨髓标本；**b. MDS** 患者标本

细胞的有核细胞中利用 GlyA⁺CD71⁺CD45^{low/dim+} 或 CD36⁺CD64⁻CD45^{low/dim+} 选取有核红细胞。CD71 直方图中显示有核红细胞，可得到有核红细胞 CD71 平均荧光强度和平均荧光强度变异系数（CV）。CD36 直方图中显示有核红细胞，可得到有核红细胞 CD36 平均荧光强度和平均荧光强度 CV。

MDS 患者红系免疫表型异常可表现为：红系比例增多；CD117⁺ 红系祖比例增多或减少；CD71/CD235a 图形异常（图 5-3-11）；CD71、CD36 平均荧光强度 CV 增大（图 5-3-12）等。

## 二、如何应用 FCM 结果帮助诊断 MDS

目前可供临床使用的积分系统有诊断型积分（Ogata）、Flow Cytometric Scoring System（FCSS）、Integrated flow cytometric score（iFS）以及红系积分系统等。不同的积分系统关注的侧重点有所不同，各自都存在一定的优缺点，都有待于临床的进

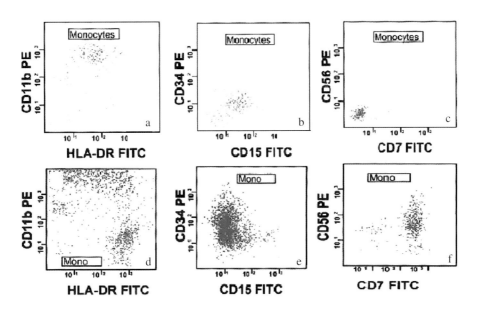

图 5-3-9 MDS 患者单核细胞抗原混杂表达。a. 正常骨髓标本单核细胞 HLA-DR 和 CD11b 双表达；b. 正常骨髓标本单核细胞 CD34 阴性和 CD15 部分表达；c. 正常骨髓标本单核细胞 CD7 和 CD56 阴性；d. MDS 患者骨髓标本单核细胞 HLA-DR 表达减弱和不表达 CD11b；e. MDS 患者骨髓标本单核细胞部分表达 CD34；f. MDS 患者骨髓标本单核细胞表达淋巴系抗原 CD7 和 CD56（引自：Wells，et al. Blood，2003，102：394）

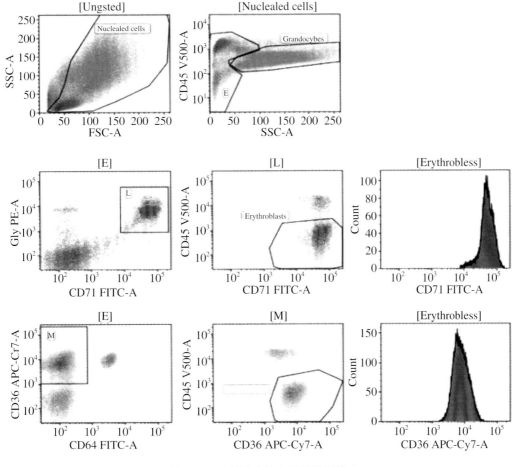

图 5-3-10 骨髓有核红细胞设门策略

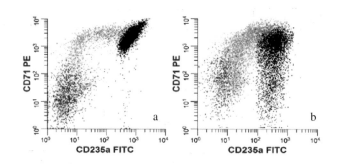

图 5-3-11　MDS 患者红系 CD71/GlyA 图形异常。**a.** 为正常骨髓红系抗原表达模式；**b.** 为 MDS 患者骨髓红系抗原表达模式

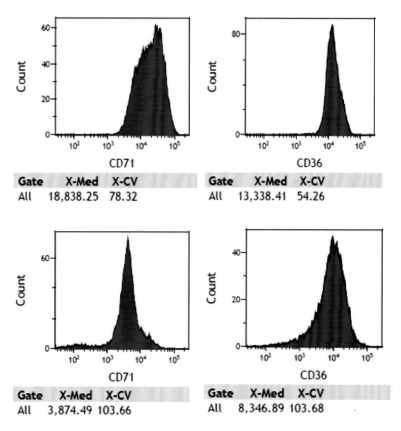

| Gate | X-Med | X-CV |
|------|-------|------|
| All | 18,838.25 | 78.32 |

| Gate | X-Med | X-CV |
|------|-------|------|
| All | 13,338.41 | 54.26 |

| Gate | X-Med | X-CV |
|------|-------|------|
| All | 3,874.49 | 103.66 |

| Gate | X-Med | X-CV |
|------|-------|------|
| All | 8,346.89 | 103.68 |

图 5-3-12　MDS 患者红系 CD71/CD36 平均荧光强度 CV 异常。上图为非 MDS 骨髓 CD71/CD36 平均荧光强度及 CV；下图为 MDS 骨髓 CD71/CD36 平均荧光强度及 CV，平均荧光强度降低，CV 增大

一步验证。

1. Ogata 积分[10]

（1）CD34+ 髓系祖细胞比例 ≥ 2%

（2）B 祖细胞占 CD34+ 细胞比例 ≤ 5%

（3）CD34+ 祖细胞的 CD45/ 淋巴细胞的 CD45 荧光强度比值（≤ 4.5 或 ≥ 7）

（4）粒系 SSC/Ly SSC ≤ 6

每一个异常积分为 1，≥ 2 诊断为 MDS。Ogata 积分系统首先由 gata 等提出[8]，后由欧洲白血病工作组联盟进行改进与推广[9]。文献介绍其诊断低危 MDS 的敏感性和特异性分别为 70% 和 93%。国内刘艳荣等报道[10]四参数积分系统诊断低危 MDS 的敏感性仅有 43.5%，特异性为 87.0%，其敏感性及特异性均低于 Ogata 研究组，Bardet 等[11]也得到

类似的结果（敏感性为54%）。而四参数积分系统对于高危 MDS 其敏感性优于低危 MDS。

2. FCSS[12] 在原始细胞群、成熟粒细胞群和单核细胞群三个细胞群的异常表达中，不同的异常结果在 MDS 的诊断中有不同的权重。Well 等提出了 FCSS[13]，通过积分确定 MDS 诊断的特异性和敏感性。

表 5-3-2 **FCSS 积分系统**

| 积分 | 粒系异常 | 单核系异常 |
| --- | --- | --- |
| 0 | CD45/SSC 正常 | CD45/SSC 正常 |
| | 不均一表达 CD11b，HLA-DR[-] | CD11b[+]，HLA-DR[+] |
| | CD13/ CD16 图形正常 | CD13/CD16 共表达 |
| | CD33[+] | CD33/CD14 共表达 |
| | CD19/CD5/CD34/CD56/CD7[-] | CD19/CD5/CD34/CD56/CD7[-] |
| | 同步核左移 | / |
| 1 | 存在下列异常中的一个 | 存在下列异常中的一个 |
| | SSC 异常 | SSC 异常 |
| | CD45 减弱 | HLA-DR 或 CD11b 异常 |
| | HLA-DR[+] 或 CD11b[-] | 缺乏 CD13/CD16 |
| | CD13/CD16 图形异常 | CD56[+] |
| | CD56+ 或部分细胞 CD33[-] | 缺乏 CD33/CD14 |
| | 不同步核左移 | / |
| 2 | 出现 2～3 个以上异常或粒系表达 CD34 或淋系抗原 | 出现 2～3 个以上异常或单核细胞表达 CD34 或淋系抗原（CD4 除外） |
| 3 | 出现 4 个以上异常或 1 个以上异常 + 粒系 CD34 或淋系抗原 | 出现 4 个以上异常或 1 个以上异常 + 单核细胞表达 CD34 或淋系抗原 |
| 4 | 粒系和单核细胞同时出现 2～3 个以上异常 | / |

附加分：
1. 加 1 分：虽然原始细胞数量 < 5%，但可见异常抗原表达；淋系 / 髓系 ≥ 1
2. 加 2 分：异常原始细胞 5%～10%
3. 加 3 分：异常原始细胞 11%～20%

FCSS 诊断的特异性和敏感性：当 FCSS 积分 ≥ 2 分时，诊断 MDS 的敏感性为 70.43%，诊断特异性为 93.2%；当 FCSS 积分 ≥ 3 分时，诊断 MDS

的敏感性为 54.78%，诊断特异性为 100%。综上所述，异常原始细胞的数量、抗原的跨阶段表达（如 CD34 与 CD11b 共表达）、抗原的跨系列表达（如 CD33 与 CD7 共表达）及 ≥ 2 个细胞群体异常具有高诊断特异性，而单独出现分化抗原异常诊断的特异性较差。

3. MDS 红系积分系统 Mathis 等[13] 提出红系积分系统，采用如图 5-4-11 所示设门策略，选用 3 个流式参数。

（1）CD71 平均荧光强度 CV 增大；

（2）CD36 平均荧光强度 CV 增大；

（3）血红蛋白水平减低。

CD71 平均荧光强度 CV 增大计 3 分，CD36 平均荧光强度 CV 增大计 2 分，血红蛋白水平减低计 2 分，得分 0～7 分，≥ 3 分诊断 MDS。该红系积分系统对全部 MDS 诊断的敏感度为 77.5%，特异性能达到 90.48%。当结合四参数积分系统之后其敏感性可以达到 87.9%，特异性可以达到 88.9%[13]。他们没有对低危 MDS 进行进一步分析。国内刘艳荣研究组报道采用该红系积分系统的敏感性为 70.8%，而特异性仅有 63.99%。将红系积分系统与四参数积分系统结合进行分析，其敏感性可以提升到 89.2%，但特异性仍然仅有 62.0%。该积分系统只关注了红系的改变，没有考虑原始细胞、粒细胞和单核细胞免疫表型的异常，因此单独采用该红系积分系统不太适合诊断 MDS，对确定红系病态有一定的价值。

## 三、质量控制

对 MDS 患者的骨髓标本进行细胞免疫表型分析是非常复杂的，由于仪器的设定和标准化的差异，导致各单位结果的差异；另外应用不同的抗体和荧光素将导致对结果判断的敏感性和特异性不同，因而需要严格的质量控制。统一标记抗体的数量及组合：应选择能达到鉴别诊断价值的最低抗体标记数量，在达到分析目的同时，避免选择过多抗体导致不必要的浪费。

1. 积分系统异常参数权重的确定 这一数据必须来自大量临床标本的回顾性分析。目前的研究结果表明系列混杂表达和分化阶段混杂表达具有高

**5**

积分，而分化抗原表达异常则具有较低的积分。

2. 标本的处理与细胞的收集  因抗凝剂EDTA可以影响部分分化抗原（CD10、CD11b、CD16和CD64）的表达，在收集标本中需采用肝素抗凝。为防止细胞光散射信号的变化，溶解红细胞需要选用不加固定液的氯化铵，收集的最低有核细胞数量为50 000个。

## 四、结论

多参数流式细胞术可以对MDS患者骨髓原始细胞群、成熟粒细胞群、单核细胞群及有核红细胞群进行免疫表型分析，是对细胞形态学局限性和主观性的一个补充。在诸多的异常改变中，原始细胞CD45表达减弱、CD34阳性细胞的数量增多及表达呈聚集性、成熟粒细胞和单核细胞表达CD34或CD117以及在原始细胞群、成熟粒细胞群及单核细胞群三个细胞群体中出现≥2个细胞群体的异常具有较高的诊断特异性，而单一出现如下异常具有较低的诊断特异性：成熟粒细胞SSC减弱、成熟粒细胞或单核细胞分化抗原异常、成熟粒细胞CD56表达。

（万岁桂  刘艳荣）

### 参考文献

[1] Arber DA, Orazi A, Hasserjian R, et al. The 2016 revision to the World Health Organization classification of myeloid neoplasms and acute leukemia. Blood, 2016, 127（20）：2391-2405.

[2] José M Morgado, Omar Perbellini, Ryan C Johnson, et al. CD30 expression by bone marrow mast cells from different diagnostic variants of systemic mastocytosis. Histopathology, 2013, 63（6）：780-787.

[3] PeterValent, Cem Akin, KarinHartmann, et al.Updated Diagnostic Criteria and Classification of Mast Cell Disorders：A Consensus Proposal. Hemasphere, 2021, 5（11）：e646.

[4] Hudson C, Burack W, Leary P, et al.Clinical Utility of Classical and Nonclassical Monocyte. Percentage in the Diagnosis of Chronic Myelomonocytic Leukemia. Am J Clin Pathol, 2018, 150（4）：293-302.

[5] Sang Mee Hwang, Haejin Ahn, Seungah Jeon, et al. Monocyte subsets to differentiate chronic myelomonocytic leukemia from reactive monocytosis. J Clin Lab Anal, 2021, 35（1）：e23576.

[6] Vardiman JW, Thiele J, Arber DA, et al.The 2008 revision of the World Health Organization（WHO）classification of myeloid neoplasms and acute leukemia：rationale and important changes. Blood, 2009, 114（5）：937-951.

[7] 骨髓增生异常综合征中国诊断与治疗指南（2019年版）.中华血液学杂志, 2019, 40（2）：89-97.

[8] Ogata K, Della Porta MG, Malcovati L, et al. Diagnostic utility of flow cytometry in low-grade myelodysplastic syndromes：a prospective validation study. Haematologica, 2009, 94（8）：1066-1074.

[9] Della Porta MG, Picone C, Pascutto C, et al. Multicenter validation of a reproducible flow cytometric score for the diagnosis of low-grade myelodysplastic syndromes：results of a European LeukemiaNET study. Haematologica, 2012, 97（8）：1209-1217.

[10] 郑晨, 王亚哲, 袁晓英, 等.利用CD105和CD117建立双参数积分系统在MDS诊断中的应用.中国实验血液学杂志, 2019, 27（1）：141-148.

[11] Bardet V, Wagner Ballon O, Guy J, et al. Multicentric study underlining the interest of adding CD5, CD7 and CD56 expression assessment to the flow cytometric Ogata score in myelodysplastic syndromes and myelodysplastic/myeloproliferative neoplasm. Haematologica, 2015, 100（4）：472-478.

[12] Wells DA, Benesch M, Loken MR, et al. Myeloid and monocytic dyspoiesis as determined by flow cytometric scoring in myelodysplastic syndrome correlates with the IPSS and with outcome after hematopoietic stem cell transplantation. Blood, 2003, 102（1）：394-403.

[13] Mathis S, Chapuis N, Debord C, et al. Flow cytometric detection of dyserythropoiesis：a sensitive and powerful diagnostic tool for myelodysplastic syndromes. Leukemia, 2013, 27（10）：1981-1987.

# 流式细胞术在淋巴增殖性肿瘤中的应用

## 第一节 概 述

WHO淋巴肿瘤性疾病的界定依赖于多种信息，包括细胞形态、免疫表型、遗传学以及临床表现，任何单一方面的信息均不是诊断的金标准。这些信息的重要性依不同的疾病实体而变，一些疾病主要依赖形态改变，免疫表型仅仅是诊断的支持依据，另一些疾病没有免疫表型则诊断很难确定，还有一些疾病则具有特殊细胞遗传学异常。依照WHO 2017年分类，淋巴肿瘤性疾病划分为三个群体：B细胞肿瘤、T/NK细胞肿瘤及霍奇金淋巴瘤。在B细胞、T/NK细胞肿瘤的群体中，依据细胞的分化阶段又划分为前体及成熟细胞肿瘤性疾病。

流式细胞分析在淋巴瘤的诊断、分型、分期以及残存病灶的监测中具有独立的重要作用。随着近十年在设备、抗体及荧光技术方面的提高，流式细胞术在分析不同细胞群体表型特征及微小群体细胞上具有独到之处。2006年Bethesda国际流式细胞血液肿瘤疾病免疫分析会议对流式细胞应用指征也进行了规定，强调流式细胞检测必须基于临床表现而定。流式细胞免疫检查是对群体细胞中每一单个细胞是否表达某特定抗原（即表型）进行分析，从而界定细胞的系列（B或T/NK）及成熟程度（前体细胞或成熟细胞），为诊断提供可靠依据。在做细胞表型分析及结果解释时，常需要以下的步骤：①确定某群细胞的成熟度，如成熟细胞或原始细胞；②通过抗原表达谱与正常细胞的不同，确定异常细胞；③详细查明异常细胞群的表型，如表达或缺失某抗原，详细查明某抗体检测荧光强度的增加或降低；④判断流式检测的信息是否具有确诊价值，如果没有确诊价值，可以提供进一步作其他检查的意见，如免疫组化、细胞遗传学、荧光原位杂交（fluorescence in situ hybridization，FISH）、分子学检查等；⑤免疫表型分析可能具有一定的预后价值，包括明确潜在治疗的靶点。

在淋巴瘤的流式细胞检测中，标本可取自淋巴结或淋巴结针吸活检（fine needle aspiration，FNA）、骨髓、体液或受累的实体组织。流式细胞检查第一个问题是患者临床情况，需要了解患者病史、细胞形态学和其他实验室检查结果。依据以上资料方能知道该患者需要做哪些抗体检查。在分析异常淋巴细胞表型前，作为流式分析医师，必须对正常及良性反应性外周血、骨髓及淋巴结的细胞分布及表型特点熟悉，否则无法区分正常及异常。

### 一、正常外周血及骨髓标本

因骨髓标本不可避免地含有外周血，故以骨髓标本叙述。

正常淋巴细胞的T细胞在外周血呈异质群，包括：①以CD3$^+$TCRαβ细胞为主，分为CD4$^+$/CD8$^-$和CD4$^-$/CD8$^+$亚群。②小群但高度变化的CD3$^+$TCRγδ细胞，其中一些表达CD8，但多数无CD4及CD8表达。非肿瘤性淋巴细胞改变主要累及T细胞，最常见为CD4/CD8比值改变和淋巴细胞激活，这种情况见于免疫抑制状态，包括化疗后或肿瘤本身免疫抑制，以及慢性抗原刺激（自身免疫性疾病、潜在恶性肿瘤、异基因造血干细胞移植）所造成。如果在慢性淋巴细胞白血病（chronic lymphocytic leukemia，CLL）和非霍奇金淋巴瘤（non-Hodgkin lymphoma，NHL）晚期，发现存在CD4/CD8比值改变，可能提示预后差。

在病毒感染的，如 EBV 感染造成 CD4/CD8 比值倒置。EBV 感染时突出的为 CD4$^-$/CD8$^+$ 细胞，伴有 CD7 降低。通常 CD7 降低是唯一的抗原错译现象，偶尔 CD5 可能下降。但临床过程及自限性和 T 细胞受体 TCRvβ 多样性均可鉴别。

表达 NK 抗原的淋巴细胞在外周血标本较骨髓及淋巴结容易检测，因为有特殊细胞形态，即大颗粒淋巴细胞（large granular lymphocyte，LGL）。LGL 细胞表型上存在异质性，粗略地分成两群：① NK 细胞：缺乏 CD3 及 TCR。② NK 样 T 细胞：CD3$^+$ 及 TCR$^+$，多数为 TCRαβ。在正常个体，NK 样 T 细胞异质性表达 CD57，其他 NK 标志（CD16、CD94、KIR）不常见。

在正常外周血，NK 细胞约占淋巴细胞 15%。NK 细胞按照 CD56 表达强度分为：外周血以 CD56 低表达 NK（CD56$^{low}$）为主，组织器官中以 CD56 高表达 NK（CD56$^{high}$）为主。两亚群 NK 细胞在形态、功能、表型上均有不同，抗原表达如 CD5、CD62L、CD16、KIR 不同。CD56$^{high}$ 亚群均匀一致表达 CD94 和 CD62L，但缺乏 CD5、CD57、CD158a 和 CD158e，CD16 表达缺失或降低。此类 NK 细胞产生大量细胞因子，但无细胞毒作用，光镜下胞质无颗粒。相反，CD56$^{low}$NK 细胞胞质含颗粒，表达 CD16，缺乏 CD62L，大部分表达 CD57，CD94 表达为异质性，部分表达 CD5 和 KIR。

LGL 增加可见于免疫状态改变，包括自身免疫性疾病、化疗、有基础肿瘤性疾病。反应性 LGL 增殖可持续很长时间。由于临床及实验室特点有重叠，反应性和肿瘤性 LGL 鉴别存在困难。可采用 PCR 或 Southern Blot 检测到 TCR 基因重排。TCRβ 链限制性流式分析对 T 细胞或 NK 样 T 细胞克隆性分析有帮助。对 NK LGL 增殖，克隆性鉴定困难。KIRs 检测有一定参考价值。如果为女性，可采用 X 性联基因多态性分析判断克隆性。

## 二、良性/反应性实体淋巴组织（淋巴结、扁桃体）

通常，在反应性淋巴结的流式细胞术（flow cytometry，FCM）散点图中，多克隆及无表型错译是良性标本的特点。但需注意，FCM 无异常不能排除淋巴瘤，例如淋巴瘤细胞仅仅局部侵犯或标本处理丢失细胞等。另外，霍奇金淋巴瘤（Hodgkin lymphoma，HL）中肿瘤细胞数量少，FCM 常常不能检出异常。

在良性反应性淋巴结中，成熟 B 和 T 细胞比例因不同病例而变。在 FSC/SSC 或 FSC/CD45 散点图上，B 和 T 细胞混杂显示为一群细胞。采用抗 B 或抗 T 细胞抗体，可清晰地将两者分开。表达 HLA-DR 和（或）CD38 是淋巴细胞活化的证据。CD25 表达在一小群反应性 T 细胞，CD103 可在抑制性 T 细胞亚群细胞上检测到。在淋巴结标本中，CD4/CD8 比值可以高于外周血，有时高于 10∶1。CD4/CD8 比值明显增高在 HL 中经常看到，当然其他的反应性或肿瘤性疾病也可出现同样的表现。通常，CD4/CD8 比值在实体淋巴组织中的诊断价值有限。

B 细胞克隆性检测可以通过比较 Igκ-FITC/CD20 与 Igλ-FITC/CD20，这样检测优于 Igκ-FITC/Igλ-PE 比较，也优于计算 κ/λ 比值。

小部分良性 B 细胞 CD5 阳性可见于反应性淋巴增殖性疾病。更常见的情况是，在反应性 B 细胞亚群出现 CD10 表达。对应的淋巴结组织学切片均显示以滤泡增生为主。这些 CD10$^+$ 反应性 B 细胞体积大，CD20 强表达者与扩大滤泡生发中心的中心细胞相对应。在滤泡旺炽性增生（florid reactive follicular hyperplasia，FRFH）的病例中，这些大细胞数量增加成群，共表达 CD10、强表达 CD38 和 CD20，此表型有时与滤泡淋巴瘤（follicular lymphoma，FL）易混淆，特别是大细胞本身无表面轻链表达无法确定克隆性时。此时 CD10/CD20 共表达谱有助于两者鉴别。

CD10/CD20 共表达在 FRFH 和 FL 有明显不同。将 CD10-FITC 置于 y 轴，CD20-PE 置于 x 轴，可以看出 FRFH 与 FL 不同。由于 FRFH 有各种淋巴细胞混杂一起，故产生特殊的"水平曲棍球棒"图形（图 6-1-1），大的反应性 B 细胞共表达 CD10/CD20，属于曲棍球棒的脚部，整个曲棍球棒组成从内到外细胞为：T 细胞、无 CD10 表达 B 细胞、伴 CD10 表达 B 细胞、高亮度 CD20 B 细胞。而 FL，CD10$^+$/CD20$^+$ 肿瘤细胞聚集与其他淋巴细胞分群，且 CD10 亮度明显较 FRFH 强。CD20 在

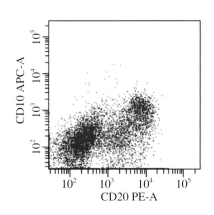

图 6-1-1 反应性滤泡增生 CD10/CD20 表达形式 [1]

反应性滤泡增生和 FL 有重叠。假如荧光素改变为 CD10-PE，则高亮度的 CD10 将使 CD10 微妙改变消失，则不能区分肿瘤细胞及反应性滤泡中心细胞，造成不必要的额外 Bcl-2 检测。但需要注意两种不常见的情况，其一，在旺炽性增生状态（florid hyperplasia），CD10+ 反应性 B 细胞无表面 Ig 表达，可能位于残留 T 和 B 细胞的位置，产生的 CD10/CD20 图像与 FL 淋巴瘤类似，此时 Bcl-2 对鉴别很重要。其二，需要注意的是有些 FL 淋巴瘤 CD10 表达很弱，CD10 强度降低或重叠于反应性滤泡中心细胞位置。在淋巴瘤累及部分淋巴结区域时，可能残存正常 B 细胞和 T 细胞为主，造成类似于 FRFH。此时轻链限制性检测、DNA 非整倍体、Bcl-2 检测均有助于判断。

（蒋能刚　赵　莎　朱焕玲）

# 第二节　成熟 B 细胞肿瘤

## 一、概述

成熟 B 淋巴细胞肿瘤免疫表型分析是必不可少的诊断步骤之一。FCM 可以明确属于哪种淋巴增殖性疾病（lymphoproliferative disorders，LPD）、确定抗体作用靶点（CD20）、提供一些预后因素（ZAP-70、CD38）、微量残留病（minimal residual disease，MRD）检测。

（一）确定异常成熟 B 淋巴细胞

主要通过轻链限制性检测和抗原错译表达确定。

轻链限制性是 B 细胞克隆性的标志（图 6-2-1）。B 淋巴细胞肿瘤通常具有轻链限制性，但轻链限制性也可见于一些少见反应性情况，如儿童扁桃体标本、多中心巨大淋巴结增生症（Castleman）。另外，滤泡区轻链限制性并不是肿瘤。所以，轻链限制性需要结合临床、形态，有时需要结合基因检测结果。一般而言，细胞成分单一的轻链限制性较混杂细胞容易鉴定。在一群异质性 B 细胞中，计算 κ/λ 比值很容易出现假性多克隆现象。此种情况，需要采用多种设门方式分别对各群 B 淋巴细胞进行分析。单克隆判定时注意轻

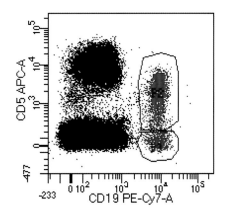

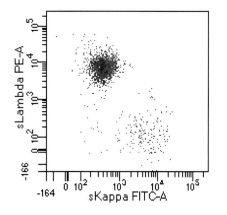

图 6-2-1 通过轻链限制性确定克隆性 B 淋巴细胞。**CD19、CD5** 双阳性淋巴细胞（蓝色群）限制性表达 λ 轻链，为异常的单克隆性 **B** 淋巴细胞；红色群为正常 **B** 淋巴细胞，κ、λ 轻链为部分表达

链峰值荧光强度、阴性对照背景染色荧光强度及重叠、κ/λ 平均荧光强度。采用 CD20 抗体相对于 CD19 抗体具有优势，因淋巴瘤类型不同，肿瘤细胞 CD20 经常强于或弱于正常 B 细胞表达，CD20/轻链抗体组合较易区分出单克隆性 B 细胞，尤其是异质性细胞群体时。CD20/ 轻链可以依 CD20 强度不等圈定不同细胞，观察不同 CD20 强度的细胞是否有轻链限制性。而 CD19 表达在两者常没有差别。CD20/ 轻链组合可以敏感地发现很低比例的异常 B 细胞，如毛细胞白血病（hairy cell leukemia，HCL）、富 T 的 B 细胞淋巴瘤，或微量 FL 浸润。成熟 B 细胞肿瘤如果 κ/λ 均阴性是确切异常的表现。正常情况下两种轻链均阴性只见于实体淋巴组织标本，如扁桃体、淋巴结。在 FRFH，滤泡中心细胞可不表达轻链。除此以外，κ/λ 均不表达见于以下肿瘤疾病：CLL/ 小细胞淋巴瘤（small lymphocytic lymphoma，SLL）、弥漫大细胞淋巴瘤（diffuse large B cell lymphoma，DLBCL）和 FL。

抗原错译表达：CD13、CD33 错译表达最常见于淋巴浆细胞淋巴瘤（lymphoplasmacytic lymphoma，LPL）。CD5 错译表达最常见于 CLL 及套细胞淋巴瘤（mantle cell lymphoma，MCL）。CD5+B 淋巴胞在外周血中多于淋巴结，在一些自身免疫性疾病患者可存在少量 CD5+ 的 B 淋巴细胞。正常生发中心 B 淋巴细胞显示 CD10+Bcl-2−，而滤泡淋巴瘤及滤泡来源的大 B 细胞淋巴瘤出现异常 Bcl-2 表达。

（二）淋巴瘤分类

在分析细胞体积较小的淋巴瘤时，比较 B 淋巴细胞 CD19/CD20 抗原表达情况，如表达强度，对分类 FSC 低的 B-LPD 很有帮助。

1. 轻度 CD20 < CD19，加之 FSC 低，基本为 CLL。CLL 的 CD20 表达下降，且为异质性弥散荧光表达。CD20 荧光信号经常从阴性区域起始。CD19 通常荧光强度中等，同时有 CD5/CD23 表达，轻链限制性表达。CLL/PLL、淋巴浆细胞淋巴瘤 / 白血病表型基本与 CLL 相同，仅 CD20/ 免疫球蛋白轻链强度有微弱差异。

2. CD19=CD20：提示价值最小，可见于不同的低度 B-LPD/NHL，如 FL、MCL、黏膜相关淋巴组织（mucosa-associated lymphoid tissue，MALT），有时可见于 CLL 相关疾病。

3. CD19 < CD20：通常见于 FL、MCL。在 CD5+/CD23− 背景下，CD19 < CD20，提示 MCL。CD19 表达下降，或缺失 CD19/CD20 可见于大细胞性成熟 B 细胞肿瘤，尤其是具有高 S 期比值的疾病，如浆母细胞或免疫母细胞。

4. 成熟 B 细胞肿瘤有用的抗原特点

（1）CD10 表达：CD10 表达常见于 FL、DLBCL 及 Burkitt 淋巴瘤（Burkitt lymphoma，BL）。共表达 CD10/ 泛 B 标志提示滤泡中心细胞分化。CD10 的强度因不同的病例而异，有可能表达降低以至阴性。据文献报道，FL 有 20% ~ 25% 的滤泡中心细胞检测不到 CD10。CD20 一般表达良好，除非采用过抗 CD20 单克隆抗体治疗。CD10 也在 BL 表达，FL 和 BL 在表型上没有明显区分，但如果 S 期指数高于 20%，伴有 CD10 表达基本是 BL。这种特性在 FNA 标本少时特别有用。偶尔，具有浆母细胞形态的高侵袭性 B 细胞淋巴瘤也可能表达 CD10 及高增殖指数，与 BL 相似，需注意鉴别。浆母细胞淋巴瘤（plasmablastic lymphoma，PBL）在 B 细胞抗原表达上有细微变化，通常伴 B 细胞抗原降低，尤其是 CD20。在淋巴结标本，有时小的单克隆细胞群伴有弱 CD10 表达可见于反应性淋巴增殖。这种情况不应该诊断为原位滤泡淋巴瘤（in situ follicular lymphoma），特别是其他的实验室指标及临床发现不支持滤泡中心细胞来源淋巴瘤诊断时。

（2）CD20 表达类型及与 CD11c 共表达：CD11c 表达可见于各种 B 细胞肿瘤，包括 HCL。CD25 典型的见于 HCL，但也可见于其他非 HCL 的 LPD/NHL，特别是典型 CLL 和 CLL 相关疾病。CD20 及 CD11c 高表达是 HCL 的特点，且 HCL 细胞体积较淋巴细胞大，胞质较多，在 CD45/SSC 散点图上通常位于单核细胞位置。

（3）CD20/CD11c/CD25/CD103：是敏感的检测外周血低水平毛细胞的有效的组合。由于 FCM 对 HCL 诊断敏感性很高且很有价值，依赖骨髓检查诊断 HCL 已经很少。极少情况下，CD10 也可表达在 HCL 细胞。在其他非 HCL 的 LPD，CD11c 强度异质性大，故产生 CD11c/CD20 表达谱呈现拖尾状态。

（4）CD5 表达：CD5+ 的 LPD 包括 CLL/SLL、

CLL 相关疾病、MCL、CD5⁺LBCL，故鉴别时需要同时评价其他指标，如细胞大小、CD23 表达与否、CD20 及表面轻链强度、CD19 和 CD20 强度的关系（相同荧光素条件下）。

（5）共表达 CD5/CD23：CD5⁺/CD23⁻、CD20ˢᵗ、轻链高表达通常提示 MCL。但是，CLL、淋巴浆细胞淋巴瘤/白血病也可以有同样的表型特点。其他 CD5⁺/CD23⁻ 疾病与 MCL 区分包括：MCL 无单克隆 IgM、IgA；存在 t（11；14）；呈套区生长；cyclin D1 阳性；细胞形态显示核有明显凹陷。在原始细胞样 MCL 通常 S 期指数和 CD71 高。CD5⁺/CD23⁻ 还可见于小部分大细胞淋巴瘤（large B cell lymphoma，LBCL）。尽管其中有些可能是原始细胞样 MCL 或幼淋巴细胞白血病（prolymphocytic leukemia，PLL），LBCL 形态上及基因上均与 PLL 或 MCL 不同。结合临床病史、活检组织等可有利于与原发 CD5⁺LBCL 鉴别。

（6）CD45 和（或）泛 B 抗原表达明显降低：CD45/泛 B 抗原/轻链均可能表达降低。这个特点与高侵袭性 B 细胞淋巴瘤伴不同程度浆细胞分化相符合。

（三）淋巴瘤分期

淋巴瘤分期经常需要检查骨髓（BM）是否受累及。发现小群异常 B 细胞，尤其是与病理表型相同时，则有明显临床意义。肿瘤分级可通过几个流式参数衍生出来，如 FSC、CD71 水平、S 期比例。FSC 增加、CD71ˢᵗ、S 期比例高均是高度 LPD 的特点，不论是 T 或 B 细胞来源。

## 二、FCM 在成熟 B 淋巴细胞肿瘤中的作用

依据 FCM 检测肿瘤细胞是否表达 CD5、CD10，将此组疾病划分为四组，即 CD5⁺CD10⁻、CD5⁺CD10⁺、CD5⁻CD10⁺、CD5⁻CD10⁻ 的 B 淋巴肿瘤，这在诊断及鉴别诊断中具有重要意义。四组疾病的特征见表 6-2-1。

（一）CD5⁺CD10⁻

1. CLL/SLL 典型表型为 CD20ᵈⁱᵐ、CD22ᵈⁱᵐ、CD79bᵈⁱᵐ、CD23⁺、CD43⁺、CD200⁺、FMC-7⁻、sIgᵈⁱᵐ，需要结合形态确定诊断，且排除 DLBCL、B-PLL。其他 CD5⁺CD10⁻ 的非典型 CLL/SLL，靠

FCM 不易明确分型。也有描述在 CLL/SLL 呈 CD20ˢᵗ、sIgˢᵗ、CD23⁻、FMC7⁺，特别是在伴有 trisomy 12 的病例，此种情况必须排除其他 CD5⁺ 的 LPD。

2. MCL 典型为 CD20ˢᵗ、sIg⁺、CD23⁻、FMC-7⁺。MCL 表型较 CLL/SLL 变化多，且与其他 CD5⁺ 的 LPD 有重叠，故推荐作其他检查，如 cyclinD1，或细胞遗传学查 t（11；14），或 FISH 检测 CCND1 重排。目前 FCM 检查 CyclinD1 缺乏敏感性。

3. 边缘区淋巴瘤（marginal zone lymphoma，MZL） CD5⁺ 的 MZL 少见，约占 5%，与 CLL/SLL/ 鉴别困难。可能的鉴别特点为 MZL 多数无 CD23 表达，可同时部分存在浆细胞分化，表达 CD138、CD38ˢᵗ、cIg。在有浆细胞分化表型时，要注意鉴别 LPL。形态上不同有助于确定 MZL，后者无增殖中心（proliferation centers），且围绕滤泡或浸入残存滤泡生长。在 CLL/SLL 常有增殖中心。存在以下基因异常，更倾向于 MZL：t（11；18）、t（1；14）、t（14；18）、del7q31、tri18。然而，很多 MZL 也没有基因异常，与 CLL/SLL/ 鉴别仍然较难。

4. LPL 目前没有 LPL 的特征性的免疫表型，与 MZL 及其他有浆细胞分化的 B-LPD 鉴别均较难。约有 5% 的 LPL 表达 CD5，CD23 通常阴性。区分 CD5⁺ 的 LPL 与其他 B-LPD 较难，需结合形态和临床表现。*MYD88* 突变几乎见于所有 LPL/WM，部分合并存在 *CXCR4* 突变，在诊断及鉴别中具有重要作用。

5. DLBCL 有时 DLBCL 亚型可有 CD5⁺，但通过细胞大小及形态可以区分。CD5⁺DLBCL 可能为 CLL/SLL 转变而来，也可能为原发，后者包括较罕见的血管 DLBCL。CD5⁺DLBCL 在基因上与原发有不同，可能与预后不良有关。有时需与原始细胞变异型 MCL 鉴别，CyclinD1 有帮助。

6. B-PLL 多数 B-PLL 的 CD5⁻，但少数 CD5⁺。很多既往诊断为 CD5⁺ 的 B-PLL 后来通过 CyclinD1 或 CCND1 重排被证实为原始细胞变异型 MCL。可靠的区分原发 B-PLL 和 CLL/PLL 转化较困难，而且一些 CLL/PLL 转化患者的 FCM 表型与转化前 CLL/PLL 相同，只能通过形态确定其幼淋变。原发 PLL 表型变异较多，包括 CD5⁺，但与 CLL/SLL

6

表 6-2-1　FCM 在 B 淋巴肿瘤性疾病分型中的应用

| 疾病 | 表型特征 | 其他诊断信息 |
| --- | --- | --- |
| **CD5⁺CD10⁻** | | |
| CLL/SLL | CD20$^{dim}$，CD22$^{dim}$，sIg$^{dim}$，CD23⁺，FMC7⁻，CD200$^{st}$ | CyclinD1⁻，SOX11⁻，LEF1⁺。增殖中心可出现 CyclinD1⁺ |
| MCL | CD20$^{st}$，sIg⁺，CD23$^{-/+}$，FMC7$^{+/-}$，CD200$^{-/dim}$ | CyclinD1⁺，SOX11⁺，LEF1⁻，t（11；14） |
| PLL | CD20$^{+ (mod)}$，sIg$^{+ (mod)}$，FMC7$^{+/-}$，CD5$^{+/-}$ | 细胞中等偏大有核仁，排除原始细胞型 MCL |
| DLBCL | 表型多样 | 大细胞，弥漫生长；CLL/MCL Richter 转变 |
| MZL | CD23⁻，CD11c$^{+/-}$，CD103$^{+/-}$，CD5⁺ 少见 | 滤泡周围生长，可能有浆细胞分化，t(11；18)，t(1；14)，t（14；18） |
| LPL | 不典型，CD23$^{-/+}$，IgD⁻，CD5⁺ 少见 | 小细胞，有浆细胞分化 |
| **CD5⁻CD10⁺** | | |
| FL | Bcl-2⁺，CD43⁻ | 滤泡方式生长，t（14；18）/Bcl-2 重排 |
| DLBCL | 表型多样，Bcl-2$^{+/-}$，CD43$^{+/-}$ | 大细胞，多形性，弥漫生长，GCB vs. non-GCB 来源 |
| Burkitt | Bcl-2⁻，CD10$^{st}$，CD43⁺ | 均一中等大小，Myc 重排，Ki-67 近 100% |
| HCL | CD20$^{st}$，CD22$^{st}$，CD11c$^{st}$，CD25⁺，CD103⁺，sIg⁺，CD123⁺ | 形态特征；annexin-A1⁺ |
| **CD5⁺CD10⁺** | | |
| DLBCL | 表型多样，Bcl-2$^{+/-}$，CD43$^{+/-}$ | 大细胞，多形性，弥漫生长 |
| MCL | CD20$^{st}$，sIg⁺，CD23$^{-/+}$，FMC7$^{+/-}$ | cyclinD1⁺，IHC，t（11；14） |
| FL | Bcl-2⁺，CD43⁻，CD5⁺ 少见 | 滤泡生长方式，t（14；18）/Bcl-2 重排 |
| Burkitt | Bcl-2⁻，CD10$^{st}$，CD43⁺，CD5⁺ 少见 | 均一中等大小，Myc 重排，Ki-67 近 100% |
| **CD5⁻CD10⁻** | | |
| HCL | CD20$^{st}$，CD22$^{st}$，CD11c$^{st}$，CD25⁺，CD103⁺，sIg⁺ | 形态特征，多数 *BRAFV600F* 突变 |
| vHCL | CD19⁺，CD20$^{st}$，CD22$^{st}$，CD103⁺，CD11c⁺，CD25⁻，CD123⁺ | *BRAFV6PPF* 阴性，*MAP2K1* 突变可阳性 |
| MZL | CD11c$^{+/-}$，CD103$^{+/-}$，cIg⁺，not HCL | 滤泡周围生长，可能有浆细胞分化，t(11；18)，t(1；14)，t（14；18） |
| DLBCL | 表型多样 | 大细胞，弥漫生长 |
| LPL | 不典型，CD19⁺，CD20⁺，可能 CD138⁺，CD38⁺，CD23$^{-/+}$，IgD⁻ | 小细胞，有浆细胞分化，*MYD88* 突变（+） |
| PLL | CD20⁺，sIg⁺，FMC7$^{+/-}$，CD5$^{+/-}$ | 细胞中等偏大有核仁，排除原始细胞型 MCL |
| FL CD10⁻ | 表型多样，CD10⁻ 少见 | 滤泡生长，t（14；18）/Bcl-2 重排 |
| MCL CD5⁻ | 表型多样，CD5⁻ 少见 | cyclin D1⁺，t（11；14）/CCND 重排 |

st，光亮度强；mod，光亮度中等；dim，光亮度弱；CLL/SLL，慢性淋巴细胞白血病 / 小细胞淋巴瘤；MCL，套细胞淋巴瘤；PLL，幼淋巴细胞白血病；MZL，边缘带淋巴瘤；DLBCL，弥漫大 B 细胞淋巴瘤；BL，Burkitt 淋巴瘤；LPL，淋巴浆细胞淋巴瘤；FL，滤泡细胞淋巴瘤；HCL，毛细胞白血病；LPD，淋巴增殖性疾病

不同，常无 CD23 表达。

（二）**CD5⁻CD10⁺**

主要包括 DLBCL 和 FL，还有 BL 和少数 HCL。其他类型的 NHL CD10⁺ 少见，罕见有 CD10⁺ 的 MZL 和 MCL。

1.DLBCL　CD10⁺ 的 DLBCL 代表滤泡中心细胞样（GC-like）表型，占 DLBCL 的 20% ～ 40%。

有时 CD10⁺ 的 DLBCL 很难与 BL 和有较多大细胞的 FL 鉴别，故当 FCM 显示为 CD10⁺ 的 LPD，则需要通过形态进一步区分以上三种情况。在淋巴结活检标本，DLBCL 的弥漫生长方式易与结节生长的 FL 区别，但在 FNA 标本、体液、外周血或骨髓标本均无法看到生长方式。况且，FL 和 DLBCL 经常有重叠，同样在 20% 的 DLBCL 及 70% ～ 95% 的

FL 都可能存在 t（14；18），因此二者的鉴别较为困难。

2. BL 儿童 BL 通常 CD10$^+$，成人 BL 变化较多，表型经常与 DLBCL 不易区分。

3. HCL 小部分 CD10$^+$ 的 HCL 形态与 CD10$^-$ 的相同，故在 CD10$^+$CD5$^-$ 应该考虑 HCL 的可能，尤其是 CD20$^{st}$、CD22$^{st}$、sIg$^{st}$、FCM7$^+$、CD38$^-$。诊断 CD10$^+$ 的 HCL，通常通过其他表型建立，如 CD11c、CD25、CD103 阳性。

（三）CD5$^-$CD10$^-$

包括一群不同的疾病，如 DLBCL、MZL、HCL、LPL、PLL、CD10$^-$FL、CD5$^-$MCL。

1. HCL 表现为 CD20$^{st}$、CD22$^{st}$、CD11c$^{st}$、CD25$^+$、CD103$^+$、sIg$^{mod-st}$、FMC7$^+$、CD23$^-$、CD5$^-$、CD10$^-$。此表型的敏感性及特异性均较酒石酸酸性磷酸酶（tartrate-resistant acid phosphatase，TRAP）好。毛细胞白血病变异型（hairy cell leukemia-variant，HCLv）可以出现 CD25$^-$、CD123$^-$。HCLv 通常临床表现 WBC 高，可有核仁，TRAP$^-$。

2. MZL 通常 CD5$^-$CD10$^-$，且为小细胞。MZL 诊断通常靠形态特点，同时排除其他小细胞淋巴瘤性疾病，如 CD10$^-$ 的 FL、CD5$^-$ 的 MCL 和 HCL。MZL 的外周血和骨髓细胞形态通常没有典型特征，

也可能与 HCL 形态有重叠。外周血中出现有绒毛细胞可见于带有绒毛的脾边缘带淋巴瘤（splenic lymphoma with circulating villous lymphocytes，SLVL），后者和 HCL 很难鉴别。MZL 通常 CD11c$^+$，可能 CD103$^+$，但强度较弱，且没有联合 CD11c、CD103、CD25 表达，缺乏 CD20$^{st}$、CD22$^{st}$。

3. LPL 60%～80% 患者 CD5$^-$CD10$^-$CD23$^-$。有些患者表达 CD11c、CD25，但无 CD103 表达，存在浆细胞分化的依据。

4. CD10$^-$FL 和 CD5$^-$MCL 通常联合形态学、免疫表型及基因检查。

（四）CD5$^+$CD10$^+$

通常较少见，包括 DLBCL、FL、MCL、BL。需要通过形态、基因检查区分。BCL-2$^+$ 倾向于 FL，CyclinD1$^+$、t（11；14）或 CCND1 重排支持 MCL。MYC 异位支持 CD5$^+$BL。

## 三、2017 版和 2022 版 WHO 分类中 B 淋巴细胞增殖性肿瘤的免疫分型

WHO 关于 B 淋巴细胞增殖性肿瘤的分类见表 6-2-2。

对 B 淋巴细胞增殖性肿瘤的分类，2022 版

表 6-2-2 2017 版和 2022 版 WHO 关于 B 淋巴细胞增殖性肿瘤的分类

| 2017 版 | 2022 版 |
|---|---|
| **成熟 B 细胞肿瘤** | **成熟 B 细胞肿瘤** |
| 慢性淋巴细胞白血病 / 小淋巴细胞淋巴 | 1. 肿瘤前及肿瘤性小淋巴细胞增殖 |
| 单克隆 B 淋巴细胞增多症 | 单克隆 B 淋巴细胞增多症（MBL） |
| B 幼淋巴细胞白血病（B-PLL） | 慢性淋巴细胞白血病 / 小淋巴细胞淋巴瘤（CLL/SLL） |
| 脾边缘区淋巴瘤 | 2. 脾 B 细胞白血病及淋巴瘤 |
| 毛细胞白血病 | 毛细胞白血病（HCL） |
| 脾 B 细胞淋巴瘤 / 白血病，不能分类型 | 脾边缘区淋巴瘤（SMZL） |
| 脾弥漫性红髓小 B 细胞淋巴瘤 | 脾弥漫性红髓小 B 细胞淋巴瘤（SDRPL） |
| 多细胞白血病变异型 | 脾 B 细胞淋巴瘤 / 白血病伴明显核仁（SBLPN） |
| 淋巴浆细胞淋巴瘤 | 3. 淋巴浆细胞淋巴瘤（LPL） |
| IgM 型意义未明单克隆丙种球蛋白病 | 淋巴浆细胞淋巴瘤 |
| 重链病 | 4. 边缘区淋巴瘤（MZL） |
| μ 重链病 | 结外黏膜相关淋巴样组织边缘区淋巴瘤（EMZL） |
| γ 重链病 | 原发皮肤边缘区淋巴瘤（PCMZL） |

续表

| 2017 版 | 2022 版 |
|---|---|
| α 重链病 | 结性边缘区淋巴瘤（NMZL） |
| 浆细胞肿瘤 | 5. 滤泡淋巴瘤（FL） |
| 非 IgM 型意义未明单克隆丙种球蛋白病 | 原位滤泡 B 细胞肿瘤（ISFN） |
| 浆细胞骨髓瘤 | 滤泡淋巴瘤 |
| 浆细胞骨髓瘤变异型 | 小儿型滤泡淋巴瘤 |
| 冒烟型（无症状）浆细胞骨髓瘤 | 十二指肠型滤泡淋巴瘤 |
| 不分泌骨髓瘤 | 性腺滤泡淋巴瘤 |
| 浆细胞白血病 | 6. 皮肤滤泡中心肿瘤 |
| 浆细胞瘤 | 原发性皮肤滤泡中心淋巴瘤 |
| 骨孤立性浆细胞瘤 | 7. 套细胞淋巴瘤（MCL） |
| 骨外浆细胞瘤 | 原位套细胞肿瘤（ISMCN） |
| 单克隆免疫球蛋白沉积病 | 套细胞淋巴瘤 |
| 原发性淀粉样变性 | 白血病性非结节套细胞淋巴瘤（LnnMCL） |
| 轻链和重链沉积病 | 8. 惰性 B 细胞淋巴瘤转化 |
| 浆细胞肿瘤伴相关副肿瘤综合征 | 惰性 B 细胞淋巴瘤转化 |
| POEMS 综合征 | 9. 大 B 细胞淋巴瘤（LBCL） |
| TEMPI 综合征 | DLBCL，NOS |
| 黏膜相关淋巴组织结外边缘区（MALT）淋巴瘤 | 富含 T 细胞 / 组织细胞大 B 细胞淋巴瘤 |
| 结内边缘区淋巴瘤 | DLBCL/ 伴 MYC 和 BCL2 重排高级别 B 细胞淋巴瘤 |
| 儿童结内边缘区淋巴瘤 | ALK 阳性大 B 细胞淋巴瘤 |
| 滤泡淋巴瘤 | IRF4 重排大 B 细胞淋巴瘤 |
| 睾丸滤泡淋巴瘤 | 伴 11q 异常高级别 B 细胞淋巴瘤（HGBL-11q） |
| 原位滤泡肿瘤（ISFN） | 淋巴瘤样肉芽肿病 |
| 十二指肠型滤泡淋巴瘤 | EBV 阳性 DLBCL |
| 小儿型滤泡淋巴瘤 | 慢性炎症相关 DLBCL |
| 大 B 细胞淋巴瘤伴 IRF4 重排 | 纤维蛋白相关 DLBCL |
| 原发性皮肤滤泡中心淋巴瘤 | 液体超载相关性大 B 细胞淋巴瘤 |
| 套细胞淋巴瘤 | 浆母细胞淋巴瘤 |
| 白血病性非淋巴结套细胞淋巴瘤 | 免疫豁免部位原发性 DLBCL |
| 原位套细胞肿瘤 | 原发皮肤 DLBCL，腿型 |
| 弥漫大 B 细胞淋巴瘤（DLBCL），NOS | 血管内大 B 细胞淋巴瘤 |
| 富 T 细胞 / 组织细胞大 B 细胞淋巴瘤 | 原发性纵隔大 B 细胞淋巴瘤 |
| 原发性中枢神经系统 DLBCL | 纵隔灰区淋巴瘤（MGZL） |
| 原发性皮肤 DLBCL，腿型 | 高级别 B 细胞淋巴瘤，NOS |
| EBV 阳性 DLBCL，NOS | 10. 伯基特淋巴瘤（BL） |
| EBV 阳性黏膜皮肤溃疡 | 伯基特淋巴瘤 |

续表

| 2017 版 | 2022 版 |
| --- | --- |
| 慢性炎症相关 DLBCL | 11. KSHV/HHV8 相关 B 细胞肿瘤性增殖及淋巴瘤 |
| 纤维蛋白相关 DLBCL | 原发性渗出性淋巴瘤（PEL） |
| 淋巴瘤样肉芽肿病 | KSHV/HHV8 阳性 DLBCL |
| 原发性纵隔（胸腺）大 B 细胞淋巴瘤 | KSHV/HHV8 阳性嗜生发中心淋巴增殖性疾病 |
| 血管内大 B 细胞淋巴瘤 | 12. 免疫缺陷 / 失调相关淋巴样增殖及淋巴瘤 |
| ALK 阳性大 B 细胞淋巴瘤 | 免疫缺陷 / 失调引起的增生 |
| 原始浆细胞淋巴瘤 | 免疫缺陷 / 失调引起的多形性淋巴增殖性疾病 |
| 原发性渗出性淋巴瘤 | EBV 阳性皮肤黏膜溃疡 |
| HHV8 相关淋巴增殖性疾病 | 免疫缺陷 / 失调引起的淋巴瘤 |
|    多中心性 Castleman 病（MCD） | 先天错误性免疫相关淋巴增殖鉴别及淋巴瘤 |
|    HHV8 阳性 DLBCL，NOS | **霍奇金淋巴瘤（HL）** |
|    HHV8 阳性亲生发中心淋巴增殖性疾病 | 经典型霍奇金淋巴瘤（CHL） |
| 伯基特淋巴瘤 | 结节性淋巴为主型霍奇金淋巴瘤（NLPHL） |
| 伯基特样淋巴瘤伴 11q 异常 | **浆细胞肿瘤和其他含有副蛋白疾病** |
| 高级别 B 细胞淋巴瘤（HGBL） | 单克隆内种球蛋白病 |
|    HGBL，伴 *MYC* 和 *Bcl-2* 和（或）*BCL6* 基因重排 | 冷凝集素疾病（CAD） |
|    HGBL，NOS | IgM 型意义未明单克隆内种球蛋白病（MGUS） |
| B 细胞淋巴瘤，不能分类型，特征介于 DLBCL 和经典霍奇金淋巴瘤之间 | 非 IgM 型（MGUS） |
| | 有肾脏意义的单克隆丙种球蛋白病（MGRS） |
| | 单克隆性免疫球蛋白沉积病（MIDD） |
| |    免疫球蛋白相关性淀粉样变 |
| |    单克隆性免疫球蛋白沉积病 |
| | 重链病（HCD） |
| |    μ 重链病 |
| |    γ 重链病 |
| |    α 重链病 |
| | 浆细胞肿瘤（PCN） |
| |    浆细胞瘤 |
| |    浆细胞骨髓瘤 |
| |    浆细胞肿瘤伴相关副肿瘤综合征 |
| |      • POEMS 综合征 |
| |      • TEMPI 综合征 |
| |      • AESOP 综合征 |

WHO 与 2017 版相比最大的变化是：①将浆细胞肿瘤单独分类，不再归入成熟 B 细胞肿瘤框架内；②将大 B 细胞肿瘤作为一个一级分类，其余大 B 细胞肿瘤归入这个一级分类之下；③共整理归类出 12 个一级分类，使分类更加清晰和科学合理；④在成熟 B 细胞肿瘤中将 B-PLL 去除了，具体见表 6-2-2。虽然详细的 2022 版 WHO 分类书籍还未发表，但对 B 淋巴细胞增殖性肿瘤分类顺序清晰，故下面按照 2022 版顺序进行介绍，但内容以 2017 版 WHO 分类描述作为参考进行介绍。

（一）成熟 B 细胞肿瘤

1. 肿瘤前及肿瘤性小淋巴细胞增殖　在此分类下，包括单克隆 B 淋巴细胞增多症和慢性淋巴细胞白血病 / 小细胞淋巴瘤（chronic lymphocytic leukemia/small lymphocytic lymphoma，CLL/SLL）。

单克隆 B 淋巴细胞增生症（monoclonal B-cell lymphocytosis，MBL），2022 版分为三个亚型：①低细胞或克隆性 BML，单克隆淋巴细胞 $< 0.5 \times 10^9$/L，无其他 B 淋巴细胞增殖性疾病特征。②CLL/SLL 性 BML，单克隆淋巴细胞 $\geq 5 \times 10^9$/L 但总 B 细胞 $< 5 \times 10^9$/L 且无其他 B 淋巴细胞增殖性疾病特征。③非 CLL/SLL 性 BML，任何单克隆非 CLL/SLL 表型 B 细胞扩增，但无其他成熟 B 细胞肿瘤症状及特征。

MBL 的所有亚型在临床上都具有对疫苗接种欠佳的免疫特征及感染风险增加。

2017 版 WHO 对 CLL 诊断标准要求外周血中具有 CLL 表型的单克隆淋巴细胞 $\geq 5 \times 10^9$/L。典型 CLL 表型为 CD19+、CD5+、CD20（d）+、CD22（d）+、CD23+、FMC-7-、sIg^dim，同时需要结合形态确定诊断。

以下六个特点提示 CLL：①CD20 表达降低；②CD20 荧光强度低于 CD19；③CD20 在肿瘤细胞表达存在异质性；④轻链表达弱；⑤CD20/CD5/CD23 共表达；⑥细胞体积小。

在一些与 CLL 密切相关的 CLL 综合征，形态可出现活化淋巴细胞、核不规则，尤其是疾病时间长且对治疗耐药时。CLL 综合征也有称为非典型 CLL 或 CLL/PL。传统认为，外周血幼淋巴细胞在 10%、10%~50%、> 50% 分别与 CLL、CLL/PL、B-PLL 相对应。

一些 CLL 可出现非典型表型，如 CD5-/CD23-/FMC7+/CD11c+、sIg^st 或 CD79b+。

2022 版 WHO 分类提出 CD19、CD5、CD20、CD23 和 sIg 是诊断 CLL 最基本的标志，CD10、CD43、CD79b、CD81、CD200 和 ROR1 是有用的鉴别诊断的标志。另外，del（11q）、del（13q）、del（17p）和 12 三体评估、*TP53* 突变分析、免疫球蛋白基因重链可变区（*IGHV*）体细胞超突变（SHM）分析和 B 细胞受体原型子集分析对于 CLL/SLL 的全面预后评估至关重要。核型复杂性和 B 细胞受体酪氨酸激酶（*BTK*）的检测，*PLCG2* 和 *BCL2* 突变状态仍然是在靶向治疗的背景下，值得进一步研究的。

CLL 详见本书第七章。

B 幼淋细胞白血病（B-cell prolymphocytic leukemia，B-PLL）：在 2017 版 WHO 分类作为第二位 B 细胞肿瘤，但在 2022 版不再有此分类。以前被标记为 B-PLL 的病例被分为 3 部分：①套细胞淋巴瘤的一种变体，其特征是存在 *IGH::CCND1*；②CLL/SLL 的幼淋巴细胞进展，定义为 CD5 阳性非套 B 细胞肿瘤，外周血和（或）骨髓中的幼淋巴细胞 > 15%；③其他病例，现在被归类为"脾 B 细胞淋巴瘤 / 白血病伴明显核仁"。

2017 版 WHO 介绍，B-PLL 发生率明显低于 CLL。外周血幼淋巴细胞必须超过总淋巴细胞的 55%。CLL 伴有幼淋巴细胞增高但具有 t（11；14）需排除在外。临床上患者通常脾增大明显，而淋巴结增大少见，淋巴细胞数量升高较快，通常 $> 100 \times 10^9$/L，一半患者伴有贫血和血小板减少。形态学上，PLL 有时与原始细胞变异型 MCL、脾边缘带淋巴瘤（splenic marginal zone lymphoma，SMZL）及 CLL/PL 难以鉴别，需要检测 t（11；14）及 Cyclin D1，以排除 MCL。

B 细胞抗原 CD19/CD20/CD22/CD79 通常强表达，IgD 同样强表达，而 sIgM 以阳性表达为主。CD5、CD23 表达可见于 20% ～ 30% 的 PLL 患者，CD38 表达可见于 46% 的 PLL 患者。ZAP-70 可见于 57% 的 PLL 患者，与 CLL 不同，其表达与是否有免疫球蛋白基因突变无关。从这些表型可以看出，此类淋巴细胞肿瘤表型无明显特异性，单独根据免疫表型无法对其作出诊断。其发病率很低，以前难以鉴别的病例，现在可以参照 2022 版 WHO 分类进行分别诊断。

2. 脾 B 细胞淋巴瘤及白血病　是指一组累及脾的小 B 细胞单克隆淋巴增殖性疾病，不能归类于 WHO 现已确切分类的其他类型淋巴瘤。2022 版 WHO 将毛细胞白血病、脾弥漫红髓浸润小 B 细胞淋巴瘤、毛细胞白血病变异型及脾边缘区淋巴瘤归入此分类中。

（1）毛细胞白血病（hairy cell leukemia，HCL）：HCL 发病率低，为中老年好发，男女比率 5∶1。HCL 瘤细胞主要累及骨髓及脾。多数患者以脾大、全血细胞减少就诊，单核细胞减少为 HCL 特点。其他常见突出表现有肝大、反复机会性感染，一些患者可有血管炎、神经异常、骨骼受累和免疫缺陷。

形态上骨髓活检有典型的"煎蛋征"。骨髓网状纤维增加，常导致骨髓干抽。部分患者出现骨髓增生低下，造血细胞明显减少，易误诊为再生障碍性贫血。在这种情况时，宜行 B 细胞免疫表型检测以便确定是否有异常 B 细胞浸润。现认为造血抑制机制是毛细胞产生的细胞因子抑制骨髓造血所致。特征性细胞化学染色显示 TRAP 强阳性。

免疫表型分析在 HCL 诊断中起很大作用。HCL 典型表型为细胞表面免疫球蛋白强阳性表达，轻链限制性，强表达 CD20/CD22/CD11c/CD103/CD25/CD123/FMC7，多数 HCL 无 CD10 及 CD5 表达。近年所采用的 HCL 特征性标记膜联蛋白 A1（Annexin A1）对 HCL 与其他 B 细胞淋巴瘤鉴别很有帮助。在 B 细胞淋巴瘤，膜连蛋白 A1 仅表达于 HCL，而在其他任何 B 细胞淋巴瘤均无表达，与 CD20 双标记可以很好鉴别 HCL 及其他 B 细胞淋巴瘤，如 SMZL，尤其是在不典型 HCL 时。Annexin A1 在髓系和部分 T 细胞上也有表达，故与 CD20 双标至关重要。

（2）脾边缘区淋巴瘤（splenic B-cell marginal zone lymphoma，SMZL）：边缘区指滤泡及套区外的细胞群。HE 切片显示细胞质相对丰富、淡染，呈单核细胞样形态。脾边缘区淋巴瘤（同义名 splenic lymphoma with circulating villous lymphocytes，SLVL）发病率较低，占淋巴瘤的 2% 以下，但却是不能分类的 CD5 阴性慢性淋巴细胞样白血病的主要疾病种类。50 岁以上患者好发。淋巴瘤细胞累及脾和脾门淋巴结，骨髓、外周血通常受累，涂片可见不同程度的绒毛淋巴细胞。临床表现通常为脾大，有时合并自身免疫性溶血性贫血及血小板减少，而周围淋巴结增大、结外受累很少见。1/3 患者在血清中有单克隆球蛋白，但明显的高黏滞综合征及高 γ 球蛋白血症少见。

SMZL 免疫表型特征为瘤细胞表达 IgM，有时为 IgD，CD20$^+$、cCD79a$^+$、CD5$^-$、CD10$^-$、CD23$^-$ 及 CD43$^-$，CD103 通常阴性，无 CyclinD1 表达。缺乏 CyclinD1 表达及通常无 CD5 表达有利于排除 CLL 及 MCL。无 CD10 及 BCL6 表达可帮助排除 FL。SMZL 与 HCL 形态上都具有绒毛状，表型上虽然 SMZL 表达 CD11c，偶然表达 CD25 及 CD103，但整个抗原表达谱及临床表现鉴别两者并不难，且在组织切片上无膜联蛋白（Annexin A1）表达，常可以除外 HCL。

（3）脾弥漫性红髓浸润小 B 细胞淋巴瘤（splenic diffuse red pulp small B-cell lymphoma，SDRPL）：脾弥漫性红髓浸润小 B 细胞淋巴瘤不常见，少于 NHL 的 1%，约占脾切除病理标本诊断 B 细胞淋巴瘤的 10%。所有病例诊断时已达临床Ⅳ期，累及脾、骨髓及外周血，浅表淋巴结受累少见。几乎所有病例显示脾增大明显。组织结构上脾红髓弥漫受累，浸润细胞为形态均一的小 B 淋巴细胞。显微镜下观察此种细胞通常具有绒毛，但 TRAP 染色阴性。外周血淋巴细胞增多不明显，血小板及白细胞减少较常见，而贫血相对少见。临床上患者常有 B 组症状，小部分患者可以皮肤浸润。未见副蛋白血症报道。

免疫表型特点为 CD20$^+$、DBA44$^+$、IgG$^+$、IgD$^-$、Annexin A1$^-$、CD25$^-$、CD5$^-$、CD103$^-$、CD123$^-$、CD11c$^-$、CD10$^-$、CD23$^-$。也有报道 IgM$^+$、IgG$^±$、CD103$^+$、CD11c$^+$，CD5 及 CD123 阳性报道较少见。有时形态似淋巴浆细胞，但无细胞质 Ig 或 CD38 表达。

脾弥漫性红髓浸润小 B 细胞淋巴瘤诊断应严格限于符合诊断标准的患者，不能随意扩大，2022 版 WHO 分类文章介绍 FCM 检测 CD200/CD180 平均荧光强度比值 < 0.5 时，有助于与 HCL、SMZL、SBLPN 鉴别。SDRPL 需要依靠脾病理检测，骨髓

检查显示 SDRPL 具有特征性表现，以窦内分布模式为主，而 SMZL 和 SBLPN 在骨髓中具有更多样的生长模式，HCL 显示典型的弥漫模式，伴有网织蛋白纤维化。然而，在没有脾切除术标本的情况下，往往无法进行区分。

（4）脾 B 细胞淋巴瘤/白血病伴明显核仁（SBLPN）：SBLPN 替代了毛细胞白血病变异型（hairy cell leukemia-variant，HCL-v）及 CD5 阴性 B-PLL。

HCL-v，同义名为幼淋巴细胞变异型毛细胞白血病（prolymphocytic variant of HCL）。HCL-v 用于命名一组与典型 HCL 相似、但具有不典型临床特点的慢性 B 淋巴增殖性疾病。不典型包括：①血细胞不典型：白细胞增多、单核细胞常见、细胞核仁突出、原始细胞样变或核扭曲、无细胞绒毛；②免疫表型变异：CD25、Annexin-A1 或 TRAP 表达缺失；③治疗反应变异：对克拉屈滨治疗缺乏反应。

HCL-v 约占 HCL 的 10%，见于中老年患者。有报道称亚洲 HCL-v 可能多于 HCL。脾、骨髓、外周血常累及，但肝大、淋巴结增大相对少见。临床症状与脾大或正常血细胞减少相关。白细胞增高，其均值为 $35 \times 10^9/L$。血小板减少见于半数患者，贫血见于 1/4 患者，单核细胞绝对计数常在正常范围内。

外周血涂片显示 HCL-v 细胞兼有幼淋巴细胞白血病及典型 HCL 细胞的特点。骨髓网状纤维无明显增加。细胞化学染色显示 TRAP 弱阳性或阴性。

免疫标记特点：HCL-v 与 HCL 在免疫表型及免疫组化方面有很多共性，但具有变异。HCL-v 特点是缺失一些特征性抗原表达，如 CD25、Annexin A1、TRAP、CD123。在 HCL-v 阳性表达可有 DBA44、泛 B 抗原和 CD11c，强阳性表达表面单克隆免疫球蛋白（通常 IgG）、CD103 和 FMC7。

2022 版 WHO 分类文章介绍，SBLPN 主要影响老年患者。肿瘤细胞有明显的核仁，HCL 标记物 CD25、膜联蛋白 A1、TRAP 和 CD123 呈阴性。SBLPN 在临床上比 HCL 更具侵袭性，对克拉屈滨作为单药治疗具有耐药性。最近研究表明，与利妥昔单抗或苯达莫司汀合用后，克拉屈滨的敏感性有所提高。

3．淋巴浆细胞淋巴瘤（lymphoplasmacytic lymphoma，LPL）　2022 版 WHO 分类文章介绍，LPL 分为 IgM-LPL/ Waldenström 巨球蛋白血症（WM）和非 WM 型 LPL。后者在 LPL 中占 5%，并进一步分为 3 种病例：① IgG 或 IgA 单克隆蛋白；②非分泌性 LPL；③没有骨髓受累的 IgM LPL。

根据 *MYD88 p.L265P* 突变的存在与否，有两个 IgM LPL/WM 型分子亚群。该突变被认为是绝大多数 LPL 的标志性驱动突变（> 90%）。*MYD88 p.L265P* 突变的检测可能有助于与具有浆细胞样分化的淋巴结和淋巴结外边缘区淋巴瘤（MZL）以及浆细胞（多发性）骨髓瘤进行困难的鉴别诊断。除罕见的 MZL 外，后两种实体通常缺乏 *MYD88 p.L265P* 突变。*CXCR4* 突变发生在高达 40% 的 LPL 中，通常与 *MYD88* 突变同时发生。对考虑使用 B 细胞受体酪氨酸激酶（BTK）抑制剂治疗的患者进行 *CXCR4* 突变分析是可取的，因为这种遗传背景不仅与较短的治疗时间有关，而且尤其与伊布替尼治疗的耐药性有关。

LPL 好发于老年患者，可由小 B 淋巴细胞、浆细胞样淋巴细胞及浆细胞组成，但不符合其他小 B 细胞淋巴瘤诊断标准。LPL 通常累及骨髓，有时累及淋巴结和脾。LPL 和其他小细胞淋巴瘤，特别是边缘区淋巴瘤（MZL）没有明确的区分界定标准，一些病例诊断为具有浆细胞分化的小 B 细胞淋巴瘤。

临床上多数患者症状与贫血及副蛋白血症有关。骨髓受累类型有结节型、弥漫型、间质浸润型。浸润细胞以小淋巴细胞为主，混合不同程度浆细胞及浆细胞样淋巴细胞，可见旁小梁细胞聚集，肥大细胞增多。外周血可见与骨髓中同样的细胞，但白细胞计数较 CLL 低。

免疫表型分析，多数细胞表达表面免疫球蛋白，浆细胞样细胞表达胞质免疫球蛋白，通常为 IgM，有时为 IgG，少有 IgA，无 IgD。表达 B 细胞相关抗原 CD19、CD20、CD22、cCD79a，可有不同程度 CD25 和 CD38 表达，一般无 CD5、CD10、CD103 及 CD23 表达。浆细胞部分则表达 CD138。免疫球蛋白强表达及缺乏 CD5 表达有利于与 CLL/SLL 鉴别。

大多数 LPL 难以描述抗原表达谱，在一些抗原表达上具有高度变异性，如：①表面轻链：从弱到强，与细胞从淋巴 - 浆的分化程度有关。可以检测胞质免疫球蛋白，而血清蛋白电泳更容易得到相应的结果。② CD20 可能表达降低。③ CD5/CD23：虽然多数不表达 CD5，但一些 LPL 为 CD5$^+$/CD23$^-$，与 MCL 相似。此时，弱的 CD20 及表面轻链表达可以帮助判断诊断为 LPL，而不是 MCL。偶尔，LPL 可以出现 CD5$^+$/CD23$^+$，类似 CLL，但 CD20 及表面轻链表达明显较 CLL 强。从形态上，外周血涂片对 LPL 进行形态辨认是最佳途径。

4. 边缘区淋巴瘤（marginal zone lymphoma，MZL）

（1）结外黏膜相关淋巴样组织边缘区淋巴瘤（EMZL），2022 版保留：EMZL 与 2017 版 WHO 分类名为黏膜相关淋巴样组织（MALT）淋巴瘤，是发生于黏膜相关淋巴组织的结外淋巴瘤，由形态呈异质性的小 B 细胞组成，包括边缘区细胞（中心细胞样）、单核样细胞、小淋巴细胞、散在免疫母细胞和中心母细胞样细胞成分。MALT 淋巴瘤约占所有 B 细胞淋巴瘤的 7% ～ 8%，占原发胃淋巴瘤的 50%，中年发病。MALT 淋巴瘤与一些感染有关，如胃幽门螺杆菌感染。受累部位以胃肠道为多，约占 50%，其中 85% 发生在胃。小肠 MALT 淋巴瘤多与免疫增殖性小肠疾病有关。其他部位包括唾液腺、肺、头颈部、眼附属器、甲状腺及乳腺。大多数患者起病为Ⅰ～Ⅱ期，小部分患者有骨髓受累。胃较肺及眼附属器 MALT 淋巴瘤累及骨髓频率低。约 1/3 患者有血清单克隆球蛋白。

MALT 淋巴瘤诊断依赖病理组织特点，免疫表型对诊断具有一定作用。瘤细胞表达 IgM，也有表达 IgA 或 IgG，具有轻链限制性表达特点，CD20$^+$、cCD79a$^+$、CD5$^-$、CD10$^-$、CD23$^-$、CD43$^{+/-}$、CD11c$^{+/-}$。淋巴瘤细胞表达边缘区相关抗原 CD21 和 CD35，目前无特异性 MALT 淋巴瘤标记。轻链限制性是区分良性反应性与克隆性的重要依据。在与其他淋巴瘤鉴别上，CD5 阴性有利于区分套细胞淋巴瘤和 CLL，CD10 阴性有利于与滤泡淋巴瘤鉴别。

（2）结性边缘区淋巴瘤（nodal marginal zone lymphoma，NMZL）：NMZL 是原发淋巴结的 B 细胞肿瘤，形态上类似边缘区淋巴瘤浸润淋巴结或脾边缘区淋巴瘤浸润淋巴结。病变受累以浅表淋巴结为主，偶尔有骨髓及外周血受累。诊断依赖病理组织活检。免疫表型类似脾边缘区淋巴瘤，但常为 IgD 阳性，瘤细胞表达 B 细胞标志，无 CD5、CD10、CD23 表达是此组疾病的免疫表型特点。

在不同实体组织，有多种淋巴瘤细胞可呈边缘区生长模式，包括脾边缘区淋巴瘤，并且这些疾病种类难以在表型上进行区分描述。因此，MZL 的诊断需要结合病理资料，如淋巴瘤发生在黏膜部位，则被称为黏膜相关淋巴组织结外边缘区淋巴瘤。在只有外周血标本而无组织标本时，通过流式分析诊断 MZL 类型需谨慎。在形态学诊断时，部分边缘区来源淋巴瘤经常因为针吸活检或穿刺活检标本量少，很难与反应性淋巴增殖相鉴别。此时流式分析作用很大，可简便地确定是否为克隆性。

2022 版 WHO 将儿童结性边缘区淋巴瘤作为一种亚型归入此分类中。

（3）原发皮肤边缘区淋巴瘤（PCMZL）：2022 版 WHO 将其归入 MZL 中的一类肿瘤。

EMZL、NMZL 和 PCMZL 在组织学和免疫表型上有重叠，肿瘤细胞是成熟的小 B 细胞，典型的为 CD5 和 CD10 阴性。浆细胞分化是常见的，通常存在相关的反应性淋巴滤泡。然而，尽管有一些共同的特征，但它们有不同的病因和发病机制，不同解剖部位的 EMZL 之间存在进一步的差异。染色体 3 和 18 的三体性在所有 MZL 中都很常见。染色体 2p 和 6p 的增加以及 1p 和 6q 的丢失在 NMZL 中很常见。然而，6p 的增加和 6q 的丧失仅在眼附件的 EMZL 中反复出现。涉及 *MALT1* 的易位，如 t（11；18）（q21；q21），导致 *BIRC3::ALT1* 融合，在胃和肺 EMZL 中重现，但在其他部位罕见。相反，在 PCMZL 或 NMZL 中没有描述重现性基因融合或重排。

EMZL 和 NMZL 的突变谱不同。此外，不同解剖部位的 EMZL 之间存在显著的遗传差异：例如，眼附件 EMZL 通常显示 *TNFAIP3* 突变 / 缺失；唾液腺 EMZL 显示 *GPR34* 反复突变；大多数甲状腺 EMZL 携带 *CD274*、*TNFRSF14* 和（或）*TET2* 的有害突变；PCMZL 常出现 *FAS* 突变。*KMT2D*、*PTPRD*、*NOTCH2*、*KLF2* 和其他的体细胞变异在 NMZL 中很常见，但在 EMZL 中不常见。更好地定义这些淋巴瘤潜在的分子遗传变化可能为改进治疗方案打开大门。

5. 滤泡淋巴瘤（follicular lymphoma，FL）2017 版 WHO 分类中，FL 包括睾丸滤泡淋巴瘤、原位滤泡肿瘤、十二指肠型滤泡淋巴瘤 3 种。2022 版将儿童型滤泡淋巴瘤归入此中，又增加了一种性腺滤泡淋巴瘤，共 5 种 FL。

FL 约占所有淋巴瘤的 20%，肿瘤细胞来源于滤泡中心 B 细胞，病变主要累及淋巴结，也有脾、骨髓、外周血受累，结外受累一般在广泛淋巴结受累前提下发生。多数患者在诊断时已有广泛淋巴结受累，包括外周血受累。虽然病变广泛，但患者通常无明显症状。FL 的组织学结构及细胞形态学均具有自身特点，细胞由两种组成，即中心细胞和中心母细胞。中心细胞为小至中等大小，细胞具有成角长形、扭曲或有裂细胞核、核仁不明显、胞质量少。中心母细胞体积大，圆或椭圆形。在免疫表型分析中，采用 CD20 设门分析，滤泡淋巴瘤细胞 CD20 表达强阳性，同时表达其他 B 细胞标志，如 CD19、CD22、cCD79a，CD10 通常也较强，少数 FL，特别是 FL3 级，可无 CD10 表达。CD5 及 CD23 阴性。

2022 版 WHO 对 FL 亚型进行了更新，绝大多数 FL（85%）至少部分具有滤泡生长模式，由中心细胞和中心母细胞组成，并含有与 *IGH::BCL2* 融合相关的 t（14；18）（q32；q21）易位；这些细胞现在被称为典型的 FL（cFL），并与两个相关的亚型 / 组区分开来，即滤泡性大 B 细胞淋巴瘤（FLBL）和具有罕见特征的 FL（uFL）。

FLBL 的亚型在很大程度上等于世界卫生组织 -HAEM4RFL 等级 3B，为了在整个分类过程中保持一致，进行了重命名。新引入的 uFL 亚型包括两个与 cFL 显著不同的亚型：一个具有"胚泡样"或"大中心细胞"变异的细胞学特征，另一个具有主要的弥漫生长模式。具有"囊胚样"或"大中心细胞"细胞学特征的 FL 更频繁地显示变异的免疫表型和基因型特征，并且可能显示较差的存活率。需要将其与 *IRF4* 重排的大 B 细胞淋巴瘤区分开来。以弥漫性生长为主的 FL 常作为腹股沟区的大肿瘤出现，并与 CD23 表达相关，即缺乏 *IGH::BCL2* 融合和频繁的 *STAT6* 突变以及 1p36 缺失或

*TNFRSF14* 突变。将此类病例与 cFL 分离将支持阐明疾病生物学的研究，从而在未来的分类中提供更好的定义。

6. 原发皮肤滤泡中心淋巴瘤（PCFCL）PCFCL 约占皮肤原发 B 细胞淋巴瘤的 50%，发病人群以中年人为主。临床表现为红色至紫色皮肤斑块、结节或瘤状物的局限性皮损。其诊断主要依赖于病理组织学活检。在免疫表型上，肿瘤细胞表达 CD20、cCD79a 和 BCL6。CD10 在部分病例呈阳性表达，而 BCL2 以阴性居多；若 CD10 和 BCL2 均为明确的高表达，则应首先考虑为淋巴结滤泡淋巴瘤的继发性皮肤浸润。

7. 套细胞淋巴瘤（mantle cell lymphoma，MCL）2022 版中包括原位套细胞肿瘤（ISMCN）、MCL 和白血病性非淋巴结套细胞淋巴瘤 3 种。

ISMCN 非常罕见，通常是偶然发现，它代表了携带 *IG::CCND1* 融合的 B 细胞对淋巴滤泡外套膜区的定植，导致细胞周期蛋白 D1 过度表达。

MCL 约占 NHL 的 3%，恶性度较高，预后不良。中老年易患，中位年龄约 60 岁，男性居多。淋巴结为首先易受累的部位，其次为脾和骨髓，可伴有外周血同时受累。其他结外部位包括胃肠道和韦氏环。临床上多数患者表现为Ⅲ或Ⅳ期，有淋巴结增大、肝脾大和骨髓受累。假如采用流式细胞术分析，几乎所有 MCL 患者外周血均有累及。一些患者具有明显淋巴细胞增多症，似幼淋巴细胞白血病。

免疫表型显示细胞表达 IgM/IgD，轻链限制性 lambda 多于 kappa 轻链。通常 CD5 阳性，同时表达 FMC7 和 CD43，无 CD10 表达。CD23 阴性或弱表达。表型变异通常与母细胞型 / 多形性亚型相关，变异包括缺失 CD5 表达、出现 CD10 表达。所有患者 BCL2 阳性，几乎所有患者表达 CyclinD1，即使 CD5 阴性患者。

六个免疫表型特点提示 MCL：CD20 强；CD20 > CD19；CD5 阳性；CD23 阴性；轻链强表达；细胞体积小。

假如 CD20=CD19 亮度，其他抗原表型像 MCL，其他 LPD/NHL 需要考虑在鉴别诊断中。进一步进行 cyclin D1 检测或 t（11；14）检测等。轻链表达弱、CD20 弱于 CD19 不支持 MCL。

与 t（11；14）（q13；q32）相关的 *IGH∷CCND1* 融合是套细胞淋巴瘤（MCL）的遗传标志，存在于 ≥ 95% 的病例（即细胞周期蛋白 D1 阳性 MCL 亚型）偶尔会出现 IGK 或 IGL 作为 *CCND1* 易位伙伴的情况。在偶尔出现的强表达细胞周期蛋白 D1 蛋白但 FISH 未显示 *CCND1* 重排的 MCL 病例中，基因组研究揭示了 IGK 或 IGL 增强子与 *CCND1* 的隐性重排。在细胞周期蛋白 D1 表达和 *CCND1* 重排阴性的小部分 MCL（即细胞周期蛋白 D1 阴性的 MCL 亚型）中，*CCND2*、*CCND3* 或 *CCNE* 重排已被确定为细胞周期失调的替代机制。近年来，由于治疗方法的改进，MCL 患者的中位总生存率显著增加。因此，预后亚组的识别变得高度相关。广泛可用且最可靠的高危 MCL 生物标志物包括细胞形态学（多形性或原始样外观）、高 Ki-67 增殖指数、p53 表达和 *TP53* 突变。

非结节性 MCL（nnMCL）的特点是见于血液、骨髓和脾，很少或没有淋巴结病，多数无症状表现，与 MCL 相比，临床结果更好。在生物学上，nnMCL 与 MCL 的不同之处在于：① *SOX11* 表达缺乏，Ki-67 指数低，CD5 表达频繁缺乏；②较多地使用 *IGHV1-8* 基因的片段以及较高的体细胞超突变负荷；③更少的基因改变和罕见的基因组复杂性。

8. 惰性 B 细胞淋巴瘤转化　为 2022 版 WHO 分类中新增的类型。

9. 大 B 细胞淋巴瘤（large B-cell lymphoma，LBCL）　见表 6-2-2。

大 B 细胞淋巴瘤家族包括多种肿瘤。虽然这些细胞通常由中等大小到较大的细胞组成，具有圆形到卵圆形的细胞核和泡状染色质，但具有中等大小和原始样细胞的病例也可能符合该家族的标准。这些需要从形态学相似的实体中进行描述，例如套细胞淋巴瘤的母细胞变体和淋巴母细胞白血病 / 淋巴瘤。

（1）DLBCL，非特指（not otherwise specified，NOS）：DLBCL 肿瘤细胞表达 B 细胞标志，如 CD19、CD20、CD22 和 cCD79a，但也可缺失某个抗原表达。50% ~ 75% 的患者可以检测到胞质或膜免疫球蛋白。10% 的原发 DLBCL 可有 CD5 表达，极少数 CD5 阳性患者属 CLL/SLL 进展而来。

CD5 阳性的 DLBCL 与 CD5 阳性的套细胞淋巴瘤（母细胞亚型和多形性亚型）鉴别最重要的是后者 CyclinD1 阳性。

CD10 在 DLBCL 的阳性表达率为 30% ~ 60%，BCL6 为 60% ~ 90%，Mum-1 为 35% ~ 65%。在正常滤泡中心 B 细胞，BCL6 和 Mum-1 表达为相互排斥，即不会同时表达在正常生发中心 B 细胞上。有报道，在 DLBCL，Bcl-6 和 Mum-1 共表达率约 50%。BCL6 表达率在各报道中有所不同，为 47% ~ 84%。

增殖指数 Ki-67 通常高于 40%，在一些病例可以高于 90%。P53 表达率为 20% ~ 60%。

DLBCL 的细胞来源分析常见的是 HANS 分型，主要根据三种抗原的表达情况（CD10/ Bcl-6/ Mum-1），分为生发中心样（GCB）和非生发中心样（non-GCB）亚型。以下表型属于 GCB 亚型：① CD10 阳性表达细胞超过 30%；② CD10⁻/Bcl-6⁺/Mum-1⁻；其他表型均属于 non-GCB 亚型。

（2）富 T/ 组织细胞大 B 细胞淋巴瘤（T cell rich/histiocyte-rich large B-cell lymphoma，THRLBCL）：THRLBCL 约占 DLBCL 中的 10%，患者通常有发热、乏力、脾大、肝大。半数以上患者 Ⅲ ~ Ⅳ 期，国际预后指数（international prognostic index，IPI）高，预后差，对常规化疗反应差。THRLBCL 组织学上显示非典型 B 细胞散在分布，背景细胞主要为 T 和组织细胞。由于肿瘤细胞散在分布，且数量少，本类型淋巴瘤诊断主要靠病理组织标本。

（3）ALK 阳性的大 B 细胞淋巴瘤（ALK-positive large B-cell lymphoma，ALK-positive LBCL）：ALK 阳性 LBCL 是形态均一的免疫母细胞样肿瘤，有时瘤细胞具有浆母细胞分化。发生率小于 DLBCL 的 1%。肿瘤细胞主要累及淋巴结，或以纵隔肿块起病，多数患者发病时已是 Ⅲ / Ⅳ 期。免疫组化染色 ALK 激酶强阳性，以限制性胞质颗粒染色阳性为特点。肿瘤细胞同时强阳性表达 EMA 和 CD138，而其他系列相关抗原（CD3、CD20、cCD79a）阴性，CD45 很弱或阴性（容易误诊为上皮癌）。CD30 阴性。多数细胞表达胞质免疫球蛋白（通常为 IgA），同时有轻链限制性。与大细胞间变淋巴瘤鉴别很重要。

（4）淋巴瘤样肉芽肿病（lymphomatoid granulo-matosis，LYG）：LYG 是一种以血管中心性生长和血管破坏性的淋巴增殖性疾病，常累及结外部位，细胞以 EBV 阳性的 B 细胞混合反应性 T 细胞组成。LYG 少见，90% 以上病变累及肺，这通常是患者初诊的表现。其他部位累及有脑、肾、肝、皮肤。上呼吸道和胃肠道也可能累及，但少见。淋巴结及脾累及更少见。症状主要为受累的肺部症状。免疫表型与其他 DLBCL 相似。

（5）EB 病毒阳性大 B 细胞淋巴瘤，非特指（EBV-positive large B-cell lymphoma，NOS）：通常 CD20 阳性、cCD79a 阳性，CD10 及 BCL6 阴性，Mum-1 阳性。具有免疫母细胞或浆母细胞特点的患者可能不表达 CD20，轻链仅能在胞质检查到，而膜轻链通常阴性。

（6）慢性炎症相关的弥漫大 B 细胞淋巴瘤（DLBCL associated with chronic inflammation）：炎症相关 DLBCL 发生在长期慢性炎症基础上，显示与 EBV 有关。多数患者病变累及体腔或骨髓。脓胸相关淋巴瘤（pyothorax-associated lymphoma，PAL）即为代表。从慢性炎症到淋巴瘤通常超过 10 年。PAL 与 EBV 有明显相关性。多数患者肿瘤细胞表达 CD20 和 cCD79a，一部分患者细胞显示有浆细胞分化，出现 CD20 及 cCD79a 缺失，而有浆细胞抗原 CD138 及 CD38 表达。偶尔有患者出现 T 细胞标志表达，如 CD2、CD3、CD4、CD7，使肿瘤细胞系列确定出现困难。

（7）浆母细胞淋巴瘤（plasmablastic lymphoma，PBL）：PBL 少见，肿瘤细胞与 B 免疫母细胞相像，但免疫表型为浆细胞表型，在 HIV 阳性患者中发病率高，也与其他免疫低下有关。临床表现以口腔包块最常见，其他黏膜部位，如鼻腔、软组织和胃肠道均可受累。HIV 感染者以结外受累多见，而 HIV 阴性者则相对结内受累多见。肿瘤细胞免疫表型为表达 CD138、CD38、Mum-1，CD20、CD45 弱表达或阴性，cCD79a 在 50% ~ 85% 的患者中表达。胞质免疫球蛋白表达见于 50% ~ 70% 的患者，轻链限制性。CD56 通常阴性。假如出现 CD56 表达，需注意是否有浆细胞瘤的基础疾病而发生细胞转化。Ki-67 通常很高 > 90%。EBER 阳性见于 60% ~ 75% 的患者。

（8）免疫豁免部位 LBCL：为第 5 版 WHO 中引入了一个新的总括术语，以确认一组侵袭性 B 细胞淋巴瘤的共同生物学特征，这些淋巴瘤作为中枢神经系统（CNS）、玻璃体视网膜室和免疫功能正常患者睾丸的原发肿瘤而出现。这个新的实体现在将以前的中枢神经系统原发性 DLBCL 实体与以前包含在 DLBCL、NOS 中的玻璃体视网膜和睾丸的 DLBCL 结合起来。它们出现在由各自的解剖结构（例如血脑、血视网膜和血睾丸屏障）和各自主要部位内的免疫调节系统创建的免疫避难所中，并共享免疫表型和分子特征。关于这组肿瘤的信息正在迅速积累：似乎一些发生在其他不同部位（如乳腺和皮肤）的淋巴瘤具有一些相同的特征，因此，这组"免疫豁免淋巴瘤"可能会在未来的分类中扩大。

原发性中枢神经系统（CNS）DLBCL 占 NHL 的 1% 以下，占所有脑肿瘤的 2% ~ 3%，在 2021 版 WHO 分类归入免疫豁免部位原发性 DLBCL。发病的中位年龄 60 岁。60% 病例发病位于幕上，5% 累及软脑膜。20% 患者发展至眼内病变；80% ~ 90% 有眼内 DLBCL 患者将发展至对侧眼和中枢。神经系统外弥漫扩散少见。肿瘤细胞免疫表型与其他 DLBCL 相同。脑脊液检查经常可以查到异常 B 细胞，如 CD10 与 CD20 共表达细胞，CD19/CD20 阳性大 B 细胞，并有轻链限制性表达。

（9）原发皮肤弥漫大 B 细胞淋巴瘤，腿型（primary cutaneous DLBCL，leg type，PCLBCL，leg type）：PCLBCL 约占皮肤淋巴瘤的 4%，所有皮肤 B 细胞淋巴瘤的 20%，见于老年人，特别是女性。多数发生于下肢，但也有其他部位发病。除 B 细胞抗原表达外，绝大多数病例强表达 Bcl-2、Mum-1，通常 CD10 阴性。

（10）血管内大 B 细胞淋巴瘤（intravascular large B cell lymphoma，IVBCL）：IVBCL 是一种少见结外大 B 细胞淋巴瘤，特点是选择性血管腔内生长，特别是毛细血管腔内，而大动静脉均没有受累。淋巴瘤通常结外广泛播散，而淋巴结受累少。在西方国家通常为受累器官的表现，主要为神经及皮肤受累，而亚洲患者通常显示为多脏器功能衰竭、肝脾大、全血细胞减少、噬血细胞综合征。

肿瘤细胞表达 B 细胞相关抗原。CD5、CD10 表达率分别约占 38% 和 13%。几乎所有 CD10 阴性患者 Mum-1 阳性。此种淋巴瘤生长方式推测与肿瘤细胞缺失归巢受体，如 CD29 和 CD54 等有关。

（11）原发纵隔（胸腺）大 B 细胞淋巴瘤（primary mediastinal large B-cell lymphoma，PMBL）：PMBL 占 NHL 的 2% ～ 4%，主要发生于青年，女性为主。患者通常出现局限性前上纵隔大包块，经常侵及相邻结构，如肺、胸膜或心包膜，可扩展至锁骨上及颈部淋巴结区域。临床通常以纵隔包块或上腔静脉综合征起病，可有 B 组症状。PMBL 免疫表型包括泛 B 标志 CD19、CD20、CD22、cCD79a 表达，但无免疫球蛋白表达几乎为 PMBL 的规律。CD30 表达在 80% 以上患者，但通常较弱，且异质性，肿瘤细胞通常有 Mum-1 表达和 CD23 表达。Bcl-6 表达见于 45% ～ 100% 患者，CD10 表达不常见。PMBL 常进行穿刺标本的流式分析。

（12）液体超载相关性大 B 细胞淋巴：液体超载相关大 B 细胞淋巴瘤是大 B 细胞淋巴瘤中的一种新的淋巴瘤，它与原发性渗出性淋巴瘤（PEL）不同。WHO 2022 版胸部肿瘤分类中已简要提及该实体，名称为"PEL 样淋巴瘤"或"HHV8 无关 PEL 样淋巴瘤"。患者通常为成年人，主要为老年人，无卧床免疫缺陷，仅累及体腔，最常见的是胸膜腔。他们经常有导致液体超负荷的潜在疾病，如慢性心力衰竭、肾衰竭、蛋白质丢失性肠病或肝衰竭 / 肝硬化。肿瘤性大细胞表现为成熟的 B 细胞而非浆细胞免疫表型。KSHV/HHV8 呈阴性，而 EBV 在 13% ～ 30% 的病例中呈阳性，并且基因组状况与原发性渗出性淋巴瘤（PEL）基本不同。预后似乎相当良好，这是区别于 PEL 的另一个原因。

PEL 通常表现为浆液渗出，而无肿瘤包块。PEL 普遍与 HHV8 相关，多在免疫低下时发生，在 2022 版分类归入 KSHV/HHV8 相关 B 细胞肿瘤性增殖及淋巴瘤。好发于年轻及中年感染 HIV 者，可有 EBV 协同感染。HHV8 阳性见于所有患者，多数患者同时有 EBV 阳性。受累部位以胸膜腔、心包腔和腹腔多见，典型的仅一个体腔受累。体腔外受累有胃肠道、皮肤、肺和中枢神经系统。患者表现浆膜腔积液而没有淋巴结增大及肝大。近

一半患者之前存在卡波西肉瘤。肿瘤细胞通常表达 CD45，但缺少泛 B 标志，如 CD19、CD20、cCD79a 及表面 / 胞质免疫球蛋白。可有 T/NK 标志错译表达，使肿瘤细胞系列确定困难。

（13）纵隔灰区淋巴瘤（MGZL）：该实体取代了第 4 版 WHO 中的术语"B 细胞淋巴瘤，不可分类，其特征介于 DLBCL 和经典霍奇金淋巴瘤之间"，考虑到具有这些特征的淋巴瘤特异于纵隔，并且是单个生物组的一部分，具有从典型霍奇金（CHL）到原发性纵隔 B 细胞淋巴瘤（PMBL）的形态学和免疫表型谱，MGZL 跨越两者。目前的证据表明，具有类似 MGZL 的形态学和免疫表型特征，但发生在纵隔之外且不涉及纵隔的病例，具有不同的基因表达谱和 DNA 改变。因此，这些病例最好归类为 DLBCL、NOS。

（14）高级别 B 细胞淋巴瘤，NOS（HGBL，NOS）：高级别 B 细胞淋巴瘤，NOS 代表由中型或原始细胞组成的侵袭性成熟 B 细胞淋巴瘤，不适合其他定义明确的实体。基于 NGS 的突变谱和基因表达特征分析表明，HGBL、NOS 是一个异质性类别，也包括具有 *MYD88*、*CD79B* 或 *TBL1XR1* 突变的活化 B 细胞淋巴瘤。最常见的突变见于 *KMT2D*（43%）和 *TP53*（30%）。据 GEP 报告，大多数 HGBL、NOS 病例被归为"未分类"，其余病例则被可变地归为其他簇。有趣的是，基因表达谱显示，54% 的 HGBL、NOS 具有 LBCL/HGBL 与 *MYC/BCL2* 的"双打击"特征，尽管这些基因缺乏重排。

10. 伯基特淋巴瘤（Burkitt lymphoma，BL）

伯基特淋巴瘤临床侵袭性强，通常以结外受累或急性白血病形式出现。累及 *Myc* 基因是特点，但不特异。目前无单一参数能作为诊断的金标准（形态、基因分析或免疫表型），诊断依赖各种信息综合判断。BL 分地方性、散发性和免疫缺陷相关性三种。地方性 BL 多见于赤道非洲地区，为该地区儿童最常见的恶性肿瘤。散发性世界各地散发，好发于儿童及青年。免疫缺陷相关性见于 HIV 感染者。结外受累是 BL 常见表现，三种亚型均显示高的中枢神经系统受累。地方性 BL 50% 以颌、面部侵犯为表现。散发性则颌面部表现很少，多数以腹部包块起病，回盲部为最好发部位。患者通常具

有大包块、高肿瘤负荷和短的肿瘤倍增时间。免疫表型检测，肿瘤细胞中强表达胞膜 IgM，有轻链限制性，表达 B 细胞相关标志（CD19、CD20、CD22）、CD10、BCL6、CD38、CD77 和 CD43。通常肿瘤细胞 *Bcl-2* 阴性，一致性 nTdT 阴性。Ki-67 几乎见于 100% 的细胞。

（二）浆细胞肿瘤和其他含有副蛋白的疾病

浆细胞肿瘤（plasma cell neoplasms，PCN）包括以下四组疾病：单克隆丙种球蛋白病、单克隆免疫球蛋白沉积病、重链病、浆细胞肿瘤，见表 6-2-2。浆细胞疾病诊断依赖骨髓或髓外组织存在瘤细胞、单克隆球蛋白及骨骼系统改变、组织免疫球蛋白沉积等依据，这里不详细叙述。以下就免疫表型特点进行描述。

1. 单克隆丙种球蛋白病

（1）IgM 型意义未明单克隆丙种球蛋白病：在多参数流式分析，通过设门对各群 B 淋巴细胞进行详细分析，约 75% 的病例可发现单克隆 B 淋巴细胞，其免疫表型缺乏特征性，类似于 LPL（CD19+/CD20+/CD5-/CD10-/CD103-）。

（2）非 IgM 型意义未明单克隆丙种球蛋白病：流式细胞免疫分析，非 IgM 型 MGUS 通常在骨髓中能同时发现正常浆细胞和单克隆浆细胞。正常浆细胞 CD38 强阳性，CD19 阳性，CD56 阴性，无轻链限制性表达。而克隆性浆细胞通常 CD19 阴性，CD38、CD45 较正常浆细胞偏弱，CD56 可为阴性或阳性，胞质轻链限制性表达（图 6-2-2）。

2. 单克隆免疫球蛋白沉积病（monoclonal immunoglobulin deposition diseases，MIDD）

MIDD 包括免疫球蛋白相关（AL）淀粉样变性和单克隆免疫球蛋白沉积病。两者诊断均依赖组织中找到相应沉淀物质。在原发性淀粉样变，浆细胞表型与其他骨髓瘤相同，轻链以 λ 型为主。

3. 重链病（heavy chain disease，HCD） HCD 由 3 种少见肿瘤组成，肿瘤细胞仅仅产生单克隆重链，而没有轻链。单克隆免疫球蛋白重链成分包括 IgG（γHCD）、IgA（αHCD）、IgM（μHCD）。重链通常不完整，不能组装成完整的免疫球蛋白。由于顿挫的重链片段大小各异，故在血清蛋白电泳图上不能形成典型的单克隆峰，此时需要免疫固定电泳鉴定。

αHCD 被认为是黏膜相关组织结外边缘区淋巴瘤的变异类型，γHCD 具有 LPL 表现特点，μHCD 与 CLL 相类似，但三种重链病与其相类似疾病有明显的不同。

（1）μHCD：与 CLL 相类似。在免疫电泳时显示重链为不同大小的多聚体形式。瘤细胞产生顿挫型重链，同样也产生轻链，但由于顿挫的重链缺失了轻链结合区，故不能组装成完整的免疫球蛋白分子。尿本周蛋白仍可在 50% 患者中检测到，特别是 κ 链。免疫表型显示为胞质单克隆免疫球蛋白重链，有或无单克隆轻链，表达 B 细胞抗原，但通常无 CD5 及 CD10 表达。

（2）γHCD：细胞成分可由淋巴细胞、浆细胞样淋巴细胞及浆细胞组成。肿瘤细胞产生顿挫型免疫球蛋白重链，其轻链结合区缺失，故无法组装成完整的免疫球蛋白分子。发病率极低。临床表现不特异，但通常无溶骨性病变及淀粉样物质沉积。形

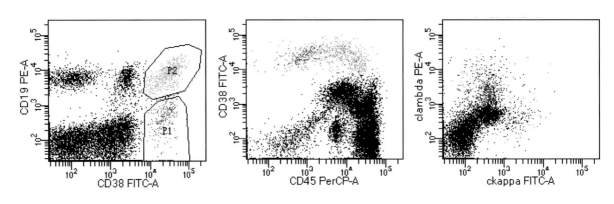

图 6-2-2　一例 MGUS 患者的骨髓浆细胞表型。单克隆性浆细胞为 **CD38++CD19-CD45-**（红色群），限制性表达胞质 λ 轻链；绿色群为正常浆细胞，其表型为 **CD38++CD19+CD45+**

态上显示组成多形性，常有嗜酸性粒细胞、组织细胞和免疫母细胞存在，有时与血管免疫母细胞 T 细胞淋巴瘤（angioimmunoblastic T-cell lymphoma，AITL）或霍奇金淋巴瘤相像。免疫表型胞质单克隆 γ 重链，而无轻链，细胞表达 CD20、cCD79a，浆细胞表达 CD138，通常无 CD5 及 CD10 表达。诊断依赖血、尿标本免疫固定电泳结果，显示仅有 IgG 重链，而无轻链。

（3）αHCD：是重链病种最常见的一种类型，其中免疫增生性小肠疾病（immunoproliferative small intestinal disease，IPSID）也归于此类。IPSID 是黏膜相关淋巴组织结外边缘区淋巴瘤的变异型，见于年轻成年人，病变累及胃肠道，导致吸收不良及腹泻。骨髓及其他器官常不受累。IPSID 可发展为弥漫大 B 细胞淋巴瘤。临床表现与吸收不良、腹泻、低钙血症、腹痛、发热及脂肪泻。由于重链不完整，不同片段的 IgA 分子在血清蛋白电泳图上显示正常或低 γ 球蛋白血症，免疫固定电泳可用于测定异常 IgA。诊断依赖病理检查。免疫表型为浆细胞及边缘区细胞特性，表达单克隆胞质 α 重链，无轻链。边缘区细胞表达 CD20，而 CD5 及 CD10 通常阴性。

4. 浆细胞肿瘤

（1）浆细胞瘤：浆细胞瘤在病理形态上较易诊断，除非分化很差的浆细胞，如浆母细胞、间变浆细胞瘤。免疫组化是主要手段，免疫表型与其他浆细胞病相同。

（2）浆细胞骨髓瘤：通常均一胞质 Ig 表达，无表面 Ig 表达，常有 cCD79a、CD138 表达，CD38 强表达，无 CD19 表达，CD56 在 70% 左右患者表达。除了表达 CD56 外，骨髓瘤细胞还可错译表达 CD117、CD20、CD52、CD10，偶尔有髓系抗原表达，80% 的浆细胞白血病患者无 CD56 表达。

（3）浆细胞肿瘤伴相关副肿瘤综合征：POEMS

综合征的既往诊断标准包括临床五联症，即多发性神经病（P）、器官肿大（O）、内分泌改变（E）、单克隆球蛋白血症（M）、皮肤改变（S）。新的 POEMS 诊断标准见表 6-2-3，满足 2 条强制标准 +1 条主要标准 +1 条次要标准即可诊断。

表 6-2-3　POEMS 综合征诊断标准

| 标准 | 条目 |
| --- | --- |
| 强制标准 | 多发性神经病（典型脱髓鞘改变） |
| | 单克隆浆细胞增殖 |
| 主要标准（≥1 条） | 巨大淋巴结增生症（Castleman disease，CD） |
| | 硬化性骨病变 |
| | VEGF 增高 |
| 次要标准（≥1 条） | 器官肿大 |
| | 内分泌改变 |
| | 皮肤改变 |
| | 视盘水肿 |
| | 血小板增高 |
| | 血管外体液过载 |

流式免疫表型分析找到克隆性浆细胞是必备标准之一。浆细胞免疫表型显示胞质单克隆 IgG 或 IgA，轻链几乎均为 λ 型。

TEMPI（telangiec-tasias，elevated erythropoietin and erythrocytosis，monoclonal gammopathy，perinephric fluid collection，and intrapulmonary shunting）综合征：即毛细血管扩张（T）、红细胞生成素和红细胞增多（E）、单克隆丙种球蛋白病（M）、肾周积液（P）和非肺动脉分流（I）综合征。

AESOP（adenopathy and extensive skin patch overlying a plasmacytoma）综合征：即发生于浆细胞瘤的腺病和广泛皮肤斑综合征。

（蒋能刚　赵　莎　朱焕玲）

**6**

# 第三节　成熟 T/NK 细胞肿瘤

## 一、概述

T/NK 细胞肿瘤的诊断和分类较 B 淋巴细胞肿瘤困难，FCM 分析一般只能作为诊断工作的一部分。其作用阐述如下。

### （一）确定异常 T/NK 淋巴细胞

1. 抗原错译表达　通过检测抗原错译表达可确定为异常 T/NK 细胞，但有时错译表达必须与正常表型变异区分。缺失一或多种 T 细胞抗原表达是最常见的 T-LPD/NHL 的表型特点，有时出现部分或全部 T 细胞抗原缺失。如果缺失全 T 相关抗原，即显示"裸细胞（null）"表型，对系列判断可造成困难。最常见的抗原缺失是 CD5、CD7，但要注意，正常时有一小群 CD7 阴性 T 细胞存在于皮肤、血液。另外，正常 T 细胞亚群，包括 γδT 细胞，可能没有 CD5、CD4、CD8 表达，正常的 NK 细胞通常无 CD5 表达，且有不同程度的 CD8 表达缺失。较抗原表达缺失更常见的情况是抗原表达的细微改变，如荧光强度增强或减弱，有时不易认出。T 细胞肿瘤常见 CD3、CD5 强度改变，NK 细胞肿瘤常见 CD2、CD7、CD8、CD16、CD56 的改变。另外可见的异常包括 CD13、CD15 及 CD33 表达，以及出现 NK 细胞表达 CD5 现象。

2. 确定限制性 T 细胞群（restricted populations of T cells）　在肿瘤性 T 细胞增殖中，往往存在限定的一群 T 细胞增殖，可利用这一现象提示异常 T 细胞增殖。例如，在外周血标本中，出现 CD4/CD8 比例异常，提示需进一步检查。正常 CD4$^+$ 细胞 70% 以上表达 CD26，而在 CD4$^+$ 肿瘤性疾病，通常 CD26 降低，且 CD7$^-$。CD4/CD8 比值改变不代表克隆性。正常 CD4/CD8=0.5 ～ 4。传统认为在外周血或骨髓，CD4/CD8 ＞ 10∶1 或 ＜ 1∶10 提示肿瘤性，但一般须伴有其他依据，如 FSC 增加、持续性淋巴细胞增多而无病毒感染依据。在淋巴实体组织，CD4/CD8 则无意义。CD4/CD8 改变可见于 NHL、HL 和反应性淋巴增殖性疾病。比较典型的例子即是 HL 中 RS 细胞释放细胞因子导致 CD4 明显增高。偶尔在大 B 细胞 NHL，可出现 CD8$^+$ T 细胞明显增多，易误认为 T 细胞 LPD/NHL。比 CD4/CD8 可靠的依据为 CD4 和 CD8 共表达或共缺失（在周围 T 细胞疾病）。CD4/CD8 双阳性及双阴性细胞在胸腺以外的组织很少。CD4/CD8 双阳 / 双阴细胞在 T-ALL/LBL 更常见。需要特别注意在儿科患者外周血中，如联合免疫缺陷，可出现 CD4/CD8 双阳或双阴细胞。

TCRαβ/TCRγδ 异常：多数 T 细胞表达 TCRαβ（TCRαβ$^+$/TCRγδ$^-$），故淋巴细胞群若以 TCRαβ$^-$/TCRγδ$^+$ 或 TCRαβ$^-$/TCRγδ$^-$ 为主，提示肿瘤性增殖。

FCM 检测 TCR vβ 家族对 T 细胞克隆性判定很有帮助，但其仅覆盖 24 个功能 vβ 家族，阳性率有限。采用目前商用 TCR vβ 试剂盒可发现两种异常：受体限制性表达，是克隆性的直接依据；虽然为 TCRαβ$^+$ 细胞，但试剂盒中 TCR vβ 均显示阴性，为克隆性的间接依据。在 TCRvβ 分析时有一些线索有助于区分肿瘤性 / 克隆性和多克隆或寡克隆：①扩增的 vβ 家族的数量：多数肿瘤性疾病仅有一个家族扩增，反应性则是一个或多个家族扩增。②扩增程度：即单克隆扩增的细胞所占比例。因为正常人可有小克隆存在，所占比例很低。另外，一些 LGL 白血病病例，可有一个以上克隆增殖，以一个克隆为主，同时有其他小克隆存在，提示疾病发生可能来源于寡克隆。③扩增的 vβ 家族不正常地青睐于 CD8 细胞。NK 细胞无受体，目前可以检查 KIRs，辅助判断克隆性。

### （二）辅助 T/NK 细胞肿瘤分类

尽管 T/NK 淋巴瘤分类已经有很大进展，但仍有很大部分归类于"非特指"内。T/NK 淋巴瘤的诊断依赖综合分析，临床信息具有很重要的价值，如肿瘤是否累及血液、淋巴结或结外组织；侵袭性或惰性生长；是否存在特殊意义的临床表现，如广泛淋巴结长大、全身症状、皮疹、高球蛋白血症，常为 AITL；肠病型 T 细胞淋巴瘤（enteropathy-associated T-cell lymphoma，EATCL）有小肠泻；中性粒细胞减少、类风湿关节炎常与大颗粒淋巴细胞白血病相关。FCM 分析 T/NK 淋巴瘤的应用如下。

1. 区分肿瘤来自 T 或 NK 细胞　FCM 优于免疫组织化学（immnohistochemistry，IHC）。FCM 使用的 CD3 单抗是 CD3 受体复合物，覆盖 T 细胞，而在 NK 细胞上不表达。IHC 使用的 CD3ε，无法区分 T 和 NK 细胞。FCM 检测出现 CD3 表达缺失时，应注意区分是 NK 细胞、CD3 缺失的异常 T 细胞还是幼稚 T 细胞。受体基因重排对 T 细胞克隆性判断有帮助，但对 NK 细胞没有价值。

2. 确定肿瘤细胞是否表达 CD4 或 CD8　FCM 在确定肿瘤细胞表达 CD4 或 CD8 时，较 IHC 敏感。由于通常有反应性 T 细胞成分混杂，IHC 有时难于确定染色阳性的细胞是否为肿瘤细胞。而 FCM 依赖于设门等技术可以较容易地将肿瘤性和反应性 T 细胞区分开来。

（1）确定肿瘤细胞是否表达 NK 相关抗原：FCM 和 IHC 都可用于检测淋巴细胞是否有 NK 相关抗原表达，如 CD16、CD56、CD57 表达，但 FCM 较 IHC 更敏感，且 IHC 目前不能检测 CD16。FCM 可以将 NK 细胞表达的 CD16A 与中性粒细胞表达的 CD16B 区分开来。

（2）确定是否有 T 细胞受体（TCR）表达及受体类型：对受体检测 FCM 是最佳选择，FCM 可以明确肿瘤细胞是否表达 TCR，是 αβ 还是 γδ 受体。IHC 能检测 αβ 受体，但目前石蜡切片无法检测 γδ 受体，对 αβ 阴性的肿瘤不能推断为 γδ 型。

（3）确定是否表达细胞毒颗粒相关蛋白 TIA-1、颗粒酶 B（Gram-B）、穿孔素（perforin）：FCM 和 IHC 均可。TIA-1 在多数 Tc 细胞阳性，Gram-B/穿孔素阳性提示活化的 Tc 表型。

（4）表型特点是否与 ALCL 相关：检测 CD30、ALK-1 通常采用 IHC，但 FCM 也可以检测。

（5）确定是否为 EBV 相关淋巴瘤、EBV 存在于肿瘤细胞还是伴随 B 细胞：通过 IHC（LMP1）、EBV RNA（EBER）或采用 FISH 检测。在 T/NK 淋巴瘤中，EBV 存在于肿瘤性 T/NK 细胞，相反，在 AITL，EBV 存在于散在的 B 细胞中。

（6）确定肿瘤细胞是否表达 CD103：CD103 在 EATCL 中阳性，但目前 IHC 无法检测，可借助 FCM 检测。

## 二、依照细胞表型的淋巴细胞肿瘤性疾病分类

1. 依照 CD4、CD8 表达情况，T-LPD 可以分成四大类，见表 6-3-1。

2. 成熟 NK 细胞淋巴瘤　包括结外 T/NK 细

表 6-3-1　**FCM 在 T 淋巴肿瘤性疾病分型中的应用**

| 疾病 | 表型特征 | 外加诊断信息 |
| --- | --- | --- |
| CD4$^+$CD8$^-$ | | |
| CTCL/SS | 通常 CD7$^-$，CD26$^-$，CD25$^{+/-}$， | 形态及临床特征 |
| T-PLL | 缺乏特征性表型错译，CD16$^-$，CD56$^-$，CD57$^-$ | 80% t（14；14）or inv（14） |
| ATCL | CD7$^-$，CD25$^+$（均匀强阳性） | HTLV-1$^+$，日本好发 |
| ALCL | 通常缺失全 T 抗原，CD30 均匀强阳性，ALK-1 蛋白$^{+/-}$，CD56$^{+/-}$，CD13$^{+/-}$，CD15$^{+/-}$，CD33$^{+/-}$，细胞毒性蛋白$^+$ | 形态特点，ALK 基因重排 |
| AITL | 通常有表型错译表达（如 CD7、CD3 表达下降） | 病理形态及生长方式 |
| PTCL，NOS | 表型各异，通常有 CD5、CD7 缺失 | 诊断靠排除其他 |
| CD4$^-$CD8$^+$ | | |
| T-LGLL | 错译 CD5，CD7；CD16$^{+/-}$，CD56$^{+/-}$，CD57$^+$，TIA-1$^+$，粒酶 B$^+$，穿孔素$^+$ | LGL 形态特征，临床惰性，伴类风湿关节炎和血细胞减少 |
| SPTCL | 通常只有局灶性 CD56$^+$，EBV$^+$，TCRαβ$^+$，TIA-1$^+$，粒酶 B$^+$，穿孔素$^+$ | 具有病理形态特征 |
| HSTCL | 通常 CD5$^-$，CD7$^+$，CD16$^{+/-}$，CD56$^+$，CD57$^-$，TIA-1$^+$，粒酶 B$^-$，穿孔素$^-$ | 临床侵袭性，TCRγδ$^+$ |
| CD4$^+$CD8$^+$ | | |
| T-PLL | 缺乏特征性表型错译，CD16$^-$，CD56$^-$，CD57$^-$ | 80% t（14；14）or inv（14） |
| ATCL | CD7$^-$，CD25$^+$（均匀强阳性） | HTLV-1$^+$，日本好发 |

续表

| 疾病 | 表型特征 | 外加诊断信息 |
|---|---|---|
| PTCL, NOS | 表型各异，通常有 CD5、CD7 缺失 | 诊断靠排除其他 |
| CD4⁻CD8⁻ | | |
| EATCL | CD5⁻，CD3⁺，CD7⁺，CD56⁺/⁻，CD103⁺，TIA-1⁺，粒酶 B⁺，穿孔素⁺ | 小肠泻病史 |
| HSTCL | 通常 CD5⁻，CD7⁺，CD16⁺/⁻，CD56⁺，CD57⁻，TIA-1⁺，粒酶 B⁻，穿孔素⁻ | 临床侵袭性，TCRγδ⁺ |
| 非肝脾 γδ TCL | CD5⁻，CD56⁺，CD57⁻，TCR-γδ，TIA-1⁺，粒酶 B⁺，穿孔素⁺ | 皮肤、黏膜及结外组织受累 |

CTCL，皮肤 T 细胞淋巴瘤；SS，Sézary 综合征；ATCL，成人 T 细胞白血病 / 淋巴瘤；ALCL，间变大细胞淋巴瘤；AITL，血管免疫母细胞 T 细胞淋巴瘤；PTCL，NOS，外周 T 细胞淋巴瘤，非特指；LGLL，大颗粒淋巴细胞白血病；SPTCL，皮肤脂膜炎样 T 细胞淋巴瘤；HSTCL，肝脾 T 细胞淋巴瘤；EATCL，肠病相关性 T 细胞淋巴瘤

胞淋巴瘤 - 鼻型，侵袭性 NK 细胞白血病，LGLL 亚型。虽然以上类型具有重叠，但重要的是区分侵袭性和 NK-LGLL，后者临床惰性，除了表达 CD56 外，还表达 CD57，EBV 通常阴性，与 T-LGLL 相似。惰性 NK 白血病（CD3 阴性 NK-LGL 白血病）少见。克隆性难以确定。在正常个体，循环中的绝大多数 NK 细胞表达 CD16⁺CD56⁺，且 66% 表达 CD8。因此，缺乏 CD56 或 CD8，共表达 CD57，提示 NK 异常增殖。侵袭性 NK 细胞白血病和 T/NK 细胞淋巴瘤 - 鼻型具有很多共同特性，包括 NK 细胞表型，表达 CD56、通常 EBV⁺。两者区分在临床表现。T/NK 细胞淋巴瘤 - 鼻型是基于组织检查，而 NK 白血病侵犯骨髓，具有全血细胞减少、有少数循环异常细胞、全身症状、肝功异常。在免疫表型上，FSC、CD8 荧光强度、NK 标志和 T 细胞标志是区分反应性和肿瘤性的基础。

## 三、2017 版和 2022 版 WHO 成熟 T/NK 细胞肿瘤的分类及各亚型免疫表型特点

2017 版 WHO T/NK 肿瘤分类主要依赖形态学、受累部位来源、生物学特点、临床资料进行分类，分类较多，条理不够清晰。2022 版仍然沿用此规则，主要依赖于细胞的起源 / 分化状态、临床背景资料、疾病定位和细胞形态学将其重新归为 9 类，见表 6-3-2。

表 6-3-2　2017 版和 2022 年 WHO 对成熟 T/NK 细胞肿瘤分类

| 2017 版 | 2022 版 |
|---|---|
| 成熟 T 和 NK 细胞肿瘤 | 成熟 T 和 NK 细胞肿瘤 |
| T 幼淋巴细胞白血病 | 1. 成熟 T 和 NK 细胞白血病 |
| T 大颗粒淋巴细胞白血病 | T 幼淋巴细胞白血病（T-PLL） |
| NK 细胞慢性淋巴增殖性疾病 | T 大颗粒淋巴细胞白血病（T-LGLL） |
| 侵袭性 NK 细胞白血病（ANKL） | NK 大颗粒淋巴细胞白血病（NK-LGLL） |
| 儿童 EBV 阳性 T 和 NK LPD | 成人 T 细胞白血病 / 淋巴瘤（ATLL） |
| 　儿童系统性 EBV⁺T 细胞淋巴瘤（TL） | 塞扎里综合征（SS） |
| 　T 和 NK 细胞型慢性活动性 EBV 感染，系统型 | 侵袭性 NK 细胞白血病（ANKL） |
| 　种痘水疱病样 LPD | 2. 原发性皮肤 T 细胞淋巴瘤（CTCL） |
| 　严重蚊子叮咬过敏症 | 原发性皮肤 CD4⁺ 小或中等大小 TLPD |
| 成人 T 细胞白血病 / 淋巴瘤 | 原发性皮肤肢端 CD8⁺LPD |
| 结外 NK / TL，鼻型 | 蕈样肉芽肿（MF） |
| 肠道 TL | 原发性皮肤 CD30⁺T 细胞 LPD；淋巴瘤样丘疹病 |

续表

| 2017 版 | 2022 版 |
| --- | --- |
| 　肠病相关 TL | 　原发性皮肤 CD30⁺T 细胞 LPD：原发性皮肤间变性大细胞淋巴瘤 |
| 　单形性亲上皮性肠道 TL | 　皮下脂膜炎样 TL |
| 　肠道 TL，NOS | 　原发性皮肤 γ/δ TL |
| 　胃肠道惰性 TLPD | 　原发性皮肤 CD8⁺ 侵袭性亲表皮细胞毒性 TL（临时） |
| 肝脾 TL | 3．肠道 T 和 NK 细胞 LPD 及淋巴瘤 |
| 皮下脂膜炎样 TL | 　胃肠道惰性 T 细胞淋巴瘤 |
| 蕈样肉芽肿（MF） | 　胃肠道惰性 NK 细胞 LPD 及淋巴瘤 |
| 塞扎里综合征 | 　肠病相关 TCL（EATCL） |
| 原发性皮肤 CD30⁺T 细胞 LPD | 　单形性嗜上皮性肠道 TCL |
| 　淋巴瘤样丘疹病 | 　肠道 TCL，NOS |
| 　原发性皮肤间变性大细胞淋巴瘤 | 4．肝脾 TCL（HSTCL） |
| 原发性皮肤外周 TL，罕见亚型 | 　肝脾 TLL |
| 　原发性皮肤 γδTL | 5．间变性大细胞淋巴瘤（ALCL） |
| 　原发性皮肤 CD8⁺ 侵袭性亲表皮性细胞毒性 TL | 　ALCL，ALK 阳性（ALK+ALCL） |
| 　原发性皮肤肢端 CD8⁺TL | 　ALCL，ALK 阴性（ALK-ALCL） |
| 　原发性皮肤 CD4⁺ 小／中等大小 TLPD | 　ALCL，乳房植入物相关（BIA-ALCL） |
| 外周 TL，非特定类型（NOS） | 6．淋巴结 T 滤泡辅助（TFH）细胞淋巴瘤（nTFHL） |
| 血管免疫母细胞 TL 和其他 T 滤泡辅助（TFH）细胞来源的淋巴瘤 | 　nTFHL：血管免疫母细胞性（AL） |
| 　血管免疫母细胞 TL（ALTL） | 　nTFHL：滤泡型（F） |
| 　滤泡 TL | 　nTFHL：NOS |
| 　结内外周 TL 伴 TFH 表型 | 7．其他外周 TCL |
| 间变性大细胞淋巴瘤（ALCL），ALK 阳性 | 　外周 TCL，NOS（PTCL-NOS） |
| 　ALCL，ALK 阴性 | 8．EBV 阳性 T 和 NK 细胞淋巴样增殖及淋巴瘤 |
| 　乳房植入物相关 ALCL | 　EBV 阳性 T 和 NK 细胞淋巴瘤 |
| | 　结外 NK/T 细胞淋巴瘤（ENKTL） |
| | 9．儿童 EBV 阳性 T 和 NK 细胞淋巴样增殖或淋巴瘤 |
| | 　严重蚊虫叮咬过敏症 |
| | 　水痘疫苗样 LPD |
| | 　系统性慢性活动性 EBV 疾病 |
| | 　儿童系统性 EBV 阳性淋巴瘤 |

　常见 T/NK 肿瘤分述如下。

　1．成熟 T 和 NK 细胞白血病　是指一组呈白血病样的成熟 T 和 NK 淋巴细胞增殖性疾病，其中包括 2017 版 WHO 分类的惰性 NK 细胞增殖性疾病又被命名为 NK-LGLL，并将 Sézary 综合征归入此类肿瘤。因肿瘤细胞在循环中弥漫存在，外周血或骨髓的流式细胞分析对这类疾病的诊断具有重要价值。

（1）T 幼淋巴细胞白血病（T cell prolymphocytic leukemia，T-PLL）：是一种少见的成熟 T 白血病，临床病程异质性较大。由小至中等大小细胞组成，表型符合胸腺后 T 细胞，累及外周血、骨髓、淋巴结、肝脾和皮肤。T-PLL 占成熟淋巴细胞白血病的 2%，中位年龄 65 岁。临床通常表现为肝脾大、广泛淋巴结增大，皮肤受累见于 20% 的患者，可有胸腔积液。贫血、血小板降低常见，淋巴细胞计数通常大于 $100 \times 10^9$/L，一半患者淋巴细胞计数大于 $200 \times 10^9$/L。外周血及骨髓涂片细胞为幼稚淋巴细胞。但也有研究显示，在免疫表型吻合、具有明确的 T 细胞单克隆性特征和遗传学畸变的存在（包括 *TCL1A* 或 *MTCP1* 基因相关的断裂点），或表达 TCL1，T 淋巴细胞大于 $5 \times 10^9$/L 即可考虑 T-PLL 的诊断。

免疫表型与正常 T 辅助细胞相同：T-PLL 细胞 nTdT 及 CD1a 阴性，表达 CD2、sCD3（可能弱）和 CD7。60% 患者为 CD4$^+$/CD8$^-$；25% 患者共表达 CD4$^+$/CD8$^+$，为 T-PLL 的独特特点；15% 患者表型为 CD4$^-$/CD8$^+$。CD52 强阳性表达，可作为治疗靶点。克隆分析有 TCR 受体基因重排。

（2）T 细胞大颗粒淋巴细胞白血病（T-cell large granular lymphocytic leukemia，T-LGLL）：大颗粒淋巴细胞占正常成人外周血单个核细胞的 10%～15%，85% 是 CD3 阴性的 NK 细胞，15% 为 CD3 阳性的 T 细胞。T-LGLL 特点为持续超过 6 个月外周血大颗粒淋巴细胞增高而没有其他明确原因，通常大颗粒淋巴细胞在 $(2 \sim 20) \times 10^9$/L。T-LGLL 占成熟淋巴白血病的 2%～3%，多数发生在 45～75 岁，发病原因不详。T-LGLL 细胞在功能及表型上与正常细胞毒性 T 细胞相似，故有理论认为 T-LGLL 发生是由于持续的免疫刺激所致。T-LGLL 累及外周血、骨髓、肝脾，淋巴结增大很少见。多数患者临床上呈惰性过程，粒细胞减少最常见，可伴有贫血，若伴发纯红再障则贫血严重，而少见血小板减少。体征上可表现为为脾大，可伴发类风湿关节炎，自身抗体阳性、循环免疫复合物增高、高 γ 球蛋白血症临床也较常见。部分患者亦可无明显临床症状。

形态上外周血及骨髓均显示淋巴细胞胞质多，胞质内有细或粗的嗜苯胺蓝颗粒。这些颗粒含有溶细胞蛋白，如穿孔素及粒酶 B。诊断上目前没有确切淋巴细胞数量标准，但大颗粒淋巴细胞计数超过 $2 \times 10^9$/L 通常与克隆性增生有关。

大多数的 T-LGLL 来源于 CD8$^+$ 细胞，在免疫表型上表现为典型的成熟 T 细胞，即 CD2$^+$/CD3$^+$/CD8$^+$/CD62L$^-$，以 TCRαβ$^+$ 细胞来源为主，表达细胞毒性蛋白 TIA1、颗粒酶 B 和颗粒酶 M，并伴有其他 T 细胞抗原表达异常。超过 80% 的病例表达 NK 细胞抗原分子 CD16、CD57，约 50% 表达 NK 细胞受体 CD94/NKG2 和 KIR 家族分子。CD57 是 110 kDa 的糖蛋白，表达在 NK 细胞及活化的效应 CD8$^+$ 细胞上，是 LGLL 较常见的标志。少部分病例为 TCRγδ$^+$ 细胞来源，在这类病例中约 60% 为 CD8$^+$，其余为 CD4$^-$/CD8$^-$，一般不表达 CD5。极少数的 T-LGLL 来源于 CD4$^+$/CD8$^-$ T 淋巴细胞。T 细胞抗原错译表达，包括 CD5、CD7 表达降低或缺失对鉴别克隆性 T 细胞增殖和正常 T 细胞有一定的帮助。

T-LGLL 诊断标准包括以下四项：①持续 T-LGL 细胞增生：多数患者 LGL 细胞在 $(2 \sim 20) \times 10^9$/L，25%～30% 患者其 LGL 细胞数量可低于 $0.5 \times 10^9$/L。②有 LGL 细胞特殊的表型。③T 细胞克隆性依据：采用 PCR 或 Southern Blot 技术检测 TCR 受体基因重排，或流式细胞术 TCRvβ 检测有克隆性依据。④临床表现：血细胞减少、脾大、类风湿关节炎为 T-LGLL 的常见临床表现。诊断 T-LGLL 需要符合①～③。

JAK/STAT 信号通路相关基因突变与 T-LGLL 病程和预后有一定相关性。新的证据表明 *STAT3* 突变优先在 CD8$^+$T-LGLL 和 γ/δT-LGLL 中发现，与中性粒细胞减少和较差的总生存率相关。*STAT5B* 突变主要见于罕见的 CD4$^+$T-LGLLs 中（见于 30% 的病例中）；*STAT5B* 突变与 CD8$^+$T-LGLL 预后不良相关，但对 CD4$^+$ T-LGLL 和 γ/δT-LGLL 没有预后影响。

鉴别诊断：健康老年人，可有寡克隆或小单克隆 LGL 细胞出现；克隆性 CD3$^+$LGL 细胞也可见于移植后患者。鉴别在于临床观察超过 6 个月、克隆性分析等。

（3）NK 大颗粒淋巴细胞白血病（NK-large granular lymphocytic leukaemia，NK-LGLL）：2022

版 WHO 分类将 2017 版的惰性 NK 细胞增殖性疾病（CLPD-NK）又命名为 NK-LGLL。最近的证据表明此类疾病中 NK 细胞为克隆性或寡克隆性扩增。NK-LGLL 是一组少见且异质性大的疾病，特点是持续大于 6 个月的外周血 NK 细胞增高，通常 ≥ 2×10⁹/L，而无明确的原因。

NK-LGLL 临床过程惰性，与 T-LGLL 相似。中位发病年龄 60 岁，无性别差异。不像 EBV 相关的侵袭性 NK 细胞白血病，NK-LGLL 无种族及地区好发倾向。病变累及外周血及骨髓。临床上多数患者无症状，一些患者可出现中性粒细胞减少及贫血，或伴发淋巴结长大、肝脾大，皮肤浸润不常见。NK-LGLL 可与其他临床疾病相关，如实体肿瘤、血液肿瘤、血管炎、脾切除术后、神经病和自身免疫性疾病。

免疫表型显示 CD3⁻、IHC CD3ε⁺、CD16⁺、CD56 弱阳性或阴性。其他 T/NK 细胞标志 CD2、CD7、CD57 表达可有减弱或缺失，CD8 为阴性或异常均一表达。IHC 检测 TIA、粒酶 B、粒酶 M 阳性。目前无特殊技术手段能有效区分反应性或克隆性 NK 细胞增生。如能做 KIR 检测，可能出现 KIR 限制性表达某一亚群或完全缺失。诊断原则是当临床及实验室无法确定恶性本质时，应定期观察，并分析外周血片、骨髓细胞形态及免疫表型。

（4）成人 T 细胞白血病 / 淋巴瘤（adult T-cell leukemia/lymphoma，ATLL）：ATLL 由于人类反转录病毒 1 型（HTLV-1）引起的 T 细胞白血病，肿瘤由高度多形性淋巴细胞组成，有地方疫源性特点，疾病分布区域与 HTLV-1 流行区域密切相关，如日本、加勒比海地区等。多数 ATLL 患者病变广泛播散淋巴结、外周血。血循环中肿瘤细胞数量与骨髓受累程度不成正比，提示肿瘤细胞可能来源于骨髓外其他组织器官，如皮肤。皮肤是最常见的髓外受累部位。疾病广泛播散可累及结外器官，如脾、肺、肝、胃肠道及中枢神经系统。

临床有几种亚型：急性型以白血病期为特点，多有明显的白细胞增高、皮疹和全身淋巴结长大，高钙血症或伴有溶骨性破坏。淋巴瘤型突出的表现为淋巴结增大但无外周血受累。慢性型常与剥脱性皮疹相关。冒烟型白细胞计数正常，循环中肿瘤细胞 > 5%。形态上，肿瘤细胞显示高度变异。遗传分析显示体细胞突变的频率和模式似乎与临床表现相关，侵袭性亚型表现出更多的基因改变，而 *STAT3* 突变在惰性亚型中更常见。因此，基于遗传学特征的分类可能对疾病预后具有一定意义。

在免疫表型上，肿瘤细胞表达 T 细胞相关抗原 CD2、CD3、CD5，通常缺失 CD7。多数患者为 CD4⁺CD8⁻，少数为 CD4⁻CD8⁺ 和共表达 CD4/CD8。CD25 强阳性表达见于所有患者。CD25 表达伴有 T 细胞抗原表达缺失是 ATLL 的特点。极少数情况，CD25 弱表达也可见于除 ATLL 外的其他 T-LPD/NHL。HTLV-1 感染对 ATLL 诊断有帮助。ATLL 其他特点有高钙血症、细胞形态学具有"花细胞"（flower cell）。

新的数据突出了免疫逃避的重要性，包括 *CTLA4*∷*CD28* 和 *ICOS*∷*CD28* 融合、*REL* C 末端截断、HLA-A 和 HLA-B 的重现性改变以及破坏 CD274（PD-L1）3′- 非翻译区的结构变异。

（5）Sézary 综合征：Sézary 综合征（SS）虽然与蕈样肉芽肿密切相关，但由于其累及部位差异，仍作为一个独立的疾病实体。Sézary 综合征的典型三联症为红皮病，广泛淋巴结增大，皮肤、淋巴结及外周血克隆性 T 细胞（脑回状胞核，又称 Sézary 细胞）。此外，诊断需要 Sézary 细胞计数大于 1×10⁹/L、CD4 增生使 CD4/CD8 大于 10 或缺失一种以上的 T 细胞抗原。

肿瘤细胞 CD2⁺、CD3⁺、TCRβ⁺、CD5⁺，多数 CD4⁺，很少有 CD8⁺。Sézary 细胞表达皮肤淋巴瘤相关抗原（CLA），CD7 和 CD26 缺失是 SS 的特点。

（6）侵袭性 NK 细胞白血病（aggressive NK-cell leukemia，ANKL）：侵袭性 NK 细胞白血病是系统性 NK 细胞增殖性肿瘤，该病与 EBV 感染密切相关，临床呈侵袭性过程，好发于亚洲地区，主要见于中青年。以外周血、骨髓、肝脾受累最常见。虽然称为白血病，但外周血及骨髓的瘤细胞很少，不同于常见白血病，故又称为侵袭性 NK 细胞白血病 / 淋巴瘤。该病与结外 NK 细胞淋巴瘤可能有某些重叠，可有多器官受累。患者通常表现为发热等全身症状，血循环中白血病细胞数量可低可高，贫血、血小板减少常见。血 LDH 通常明显升高，肝脾大常见，有时伴有淋巴结增大，但皮肤受累少见。可并发凝血功能障碍、噬血细胞综合征或多脏器功能衰竭。

侵袭性 NK 疾病表型：免疫表型类似于结外 NK 细胞淋巴瘤，FSC 值（细胞体积）一般高于正常淋巴细胞，高表达 CD56（图 6-3-1）。CD2、胞质 CD3ε、CD56、细胞毒性蛋白和颗粒酶为阳性，CD4、CD5、胞膜 CD3 及 TCR 等 T 淋巴细胞标志为阴性。部分病例表达 CD16（约 75%）和 CD11b。部分 NK 细胞和 T 细胞共有抗原可有表达强度异常，其中以 CD7 表达减弱或缺失最为常见，而 CD2 缺失较少见。高表达 FASL（CD178），同时在血浆中亦可检测到高浓度可溶性 FASL。与 NK-LGLL 不同，CD8 和 CD57 在侵袭性 NK 细胞白血病一般为阴性，Ki-67 为高阳性率表达。基因组测序结果显示 ANKL 可发生 JAK/STAT 和 *RAS/MAPK* 通路、表观遗传修饰因子（TET2、CREBBP、KMT2D）和免疫检查点 *PD-L1/PDCD1LG2*（*PD-L2*）相关突变。

2. 原发性皮肤 T 细胞淋巴瘤（Primary cutaneous T-cell lymphoid proliferations and lymphomas，CTCL）2022 版 WHO 分类中 CTCL 分类较多，其中原发性皮肤 CD4 阳性小或中等大小 T-LPD、原发性皮肤肢端 CD8 阳性淋巴增生性疾病、原发性皮肤 γδ T 细胞淋巴瘤、原发性皮肤 CD8⁺ 侵袭性亲表皮细胞毒性 T 细胞淋巴瘤在 WHO 2017 版分类中被归类为"皮肤外周 T 细胞淋巴瘤，罕见亚型"，但由于这些疾病病理学和遗传特征的差异，在 2022 版中每一个都被列为单独的疾病实体。由于各种形式的原发性 CTCL 在形态学和免疫表型上存在重叠，

因此与临床病史、体征和症状的相关性是诊断工作的关键因素。

（1）蕈样肉芽肿（mycosis fungoides，MF）：MF 为嗜表皮原发皮肤 T 细胞淋巴瘤，为皮肤 T 细胞淋巴瘤（CTCL）中最常见类型，约占原发皮肤淋巴的 50%，多数为老年患者。疾病限于皮肤，可以广泛累及皮肤，晚期可出现皮肤外侵犯，如淋巴结、肝、脾、肺、血液。MF 临床呈惰性经过，因累及范围分期不同。

细胞免疫表型典型为 CD2⁺、CD3⁺、TCRαβ⁺、CD5⁺、CD4⁺、CD8⁻，CD7 缺失很常见。在 MF 早期，表型可能完全等同于正常细胞，个体之间变化较大，正常及肿瘤性 T 细胞混合一起，仅能发现 CD4：CD8 增高。需进一步分析 CD4 阳性细胞 TCRvβ 表达是否为限制性。

（2）原发性皮肤 CD30 阳性 T 细胞淋巴增殖性疾病（primary cutaneous CD30-positive T-cell lymphoproliferative disorders）：该疾病为第二常见皮肤 T 细胞淋巴瘤，约占皮肤淋巴瘤的 30%，在 WHO 2022 版分类中，分为淋巴瘤样丘疹病（lymphomatoid papulosis，LyP）和原发皮肤间变大细胞淋巴瘤（primary cutaneous anaplastic large cell lymphoma，C-ALCL）。此组疾病内组织学及表型均有重叠，故临床表现和病程对诊断至关重要。

C-ALCL 多数患者表现孤立或局灶性结节、斑块，通常有皮肤溃疡。肿瘤细胞显示活化 CD4 细胞表型，CD4⁺、不同程度丢失 CD2、CD5 和 CD3，常有细胞毒性蛋白表达（粒酶 B、TIA1、穿孔素）。CD30 表达应大于 75% 的肿瘤细胞，无 CD15 表达。

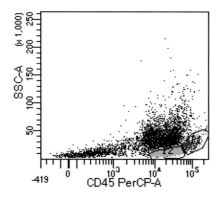
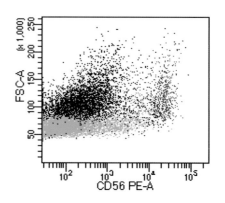

图 6-3-1 侵袭性 NK 细胞白血病的设门。异常 NK 细胞（红色）高表达 CD45、CD56，FSC 值大于正常淋巴细胞群（绿色），显示其细胞体积偏大

LyP 为限于皮肤的慢性、复发性、自愈性皮肤疾病，肿瘤细胞表型类同于 C-ALCL。

（3）皮下脂膜炎样 T 细胞淋巴瘤（subcutaneous panniculitis-like T-cell lymphoma，SPTCL）：SPTCL 是细胞毒性 T 细胞淋巴瘤，主要侵及皮下组织，常伴有脂肪坏死。占 NHL 的 1% 以下，女性多见，20% 患者与自身免疫性疾病有关，最常见与 SLE 有关。临床表现初期多为皮下结节，发展可有全身症状、全血细胞减少、肝功能异常和明显噬血细胞综合征，可有肝脾大，但淋巴结增大少见。肿瘤细胞通常 CD8+、TCRαβ+、细胞毒性蛋白阳性、CD56−。与其他可发生皮肤受累的淋巴瘤鉴别见表 6-3-3。

3．肠道 T 和 NK 细胞淋巴增殖性疾病及淋巴瘤 相对于 2017 版 WHO 分类，2022 版肠道 T 和 NK 细胞淋巴增殖性疾病及淋巴瘤分类的主要变化包括：将"胃肠道惰性细胞淋巴增生性疾病"命名为"胃肠道惰性 T 细胞淋巴瘤"，并增加了一个新实体"胃肠道惰性 NK 细胞淋巴增生性疾病"（iNKLPD）。对于胃肠道的惰性 T 细胞淋巴瘤，从保守的"淋巴增生性疾病"到"淋巴瘤"的改变是由与肿瘤相关的致病能力和疾病的播散能力证明的。

肠病相关性 T 细胞淋巴瘤（enteropathy-Associated T Cell Lymphoma，EATCL）病变主要累及空肠及回肠。临床主要表现为腹痛，可有肠穿孔。在相当一部分患者，淋巴瘤诊断前有长时间乳糜泻病史，且对治疗反应差，可伴有溃疡形成。免疫表型为肿瘤性 T 淋巴细胞 CD3+、CD5−、CD7+、CD8−/+、CD4−、CD103+、细胞毒性蛋白阳性，可表达 TCRαβ 或 TCRγδ。几乎所有患者都有不同程度的 CD30 阳性。

4．肝脾 T 细胞淋巴瘤（hepatosplenic T-cell lymphoma，HSTL） HSTL 占 NHL 的 1% 以下，以往认为多见于青少年及壮年，但最近的统计数据表明仅 49% 的病例年龄低于 60 岁。以肝脾大为突出表现，通常无淋巴结增大，骨髓常常累及。临床常有全血细胞减少。肿瘤细胞免疫表型为 CD3+、TCRγδ+、TCRαβ−、CD56+/−、CD4−、CD8+/−、CD5−。T 细胞受体表位多数为 TCRVδ1，亦有少数病例为 TCRαβ+。肿瘤细胞表达细胞毒性颗粒相关蛋白，如 TIA1、粒酶 M，但粒酶 B 和穿孔素多数阴性。该病侵袭性大，预后不良。

5．间变大细胞淋巴瘤（angioimmunoblastic T-cell lymphoma，ALCL） ALCL 包括 ALK 阳性间变性大细胞淋巴瘤、ALK 阴性间变性大细胞淋巴瘤及罕见的乳房植入物相关间变大细胞淋巴瘤。通常累及皮肤、淋巴结，小细胞变异型可累及周围血。肿瘤细胞 CD30+CD4+CD2+，其他 T 标志（CD3、CD5、CD7）阴性，可以 CD56+，可有髓系抗原表达，包括 CD13、CD15、CD33（易于 AML 混淆）。依靠 FCM 表型不能确诊，免疫组化 CD30+（膜、高尔基器）以及 Alk-1+ 可确诊。在一些 CD30+ 的淋巴瘤，肿瘤细胞丢失全 T 抗原，显示出裸细胞表型。形态学具有多形性，可见不同形态的大细胞及小淋巴细胞。由于 CD30 表达和形态多形性特点也可见于其他胸腺后 T 细胞肿瘤（如 MF 晚期或一些 NK 及 NK 样 T 细胞淋巴瘤），需要其他更具特征的标准来界定各种 CD30+ 淋巴瘤。建议严格至具有 t（2；5）才能诊断为 ALCL。遗传学背景可能对 ALCL 的预后具有提示意义。

表 6-3-3 常见几种皮肤受累淋巴瘤鉴别

| 疾病 | 临床特点 | CD3/4/8 | 毒性分子 | CD56 | EBV | TCR 重排 | 系列 |
|---|---|---|---|---|---|---|---|
| SPTCL | 四肢、躯干 | +、−、+ | + | − | − | − | T 细胞 |
| 原发皮肤 γδ T 淋巴瘤 | 皮肤斑块、溃疡、结节 | +、−、+ | + | + | − | + | T 细胞 |
| 结外 NK/T 细胞淋巴瘤 | 结节 | +、−、+ | + | + | + | − | NK 细胞 |
| C-ALCL | 表皮结节 | +、+、− | + | − | − | + | T 细胞 |
| MF | 斑块 | +、+、− | − | − | − | + | T 细胞 |
| 原始浆样树突状细胞肿瘤 | 结节 | −、+、− | − | + | − | − | 浆细胞样树突状细胞 |

SPTCL，皮下脂膜炎样 T 细胞淋巴瘤；C-ALCL，原发皮肤间变大细胞淋巴瘤，MF，蕈样肉芽肿

6

6. 淋巴结 T 滤泡辅助细胞淋巴瘤（nodal T-follicular helper cell lymphoma，nTFHL） 淋巴结 T 滤泡辅助细胞淋巴瘤为 WHO 2022 版分类新出现的名称，包括了 2017 版分类中的血管免疫母细胞性 T 细胞淋巴瘤、滤泡性 T 细胞淋巴瘤和具有 TFH 表型的外周 T 细胞淋巴瘤，并将名称分别改为 nTFHL 血管免疫母细胞型（nTFHL-AI）、nTFHL 滤泡型（nTFHL-F）和未另行指定的 nTFHL（nTFHL NOS）。

nTFHL-AI 具有典型的病理学特征、免疫表型和遗传学特征，好发于中年，临床以广泛淋巴结增大、肝脾大、全身系统性症状多克隆 γ 球蛋白增高为主要表现。肿瘤细胞来源于 $CD3^+CD4^+$ T 淋巴细胞，但在流式分析中，CD3 常为阴性或弱阳性。TFH 相关的标志如 PD1、ICOS、CXCL13、CD10 和 BCL6 表达于 60% ~ 100% 的病例。同时可查见反应性的 $CD8^+$ T 淋巴细胞及浆细胞。病理学特征为淋巴结内多形性浸润，伴有高内皮小静脉和滤泡树突状细胞的显著增殖。nTFHL AI 与 nTFHL-F、nTFHL NOS 的鉴别主要依据是病理组织学特征。

TFH 表型定义为除 CD4 外至少存在两个 TFH 标记。需要进一步研究以确定该定义在区分 nTFHL NOS 与 PTCL NOS 方面是否足够可靠，因为前者大多数情况下所表达的 TFH 标记并不特异，如 PD1 和 ICOS。

7. 外周 T 细胞淋巴瘤，非特定类型（peripheral T-cell lymphoma，not otherwise specified，PTCL NOS） 在 WHO 2022 版分类中，PTCL NOS 仍然是一个异质性类别和排除性诊断，约占总外周 T 细胞淋巴瘤（PTCL）的 30%，其鉴别诊断尤其包括淋巴结 T 滤泡辅助细胞淋巴瘤等外周 T 细胞淋巴瘤。肿瘤细胞通常有 T 细胞抗原异常表达，

CD5 及 CD7 表达下降，$CD4^+$ 细胞为主，有时出现 CD4/CD8 双阳性或双阴性表型。T 细胞受体常表达 TCRαβ，而通常无 CD52 表达。与其他淋巴瘤表型鉴别见表 6-3-4。

8. EBV 阳性 T/NK 淋巴瘤（EBV-positive NK/T-cell lymphomas） 分为结性及结外 EBV 阳性淋巴瘤，其中结性 EBV 阳性 T/NK 淋巴瘤为 2022 版 WHO 分类新增名称，相关疾病在以前归为 PTCL NOS。对于结外 NK/T 细胞淋巴瘤（ENKTL），2022 版分类删去了"鼻型"名称限定。ENKTL 在亚洲发病率较高，受累区域为上呼吸消化道，包括鼻腔、鼻咽部、鼻旁窦、上颚，其他结外区域如皮肤、软组织、胃肠道及睾丸也可累及，包括血管内 NK/T 细胞淋巴瘤。主要症状为鼻腔阻塞、出血、中线区域破坏。病理特点是血管破坏、组织坏死、与 EBV 相关。最典型免疫表型为 $CD2^+CD56^+sCD3^-$ $cCD3\epsilon^+$，细胞毒性蛋白 TIA、穿孔素、粒酶 B 阳性。其他 T/NK 相关抗原通常阴性，包括 $CD4^-CD5^-$ $CD8^-CD16^-CD57^-CD45RO^-HLA-DR^-CD25^-$。

9. 儿童 EBV 阳性 T 和 NK 细胞淋巴增殖和淋巴瘤（EBV-positive T-and NK-cell lymphoid proliferations and lymphomas of childhood） EBV 相关儿童 T 和 NK 细胞淋巴增殖 / 淋巴瘤是罕见的 T 细胞和 NK 细胞疾病，多发于亚裔和美洲土著民族。该类疾病包括慢性活动性 EBV 病（CAEBVD）和儿童全身 EBV 阳性 T 细胞淋巴瘤。CAEBVD 临床表现呈异质性，可表现为惰性 / 局部的严重蚊虫叮咬过敏症、水痘疫苗样淋巴增殖性疾病（HVLPD）经典型，到全身系统性症状，表现为发热、肝脾肿大和淋巴结病变，有或无皮肤表现（HVLPD 系统型和系统性 CAEBVD）。

（1）水痘疫苗样淋巴增殖性疾病（hydroa

表 6-3-4　外周 T 细胞淋巴瘤（非特指）与其他淋巴瘤鉴别

| 疾病 | 表型 |
| --- | --- |
| 外周 T 细胞淋巴瘤（非特指） | CD4 > CD8，常有抗原缺失（CD7，CD5，CD4/CD8，CD52），$CD30^{-/+}$，$CD56^{-/+}$，$CD10^-$，$BCL6^-$ |
| 血管免疫母细胞性淋巴瘤 | $CD4^+$，$CD10^{+/-}$，$BCL6^{+/-}$，$CXCL13^+$，$PD1^+$ |
| 成人 T 细胞淋巴瘤 / 白血病 | $CD4^+$，$CD25^+$，$CD7^-$，$CD30^{-/+}$，$CD15^{-/+}$，$FoxP3^{+/-}$ |
| 间变大细胞淋巴瘤（ALCL） | $CD30^+$，$ALK^{+/-}$，$EMA^+$，$CD25^+$，$CD4^{+/-}$，$CD3^{-/+}$，$CD43^+$ |
| 富 T 细胞大 B 细胞淋巴瘤 | 肿瘤细胞 $CD20^+$，背景细胞 $CD3^+$ |

6

vacciniforme lymphoproliferative disorder）：该病是EBV 阳性的儿童皮肤 T 淋巴细胞增生，与昆虫叮咬高敏和阳光高敏有关。肿瘤细胞通常为 T 细胞，有时为 NK 细胞。好发于暴露部位皮肤，特别是面部。临床表现为皮肤丘疹水疱样突起皮疹，发展至溃疡、结痂。可有发热、消耗、淋巴结及肝脾大等症状。细胞免疫表型同细胞毒性 T 细胞，少见 NK 表型细胞。

（2）儿童系统性EBV阳性T细胞淋巴瘤（Systemic EBV-positive T-cell lymphoma of childhood）：原 2017 版分类中的系统型 T 和 NK 细胞型慢性活动性 EBV 感染在 2022 版名称改为儿童

系统性EBV 阳性 T 细胞淋巴瘤。该病是危及生命的儿童及青年 T 细胞淋巴瘤，被 EBV 感染的 T 细胞具有活化细胞毒性 T 细胞表型，可在 EBV 感染后短期内发生或在慢性活动性 EBV 感染（chronic active EBV infection，CAEBV）的背景下发生。在数天至数周内临床快速进展至多器官功能衰竭、死亡。表现与侵袭性 NK 细胞白血病有重叠。

免疫表型：肿瘤细胞通常 CD2$^+$CD3$^+$CD56$^-$TIA$^+$，在急性原发 EBV 感染者，淋巴细胞通常 CD8$^+$，而在 CAEBV 则通常 CD4$^+$，少有患者 CD4$^+$CD8$^+$，EBER 通常阳性。TCR 重排检测阳性。

（赵　莎　蒋能刚　朱焕玲）

# 第四节　病例分析

## 病例一　脾边缘区淋巴瘤（SMZL）

患者女性，54 岁，因腹胀就诊。查体：脾增大至肋下 5 cm，浅表淋巴结无肿大。血常规显示 Hb 102 g/L，PLT 92×10$^9$/L，WBC 3.1×10$^9$/L，其中淋巴细胞占 51%。Coombs 试验阳性。

骨髓涂片显示增生明显活跃，成熟淋巴细胞占 68%，细胞边缘有突起（图 6-4-1-a）。

骨髓流式细胞分析结果见图 6-4-1-b。

【结论】克隆性 B 淋巴细胞增殖性疾病，结合细胞形态学及临床特征，符合脾边缘区淋巴瘤。

【评述】CD5$^-$CD10$^-$ 的克隆性 B 细胞增殖性疾病包括一组异质性疾病，主要包括边缘区淋巴瘤、毛细胞白血病，少见的还有 CD5$^+$DLBCL 和 CD10$^-$ 滤泡淋巴瘤等。该患者临床疾病较惰性，合并自身免疫性溶血性贫血、脾增大，而无浅表淋巴结长大。细胞形态学显示淋巴细胞有绒毛。符合 SLVL，免疫表型不符合典型 HCL。

## 病例二　毛细胞白血病（HCL）

患者男性，63 岁，因全血细胞减少、脾增大就诊。查体：浅表淋巴结未扪及增大，脾肋下 5cm，肝未触及。血常规显示 Hb 72g/L，PLT 43×10$^9$/L，WBC 1.1×10$^9$/L，其中粒细胞 21%，淋巴细胞 76%，单核细胞 3%。骨髓抽取不良，涂片细胞稀少（图 6-4-2-a）。

骨髓流式细胞分析，见图 6-4-2-b。

【结论】克隆性 B 淋巴细胞增殖性疾病，结合临床特征，符合毛细胞白血病。

【评述】毛细胞白血病属于 CD5$^-$ 的克隆性 B 细胞增殖性疾病，免疫表型特点是 CD20 光亮度很强。B 细胞表面 CD11c/CD25/CD103 均阳性，被认为是 HCL 免疫表型的"金标准"，而其他如 SMZL 此三种抗原均阳性的机会较少。结合临床、细胞涂片及骨髓活检，诊断 HCL 并不难。

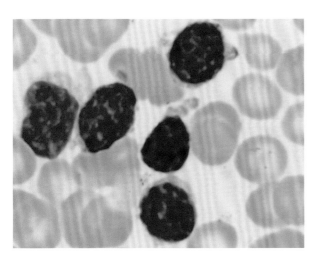

图 6-4-1-a　脾边缘区淋巴瘤的骨髓细胞形态。形态显示以成熟小淋巴细胞为主，细胞胞质有突起

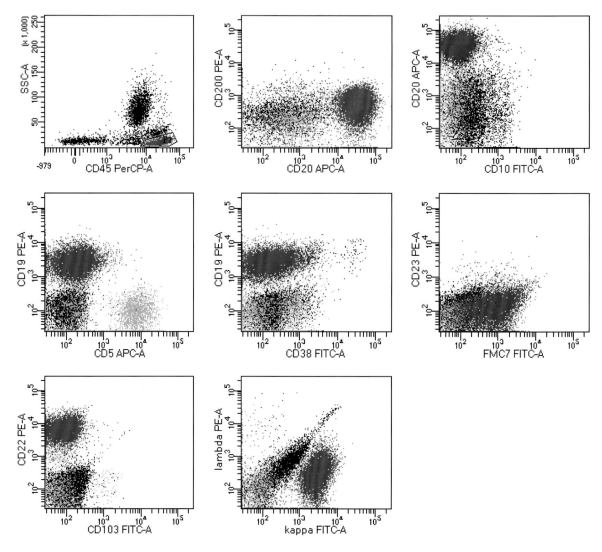

图 **6-4-1-b** 脾边缘区淋巴瘤的流式免疫分型结果（骨髓）。淋巴细胞占 **73%**，其中 B 淋巴细胞占 **81%**（红色群），表达 **CD19**、**CD20**、**CD22** 和 **FMC7**，少量表达 **CD38**，限制性表达 **Kappa** 轻链，不表达 **CD5**、**CD10**、**CD23**、**CD103** 和 **CD200**，符合边缘带细胞表型。但此表型特征并非脾边缘带淋巴瘤所特有

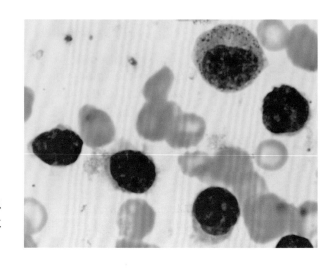

图 **6-4-2-a** 毛细胞白血病的骨髓细胞形态。以成熟样淋巴细胞为主，部分淋巴细胞边缘不整，有毛刺状突起，核仁隐约可见

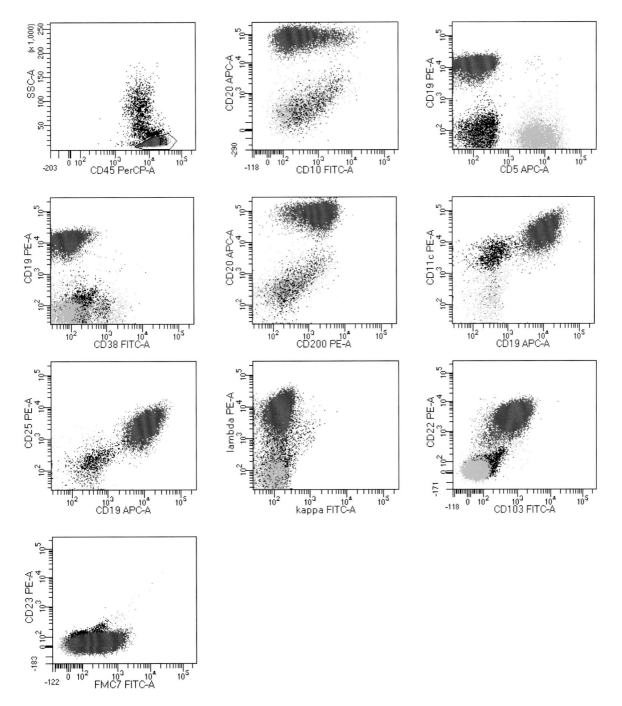

图 6-4-2-b　毛细胞白血病的流式免疫分型结果（骨髓）。淋巴细胞占 **69%**，其中 B 淋巴细胞占 **52%**（红色群），表达 **CD10**（部分）、**CD11c**、**CD25**、**CD19**、**CD20**、**CD22**、**CD103**、**CD200** 和 **FMC7**，限制性表达 **Kappa** 轻链，不表达 **CD5**、**CD23** 和 **CD38**，符合毛细胞白血病表型

*病例三　套细胞淋巴瘤*（**MCL**）

患者男性，41 岁，因发现淋巴结长大 1 个月入院，送外周血行流式细胞分析，见图 6-4-3-a。

【结论】　外周血淋巴细胞表型分析符合 MCL。

淋巴结活检病理见图 6-4-3-b，并同时送淋巴

结标本流式细胞免疫分型（图 6-4-3-c）。

【结论】　结合临床、外周血流式、淋巴结活检及流式确诊套细胞淋巴瘤。

【评述】　常见的 CD5<sup>+</sup> B 淋巴增殖性疾病包括 CLL 及 MCL，还有其他少见类型如 PLL、MZL、DLBCL 及 LPL。CLL 与 MCL 典型表型区分较易，

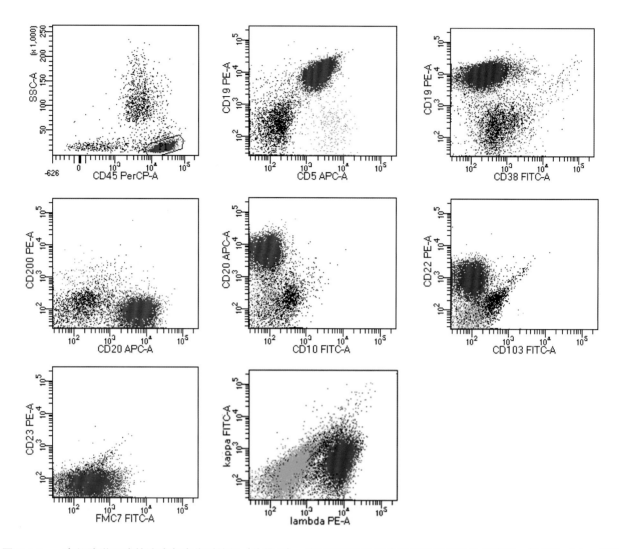

图 6-4-3-a　套细胞淋巴瘤的流式免疫分型结果（外周血）。**CD45/SSC** 设门分析见淋巴细胞比例升高，粒细胞减少。显示异常淋巴细胞（红色）共表达 **CD19** 及 **CD5**，高表达 **CD20**，无 **CD10** 表达，无 **CD38** 及 **CD56** 表达。**CD5/CD19/CD20** 共表达，**CD20** 亮、**CD5** 亮均是 **MCL** 的特点。无 **CD38** 表达排除淋巴浆细胞，后者通常 **CD20** 高表达、且有部分患者表达 **CD5**。部分表达 **FMC7**，限制性表达胞膜 **Ig**λ 轻链，无 **CD103**、**CD23** 及 **Ig**κ 表达

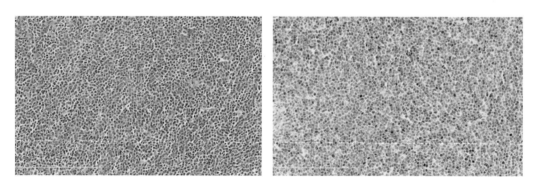

图 6-4-3-b　套细胞淋巴瘤（左腹股沟淋巴结）。肿瘤细胞体积中等偏小，核形不规则（左图），肿瘤细胞表达 **CyclinD1**（右图）

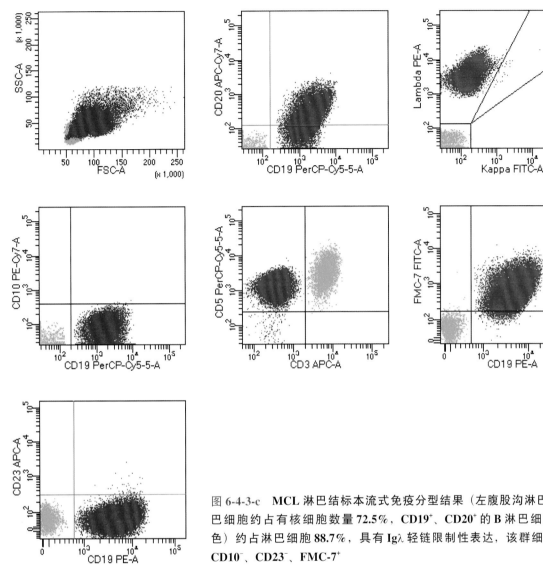

**图 6-4-3-c**　MCL 淋巴结标本流式免疫分型结果（左腹股沟淋巴结）。淋巴细胞约占有核细胞数量 **72.5%**，**CD19⁺**、**CD20⁺** 的 B 淋巴细胞群（红色）约占淋巴细胞 **88.7%**，具有 Igλ 轻链限制性表达，该群细胞 **CD5⁺**、**CD10⁻**、**CD23⁻**、**FMC-7⁺**

但表型变异时靠基因或病理 Cyclin D1 阳性鉴别。MCL 表型特点是 CD5 阳性明显强于 CLL。有描述部分 CLL 因 CD5 阳性太弱，以至于经常被"视而不见"。MCL CD20 阳性，且强于 CD19，轻链表达强，无 CD23 表达。从表型看该患者为典型 MCL 免疫表型。

## 病例四　T 大颗粒细胞白血病（T-LGLL）

患者女性，50 岁，因贫血半年就诊，有双手指关节痛症状。查体贫血貌，无出血征。血常规：Hb 59 g/L，为正细胞正色素性，Ret $0.001 \times 10^{12}$/L；PLT $264 \times 10^9$/L；WBC $8.07 \times 10^9$/L，淋巴细胞比例 56%。骨髓涂片提示淋巴细胞占 39%，有形态

改变；红系占 7%（图 6-4-4-a）。送外周血行流式检测（图 6-4-4-b）。

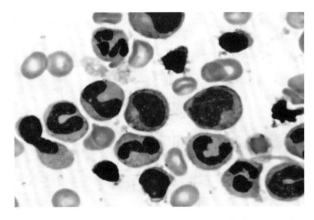

**图 6-4-4-a**　大颗粒细胞白血病合并纯红再障的骨髓细胞形态。成熟淋巴有伪足样突起，幼稚红细胞难见

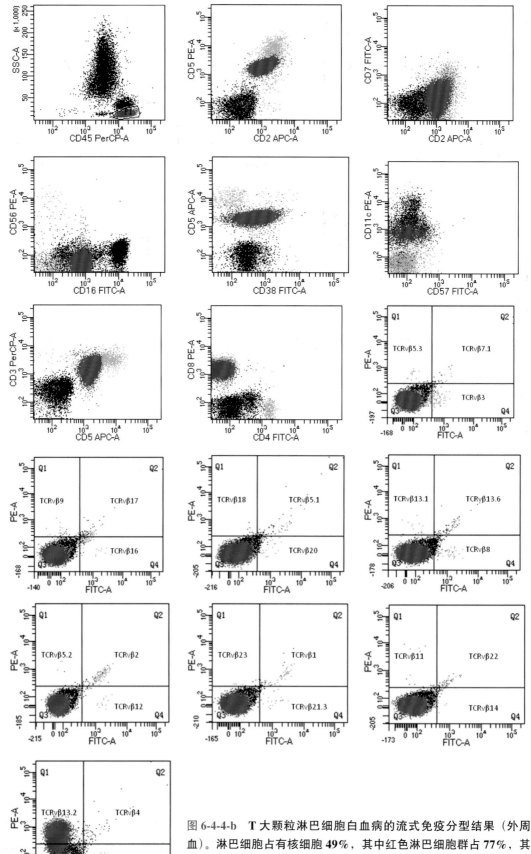

图 6-4-4-b　T 大颗粒淋巴细胞白血病的流式免疫分型结果（外周血）。淋巴细胞占有核细胞 **49%**，其中红色淋巴细胞群占 **77%**，其 **CD2、CD3、CD5、CD7** 表达均减弱，表达 **CD8、CD11c、CD16、CD57dim**（少部分）和 **CD38**（部分），限制性表达 **TCRvβ13.2**，为克隆性 T 淋巴细胞，表型符合大颗粒淋巴细胞

6

【结论】 克隆性T淋巴细胞增殖性疾病，结合骨髓细胞形态及临床特征，符合大颗粒淋巴细胞白血病。

【评述】 该患者临床表现为纯红再障（PRCA），有关节痛现象，骨髓涂片示红系减少，且伴淋巴细胞形态异常。免疫表型符合典型T-LGLL。T-LGLL诊断标准有三条：形态、表型及克隆性分析。在无条件做TCR重排的单位，仅能临床诊断而不能确诊。治疗角度看两者不矛盾，T-LGLL及PRCA均可以采用免疫抑制治疗，如环孢素A或皮质激素治疗。该患者TCR多样性检测显示有克隆性T细胞，诊断T-LGLL明确。

**病例五** **NK-大颗粒淋巴细胞白血病（NK-LGLL）/ 慢性淋巴细胞增殖性疾病-NK细胞型（CLPD-NK）**

患者女性，69岁，因乏力就诊。查体：贫血貌，无发热，无浅表淋巴结肿大。B超示脾大。血常规：Hb 56 g/L，为正细胞正色素性，Ret 0.006×10$^{12}$/L；PLT 147×10$^9$/L；WBC 2.67×10$^9$/L，其中中性粒细胞比例30%，淋巴细胞比例54%。骨髓涂片提示红系占3%，淋巴细胞占19%，未见明显异常形态细胞。送外周血行流式检测（图6-4-5）。

【结论】 淋巴细胞以异常表型NK细胞为主，结合临床特征，符合NK-LGLL。

【评述】 NK-LGLL与T-LGLL可具有相似的

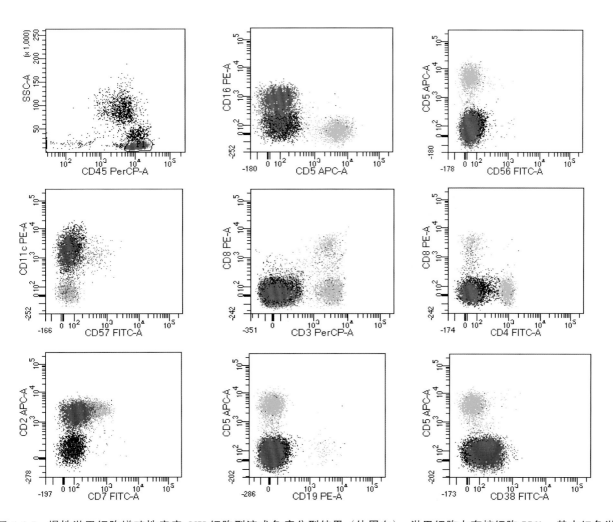

图 **6-4-5** 慢性淋巴细胞增殖性疾病-NK细胞型流式免疫分型结果（外周血）。淋巴细胞占有核细胞**55%**，其中红色淋巴细胞群占**71%**，表达**CD2**、**CD11c**、**CD16**、**CD57**（部分）和**CD38**（弱），**CD7**表达减弱，缺乏**CD3**、**CD4**、**CD5**、**CD8**和**CD56**，考虑异常NK细胞来源

临床表现，NK-LGLL 所导致的贫血和中性粒细胞减少可能比 T-LGLL 严重，但一般不影响血小板计数。临床特征是鉴别 NK-LGLL 和侵袭性 NK 白血病 / 淋巴瘤的重要依据。

### 病例六　侵袭性 NK 白血病 / 淋巴瘤

患者男性，29 岁，因高热 1 个月入院，脾肋下 2 cm，浅表淋巴结未触及。血常规显示全血细胞减少，血清乳酸脱氢酶 1018 IU/L，EBV（+）。骨髓涂片查见噬血细胞，偶见异常细胞，形态似组织细胞（图 6-4-6-a）。骨髓活检亦发现散在的异常大细胞。送骨髓进行流式免疫表型分析（图 6-4-6-b）。

【结论】　查见细胞体积较大的异常 NK 细胞，

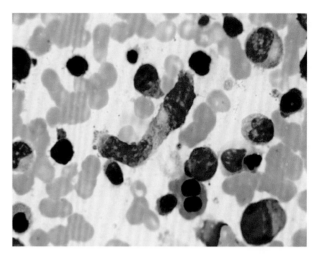

图 6-4-6-a　侵袭性 NK 细胞白血病 / 淋巴瘤的骨髓涂片细胞形态。异常细胞体积较大，形态不规则，胞质量多，蓝色，胞核有折叠，核染色质疏松

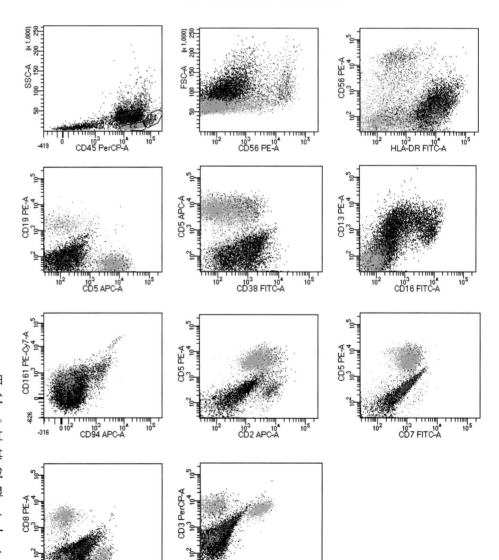

图 6-4-6-b　侵袭性 NK 细胞白血病 / 淋巴瘤的流式免疫分型结果（骨髓）。**CD45** 高表达细胞群（红色）占有核细胞 **3%**，其细胞体积（**FSC** 值）较成熟淋巴细胞（绿色）明显增大，表达 **CD2**、**CD56**、**CD94**、**CD161** 和 **HLA-DR**（部分），不表达 **CD3**、**CD4**、**CD5**、**CD7**、**CD8**、**CD16** 和 **CD13**

结合临床特征，符合侵袭性 NK 细胞肿瘤。

【评述】　NK 细胞肿瘤命名较混杂，主要以累及部位而定。临床表现是诊断的重要依据，侵袭性抑或惰性区分十分重要。该患者临床起病急，发展较快，以高热起病，全血细胞减少发展快，临床过程为侵袭性。免疫表型分析显示异常细胞为 NK 细胞，诊断侵袭性 NK 白血病 / 淋巴瘤成立。

### 病例七　肝脾 T 细胞淋巴瘤（HSTCL）

患者男性，30 岁，反复发热伴血小板进行性下降 2 个月入院。入院前 2 个月发热，T39，院外抗感染无效，病毒检查（−），包括 CMV、EB、腺病毒、HIV 等。为进一步确诊入我院。入院查体：浅表 LN 未扪及肿大，肝肋缘下 2 cm，脾未扪及。骨髓穿刺发现少量异常细胞。骨髓标本送流式细胞免疫分型（图 6-4-7）。

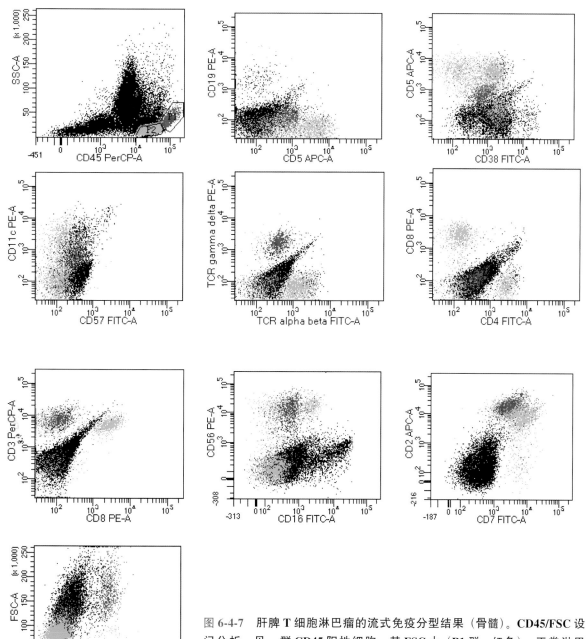

图 6-4-7　肝脾 T 细胞淋巴瘤的流式免疫分型结果（骨髓）。**CD45/FSC 设门分析，见一群 CD45 阳性细胞，其 FSC 大（P1 群，红色），正常淋巴细胞（P2 群，绿色）。异常群细胞显示无 CD19 及 CD5 表达，有 CD7、CD2、CD3、CD56 及 TCRγδ 表达，且 FSC/TCR 图可以看出细胞体积较正常淋巴细胞（绿色）明显大**

**【结论】** 骨髓流式细胞分析发现异常表型 γδT 淋巴细胞,符合肝脾 T 细胞淋巴瘤(HSTCL)。患者肝活检病理结果为肝脾 T 细胞淋巴瘤(HSTCL)。

**【评述】** 肝脾 T 细胞淋巴瘤(既往称肝脾 γδT 细胞淋巴瘤)临床常以发热、肝脾长大突出,少有淋巴结长长。骨髓可有受累,但在受累细胞数量少时,单凭形态很难发现异常。骨髓标本流式免疫分型可给诊断提供有力的帮助。HSTCL 通常细胞受体为 γδ 型,少有 αβ。该患者骨髓分析显示 CD3 阳性大细胞表型异常,无 CD4/CD8 表达,同时有 NK 相关抗原 CD56 表达,但荧光强度与正常细胞仍有细微差异。HSTL 诊断较难,多为肝穿活检病理确诊,在临床肝穿活检有禁忌证(如合并严重凝血功能障碍),创伤小的骨髓穿刺细胞学检查及免疫分型对可以对诊断提供重要的依据。

### 病例八 弥漫大 B 细胞淋巴瘤

患者男性,63 岁,因发热伴淋巴结肿大 2 个月入院。查体颈部、腋下、腹股沟淋巴结肿大,约 2 cm,肝脾未触及。Hb 101 g/L,WBC 4.61×10⁹/L,PLT 90×10⁹/L,血 LDH 298 IU/L。淋巴结活检为大 B 细胞淋巴瘤(图 6-4-8-a),同时行淋巴结流式分析(图 6-4-8-b)。骨髓流式细胞分析检测到克隆性大 B 细胞(图 6-4-8-c),符合淋巴瘤骨髓浸润。

**【结论】** 骨髓流式细胞分析发现克隆性大 B 细胞,符合 DLBCL 浸润骨髓。

**【评述】** DLBCL 异质性较大,淋巴组织活检标本诊断为最佳途径。该患者淋巴结活检证实为弥漫大 B 细胞淋巴瘤(非生发中心来源),淋巴结组织流式也符合大 B 细胞淋巴瘤。临临床分期行骨

髓涂片,查见少量异形细胞、骨髓活检为结节状分布的大 B 细胞,外周血常规接近正常。流式细胞免疫表型分析及免疫组化分析均显示为大 B 细胞,表达 CD20、CD22、FMC7 及 Bcl-6,无 CD5、CD10 表达、无 CD103、CD23 表达。细胞膜表面 Igκ/Igλ 轻链不表达或限制性表达均支持其为单克隆性 B 细胞。Bcl-6⁺、CD10⁻、Mum-1⁻ 免疫亚型分类属于 GCB 来源。从免疫表型看,出现 CD10 阳性表达超过 30% 及 CD10⁻、Bcl-6⁺、Mum-1⁻ 均属于 GCB 亚型,其他表型属于 non-GCB 亚型,两种亚型在预后及治疗方法上有不同。

### 病例九 淋巴结 T 滤泡辅助细胞淋巴瘤,血管免疫母细胞型(nTFHL-AI)

患者男性,63 岁。因发热、贫血 2 个月入院。查体:贫血貌,颈部多个淋巴结增大、约 1.5 cm。皮肤较多丘疹、红斑,肝未及,脾肋下 3 cm。生化球蛋白 50 g/L,LDH480 IU/L。血清蛋白电泳 γ 球蛋白增高,占 35%,为多克隆性。血清总胆红素 40 μmol/L,Hb 70 g/L,WBC 7.5×10⁹/L,PLT 110×10⁹/L。抗人球蛋白实验阳性。行淋巴结活检(图 6-4-9-a)、淋巴结流式分析(图 6-4-9-b)及外周血行流式细胞分析(图 6-4-9-c)。

**【结论】** nTFHL-AI,符合 AITL 浸润。

**【评述】** nTFHL-AI 属于 T 细胞淋巴瘤,滤泡辅助 T 细胞(help T)细胞来源,由于 Th 正常功能为辅助 B 细胞产生相应抗体,故临床上出现多克隆球蛋白增多症也就很好理解。CD4⁺CD8⁻ 的 T 细胞淋巴瘤包括皮肤 T 细胞、T-PLL、ATLL、ALCL 及 AITL。该患者无皮肤特殊表现,外周

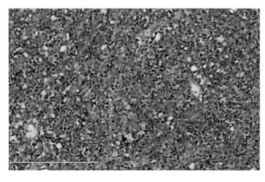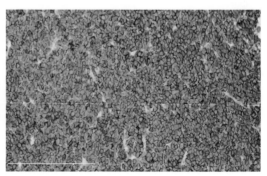

图 6-4-8-a 弥漫大 B 细胞淋巴瘤(颈部淋巴结)。体积大的肿瘤细胞弥漫浸润(左图),肿瘤细胞表达 CD20(右图)

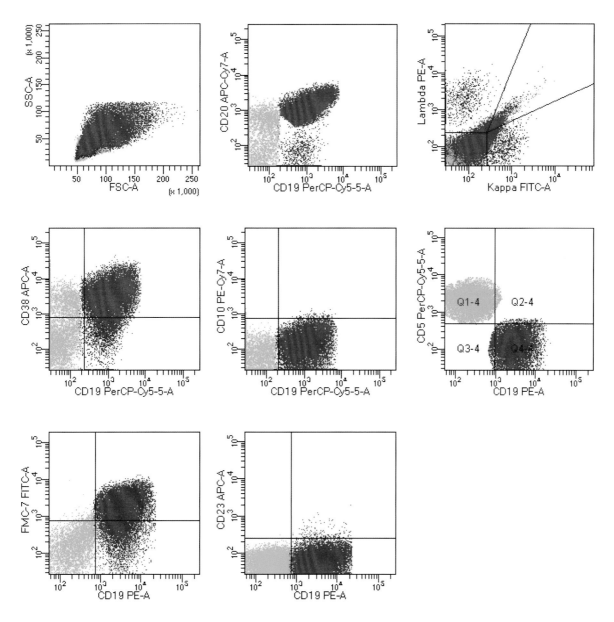

图 6-4-8-b　弥漫大 B 细胞淋巴瘤的流式免疫分型结果（颈部淋巴结）。淋巴细胞约占有核细胞数量 95%，CD19⁺、CD20⁺ 的 B 淋巴细胞群（红色，约占 B 淋巴细胞 57.3%），SSC 及 FSC 增大，且 Igκ⁻、Igλ⁻、CD5⁻、CD10⁻、CD23⁻、FMC-7⁺、CD38⁺

血 WBC 不高，不支持 CTCL/SS 及 T-PLL 诊断，ATLL 好发于日本，常为 CD7⁻CD25⁺，且 CD25 均匀强阳性，不支持该诊断。间变 T 细胞经常表现为"裸细胞"特点，加之病理及免疫组化 CD30 阳性，ALK 蛋白阳性。该患者免疫表型及病理均不符合 ALCL。AITL 虽为 T 细胞疾病，但临床由于免疫

球蛋白增高，经常合并有体液免疫相关临床表现，如自身免疫性溶血性贫血等。免疫表型符合 T 辅助细胞，CD4 阳性，部分病例有 CD10 表达，常伴有 CD3 表达降低，有时出现 CD3 阴性。最好同时检测 cCD3，并通过 nTdT 除外幼稚 T 细胞。

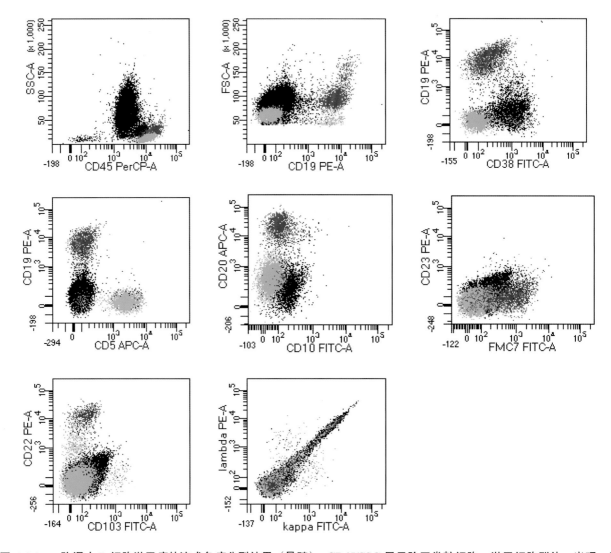

图 6-4-8-c　弥漫大 B 细胞淋巴瘤的流式免疫分型结果（骨髓）。**CD45/SSC** 显示除正常粒细胞、淋巴细胞群外，出现一群异常细胞（红色），其 **CD45**、**SSC** 值均略高于正常成熟淋巴细胞（绿色）。**CD19/FSC** 显示其为 **CD19** 阳性细胞，其细胞体积较正常淋巴细胞大。该群细胞表达 **CD20**、**CD22**、**FMC7** 和 **CD38**，无 **CD5**、**CD10**、**CD23** 及 **CD103** 表达，缺乏表面 **Igκ/Igλ** 轻链表达，符合单克隆性 B 淋巴细胞

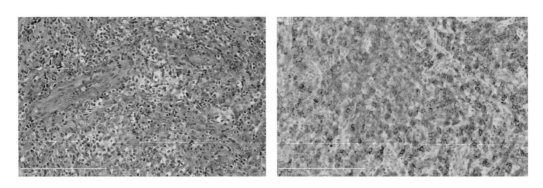

图 6-4-9-a　**nTFHL-AI**（腹股沟淋巴结）。小血管增生伴内皮肿胀，血管周可见体积中等大，胞质空亮的肿瘤细胞（左图），肿瘤细胞表达 **PD1**（右图）

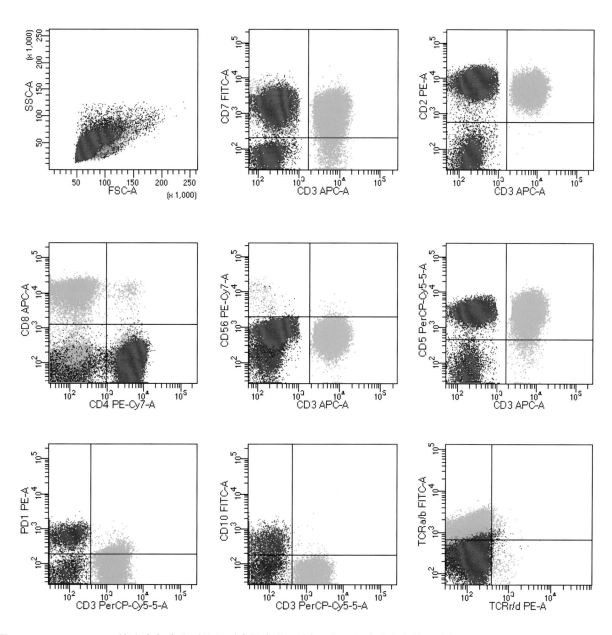

图 **6-4-9-b**　**nTFHL-AI** 的流式免疫分型结果（腹股沟淋巴结）。淋巴细胞约占有核细胞数量 **92.3%**，T 淋巴细胞（绿色，约占淋巴细胞 **79.8%**），其中 **CD45⁺**、**CD3⁻**、**CD5⁺** 的 T 淋巴细胞群（红色，约占 T 淋巴细胞 **50%**），该群细胞 **CD7⁺**、**CD2⁺**、**CD4⁺**、**CD8⁻**、**PD1⁺**、**CD10⁺**、**CD38⁻**、**TCR-αβ⁻**、**TCR-γδ⁻**，表型符合 **AITL** 细胞

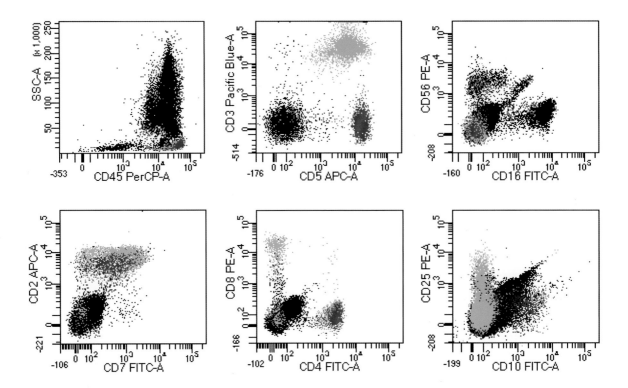

图 6-4-9-c　**nTFHL-AI** 的流式免疫分型结果（外周血）。**CD45/SSC** 设门分析显示细胞分群基本正常，主要可见粒细胞群及成熟淋巴细胞群。淋巴细胞主要分为 **2** 群细胞，**CD3-/CD5+** 细胞群（红色）及 **CD3$^+$/CD5$^+$** 细胞群（绿色）。**CD3$^+$CD5$^+$** 阳性细胞群表达 **CD2**、**CD7**、**CD5**，部分表达 **CD8**，部分表达 **CD4**，显示 **CD3$^+$** 淋巴细胞抗原表达谱正常。注意正常 **T** 细胞 **CD7** 表达有异质性，即光亮度范围较广。**CD3$^-$CD5$^+$** 细胞群均一表达 **CD4**，无 **CD8** 阳性细胞，该群细胞 **CD2**、**CD7** 阳性，但其光亮度均略弱于正常细胞，而 **CD5** 均匀一致表达，可作为抗原表达异常的依据，此外该群细胞表达 **CD10**，支持其为滤泡来源 **T** 淋巴细胞

（蒋能刚　赵　莎　朱焕玲）

## 参考文献

[1] Nguyen D，Diamond LW，Braylan RC. Flow Cytometry in Hematopathology：A Visual Approach to Data Analysis and Interprtation. Second Edition，Humana Press，Totowa，NJ USA，2007.

[2] Moignet A，Lamy T. Latest advances in the diagnosis and treatment of large granular lymphocytic leukemia. Am.Soc Clin Oncol Educ Bood，2018，23（38）：616-625.

[3] Swerdlow SH，Campo E，Harris NL，et al. WHO classification of tumours of haematopoietic and lymphoid tissues. 4$^{th}$ Edition. International agency for research on cancer. Lyon，2017.

[4] Alaggio R，Amador C，Anagnostopoulos I，et al. The 5th edition of the World Health Organization Classification of Haematolymphoid Tumours：Lymphoid Neoplasms. Leukemia，2022，36（7）：1720-1748.

[5] Steven H Kroft，Alexandra M Harrington. Flow cytometry of B-cedll neoplasms. Clin Lab Med，2017，37（4）：697-723.

[6] Jeffrey W Craig，David M Dorfman. Flow cytometry of T cells and T-cell neoplasms. Clin Lab Med，2017，37（4）：725-751.

[7] De Mel S，Li JB，Abid MB，et al. The utility of flow cytometry in differentiating NK/T cell lymphoma from indolent and reactive NK cell proliferations. Cytometry B clin cytom，2018，94（1）：159-168.

[8] Craig FE，Foon KA. Flow cytometric immunophenotyping for hematologic neoplasms. Blood，2008，111（8）：3941-3967.

# 慢性淋巴细胞白血病和多发性骨髓瘤的免疫表型特点

此章的两种肿瘤虽然已在第六章中进行了介绍，但由于篇幅限制，第六章并没有展开进行详细介绍。而这两种肿瘤的发病率在 B 细胞肿瘤中相对较高，在临床免疫分型检测中几乎每天均会遇到，有时难以与其他 B 细胞肿瘤鉴别，故在本章对其进行详细介绍。

## 第一节 慢性淋巴细胞白血病的免疫表型特点及鉴别诊断

### 一、概述

慢性淋巴细胞白血病（chronic lymphocytic leukemia，CLL）是主要发生在中老年人群的一种以体积小而形态成熟的 B 淋巴细胞在外周血、骨髓和外周淋巴器官中克隆性增殖为特点的恶性疾病。从 2001 年开始，WHO 分型[1] 定义 CLL 均为 B 细胞型。CLL 是西方国家最常见的白血病类型，占成人白血病的 1/3，年发病率为 2.7/10 万；我国及亚洲其他地区该病相对少见，尽管缺少精确统计数据，但随着人口老龄化和诊断水平的提高，CLL 发病率有逐年增加趋势。CLL 随年龄的增长而增加，60 ～ 80 岁达到高峰，发病中位年龄 72 岁，生存期个体差异很大，从数月到十余年不等。

CLL 确诊依据包括：淋巴细胞增多、成熟小淋巴细胞特征性形态和免疫表型。诊断标准按照 2018 年国际慢性淋巴细胞白血病工作组（International Workshop on Chronic Lymphocytic Leukemia，IWCLL）修订的美国国立癌症研究院发起的工作组（the National Cancer Institute sponsored working group，NCI-WG）标准[2]；最近我国也制定了 CLL 诊断与治疗的专家共识[3]。

CLL 的诊断标准：①外周血 B 淋巴细胞绝对值 $\geq 5 \times 10^9$/L，且 $\geq$ 3 个月；②流式细胞术（flow cytometry，FCM）显示克隆性 B 细胞并符合 CLL 的表型特点；③典型细胞形态（图 7-1-1）；类似成熟小淋巴细胞，也可比正常淋巴细胞稍大，胞质明显但量少、均匀、嗜碱性、无颗粒；胞核和胞质边

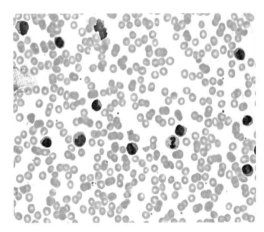
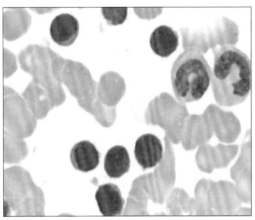

图 7-1-1 CLL 的细胞形态学特点

缘规则或者有轻度肾形；核 / 质比高；核染色质致密或成块状；少数患者淋巴细胞形态异常，胞体较大，不成熟，胞核有深切迹（Reider 细胞）；形态学上的典型 CLL 指不典型细胞 ≤ 0.10，幼稚淋巴细胞的逐渐增多一般和疾病的侵袭过程相关，而如果幼稚淋巴细胞在外周血淋巴细胞的比例 > 0.55，则诊断为幼稚淋巴细胞白血病（prolymphocytic leukemia，PLL）。当幼稚淋巴细胞在外周血淋巴细胞中占 0.10 ~ 0.54 时，称为伴幼稚淋巴细胞增多的 CLL（CLL/PLL）。另外，多数患者外周血涂片中可见破损细胞（涂抹细胞或"篮细胞"），该种细胞增多是 CLL 血象特征，且与患者的预后相关 [3]。

## 二、CLL 的免疫表型特点

多参数 FCM 对诊断 CLL、单克隆 B 淋巴细胞增多症（monoclonal B-cell lymphocytosis，MBL），以及排除反应性淋巴细胞增多、其他 B 或 T 淋巴增殖性疾病（lymphoproliferative disease，LPD）具有特殊价值。2001 年，WHO 分型取消了 T 细胞 -CLL，将其归为 T- 幼稚淋巴细胞白血病（prolymphocytic leukemia，PLL）[1]。CLL 免疫表型特点（图 7-1-2）为：表达成熟 B 淋巴细胞标志如：CD19、CD20，表面免疫球蛋白（surface immunoglobulin，sIg）弱阳性（IgM 或 IgM 和 IgD），具有单克隆性，即轻链只有 κ 或者 λ 链中的一种

（如单克隆表达 κ 或者 λ 链，提示为成熟 B-LPD），最具特征性的是 CLL 细胞同时表达 T 细胞相关抗原 CD5。弱表达 IgM/lgD、CD20、CD22 和 CD79b，阳性表达 CD43 和 CD23；CD200 强阳性、FMC7 阴性或弱阳性，CD10、CD81、cyclin D1 阴性，不表达早期造血细胞标志如 CD34、nTdT。需要注意的是，仍有少部分 CLL 患者免疫表型不典型，表现为轻链或者 CD20 表达强阳性，CD5 或 CD23 阴性或弱表达、FMC7 表达阳性等特征 [2,4-5]。目前用于 CLL 诊断和鉴别诊断主要参考 Moreau 等 [6] 提出的免疫表型积分系统（表 7-1-1）。

表 7-1-1　CLL 的免疫表型积分系统

| 指标 | 分值 | |
| --- | --- | --- |
| | 1 | 0 |
| sIg | 弱阳性 | 强阳性 |
| CD5 | 阳性 | 阴性 |
| CD23 | 阳性 | 阴性 |
| FMC7 | 阴性 | 阳性 |
| CD22 或 CD79b | 弱阳性 | 强阳性 |

该评分系统根据表 7-1-1 中所列的 5 种抗原表达的强、弱和阳性、阴性进行积分。典型 CLL 积分 4 ~ 5 分，其他 B-LPD 多为 0 ~ 2 分，对于积分为 3 的患者，需要结合其他检查，如细胞形态学、

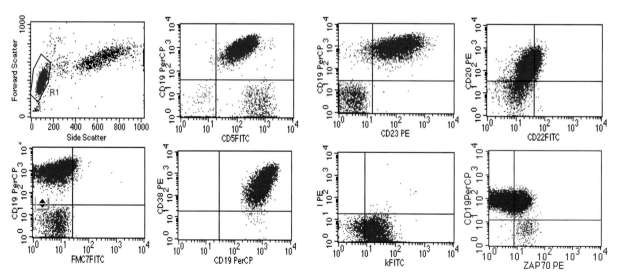

图 7-1-2　**1 例 CLL 患者的免疫表型特点，R1 门淋巴细胞表型**：CD5⁺、CD19⁺、CD20⁺、CD23⁺、CD38⁺、轻链 κ⁺、**ZAP-70⁺、FMC7⁻、CD22⁻**

病理结果、细胞遗传学和分子遗传学检测。由于免疫组织化学染色对于轻链的限制性和 IgM 表达强度无法检测，因而此积分系统仅仅适用于流式细胞术，在对抗原表达强弱进行评价时，要特别注意一个重要的问题，即该抗体所标记的荧光素的种类。如 FITC 的荧光强度明显低于 PE，可以造成计算出的抗原表达指数明显差异。在进行比较时，要将相同荧光素标记的抗体进行相互间比较。另外由于不同群体细胞的自发荧光不同，如粒细胞的自发荧光最强，而淋巴细胞和有核红细胞的自发荧光较弱。在多参数分析时，应选用淋巴细胞群体本身来划定阳性与阴性的界限，如分析 FITC 标记的抗原时，如果是分析淋巴细胞中该抗原的表达情况，应以标本中的阴性淋巴细胞为界，划分阳性与阴性界限。由于非特异染色的关系，免疫球蛋白轻链 κ 或者 λ 染色影响较大，抗体通过 Fc 受体连接或黏附于"黏性"细胞如损伤细胞或正在死亡的细胞上而出现非特异性结合，抗体和非 B 细胞的结合可通过仅测定表达一个或多个 B 细胞相关抗原的细胞群加以排除，如以 CD19 或 CD20 阳性细胞设门再进一步分析轻链的表达。在用抗轻链抗体染色前将细胞与封闭血清进行孵育可最大限度减少非特异性染色[7]。

## 三、FCM 检测 CLL 的预后指标

CLL 患者常有免疫球蛋白（immunoglobulin，Ig）重链和轻链基因重排。根据 Ig 重链基因可变区（immunoglobulin heavy chain gene variable region，IgVH）突变情况，可将 CLL 分为两种亚型：突变型和非突变型。非突变型 CLL 与临床恶化、生存期短有关。但此项检测价格昂贵，需要基因测序，在普通诊断实验室难以开展[8-9]。而通过流式细胞术检测的相关指标如：zeta 链相关蛋白 -70（zeta-associated protein-70，ZAP-70）、CD38、CD49d 及 p53 功能分析[10-13]，这些参数和 IgVH 是否突变有一定相关性，成为 CLL 全新的预后指标，通过 FCM 可以直接检测这些指标在 CLL 白血病细胞（CD5+CD19+）上的表达率。

### （一）ZAP-70

ZAP-70 是 Syk/ZAP 蛋白质酪氨酸激酶家族的一员，由两个 SH2 区域和 C 终末催化区域组成，参与信号传导。该激酶在正常的 T 细胞和 NK 细胞表达，而在正常的成熟 B 细胞未发现有 ZAP-70 的表达。ZAP-70 的表达和 CLL 预后相关，CD5+CD19+ 细胞高表达 ZAP-70 的 CLL 患者其中位生存时间明显短于低表达者。采用 FCM 检测时以 T 细胞表达 > 97% ~ 98% 设定阳性界定值后，进一步分析 CD5+CD19+ 细胞的 ZAP-70 的表达，CD5+CD19+ > 20% 作为阳性判定标准。在早期报道中，一致认为 ZAP-70 和 IgVH 是否突变有很高的相关性，但近来发现，有 25% 的 ZAP-70 和 IgVH 检测结果并不符合，其主要原因是 ZAP-70 抗原表达很弱、不同克隆号的抗体、标记不同的荧光素，以及处理过程中需要对细胞进行打孔破膜，因而涉及不同种类的打孔破膜试剂对结果判断均有影响，因此检测者在明确区分阴性和阳性细胞群体颇有难度，缺乏统一的量化标准，使结果判断存在一定主观性[14-15]。

### （二）CD38

CD38 是一种能促使白细胞活化和增殖的 II 类跨膜糖蛋白，是 CLL 疾病侵袭性的重要标志，具有独立的预后意义。目前大部分研究认为 CD38 表达和 CLL 预后呈负相关，CD38+ 的 CLL 患者生存期明显缩短，显示出明显的激活和疾病进展状态，对氟达拉滨和其他化疗药物反应差，还和 Rai 中、晚期、高 sCD23、高水平 $\beta_2$- 微球蛋白（$\beta_2$-MG）、肿瘤负荷、淋巴细胞倍增时间 < 12 个月等直接相关。采用多参数 FCM 检测 CD38 的表达，方法简便，并且 CD38 抗体稳定性高，结果很容易判断。近来 CD38 在疾病的进展过程中其表达水平是否增高，或者随时间的变化 CD38 的表达是否保持稳定存在一定争议，另外阴性和阳性定义的最佳取舍点报道不一，文献报道阳性判定标准主要有 7%、20% 和 30%，目前普遍采用 CD5+CD19+ > 30% 作为阳性标准[12,16-18]。

### （三）CD49d

CD49d 是一种介导细胞与细胞间以及细胞与细胞外基质相互作用的黏附分子，属于 VLA-4（$\alpha4\beta1$）整合素家族，主要表达于早期造血细胞、肥大细胞等组织细胞以及静息状态的淋巴细胞和单核细胞。由于是细胞表面标记物，采用流式细胞术

检测极为准确和方便。研究表明，CD49d 能通过介导 CLL 细胞向淋巴结和骨髓迁移和归巢参与 CLL 的疾病发生和发展，有学者利用随机森林模型对临床大数据分析，CD49d、*IgHV* 突变状态和 *P53* 异常［缺失和（或）突变］是 CLL 最有价值的三个预后指标。研究表明，不论是常规免疫化疗治疗，还是靶向小分子药物（如 ibrutinib）治疗，当 CLL 肿瘤细胞中 CD49d 阳性表达（＞ 30%）的患者具有更为侵袭性的临床病程和更短的总生存期。另外，由于 CD49d 和 12 号三体、NOTCH1 突变有明显相关性，提示 NOTCH1 突变可能是在通过 NF-κB 途径激活 CD49d+CLL 细胞，进而促进 CLL 细胞存活和增殖[19-23]。

### （四）*P53*

*P53* 基因位于 17 号染色体短臂，是一种重要的肿瘤抑制基因，利用克隆号 Bp53、DO-1 和 DO-11 的特异性单克隆抗体可以检测 CLL 患者肿瘤细胞的 *P53* 蛋白的表达。几乎在所有人类恶性肿瘤中都会出现 *P53* 基因信号通路的异常，所以，近年 *P53* 抑制肿瘤的机制成为研究热点。在初治 CLL 中 *P53* 基因异常（缺失或突变）达 15% 左右，而氟达拉滨耐药的患者高达近 30%[19]，此类患者预后最差，对依赖于 P53 通路的药物（如临床常用的嘌呤类似物、烷化剂）反应差。P53 功能试验除反映 *P53* 基因异常外，还能反映 P53 通路中 ATM 基因是否有异常，所以可能有助于预后判断，是 *P53* 基因异常检测的重要补充。采用 γ 射线或类辐射药物处理 CLL 患者的细胞，导致 DNA 损伤后，应用多参数 FCM 检测处理前后细胞的 P53 蛋白表达，可进一步明确 CLL 患者 P53 的功能状态[13,24]。

### （五）CD52

CD52 是一个锚定糖蛋白，广泛分布于几乎所有正常和肿瘤性 B 和 T 淋巴细胞，也可见于单核细胞、巨噬细胞和 NK 细胞的膜表面，但不表达在红细胞、血小板和造血干细胞。临床上抗 CD52 单抗最早是用来清除移植物中的 T 淋巴细胞以避免骨髓移植中出现的移植物抗宿主病。由于 CD52 抗原在许多白血病淋巴瘤细胞表面有较高密度分布，重组人源化抗 CD52 单抗 Campath1H（阿仑单抗）被用于许多白血病特别是难治复发 CLL 的靶向治疗。

其作用原理是通过抗体依赖的细胞毒作用及补体固定作用导致细胞溶解，而达到定向杀伤表达 CD52 的细胞的作用。利用荧光定量 FCM 检测药物使用前后 CD52 的表达，可对 CD52 的定量模式进行对比评估[25]。

### 四、单克隆 B 淋巴细胞增多症

单克隆 B 淋巴细胞增多症（MBL）是指健康个体外周血中存在低水平的单克隆性 B 淋巴细胞增多、绝对值低于 $5×10^9$/L，同时无 LPD 的临床症状，无肝脾淋巴结肿大（所有淋巴结＜ 1.5 cm），无贫血和血小板减少，并排除因 CLL 和其他 B-LPD 所造成的临床症状。MBL 是不同于 CLL 的一个全新的诊断范畴，随着自动化的血细胞计数仪和流式细胞术（FCM）广泛应用，MBL 的检出率大大增加。MBL 每年以 1% ~ 2% 的比例进展为 CLL，广义的 MBL 还包括少见的其他表型的 B-CLPD，可能是其他类型淋巴瘤的特殊或早期表现类型。MBL 的提出，使得对 CLL 的概念界定更加清晰，此类单克隆的 B 细胞多表现为 CLL 的免疫表型，其他表型 MBL 罕见[26]。根据细胞表面 CD5 分子存在与否把 MBL 大体分为三类[27]：不表达 CD5 的称为 CD5⁻ MBL，表达 CD5 的又被分为不典型 CLL 样 MBL（atypical-CLL-like MBL）（高水平表达 CD20）和 CLL 样 MBL（CLL-like MBL）（低水平表达 CD20）（表 7-1-2），其中 CLL 样 MBL 是最常见的类型。MBL 是 B-LPD 的前体，发病率约为 CLL 的 100 倍，这个疾病可能自发消失，或保持稳定，或进展为 CLL 或其他 B-LPD。在家族性 CLL 中，MBL 被认为是遗传易感性基因的替代标记。最近研究发现 B 细胞克隆是 CLL 的早期标志。几乎所有的 CLL 的病例都继发于 MBL，不管是无症状的 Rai 0 期或 I 期，还是 Rai II 或 III 期，在确诊为 CLL 的 3 年前，都有诊断前克隆的证据。对于 CLL 表型的 MBL，依据外周血克隆性 B 淋巴细胞计数分为低计数型 MBL（＜ $0.5×10^9$/L）和高计数型 MBL（≥ $0.5×10^9$/L）。低计数型 MBL 很少进展，不需要进行监测。而高计数型 MBL 生物学特性与 CLL Rai 0 期患者类似，应该每年常规随访 1 次[3,27-28]。

表 7-1-2  **MBL 各种表型的特征**

| MBL 的类型 | 特征 |
| --- | --- |
| CLL 样 MBL | CD20$^+$（dim），CD23$^+$，IgD$^+$（dim），IgM$^+$（dim），CD25$^+$/$^+$（dim），CD38$^{+/-}$，CD69$^{+/-}$ |
| 不典型 -CLL 样 MBL | CD20$^+$（st），CD2$^{+/-}$，IgD$^+$（mod），IgM$^+$（mod），CD25$^+$/$^+$（dim），CD38$^{+/-}$，CD69$^{+/-}$ |
| CD5$^-$MBL<br>（non-CLL-like MBL） | CD20$^+$，CD23$^-$ IgD$^+$，IgM$^+$，CD27$^+$/$^+$（dim），CD38$^+$，CD69$^+$ |

dim，表达弱；mod，表达中等；st，表达强

## 五、鉴别诊断

CLL 是以外周血以及骨髓中成熟的淋巴细胞增多为主要临床特点的 B 细胞慢性淋巴增殖性疾病（B-cell chronic lymphoproliferative disorders，B-CLPD）。除了 CLL，B-CLPD 还包括其他多种生物学上完全不同类型，如毛细胞白血病（hairy cell leukemia，HCL）、B 幼淋细胞白血病（B-cell prolymphocytic leukemia，B-PLL）、变异性毛细胞白血病 Hairy cell leukemia variant（HCL-v）和一些非霍奇金淋巴瘤（non-Hodgkin's lymphoma，NHL）的白血病期，如套细胞淋巴瘤（mantle cell lymphoma，MCL）、脾边缘区淋巴瘤（spleen marginal zone lymphoma，SMZL）、滤泡淋巴瘤（follicular lymphoma，FL）等。正确地鉴别 CLL 与其他 B-CLPD 类型，对预后评估及治疗方案的选择具有重要的指导意义。尽管这些 CLPD 都来源于成熟 B 淋巴细胞（CD19$^+$），在形态学上相似，但在免疫表型上各有特点[29]（图 7-1-3），因此 FCM 对诊断这一类疾病有着重要价值。通过 FCM 免疫表型分析与病理相结合，不仅进一步提示细胞的来源、分化阶段，而且提高了肿瘤细胞检测的敏感性和准确性。

### （一）套细胞淋巴瘤

套细胞淋巴瘤（MCL）是 2001 年 WHO 淋巴造血组织肿瘤新分类中的一种独立的 B 细胞 NHL，瘤细胞由小到中等大小的淋巴细胞组成，核型轻微至明显不规则。或有核裂，染色质中度稀疏，核仁不明显，细胞质稀少，包括 4 种变异型：①母细胞或母细胞样：瘤细胞的核稍大，染色质较分散，可见小核仁，核分裂象多，似淋巴母细胞淋巴瘤；②多形性：瘤细胞核大，多形，缺乏明显核仁和嗜碱性胞质；③小细胞：瘤细胞小而圆，似小淋巴细胞淋巴瘤，但缺乏增殖中心；④单核细胞样：瘤细胞的核中等大，胞质较丰富，淡染，似单核细胞样 B 细胞淋巴瘤。其中小细胞型从形态上与

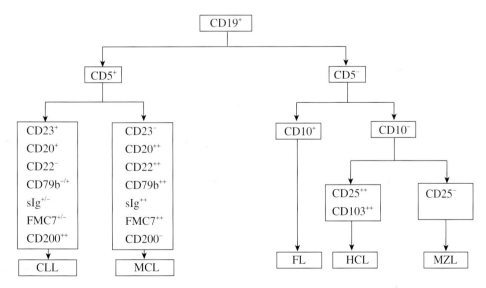

图 7-1-3  **FCM 对 CD19$^+$ 淋巴细胞增多的鉴别诊断。CLL**，慢性淋巴细胞白血病；**MCL**，套细胞淋巴瘤；**FL**，滤泡淋巴瘤；**HCL**，毛细胞白血病；**MZL**，边缘区淋巴瘤

CLL 难以区分。

MCL 的免疫表型特点是表达 CD5，同时表达全 B 细胞相关抗原 CD19、CD20、CD22 和 CD79α等，瘤细胞表面 lgM、IgD、CD43 和 FMC7 阳性，而 CD10、CD23、Bcl-6 常阴性，CD20 和 CD79b 表达比 CLL 强，绝大多数 CD23 阴性，可以和 CLL 相鉴别（图 7-1-4）。CD200 是 MCL 与 CLL 鉴别诊断非常重要的标记，通常经典型 MCL CD200 阴性。但需要注意的是，在白血病样非淋巴结性 MCL，即所谓惰性 MCL，CD200 阳性表达，这种类型临床上惰性起病，白血病性表现，脾大而淋巴结不大；非复杂核型，有 *IGHV* 基因突变，无 *TP53* 基因突变或缺失，也不表达或低表达 SOX11，因此需要和 CLL 小心鉴别[2,30-31]。

通常绝大多数 MCL 有 t（11；14）（q13；q32）染色体易位，进一步引起了细胞周期蛋白 D1（cyclin Dl）的合成和过度表达，这也是 MCL 最常见和最特异的特征，也有少数 cyclin D1 阴性的 MCL，可以表达 cyclin D2 或者 cyclin D3。NCCN（2019）要求对拟诊 CLL 或者 MCL 患者，常规检测 t（11；14）（q13；q32）或 cyclin D1，以进一步确诊 MCL[2,31]。值得注意的是，由于 FCM 检测 cyclin D1 方法不敏感、重复性差，不建议采用。以往检测 cyclin D1 均采用石蜡切片免疫组织化学染色的方法，近来由于 FISH 检测 t（11；14）（q13；q32）比免疫组织化学染色更为敏感快速，已经广泛应用

于临床。而最近报道[32]细胞核蛋白 SOX11 的表达对 MCL 的诊断具有重要价值，特别对于 cyclin D1/t（11；14）阴性 MCL 的诊断价值更大。

（二）毛细胞白血病

毛细胞白血病（hairy cell leukemia, HCL），是一种罕见的 CLPD，占全部白血病 2%～5%，多见于 40 岁以上男性。约有 1/4 病例可无症状，与 CLL 不同的是多数 HCL 淋巴结不肿大，最突出的特点是脾大和全血细胞减少，外周血、骨髓或肝脾中可见"毛细胞"，这种细胞的特征是表面有绒毛状突起，经瑞士染色可见细胞边缘呈毛边状或锯齿状，电镜下细胞表面有明显的毛状突起（图 7-1-5），骨髓穿刺常为"干抽"。通过 FCM 对 HCL 的确诊率可达到 92%，HCL 免疫表型的特点是表达成熟 B 淋巴细胞标记 CD19、CD20、CD22 和 FMC7，很少表达 T、髓系（CD33）和浆（CD38）细胞相关抗原，少数病例可兼有某些粒 - 单细胞抗原（CD11b、CD13、CD14），几乎所有 HCL 都表达 CD11c、CD25、HC2、CD103 和 CD200，sIg 表达中等至强阳性，而 CD5 和 CD43 阴性，其中 CD103 对诊断 HCL 的特异性最高（图 7-1-6）[2,32]。和 HCL 不同的是，CLL 的外周血白细胞常升高，主要以成熟淋巴恶性增生为主，虽然有时也可见毛细胞样淋巴细胞，但比例低，一般＜10%，且 CD5 阳性，而 HCL 细胞 CD5 阴性。近来一些全新的抗体应用于 HCL 的诊断如：TIA-1、annexin A1

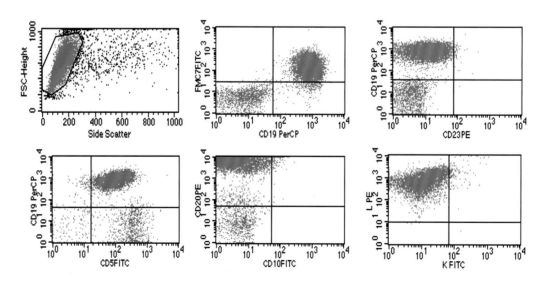

**图 7-1-4** **1 例 MCL 患者的免疫表型特点，R1 门淋巴细胞表型：CD5⁺、CD19⁺、CD20⁺⁺、FMC7⁺、轻链 λ⁺⁺、CD23⁻、CD10⁻**

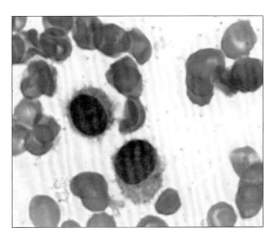
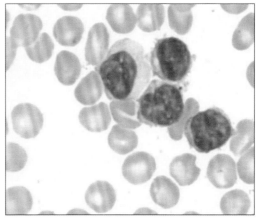

图 7-1-5　HCL 的细胞形态学特点

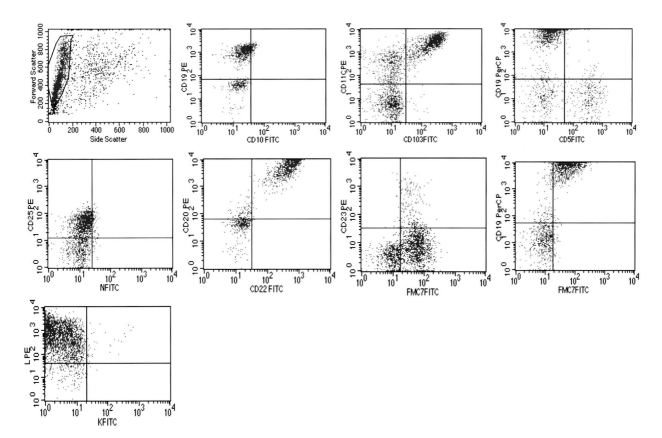

图 7-1-6　1 例 HCL 患者的免疫表型特点，R1 门淋巴细胞表型：CD19$^+$、CD20$^{++}$、CD22$^+$、FMC7$^+$、CD103$^+$、CD11c$^+$、CD25$^+$、轻链 λ$^{++}$、CD23$^-$、CD5$^-$CD10$^-$

（ANXA1）和 CD123（人类白介素 -2 受体 α 链抗体），均可采用 FCM 检测。例如 TIA-1 几乎表达在所有的 HCL 上，在其他 LPD 很少阳性；而通过免疫组织化学染色也进一步证明了 ANXA1 蛋白在 HCL 中的特异性表达，但在变异性 HCL（HCL-v）上不表达。除了上述特征，毛细胞在 FCM 上还有特殊的光散射特征：侧向散射光（side scatter，SSC）增强，CD45 荧光强度可以强于正常淋巴细胞和单核细胞，这些特点可应用于 HCL 设门以及 MRD 监测。大约有 10% 的 HCL 为 CD10 阳性，这部分 HCL 的形态学、临床特点和治疗反应与 CD10 阴性的 HCL 相似，因此在免疫分型检查确定为

CD10 阳性，CD5 阴性的患者也要考虑到 HCL 的可能，尤其免疫表型特征是 CD20、CD22 和 sIg 表达很强，而 CD38 阴性和 FMC7 阳性时尤应考虑，结合 HCL 特征性表型如 CD103、CD11c、CD25 阳性可帮助确诊[33-36]。

### （三）B- 幼稚淋巴细胞白血病

幼稚淋巴细胞白血病（prolymphocytic leukemia，PLL）常见于老年人，男性患者居多。是一种在形态、分化程度及治疗方面不同于急慢性淋巴细胞白血病的 LPD，临床少见，发病率仅为 CLL 的 1/10。通过形态学、免疫分型和急进性临床特点可将 PLL 和 CLL 进行区分。B-PLL 临床特点为病情进展快、脾显著肿大、淋巴结肿大不显著和外周血细胞数（> $100 \times 10^9$/L）及幼稚淋巴细胞在淋巴细胞中的比例显著增高（≥ 55%），贫血及血小板减少常见。幼稚淋巴细胞形态特点是：胞体较大，胞质鲜蓝色，少数有颗粒，核染色质略粗，且排列较紧密，有一个明显的核仁（图 7-1-7），形态学上与 CLL 的幼稚淋巴细胞转化、MCL 母细胞变异型区分困难，需要依赖于免疫分型和细胞遗传学检查。B-PLL 表达 B 系相关标记 CD19、CD20、CD22，CD79b、sIgμ 阳性，FMC7 阳性且阳性率可达 100%，CD5 和 CD23 大多阴性，极少数 PLL 的 CD5 阳性，但抗原表达弱，可与 CLL 进行鉴别，CD11c、CD25 和 CD103 均为阴性（图 7-1-8）。此外，要在幼淋巴细胞增多 CLL（CLL/PLL）、CLL 的幼淋巴细胞转化和原发 B-PLL 三者之间作出明确区分较为困难。虽然 CLL 细胞中可混有大 / 不典型细胞或 PL 细胞，但其比例常 < 2%。CLL/PLL 是指血液中幼淋巴细胞占淋巴细胞的 10% ~ 54%，幼淋巴细胞转化的 CD5 抗原表达弱，CD20 和 sIg 表达增强，FMC-7 阳性，一些 CLL 幼淋巴细胞转化病例可表现出此前 CLL 相同的免疫表型，应结合遗传学检查和形态学特点再予确定[2,37]。

### （四）滤泡淋巴瘤

滤泡淋巴瘤（follicular lymphoma，FL）是一种较常见的惰性淋巴瘤，是非霍奇金淋巴瘤的常见类型，来源于淋巴结的生发中心，在恶性淋巴瘤发病类型中仅次于弥漫性大 B 细胞淋巴瘤（diffuse large B cell lymphoma，DLBCL），常见于老年人，中位生存期为 8 ~ 10 年。多数患者诊断时即处于晚期（Ⅲ / Ⅳ 期），FL 主要侵犯淋巴结、脾、骨髓和外周血。大多数的 FL 免疫表型是一致的，肿瘤细胞全 B 细胞相关标记 CD19、CD20、CD22、CD79α 和滤泡中心抗原 CD10、Bcl2、Bcl6，限制性表达 Ig 轻链，CD20 荧光强度强于正常淋巴细胞，部分患者 FMC7 和 CD23 阳性[2]。结合 CD5 阴性和 CD10 阳性可以和 CLL 相鉴别（图 7-1-9），当然 CD10 阳性也见于伯基特淋巴瘤（Burkitt 淋巴瘤）和部分 DLBCL，另外 B 系的急性淋巴细胞白血病（B-lineage acute lymphocyte leukemia，B-ALL）和正常前 B 细胞虽然也表达 CD10，但 nTdT 阳性，而 FL 的肿瘤细胞 nTdT 阴性。FL 主要的细胞遗传学改变为 t（14；18）（q32；q21），由此产生的 *Bcl-2 :: IgH* 融合基因，引起 Bcl-2 蛋白的过度表达，见于 85% ~ 90% FL[38]，但还有 10% 的 FL 即使存在 t（14；18）也不表达 Bcl-2 蛋白，因此不能将 Bcl-2 的表达作为 FL 的诊断指标。Bcl-6 是一

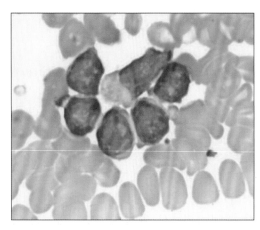
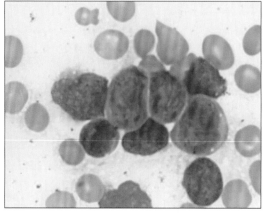

图 7-1-7 **B-PLL 的细胞形态学特点**

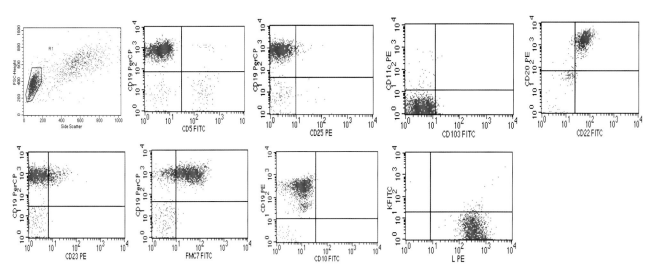

图 7-1-8　**1 例 B-PLL 患者的免疫表型特点，R1 门淋巴细胞表型：CD19⁺、CD20⁺⁺、CD22⁺、FMC7⁺、轻链 λ⁺⁺、CD23⁻、CD5⁻、CD103⁻、CD11c⁻、CD25⁻、CD10⁻**

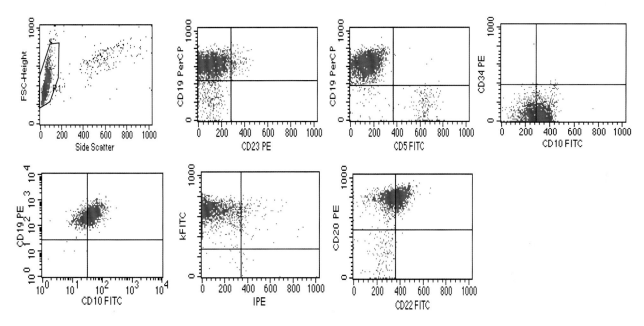

图 7-1-9　**1 例 FL 患者的免疫表型特点，R1 门淋巴细胞表型：CD10⁺、CD19⁺、CD20⁺⁺、CD22⁺、FMC7⁺、轻链 κ⁺、CD23⁻、CD5⁻**

种转录抑制因子，在 FL 中的高表达，可以和反应性淋巴细胞、其他惰性淋巴瘤鉴别，Bcl-6 也是 FL 最有意义的标记，检测 Bcl-2 和 Bcl-6 蛋白用免疫组织化学染色比 FCM 更有价值[39]。

（五）边缘区淋巴瘤

边缘区淋巴瘤（marginal zone lymphoma，MZL）包括脾边缘区淋巴瘤（SMZL）、淋巴结边缘区淋巴瘤（NMZL）、结外黏膜相关淋巴组织（MALT）淋巴瘤，其中 MALT 淋巴瘤最常见，但以 B-CLPD

为表现者以 SMZL 最多，其次为 NMZL。

SMZL 是原发于脾的恶性 B 淋巴细胞淋巴瘤，占 NHL 的不到 1%，属于惰性淋巴瘤，发病年龄 22 ~ 79 岁。SMZL 与伴有绒毛淋巴细胞的脾淋巴瘤（splenic lymphoma with villous lympho-cytes，SLVL）病理形态一致，2001 年 WHO 将 SMZL 和 SLVL 统称为脾边缘区 B 细胞淋巴瘤（+/- 绒毛淋巴细胞）。SMZL 多起病潜隐，进展缓慢，患者常出现中重度脾大，脾切除和利妥昔单抗是治疗首选。大多数 SMZL 患者存在外周血和骨髓受累，对于 CD5 阴性难以分类的 B-CLPD，特别是脾明显肿大而无淋巴结肿大的患者，应考虑 SMZL。确诊 SMZL 需要进行脾组织病理学检查，同时 CLL 免疫表型积分系统积分 ≤ 2 分；当不能获得脾组织时，典型血液和骨髓细胞形态学 + 免疫表型（CLL 免疫表型积分系统积分 ≤ 2 分）+ 窦内 CD20 阳性细胞浸润也可以作为 SMZL 的最低诊断标准，但常需要与其他类型的 B-CLPD 仔细鉴别，有时难以确诊。在明显外周血肿瘤细胞浸润时，患者淋巴细胞计数也多明显升高，在（10 ~ 40）×10^9/L 之间。免疫表型特点是肿瘤细胞表达成熟的全 B 细胞标记（CD19、CD20、CD22、CD24），而 CD5、CD23、CD10、CD38 阴性，而 CD79b、FMC7 和 sIg 表达强度明显高于 CLL[2,40]（图 7-1-10），抗体 DBA44 在 SLVL 石蜡包埋样本中多为阳性，可以和 CLL 相鉴别；SLVL 患者也可以表达 CD11c 和 DBA44，但 CD25 和 CD103 阴性，以此和 HCL 相区别[41]。形态上肿瘤细胞表现为小淋巴细胞或中等大小淋巴细胞增多，核染色质聚集，核仁不明显，少数可出现具有特征性的极性绒毛。骨髓活检可见窦内浸润或结节样的间质性浸润。

（六）脾 B 细胞淋巴瘤 / 白血病，不能分类

2008 年 WHO 淋巴肿瘤分型将毛细胞白血病 - 变异型（HCL-v）和脾弥漫性红髓小 B 细胞淋巴瘤（SDRPSBCL）暂定为"脾 B 细胞淋巴瘤 / 白血病，不能分类"[2]。2016 版 WHO 分型仍维持原状。HCL-v 和 SDRPSBCL 临床较罕见，有独特的临床病理学特征，常表现为脾大。HCL-v 外周血淋巴细胞增多，常需要与其他 B-CLPD 尤其 HCL 鉴别，形态上与典型的 HCL 相比，HCL-v 核浆比例高，染色质致密，细胞常有明显的核仁和曲核，可呈现"毛细胞"形态。免疫表型和 HCL 很相似，表达成熟 B 淋巴细胞标记 CD19、CD20、CD22 和 CD11c，但肿瘤细胞通常不表达 CD25 和 CD103，以及 CD123 和 HC2。SDRPSBCL 外周血淋巴细胞常无增多，主要表现为脾大，诊断需要进行脾病理学检查[3,42]。

（七）淋巴浆细胞淋巴瘤 / 华氏巨球蛋白血症

淋巴浆细胞淋巴瘤 / 华氏巨球蛋白血症（lymphoplasmacytic lymphoma/Waldenstrom globulinemia，LPL/WM）是一种浆细胞样淋巴增殖性疾病，中位发病年龄 60 岁，常累及骨髓、淋巴结和脾，表现为全血细胞减少，淋巴结肿大和脾大。典型者由肿瘤性小 B 细胞、浆样淋巴细胞和浆细胞组成，部分胞质内（Russell 小体）或者细胞核内（Dutcher 小体）的 PAS 阳性的球形包涵体。骨髓活检可见间质、结节或弥漫性浸润，典型

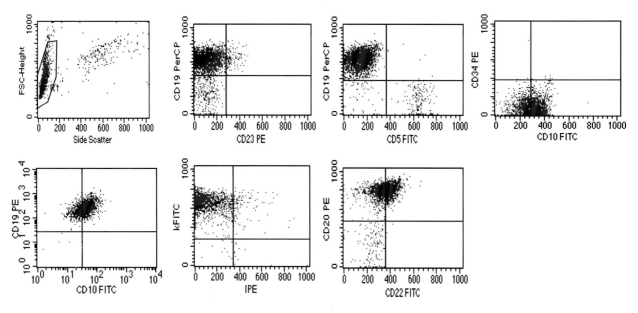

图 7-1-10　1 例 SMZL 患者的免疫表型特点，R1 门淋巴细胞表型：CD19+、CD20++、CD22+、CD23+、FMC7+、轻链 κ+、CD5-

的呈小梁旁聚集。LPL 侵犯骨髓同时伴有血清单克隆性 IgM 丙种球蛋白时诊断为 WM。90% ~ 95% 的 LPL 为 WM，仅小部分 LPL 患者分泌单克隆性 IgA、IgG 成分或不分泌单克隆性免疫球蛋白。FCM 检测时，WM 常分为两群细胞，B 细胞表达成熟细胞相关抗原与 MZL 基本相同，slgM、CD25 和 CD27 阳性表达，CD5 或 CD23 可以弱表达。浆细胞群 CD38 和 CD138 阳性，一般 CD19 阳性，

CD56 阴性，与正常浆细胞表型一致，但轻链呈限制性表达[3,29,42]。研究发现，*MYD88 L265P* 突变在 WM 中的发生率高达 90% 以上，但其阳性检出率与检测方法和标本中肿瘤细胞的比例等有关，另外 *MYD88 L265P* 突变也可见于其他小 B 细胞淋巴瘤和弥漫大 B 细胞淋巴瘤等。因此 *MYD88 L265P* 突变是 WM 诊断及鉴别诊断的重要标志，但非特异性指标[43]。

（吴雨洁）

## 第二节　浆细胞肿瘤的免疫表型特点

　　浆细胞肿瘤是由于骨髓或其他部位存在克隆性浆细胞，导致单克隆蛋白增多的一系列疾病，表现形式从无症状到危及生命，临床症状多样。浆细胞骨髓瘤（plasma cell myeloma，PCM）又称多发性骨髓瘤（multiple myeloma，MM），是血液系统的第二大常见恶性肿瘤，占全部恶性肿瘤的 1%，年发病率约 0.006%。MM 诊断的最低标准是形态学检测骨髓中克隆性浆细胞数量高于 10% 或经活检证实为浆细胞瘤，同时还要有至少一种骨髓瘤相关的器官功能损害。实际上，骨髓瘤发生前通常经历一个无症状的癌前期，即意义未明的单克隆内种球蛋白病（monoclonal gammopathy of undetermined significance，MGUS），其占 50 岁以上正常人群的 3% ~ 4%，每年大概有 1% 的 MGUS 患者进展为 MM 或相关浆细胞肿瘤。冒烟型浆细胞骨髓瘤（smoldering plasma cell myeloma，SPCM）代表着 MGUS 和 MM 的临床过渡期，又称冒烟型骨髓瘤（smoldering multiple myeloma，SMM）诊断后 5 年内进展为 MM 的比例更高，约每年 10%。除以上几种外，还有几种浆细胞相关疾病的表型需鉴别分析，主要包括浆细胞白血病（plasma cell leukemia，PCL）、原发性淀粉样变性（primary amyloidosis，AL）、淋巴浆细胞淋巴瘤 / 华氏巨球蛋白血症（lymphoplasmacytic lymphoma/Waldenström macroglobulinemia，LPL/WM）。

　　在大多数血液恶性系统疾病如急性白血病和慢性淋巴系统增殖性疾病的诊断和监测中，多参数流式细胞仪（multiparameter flow cytometry，MFC）

的免疫表型分析是必不可少的。目前浆细胞肿瘤的诊断和分类主要还是依赖于形态特征和临床症状，免疫表型检测主要是为鉴别克隆性浆细胞。近年来伴随着可利用的膜表面和细胞内特异性抗原增多，MFC 凭借其可在短时间内快速分析大量细胞、敏感性高等优势，在浆细胞病诊断中的应用逐渐增加，这些进展也促进了对疾病生物学更深入的了解，同时增强了对该类疾病诊断和判断预后的能力。

　　尽管有关 MFC 检测浆细胞病还存在一些争议[44-46]，比如试剂变异性大、获取和设门策略技术不尽相同、制作单细胞悬液过程中易丢失等，但它已经成为浆细胞病实验室诊断的有机组成部分，并在以下方面发挥着重要作用：①诊断和分类，包括 4 方面：A．区分正常、反应性、良性浆细胞增多症和克隆性浆细胞；B．识别非霍奇金淋巴瘤伴浆细胞分化，例如 LPL/WM 或边缘带淋巴瘤（marginal zone lymphoma，MZL）；C．根据浆细胞表型区分少见的 IgM 型骨髓瘤或其他产生 IgM 的 B 细胞疾病；D．根据骨髓中正常浆细胞比例，辅助鉴别 MGUS、SMM 和 MM。②预后分层，主要包括 3 方面：A．预测 MGUS 或 SMM 转化成有症状 MM 的风险；B．鉴别出有良好预后的 MM 患者；C．根据抗原表达获得预后信息。③监测治疗反应和微量残留病。④了解疾病进展的生物学特性。⑤研究肿瘤微环境。⑥识别恶性浆细胞表面抗原，寻找潜在的靶向治疗。本节主要探讨诊断分类及根据表型进行预后分层。

## 一、浆细胞的识别和计数

诊断和追踪监测浆细胞肿瘤的第一步就是对浆细胞的识别和计数，浆细胞为外周淋巴器官中成熟B淋巴细胞在抗原刺激下分化增殖释放到外周血再返回骨髓中分化成一种不再具有分化增殖能力的终末细胞。早期浆细胞通常被称作浆母细胞，从器官组织寻找生存微环境（比如骨髓）的再循环过程中可以出现在外周血。浆母细胞丢失CD20，表达CD19，CD38$^{high}$和CD45，近一半表达CD138[47]。CD38是一个非常杂乱的抗原，几乎表达在所有免疫细胞，在浆细胞中表达的荧光强度很高，可以作为一个可靠的设门标志。相反，CD138特异性表达在造血细胞中的浆细胞，在浆细胞鉴别中起着重要作用。这两个标志与CD45、SSC和FSC常用来区分和计数浆细胞。

目前大部分中心采用CD38/CD138/SSC设门分析，需要注意，用CD38/SSC设门容易丢失恶性浆细胞中CD38弱表达的细胞群，导致假阴性结果；用CD38/CD138设门能够发现浆细胞群，但中间混杂了正常浆细胞，不能清晰区分出异常表型；用CD45$^{dim+}$/CD38设门减少了污染，但可能将部分CD45$^+$异常浆细胞排除在外；因此，最好应用CD38/CD138/CD45/SSC联合设门，第一步先用CD38/CD138，再继续分析CD45和SSC的表达。最好采用四色或四色以上的抗体组合，每管最好均包括CD38和CD138，或者至少包括CD38或CD138中的一种。我室一般先选CD38/CD138设门，选择所有CD45$^{-/+}$细胞，根据CD19和CD56的表达分三群：CD19$^+$CD56$^-$、CD19$^-$CD56$^-$和CD19$^-$CD56$^+$细胞，分别分析其胞质免疫球蛋白轻链和其他膜抗原表达情况（图7-2-1）。

需要注意的是，MFC通过识别浆细胞抗原标志计算出的浆细胞比例，一般低于形态学方法。主要原因有3个：一是取样顺序，形态学涂片标本来源于含有油滴的第一滴骨髓血，而MFC检测的骨髓不含油滴，有时被外周血稀释，所以推荐使用形态学涂片后抽取的第一管骨髓血，用于MFC检测，同时需要通过识别骨髓中是否存在正常浆细胞、B祖细胞、有核红细胞和肥大细胞，从而判断是否被外周血稀释，未被稀释的骨髓标本才算取材合格。二是骨髓瘤细胞容易黏附，黏附于骨穿针导致比例减低。三是标本处理过程中浆细胞容易受机械性损害造成丢失，为避免人为因素造成浆细胞比例减

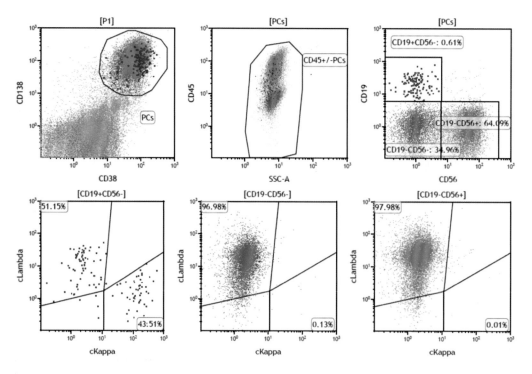

图 7-2-1　浆细胞的设门分析策略。**CD19$^+$ 浆细胞为多克隆性，CD19$^-$ 两群细胞均为 cλ$^+$ 单克隆性浆细胞**

低，需要采用推荐的、经证实的标准操作流程[48]。

## 二、区分正常和异常浆细胞

任何单一标志都不能区分正常/反应性浆细胞和肿瘤浆细胞。大部分骨髓正常浆细胞都不表达泛B细胞标志，比如CD20或CD22，不表达膜表面免疫球蛋白（surface membrane immunoglobulins, smIg），而胞质轻链表达是多克隆性的。大多数正常骨髓浆细胞表型为CD19+，CD45dim，CD56- 和 CD81+，但大约30%正常浆细胞是CD19-，CD45+，CD56+或CD81-的，多种组合而成不同的亚群[49-50]。

不少研究[49,51-53]证实，肿瘤性浆细胞的典型表型为（表7-2-1）：①CD19、CD27、CD38、CD45和CD138表达下调；②过表达CD28、CD33、CD56、CD117和CD200；③非同步表达CD20和smIg。除CD117几乎从不表达在正常浆细胞外，大部分上述肿瘤性浆细胞表型都可以表现于正常浆细胞的小部分细胞亚群上。

流式细胞仪可以同时分析多种参数，而且能够快速获取大量细胞，在鉴别克隆性浆细胞中显得尤为重要。近来认为，长期存活的浆细胞下调了CD19、CD38、CD45和CD81的表达，而CD28和CD56却表达上调，这同时也是肿瘤性浆细胞的表型特征。事实上，很容易推测，长期存活的浆细胞可能是很多MM患者中的正常浆细胞。因此，目前推荐，如果同时存在上述多种异常表型，应该通过MFC最终界定肿瘤浆细胞的单克隆特性。

与浆细胞相关的抗原介绍如下。

### （一）CD38

广泛表达于许多造血细胞，包括B细胞前体和生发中心B细胞。异常和正常浆细胞均强表达CD38，但肿瘤性浆细胞的表达强度略低于正常浆细胞[54]。我们的结果也显示绝大多数MM患者CD38的表达仍较强，可以与其他的造血细胞鉴别，常用于骨髓瘤细胞的设门分析。但是目前可用于治疗MM患者的CD38单抗，会阻断抗原与许多流式检测抗体克隆的结合，导致治疗后流式检测CD38为阴性。

### （二）CD138（Syndecan-1）

是一种跨膜的硫酸肝素蛋白多糖，造血系统

中CD138仅表达于浆细胞和骨髓瘤细胞，是相比CD38而言更为特异的浆细胞标志。另外，CD138还表达于非造血系统中的上皮细胞、间充质细胞和肿瘤细胞。MGUS和MM患者的正常和异常浆细胞均表达较高水平CD138[54]。目前，CD138作为设定浆细胞的一个普遍应用标志，为评价及定量疾病负担提供了基础。但是在肝素抗凝管中放置时间过长、冷藏或冷冻等会造成CD138抗体的染色强度减弱，需要注意[55-57]。

### （三）CD45

广泛应用的抗体，不同白细胞亚群表达不同水平的CD45。正常扁桃腺和外周血中的浆细胞为CD45+，正常骨髓浆细胞通常分为两群：一群CD45+似为增殖浆细胞，另一小群为CD45- 或CD45dim+。MGUS患者骨髓可见CD45+正常浆细胞异质性表达，同时也可见CD45- 异常浆细胞[58]。大多数MM患者肿瘤性浆细胞通常不表达或弱表达CD45。

### （四）CD19

正常表达于B细胞发育的各阶段，及浆细胞。MGUS患者中肿瘤性浆细胞及骨髓瘤浆细胞CD19阴性或弱表达[59]。CD19表达缺失是鉴别肿瘤性浆细胞的一个显著特征，超过95%的异常浆细胞都是CD19阴性。但是必须指出，正常浆细胞中CD19不是100%阳性，大约30%不表达CD19[60]。

### （五）CD56

是一种神经细胞黏附分子，是NK和NKT细胞的标志，同时也有助于界定肿瘤性浆细胞。CD56作为黏附分子，参与骨髓瘤细胞锚定骨髓基质。有研究显示[61]，CD56表达缺失与髓外浸润和疾病侵袭性更强相关。大多数MM患者浆细胞表达CD56，而循环外周血中的骨髓瘤细胞一般不表达CD56，但胸腔积液和腹水中的骨髓瘤细胞通常CD56阳性。阳性表达CD56的MM患者如出现CD56表达下调，可能预示着疾病髓外浸润，而CD56表达缺失的MM患者可能与髓外累及、浆母细胞白血病倾向、溶骨破坏的发生率低和浆母细胞形态更相关[62-64]。CD56与CD19联合应用可以提供更可靠的诊断价值。大多数患者CD19表达缺失与强表达CD56，有利于鉴别肿瘤性与正常浆细胞。值得注意的是，伴随着高敏感流式MRD检测方法的出现，人们发现正常浆细胞中有 CD19⁻ 和（或）CD56⁺ 的细胞亚群。

### （六）CD28

正常人浆细胞通常不表达，约 1/3 MM 患者的异常浆细胞表达。在骨髓基质中参与树突状细胞与浆细胞的相互作用，在骨髓瘤细胞的存活中起着重要作用[65]。与 CD117 联用，可以将 MM 患者分为三组，有不同的预后[61]。CD28 表达增加与复发相关，预示着疾病进展[66]。

### （七）CD27

在辅助 B 细胞转化为浆细胞过程中起着重要作用，是一个记忆标志，仅表达于生发中心细胞、记忆 B 细胞和浆细胞[67]。正常浆细胞通常高表达 CD27，但 MM 患者异常浆细胞上 CD27 的表达弱于正常浆细胞。如果异常浆细胞表达 CD27 且强度正常，与预后好相关，CD27 表达缺失则导致更短的无进展生存（progression-free survival，PFS）和总生存（overall survival，OS）[68-69]。

### （八）CD117（c-kit）

通常表达在髓系、红系和巨核系祖细胞和肥大细胞，正常浆细胞不表达[70-72]。50% MGUS 患者表达 CD117，而 MM 患者 CD117 的阳性率约是 1/3[72]。与 CD28 联合应用有助于预后分层[61]。

### （九）CD81

广泛表达于除红细胞、血小板和中性粒细胞外的所有造血细胞，表达于所有 B 细胞，并与 CD19 和 CD21 形成多分子复合物，参与 B 细胞成熟和抗体产生的信号通路。不成熟 B 细胞比成熟 B 细胞表达更高的 CD81。仅一半 MM 患者浆细胞不表达或弱表达 CD81，低于正常浆细胞[73]。相比 CD81 表达缺失的 MM 患者，CD81 阳性表达患者的 PFS 和 OS 更短。

### （十）CD20

在 B 细胞成熟的较晚阶段出现。B 细胞分化为正常浆细胞时丢失 CD20，近 1/3 异常浆细胞表达 CD20。CD20 与成熟的细胞形态学相关，通常是小细胞，具有 t（11；14）异位的浆细胞呈淋巴浆细胞形态[67]。

### （十一）CD33

髓系抗原，可异常表达于浆细胞。相比 CD33⁻ 患者，CD33⁺ 患者具有更高的 β₂- 微球蛋白和 LDH 水平，贫血和血小板的发生率也更高[74]。CD33⁺MM 患者的 OS 更短。个别患者治疗后 CD33 表达显著增强，提示 CD33 可能是抗药性标志。

### （十二）CD200

是一种膜糖蛋白，抑制 T 细胞介导的免疫效应。CD200⁻ 浆细胞的 MM 患者比 CD200⁺ 患者有更长的无事件生存期。Cox 回归模型显示，CD200 阳性表达是独立于 ISS 分期和 β₂- 微球蛋白的预后因素[75]。

## 三、MM 患者浆细胞的免疫表型特点

不同抗原在 MM 患者肿瘤性浆细胞上的异常表达率见表 7-2-1。

表 7-2-1　正常与肿瘤性浆细胞的抗原表达区别及异常表型在 MM 患者的发生率[76]

| 抗原 | 正常浆细胞 | 肿瘤性浆细胞 | 异常表型在 MM 患者比例 |
| --- | --- | --- | --- |
| CD19 | + | − | 95% |
| CD20 | − | dim+ | 17% ~ 30% |
| CD27 | ++ | − 或 dim+ | 40% ~ 68% |
| CD28 | −/dim+ | + | 15% ~ 45% |
| CD33 | − | + | 15% ~ 18% |
| CD38 | ++ | dim+ | 92% |
| CD45 | + | − | 72% ~ 73% |
| CD54 | + | dim+ | 60% ~ 80% |
| CD56 | − | ++ | 60% ~ 76% |
| CD81 | + | − 或 dim+ | 45% |
| CD117 | − | + | 30% ~ 37% |
| CD200 | dim+ | +/++ | 65% ~ 86% |
| smIg | − | + | 30% |
| CD319（SLAMF7, CS1） | + | + | 90% ~ 97% |
| BCMA | + | + | 100% |

dim，弱表达

北京大学人民医院总结了截至 2010 年共 202 例初诊 MM 患者的抗原表达（表 7-2-2 和图 7-2-2），结果发现，CD38 和 CD138 几乎全部为阳性，少数患者异常浆细胞表达 CD45 和 CD19，两者的阳性表达率分别为 10.89%（22/202）和 4.02%（8/199）；CD56 和 CD9 的阳性率在 70% 左右，分别为 70.85%（141/199）和 68.91%（133/193）；CD117 和 CXCR4 的阳性表达率在 45% 左右，分别为 48.69%（93/191）和 43.40%（69/159）；CD28、CD20、CD13 和 CD33 的阳性表达率均较低，分别为 25%、17.52%、8.16% 和 3.03%。通过进行胞内免疫球蛋白轻链的检测发现，90.78%（187/206）MM 患者的浆细胞表达单克隆免疫球蛋白，cκ 和 cλ 的阳性表达率分别为 51.37%（94/183）和 39.34%（72/183）。

表 7-2-2　**202 例初诊 MM 患者的抗原表达**

| 抗原 | 总例数 | 阳性例数 | 阳性率（%） |
|---|---|---|---|
| CD38 | 202 | 202 | 100 |
| CD138 | 198 | 197 | 99.49 |
| CD19 | 199 | 8 | 4.02 |
| CD45 | 202 | 22 | 10.89 |
| CD56 | 199 | 141 | 70.85 |
| CD9 | 193 | 133 | 68.91 |
| cκ | 183 | 94 | 51.37 |
| CD117 | 191 | 93 | 48.69 |
| CXCR4 | 159 | 69 | 43.40 |
| cλ | 183 | 72 | 39.34 |
| CD28 | 72 | 18 | 25.00 |
| CD20 | 137 | 24 | 17.52 |
| CD33 | 49 | 4 | 8.16 |
| CD13 | 31 | 1 | 3.03 |

## 四、其他浆细胞相关疾病的免疫表型特点：

### （一）意义未明的单克隆丙种球蛋白病（MGUS）

通常可见两群 CD38st+CD138st+ 浆细胞，一群是正常表型 CD19+CD56−，胞质免疫球蛋白多克隆表达，另外一群 CD19−，CD56+ 或 CD56−，胞质免疫球蛋白限制性单克隆表达（图 7-2-3）。Ocqueteau 等研究发现[77]，100% MGUS 患者共存正常和肿瘤性浆细胞，而 MM 患者两者共存比例仅 22%。另外，正常浆细胞在总浆细胞中比例超过 3% 的 MGUS 患者和 MM 患者比例分别为 98% 和 1.5%。因此，建议以总浆细胞中 5% 正常浆细胞作为 cut-off 值，用于鉴别 MGUS 和活动性 MM[78-79]。

### （二）浆细胞白血病（PCL）

主要特征是存在循环肿瘤浆细胞，分为原发和继发性 PCL。CD38 和 CD138 的表达与 MM 患者相似，PCL 浆细胞更易表达 CD20，而 CD56、CD117 和 HLA-DR 常为阴性[80]。CD28 和 CD27 的表达可能有助于鉴别原发和继发性 PCL。继发性 PCL 易见 CD28 阳性表达，CD27 不同程度表达，而原发性 PCL 的 CD28 阳性表达率较低，与 MM 患者相似，且 CD27 常为低表达。

### （三）原发性淀粉样变性（AL）

原发性淀粉样变性主要是由浆细胞，极少数由淋巴浆细胞样淋巴瘤引起。MFC 的主要作用是确认患者肿瘤性浆细胞的存在，它是导致淀粉样轻链在组织中沉积的原因。一般认为，原发性淀粉样变性患者的浆细胞与 MM 患者浆细胞表型相似。一项包含 36 例 AL 型淀粉样变性确诊患者的研究[81]发现，CD20、cCD79a、CD56、CyclinD1 和 EMA 的阳性表达率分别 42%、86%、50%、53% 和 83%。具有小淋巴样浆细胞形态的 10 例 AL 患者中 9 例表达 CD20，且 CyclinD1 全部阳性；但非小淋巴样浆细胞形态的其余患者中表达 CD20 和 CyclinD1 的仅占 1/4。近来有研究[82]显示，低亲和力 IgG Fc 受体 CD32B 在 AL 患者中表达上调。

### （四）淋巴浆细胞淋巴瘤 / 华氏巨球蛋白血症（LPL/WM）

WM 是一种分泌免疫球蛋白 IgM 的 LPL，产生 IgM 的克隆性小 B 细胞浸润骨髓，部分有浆细胞形态表现。MFC 对于鉴别 WM 与其他 B 细胞淋巴瘤及相关的 IgM 型单克隆免疫球蛋白病（即 IgM 型 MGUS，IgM 型骨髓瘤）特别重要，主要根据是 WM 患者 B 细胞和浆细胞的特殊表型。克隆性 B 细胞与同样轻链型的克隆性浆细胞同时存在骨髓（图 7-2-4）。典型的 B 细胞表型为 CD19+CD20+，轻链限制性表达。我室回顾性分析

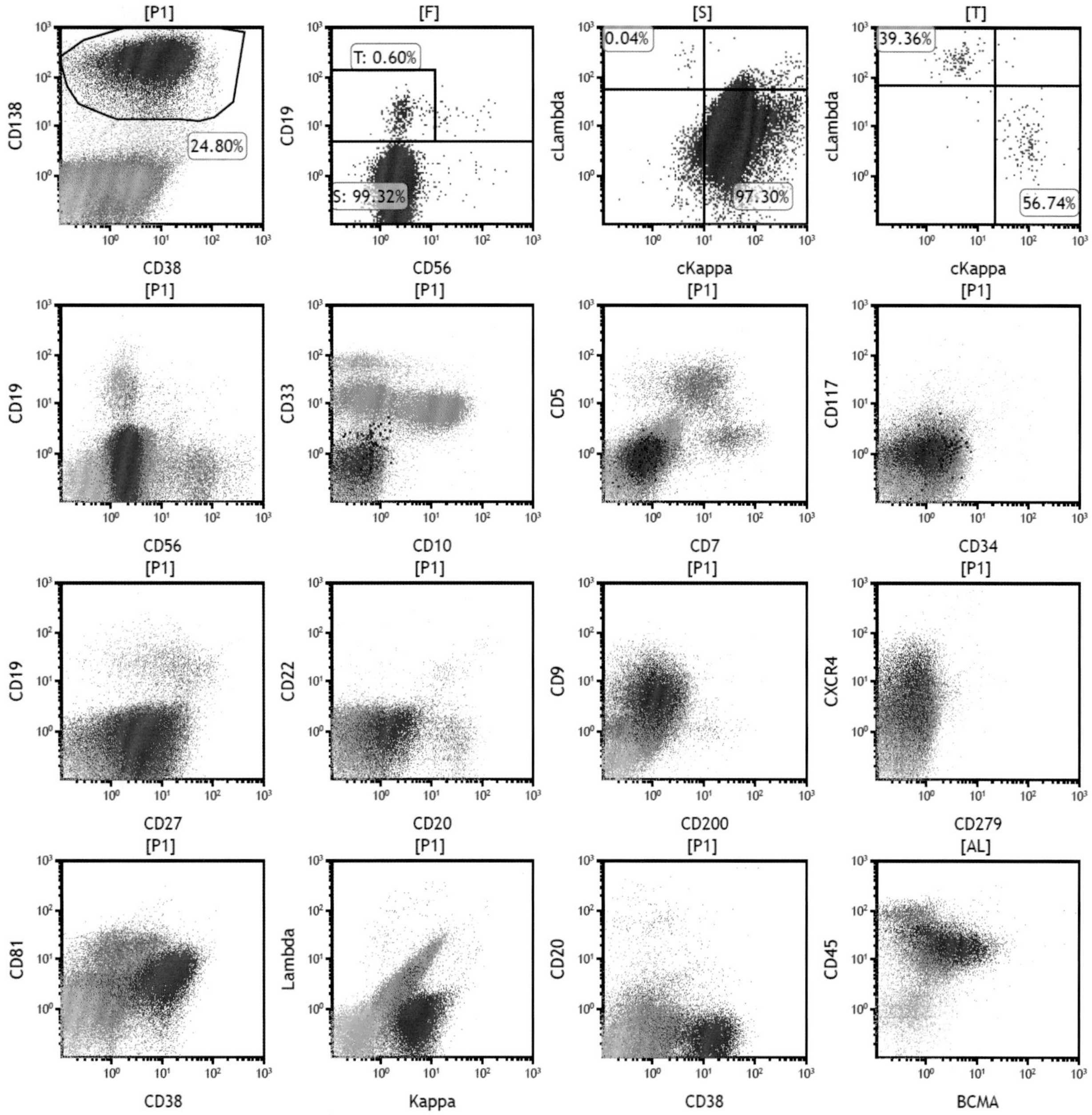

图 7-2-2　**1 例 MM 患者的免疫分型结果，CD38⁺CD138⁺CD19⁻CD56⁻CD9⁺CD117⁻CD20⁻ CD27^(dim+)CD200⁻CD279⁻CD81^(dim+) m/cKappa⁺m/cLambda⁻CXCR4⁻BCMA⁺**

了 26 例临床诊断 WM 患者的表型，1 例患者 B 细胞和浆细胞均正常，1 例 B 细胞正常但克隆性浆细胞和正常浆细胞同时存在，且克隆性浆细胞不表达 CD19，1 例 B 细胞表型异常但未检测克隆性，同时存在克隆性浆细胞。23 例患者这些特点有利于与慢性淋巴细胞白血病、套细胞淋巴瘤、滤泡淋巴瘤和毛细胞白血病进行区分。有研究显示[83-84]，WM 与边缘带淋巴瘤 MZL 有很多重叠表型，最有

用的鉴别标志是 smIgM、CD79b 和 CD305，前两者在 WM 过表达，而 CD305 在 MZL 上调。WM 患者可能出现少部分克隆性浆细胞，表达 CD38 和 CD138，限制性表达免疫球蛋白轻链，抗原表达方式却与正常浆细胞更相似，CD19 和 CD45 常阳性；除肿瘤性浆细胞外，还可能同时存在多克隆浆细胞。我室数据也显示类似结果，21 例患者检测了浆细胞，其中 16 例 B 细胞和浆细胞均为单克隆，

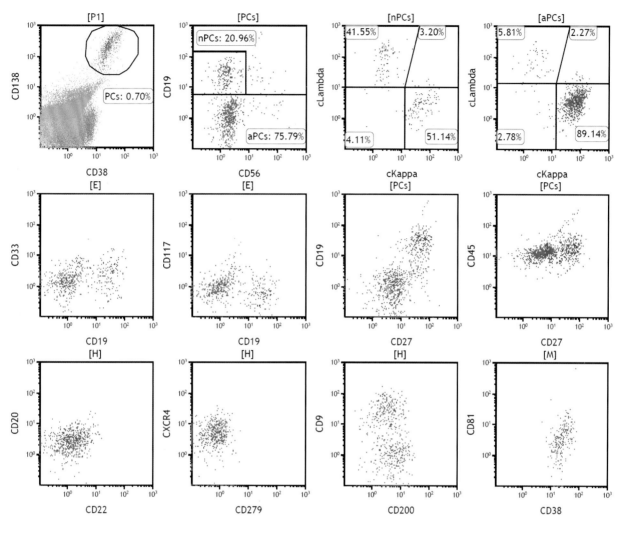

图 7-2-3　1 例 MGUS 患者的浆细胞表型，分两群，正常浆细胞（蓝色）在总浆细胞中占 20.96%，表型为 CD38st+ CD138st+CD19+CD56−CD9+CD27+CD200−CD81+，cKappa/cLambda−=1.23，比值正常；异常浆细胞（红色）在总浆细胞中占 75.79%，表型为 CD38+CD138+CD19−CD56−CD9−CD27−CD200+CD81dim+cKappa+cLambda−，为克隆性浆细胞

且 15 例克隆性浆细胞的胞质轻链与克隆性 B 细胞相同，3 例未见浆细胞，2 例为正常浆细胞。与典型 MM 不同，WM 中克隆性浆细胞均表达 CD45，绝大多数患者表达 CD19，占 81.25%（13/16），但 CD56 阳性表达患者仅为 7.14%（1/14）。患者从 IgM MGUS 到有症状 WM 的发展过程中，CD19+/CD20+/CD45+ 和 SmIgM+ 细胞、CD56− 细胞比例增高，这说明 WM 患者富含的克隆性浆细胞更不成熟，具有浆母细胞表型。克隆性浆细胞的抗原表达模式有利于鉴别 WM 和 IgM MM，另外 *MYD88* 突变阳性常见于 WM，而 t（11；14）异位在 IgM MM 中发生率更高。骨髓中克隆性 B 细胞的比例和克隆性有助于鉴别 IgM 相关疾病及判断预后。

五、免疫表型与预后

（一）正常浆细胞在总浆细胞中的比例

在浆细胞肿瘤中，正常浆细胞在总浆细胞中的比例是一个非常好的预测因子，能够预测 MGUS 或 SMM 转化成有症状 MM 的风险。

西班牙研究组[78-79]发现，正常浆细胞比例低于 5% 的 MGUS 患者预后差，5 年进展为有症状 MM 的比例是 25%，而正常浆细胞比例高于 5% 的 MGUS 患者，5 年进展率仅为 5%，预后更好（$P < 0.001$）。相似的结果在 SMM 中也得到了证实，正常浆细胞比例低于 5% 及高于 5% 的 SMM

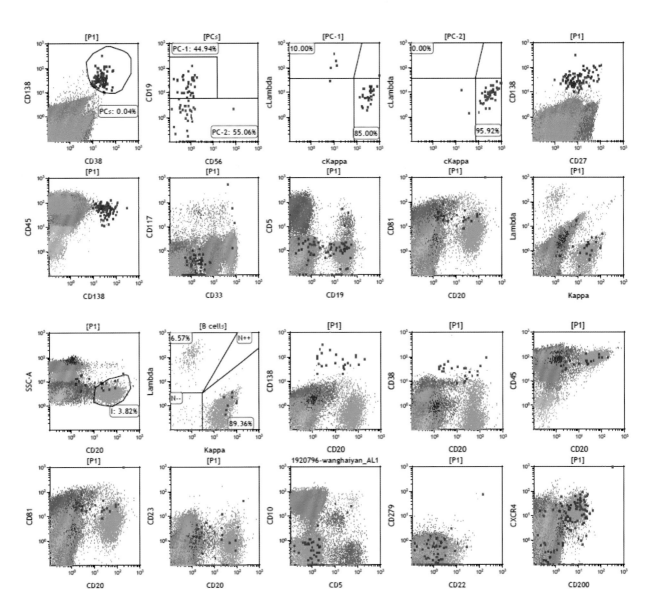

图 7-2-4　1 例 WM 患者的免疫表型，浆细胞占 0.04%，两群（蓝色 CD19⁺ 红色 CD19⁻）细胞均表达 CD45，CD27$^{dim+}$，CD81$^{dim+}$，m/cKappa，部分细胞表达 CD20，但 CD56，CD117，CD33，m/cLambda 阴性，为单克隆浆细胞。CD20⁺ B 细胞（荧光绿色）在有核细胞中占 20.96%，表型为 CD45⁺CD19⁺CD38$^{part+}$CD138⁻CD22$^{dim+}$CD23⁻CD10⁻CD5⁻CD200⁻CD81$^{dim+}$mKappa⁺mLambda⁻CXCR4⁺，为单克隆 B 细胞

患者，5 年的进展率分别为 64% 和 8%（$P < 0.001$）。

　　另外，根据正常浆细胞比例，还可以鉴别出有良好预后的 MM 患者。

　　对新诊断 MM 患者（newly diagnosed MM，NDMM）来说，初诊时正常浆细胞在总浆细胞中比例高于 5% 的患者具有独特的临床和生物学特征，例如更高的血红蛋白、更低的 BM 浆细胞比例、更低的 M 蛋白以及更少的细胞遗传学异常。对 594 例 NDMM 患者采用统一治疗后发现，与正常浆细胞比例低于 5% 的患者相比，比例高于 5% 的 NDMM 患者对化疗和自体干细胞移植的反应更好、能够获得更高的完全缓解率，具有更长的 PFS 和 OS，前者分别为 54 个月和 42 个月（$P=0.001$），后者分别为未达到和 89 个月（$P=0.04$）[85]。

　　（二）抗原表达与预后

　　许多研究致力于评价 MM 患者抗原表型与预后之间的关系，但仅有少数抗原被证实具有预后价值。

　　CD117 也被称作 c-Kit，是一种酪氨酸激酶受体，正常表达于骨髓的肥大细胞和造血祖细胞，从 B 细胞前体到浆细胞整个阶段均不表达。虽然在其他恶性疾病中，CD117 表达与致癌转化相关，但在 MM 患者却与预后好相关。相反，CD28 阳性表达是预后差的指标，它与高危染色体异常 t（4；14）和 del（17p）相关，ISS 分期更高、浆细胞的增殖指数也更高。Mateo 等 [61] 根据 CD28 和 CD117 的表达，将采取统一治疗的 685 例 NDMM 患者分为预后差（CD28⁺CD117⁻）、预后中等（CD28⁺CD117⁺ 或 CD28⁻CD117⁻）和预后良好（CD28⁻CD117⁺）共 3 组，中位 OS 分别为 45 个月、68 个月和未达到。同时，这篇文章还提示，CD19⁺ 患者预后不好，与 CD19⁻MM 患者相比，PFS 和 OS 均更低。

Paiva 等 [73] 曾报道 CD81 阳性表达是有症状 MM 患者预后差的标志，同时也是 SMM 患者进展为 MM 的标志。近来，根据 CD19 和 CD81 提出了一个新的正常浆细胞成熟路线，从 CD19⁺CD81⁺ 到 CD19⁻CD81⁺ 再到 CD19⁻CD81⁻ 逐渐分化。225 例 NDMM 患者，高分化（CD19⁻CD81⁻）、中分化（CD19⁻CD81⁺）和低分化（CD19⁺CD81⁺）组患者分别占 59%、38% 和 3%，低分化组预后很差，这样的浆细胞分化是 PFS 和 OS 的独立预后因素 [51]。

其他抗原如 CD20，CD45，CD56 和 CD200 等没有确凿证据证实其独立预后作用。

（三）循环浆细胞

长期存在于骨髓中的浆细胞在生理条件下不会循环到外周血，但浆细胞肿瘤患者可以通过流式检测到外周血中的克隆性浆细胞，被称作循环浆细胞（circulating plasma cells，CPCs），反映了疾病的活动度。与正常骨髓浆细胞相比，许多胞膜抗原标志在 CTCs 表达下调，包括整合素（CD11a/CD11c/CD29/CD49d/CD49e）、黏附分子（CD33/CD56/CD117/CD138）和活化分子（CD28/CD38/CD81）。MGCS、SMM 和有症状的 MM、AL 都证实存在 CTCs。传统形态学能够发现 CTCs 的比例较低，NDMM 患者仅有 20%。采用高敏感 MFC 计数，检测到 CTCs 的比例很高，NDMM 患者高达 70% ～ 87%、MGUS 患者高达 60%。CTCs 产生的机制目前还不太清楚，但 MFC 检测 CTCs 简单无创，可以为临床提供更多预测数据。已有文献证实，NDMM 患者和 AL 患者中 CTCs 的数量是独立预后因素，与更差的生存相关。CTCs 还增加了 MGUS、SMM 转化为 MM 的风险 [76]。

六、免疫分型与靶向治疗

随着对 MM 生物学研究的深入，越来越多研究者致力于 MM 细胞抗原的特异性免疫治疗，单克隆抗体技术的发展和应用使得肿瘤的靶向治疗成为可能。单抗治疗与传统化疗不同，这些抗体能够特异性地识别靶细胞所表达的表面抗原，而产生细胞特异性的细胞毒作用。通过对 MM 细胞进行免疫表型分析，发现特异的细胞表面抗原，即单抗治疗的靶抗原，是寻找有效治疗的一个方向。目前，许多针对 MM 抗原表达的单抗，比如 CD38 单抗、CD138 单抗、BCMA 单抗都获得了不错的临床前景。

七、用于浆细胞分析的抗体组合

根据欧洲骨髓瘤工作组 [86] 推荐，为了准确定量和富集骨髓瘤细胞，至少要有一管抗体组合，将 CD38、CD138 和 CD45 包括在内；为了更好地设门分析，每管抗体至少包括 CD38 和（或）CD138 在内；恶性浆细胞的定性，至少要包括抗原 CD19 和 CD56，能够大概覆盖 90% 的 MM 患者；建议同时进行胞质的免疫球蛋白轻链（cKappa 和 cLambda）的检测，这个证明浆细胞克隆性的准确标志，最好再进行胞膜抗原（CD117、CD28、CD27、CD81 等）检测，这些抗体组合的应用，可以确诊几乎全部 MM 患者。

（王亚哲）

参考文献

[1] Jaffe ES，Harris NL，Stein H，et al. World Health Organization Classification of Tumours. Pathology and Genetics of Tumours of Haematopoietic and Lymphoid Tissues. Lyon：IARC Press，2001.

[2] Hallek M，Cheson BD，Catovsky D，et al. iwCLL guidelines for diagnosis，indications for treatment，

response assessment, and supportive management of CLL.Blood, 2018, 131 (25): 2745-2760.

[3] 徐卫, 李建勇, 邱录贵, 等. 中国慢性淋巴细胞白血病 / 小淋巴细胞淋巴瘤的诊断与治疗指南（2018 年版）中华血液学杂志, 2018, 39 (5): 353-358.

[4] Matutes E, Polliack A. Morphological and immunophenotypic features of chronic lymphocytic leukemia. Rev Clin Exp Hematol, 2000, 4 (1): 22-47.

[5] 曹鑫, 徐卫, 吴雨洁, 等. 典型与不典型免疫表型慢性淋巴细胞白血病的预后相关因素分析. 中华血液学杂志, 2009, 30 (7): 450-453.

[6] Moreau EJ, Matutes E, A'Hern RP, et al. Improvement of the chronic lymphocytic leukemia scoring system with the monoclonal antibody SN8 (CD79b) Am J Clin Pathol, 1997, 108 (4): 378-382.

[7] 刘艳荣, 常艳, 王卉, 等. 慢性淋巴细胞系统白血病免疫表型分析. 中华检验医学杂志, 2003, 26 (1): 17-20.

[8] Sinisalo M, Aittoniemi J, Koski T, et al. Similar humoral immunity parameters in chronic lymphocytic leukemia patients independent of VH gene mutation status. Leuk Lymphoma, 2004, 45 (12): 2451-2454.

[9] Stilgenbauer S, Bullinger I, Lichter P, et al. Genetics of chronic lymphocytic leukemia: genomic aberrations and IgV (H) gene mutation status in pathogenesis and clinical course. Leukemia, 2002, 16 (6): 993-1007.

[10] Crespo M, Bosch F, Villamor N, et al. ZAP-70 expression as surrogate for immunoglobulin-variable-region mutations in chronic lymphocytic leukemia. N Engl J Med, 2003, 348 (18): 1764-1775.

[11] 吴雨洁, 李建勇. ZAP-70 在慢性淋巴细胞白血病中的表达及意义. 国外医学输血与血液学分册, 2005, 28 (3): 216-218.

[12] Cramer P, Hallek M. Prognostic factors in chronic lymphocytic leukemia, what do we need to know? Nat Rev Clin Oncol, 2011, 8 (1): 38-47.

[13] Carter A, Lin K, Sherrington PD, et al. Detection of p53 dysfunction by flow cytometry in chronic lymphocytic leukaemia. Br J Haematol, 2004, 127 (4): 425-428.

[14] Bekkema R, Tadema A, Daenen SM, et al. An improved flow cytometric method using FACS Lysing Solution for measurement of ZAP-70 expression in B-cell chronic lymphocytic leukemia. Cytometry B Clin Cytom, 2008, 74 (1): 40-44.

[15] Shankey TV, Forman M, Scibelli P, et al.An optimized whole blood method for flow cytometric measurement of ZAP-70 protein expression in chronic lymphocytic leukaemia. Cytometry Part B: Clin Cytometry, 2006, 70 (4): 259-269.

[16] Mainou-Fowler T, Dignum HM, Proctor SJ, et al. The prognostic value of CD38 expression and its quantification in B cell chronic lymphocytic leukemia (B-CLL) Leuk Lymphoma, 2004, 45 (3): 455-462.

[17] Gentile M, Mauro FR, Calabrese E, et al. The prognostic value of CD38 expression in chronic lymphocytic leukaemia patients studied prospectively at diagnosis: a single institute experience. Br J Haematol, 2005, 130 (4): 549-557.

[18] Xu W, Li JY, Wu YJ, et al. CD38 as a prognostic factor in Chinese patients with chronic lymphocytic leukaemia. Leuk Res, 2009, 33 (2): 237-43.

[19] Gattei V1, Bulian P, Del, et al. Principe MI, Relevance of CD49d protein expression as overall survival and progressive diseaseprognosticator in chronic lymphocytic leukemia. Blood, 2008, 111 (2): 865-873.

[20] Bulian P, Shanafelt TD, Fegan C, et al.CD49d is the strongest flow cytometry-based predictor of overall survival in chronic lymphocyticleukemia. J Clin Oncol, 2014, 32 (9): 897-904.

[21] CD49d promotes disease progression in chronic lymphocytic leukemia: new insights from CD4 bimodal expression. Blood, 2020, 135 (15): 1244-1254.

[22] Benedetti D, Tissino E, Pozzo F, et al. NOTCH1 mutations are associated with high CD49d expression in chronic lymphocytic leukemia: link between the NOTCH1 and the NF-κB pathways.Leukemia, 2018, 32 (3): 654-662.

[23] Fiorcari S, Benatti S, Zucchetto A, et al. Overexpression of CD49d in trisomy 12 chronic lymphocytic leukemia patients is mediated by IRF4 through induction of IKAROS. Leukemia, 2019, 33 (5): 1278-1302.

[24] Zent T, Dohner H, Stilgenbauer S. Genetics and risk-

stratified approach to therapy in chronic lymphocytic leukemia. Best Pract Res Clin Haematol, 2007, 20 (3)：439-453.

[25] Klabusay M, Sukova V, Coupek P, et al. Different levels of CD52 antigen expression evaluated by quantitative fluorescence cytometry are detected on B-lymphocytes, CD34+ cells and tumor cells of patients with chronic B-cell lymphoproliferative diseases. Cytometry B Clin Cytom, 2007, 72 (5)：363-370.

[26] Marti GE, Abbasi F, Raveche E, et al. Overview of monoclonal B-cell apoptosis lymphocytosis. Br J Haematol, 2007, 139 (5)：701-708.

[27] Rawstron AC. Monoclonal B-cell lymphocytosis：Good news for patients and CLL investigators. Leuk Lymphoma, 2007, 48 (6)：1057-1058.

[28] Landgren O, Albitar M, Abbasi F, et al. B-Cell Clones as Early Markers for Chronic Lymphocytic Leukemia. N Engl J Med, 2009, 360 (7)：659-667.

[29] 王慧君，吴雨洁，翁香琴，等. 流式细胞学在非霍奇金淋巴瘤诊断中的应用专家共识. 中华病理学杂志，2017，46 (4)：217-222.

[30] 套细胞淋巴瘤诊断与治疗中国专家共识（2016 年版）中华血液学杂志，2016，37 (9)：735-741.

[31] Hu Z, Sun Y, Schlette EJ, et al.CD200 expression in mantle cell lymphoma identifies a unique subgroup of patients with frequent IGHV mutations, absence of SOX11 expression, and an indolent clinical course.Mod Pathol, 2018, 31 (2)：327-336.

[32] Gesk S, Klapper W, Martín-Subero JI, et al. Chromosomal translocation in cyclin D1-negative/cyclin D2-positive mantle cell lymphoma fuses the CCND2 gene to the IGK locus. Blood, 2006, 108 (3)：1109-1110.

[33] Mozos A, Royo C, Hartmann E, et al. SOX11 expression is highly specific for mantle cell lymphoma and identifies the cyclin D1-negative subtype., Haematologica, 2009, 94 (11)：1555-1562.

[34] Robbins BA, Ellison DJ, Spinosa JC, et al. Diagnostic application of two-color flow cytometry in 161 cases of hairy cell leukemia. Blood, 1993, 82 (4)：1277-1287.

[35] Del Giudice I, Matutes E, Morilla R, et al. The diagnostic value of CD123 in B-cell disorders with hairy

or villous lymphocytes. Haematologica, 2004, 89 (3)：303-308.

[36] Mori N, Murakami YI, Shimada S, et al. TIA-1 expression in hairy cell leukemia. Mod Pathol, 2004, 17 (7)：840-846.

[37] Falini B, Tiacci E, Liso A, et al. Simple diagnostic assay for hairy cell leukaemia by immunocytochemical detection of annexin A1 (ANXA1) Lancet, 2004, 363 (9427)：1869-1870.

[38] Matutes E, Wotherspoon A, Catovsky D. The variant form of hairy cell leukaemia. Best Pract Res Clin Haematol, 2003, 16 (1)：41-56.

[39] Stone RM. Prolymphocytic leukemia. Hematol Oncol Clin North Am, 1990, 4 (2)：457-471.

[40] Schraders M, Jong D, Kluin P, et al. Lack of BCL2 expression in follicular lymphoma may be caused by mutations in the BCL2 gene or by absence of the t (14；18) translocation. J Pathol, 2005, 205 (3)：329-335.

[41] Dogan A, Bagdi E, Munson P, et al. CD10 and BCL-6 expression in paraffin sections of normal lymphoid tissue and B-cell lymphomas. Am J Surg Pathol, 2000, 24 (6)：846-885.

[42] Matutes E, Oscier D, Montalban C, et al. Splenic marginal zone lymphoma proposals for a revision of diagnostic, staging and therapeutic criteria. Leukemia, 2008, 22 (3)：487-495.

[43] Salomon-Nguyen F, Valensi F, Troussard X, et al. The value of the monoclonal antibody, DBA44, in the diagnosis of B-lymphoid disorders. Leuk Res, 1996, 20 (11-12)：909-913.

[44] Swerdlow SH, Campo E, Harris NL, et al. WHO classification of tumours of haematopoietic and lymphoid tissues (IARC WHO Classification of Tumours) revised edition. Lyon：IARC, 2017.

[45] eon SP, Xu L, Yang G, et al. MYD88 L265P somatic mutation in Waldenstr6m's macroglobulinemial. N Engl Med, 2012, 367 (9)：826-833

[46] Harada H, Kawano MM, Huang N, et al. Phenotypic difference of normal plasma cells from mature myeloma cells. Blood, 1993, 81 (10)：2658-2663.

[47] San Miguel JF, Gonzalez M, Gascon A, et al.

7

Immunophenotypic heterogeneity of multiple myeloma: influence on the biology and clinical course of the disease. Castellano-Leones (Spain) Cooperative Group for the Study of Monoclonal Gammopathies. Br J Haematol, 1991, 77 (2): 185-190.

[48] Nadav L, Katz BZ, Baron S, et al. Diverse niches within multiple myeloma bone marrow aspirates affect plasma cell enumeration. Br J Haematol, 2006, 133 (5): 530-532.

[49] Caraux A, Klein B, Paiva B, et al. Circulating human B and plasma cells. Age-associated changes in counts and detailed characterization of circulating normal CD138- and CD138+ plasma cells. Haematologica, 2010, 95 (6): 1016-1020.

[50] Flores-Montero J, de Tute R, Paiva B, et al. Immunophenotype of normal vs. myeloma plasma cells: toward antibody panel specifications for MRD detection in multiple myeloma. Cytometry B Clin Cytom, 2016, 90 (1): 61-72.

[51] Flores-Montero J, Sanoja-Flores L, Paiva B, et al. Next Generation Flow for highly sensitive and standardized detection ofminimal residual disease in multiple myeloma. Leukemia, 2017, 31 (10): 2094-2103.

[52] Paiva B, Puig N, Cedena MT, et al. Differentiation stage of myeloma plasma cells: biological and clinical significance. Leukemia, 2017, 31 (2): 382-392.

[53] Paiva B, Merino J, San Miguel JF. Utility of flow cytometry studies in the management of patients with multiple myeloma. Curr Opin Oncol, 2016, 28 (6): 511-517.

[54] Olteanu H, Harrington AM, Hari P, et al. CD200 expression in plasma cell myeloma. Br J Haematol, 2011, 153 (3): 408-411.

[55] Olteanu H. Role of flow cytometry in the diagnosis and prognosis of plasma cell myeloma. Surg Pathol Clin, 2016, 9 (1): 101-116.

[56] Bataille R, Robillard N, Pellat-Deceunynck C, et al. A cellular model for myeloma cell growth and maturation based on an intraclonal CD45 hierarchy. Immunol Rev, 2003, 194: 105-111.

[57] Yang Y, Borset M, Langford JK, et al. Heparan sulfate regulates targeting of syndecan-1 to a functional domain on the cell surface. J Bio Chem, 2003, 278 (15): 12888-12893.

[58] Jourdan M, Ferlin M, Legouffe E, et al. The myeloma cell antigen syndecan-1 is lost by apoptotic myeloma cells. Br J Haematol, 1998, 100 (4): 637-646.

[59] San Antonio JD, Karnovsky MJ, Gay S, et al. Interactions of syndecan-1 and heparin with human collagens. Glycobiology, 1994, 4 (3): 327-332.

[60] Kumar S, Rajkumar SV, Kyle RA, et al. Prognostic value of circulating plasma cells in monoclonal gammopathy of undetermined significance. J Clin Oncol, 2005, 23 (24): 5668-5674.

[61] Campana D, Coustan-Smith E. Minimal residual disease studies by flow cytometry in acute leukemia. Acta Haematol, 2004, 112 (1-2): 8-15.

[62] Davis BH, Dasgupta A, Kussick S, et al. Validation of cell-based fluorescence assays: practice guidelines from the ICSH and ICCS-part II-preanalytical issues. Cytometry B Clin Cytom, 2013, 84 (5): 286-290.

[63] Mateo G, Montalban MA, Vidriales MB, et al. Prognostic value of immunophenotyping in multiple myeloma: a study by the PETHEMA/GEM cooperative study groups on patients uniformly treated with high-dose therapy. J Clin Oncol, 2008, 26 (16): 2737-2744.

[64] Pellat-Deceunynck C, Barille S, Jego G, et al. The absence of CD56 (NCAM) on malignant plasma cells is a hallmark of plasma cell leukemia and of a special subset of multiple myeloma. Leukemia, 1998, 12 (12): 1977-1982.

[65] Ely SA, Knowles DM. Expression of CD56/neural cell adhesion molecule correlates with the presence of lytic bone lesions in multiple myeloma and distinguishes myeloma from monoclonal gammopathy of undetermined significance and lymphomas with plasmacytoid differentiation. Am J Pathol, 2002, 160 (4): 1293-1299.

[66] Sahara N, Takeshita A. Prognostic significance of surface markers expressed in multiple myeloma: CD56 and other antigens. Leuk Lymphoma, 2004, 45 (1):

61-65.

[67] Bahlis NJ, King AM, Kolonias D, et al. CD28-mediated regulation of multiple myeloma cell proliferation and survival. Blood, 2007, 109 (11): 5002-5010.

[68] Robillard N, Jego G, Pellat-Deceunynck C, et al. CD28, a marker associated with tumoral expansion in multiple myeloma. Clin Cancer Res, 1998, 4 (6): 1521-1526.

[69] Bataille R, Jego G, Robillard N, et al. The phenotype of normal, reactive and malignant plasma cells. Identification of "many and multiple myelomas" and of new targets for myeloma therapy. Haematologica, 2006, 91 (9): 1234-1240.

[70] Guikema JE, Hovenga S, Vellenga E, et al. CD27 is heterogeneously expressed in multiple myeloma: low CD27 expression in patients with high-risk disease. Br J Haematol, 2003, 121 (1): 36-43.

[71] Moreau P, Robillard N, Jego G, et al. Lack of CD27 in myeloma delineates different presentation and outcome. Br J Haematol, 2006, 132 (2): 168-170.

[72] Bataille R, Pellat-Deceunynck C, Robillard N, et al. CD117 (c-kit) is aberrantly expressed in a subset of MGUS and multiple myeloma with unexpectedly good prognosis. Leuk Res, 2008, 32 (3): 379-382.

[73] Schmidt-Hieber M, Pérez-Andrés M, Paiva B, et al. CD117 expression in gammopathies is associated with an altered maturation of the myeloid and lymphoid hematopoietic cell compartments and favorable disease features. Haematologica, 2011, 96 (2): 328-332.

[74] Kraj M, Poglod R, Kopec-Szlezak J, et al. C-kit receptor (CD117) expression on plasma cells in monoclonal gammopathies. Leuk Lymphoma, 2004, 45 (11): 2281-2289.

[75] Paiva B, Gutierrez NC, Chen X, et al. Clinical significance of CD81 expression by clonal plasma cells in high-risk smoldering and symptomatic multiple myeloma patients. Leukemia, 2012, 26 (8): 1862-1869.

[76] Sahara N, Ohnishi K, Ono T, et al. Clinicopathological and prognostic characteristics of CD33-positive multiple myeloma. Eur J Haematol, 2006, 77 (1): 14-18.

[77] Moreaux J, Hose D, Reme T, et al. CD200 is a new prognostic factor in multiple myeloma. Blood, 2006, 108 (13): 4194-4197.

[78] Jelinek T, Bezdekova R, Zatopkova M, et al. Current applications of multiparameter flow cytometry in plasma cell disorders. Blood Cancer J, 2017, 7 (10): e617.

[79] Ocqueteau M, Orfao A, Almeida J, et al. Immunophenotypic characterization of plasma cells from monoclonal gammopathy of undetermined significance patients. Implications for the differential diagnosis between MGUS and multiple myeloma. Am J Pathol, 1998, 152 (6): 1655-1665.

[80] Perez-Persona E, Vidriales MB, Mateo G, et al. New criteria to identify risk of progression in monoclonal gammopathy of uncertain significance and smoldering multiple myeloma based on multiparameter flow cytometry analysis of bone marrow plasma cells. Blood, 2007, 110 (7): 2586-2592.

[81] Paiva B, Almeida J, Pérez-Andrés M, et al. Utility of flow cytometry immunophenotyping in multiple myeloma and other clonal plasma cell-related disorders. Cytometry B Clin Cytom, 2010, 78 (4): 239-252.

[82] Garcia-Sanz R, Orfao A, Gonzalez M, et al. Primary plasma cell leukemia: clinical, immunophenotypic, DNA ploidy, and cytogenetic characteristics. Blood, 1999, 93 (3): 1032-1037.

[83] Deshmukh M, Elderfield K, Rahemtulla A, et al. Immunophenotype of neoplastic plasma cells in AL amyloidosis. J Clin Pathol, 2009, 62 (8): 724-730.

[84] Zhou P, Comenzo RL, Olshen AB, et al. CD32B is highly expressed on clonal plasma cells from patients with systemic lightchain amyloidosis and provides a target for monoclonal antibody-based therapy. Blood, 2008, 111 (7): 3403-3406.

[85] Castillo JJ, Garcia-Sanz R, Hatjiharissi E, et al. Recommendations for the diagnosis and initial evaluation of patients with Waldenström Macroglobulinaemia: a task force from the 8th International Workshop on Waldenström Macroglobulinaemia. Br J Haematol, 2016, 175 (1): 77-86.

[86] San Miguel JF, Vidriales MB, Ocio E, et al. Immunophenotypic analysis of Waldenstrom's macroglobulinemia. Semin

Oncol, 2003, 30 (2): 187-195.

[87] Paiva B, Vidriales MB, Mateo G, et al. The persistence of immunophenotypically normal residual bone marrow plasma cells at diagnosis identifies a good prognostic subgroup of symptomatic multiple myeloma patients.

Blood, 2009, 114 (20): 4369-4372.

[88] Rawstron AC, Orfao A, Beksac M, et al. Report of the European Myeloma Network on multiparametric flow cytometry in multiple myeloma and related disorders. Haematologica, 2008, 93 (3): 431-438.

7

# 急性白血病微量残留病检测

## 第一节 概 述

### 一、微量残留病检测的作用

目前由于多种化疗药的联合应用，使多数白血病患者可以获得形态学的完全缓解（complete remission，CR），即患者的骨髓中幼稚细胞 < 5%，外周血细胞达到正常水平。但仍有 30% ~ 50% 的患者出现复发。复发的主要原因是患者体内存在微量的形态学难以辨认的残存白血病细胞。

基于形态学检测手段的 CR 概念在临床诊治中已沿用了 60 年，定期检测 BM 涂片监测治疗反应一直是急性白血病治疗策略的一部分。通过细胞的形态判断残存白血病细胞和正常造血的状态提供一个指标来判断白血病细胞对化疗药物的敏感性和治疗过程中 BM 再生的程度，为指导疾病的预后评估和治疗策略提供了一定的依据。但是当骨髓中幼稚细胞低于 5% 时，在显微镜下判断是否存在残存的白血病细胞存在明显的局限性：①白血病细胞在形态上与正常造血祖细胞非常相似，因此难以肯定的鉴别白血病细胞，除非白血病细胞具有非常突出的形态学特征，例如 Auer 小体；②事实上在众多的正常 BM 细胞中鉴别个别的白血病细胞受主观因素的影响也较大，经验不同的形态学检测人员得出的结论可能存在较大的偏差，即使是经验丰富的形态学专家也不可能做到完全准确的鉴别；③显微镜下的常规细胞计数（100 ~ 400 个细胞）使得异常细胞的检出率和敏感性受到了较大的限制。

微量残留病（minimal residual disease，MRD）是指恶性血液病经过治疗达到血液学完全缓解后，体内残存的通过形态学等传统方法无法检测到的任何水平的微量肿瘤细胞状态。实际上，在获得形态

学 CR 后，患者体内残存的肿瘤细胞仍存在较大的差异，只有较少的患者在诱导缓解治疗结束时具有较少的白血病负荷，因此，相当的患者在诱导缓解后的治疗强度比实际需要的要低。另外，由于白血病细胞与正常早期细胞形态学上的一致性，可能产生相反的错误，即过高地评估了白血病的负荷，使得患者接受了不必要的治疗强度和由此产生的毒副作用。

过去的 20 ~ 30 年中，随着分子生物学检测和流式细胞检测技术的不断发展，特别是实时定量 PCR 技术（RQ-PCR）和多参数流式细胞术（MP-FCM）的应用，大大提高了异常基因或异常细胞检出的敏感性和特异性，使得 MRD 的检出成为可能并逐步应用于临床，为恶性血液病的预后分层和个体化治疗提供了更精准的依据。近年来，也有学者根据现有检测技术的局限性将 MRD 定义为可测量的残留病（measurable residual disease），使得人们对 MRD 的认识更加客观和科学。同时，随着 MRD 检测深度的提高，临床上对 CR 概念的定义也在不断更新，在许多的医学中心陆续开始以 MRD 阴性来定义更加严格的 CR。许多研究证实诱导或巩固治疗后能实现 MRD 阴性的 ALL 患者具有更好的无复发生存（relapse free survival，RFS）和总生存（overall survival，OS）率，而且在白血病危险度分层和预后评估体系中，MRD 优于其他传统的因素，显示出独立的预后提示价值。除此以外，MRD 状态还用于指导下一步的治疗策略，比如降低 / 增加化疗强度、选用单克隆抗体治疗或者异基因造血干细胞移植（allogenic stem cell transplantation，allo-SCT）等。

## 二、微量残留病的检测方法

检测残存白血病细胞，需要在患者发病时找到该患者白血病细胞的特异标志，包括遗传学、分子学及免疫学的特征。这些特征往往是正常血细胞所没有的，因此利用这些标志可与正常细胞进行鉴别，特异的识别白血病细胞。理想的 MRD 的检测方法通常需要满足以下条件：敏感性高、特异性好、具有较好的可重复性、可进行相对定量或绝对定量检测。目前最为广泛应用的 MRD 检测方法包括两大类：分子学方法和多参数流式细胞术（MFC）。最初运用流式细胞术检测白血病 MRD 的研究始于 20 世纪 90 年代，运用二～四色流式细胞仪对急性白血病的治疗后样本进行检测，通过一系列临床研究得出了 MRD 与预后具有较好的相关性的结果。近 10 年来，随着流式检测技术和分析水平的不断提高，特别是八～十色多参数流式细胞术的运用，使得 MRD 检测的敏感性和特异性有了进一步的提高。目前，多参数 FCM 和实时定量 PCR 方法已经成为临床检测 MRD 的常规方法。

分子学方法主要指 PCR 方法，包括检测受体基因重排（TCR 或 Ig）、融合基因（如 *BCR-ABL1*）、突变基因（*NPM1*、*FLT-3*）及高表达的基因（如 *WT1*）。基因重排主要用于 Ph 阴性 B-ALL 和 T-ALL，覆盖面较广（90%～95%），灵敏度也较高，但是需要在初发时就定制患者特异性的引物，操作起来较为繁琐、耗时，且治疗过程中发生克隆演变时会出现假阴性结果。ASO-PCR（allele specific oligonucleotide）技术检测 TCR/IG 在欧洲较普遍被应用，融合基因 PCR 方法的优点是灵敏度高，但覆盖面窄。为了增加基因检测的覆盖面，又开发了一些突变基因及高表达基因的 PCR。但近几年来，数字 PCR 技术（dPCR）和二代测序技术（NGS）的出现为 MRD 的检测提供了新的契机。NGS 技术是近几年发展起来的一种新技术，其检测 MRD 不需要定制患者特异性引物，理论上可以检测多个克隆以及治疗过程中出现的新克隆。稀释度试验显示 NGS 技术的灵敏度可以高达 $10^{-6}$，然而实际工作中只有一小部分患者能检出这么低水平的 MRD，这种极低水平的 MRD 是否具有足够的临床意义尤其是指导治疗价值还有待更多的临床数据来支持。目前两者仍处于临床研究阶段。需要注意的是，上述几种检测方法在敏感性、适用范围、复杂程度，以及评估克隆演变中的作用和价值不一（表 8-1-1）。没有绝对的 100% 可靠的 MRD 检测方法，任何一种方法都存在一定概率的假阴性或假阳性结果。造成假阴性的因素可能有：免疫表型的变化或漂移、微量的隐藏于骨髓微环境中的残留白血病细胞、外周血的稀释、克隆演化、丢失已有突变或获得新的突变；而对某些阳性 MRD 检测结果的解读也需谨慎，例如 CBF 白血病缓解后持续存在的前白血病克隆可以表达微量的融合基因、某些与意义不明克隆性造血（clonal hematopoiesis of indeterminate potential，CHIP）相关的突变如 DNMT3A、ASXL1、TET2 可以持续存在于缓解状态的骨髓中而与疾病复发没有直接相关性，等等。因此，根据疾病的特点在不同的时间点选择联合应用不同的 MRD 检测方法，可以大大提高对 MRD 解读的客观性和精准性。

表 8-1-1　微量残留病检测方法学优缺点比较

| 特点 | MCM | TCR/IG 重排 | 融合基因 | NGS |
|---|---|---|---|---|
| 灵敏度 | $10^{-4}\sim10^{-5}$ | $10^{-4}\sim10^{-5}$ | $10^{-4}\sim10^{-6}$ | $10^{-6}$ |
| 速度 | 快速 | 耗时 | 耗时 | 耗时 |
| 价格 | 便宜 | 贵 | 中等 | 昂贵 |
| 覆盖面 | 近 100% | 高 | 30%～50% | 高 |
| 标准化 | 低 | 高 | 高 | 缺 |
| 新鲜标本 | 需要 | 不需要 | 不需要 | 不需要 |
| 治疗前标本 | 不依赖 | 依赖 | 依赖 | 依赖 |
| 技术经验 | 依赖度高 | 依赖度低 | 依赖度低 | 依赖度高 |
| 克隆演变 | 影响中等 | 影响高 | 很少 | 不影响 |

MCM，多参数流式细胞术；NGS，二代测序

## 三、流式细胞术检测微量残留病的原理

流式细胞术的技术特点是运用不同荧光标记的多种抗体组合对造血细胞的表面抗原或胞内抗原的表达状况进行检测，通过对细胞的系列来源、分化程度，以及分化规律进行分析和鉴别，从而判断是否存在异常细胞以及异常细胞的比例，这一特点是检测白血病 MRD 的技术基础；而以正常造血细胞

为参照，在初诊白血病样本中鉴定出"白血病相关免疫表型"（1eukemia-associated immunophenotypes，LAIP），即在正常 BM 和 PB 不表达或表达比例较低的免疫表型，作为后续检测 MRD 的主要标志，则是 MRD 检测的主要理论依据。

利用 FCM 检测 MRD 最理想的标志是白血病细胞表达而正常细胞不表达的白血病细胞特异性抗原。但目前这类标志很少，只有 PBX1 和 NG2。NG2 是一个高分子量黑色素瘤相关的抗原，表达于 11q23 阳性的 ALL 细胞上。PBX1 是基因易位的产物，表达于淋巴母细胞白血病，而这种抗原在正常淋巴细胞是不表达的。

除此以外目前人们普遍应用的抗原均非只有白血病细胞表达而正常细胞不表达的抗原，而且这些抗原均是在正常细胞不同系列不同分化阶段表达的分化抗原。既然如此，人们又如何鉴别白血病细胞？通过研究发现白血病细胞抗原的表达与正常细胞主要有两个方面的不同。

1．抗原表达的组织位置异常，又称异位性抗原表达。这类异常主要见于 T- 急性淋巴细胞白血病（T-ALL）。正常 T 细胞是在胸腺和淋巴结内分化成熟的，因此在胸腺和淋巴结内可以出现幼稚的 T 细胞，例如表达 nTdT 和 CD34 或者 CD4 与 CD8 共表达。但在正常胸腺和淋巴结外的组织应该是不存在或者存在比例较低的这样的细胞。在 T-ALL 时，在 BM 或者 PB 可以出现大量的幼稚 T 细胞。当 T-ALL 患者获得 CR 时，在 BM 或者 PB 如果出现比例超过正常范围的幼稚 T 细胞，则认为存在 MRD。而对 T 淋巴母细胞淋巴瘤的患者，则考虑出现血行播散。

2．目前文献普遍提到的 LAIP，主要是指异常的抗原表达，文献报道主要包括以下 4 种类型。

（1）表达跨系列或交叉系列抗原：白血病细胞经常表达一个系列以上的抗原标志，如 AML 患者表达 CD7、CD2、CD5、CD4、CD19、CD20 等。ALL 患者表达 CD13、CD33。或少数患者可以出现 T、B 标志或 T、B、髓（M）的相关标志同时阳性。

（2）跨期或不同期的抗原共表达：表现为在正常细胞的分化发育过程中按顺序先后出现的抗原，在白血病细胞上同时阳性。如 CD34 与 CD15、CD34 与 CD11b、CD34 与 CD56、CD34 与 CD14

同时阳性。

（3）抗原表达量的异常，包括抗原的过强表达（over-expression）和过低表达（under-expression）及表达缺失。正常细胞在不同分化时期抗原表达的量是受严格控制的，某个分化阶段抗原表达量有一个较恒定的值，在不同的个体间也是基本相似的。而白血病细胞则可表现为这种调节的失调，出现抗原表达量的异常。如 B- 淋巴细胞白血病（B-ALL）中经常有 CD10、CD58 的过表达和 CD45 及 CD38 的低表达或表达缺失。

（4）光散射异常：表现为 FSC 和 SSC 值的异常改变。

基于上述理论，对于有初诊 LAIP 资料的患者，可以根据患者发病时的 LAIP 设计特异性的抗体组合，选择固定的门（gate）对特定的细胞群进行设门分析，进而鉴别出与初诊 LAIP 相似的异常细胞群体。但在 MRD 检测的实际应用中，有相当一部分患者就诊时处于治疗后状态，且没有可以参考的初诊 LAIP，但是我们依旧可以依据上述理论基础，始终以同系列相同分化阶段的正常细胞作为对照，在每次检测时观察是否存在与正常细胞表型不同的细胞群体，即通过"不同于正常细胞表型"（different-from-normal，DFN）的分析方法，仍可以鉴定出 MRD。因此 LAIP 分析法和 DFN 分析法的原理本质上是一致的，区别之处是前者的分析思路相对固定而后者的分析思路相对灵活，但二者又是相辅相成、互相验证和互相补充的关系。当有初诊 LAIP 可参考时，有助于快速选定 MRD 检测的抗体组合方案，降低 MRD 分析的难度，提高 MRD 检测的效率；但由于白血病细胞存在克隆异质性，特别是治疗后残存的肿瘤细胞可能发生部分表型的改变（表型漂移）或优势克隆的演变，导致 MRD 表型与初诊 LAIP 不同，因此 DFN 方法有助于发现新的异常表型，是对 LAIP 的重要补充。因而，"基于 LAIP 的 DFN 分析法"已经成为目前国际上更认可的 MRD 分析方法。

### 四、流式细胞术检测 MRD 的敏感性

将白血病细胞加入正常的细胞中进行稀释实验以检测 FCM 残存白血病细胞的灵敏度为 $10^{-3}\sim$

$10^{-5}$。但利用 FCM 检测残存白血病时，一定要注意获取的细胞数量要足够多。如利用 CD19 设门检测 B-ALL 的残存细胞，早期的文献报道获取 20 000 个 $CD19^+$ 细胞。我们经过长期的临床实践，发现这样可能造成获取的细胞数不够，而影响检测的敏感性。FCM 确定 MRD 时需要在 FCM 的二维点图中形成较集中的群体才比较特异，如果是很分散的分布，则不能除外非特异性。

MRD 检测灵敏度取决于白血病标志的特异性。而 FCM-MRD 方法学的特异性依赖于我们鉴别白血病细胞和正常幼稚细胞的能力。这种鉴别能力首先取决于白血病细胞本身 LAIP 特征与正常幼稚造血细胞的抗原表达分离度，分离度越好，特异性就越高；一个好的抗体组合也可以帮助我们提高识别肿瘤细胞的能力，同时用 8～10 种抗原（八～十色方案）来识别肿瘤细胞的能力肯定强于 4 种抗原（四色方案）；此外，不同技术人员对肿瘤细胞的识别能力也直接与方法学特异性相关。方法学灵敏度首先取决于方法学特异性，当特异性足够好时，获取细胞总数越高灵敏度就越高。四色流式细胞技术的方法学特异性不够好，检测 MRD 的灵敏度只能达到 $10^{-4}$（0.01%），即从 1 万个正常骨髓细胞中识别一个白血病细胞；八色及以上抗体组合检测 MRD 的特异性大大提高，当获取细胞总数足够多的时候，灵敏度可以高达 $10^{-5}$。Shaver 等报道，一个八色的单管检测方案可以覆盖原来的 3 管四色方案，节约样本、成本和劳动力的同时，方法学灵敏度和特异性也大大提高[1]。

关于 MRD 的检测敏感性，涉及两个概念：最低检出限（lower limit of detection，LOD）和最低定量限（lower limit of quantification，LOQ）。

LOD ＝（可检测到的 MRD 群体的最小细胞数 / 总细胞数）×100%。

LOQ ＝（可重复定量的 MRD 群体的最小细胞数 / 总细胞数）×100%。

国际上的研究认为 20 个细胞是最低检测限（LOD）的比较保守的值，考虑到计数误差，以 95% 可信限上限作为标准，LOD=30/ 获取细胞数 ×100%。而 50 个细胞是普遍接受的可重复定量检测的最低细胞数，因此 LOQ=50/ 获取细胞数 ×100%。如果获取 500 000 个细胞，LOD 和 LOQ 分别为 0.006% 和 0.01%。

可以通过将白血病细胞加入正常骨髓中进行稀释实验以明确 FCM 检测 MRD 的方法学灵敏度，通常取白血病细胞比例较高的标本用来做稀释度试验。将白血病标本与正常骨髓按以下体积比混合：1∶1、1∶10、1∶100、1∶1000、1∶10 000、1∶100 000、1∶200 000 等，最后一个稀释度取决于拟实现的方法学灵敏度[2]。

理论上，LAIP 特异性足够好的话，获取的细胞越多则灵敏度越高，如获取 $10^7$ 细胞 FCM 的灵敏度可以达到 $10^{-6}$，与最敏感的数字 PCR 方法相当。但受目前实际因素的限制，难以实现。这些因素包括：标本量的限制，因为检测 MRD 时患者处于 CR 期，甚至化疗后的 BM 抑制期，此时患者的 WBC 数为正常水平或低于正常，如果标记 $10^7$ 细胞则需要较大量的 BM 标本。另外同时需要使用大量的抗体，大大增加了检测成本和费用。还有一个更重要的限制因素是受目前的流式细胞仪和计算机的计算速度和存储量的限制。我们目前对 B-ALL 患者一般获取 $1×10^6$ 细胞，对于 T-ALL 和 AML 患者则获取 $7.5×10^5$ 细胞。这样可以保证检测的灵敏度 > $10^{-4}$。

在开展 MRD 检测项目之前，充分掌握正常造血细胞系列和成熟度相关抗原的表达规律是必要的。在此基础是，在面对一份白血病患者的免疫分型结果时，才可能辨别出该患者是否存在 LAIP 及 LAIP 的类型，以确定随访的抗体组合。在患者获得 CR 后才可以利用这些 LAIP 和抗体组合对 MRD 进行检测，特别是用 DFN 分析方法测 MRD 时。正常对照标本应该包括非血液肿瘤患者的骨髓和重建骨髓（化疗后或骨髓移植后重建）两部分，总标本数不低于 20 例。对于 ALL，重建骨髓对照可以选择 AML 患者化疗或异基因移植后 MRD 阴性状态下的标本。正常对照标本的细胞获取总数、检测方案和仪器设置均应与患者 MRD 检测时的条件保持一致。

## 五、微量残留病检测的标本类型、时间点和阈值

绝大部分情况下，MRD 检测的首选标本类型

是骨髓。陆续也有文献证实了外周血 MRD 检测的临床价值，外周血标本的优点是取材方便、创伤小、不存在稀释问题，而且可以绝对计数等。B-ALL 是起源于骨髓的疾病，同一个时间点的 PB-MRD 比 BM-MRD 低 1 ~ 3 个数量级，虽然 PB-MRD 也显示出临床价值，但并不适合用来替代骨髓做 MRD 评估。对于 T-ALL 来说，不管是成人还是儿童组，都证实 PB-MRD 与 BM-MRD 的结果比较相似或者低一个数量级，理论上可以用 PB 替代 BM 做 MRD 检测，但是临床试验中通常还是推荐用 BM 来检测 MRD。

检测方法学可靠的话，任何治疗时间节点（如诱导治疗中、诱导治疗后、巩固治疗后、移植前、移植后等）的骨髓 MRD 结果都具有显著的临床意义。早期 MRD 评估可以反应患者对化疗的敏感性，用于指导危险度分层和下一步巩固治疗策略的制定；巩固治疗过程中检测 MRD 用于指导维持治疗的强度以及出现 MRD 水平复发时的挽救治疗策略；巩固治疗结束时 MRD 阳性提示预后极差。建议至少包含以下时间点：诱导治疗后、早期巩固治疗后（约 3 个月），然后每 3 个月监测一次 MRD。Ph 阴性 B-ALL 和 T-ALL 至少跟踪 3 年，Ph 阳性 B-ALL 不移植组至少跟踪 5 年。对于移植组，移植前监测 MRD 是必要的，建议移植后每 3 个月进行一次 MRD 检测。

这里的阈值指的是对临床有指导意义的 cut-off 值，与治疗时间点有关，一般来说，越早期阈值越高，越到治疗的后期阈值越低。这个阈值与方法学检测限（MRD 阴、阳性界限）不完全相同，方法学检测限与临床时间点无关，主要与白血病细胞和正常对照的分离度（特异性）以及获取细胞总

数相关。有报道儿童 ALL 诱导化疗第 15 天 MRD 小于 0.1% 的患者化疗反应较好，大于 1.0% 的患者预后不良，但是这个时间点用来做危险度分层的准确性不如 33 天或 78 天；诱导化疗结束和巩固治疗结束后、移植前 / 后则一般以 0.01% 作为阈值。由于观察到 CR 时 MRD 阴性或者低于 0.01% 的患者仍然会出现复发，曾经有学者猜测，如果采用更加灵敏的 MRD 检测方法，将 MRD 的阴、阳性界限设在 0.001% 或者更低水平，可能临床意义会更大。一份来自美国儿童肿瘤组（Children's Oncology Group, COG）临床试验患者的报告显示，对于诱导化疗结束这个时间点来说，以 $10^{-4}$ 作为阈值时，用 NGS（灵敏度高达 $10^{-6}$）和 MFC 方法鉴定出来的 MRD 阳性组患者生存情况较为相似，阴性组也无统计学差异，只是 NGS 方法鉴定出更多 MRD 阳性患者（而且确实证实预后不良），说明在 $10^{-4}$ 水平，NGS 可以作为 MFC 方法的有效补充；同时，NGS 方法也鉴定出一批 MRD 阳性但是低于 $10^{-4}$ 的患者，这批患者临床上却没有显示出预后不佳的状态。因此，诱导化疗后，即使有更高灵敏度的方法，$10^{-4}$ 仍然是危险度分层（鉴别高危患者）的最佳阈值。值得一提的是，利用 NGS 的高灵敏度在这个时间点可以鉴定出一批预后极好的患者（MRD < 0.0001% 组：5 年 EFS，98.1%；5 年 OS：100%）[3]。基于检测方案升级（八色及以上方案）和获取细胞总数增加 [$(4 ~ 5) \times 10^{6}$] 的新一代 MFC 技术（二代流式技术），检测 ALL-MRD 的灵敏度也提高到了 $10^{-5}$ ~ $10^{-6}$。方法学灵敏度的提高是否会改变临床试验中危险度分层和治疗策略制定的阈值还有待验证。

## 第二节　急性髓细胞白血病微量残留病检测

### 一、正常髓系祖细胞的抗原表达特点

在早年的 MRD 研究中，我们[4]采用四色的抗体组合对 NBM 中 CD34$^+$ 和 CD117$^+$ 细胞中不同抗原表达进行了研究，图 8-2-1 可知，髓系祖细胞的 SSC 比淋系祖细胞稍大，因此通过选择 SSC 稍大的 CD34$^+$ 细胞，基本主要为髓系祖细胞。在此

群细胞中，多数细胞同时表达 HLA-DR、CD38、CD117、CD33、CD13，而淋系抗原 CD7、CD3、CD19 和 CD56 表达比例很低。晚期的髓系抗原 CD15 和 CD11b 也很少表达。我们分别统计了 CD34$^+$ 和 CD117$^+$ 细胞中不同抗原的表达比例，计算了在 CD34$^+$ 和 CD117$^+$ 细胞中的相对比例和在有核细胞中的绝对比例（表 8-2-1），并分别统计了

8

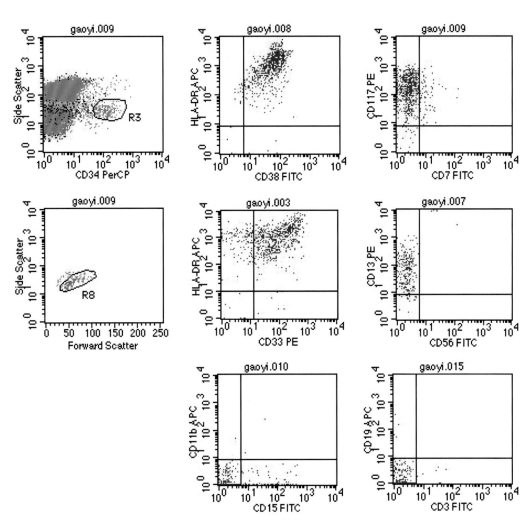

图 8-2-1　正常骨髓的 CD34+ 细胞中抗原表达特点

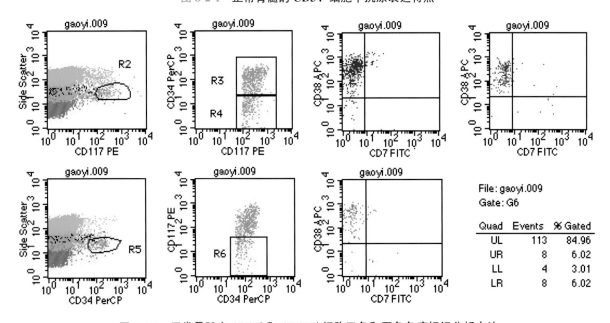

图 8-2-2　正常骨髓中 CD34+ 和 CD117+ 细胞三色和四色免疫标记分析方法

a. 将 CD117+/SSClow 细胞（R2）分为 CD34+ 和 CD34-，进一步分析 CD34+CD117+（R3，红色）和 CD34-CD117+（R4，粉色）中 CD7
和 CD38 的表达

b. 分析 CD34+CD117- 细胞（R6，蓝色）中 CD7 和 CD38 的表达

CD34 和 CD117 的不同阳性组合中其他抗原表达的三色和四色背景值，作为 AML MRD 检测的参考阈值（表 8-2-2 和 表 8-2-3）。绝对比例决定 AML MRD 的灵敏度。我们在 MRD 检测中应该尽量选择在 NBM 中绝对比例低的 LAIP 进行随访。

我们的结果说明在双色分析中，$CD34^+$ 细胞中 $CD11b^+$、$CD19^+$、$CD56^+$、$CD38^-$、$CD117^-$、$HLA-DR^-$ 和 $CD117^+$ 细胞中 $CD11b^+$、$CD19^+$、$CD56^+$ 细胞在有核细胞中的平均值均低于 0.05%。在三色分析中，$CD117^+CD34^+$ 细胞中仍然以 $CD11b^+$、$CD19^+$、$CD56^+$、$CD38^-$、$HLA-DR^-$ 比值较低，且比双色正常值低。$CD117^+CD34^-$ 细胞中以 $CD11b^+$、$CD19^+$、$CD7^+$、$CD38^-$ 比值较低。而因为 $CD34^+CD117^-$ 细胞在有核细胞中比例较低，因此，此群细胞中所检测的抗原包括：$CD11b^+$、$CD19^+$、$CD15^+$、$CD9^+$、$CD7^+$ 和 $CD33^-$、$CD13^-$、$CD38^-$、$HLA-DR^-$ 的正常值均低于 0.04%。四色抗体组合分析中，$CD117^+CD34^+$ 和 $CD34^+CD117^-$ 细胞中 $CD11b^+$、$CD19^+$、$CD9^+$、$CD38^-$、$HLA-DR^-$ 与其他抗原组合的正常值均低于双色和三色组合正常值。这些结果

表 8-2-1　正常骨髓 $CD34^+/SSC^{low}$ 和 $CD117^+/SSC^{low}$ 细胞中双色分析的正常值（$\bar{X} \pm SD$，%）

| 抗原类型 | n | 相对比例 | | 实际比例 | |
|---|---|---|---|---|---|
| | | $CD34^+$ | $CD117^+$ | $CD34^+$ | $CD117^+$ |
| $CD11b^+$ | 20 | $2.71 \pm 2.30$ | $3.36 \pm 1.84$ | $0.012 \pm 0.011$ | $0.028 \pm 0.011$ |
| $CD19^+$ | 12 | $6.66 \pm 3.97$ | $1.23 \pm 0.72$ | $0.030 \pm 0.021$ | $0.009 \pm 0.005$ |
| $CD56^+$ | 15 | $8.18 \pm 4.91$ | $5.89 \pm 4.67$ | $0.031 \pm 0.021$ | $0.025 \pm 0.020$ |
| $CD7^+$ | 20 | $12.24 \pm 4.40$ | $6.83 \pm 2.18$ | $0.048 \pm 0.026$ | $0.051 \pm 0.021$ |
| $CD15^+$ | 20 | $20.53 \pm 5.12$ | $29.59 \pm 4.72$ | $0.091 \pm 0.028$ | $0.256 \pm 0.085$ |
| $CD9^+$ | 10 | $33.45 \pm 12.13$ | $14.17 \pm 3.37$ | $0.112 \pm 0.062$ | $0.076 \pm 0.028$ |
| $CD33^-$ | 20 | $15.15 \pm 9.50$ | $55.59 \pm 11.17$ | $0.049 \pm 0.041$ | $0.441 \pm 0.238$ |
| $CD13^-$ | 20 | $12.88 \pm 7.27$ | $53.51 \pm 14.61$ | $0.047 \pm 0.028$ | $0.450 \pm 0.191$ |
| $CD117^-/CD34^{-*}$ | 20 | $10.86 \pm 5.92$ | $46.66 \pm 9.43$ | $0.046 \pm 0.022$ | $0.374 \pm 0.196$ |
| $HLA-DR^-$ | 15 | $6.40 \pm 4.30$ | $10.18 \pm 6.92$ | $0.021 \pm 0.017$ | $0.076 \pm 0.063$ |
| $CD38^-$ | 20 | $6.69 \pm 3.41$ | $6.19 \pm 3.36$ | $0.025 \pm 0.017$ | $0.042 \pm 0.021$ |

$n$ 为检测例数；$^*$ 表示 $CD34^+$ 细胞中 $CD117^-$ 的比例和 $CD117^+$ 细胞中 $CD34^-$ 的比例

表 8-2-2　$CD34^+$ 或 $CD117^+$ 细胞中三色标记的正常值范围（$\bar{X} \pm SD$，%）

| 抗原类型 | n | $CD117^+CD34^+$ | | $CD117^+CD34^-$ | | $CD34^+CD117^-$ | |
|---|---|---|---|---|---|---|---|
| | | 相对比例 | 实际比例 | 相对比例 | 实际比例 | 相对比例 | 实际比例 |
| $CD11b^+$ | 20 | $2.07 \pm 1.37$ | $0.009 \pm 0.005$ | $5.09 \pm 2.66$ | $0.018 \pm 0.009$ | $9.56 \pm 6.68$ | $0.005 \pm 0.005$ |
| $CD19^+$ | 12 | $1.58 \pm 1.22$ | $0.006 \pm 0.005$ | $0.99 \pm 0.92$ | $0.003 \pm 0.002$ | $34.20 \pm 12.94$ | $0.015 \pm 0.007$ |
| $CD7^+$ | 20 | $6.00 \pm 1.76$ | $0.023 \pm 0.011$ | $8.23 \pm 3.73$ | $0.028 \pm 0.013$ | $57.54 \pm 10.84$ | $0.029 \pm 0.014$ |
| $CD15^+$ | 20 | $30.77 \pm 10.64$ | $0.142 \pm 0.051$ | $26.72 \pm 10.50$ | $0.102 \pm 0.058$ | $6.80 \pm 4.81$ | $0.003 \pm 0.002$ |
| $CD9^+$ | 10 | $13.85 \pm 2.70$ | $0.044 \pm 0.015$ | $15.32 \pm 6.29$ | $0.033 \pm 0.019$ | $10.53 \pm 5.35$ | $0.007 \pm 0.005$ |
| $CD33^-$ | 20 | $51.18 \pm 14.02$ | $0.174 \pm 0.074$ | $60.94 \pm 13.43$ | $0.267 \pm 0.190$ | $8.64 \pm 7.93$ | $0.006 \pm 0.007$ |
| $CD13^-$ | 20 | $50.31 \pm 10.92$ | $0.164 \pm 0.073$ | $57.75 \pm 20.33$ | $0.285 \pm 0.153$ | $8.22 \pm 8.73$ | $0.003 \pm 0.003$ |
| $HLA-DR^-$ | 15 | $2.72 \pm 1.94$ | $0.013 \pm 0.013$ | $15.47 \pm 11.49$ | $0.057 \pm 0.050$ | $71.70 \pm 17.22$ | $0.029 \pm 0.012$ |
| $CD38^-$ | 20 | $6.18 \pm 4.69$ | $0.019 \pm 0.011$ | $6.56 \pm 4.50$ | $0.023 \pm 0.017$ | $85.78 \pm 11.86$ | $0.040 \pm 0.022$ |

8

表 8-2-3　**CD34$^+$ 或 CD117$^+$ 细胞中四色标记的正常值范围（$\overline{X}\pm$SD，%）**

| 抗原类型 | n | CD117$^+$CD34$^+$ | | CD117$^+$CD34$^-$ | |
|---|---|---|---|---|---|
| | | 相对比例 | 实际比例 | 相对比例 | 实际比例 |
| CD15$^+$CD11b$^+$ | 20 | 1.37±1.0 | 0.006±0.003 | 2.54±1.99 | 0.009±0.006 |
| CD15$^-$CD11b$^+$ | | 0.70±0.61 | 0.003±0.003 | 2.55±1.47 | 0.009±0.005 |
| CD15$^+$CD11b$^-$ | | 29.41±10.33 | 0.136±0.052 | 24.18±10.05 | 0.093±0.055 |
| CD15$^-$CD11b$^-$ | | 68.52±10.29 | 0.343±0.135 | 70.73±10.10 | 0.287±0.146 |
| CD3$^+$CD19$^+$ | 20 | 0.74±0.93 | 0.003±0.003 | 0.07±0.12 | 0.000±0.000 |
| CD3$^-$CD19$^+$ | | 0.84±0.86 | 0.003±0.004 | 0.92±0.97 | 0.003±0.002 |
| CD3$^+$CD19$^-$ | | 2.76±2.22 | 0.009±0.006 | 2.17±1.80 | 0.007±0.005 |
| CD3$^-$CD19$^-$ | | 95.66±2.93 | 0.386±0.133 | 96.85±1.95 | 0.338±0.160 |
| CD7$^+$CD38$^+$ | 20 | 5.47±1.58 | 0.022±0.011 | 6.46±2.22 | 0.023±0.011 |
| CD7$^-$CD38$^+$ | | 91.62±2.60 | 0.355±0.118 | 90.33±4.53 | 0.342±0.190 |
| CD7$^+$CD38$^-$ | | 0.53±0.62 | 0.002±0.002 | 1.77±1.88 | 0.005±0.005 |
| CD7$^-$CD38$^-$ | | 2.38±1.47 | 0.010±0.008 | 1.44±0.80 | 0.004±0.003 |
| CD9$^+$CD33$^+$ | 10 | 8.57±2.47 | 0.027±0.012 | 7.30±3.93 | 0.014±0.006 |
| CD9$^-$CD33$^+$ | | 56.38±13.18 | 0.185±0.099 | 35.01±7.76 | 0.074±0.029 |
| CD9$^+$CD33$^-$ | | 5.29±2.55 | 0.016±0.011 | 8.03±4.04 | 0.018±0.015 |
| CD9$^-$CD33$^-$ | | 29.77±12.78 | 0.098±0.062 | 49.67±8.88 | 0.122±0.086 |
| HLA-DR$^+$CD33$^+$ | 20 | 68.24±11.27 | 0.246±0.101 | 29.25±12.19 | 0.096±0.054 |
| HLA-DR$^-$CD33$^+$ | | 1.90±2.04 | 0.008±0.008 | 4.28±2.99 | 0.015±0.013 |
| HLA-DR$^+$CD33$^-$ | | 28.26±11.37 | 0.112±0.089 | 28.53±10.99 | 0.107±0.084 |
| HLA-DR$^-$CD33$^-$ | | 1.59±1.21 | 0.006±0.006 | 37.94±17.82 | 0.144±0.114 |
| CD13$^+$HLA-DR$^+$ | 20 | 47.66±11.18 | 0.160±0.073 | 41.30±20.09 | 0.226±0.170 |
| CD13$^-$HLA-DR$^+$ | | 48.76±10.94 | 0.159±0.072 | 44.75±17.24 | 0.227±0.144 |
| CD13$^+$HLA-DR$^-$ | | 2.04±2.55 | 0.006±0.005 | 0.95±0.88 | 0.005±0.005 |
| CD13$^-$HLA-DR$^-$ | | 1.12±0.69 | 0.004±0.003 | 13.00±12.55 | 0.058±0.057 |
| CD38$^+$HLA-DR$^+$ | 20 | 91.38±4.52 | 0.322±0.132 | 80.47±11.38 | 0.319±0.199 |
| CD38$^-$HLA-DR$^+$ | | 4.53±2.64 | 0.130±0.091 | 3.12±2.80 | 0.011±0.012 |
| CD38$^+$HLA-DR$^-$ | | 2.64±2.04 | 0.010±0.008 | 12.96±11.47 | 0.051±0.055 |
| CD38$^-$HLA-DR$^-$ | | 0.29±0.28 | 0.001±0.001 | 3.44±2.68 | 0.012±0.009 |
| CD123$^+$CD38$^+$ | 25 | 38.65±6.33 | 0.139±0.061 | 7.45±3.21 | 0.022±0.013 |
| CD123$^-$CD38$^+$ | | 59.52±6.84 | 0.218±0.099 | 90.03±4.67 | 0.299±0.163 |
| CD123$^+$CD38$^-$ | | 0.84±1.19 | 0.002±0.002 | 0.08±0.16 | 0.000±0.001 |
| CD123$^-$CD38$^-$ | | 0.99±1.62 | 0.002±0.002 | 2.43±2.33 | 0.007±0.007 |
| CD123$^+$HLA-DR$^+$ | 9 | 31.35±4.66 | 0.095±0.030 | 7.45±2.96 | 0.012±0.004 |
| CD123$^-$HLA-DR$^+$ | | 65.85±5.33 | 0.198±0.060 | 78.83±6.45 | 0.136±0.029 |
| CD123$^+$HLA-DR$^-$ | | 1.75±0.94 | 0.005±0.003 | 1.11±0.27 | 0.000±0.000 |
| CD123$^-$HLA-DR$^-$ | | 1.05±0.73 | 0.003±0.003 | 13.61±5.46 | 0.024±0.013 |

8

说明采用多参数的分析可以降低基础值，增加检测的灵敏性。但我们的四色分析中不包括 CD45 抗体，也使得我们的正常值似乎比文献报道的包含 CD45 的正常值偏高。所以随着仪器硬件的升级，运用四色以上的多参数检测时，MRD 分析的背景值会进一步降低，从而提高检测的敏感性和特异性。

## 二、AML MRD 检测的抗体组合和 LAIP 特点

San Miguel[5] 在 1997 年和 2001 年采用 12 组三色荧光标记抗体组合（表 8-2-4），利用 FSC/SSC 设门法分别检测了 53 例和 126 例 AML 患者（表 8-2-5），发现：①跨系列抗原表达占 30% ~ 29%；②抗原过表达占 9% ~ 21%；③异常光散射占 34% ~ 17%；④跨期的抗原共表达最多，占 83% ~ 78%。从两篇文章的结果可以看出，除去跨系列抗原表达比例比较稳定，其他异常表型的比例变化较大。抗原过表达比例有明显增加。而异常散射光比例明显减低。说明在急性髓性白血病 MRD 的检测中，两者的作用发生了改变，抗原过表达的作用在增加。而异常的抗原表达的种类变化则更大，许多在 1997 年报道的异常表型在 2001 年则未出现，而部分 1997 年未报道的表型在 2001 年出现了。对两

表 8-2-4 **San Miguel** 所采用的抗体组合

| FITC | PE | PerCP/PE-CY5 |
| --- | --- | --- |
| CD15 | CD117 | CD34 |
| CD15 | CD33 | CD15 |
| CD15 | CD33 | HLA-DR |
| CD34 | CD38 | CD19 |
| CD34 | CD56 | CD33 |
| HLA-DR | CD33 | CD13 |
| CD7 | CD13 | CD19 |
| CD65 | CD11b | CD4 |
| CD2 | CD14 | CD13 |
| CD61 | GLYA | CD45 |
| CD10 | CD56 | CD20 |
| CD71 | CD11b | |

表 8-2-5 **San Miguel** 报道的 **AML** 中不同期抗原共表达情况

| 抗原表型 | 病例数（%）n=53 | 病例数（%）n=126 |
| --- | --- | --- |
| **跨系抗原表达** | **16（30）** | **37（29）** |
| CD2 | 9（17） | 26（21） |
| CD5 | 1（2） | 1（0.8） |
| CD7 | 5（9） | 11（9） |
| CD19 | 2（4） | 3（2） |
| CD20 | 1（2） | 1（0.8） |
| **抗原过表达** | **5（9）** | **26（21）** |
| CD33 | 1（2） | 14（11） |
| CD34 | 2（4） | 11（9） |
| CD117 | 1（2） | 1（0.8） |
| HLA-DR | 2（4） | 1（0.8） |
| CD15 | N | 1（0.8） |
| **异常散射光模式** | **18（34）** | **22（17）** |
| FSC 高 /SSC | | |
| CD2 | 8（15） | 4（2.6） |
| CD34 | 2（4） | 4（2.6） |
| CD7 | 5（9） | 4（2.6） |
| CD117 | 3（6） | 2（1.5） |
| CD19 | 1（2） | 2（1.5） |
| CD20 | N | 1（0.8） |
| FSC 低 /SSC | | |
| CD13 | 5（9） | 3（2） |
| CD33 | 3（6） | 1（0.8） |
| CD15 | 2（4） | 1（0.8） |
| CD14 | 1（2） | N |
| **异常抗原表达** | **40（83）** | **98（78）** |
| CD34+CD33+HLA-DR− | 5（9） | 11（9） |
| CD34+CD56+ | 3（6） | 10（8） |
| CD34+CD11b+ | 4（8） | 6（4） |
| CD34+CD33++ | N | 4（3） |
| CD34+CD14+ | 2（4） | 4（3） |
| CD34+CD117+HLA-DR− | N | 3（2.3） |
| CD34+CD15+CD117− | 4（8） | 3（2.3） |

8

| 抗原表型 | 病例数（%）n=53 | 续表 病例数（%）n =126 |
|---|---|---|
| CD34+CD33-CD13+HLA-DR+ | N | 2（1.5） |
| CD34+CD33-CD13+HLA-DR- | N | 1（0.8） |
| CD34+CD33-CD117+HLA-DR+ | N | 1（0.8） |
| CD117+CD33+HLA-DR- | 18（34） | 14（11） |
| CD117+CD34-CD15- | N | 8（6） |
| CD117+CD11b+ | 7（13） | 7（5.5） |
| CD117+CD33+CD34-CD15+ | N | 5（4） |
| CD117+HLA-DR-CD15+ | N | 3（2.3） |
| CD117+HLA-DR-CD15- | N | 2（1.5） |
| CD117+HLA-DR+CD33+CD34- | N | 1（0.8） |
| CD33++HLA-DR-CD34-CD15-CD14- | 10（19） | 22（17） |
| CD33-CD13+ | N | 18（14） |
| CD33+CD13- | N | 9（7） |
| CD33+HLA-DR+CD4+CD45dim | N | 1（0.8） |
| CD33++HLA-DR+CD15-CD14- | N | 1（0.8） |
| CD33+CD45dimCD34-CD15- | N | 1（0.8） |
| CD33+HLA-DR+CD56+CD13- | N | 1（0.8） |
| CD34+CD117+CD11b+ | 4（8） | N |
| CD34+CD117+CD56+ | 2（4） | N |
| CD34+CD33-CD13+ | 10（19） | N |
| CD34+CD33+CD13- | 1（2） | N |
| CD34-CD15+CD117+ | 3（6） | N |
| CD34+CD117+CD13+HLA-DR- | 1（2） | N |
| CD34+CD117+CD33+HLA-DR- | 11（21） | N |
| CD117+CD33+CD13- | 1（2） | N |
| CD117+CD56+ | 3（6） | N |
| CD15+CD13+HLA-DR+ | 2（4） | N |
| CD14+CD13-HLA-DR+ | 1（2） | N |

N，无

篇文章的差异作者没有进行解释，其中部分异常似乎是进行了重新归类，但也说明对髓系祖细胞的认识在逐渐深入，对 LAIP 的认识在变化。而 AML 患者跨期的抗原表达种类很多，多种异常类型的发生率较低，因此使得 AML MRD 的检测难度变大。

San Miguel 根据残存白血病细胞（residual leukemia cells，RLD）进行分组，RLD > $10^{-2}$ 为高危组，三年复发率为 85%±9%；RLD > $10^{-2}$ ~ $10^{-3}$ 为中危组，三年复发率为 45%±8%；RLD < $10^{-3}$ 为低危组，三年复发率为 14%±6%；而 RLD < $10^{-4}$，三年无复发，为极低危组。

Venditti[6] 采用双色和三色免疫标记法，检测了 56 例 AML 患者完全缓解（CR）后体内残存白血病水平。患者首先接受诱导治疗，CR 后给予 2 次巩固治疗。年龄 < 60 岁的患者，在第一次巩固治疗后，进行自体骨髓 BM 或外周血干细胞移植。BM 标本采用全血标记然后溶红细胞的方法。每管获取 $10^6$ 细胞，其检测残存白血病的灵敏度为 $10^{-4}$ ~ $10^{-5}$。白血病相关的免疫表型见表 8-2-6。该研究发现巩固治疗后，患者 RLD > $3.5 \times 10^{-4}$，则预示着复发的危险性大。并与中等及差的遗传学异常、较短的生存期相关。自体干细胞移植并不能改善患者的预后。诱导治疗后 RLC > $5 \times 10^{-3}$ 和强化

表 8-2-6　AML LAIP 和诊断时的发生率

| LAIP | 发生率（%） |
|---|---|
| CD34+CD56+ | 2 |
| CD34+CD14+ | 5 |
| CD34+CD11b+ | 46 |
| CD34+CD49b+ | 2 |
| CD34+CD69+ | 10 |
| CD34+icam+ | 15 |
| CD117+CD56+ | 6 |
| CD33+CD2+ | 6 |
| CD33+CD4+ | 15 |
| CD33+CD7+ | 51 |
| CD34+CD15+HLA-DR+ | 11 |
| CD34+CD33+CD7+ | 47 |
| CD34+CD33+CD19+ | 5 |
| CD34+CD33+CD4+ | 8 |
| CD33-CD14+HLA-DR+ | 17 |
| CD33-CD15+HLA-DR+ | 19 |
| CD34+CD11b+CD117+ | 47 |
| CD34+CD56+CD117+ | 1 |

治疗后 RLC > $2 \times 10^{-3}$ 为高危组。因此，CR 后采用 FCM 检测 MRD 水平有助于判断预后。

1999 年 Campana 也对 AML 患者 MRD 检测的方法进行了报道，其使用的四色抗体组合见表 8-2-7。2003 年报道了对 54 例 AML 患者的检测结果，LAIP 的阳性率与 1999 年报道的基本一致，但增加了 4 组抗体，其中 CD13/CD133/CD34/CD33 的阳性率较高，达到 30%。另外缺乏对 CD65 和 CD2 的结果。

敏度增加了将近 1 log。该研究的一个突出特点是使用大量的抗体（33 种）组合。其三色和四色的抗体组合见表 8-2-8。

Kern[9] 于 2005 年总结了 1400 例 AML 治疗前的 LAIP 分析结果，见表 9-2-9。但其使用的抗体数量较庞大，临床应用受到限制。而其中的 CD235a、CD133、CD135、CD90、CD61 和抗 7.1 抗原异常的比例在总体中较低。如果放弃这些抗体的检测，则总体的 LAIP 检测率可以保持在 90% 以上。

表 8-2-7　**Campana 采用的抗体组合和 LAIP 结果**

| FITC/PE/PerCP/APC | 发生率（%）[a] | 病例数（%）[b] |
| --- | --- | --- |
| CD13/CD117/CD34/CD33 | 20 ~ 40 | 19（41） |
| CD15/CD117/CD34/CD33 | 20 ~ 40 | 19（41） |
| CD13/CD133/CD34/CD33 | N | 14（30） |
| CD13/CD56/CD34/CD33 | 10 ~ 15 | 13（28） |
| HLA-DR/CD117/CD34/CD33 | 10 ~ 15 | 11（24） |
| CD11b/CD13/CD34/CD33 | 10 ~ 15 | 8（17） |
| CD38/CD13/CD34/CD33 | 10 ~ 15 | 8（17） |
| CD15/CD13/CD34/CD33 | 10 ~ 20 | 6（13） |
| CD7/CD13/CD34/CD33 | 10 ~ 20 | 5（11） |
| CD45/CD13/CD34/CD33 | N | 5（11） |
| CD19/CD13/CD34/CD33 | 5 ~ 10 | 4（9） |
| CD11b/CD117/CD34/CD33 | 10 ~ 20 | 4（9） |
| HLA-DR/CD13/CD33/CD34 | N | 3（7） |
| CD13/anti7.1/CD34/CD33 | N | 3（7） |
| CD13/CD33/CD34/CD65 | 10 ~ 20 | N |
| CD2/CD13/CD34/CD33 | 5 ~ 10 | N |

[a] 是 1999 年的结果；[b] 是 2003 年的结果；N，无

在 AML MRD 的研究中，德国的 Kern[7-8] 发表了一系列文章。在 2003 年采用 24 组三色抗体组合检测了未加选择的 68 例 AML 患者，LAIP 全部阳性。这些 LAIP 在 NBM 中的基础值为 0 ~ 1.2%（中位是 0.07%），当只对敏感的 LAIP 进行分析时，这些 LAIP 在 NBM 中的基础值降为 0 ~ 0.43%（中位是 0.05%）。2004 年 Kern 进一步报道了在原三色方法的基础了加入 CD45 抗体，使 MRD 检测的灵

表 8-2-8　**Kern 采用的三色和四色抗体组合**

| FITC | PE | PE-CY5 | ECD |
| --- | --- | --- | --- |
| CD11b | CD117 | CD34 | CD45 |
| CD14 | CD13 | CD4 | CD45 |
| CD15 | CD34 | CD33 | CD45 |
| CD34 | Anti7.1 | CD33 | CD45 |
| CD34 | CD116 | CD33 | CD45 |
| CD34 | CD13 | CD19 | CD45 |
| CD34 | CD135 | CD117 | CD45 |
| CD15 | CD13 | CD33 | CD45 |
| CD34 | CD19 | CD13 | CD45 |
| CD34 | CD2 | CD33 | CD45 |
| CD34 | CD56 | CD33 | CD45 |
| CD36 | CD235a | CD45 | CD45 |
| CD38 | CD133 | CD34 | CD45 |
| CD38 | CD34 | CD90 | CD45 |
| CD61 | CD14 | CD45 | CD45 |
| CD4 | CD64 | CD45 | CD45 |
| CD64 | CD4 | CD45 | CD45 |
| CD65 | CD87 | CD34 | CD45 |
| CD7 | CD33 | CD34 | CD45 |
| CD90 | CD117 | CD34 | CD45 |
| CD9 | CD34 | CD33 | CD45 |
| HLA-DR | CD33 | CD34 | CD45 |
| cMPO | LF | cCD15 | CD45 |
| nTdT | cCD33 | cCD45 | cCD45 |
| nTdT | cCD22 | cCD3 | cCD45 |
| nTdT | cCD79a | cCD3 | cCD45 |

表 8-2-9　**1400 例 AML LAIP 分析**

| LAIP 分类 | LAIP | n | 百分比 (%) |
|---|---|---|---|
| 跨期表达 | 合计 | 652 | 20.6 |
| | CD11b$^+$CD117$^+$CD34$^-$ | 156 | 4.9 |
| | CD11b$^+$CD117$^+$CD34$^+$ | 92 | 2.9 |
| | CD11b$^+$CD117$^-$CD34$^+$ | 36 | 1.1 |
| | CD34$^+$CD116$^+$CD33$^+$ | 113 | 3.6 |
| | CD34$^+$CD15$^+$CD33$^+$ | 193 | 6.1 |
| | CD65$^+$CD87$^+$CD34$^+$ | 12 | 0.4 |
| | CD65$^+$CD87$^-$CD34$^+$ | 50 | 1.6 |
| 跨系表达 | 合计 | 742 | 23.5 |
| | CD34$^+$CD13$^+$CD19$^+$ | 48 | 1.5 |
| | CD34$^+$CD2$^+$CD33$^+$ | 51 | 1.6 |
| | CD34$^+$CD56$^+$CD33$^+$ | 83 | 2.6 |
| | CD34$^-$CD13$^+$CD19$^+$ | 21 | 0.7 |
| | CD34$^-$CD2$^+$CD33$^+$ | 33 | 1 |
| | CD34$^-$CD56$^+$CD33$^+$ | 189 | 6 |
| | CD4$^+$CD13$^+$CD14$^-$ | 87 | 2.8 |
| | CD7$^+$CD33$^+$CD34$^-$ | 75 | 2.4 |
| | CD7$^+$CD33$^+$CD34$^+$ | 155 | 4.9 |
| 表达缺失 | 合计 | 625 | 19.8 |
| | CD15$^+$CD13$^+$CD33$^-$ | 6 | 0.2 |
| | CD15$^+$CD13$^-$CD33$^-$ | 7 | 0.2 |
| | CD34$^-$CD135$^+$CD117$^+$ | 17 | 0.5 |
| | CD38$^-$CD133$^+$CD34$^+$ | 10 | 0.3 |
| | CD4$^+$CD13$^-$CD14$^+$ | 7 | 0.2 |
| | CD9$^-$CD34$^+$CD33$^+$ | 30 | 0.9 |
| | CD9$^-$CD34$^-$CD33$^+$ | 34 | 1.1 |
| | HLA-DR$^+$CD33$^-$CD34$^+$ | 12 | 0.4 |
| | HLA-DR$^-$CD33$^+$CD34$^-$ | 143 | 4.5 |
| | HLA-DR$^-$CD33$^+$CD34$^+$ | 37 | 1.2 |
| | cMPO$^+$LF$^-$cCD15$^-$ | 315 | 10 |
| | cMPO$^+$LF$^-$cCD15$^+$ | 4 | 0.1 |
| | cMPO$^-$LF$^+$cCD15$^+$ | 3 | 0.1 |
| 表达过强 | 合计 | 1139 | 36.1 |
| | CD11b$^-$CD117$^{++}$CD34$^+$ | 9 | 0.3 |
| | CD13$^{++}$CD34$^{++}$ | 163 | 5.2 |
| | CD15$^{++}$CD13$^{++}$CD33$^{++}$ | 52 | 1.6 |
| | CD34$^{++}$CD135$^+$CD117$^{++}$ | 35 | 1.1 |
| | CD34$^{++}$CD33$^{++}$ | 65 | 2.1 |
| | CD34$^-$7.1$^{++}$CD33$^+$ | 53 | 1.7 |
| | CD36$^{++}$CD235a$^{++}$CD45$^{(+)}$ | 25 | 0.8 |
| | CD38$^{++}$CD133$^{++}$CD34$^{++}$ | 16 | 0.5 |
| | CD4$^+$CD64$^{++}$CD45$^{++}$ | 144 | 4.6 |
| | CD4$^+$CD13$^{++}$CD14$^{++}$ | 19 | 0.6 |
| | CD61$^{++}$CD14$^-$CD45$^+$ | 5 | 0.2 |
| | CD65$^{++}$CD87$^{++}$ | 162 | 5.1 |
| | CD90$^{++}$CD117$^{++}$CD34$^+$ | 23 | 0.7 |
| | HLA-DR$^{++}$CD33$^{++}$CD34$^{++}$ | 41 | 1.3 |
| | nTdT$^{(+)}$cCD33$^{++}$cCD45$^{++}$ | 327 | 10.4 |
| 合计 | | 3158 | 100 |

续表

　　作者单位[10]在 2007 年分析了 610 例急性髓细胞白血病白血病相关免疫表型（表 8-2-10），共包括 CD7、CD117、CD33、CD34、CD10、CD19、CD56、CD38、CD13、CD14、CD64、CD9、CD16、CD2、CD5、CD11b、CD123、HLA-DR 和 CD45 19 种抗体，同时分析了 20 例健康志愿者的 BM 标本，结果见表 8-2-10 和表 8-2-11。

　　我们的结果显示 AML 患者中 CD117、CD38 表达率较高，在 95% 左右。CD33、CD9 表达率次之，在 84% 左右。而 HLA-DR 和 CD13 分别为 77.23% 和 75.25%。CD64 和 CD34 的表达率分别为 64.41% 和 59.51%。CD15 表达率为 43.06%，CD11b 表达率较低为 22.07%。86.39% 的 AML 患者 LAIP 阳性，以 AML-M1 和 M3 最高，AML-M4EO 最低。LAIP 主要表现为交叉系列抗原表达和非同期共抗原表达，前者以 CD34 与 CD7、CD19、CD56 同时阳性为主。在非同期抗原表达中，CD34$^+$CD64$^+$、CD117$^+$CD11b$^+$、CD117$^+$CD38$^{-/dim}$、CD117$^+$HLA-DR$^{-/dim}$ 的正常细胞比例在 0.01% 左右，与 AML 之间的对数差大于 3，为灵敏度较高的 LAIP。此结果说明筛查 19 种抗原使 AML 患者 LAIP 的阳性率在 85% 以上。

表 8-2-10　**610 例 AML 患者免疫表型分析**

| 抗原类型 | CML-AML | M0 | M1 | M2 | M3 | M4 | M4EO | M5 | | M6 | 合计 |
|---|---|---|---|---|---|---|---|---|---|---|---|
| | | | | | | | | M5a | M5b | | |
| CD117 | 100.00 | 85.71 | 94.87 | 99.56 | 95.10 | 100.00 | 100.00 | 96.77 | 11.11 | 94.74 | 95.08 |
| | 11/11 | 6/7 | 37/39 | 224/225 | 136/143 | 64/64 | 22/22 | 60/62 | 2/18 | 18/19 | 580/610 |
| CD34 | 81.82 | 85.71 | 82.05 | 84.00 | 6.47 | 76.56 | 95.45 | 48.38 | 11.11 | 84.21 | 59.51 |
| | 9/11 | 6/7 | 32/39 | 189/225 | 9/139 | 49/64 | 21/22 | 30/62 | 2/18 | 16/19 | 363/610 |
| HLA-DR | 100.00 | 100.00 | 70.27 | 91.08 | 13.43 | 95.08 | 100.00 | 94.74 | 100.00 | 100.00 | 77.23 |
| | 11/11 | 7/7 | 26/37 | 194/213 | 18/134 | 58/61 | 22/22 | 54/57 | 18/18 | 15/15 | 441/571 |
| CD38 | 100.00 | 100.00 | 100.00 | 96.00 | 88.00 | 100.00 | 100.00 | 100.00 | 100.00 | 100.00 | 94.74 |
| | 1/1 | 3/3 | 15/15 | 72/75 | 66/75 | 22/22 | 10/10 | 15/15 | 8/8 | 4/4 | 216/228 |
| CD13 | 72.73 | 57.14 | 69.23 | 65.45 | 93.01 | 78.13 | 100.00 | 67.80 | 57.14 | 73.68 | 75.25 |
| | 8/11 | 4/7 | 27/39 | 144/220 | 133/143 | 50/64 | 22/22 | 40/59 | 8/14 | 14/19 | 450/598 |
| CD33 | 81.82 | 85.71 | 76.92 | 78.57 | 98.57 | 66.67 | 81.82 | 93.55 | 94.12 | 94.74 | 84.60 |
| | 9/11 | 6/7 | 30/39 | 176/224 | 138/140 | 42/63 | 18/22 | 58/62 | 16/17 | 18/19 | 511/604 |
| CD9 | N | N | N | 25.00 | 100.00 | N | 100.00 | 80.00 | 0.00 | N | 84.93 |
| | | | | 3/12 | 54/54 | | 1/1 | 4/5 | 0/1 | | 62/73 |
| CD14 | 0.00 | 0.00 | 0.00 | 0.66 | 2.63 | 6.06 | 10.00 | 1.82 | 70.59 | 0.00 | 4.49 |
| | 0/6 | 0/3 | 0/27 | 1/152 | 2/76 | 2/53 | 1/20 | 1/55 | 12/17 | 0/14 | 19/423 |
| CD64 | 27.27 | 20.00 | 42.42 | 45.37 | 98.47 | 58.73 | 76.19 | 78.33 | 100.00 | 26.67 | 64.41 |
| | 3/11 | 1/5 | 14/33 | 93/205 | 129/131 | 37/63 | 16/21 | 47/60 | 18/18 | 4/15 | 362/562 |
| CD11b | 27.27 | 25.00 | 18.52 | 13.67 | 10.07 | 30.77 | 12.50 | 26.92 | 100.00 | 23.53 | 22.07 |
| | 3/11 | 1/4 | 5/27 | 38/178 | 14/139 | 16/52 | 2/16 | 14/52 | 16/16 | 4/17 | 113/512 |
| CD15 | N | 100.00 | 25.00 | 50.00 | 53.85 | 25.00 | 40.00 | 33.33 | 0.00 | 40.00 | 43.06 |
| | | 1/1 | 2/8 | 15/30 | 7/13 | 1/4 | 2/5 | 1/3 | 0/3 | 2/5 | 31/72 |
| CD7 | 36.36 | 71.43 | 38.46 | 32.73 | 5.15 | 22.22 | 0.00 | 26.67 | 0.00 | 42.11 | 23.74 |
| | 4/11 | 5/7 | 15/39 | 72/220 | 7/136 | 14/63 | 0/21 | 16/60 | 0/18 | 8/19 | 141/594 |
| CD19 | 0.00 | 0.00 | 5.26 | 17.04 | 0.75 | 6.67 | 0.00 | 1.67 | 0.00 | 11.11 | 8.16 |
| | 0/11 | 0/7 | 2/38 | 38/223 | 1/134 | 4/60 | 0/19 | 1/60 | 0/18 | 2/18 | 48/588 |
| CD56 | 0.00 | 0.00 | 15.38 | 41.57 | 28.33 | 29.63 | 9.09 | 52.94 | 60.00 | 20.00 | 33.91 |
| | 0/1 | 0/2 | 2/13 | 37/89 | 17/60 | 8/27 | 1/11 | 9/17 | 3/5 | 1/5 | 78/230 |
| LAIP | 72.73 | 85.71/6/7 | 97.44 | 89.78 | 95.10 | 82.81 | 54.55 | 75.81 | 72.22 | 63.16 | 86.39 |
| | 8/11 | | 38/39 | 202/225 | 136/143 | 53/64 | 12/22 | 47/62 | 13/18 | 12/19 | 527/610 |

表 8-2-11　非 AML-M3 AML 患者中主要 LAIP 及在正常骨髓中的中位值（范围）

| LAIP | AML | | | 正常骨髓 | | | 对数差 #log |
|---|---|---|---|---|---|---|---|
| | % | 阳性例数/总例数 | 阳性患者中 LAIP+ 阳性率（%）* | 例数 | LAIP+ 的细胞比例（%）* | | |
| 交叉系列抗原表达 | | | | | | | |
| CD117+CD34+CD7+ | 24.67 | 113/458 | 32.62（2.95～95.63） | 20 | 0.018（0.011～0.023） | | 3.26（2.21～3.73） |
| CD117+CD34-CD7+ | 4.59 | 21/458 | 28.77（3.08～77.62） | 20 | 0.028（0.007～0.051） | | 3.01（2.04～3.44） |
| CD117+CD34+CD19+ | 9.91 | 45/454 | 13.48（3.68～61.06） | 12 | 0.003（0.000～0.005） | | 3.56（3.09～4.31） |
| CD117+CD34-CD19+ | 0.22 | 1/454 | 33.38 | 12 | 0.005（0.000～0.031） | | 3.82 |
| CD117+CD34+CD56+ | 22.94 | 39/170 | 31.90（5.30～85.56） | 15 | 0.007（0.003～0.044） | | 3.66（2.88～4.09） |
| CD117+CD34-CD56+ | 10.00 | 17/170 | 27.23（5.54～89.58） | 15 | 0.011（0.001～0.034） | | 3.39（2.70～3.91） |
| 非同期抗原表达 | | | | | | | |
| CD117+CD34+CD9+ | 15.79 | 3/19 | 25.49（13.75～62.81） | 10 | 0.041（0.021～0.066） | | 2.79（2.53～2.81） |
| CD117+CD34-CD9+ | 21.05 | 4/19 | 36.08（13.25～50.67） | 10 | 0.027（0.012～0.074） | | 3.13（2.69～3.27） |
| CD117+CD34+CD15+ | 33.90 | 20/59 | 28.21（7.33～90.99） | 20 | 0.138（0.080～0.234） | | 2.31（1.73～2.82） |
| CD117+CD34-CD15+ | 6.78 | 4/59 | 21.15（16.11～25.07） | 20 | 0.099（0.038～0.221） | | 2.33（2.21～2.40） |
| CD34+CD64+/str | 23.67 | 102/431 | 20.41（4.41～80.31） | 20 | 0.019（0.007～0.055） | | 3.03（2.37～3.47） |
| CD117+CD34+CD11b+ | 18.21 | 65/357 | 20.33（3.51～78.97） | 20 | 0.008（0.003～0.021） | | 3.41（2.64～3.99） |
| CD117+CD34-CD11b+ | 4.48 | 16/357 | 32.27（13.62～55.56） | 20 | 0.016（0.006～0.040） | | 3.30（2.93～3.54） |
| CD117+CD34+CD38-/dim | 7.19 | 11/153 | 38.26（3.79～75.05） | 20 | 0.008（0.001～0.031） | | 3.68（2.67～3.97） |
| CD117+CD34-CD38-/dim | 4.58 | 7/153 | 42.65（20.41～65.25） | 20 | 0.009（0.002～0.034） | | 3.68（3.36～3.86） |
| CD117+CD34+HLA-DR-/dim | 6.12 | 27/441 | 25.60（4.93～83.59） | 15 | 0.010（0.003～0.044） | | 3.41（2.69～3.92） |
| CD117+CD34-HLA-DR-/dim | 7.26 | 32/441 | 41.51（7.62～85.07） | 15 | 0.039（0.005～0.223） | | 3.03（2.29～3.34） |
| CD34+CD33-/dim | 26.51 | 123/464 | 28.69（3.86～80.61） | 20 | 0.049（0.000～0.196） | | 2.78（1.90～3.22） |
| CD34+CD13-/dim | 20.00 | 91/455 | 27.59（2.25～85.01） | 20 | 0.038（0.003～0.125） | | 2.86（1.77～3.35） |

*，为在有核细胞中的比例；#，为 LAIP 阳性率

2009 年我们[111]报道了利用两组四色抗体组合监测 101 例 AML 患者 MRD 的结果。以患者 LAIP 阳性细胞比例高于正常值 +2 倍标准差定为 MRD+，低于此值的为 MRD-。进行随访的 LAIP 主要类型为：75% 表达交叉系列抗原，38% 具有非同步抗原，3% 具有过表达的抗原（表 8-2-12）。我们感觉交叉抗原阳性是比较容易检测的 LAIP，也比较稳定（图 8-2-3）。当交叉抗原阴性时再选择其他的 LAIP 进行 MRD 的监测。随着技术的成熟，抗原过表达目前也成为我们主要的监测标志。但辨别时需要仪器稳定性非常好，对正常抗原的规律要熟练掌握，因此难度较大。

表 8-2-12　101 例随访 AML 患者 LAIP 统计

| LAIP | n | % | 正常值 |
|---|---|---|---|
| 交叉系列抗原表达 | 75 | 74.26 | |
| CD7+ | 33 | 32.67 | 0.048%±0.026% |
| CD56+ | 24 | 23.76 | 0.031%±0.021% |
| CD19+ | 5 | 4.95 | 0.030%±0.021% |
| CD7+CD56+ | 9 | 8.91 | 0.048%±0.026% |
| CD7+CD19+ | 1 | 0.99 | 0.048%±0.026% |
| CD56+CD19+ | 3 | 2.97 | 0.031%±0.021% |
| 抗原过表达 | 3 | 2.97 | |
| CD117 | 2 | 1.98 | 0.003%±0.006% |

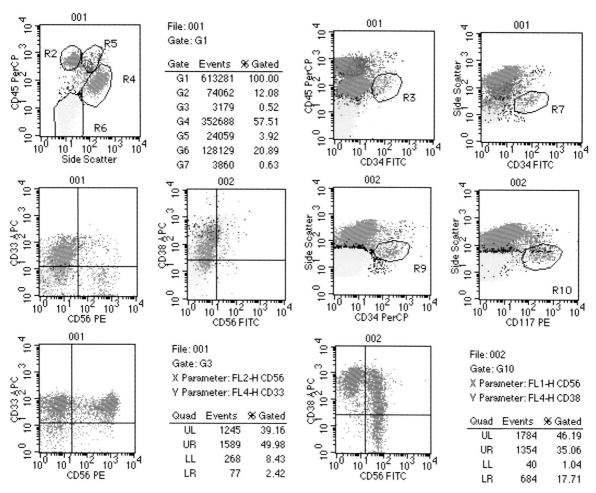

图 8-2-3　一例 **CD56 阳性 AML-M2** 患者治疗后 **MRD** 检测。第一管以 **CD34** 设门分析，**CD34⁺CD33⁺CD56⁺** 细胞在有核细胞中占 **0.26%**，第二管以 **CD34⁺** 和 **CD117⁺** 设门，分析 **CD34⁺CD117⁺** 细胞中 **CD56⁺** 细胞比例为 **0.29%**，为 **MRD** 阳性

续表

| LAIP | n | % | 正常值 |
|---|---|---|---|
| CD33 | 1 | 0.99 | 0.003% ± 0.006% |
| 非同步抗原表达 | **38** | **37.62** | |
| CD34⁺CD33⁺CD9⁺ | 10 | 9.90 | 0.048% ± 0.039% |
| CD34⁺CD15⁺ | 6 | 5.94 | 0.091% ± 0.028% |
| CD34⁺CD11b⁺ | 3 | 2.97 | 0.012% ± 0.011% |
| CD34⁺CD64⁺ | 3 | 2.97 | 0.023% ± 0.012% |
| CD34⁺CD117⁺CD33⁻ | 6 | 5.94 | 0.106% ± 0.077% |
| CD34⁺CD117⁺CD13⁻ | 3 | 2.97 | 0.118% ± 0.071% |
| CD34⁺HLA-DR⁻ | 4 | 3.96 | 0.021% ± 0.017% |
| CD34⁺CD38⁻ | 3 | 2.97 | 0.025% ± 0.017% |

Al-Mawali[12] 采用 CD45/CD34/CD117 设门的

五色方法（表 8-2-13）共检测了 22 种抗体（表 8-2-13 和表 8-2-14），检测了 54 例 AML 患者，51 例（94%）LAIP 阳性。具体的五色抗体组合检测的 LAIP 的种类和阳性细胞的比例见表 8-2-15。最敏感的 LAIP 依次为 CD2、CD56、CD11b、CD7 和 CD19。采用与正常 BM 和再生期 BM 进行稀释的方法检测敏感度在 $10^{-4} \sim 10^{-5}$ 之间（表 8-2-16）。其结果与我们的结果相似，我们未检测 CD2，但其余的最敏感抗体相同，只是顺序有所不同。我们检测抗体的敏感度依次为 CD11b、CD19、CD56 和 CD7，可能与使用的抗体不同有关。其检测的 LAIP 主要包括交叉系列抗原表达和跨期抗原表达和抗原表达缺失。但 Al-Mawali 将 CD34/CD56、CD117/CD56、CD33/CD56 列入非同期抗原表达，而不是列入交叉系列抗原的表达。在文章中没有进

行解释。

### 表 8-2-13　Al-Mawali 采用的五色抗体组合

| FITC | PE | ECD | PC-5 | PC-7 |
| --- | --- | --- | --- | --- |
| CD2 | CD56 | CD45 | CD34 | CD117 |
| CD7 | CD33 | CD45 | CD34 | CD117 |
| CD14 | CD11b | CD45 | CD34 | CD117 |
| CD15 | CD33 | CD45 | CD34 | CD117 |
| CD65 | CD33 | CD45 | CD34 | CD117 |
| CD33 | CD13 | CD45 | CD34 | CD117 |
| CD64 | CD33 | CD45 | CD34 | CD117 |
| CD19 | CD10 | CD45 | CD34 | CD117 |
| CD38 | CD123 | CD45 | CD34 | CD117 |

### 表 8-2-14　Al-Mawali 使用的抗体

| 抗体 | 克隆 | Isotype | 荧光素 | 来源 |
| --- | --- | --- | --- | --- |
| CD2 | SFCI3Pt2H9 | IgG1κ | FITC | Coulter |
| CD7 | 3A1E-12H7 | IgG2bκ | FITC | Coulter |
| CD10 | SS2/36 | IgG1κ | PE | |
| CD11b | Bear1 | IgG1κ | PE | Coulter |
| CD13 | L138 | IgG1κ | PE | BD |
| CD14 | MfP9 | IgG2b | FITC | BD |
| CD15 | MMA | IgMκ | FITC | BD |
| CD19 | HD37 | IgG1κ | FITC | Dako |
| CD33 | P67.6 | IgG1κ | PE | BD |
| CD33 | P67.6 | IgG1κ | FITC | BD |
| CD34 | 8G12 | IgG1κ | FITC | BD |
| CD34 | 581 | IgG1 | PC5 | Immunotech |
| CD38 | T16 | IgG1 | FITC | Coulter |
| CD45 | Immu19.2 | IgG1κ | PC5 | Immunotech |
| CD45 | J33 | IgG1 | PE | Immunotech |
| CD56 | N901 | IgG1κ | FITC | Coulter |
| CD64 | 22 | IgG1 | FITC | Immunotech |
| CD65 | 88H7 | IgM | FITC | Immunotech |
| CD117 | 104D2D1 | IgG1 | PE | Immunotech |
| CD117 | 104D2D1 | IgG1 | PC7 | Coulter |
| CD123 | 9F5 | IgG1κ | PE | BD |
| CD235a | JC159 | IgG1κ | FITC | Dako |
| HLA-DR | L243 | IgG2a | FITC | BioDesign |
| cMPO | cMPO-7 | IgG1κ | FITC | Dako |
| nTdT | HT-6 | IgG1κ | FITC | Dako |

### 表 8-2-15　五色抗体组合检测 AML LAIP 类型和阳性细胞比例

| LAIP 类型 | 病例数 | 阳性细胞（%） |
| --- | --- | --- |
| **交叉系列抗原表达** | **40** | |
| $CD34^+/CD2^+$ | 5 | 26 ～ 92 |
| $CD34^+/CD7^+$ | 12 | 11 ～ 88 |
| $CD34^+/CD10^+$ | 1 | 22 |
| $CD34^+/CD19^+$ | 2 | 24 ～ 65 |
| $CD117^+/CD2^+$ | 5 | 13 ～ 91 |
| $CD117^+/CD7^+$ | 11 | 18 ～ 90 |
| $CD117^+/CD10^+$ | 1 | 17 |
| $CD117^+/CD19^+$ | 2 | 15 ～ 53 |
| $CD34^+/CD235a^+$ | 0 | 0 |
| $CD117^+/CD235a^+$ | 1 | 30 |
| **异常抗原表达** | **146** | |
| $CD34^+/CD11b^+$ | 11 | 11 ～ 80 |
| $CD34^+/CD14^+$ | 0 | 0 |
| $CD34^+/CD15^+$ | 20 | 10 ～ 36 |
| $CD34^+/CD56^+$ | 5 | 29 ～ 84 |
| $CD34^+/CD64^+$ | 6 | 10 ～ 49 |
| $CD34^+/CD65^+$ | 15 | 11 ～ 63 |
| $CD117^+/CD11b^+$ | 10 | 12 ～ 62 |
| $CD117^+/CD14^+$ | 0 | 0 |
| $CD117^+/CD15^+$ | 25 | 10 ～ 55 |
| $CD117^+/CD56^+$ | 6 | 11 ～ 80 |
| $CD117^+/CD64^+$ | 22 | 11 ～ 70 |
| $CD117^+/CD65^+$ | 2 | 10 ～ 62 |
| $CD33^+/CD15^+$ | 2 | 80 ～ 94 |
| $CD33^+/CD64^+$ | 5 | 18 ～ 97 |
| $CD33^+/CD65^+$ | 3 | 10 ～ 99 |
| $CD33^+/CD11b^+$ | 3 | 20 ～ 26 |
| $CD33^+/CD56^+$ | 2 | 10 ～ 78 |
| **抗原表达缺失** | **14** | |
| $CD33^{++}/CD13^-$ | 5 | 93 ～ 99 |
| $CD33^-/CD13^{++}$ | 9 | 25 ～ 98 |

8

表 8-2-16　正常骨髓和再生期骨髓中 **LAIP** 的敏感度

| | LAIP | LAIP% | 敏感度 |
|---|---|---|---|
| 正常骨髓 | | | |
| 1 | CD34$^+$/CD7$^+$ | 0.07 | 10$^{-4}$ |
| | CD117$^+$/CD7$^+$ | 0.06 | 10$^{-4}$ |
| 2 | CD34$^+$/CD56$^+$ | 0.0007 | 10$^{-6}$ |
| | CD117$^+$/CD56$^+$ | 0.0005 | 10$^{-6}$ |
| 3 | CD34$^+$/CD7$^+$ | 0.006 | 10$^{-5}$ |
| | CD117$^+$/CD7$^+$ | 0.006 | 10$^{-5}$ |
| 3 | CD34$^+$/CD56$^+$ | 0.0304 | 10$^{-4}$ |
| | CD117$^+$/CD56$^+$ | 0.0199 | 10$^{-4}$ |
| 4 | CD34$^+$/CD7$^+$ | 0.0032 | 10$^{-5}$ |
| | CD117$^+$/CD7$^+$ | 0.0022 | 10$^{-5}$ |
| 5 | CD34$^+$/CD7$^+$ | 0.0012 | 10$^{-5}$ |
| | CD117$^+$/CD7$^+$ | 0.0025 | 10$^{-5}$ |
| 5 | CD34$^+$/CD56$^+$ | 0.036 | 10$^{-4}$ |
| | CD117$^+$/CD56$^+$ | 0.054 | 10$^{-4}$ |
| 再生期骨髓 | | | |
| 6 | CD34$^+$/CD56$^+$ | 0.0176 | 10$^{-4}$ |
| | CD117$^+$/CD56$^+$ | 0.004 | 10$^{-5}$ |
| 7 | CD34$^+$/CD7$^+$ | 0.0016 | 10$^{-5}$ |
| | CD117$^+$/CD7$^+$ | 0.0028 | 10$^{-5}$ |
| 8 | CD34$^+$/CD7$^+$ | 0.0148 | 10$^{-4}$ |
| | CD117$^+$/CD7$^+$ | 0.002 | 10$^{-5}$ |

### 三、AML MRD 检测的多参数方案及 DFN 理念的推进

近几年，随着流式细胞仪硬件的不断升级，AML-MRD 的检测方案已经从三色发展到了八～十色，使 MRD 检测的敏感性和特异性有了进一步提高，与此同时也使我们对白血病的 LAIP/DFN 分析理论有了更深入的认识。随着分析参数的不断增多，DFN 的分析模式体现出更大的数据量优势和分析方法的灵活性，同时也减少了对初诊 LAIP 信息的依赖，但对分析人员的理论知识和经验要求也会明显增高。2020 年 Brent L. Wood 提出了 AML-MRD 检测的 3 组十色方案（分别命名为 M1、M2、M3 组合）。如表 8-2-17 所示，M1 组合用于观察和鉴别髓系原始细胞的分化是否存在异常，M2 组合用于观察早期单核细胞在向成熟阶段分化过程中是否存在 MRD 表型；而 M3 组合主要用于检测 AML 中较为常见的交叉抗原表达现象（比如伴有淋系抗原的表达等）。

表 8-2-17　**AML-MRD** 的十色检测方案（国外文献推荐方案）

| M1 | M2 | M3 |
|---|---|---|
| CD15 FITC | CD64 FITC | CD7 PE |
| CD33 PE | CD123 PE | CD56 A48 |
| CD19 PE-CF594 | CD4 ECD | CD5 PC5 |
| CD117 PC5 | CD14 PC5.5/PURE | CD33 PC7 |
| CD13 PC7 | CD13 PC7 | CD34 APC |
| CD34 APC | CD34 APC | CD45 APC-H7 |
| CD71 APC-A700 | CD16 APC-A700 | HLA-DR PB |
| CD45 APC-H7 | CD45 APC-H7 | CD38 A594/BV510 |
| HLA-DR PB | HLA-DR PB | |
| CD38 A594/BV510 | CD38 A594/BV510 | |

中国免疫学会血液免疫分会临床流式细胞术学组经过多年 MRD 检测的临床实践、多种形式的学术讨论，以及多中心检测 MRD 的室间比对等一系列努力，于 2017 年 12 月发表了国内首篇关于多参数流式细胞术检测急性白血病及浆细胞肿瘤微量残留病的中国专家共识。如表 8-2-18 所示，共识中推荐了 AML-MRD 检测的八色和十色方案，以 CD34、CD117、CD38、CD13、CD33、CD45、HLA-DR 作为一线的骨架抗体，以 CD56、CD19、CD2、CD4、CD5、CD7、CD11b、CD64、CD15、CD123、NG2、CD10 等作为备选或辅助抗体，设计思路体现了"基于 LAIP 的 DFN 分析逻辑和理念"、并兼顾了方案在不同中心不同地域的可推广性，同时该共识针对如何客观解读 MRD 结果、如何规范检测技术和质控管理，以及如何推进 MRD 检测的标准化进程等进行了必要的讨论并给出了合理的建议，为提高多参数 FCM 在白血病 MRD 检测中的精准性起到了重要的指导作用。

**8**

表 8-2-18　**AML-MRD 的八～十色检测方案的骨架抗体**
（中国专家共识推荐方案）

| 八色组合 | 十色组合 | 荧光素 |
|---|---|---|
| CD38 | CD38 | FITC |
| × | × | PE |
| CD33 | CD33 | PerCP-cy5.5/PE-CY5.5 |
| CD34 | CD34 | PE-CY7 |
| CD13 | CD13 | APC |
| HLA-DR | HLA-DR | APC-H7/CY7 或 PC-AlexaFluor750 |
| CD117 | CD117 | Pacific blue/BV421 |
| CD45 | CD45 | Pacific Orange |
| | × | BV605/ECD |
| | × | APC-AlexaFluor700/APC-R700 |

备选：CD56、CD19、CD2、CD4、CD5、CD7、CD11b、CD64、CD15、CD123、NG2、CD10 等

随着对白血病干细胞（Leukemia stem cell, LSC）研究的不断深入，越来越多的证据提示 AML 骨髓中存在的 LSC 是白血病耐药和复发的根源。一些研究发现在治疗后 AML 样本中，具有 CD34$^+$CD38$^-$ 干细胞表型特征的细胞比例的增高与疾病复发具有相关性，因此检测具有特异 LAIP/DFN 表型的 LSC 有可能成为有效监测 AML MRD 的又一有力手段。近年来不断有新的 LSC 抗原被发现和探索，例如 CD135、CLL1、CD96、CD47、CD25、TIM3 等，他们在不同 AML 患者中出现的表达强度和频率的变化还需进一步验证。期待未来有更多具有特异性 LSC 特征的 LAIP/DFN 表型能应用于 AML MRD 监测的实践中。

## 四、AML MRD 检测的临床意义

对白血病 MRD 的研究始于 20 世纪 90 年代，在随后 20 多年的不断探索和实践中，FCM 检测从二～四色发展到八～十色，敏感性和特异性不断提高；同时，对 MRD 的检测从小规模样本的临床研究发展到大规模样本的临床验证，均证实了 MRD 是 AML 治疗后的独立预后因素。

Sievers[13]2003 年报道了 252 例儿童 AML 患者前瞻性双盲的研究，采用三色的抗体组合：共获取 10 000 个细胞，检测的最低限是 0.5%。患者均接受 CCG2961 方案（Children's Cancer Group AML Treatment Study 2961），包括诱导、巩固和强化治疗。3 个治疗疗程结束时进行 FCM-MRD 检测。诱导缓解后 16%（41/252 例）MRD$^+$。通过多变量分析显示，与年龄、性别、器官肿大、WBC 和形态学＞15% 幼稚细胞进行比较，只有 FCM-MRD 对复发和死亡具有预测意义。多变量分析显示这些患者具有 4.8 倍高的复发危险，诱导缓解结束时 MRD 状态是最强的预后因素。

Langebrake[14] 采用四色免疫标记方法，报道了 150 例儿童 AML 接受 AML-BFM-98 方案后前瞻性分析了 4 个时间点 MRD 的结果，4 个时间点为治疗 15 天、第二、第三和第四次化疗前。根据 4 个检测点 MRD 的结果将患者分为危险度好、差和中间三组：34 例 4 个时间点均为阴性为预后好组，13 例≥ 3 个时间点为 MRD+ 为预后差组，48 例为 1 ～ 2 时间点为 MRD+ 为中间组。

2008 年 Maurillo[15] 报道了意大利的 142 例 AML 患者 MRD 的分析结果，BM 标本以 $3.5 \times 10^{-4}$ 作为 MRD 临界值。诱导缓解后，BM 中 RLC 的中位值分别为 $2.3 \times 10^{-3}$ [（0 ～ 2.2）×$10^{-1}$]。28%（40/142）达到 MRD$^-$。在 MRD$^-$ 患者中，16 例（40%）复发，中位复发时间是 11 个月（2 ～ 55 个月）。在 MRD$^+$ 患者中，69 例（67%）复发，中位复发时间是 8 月（2 ～ 55）。MRD$^+$ 与 MRD$^-$ 间具有统计学差异（$P=0.004$）。MRD$^-$ 组 5 年 -RFS 和 5 年 -OS 分别为 50% 和 49%，而 MRD$^+$ 组 5y-RFS 和 5y-OS 分别为 22% 和 29%（$P=0.0009$ 和 0.014）。

巩固后，BM 中 RLC 的中位值分别为 $1.6 \times 10^{-3}$（0 ～ $1.9 \times 10^{-1}$）。34%（46/134）达到 MRD$^-$。在 MRD$^-$ 患者中，12 例（26%）复发，中位复发时间是 15 个月（5 ～ 65 个月）。在 MRD$^+$ 患者中，66 例（75%）复发，中位复发时间是 9 个月（2 ～ 33 个月）。MRD$^+$ 与 MRD$^-$ 间具有统计学差异（$P < 0.0001$）。MRD$^-$ 组的实际 5 年 RFS 和 5 年 OS 分别为 60% 和 629%，而 MRD$^+$ 组 5 年 RFS 和 5 年 OS 分别为 16% 和 23%（$P < 0.0001$ 和 $P=0.0001$）。4 组的 RFS 与 OS 明显不同，RFS 与 OS 按分组顺序逐渐减。两次均阴性者最好，而诱导后 $^-$ 而巩固后 $^+$ 者最差。经多变量分析诱导和巩固后 MRD 状态与多药耐药基因 1（*MDR1*）分型和

遗传学异常对 RFS 和 OS 的影响显示，只有巩固治疗后 MRD 状态是独立预后因素。对预测 RFS，以遗传学异常的预测值最高，其次为 MRD，MDR1 表型也有意义。但对 OS，只有 MRD 有意义。

对于高危（HR）患者，多数患者在巩固治疗后接受了异基因（77 例）或自体造血干细胞移植（56 例）。巩固治疗后到移植的中位时间是 2.5 个月。对这类患者根据巩固后 MRD 状态分为 $MRD^+$ 与 $MRD^-$。$MRD^-$ 组的 5 年 RFS 和 5 年 OS 分别为 55% 和 58%，而 $MRD^+$ 组的 5 年 RFS 和 5 年 OS 分别为 22% 和 33%（$P=0.004$ 和 $P=0.077$）。说明巩固治疗后 $MRD^-$ 患者不论接受那种类型的移植，均预示有较好的预后。比较异基因 SCT 与自体移植患者的疗效，23/28 例（82%）自体移植患者复发，而 6/14 例（43%）SCT 患者复发，两组 RFS 和 OS 明显不同，SCT 组优于自体移植组。这篇文章说明以 $3.5 \times 10^{-4}$ 作为巩固后判断 MRD 的临界值可预测疾病的预后。对 MRD 阴性的患者不论接受那种类型移植预后均较好。而自体移植不能改善 $MRD^+$ 患者的预后，SCT 是主要的选择。

Feller[16]2004 年报道了 72 例荷兰 AML 患者，均接受 HOVON 29（1998—2000）和 HOVON 42（2001—2003）化疗方案，主要包括 2 次诱导和一次巩固治疗。在第二次化疗后应用 G-CSF 并进行外周血（PB）造血干细胞（PBSC）采集。以 CD45 和 CD34 为框架的四色抗体组合进行 FCM-MRD 的检测。对 3 次化疗后 BM 和 PBSC 进行 MRD 检测。四次检测 MRD 的临界值分别为 1%、0.14%、0.11% 和 0.13%，复发的危险系数分别为 6.1、3.4、7.2 和 5.7。绝对的 MRD 值（细胞数/毫升）也有较高的预测意义。治疗结束后，在 MRD 检测间隔 < 3 个月时 MRD% 增高则预示即将复发。说明在疾病的不同阶段 MRD 水平可以可靠的预测复发和生存。

Maurillo[17]2007 年报道了 50 例 AML 患者采用 MFC 检测了 BM 和 PB MRD 以研究 PB MRD 检测的临床意义。患者接受 EORTS-GIMEMA AML-10、AML-12 和 AML-13 方案治疗。50 例患者为 M0 ～ M6，不包括 APL 患者。在中位 18 个月（3 ～ 38 个月）随访中，33 例（66%）复发，中位复发时间是 10 个月（2 ～ 14 个月）。在诱导缓解后，

BM 和 PB 中残存白血病细胞（RLC）的中位值分别为 $5.2 \times 10^{-3}$（$1 \times 10^{-4} \sim 1.64 \times 10^{-1}$）和 $2.85 \times 10^{-3}$（$1 \times 10^{-5} \sim 1.25 \times 10^{-1}$）。两者具有显著相关性（$r=0.86$，$P < 0.0001$）。12 份（24%）BM 标本中 RLC 比 PB 高 10 倍，但也有 3 份（6%）PB 标本中 RLC 比 BM 高 10 倍。在巩固治疗后，BM 和 PB 中残存白血病细胞（RLC）的中位值分别为 $4.1 \times 10^{-3}$（$2 \times 10^{-5} \sim 6.3 \times 10^{-2}$）和 $3.7 \times 10^{-3}$（$1 \times 10^{-5} \sim 1.34 \times 10^{-1}$）。两者具有显著相关性（$r=0.82$，$P < 0.0001$）。其中有 12 份（25%）BM 标本中 RLC 比 PB 高 10 倍，但也有 3 份（6%）PB 标本中 RLC 比 BM 高 10 倍。3 份 PB 幼稚细胞比例高于 BM 者均为单核细胞白血病在发病时伴有髓外浸润。结果标化的 log-rank 统计分析 PB 在诱导结束后和巩固后，在分析 RFS 和 OS 时作为判断 MRD 阳性与阴性的临界值是 $1.5 \times 10^{-4}$。诱导后 77%（33/43）$MRD^+$ 患者复发（$PBMRDInd^+$），而 7/10 例 $PBMRDInd^-$ 不复发（$P=0.0002$）。两组 OS 无差别，但 RFS 明显不同（$P=0.001$）。巩固后，82%（31/38）$MRD^+$ 患者复发（$PBMRDCons^+$），而 9/10 例 PBMRDCons-不复发（$P=0.0006$）。两组 OS 无差别但 RFS 明显不同（$P=0.0026$）。单变量分析中，MDR1 表型、WBC、巩固治疗后 PB 和 BM MRD 状态均有统计学意义。但将巩固治疗后 PB 和 BM MRD 作为 RFS 的独立因素分别与 MDR1 表型和 WBC 进行多变量分析时，只有巩固治疗后 PB 和 BM MRD 有意义（$P=0.036$ 和 $P=0.04$）。结果说明 PB 可与 BM 一起检测 AML 患者的 MRD。巩固后 PB MRD 状态可以提供有意义的预后信息。

Freeman[18]2013 年报道了 892 例大于 60 岁的老年 AML-MRD 与预后的研究结果。在 AML16 临床试验中，833 例患者在初诊时运用多参数 FCM 可检测到 LAIP。在第一疗程化疗结束后约 51% 的患者达到 MRD 阴性，第二疗程化疗后 64% 的患者获得 MRD 阴性。多因素分析结果显示，早期 MRD 评估（第一疗程和第二疗程化疗后 MRD 状态）具有较强的预后提示作用。

综上所述，多参数 FCM 检测 MRD 在不同年龄组 AML，以及不同治疗时期均是一个较好的独立预后指标，对于指导 AML 预后分层和个体化治疗具有重要的指导意义。

## 五、AML MRD 检测中 FCM 与 PCR 比较

我们比较了 162 例 AML 伴 t（8；21）*RUNX1::RUNX1T1* 定量 PCR 与 FCM 检测 MRD 的结果（表 8-2-17）。我们的相关系数是 0.76，总体的符合率为 62.9%。观察 FCM⁺ 时 PCR 的结果显示 98.41% 为 PCR⁺，同时 PCR⁻ 时，97.56% 为 FCM⁻，说明我们的 FCM 结果具有较高水平的准确性和特异性。但与 Ph⁺-ALL 的结果进行比较，可以发现，不论是相关系数还是总体的符合率均较低。我们认为可能存在以下两种原因：①是因为 AML-ETO 基因定量 PCR 方法本身比 BCR-ABL 定量 PCR 方法的灵敏度高一个 Log，而 FCM 检测 AML 的灵敏度也比 ALL 检测的低；②国外也有研究者发现，部分 AML 伴 t（8；21）患者在化疗达到 CR 状态后骨髓中可长时间存在微量的 *RUNX1::RUNX1T1* 融合基因表达而不会导致白血病复发，推测可能与微量的前白血病细胞的存在有关。但在 FCM⁺ 时，代表 MRD 水平较高状态，因此 PCR 均为阳性，说明我们的 FCM 检测的准确性很好。而在 PCR⁻ 时，代表 MRD 水平很低或者为 MRD⁻，此时 FCM 结果为阴性，说明我们进行的 FCM 检测的特异性很好。

近年来随着二代测序技术的开展，AML 样本中检出基因突变等分子学异常的数量不断增多，而随后对这些分子异常与临床预后的相关性研究中发现许多基因突变并不适合作为 MRD 检测的分子标志：有些突变在初诊和复发样本中出现不同的亚型，比如 *FLT3-ITD*；有些突变存在于前白细胞或意义不明的克隆性造血细胞中，比如 *RUNX1*、

*DNMT3A* 等。2018 年欧洲白血病组织（ELN）发表的关于 AML 的 MRD 诊断的专家共识中明确指出：现阶段已被大量临床研究验证的、可以作为 AML 的 MRD 监测的分子标记仅限于 *NPM1*、*RUNX1::RUNX1T1*、*CBFB::MYH11* 和 *PML::RARA*，除此之外的 AML 患者则推荐运用多参数 FCM 进行 MRD 监测。

如何提高多参数 FCM 检测 MRD 的精准性以及更加客观合理的解读 MRD 结果，不仅涉及抗体组合、荧光搭配、样本处理、质控管理等诸多技术环节，而且也与分析者的圈门策略、分析逻辑、背景知识等主观经验密切相关。这些因素也是未来实现 MRD 检测标准化的重要环节以及难点所在。

目前白血病治疗已经进入 MRD 的时代，MRD 检测的重要性已经得到了充分的证实。因此在今后的临床研究中，对 MRD 检测和分层将是指导白血病治疗的重要标志，也将成为 FCM 在血液学应用的重要部分。

表 8-2-19 *RUNX1::RUNX1T1* 定量 PCR 与 FCM 检测 MRD 比较

| | FCM⁺ | FCM⁻ | 合计 | 符合率 |
|---|---|---|---|---|
| PCR⁺ | 62 | 59 | 121 | 51.24% |
| PCR⁻ | 1 | 40 | 41 | 97.56% |
| 合计 | 63 | 99 | 162 | |
| 符合率 | 98.41% | 40.40% | | 62.90% |

$r=0.76$，$P=0.000$

（王莉莉　刘艳荣）

## 第三节　急性淋巴细胞白血病微量残留病检测

### 一、MFC 检测 B-ALL MRD

#### （一）正常 B 系前体细胞免疫表型

检测 B-ALL 残存白血病的关键是从正常 B 系前体细胞中识别白血病细胞。在儿童及成人化疗和移植后的恢复期，骨髓中可出现相当数量的正常 B 系前体细胞（hematogones）。有报道正常 B 系前体细胞在单个核细胞中可高达 50%，这种细胞表达 B

系的系列标志以及早期的造血干/祖细胞标志，如 CD34、nTdT、CD38 等，而 B-ALL 的白血病细胞也通常表达这些抗原。如何正确地区分这些细胞，最终找到残存白血病细胞是 B-ALL 残存白血病检测的难点，而解决此问题的关键点是掌握正常 B 系细胞发育过程中不同抗原表达的变化规律。

1999 年 Lucio 首先报道了 38 例正常骨髓标本中 B 细胞分化发育的抗原表达情况以作为检测

前体 B-ALL 微量残留病的参照[19]。如表 8-3-1 所示，主要将正常骨髓中存在的 B 细胞根据分化程度不同主要分为三个亚群，分别代表 B 细胞成熟过程中 3 个连续的阶段：亚群 1 最不成熟，CD19+CD10+CD34+nTdT+（early-stage hematogones，Hg-1）；亚群 2 中等成熟，CD19+CD10+CD34-nTdT-（late-stage hematogones，Hg-2）；亚群 3 为成熟 B 细胞（Mature B cells），CD19+CD10-CD34-CD20+nTdT-。从表中可以看出，nTdT 只表达在 CD34+B 淋巴细胞

上，CD34 和 CD20 不共表达，CD19、CD20、CD22 和 CD45 随着细胞成熟表达逐渐增强，CD10、CD34 和 nTdT 则逐渐消失。随着年龄不同，亚群 1 与亚群 2 变化最大，儿童与成人显著不同。亚群 1 和 2 的多少与年龄相关，15 岁以前亚群 2 比例高，占 CD19+B 细胞的 70%。15 岁以后的成人，亚群 3 占 CD19+B 细胞群的 70%。但亚群 3 细胞在总体细胞中的比例相对稳定，儿童与成人组无统计学差异。图 8-3-1 所示为正常骨髓中 3 个 B 细胞亚群的抗原

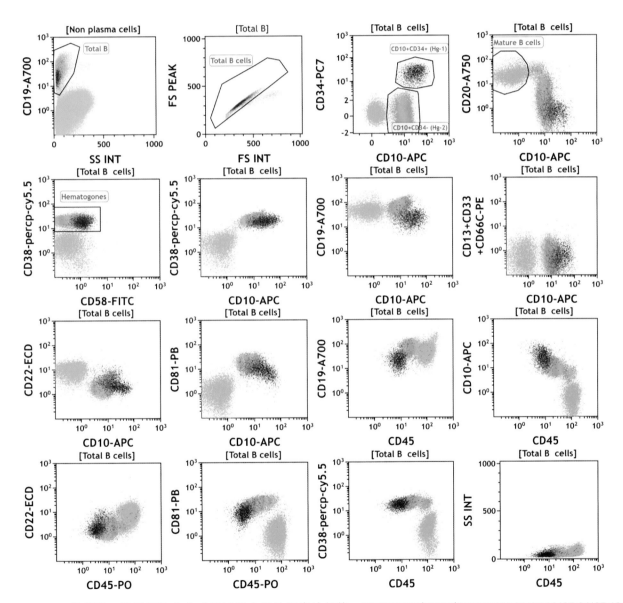

图 8-3-1　**正常骨髓 B 淋巴细胞分化成熟过程中的抗原表达规律。CD58/CD13+CD33+CD66C/CD38/CD22/CD34/CD10/CD19/CD20/CD81/CD45**。深蓝色细胞群为亚群 1（Hg-1），CD45 表达最弱，**CD19^dim CD10^st CD34+CD20-CD38^st**；天蓝色细胞群为亚群 2（Hg-2），CD45 和 CD19 表达增强，CD10 表达减弱，CD34 转为阴性，CD20 表达异质性较大，CD38 仍然强表达；绿色细胞群为亚群 3（Mature B），CD45 表达继续增强，CD10 转为阴性，CD38 和 CD81 表达明显减低，CD20 强表达

表达情况。成熟 B 细胞阶段的肿瘤一般划分在淋巴瘤中，因此本章节重点讨论 Hg-1 和 Hg-2 亚群的抗原表达情况。CD81 和 CD38 在 Hg-1 和 Hg-2 亚群中均强表达，CD81 在 Hg-1 中略弱一些；CD22 表达在两个亚群中未见明显差异；CD10 和 CD58 在 Hg-1 中表达相对较强；CD19 和 CD45 在 Hg-1 亚群中表达相对较弱；CD66c、CD13、CD33 等髓系抗原不表达于 B 细胞的所有阶段。

表 8-3-1　BIOMED-1 对 B 系前体细胞的分期

| 抗原 | 第一期 | 第二期 | 第三期 |
| --- | --- | --- | --- |
| CD34 | + | − | − |
| nTdT | + | − | − |
| CD10 | st | + | − |
| CD19 | dim | + | + |
| CD22 | dim | dim | st |
| CD45 | dim | + | st |
| CD38 | st | st | dim |
| CD20 |  | dim | st |

也有学者将亚群 2 根据 CD20 的表达情况（阴性、弱阳性和强阳性）再细分为 3 个群体，总共将 B 细胞分为 5 个亚群，见表 8-3-2。刘艳荣教授实验室则将亚群 2 细分为 2 个群体，将 B 细胞细分为 4 个亚群，详见第四章。

表 8-3-2　正常骨髓 B 前体细胞成熟过程

| 抗原 | B 前体细胞 | | | | 成熟 B 细胞 |
| --- | --- | --- | --- | --- | --- |
|  | 最不成熟 | 逐渐成熟→ | | | |
| nTdT | + | | | | |
| CD34 | + | | | | |
| CD10 | st | + | + | + | |
| CD19 | + | + | + | + | + |
| CD22 | dim | dim | dim | dim | + |
| CD38 | st | st | st | st | st 至 − |
| CD20 | | | dim | + | + |
| sIg | | | # | + | + |

#，sIg 的表达变化较大，可以出现于 CD20 表达前

（二）B-ALL 的 LAIPs 特征

如前所述，正常幼稚 B 淋巴细胞主要分为 CD10+CD34+ 和 CD10+CD34− 两大亚群。而 B-ALL 细胞则可分为 CD10−CD34+、CD10+CD34+、CD10+CD34− 和 CD10−CD34−CD20− 四大类，其中 CD10−CD34+ 和 CD10−CD34−CD20− 免疫表型在正常骨髓中比例极低，可以直接作为 LAIP 识别白血病细胞。B-ALL 常见的抗原表达异常主要包括：跨系抗原表达如 CD13、CD33、CD66c、CD15、CD65 等；非同步抗原表达如 nTdT+CD34−、CD21+CD34+、cIgM（cμ）+CD34+、cμ+nTdT+、CD20+CD34+ 等；抗原表达量异常如 CD38 和 CD81 表达减弱甚至阴性，CD58 表达增强较常见，CD10、CD34、CD19、CD22 表达增强或减弱均可见，CD45 阴性比强表达多见（尤其是儿童患者）。另外还可见到 CD73、CD123、CD304 和 CD86 等抗原在白血病细胞上的异常表达，以及表达所谓的白血病特异性抗原，如 NG2（anti-7.1）。

掌握正常幼稚 B 淋巴细胞不同分化阶段的免疫表型特征，理论上与其不同的免疫表型均可视为 MRD，图 8-3-1 中基本上划定了正常 B 细胞可能出现的区域，除此以外的所有"空白区"都可能出现白血病细胞，利用一系列抗原表达异常圈定残留白血病细胞群体后，应该再次进行反向设门，将异常细胞群显示在 CD45/SSC、FSC/SSC、FSC-Height/FSC-Area 等散点图中，观察细胞群体是否集中、分析结果是否准确。图 8-3-2 展示了一例 MRD 阳性结果：首先以 CD19/SSC 图中对总 CD19+ 细胞设门，然后在 CD38/SSC 图中去除浆细胞群体（CD38st）的干扰，分析总 B 细胞的其他抗原表达情况。此例患者的分化阶段为 CD10+CD34+，可以将正常幼稚 B 细胞中的 CD10+CD34+ 亚群作为对照，与深蓝色细胞群比较，在 CD58/CD38、CD10/CD38、CD45/CD19 以及 CD45/CD38 二维点图的"空白区"检出一个异常细胞群体：CD58 抗原表达增强，CD38 明显减弱，CD45 弱表达到阴性，CD10 和 CD34 抗原表达量未见明显异常，CD19 抗原表达强度明显高于正常 CD10+CD34+ 细胞群体。图 8-3-3 为 1 例 CD10 阴性 B-ALL 残留白血病的检测结果：总 B 细胞中出现了一群 CD10 阴性的异常细胞，CD10/CD20 图中的空白区尤为明显，

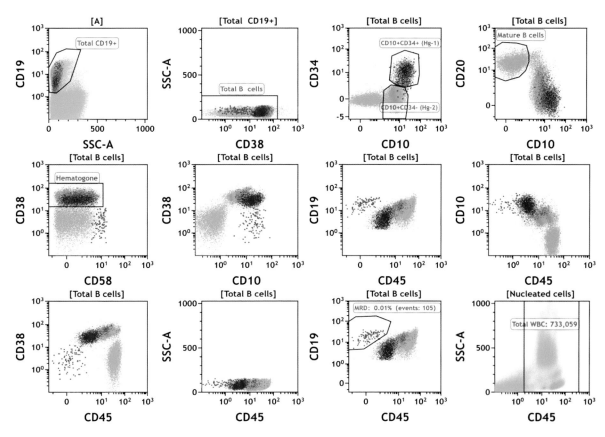

图 8-3-2　1 例 CD10⁺CD34⁺B-ALL MRD 分析结果。与深蓝色细胞群体（正常 CD10⁺CD34⁺B 系幼稚细胞）做比较，在 **CD58/CD38**、**CD10/CD38**、**CD45/CD19** 以及 **CD45/CD38** 二维点图的空白区均较容易识别出一个异常细胞群体，LAIP 特征为 **CD58ˢᵗCD38ᵈⁱᵐ/⁻CD19ˢᵗCD45⁻**。获取 WBC 总数为 **733 059** 个，检出 LAIP⁺ 细胞 **105** 个，MRD 阳性率为 **0.01%**

**8**

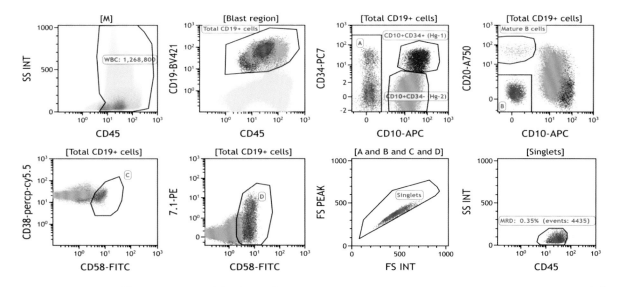

图 8-3-3　1 例 **CD10 阴性 B-ALL MRD** 分析结果。在 **CD10/CD34**、**CD10/CD20**、**CD58/CD38**、**CD58/anti-7.1** 二维点图的空白区识别出一个异常细胞群体，LAIP 特征为 **CD19ˢᵗCD34ᵖ⁺CD10⁻CD20⁻CD58ˢᵗNG2（7.1）ᵖ⁺CD45⁺**，此类免疫表型在正常骨髓中比例极低。获取 WBC 总数为 **1 268 800** 个，检出 LAIP⁺ 细胞 **4435** 个，MRD 阳性率为 **0.35%**

该细胞群不表达 CD10 和 CD20，部分表达 CD34，CD58 强表达，NG2 部分表达，这类免疫表型在正常骨髓中的比例低于 $10^{-4}$。

关于各种 LAIP 在 B-ALL 中的发生频率报道各异，BIOMED-1[20] 在 2001 年报道了利用 5 组三色标记的抗体组合以 $CD19^+$ 细胞设门检测 264 例 B-ALL 的 LAIP 结果，见表 8-3-3。

表 8-3-3　BIOMED-1 报道 B 系 -ALL LAIP 分析结果

| 异常表型的种类 | 相对发生率 |
| --- | --- |
| 跨期抗原表达 | |
| $CD10^{st+}/nTdT^{dim+}$ | 45.70% |
| $CD10^{-/dim}/nTdT^{dim+}$ | 16.30% |
| $CD10^{dim+}/CD34^+$ | 55.60% |
| $CD10^{st+}/CD20^{st+}$ | 13.30% |
| $CD10^-/CD20^{-/dim+}/CD34^+$ | 18.30% |
| $CD22^{st+}/CD34^+$ | 15.40% |
| $CD45^{-/dim}/CD34^{-/dim+}$ | 9.90% |
| 抗原低表达 | |
| $CD22^{-/dim+}$ | 25.70% |
| 抗原过强表达 | |
| CD10 | 32.30% |
| CD34 | 9.40% |
| 跨系列抗原表达 | |
| CD2 | 4.00% |
| CD7 | 0.80% |
| CD13 | 31.90% |
| CD33 | 17.90% |
| CD15 | 4.70% |
| CD65 | 0.70% |

刘艳荣等 [21] 在 2006 年报道了利用 4 ~ 6 组四色抗体组合，分析 273 例成人和 142 例儿童 B-ALL 患者的 21 类 LAIP 发生频率，见表 8-3-4。

（三）免疫表型变异

在早期三～四色 MRD 检测方案的数据分析模式中，过于依赖初发免疫表型特征，甚至于根据初发时白血病细胞的抗原表达情况在散点图中预先划定白血病细胞的区域，做 MRD 时只读取该区域

表 8-3-4　415 例 B 系 -ALL 患者 LAIP 阳性率

| LAIP | 病例数（%） |
| --- | --- |
| 抗原表达量异常 | |
| CD45 阴性或表达减低 | 160/415（38.6） |
| CD19 表达过强 | 157/415（37.8） |
| 表达减低 | 12/415（2.9） |
| CD10 阴性（$CD34^+CD10^-$） | 60/415（14.5） |
| 表达过强 | 98/415（23.6） |
| CD34 阴性 | 76/415（18.4） |
| 表达过强 | 69/415（16.6） |
| CD22 表达减低或表达过强 | 28/192（14.6） |
| HLA-DR 阴性或表达减低 | 4/412（1.0） |
| 跨期抗原表达 | |
| $CD34^+CD10^+CD20^+$ | 34/221（15.4） |
| $CD45^{st+}CD34^-CD10^-CD20^-$ | 6/221（2.7） |
| $CD45^+CD34^+CD10^-CD20^-$ | 22/221（10.0） |
| $CD34^+CD10^+CD38^-$ 或 $CD34^-CD10^+CD38^-$ | 99/312（31.7） |
| 跨系列抗原表达 | 92/391（23.5） |
| CD33 | 52/368（14.1） |
| CD13 | 37/391（9.5） |
| CD11b | 12/262（4.5） |
| CD117 | 6/412（1.5） |
| CD2 | 4/313（1.3） |
| CD7 | 3/411（0.73） |
| CD5 | 1/185（0.54） |
| CD56 | 19/89（21.4） |

中的结果。后来学者们发现 nTdT、CD34 和 CD10 等 B 系早期分化抗原在诱导治疗阶段易出现抗原表达下调现象，而晚期分化抗原如 CD20 则常表达上调，这可能是由于白血病细胞仍然具有一定的分化潜能，在特定的条件下（如皮质激素的作用）能诱导部分细胞分化 [22]。因此，MRD 检测时，除了分析初发时的 LAIP 外，还应鉴别所有"DFN"的细胞群体，包括免疫表型部分变异和完全变异的白血病细胞，尽可能降低假阴性率。部分免疫表型变异主要指前面提到的药物促分化作用使得部分分化抗原产生改变或者某些靶向药物治疗导致的部分抗

原表达丢失；而免疫表型的完全变异主要是指治疗过程中发生了克隆演变、优势克隆转化或者产生了新的白血病克隆。为了最大限度地避免 MRD 的假阴性结果，MRD 检测的抗体组合应尽可能覆盖所有的高频 LAIP 种类。Lucio[20] 还研究了采用不同抗体组数与异常表型检出率的关系，结果证实采用的抗体组合数越多，异常的检出率越高。采用 4 ~ 5 组三色的抗体，可发现 96% ~ 100% 的患者有异常抗原的表达。目前的单管八~十色方案用于检测急性淋巴性白血病 MRD，覆盖面已高达 90% ~ 100%，关键点就是要掌握 DFN 的数据分析方法。初发时若发现多个白血病细胞克隆，即使有些克隆含量很少，在治疗过程中也应该同时跟踪，观察克隆的变化。一般只有部分抗原在治疗过程中会发生改变，特别是系列成熟度相关抗原，其余抗原则稳定表达。因此，同一患者如存在多种 LAIP，尽可能同时监测，可避免出现假阴性结果。图 8-3-4 展示了一例患者治疗过程中免疫表型发生变异的 MRD 检测结果，如果只利用初发时划定的白血病细胞区域来识别 MRD 的话，图中 B1、B3 和 B4 中的白血病细胞都出现在了"初发区域"以外，所幸该病例的 CD58/CD38 未见表达改变。

另外，随着 CD19、CD22 等单克隆抗体制剂在 B-ALL 治疗中的应用，CD19 和（或）CD22 在白血病细胞上的表达可能会减弱或缺失。因此在 CAR-T-CD19 治疗后，仅用 CD19 阳性细胞设门来圈出 B 淋巴细胞群体容易导致假阴性结果，有学者建议增加 CD22 和（或）CD24 设门来避免这一现象[23]。同理，部分 CD20 阳性的 B-ALL 患者如选择 CD20 单克隆抗体治疗，MRD 检测时不应仅关注 CD20 阳性异常 B 淋巴细胞。当 CD19 和 CD22 单克隆抗体同时用于一位患者时，将对 MRD 的检测带来巨大挑战。

（四）不同 MRD 检测方案的应用

伴随着流式细胞仪和单克隆抗体及荧光技术的发展，MFC 检测 ALL MRD 的方案从最初的三色发展到了目前的 10 色及以上。1999 年 Campana[24] 报道了四色抗体组合分析急性白血病 MRD 的方法，检测 B-ALL MRD 采用的抗体组合和发生频率见 表 8-3-5，作为四色 MFC 检测 ALL-MRD 的经典方案，当时在国际上被广泛接受。其特点是每管都利用 CD19/CD34/CD10 作为骨架抗体，第四个通道添加一种异常抗原，每管主要检测一种除骨架抗体以外的抗原，骨架抗体有异常表达的时候也作为 LAIP 来识别白血病细胞（如 CD10 强表达或缺失）。使用 CD19/CD34/CD10 三个抗体进行设门，限定所要检测的细胞亚群，再观察一种发病时的 LAIP，以确定是否存在 MRD。优点是方法比较

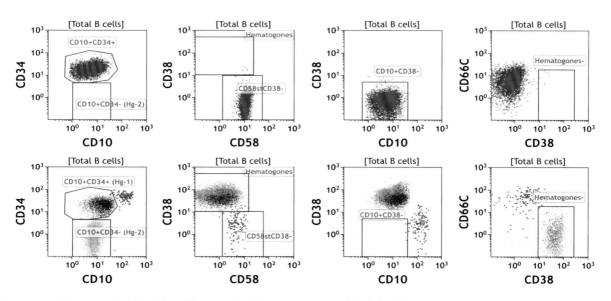

图 8-3-4　1 例 B-ALL 免疫表型变异的 MRD 检测结果。A1 ~ A4 为初发免疫表型，白血病细胞（红色细胞群）的分化阶段为 CD10⁺CD34⁺，LAIP 特征为 CD58ˢᵗCD38⁻CD66c⁺；B1 ~ B4 中的红色细胞群体为 MRD，与初发比较，CD10 和 CD66c 表达上调、CD34 表达轻度上调，CD58 和 CD38 表达与初发一致。获取 WBC 总数为 1 325 600 个，检出 LAIP⁺ 细胞 85 个，MRD 阳性率为 0.006%

容易掌握，但如果出现免疫表型的改变，较容易出现假阴性，因此建议同时检测两个以上 LAIP，每位患者至少需要标记 3～4 管。缺点是重复应用的设门抗体较多，劳动量较大，而且只适用于已知 LAIP 的患者。如果缺乏发病时的 LAIP 资料，按照此方法则无法进行 MRD 检测。核 nTdT 的异常表达作为发生频率最高的一种 LAIP，当时被广泛应用于 MRD 检测，但是核抗原的检测，需要破膜，增加了样本处理的变异性。

表 8-3-5　Campana 报道 LAIP 发生率

| 表型 | 发生率（%） |
| --- | --- |
| CD19/CD34/CD10/nTdT | 30～50 |
| CD19/CD34/CD10/CD22 | 20～30 |
| CD19/CD34/CD10/CD38 | 30～60 |
| CD19/CD34/CD10/CD45 | 30～50 |
| CD19/CD34/CD10/CD13 | 10～20 |
| CD19/CD34/CD10/CD15 | 5～10 |
| CD19/CD34/CD10/CD33 | 5～10 |
| CD19/CD34/CD10/CD65 | 5～10 |
| CD19/CD34/CD10/CD21 | 5～10 |
| CD19/CD34/CD10/CD66 | 5～10 |
| CD19/CD34/CD10/KORSA | 10～20 |
| CD19/CD34/nTdT/Cm | 10～20 |
| CD19/7.1 | 3～5 |
| CD19/P53 | 3～5 |

后续的六色、八色和十色 MRD 检测方案的设计原理基本上还是四色方案的升级，一般都是以 CD10/CD19/CD34/CD45 作为骨架抗体，剩余通道添加高频出现异常的抗原如跨系抗原 CD13、CD66C、CD33 等，表达量异常抗原 CD58、CD38、CD81 等。跨系抗原在正常幼稚 B 细胞上完全不表达，而白血病细胞却出现阳性，抗原表达呈"无"到"有"的异常模式，当一位患者同时表达多种此类抗原时，为了节约检测通道，可以将多种相同荧光素标记的不同抗原同时进行标记，如 CD13-PE、CD33-PE 和 CD66c-PE 同时放于一管中。八～十色方案可跟踪的 LAIP 数量较多，覆盖面大大提高，很大程度上可以不依赖 cIgM、nTdT 等胞质或核抗原来识别白血病细胞。表 8-3-6 为美国儿童肿瘤协作组（COG）AALL0232 临床试验采用的六色 2 管 MRD 检测方案，利用这两组抗体，＞95% 的 B-ALL 患者检测 MRD 的灵敏度至少可以达到 0.01%[25]。表 8-3-7 为上海血液学研究所使用的八色和十色方案，该实验室 2013 年报道八色方案检测 MRD 可以使 96% 和 81.6% 的 ALL 患者灵敏度分别达到 $10^{-4}$ 和 $10^{-5}$，十色方案可以使几乎 100% 的 ALL 患者 MRD 检测灵敏度达到 $10^{-5}$。欧洲 EuroFlow 工作组[26]2016 年发表了 B-ALL MRD 检测的标准化 2 管方案（表 8-3-9），在 178 例 B-ALL 的 377 份骨髓标本中进行了验证，当获取细胞总数大于 $4 \times 10^{6}$ 时，该方案的检测灵敏度在 99% 的标本中可以达到 $10^{-5}$ 以下，该灵敏度与分子学方法相当，而且结果高度一致。印度的学者[27]利用一个单管十色方案检测 B-ALL MRD，在来自 622 例患者的 1000 份骨髓样本中进行了验证，每份样本的平均获取细胞总数为 4 452 000（从 839 000 到 8 866 000），灵敏度可以达到 $2 \times 10^{-6}$。他们的十色方案为 CD58（FITC）/CD86（PE）/CD73（PE-CF594）/CD34（PerCP-cy5.5）/CD10（PC7）/CD19（APC）/CD45（APC-A700）/CD38（APC-A750）/CD123（BV421）/CD20（BV510），文章中也强调获取 4 百万以上的数据会导致一份样本的数据文件达到 400～500 兆，需要非常高配置的工作站电脑才能提高分析速度。中国免疫学会血液免疫分会临床流式细胞术学组发表的《多参数流式细胞术检测急性白血病及浆细胞肿瘤微量残留病中国专家共识》中也推荐了 MRD 检测的八色和十色抗体组合[28]。

预留通道，根据需要标记 CD13、CD33、CD66C、CD123、CD304、CD73、CD15、CD65、NG2 等异常表达的抗原，最多可以同时使用 PE 标记的 3 种不同抗原，如 CD13-PE、CD33-PE、CD66c-PE 同时加入上述抗体组合中。

## 二、MFC 检测 T-ALL MRD

胸腺是正常 T 淋巴细胞分化发育的主要器官，骨髓和外周血中几乎检测不到幼稚 T 淋巴细胞，因此 T-ALL 的 MRD 检测基本不存在正常幼稚 T 细胞背景的干扰。在 T-ALL MRD 检测中，判断骨

表 8-3-6　COG 采用的六色 2 管 MRD 检测方案

| | FITC | PE | PerCP-cy5.5 | PE-CY7 | APC | APC-H7 |
|---|---|---|---|---|---|---|
| 管 1 | CD20 | CD10 | CD38 | CD19 | CD58 | CD45 |
| 管 2 | CD9 | CD13+CD33 | CD34 | CD19 | CD10 | CD45 |

表 8-3-7　上海血液学研究所采用的单管八色和十色 B-ALL MRD 检测方案

| | FITC | PE | PerCP-cy5.5 | PE-CY7 | APC | APC-eFluor780 | BV421/PB | Pacific Orange | ECD | APC-AlexaFluor700 |
|---|---|---|---|---|---|---|---|---|---|---|
| 八色 | CD58 | × | CD38 | CD34 | CD10 | CD20 | CD19 (BV421) | CD45 | | |
| 十色 | CD58 | × | CD38 | CD34 | CD10 | CD20 | CD81（PB） | CD45 | CD22 | CD19 |

表 8-3-8　EuroFlow 采用的八色 2 管 MRD 检测方案

| | FITC | PE | PerCP-cy5.5 | PE-CY7 | APC | APC-H7 | PB | PO |
|---|---|---|---|---|---|---|---|---|
| 管 1 | CD81 | CD66c+CD123 | CD34 | CD19 | CD10 | CD38 | CD20 | CD45 |
| 管 2 | CD81 | CD73+CD304 | CD34 | CD19 | CD10 | CD38 | CD20 | CD45 |

髓或外周血中是否存在幼稚 T 细胞是检测的关键。几乎所有的 T-ALL 均表达 nTdT 和泛 T 细胞标志（CD2、胞质 CD3、CD5、CD7），许多患者还表达其他 T 系抗原：CD1a、CD3、CD4 或 CD8。交叉系列抗原表达和不同期抗原共表达也可用于 T- 系 ALL 患者 MRD 检测。根据 T 细胞在胸腺中的抗原表达规律，幼稚 T 细胞相关的标志包括：cCD3+/mCD3-、mCD3-CD4+CD8+、CD34、nTdT、CD99、CD1a、CD10 等。文献报道约 90% 的 T-ALL 患者表达 CD99 或 nTdT，40% 表达 CD34，虽然这些抗原是鉴定幼稚 T 细胞较好的标志，但是它们在治疗早期经常出现表达下调，可能也跟诱导治疗方案中激素的促分化作用有关。大部分 T-ALL 患者不表达或低表达 mCD3，而 cCD3 阳性，CD7 多异常高表达，因此最好采用 cCD3 进行设门，"骨架"抗体中应该包含 mCD3、cCD3、CD7、CD45。可以依据 mCD3、cCD3 和 CD45 的表达判断是否存在幼稚 T 细胞。在 T-ALL 中，CD5 低表达多见，尤其在 ETP（early T precursor acute lymphocytic leukemia）中。CD2 在 pro-T 型 ALL 中表达缺失，组合中最好同时包含这些抗原；由于 CD2 和 CD7 在 NK 和 T 细胞中都可以表达，而且部分 NK 细胞也可以表达 cCD3，因此 MRD 检测时最好加入 CD56 和（或）CD16 以去除 cCD3+mCD3-NK 细胞

群体的干扰。如果 T-ALL 初发时表达 CD56，则也可将 CD56 纳入组合中。其他在 T-ALL 中表达而正常骨髓或外周血 T 淋巴细胞一般不表达的抗原如 CD13、CD33、CD117、CD11b 和 CD65 等则可以根据具体情况选用相同荧光素标记。CD44 在 T-ALL 中常常可见异常低表达，也可在 MRD 检测组合中使用。CD4 和 CD8 在 T-ALL 中可以出现双阴性、双阳性或单阳性，在荧光通道有空余或者通过前述标志不能鉴别异常 T 细胞时，建议选择这两种抗原。文献报道 CD3、CD4、CD8、CD2、CD5、CD7 治疗后表达较稳定[29]，但要注意，只出现 CD3、CD2、CD5、CD7 表达强度异常，甚至 CD4+CD8+，也可见于周围型淋巴瘤，只有结合初治时表型，或者同时具有其他幼稚 T 细胞的表型才能判断为 MRD 阳性。

T-ALL 残存白血病检测的文章比 B-ALL 少，可能是由于 T-ALL 的发病率比 B-ALL 低，另外 T-ALL 残存白血病的检测比 B-ALL 相对简单。因为在多数患者的骨髓中存在正常 B 前体细胞，而且化疗和 HSCT 后其比例可能明显增加，达到较高水平，干扰了对 B-ALL 残存白血病细胞的辨认，使得 B-ALL 残存白血病细胞的检测难度较大，有些患者被误诊为复发。但在正常骨髓中不存在或存在比例极低的正常幼稚 T 细胞，这部分细胞不随

治疗而增加。下图所示为我们检测 T 系 -ALL 残存白血病的实例。图 8-3-5 的病例比较简单,去除碎片和粘连细胞以后,发现一群细胞 CD45 弱表达,CD7 表达强于正常 T 细胞,胞膜 CD3 阴性 / 胞质 CD3 阳性,同时表达 CD34,不表达 CD4、CD8 和 CD5,再去除 CD56 和(或)CD16 阳性的 NK 细胞,最后确定的即是 MRD 阳性细胞。图 8-3-6 所示的病例为诱导化疗后骨髓重建期的 MRD 检测结果,该患者 CD99 的表达由阳性转为阴性,也不表达其他 T 系幼稚抗原,此例患者仅依赖泛 T 细胞标记也较容易将白血病细胞鉴别出来。值得注意的是,该骨髓中的 cCD3+mCD3-NK 细胞比例明显升高,所以 T 系 MRD 检测要警惕 NK 细胞的干扰,方案中建议加入 CD16 和 CD56。

T-ALL 残留病检测的抗体组合大同小异,原则都是为了识别幼稚 T 细胞。三~四色方案比较依赖 nTdT+cCD3+ 来识别白血病细胞,八色以上的方案由于同时纳入的抗原种类较多,不再需要依赖

nTdT 来鉴定幼稚 T 细胞。表 8-3-9 和表 8-3-10 分别为文献报道的三~四色和上海血液学研究所所的十色检测方案。

### 三、数据分析与报告注意事项

1. 初步设门　利用 CD45/Time 散点图选取液流稳定的区间,对于机器部分堵塞等造成液流不稳定的样本必须重新上机;利用 FSC-Height/FSC-Area 和 SSC-Height/SSC-Area(或 FS-INT/FS-PEAK 和 SS-INT/SS-PEAK,试机器型号而定)散点图去除粘连体,如 B 细胞和粒细胞的粘连体可能会造成 CD19+CD33+ 的假象;利用 FSC-Area / SSC-Area 散点图去除碎片,碎片容易造成抗体非特异结合升高;再利用特定系列广泛表达的抗原 / SSC-Area 散点图圈定该系列所有细胞区域,如 CD19/SSC、cCD3/SSC 来圈定所有 B、T 淋巴细胞群体;再利用 CD19/CD45、cCD3/CD45,去除非

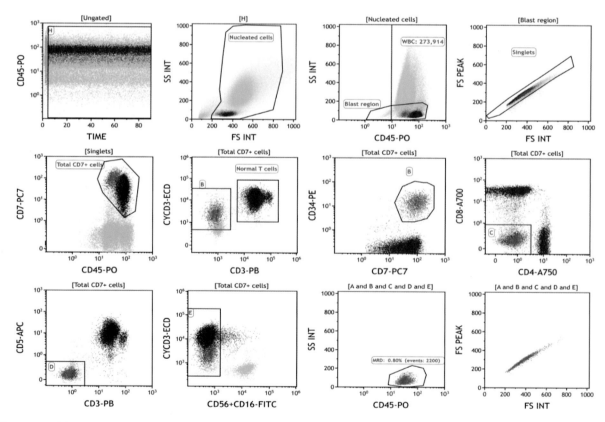

图 8-3-5　1 例 T-ALL MRD 分析结果。白血病细胞(红色细胞群)LAIP 特征为:**CD45**[dim]**CD7**[st],**mCD3**-**cCD3**+,**CD34**+,**CD4**-**CD8**-**CD5**-。获取 WBC 总数为 **273 914** 个,检出 **LAIP**+ 细胞 **2200** 个,MRD 阳性率为 **0.80%**

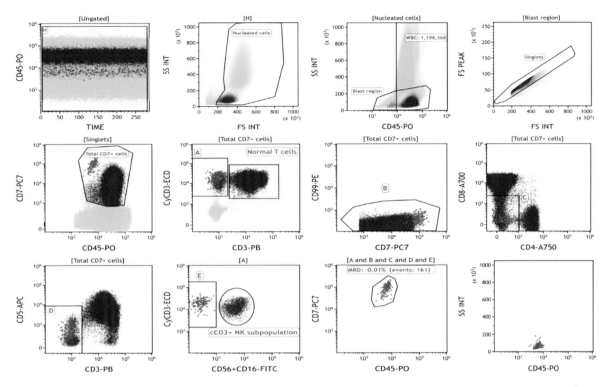

图 8-3-6　1 例 T-ALL 患者诱导化疗后 MRD 分析结果。白血病细胞（红色细胞群）的 LAIP 特征为：CD45$^{dim}$CD7$^{st}$，mCD3$^-$cCD3$^+$，CD99$^-$，CD4$^-$，少量表达 CD8 和 CD5。该患者初发时 CD99 高表达，治疗后转为阴性。紫色细胞群体为 cCD3$^+$mCD3$^-$NK 细胞。获取 WBC 总数为 1 198 368 个，检出 LAIP$^+$ 细胞 161 个，MRD 阳性率为 0.01%

表 8-3-9　文献中 T-ALL 常用的抗体组合

| 研究者 | 抗体组合 | | | |
|---|---|---|---|---|
| | FITC | PE | PerCP/PE-CY5 | APC |
| Dworzak[30] | nTdT | cCD3 | CD3 | |
| | cCD3 | CD7 | CD3 | |
| Campana[24] | nTdT | CD3 | | |
| | CD34 | CD3 | | |
| Vidriales[31] | CD7 | CD5 | CD3 | |
| | CD4 | CD8 | CD3 | |
| | CD7 | CD2 | CD3 | |
| | CD7 | CD34 | CD38 | |
| Kulis[32] | CD7 | CD5 | CD3 | |
| | CD7 | CD2 | CD3 | |
| | CD7 | CD4 | CD8 | |
| | CD7 | CD38 | CD34 | |
| | nTdT | CD7 | cCD3 | |
| | CD7 | CD1a | CD3 | |
| | cCD3 | CD7 | CD3 | |
| 刘艳荣 | CD7 | CD34 | CD45 | CD3 |
| | nTdT | cCD3 | CD45 | CD5 |
| | CD7 | CD10 | CD45 | CD5 |
| | CD34 | CD2 | CD45 | CD3 |

特异性细胞。

2. MRD 表型的鉴别　在分析 MRD 数据时，除了分析初发时的 LAIP 外，还应鉴别所有 "DFN" 的细胞群体，应同时跟踪初发时发现的所有白血病细胞克隆，尽可能检测多种 LAIP，以可避免出现假阴性结果。利用一系列抗原表达圈定残留白血病细胞群体后，应该再次进行反向设门，将异常细胞群显示在 CD45/SSC、FSC/SSC、FSC-Height/FSC-Area 等散点图中，观察细胞群体是否集中、分析结果是否准确。

3. MRD 水平的计算　计算 MRD 定量结果的方法为异常细胞占所有 WBC 或有核细胞的百分比。如果以所有 WBC 作为分母，当异常细胞不表达 CD45 时（部分 B-ALL 细胞），WBC 数量应包含 CD45 阳性 WBC 和阴性区的异常细胞，该计算方法不受红细胞裂解效果和碎片的影响，目前较多文章推荐使用总 WBC 作为计算 MRD 阳性率的分母。有些文章以有核细胞总数作为分母，分母中不仅包含 WBC 数量，也包括骨髓中的其他有核成分如有核红细胞，该计算方法受红细胞裂解效果影响

表 8-3-10 上海血液学研究所采用的单管十色 T-ALL MRD 检测方案

| FITC | PE | ECD | PE-CY5.5 | PE-CY7 | APC | APC-R700 | APC-eFluor780 | Pacific blue | Pacific Orange |
|---|---|---|---|---|---|---|---|---|---|
| CD16+CD56 | × | cCD3 | × | CD7 | CD5 | CD8 | CD4 | cCD3a | CD45 |

×，预留通道，根据需要标记 CD13、CD33、CD34、CD117、CD99、CD10 等异常表达的抗原，最多可以同时使用 PE 标记的 3 种不同抗原，如 CD34-PE、CD33-PE 同时加入上述抗体组合中

较大，裂解过头则分母偏小，裂解不彻底则分母偏大。利用有核细胞总数作为分母时，建议在反应体系中加入核酸染料（如 Syto-16）以准确圈定有核细胞群体，防止成熟红细胞以及碎片等非有核成分稀释分母。

4. 检验报告中至少应该包含以下信息 ①检测报告中首先包含患者及标本信息，包括标本类型、标本状态、标本送检时对应的治疗时间点等，标本如有凝块、特殊原因未能及时检测或稀释等情况均应注明。②报告获取的白细胞或有核细胞总数。分别以 20 个和 50 个细胞作为鉴定 MRD 的检测下限和定量下限，报告方法学 LOD（20/WBC 总数 ×100%）和 LOQ（50/WBC 总数 ×100%）。③报告中应出具一系列散点图，显示异常（亮色突出）和正常细胞群体的抗原表达及散射光信号。④ MRD 结果报告为"阴性"或"利用所选抗体组合，本次检测未识别出免疫表型异常细胞"。⑤ MRD 如果为阳性，应描述报告中所见异常细胞绝对数量及异常细胞占白细胞或有核细胞百分比，并描述异常细胞的免疫表型，以对应的正常造血细胞为参照，描述异常细胞的各种抗原表达与否以及表达强度，散射光（FSC 和 SSC）信号有异常时也应提示。⑥其他内容：MRD 报告中应显示抗体组合（包括荧光素），样本制备方法以及仪器型号。注明红细胞裂解方法，以及有核细胞计数时是否利用核酸染料染色等。尽可能描述骨髓中的正常细胞组分，以反映骨髓重建状态。

四、报告形式示例

以图 8-3-7 所示的病例为例，报告内容如下。

【患者及标本信息】 略。

【仪器型号】 NAVIOS（Beckman-Coulter 公司，三激光十色）。

【样本制备方法】 全骨髓溶血法（氯化铵溶

血素：实验室自行配制）。

【MRD 检测选用抗体组合】 CD58/CD66c/CD38/CD34/CD10/CD20/CD19/CD45（八色方案，标记荧光素种类见图中标示）。

【散点图】 见图 8-3-7。

【共获取 WBC 总数】 967 163 个（LOD=0.002%，LOQ=0.005%）

检出异常细胞数量为 42 个，介于 LOD 和 LOQ 之间；异常免疫表型：CD19$^+$CD34$^+$CD38$^-$CD10$^{st}$CD20$^-$CD66c$^-$CD45dim，与初发免疫表型比较，CD66c 由阳性转为阴性（见图中红色细胞群体）。

【其他】 可见正常 CD10$^+$ 幼稚 B 淋巴细胞群体（Hg-1：0.20%，Hg-2：0.13%）。

【结论】 MRD 阳性（低于定量检测限）。

五、ALL MRD 检测的临床意义

无论用哪种方法检测 MRD，只要方法学可靠，其临床意义都十分相似，在此一并进行介绍。

（一）预后提示价值

过去 ALL 的危险度分层主要依赖初发白细胞计数、免疫表型（T 或 B 系）和遗传学特征。MRD 应用于临床以后，它的价值很快超过了这些传统的预后指标，并且成为最强的独立预后因素。一项包含 13 637 个儿童和成人 ALL 的 meta 分析显示，无论 ALL 的类型（T-ALL、Ph$^+$ 或 Ph$^-$）、治疗方案、MRD 检测方法、检测时间点以及 MRD 阈值如何设定，MRD 阴性状态都提示预后显著良好 [33]。对于成人，MRD 阴性组的 10 年无事件生存率（even-free survival，EFS）为 64%，而 MRD 阳性组只有 21%；MRD 阴性组在成人和儿童患者中都显示出显著优越的 OS。上海瑞金医院的研究证实，只要存在可测到的 MFC-MRD，即使只有 10$^{-5}$ 水平，依然提示预后显著差于阴性组 [2]。另外，在 MRD 阳性组中，MRD 水平不同预后也不

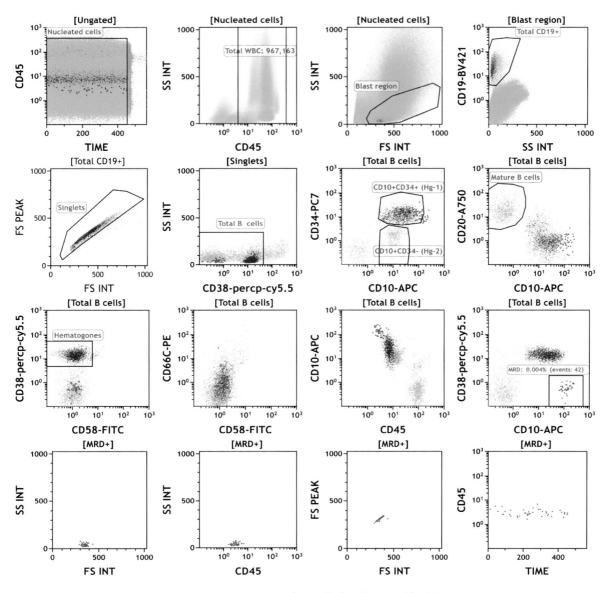

图 8-3-7　**1 例 B-ALL 患者巩固化疗后的 MRD 检测结果**

同。比如，有一个研究报道 MRD 结果为 $10^{-4}$ 和 $10^{-3}$ 水平的患者，RFS 和 OS 均显著优于高水平 MRD 组（$\geqslant 10^{-1}$ 组）[34]。

　　近期的报道还建议要将 MRD 结果与不同的 ALL 分子亚型相结合，可以提高预测复发的能力。在 Ph 阴性 ALL 患者中，高危遗传学改变与更差的预后和早期 MRD 持续阳性显著相关。有研究证实，*IZKF1* 基因缺失或 *MLL* 基因重排与 B-ALL 高复发风险相关；*NOTCH1/FBXW7* 无突变或者存在 *NRAS/KRAS* 突变或 *PTEN* alteration 与 T-ALL 预后不良相关。分子 - 遗传学特征和 MRD 都是 RFS 和 OS 的独立预后因素，建议二者同时纳入危险度

分层体系[35]。也有研究证实，不管 MRD 状态如何，复杂核型（$\geqslant 5$ 条染色体异常）或亚二倍体 / 近三倍体与预后不良显著相关，当然，这些患者的 MRD 阳性率也相对较高[36]。因此，虽然 MRD 阴性结果对所有患者来说都提示预后良好，但是它也不能完全推翻不良遗传学异常带来的复发风险。还需要更多的前瞻性研究来确定如何结合遗传学改变和 MRD 状态来进行危险度分层，从而指导临床实施下一步的治疗策略。

　　对于 Ph 阳性 ALL 患者，许多研究证实，***BCR∷ABL1***（+）提示预后不良。对于这组患者来说，RT-PCR 是检测 MRD 的推荐方法，灵敏度和特

异性均高于 MFC 技术。上海瑞金医院的数据显示，对于 Ph 阳性 ALL，MFC-MRD 结果比 PCR-MRD 要低一个数量级，MRD 在 $10^{-4}$ 以上时，二者的 MRD 状态（阴、阳性）高度一致，部分 PCR-MRD 处于 $10^{-5}$ 水平的患者，MFC 未能检测到 MRD[37]。一项研究表明，在接受化疗联合络氨酸激酶抑制剂治疗 3 个月的患者中，能够获得分子学完全缓解（complete molecular response，CMR）的患者即使不接受异基因移植，4 年 OS 也可以达到 66%，早期获得 CMR 是影响 OS 唯一的独立因素[38]。第一次缓解时的 MRD 水平能否决定患者是否需要接受异体造血干细胞移植治疗，还需要更多的数据来支持。

对于接受 allo-SCT 治疗的患者，移植前、后 MRD 阳性均是移植后复发的高危因素。一项儿童的研究中，移植前 MRD 阴性组具有更好的 DFS（阴性组：83%；阳性组：41%；$P < 0.0001$）和 OS（阴性组：92%；阳性组：64%；$P < 0.0001$）[39]。类似的结论也在成人 ALL 中也被证实。在 NILG 研究中证实，移植后 100 天的 MRD 阳性组复发率显著高于阴性组（80% *vs.* 7%，$P=0.0006$）[40]。同时，化疗或移植后再次出现 MRD 阳性，也预示短期复发，出现血液学复发的平均时间为 3 个月。

MRD 对于预后的提示价值不仅体现在初治患者中，它在复发 / 难治患者中也同样发挥重要作用，因其价值与在初治患者中相似，本文中不再赘述。

### （二）指导治疗策略的制定

MRD 状态不仅用于危险度分层、预测预后，还用来指导缓解后的治疗策略制定。高复发风险的患者如 MRD 持续阳性组需要调整治疗策略，可能要接受更强的治疗方案，如 CAR-T、CD22 单克隆抗体治疗等，可能还需要接受 allo-SCT。相反，低复发风险患者（如不携带基础的高危遗传学特点且很快就获得 MRD 阴性者）则可以选择低强度的化疗方案，从而让患者免于承受高强度化疗和 allo-SCT 带来的毒副作用及治疗相关死亡。几乎所有的儿童 ALL 在临床实验中都已经将 MRD 作为危险度分层和指导治疗的重要依据。

许多研究证实，对诱导化疗的反应性是最重要的预测预后和复发风险的因素，对于第一次缓解时 MRD 不达标的患者，allo-SCT 可以显著降低复发率和延长生存。一个包含 130 个中心 1648 位成人 Ph 阴性 ALL 患者的 GMALL（German Multicenter ALL Study Group）研究中，将第一次巩固治疗后（16 周）MRD $\geq 10^{-4}$ 的患者纳入高危组，这些患者接受 allo-SCT。总体上，接受 allo-SCT 的患者 5 年持续缓解率显著高于只接受化疗组（66% *vs.* 12%，$P < 0.0001$），5 年 OS 有也显著提高（54% *vs.* 33%，$P=0.06$）。相比较而言，第 16 周 MRD 阴性组中未接受 allo-SCT 治疗的患者 5 年持续缓解和总生存率分别为 74% 和 81%。提示 MRD 阳性患者选择更强的治疗方案可以改善预后，MRD 阴性组则只需要按常规治疗即可[41]，彰显了 MRD 在指导治疗中的价值。

对于难治 / 复发 ALL，新型单克隆抗体药物如 blinatumomab（治疗靶点：CD19）或 inotuzumab ozogamicin（治疗靶点：CD22）是 allo-SCT 以外的一个重要选择。blinatumomab 对于肿瘤负荷较低的患者效果更好一些。在 BLAST 的 II 期研究中，研究对象为强化疗后 MRD 持续阳性或者 MRD 再次出现阳性且水平大于 $10^{-3}$ 的患者，这些患者接受至少 4 个疗程的 blinatumomab 治疗。116 位患者中，78% 于第一个疗程就实现 MRD 阴性，MRD 阴性组的 RFS 和 OS 均显著优于阳性组[42]。2018 年 3 月，美国 FDA 批准 blinatumomab 用于治疗 B-ALL 获得 CR 但是 MRD $\geq 0.1\%$ 的患者。后续的研究证实，blinatumomab 治疗后，移植组和非移植组的 OS 没有统计学差异，一部分原因是约 1/3 的移植组患者死于移植相关死亡。因此，靶向药物治疗后的 MRD 阴性患者是否继续桥接干细胞移植，仍然是一个开放性的难题，需要更多的临床数据来验证。另一个新型的靶向药物是 inotuzumab ozogamicin，对于肿瘤负荷较高的患者，疗效优于 blinatumomab。

其他免疫治疗靶向药物还包括 CD19-CART。一项临床研究显示，53 例成人难治 / 复发 B-ALL 患者接受 CD19-CART 治疗后，83% 的患者获得 CR，且肿瘤负荷较低（< 5%）的患者获益更大[43]。这些研究提示免疫治疗可能对于复发 / 难治的 MRD 阳性病例发挥重要作用，甚至有可能使一部分患者被治愈。

此外，对于初治患者，一线化疗结合新型的单克隆抗体制剂也是一种令人振奋的策略，可以提升早期 MRD 清除率，从而降低大剂量化疗相关毒性以及移植相关死亡，目前正在研究中。

（翁香琴　刘艳荣）

### 参考文献

[1] Shaver AC, Greig BW, Mosse CA, et al. B-ALL minimal residual disease flow cytometry: an application of a novel method for optimization of a single-tube model. Am J Clin Pathol, 2015, 143 (5): 716-724.

[2] Weng XQ, Shen Y, Sheng Y, et al. Prognostic significance of monitoring leukemia-associated immuno Phenotypes by eight-colorflow cytometry in adult B-acute lymPhoblastic leukemia. Blood Cancer J, 2013, 3 (8): e133.

[3] Brent Wood, David Wu, Beryl Crossley, et al. Measurable residual disease detection by high-throughput sequencing improves risk stratification for pediatric B-ALL. Blood, 2018 Mar 22, 131 (12): 1350-1359.

[4] 刘艳荣, 王亚哲, 常艳, 等. 正常骨髓CD34$^+$和CD117$^+$细胞亚群免疫表型分析. 中华血液学杂志, 2008, 29 (2): 121-124.

[5] San Miguel JF, Vidriales MB, Lopez-Berges C, et al. Early mmunophenotypical evaluation of minimal residual disease in acute myeloid leukemia identifies different patient risk groups and may contribute to postinduction treatment stratification. Blood, 2001, 98 (6): 1746-1751.

[6] Venditti A, Buccisano F, Pel Poeta G, et al. Level of minimal residual disease after consolidation therapy predicts outcome in acute myeloid leukemia. Blood, 2000, 96 (12): 3948-3952.

[7] Kern W, Danhauser-Riedl S, Ratei R, Schnittger S, et al. Detection of minimal residual disease in unselected patients with acute myeloid leukemia using multiparameter flowcytometry to define leukemia associated immunophenotypes and determine their frequencies in normal bone marrow. Haematologica, 2003, 88 (6): 646-653.

[8] Kern W, Voskoval D, Schnittger S, et al.Four-fold staining including CD45 gating improves the sensitivity of multiparameter flow cytometric assessment of minimal residual disease in patients with acute myeloid leukemia. The Hematology Journal, 2004, 5 (5): 410-418.

[9] Kern W, Schoch C, Haferlach T.et al. Monitoring of minimal residual disease in acute myeloid leukemia. Critical Reviews in Oncology/Hematology, 2005, 56 (2): 283-309.

[10] 刘艳荣, 王亚哲, 陈珊珊, 等. 610 例急性髓细胞白血病免疫表型和白血病相关免疫表型分析. 中华血液学杂志, 2007, 28 (11): 731-1736.

[11] 王亚哲, 刘艳荣, 主鸿鹄, 等. 多参数流式细胞术检测急性髓系白血病微量残留病的预后意义. 中国实验血液学杂志, 2009, 17 (3): 551-556.

[12] Al-Mawali A, Gillis D, Hissaria P, et al. Incidence, Sensitivity, and Specificity of Leukemia-Associated Phenotypes in Acute Myeloid Leukemia Using Specific Five-Color Multiparameter Flow Cytometry. *Am J Clin Pathol*, 2008, 129 (6): 934-945.

[13] Sievers EL, Lange B00J, Alonzo TA, et al. Immunophenotypic evidence of leukemia after induction therapy predicts relapse: results from a prospective Children's Cancer Group study of 252 acute myeloid leukemia patients. Blood, 2003, 101 (9): 3398-3406.

[14] Langebrake C, Creutzig U, Dworzak M, et al. Residual disease monitoring in childhood acute myeloid leukemia by multiparameter flow cytometry: the MRD-AML-BFM Study Group. J of Clin Onco, 2006, 24 (22): 3686-3692.

[15] Maurillo L, Bucciano F, Del Principe MI, et al. Toward Optimization of Postremission Therapy for Residual Disease-Positive Patients With Acute Myeloid Leukemia. J Clin Oncol, 2008, 26 (30): 4944-4951.

[16] Feller N, van der Pol MA, A van Stijn A, et al.MRD parameters using immunophenotypic detection methods are highly reliable in predicting survival in acute myeloid leukaemia. Leukemia, 2004, 18 (8): 1380-1390.

[17] Maurillo L, Buccisano F, Spagnoli A, et al.Monitoring of minimal residual disease in adult acute myeloid leukemia using peripheral blood as an alternative source to bone marrow. Hematologica, 2007, 92 (5): 605-

611.

[18] Wood BL. Principles of minimal residual disease detection for hematopoietic neoplasm by flow cytometry. Cytometry B Clin Cytom, 2016, 90 (1): 47-53.

[19] Lucio P, Parreira A, Van den Beemd MWM, et al. Flow cytometric analysis of normal B cell differentiation: a frame for the detection of minimal residual disease in precursor-B-ALL. Leukemia, 1999, 13 (3): 419-427.

[20] Lucio P, Gaipa G, van Lochem EG, et al. BIOMED-1 concerted action report: flow cytometric immunophenotyping of precursor B-ALL with standardized triple-stainings. Leukemia, 2001, 15 (8): 1185-1192.

[21] 刘艳荣, 陈珊珊, 常艳, 等. 多参数流式细胞术分析 415 例成人和儿童 B-ALL 白血病相关免疫表型. 中国实验血液学杂志, 2006, 15 (5): 853-857.

[22] Gaipa G, Basso G, Maglia O, et al. Drug-induced immunoPhenotypic modulation in childhood ALL: implications for minimal residual disease detection. Leukemia, 2005, 19 (1): 49-56.

[23] Cherian S, Miller V, McCullouch V, et al. A novel flow cytometric assay for detection of residual disease in patients with B-lymPhoblastic leukemia/lymPhoma post anti-CD19 therapy. Cytometry Part B, Clinical cytometry, 2018, 94 (1): 112-120.

[24] Campana D, Coustan-Smith E. Detection of minimal residual disease in acute leukemia by flow cytometry. Cytometry, 1999, 38 (4): 139-52.

[25] Michael J. Borowitz, Brent L. Wood, Meenakshi Devidas, et al. Prognostic significance of minimal residual disease in high risk B-ALL: a report from Children's Oncology Group study AALL0232. Blood, 2015, 126 (8): 964-971.

[26] Theunissen P, Mejstrikova E, Sedek L, et al. Standardized flow cytometry for highly sensitive MRD measurements in B-cell acute lymphoblastic leukemia. Blood, 2017, 129 (3): 347-357.

[27] Prashant R. Tembhare, Papagudi G. Subramanian PG, Sitaram Ghogale, et al. A High-Sensitivity 10-Color Flow Cytometric Minimal Residual Disease Assay in B-Lymphoblastic Leukemia/LymPhoma Can Easily Achieve the Sensitivity of 2-in-106 and is Superior to Standard Minimal Residual Disease Assay: A Study of 622 Patients. Cytometry B Clin Cytom, 2020, 98 (1): 57-67.

[28] 中国免疫学会血液免疫分会临床流式细胞术学组, 多参数流式细胞术检测急性白血病及浆细胞肿瘤微量残留病中国专家共识 (2017 年版), 中华血液学杂志, 2017, 38 (12): 1001-1011.

[29] Roshal M, Fromm JR, Winter S, et al. Immaturity associated antigens are lost during induction for T cell lymPhoblastic leukemia: implications for minimal residual disease detection. Cytometry Part B, Clinical cytometry, 2010 May, 78 (3): 139-46.

[30] Ito S, Ishida Y, Muria K, et al. Flow cytometric analysis of aberrant antigen expression of blasts using CD45gating for minimal residual disease in acute Leukemia and high-risk myelodysplastic syndrome, Leukemia Research, 2001, 25 (3): 205-211.

[31] Vidriales MB, Perez JJ, Lopez-Berges MC, et al. Minimal residual disease in adolescent (older than 14 years) and adult acute lymPhoblastic leukemia: early immunoPhenotypic evaluation has high clinical value. Blood, 2003, 101 (12): 4695-4700.

[32] Kulis MK, Giebel S, et al. Status of minimal residual disease after induction predicts outcome in both standard and high-risk Ph-negative adult acute lymphoblastic leukaemia. The Polish Adult Leukemia Group ALL 4-2002 MRD Study. Br J Haematol, 2008, 142 (2): 227-237.

[33] Berry DA, Zhou S, Higley H, et al. Association of minimal residual disease with clinical outcome in pediatric and adult acute lymphoblastic leukemia: a meta-analysis. JAMA Oncol, 2017, 3 (7): e170580.

[34] Gokbuget N, Dombret H, Giebel S, et al. Minimal residual disease level predicts outcome in adults with Ph-negative B-precursor acute lymphoblastic leukemia. Hematology, 2019, 24 (1): 337-348.

[35] Beldjord K, Chevret S, Asnafi V, et al. Oncogenetics and minimal residual disease are independent outcome predictors in adult patients with acute lymphoblastic leukemia. Blood, 2014, 123 (24): 3739-3749.

[36] Issa GC, Kantarjian HM, Yin CC, et al. Prognostic

impact of pretreatment cytogenetics in adult PhiladelPhia chromosome-negative acute lymphoblastic leukemia in the era of minimal residual disease. Cancer，2017，123（3）：459-467.

[37] Dworzak MN，Froschl G，Printz D，et al. Prognostic significance and modalities of flow Cytometric minimal residual disease detection in childhood acute lymphoblastic leukemia. Blood，2002，99（6）：1952-1958.

[38] Short NJ，Jabbour E，Sasaki K，et al. Impact of complete molecular response on survival in patients with PhiladelPhia chromosome-positive acute lymPhoblastic leukemia. Blood，2016，128（4）：504-507.

[39] Sutton R，Shaw PJ，Venn NC，et al. Persistent MRD before and after allogeneic BMT predicts relapse in children with acute lymPhoblastic leukaemia. Br J Haematol，2015，168（3）：395-404.

[40] Spinelli O，Peruta B，Tosi M，et al. Clearance of minimal residual disease after allogeneic stem cell transplantation and the prediction of the clinical outcome of adult patients with high-risk acute lymphoblastic leukemia. Haematologica，2007，92（5）：612-618.

[41] Gokbuget N，Kneba M，Raff T，et al. Adult patients with acute lymphoblastic leukemia and molecular failure display a poor prognosis and are candidates for stem cell transplantation and targeted therapies. Blood，2012，120（9）：1868-1876.

[42] Gokbuget N，Dombret H，Bonifacio M，et al. Blinatumomab for minimal residual disease in adults with B-cell precursor acute lymphoblastic leukemia. Blood，2018，131（14）：1522-1531.

[43] Park JH，Rivière I，Gonen M，et al. Long-term follow-up of CD19 CAR therapy in acute lymphoblastic leukemia. N Engl J Med，2018，378（5）：449-459.

8

# 9

# 慢性淋巴细胞增殖性疾病和多发性骨髓瘤的微量残留病检测

## 第一节　慢性淋巴细胞白血病和淋巴瘤微量残留病检测

现代治疗方案使大部分淋巴增殖紊乱的患者获得完全缓解（complete remission，CR），但CR时仍有相当数量的残留恶性细胞，最终导致复发。目前，多项研究证实ALL中微量残留病（minimal residual disease，MRD）的存在是独立的预后因素，但慢性淋巴细胞白血病（chronic lymphocytic leukemia，CLL）和非霍奇金淋巴瘤（non-Hodgkin's lymphoma，NHL）的MRD检测发展滞后，主要是因为传统治疗后绝大多数患者不能获得CR或CR后MRD持续为阳性。新治疗方案（例如CAR-T治疗以及小分子靶向药物如CD20单抗、BTK抑制剂、Bcl-2抑制剂等）的临床应用改变了这种现象，相当数量的CLL和NHL患者转变为MRD阴性，但MRD的预后意义仍是有待探讨的问题[1-3]。

### 一、CLL的MRD检测

对于CLL患者，首要治疗目标仍是获得更深程度的缓解和更持久的无进展生存（progression free survival，PFS）。MRD定量监测对经一线治疗后获得CR的患者具有判断预后的价值，由于MRD的存在，绝大多数最初获得临床CR的患者最终出现复发，因此有必要在治疗过程中或治疗后评估患者的MRD状态[3-5]。早前的研究证实，单克隆抗体与嘌呤类似物联合治疗的方法，大大提高了CLL的治疗效果，根据NCI标准，有70%以上的患者能够获得CR[6-7]。CLL MRD监测的用途主要有两个：一是检测新的治疗方法的有效性，二是用于预后评估、指导个性化治疗。为了获得更深层的临床疗效，新的慢性淋巴细胞白血病国际工作组

（iwCLL）指南建议应用标准化方法对CLL患者进行MRD评估[3]。

#### （一）CLL MRD的检测方法及比较

目前用于CLL MRD检测的敏感方法主要有两种：聚合酶链反应（polymerase chain reaction，PCR）方法和多参数流式细胞术（flow cytometry，FCM），FCM MRD是根据CLL细胞表面标志的特异性表达进行鉴别。PCR方法通常采用通用引物PCR（consensus primer PCR）和等位基因特异性PCR（allele-specific oligonucleotide PCR，ASO-PCR）检测免疫球蛋白重链（immunoglobulin heavy chain，IgH）基因重排。通用引物PCR的敏感性在$10^{-2} \sim 10^{-4}$之间，由于IgH基因的突变，仅适用于70% ~ 80%的CLL患者。而且，在正常多克隆B细胞存在时，检测的敏感性会下降[8]，应用较少。ASO-PCR是MRD检测最为敏感的方法，敏感度可高达$10^{-6}$，但是ASO引物的设计个性化、耗时、耗力、昂贵，不适用于大多数临床实验室。通过运用FCM、通用引物PCR和ASO-PCR方法同时进行CLL MRD检测并进行对比，结果发现，FCM的敏感性高于通用引物PCR，稍低于ASO-PCR方法，大多数标本定量PCR的检测结果与FCM具有很好的一致性[9-10]。另有一种分子学检测方法——二代测序（next-generation sequencing，NGS），敏感性达到$10^{-5} \sim 10^{-6}$。在患者治疗前对其克隆型基线水平先进行测序，治疗后用通用型引物对IGHV全片段进行扩增，再进行NGS检测，通过特定算法可在多克隆背景下对异常克隆进行定量检测[11]，但由于NGS对操作技术要求较高，费用较贵，目前尚未在临床广泛开展。

（二）FCM 检测 CLL MRD 的方法及敏感性

早期的 FCM MRD 检测主要是采用双色抗体标记、主要依赖于 CD5 和 CD19 或 CD20 和轻链的单克隆表达进行检测，CD5/CD19 的方法需要检测正常 CD5[+] 细胞的比例，从而确定 MRD 阳性的阈值，不同实验室之间具有一定的差异。而且，当骨髓中存在多克隆 B 细胞和 B 系祖细胞时，会影响双色 FCM 检测的敏感性，尤其是残留 CLL 细胞数量较少时。这种双色 FCM 方法的敏感性很低，仅能在 200 个正常细胞中发现 1 个 CLL 细胞[12]。最主要的问题在于，用于鉴别 CLL 细胞表型的细胞标志，并非 CLL 细胞所特有的，在 B 系祖细胞和成熟 B 细胞增多时，敏感性会更低，而 CLL 患者治疗后经常会出现正常 B 细胞恢复的情况，因此 CD5/CD19 的检测方法现已不适用于 CLL MRD 的监测。

2001 年有研究[13]报道了一种敏感的 FCM 检测方法，敏感度在 $10^{-4} \sim 10^{-5}$ 之间。最初是选用 CD5/CD19/CD20/CD79b 和一系列设门方法，能够有效地区分 CLL 细胞和正常 B 细胞。加入 CD38 抗体有助于区分 CLL 细胞和骨髓中的 B 祖细胞。此种方法的敏感性高于通用引物 PCR 方法，而且适用范围更广。在一项关于 40 例 CLL 患者干细胞移植后 MRD 检测的研究[10]中，FCM 和 ASO-PCR 在大多数患者、大多数标本中结果都一致。需要注意的是，包含 CD20 在内的抗体组合不能用于利妥昔单抗（rituximab）治疗患者的 MRD 检测。总之，FCM 检测 CLL MRD 操作简单、迅速，适用于大多数实验室，能够常规用于 MRD 的评估。

（三）FCM 检测 CLL MRD 的意义

FCM 检测 CLL MRD 具有重要的临床意义，在对不同治疗方案的效果评估中，MRD 状态的评估是其中分析的主要部分，在大多数研究中，与 MRD[+] 患者相比，MRD[-] 患者具有显著延长的无疾病进展生存（progression-free survival，PFS），部分研究还显示具有更好的总生存（overall survival，OS）[3-5]。

利妥昔单抗联合氟达拉滨和环磷酰胺（FCR）的应用大大提高了 CR 率，2005 年 Keating 等[14]对 224 例进展期 CLL 患者进行了 FCR 方案疗效的研究，与 FC 方案进行比较，运用双色 FCM 评

估 MRD。MRD 阴性的定义是：CD5 和 CD19 共表达细胞低于 1%、表达单克隆 Kappa 时，Kappa/Lambda 比率低于 3∶1，表达单克隆 Lambda 时，Kappa/Lambda 比率大于 1∶3。结果发现，2/3 患者 FCM MRD 的检测为阴性，由于随访时间较短，未进行 MRD 状态与生存之间的关系分析。

2005 年 Moreton 等[15]报道了 91 例接受阿伦单抗治疗的患者，总反应率为 55%，CR 率为 36%，同时运用四色 FCM 检测 MRD，结果发现，18 例患者为 MRD 阴性，6 例存在治疗相关的血细胞减少，根据 NCI 标准判断为部分反应。MRD[-]CR 患者比 MRD[+]CR、对治疗部分反应和无反应患者的无治疗生存和总生存更长，中位生存期分别为未达到、20 个月、13 个月和 6 个月，总生存期分别为未达到、60 个月、70 个月和 15 个月。

在 CLL 患者造血干细胞移植后的研究中，Moreno 等[10]报道了 40 例患者，包括 25 例自体移植和 15 例异基因移植，同时运用四色 FCM、通用引物 PCR 和 ASO-PCR 进行了 MRD 检测，结果发现，在自体移植后 3 ~ 6 个月内，22 例中 15 例为 MRD 阴性，MRD[-] 患者的复发风险更低、生存期更长；在 MRD[+] 患者中，MRD 水平更低的患者具有显著长的生存期。在异基因移植后 3 ~ 6 个月内，MRD 的检测不能预测临床复发，6 例患者出现 MRD 水平下降，其中 5 例在第 1 年内 MRD 转为阴性，1 例间断 MRD 阴性；在 6 例移植后持续 MRD 阳性的患者中，4 例在 6 ~ 84 个月的随访中，保持了稳定的 MRD 水平而未复发，剩余 2 例患者出现 MRD 水平上升，其中 1 例在移植后 53 个月出现临床复发，另外 1 例在移植后随访的 60 个月内始终保持临床 CR 状态。

（四）FCM 检测 CLL MRD 的标准化

FCM MRD 检测方法和报告的标准化非常重要，有利于临床试验结果的对比。2007 年欧洲慢淋研究组[16]（European Research Initiative on CLL，ERIC）对 FCM MRD 检测的标准化进行了研究，并将 FCM 与 ASO-PCR 的结果进行比较，得出了一系列可供参考、借鉴的结论。

首先，对 728 个 PB 和 BM 配对标本进行了检测，结果发现，两者之间具有高度一致性（87%）和良好的相关性（$r=0.8563$，$P < 0.0001$），其中

9

92%的外周血（PB）标本检测同样敏感，有些甚至比骨髓（BM）更敏感，但是在患者接受阿仑单抗治疗的3个月内，必须检测BM，这是因为单抗治疗会较早清除PB，而BM的清除较慢[17]。

ERIC在50种四色抗体组合中，筛选出实验室间差异性最小、假阳性率最低的3组四色抗体组合，分别为CD5/CD19/CD20/CD38、CD5/CD19/CD81/CD22和CD5/CD19/CD79b/CD43。在Kappa/Lambda/CD19/CD45检测阴性样本中，需要加做这三组。获取500 000个白细胞，至少检测到50个CLL细胞时，此时检测的精确性和特异性最好，MRD能达到0.01%。设门分析（图9-1-1）时，首先根据CD19+SSC^low对B细胞进行设门，然后根据CLL细胞的表型特征CD5^str+CD20^dim+CD22^dim+CD43^+CD79b^dim+CD38^-CD81^-进行判断，图中红色细胞为CLL细胞，紫色细胞为正常B细胞。初诊时的免疫表型很重要，初诊时若CD20和CD79b强表达或CD5和CD43弱表达，运用上述组合时会使检测的敏感性下降。

对57例标本同时进行FCM和ASO-PCR的检测结果显示，无论是FCM还是ASO-PCR，检测的敏感度均可达到10^-4，将0.01%作为CLL MRD阴、阳性的界限时，两种方法的一致性高达94.7%（54/57）。ASO-PCR的敏感度较FCM高1个log，57份标本中14份运用PCR可检测到IgH重排，但FCM MRD阴性；无FCM MRD阳性但PCR

MRD阴性的标本。ASO-PCR的方法费用高、耗时耗力，需要在日常工作中标准化，主要用于科研中。临床常规中推荐使用FCM检测CLL MRD。

根据上述CLL免疫表型的特点，2013年，ERIC推荐了六色两管的CLL-MRD检测方案，包括CD19/CD5/CD20/CD3/CD38/CD79b和CD19/CD5/CD20/CD81/CD22/CD43两组抗体组成，除了通道的增加和管数相应的减少，方案中增加了CD3，其目的是去除黏附的T和B细胞；另外，通过这些特征性免疫表型组合完全能够检测到残存CLL细胞，而轻链处理过程复杂且影响因素多，此方案中不再包括Kappa和Lambda。通过对784例CLL样本的分析，六色与四色标准方案100%相关。值得一提的是，在MRD检测中，由于肿瘤细胞比例少，因此多管检测可能因为样本中肿瘤细胞分布差异导致检测结果的误差。因此，2016年，ERIC将六色方案进一步整合，推荐了八色单管方案：CD81/CD20/CD22/ CD43/CD5/ CD79b/ CD19 /CD3，当获取白细胞总数达2×10^6时，检测灵敏度可达10^-5[18-19]。

针对利妥昔单抗治疗对MRD监测是否存在影响，2009年Bottcher等[20]采用标准化的FCM方法对利妥昔单抗治疗后的69例患者、530份标本同时进行了FCM和实时定量PCR检测，结果发现，两种方法检测的MRD水平具有良好的相关性（r=0.95），FCM的检测不受CD20单抗治疗影响，PCR的敏感性更高，以10^-4作为阈值时，93.8%患

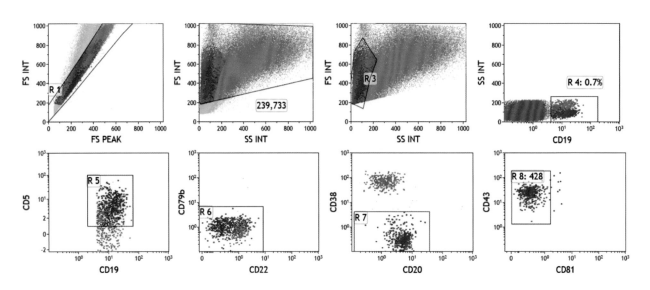

图 9-1-1　CLL MRD 的抗体组合鉴别分析 CLL 细胞和正常 B 细胞 ［引自：Leukemia，2007，21（5）：956-964.］

者运用两种方法检测的 MRD 结果一致。

综上所述，CLL MRD 的评估近来成为临床试验中影响预后的非常重要的终点，治疗后检测出微量残留病预示复发或短的生存期和无进展生存。FCM MRD 的检测敏感度高、可操作性强、适用于临床检测，标准化的 FCM MRD 方法有利于不同临床试验的较和评价。

## 二、NHL 的 MRD 检测

NHL 的 MRD 检测多采用 PCR 方法，检测大多数 B 细胞恶性疾病时，主要是针对克隆性 IgH 重排，少数 NHL 患者可以采用特异 PCR 检测，例如具有 t（11；14）异位的套细胞淋巴瘤（mantle cell lymphoma，MCL）和具有 t（14；18）异位的滤泡性淋巴瘤（follicular lymphoma，FL）。半巢式和巢式 PCR 的检测敏感度可以达到 $10^{-5} \sim 10^{-6}$。

由于大多数 NHL 中缺乏特异的淋巴瘤相关抗原，与正常 B 细胞较难鉴别，因此目前采用 FCM 检测 NHL MRD 的文章很少，主要涉及具有较特异抗原表达的 NHL 类型，例如 MCL 和 HCL。

由于 80% ~ 90% 的 MCL 患者初发时可见骨髓或外周血浸润，这部分患者可以进行 FCM-MRD 检测。根据 MCL 的免疫表型特点：CD19low CD5++CD23lowCD22lowCD79high，Sanchez[211] 等指出，CD19+CD23lowCD22low 可以作为检测 MCL MRD 的

免疫表型。Bottcher[22] 等同时运用四色 FCM 和通用引物 IgH PCR 的方法对 98 例 MCL 患者的 281 份骨髓和外周血标本进行了检测。采用 3 组四色抗体组合：Kappa/Lambda/CD5/CD19、CD23/CD22/CD5/CD19 和 CD79b/CD22/CD5/CD19 进行检测，对 CD19lowCD5++SSClow 细胞进行设门，结果发现，CD19+CD5+ 细胞亚群中限制性轻链表达的检测敏感度最高，为 $8.0\times10^{-4}$，适用于 MCL MRD 的检测（图 9-1-2），但 CD20 单抗治疗后，运用此方法检测的灵敏度低于 PCR 方法。依据其他免疫异常检测时，与正常对照相比，免疫表型 CD19+CD5+CD23low CD22low 的检测灵敏度最高，为 $2.4\times10^{-3}$，适用于 79% 的 MCL 患者。由于提出的设门方法依赖于 CD19 低表达水平的识别，因此目前只作为 PCR 方法的补充。在运用 FCM 和 PCR 检测的 171 份标本中，10 份标本用 FCM 和 PCR 方法检测均为 MRD 阳性，31 份标本用 PCR 方法检测 MRD 阳性，但用 FCM 检测为 MRD 阴性。随着多色 FCM 的在临床的进一步开展，八色以上方案获得更好的敏感性。由于正常 B 淋巴细胞表达 LAIR-1（CD305）、CD11a、CD62L 和 CD200，而套细胞淋巴瘤的肿瘤细胞不表达或明显低表达上述抗原，利用这些免疫表型特征可以很好地监测 MCL-MRD。2015 年 Chovancová 采用八色方案 CD3/CD5/CD19/CD20/CD23/CD45/CD62L/CD200，检测方案灵敏度达 $2\times10^{-4}$。而 Cheminant 利用

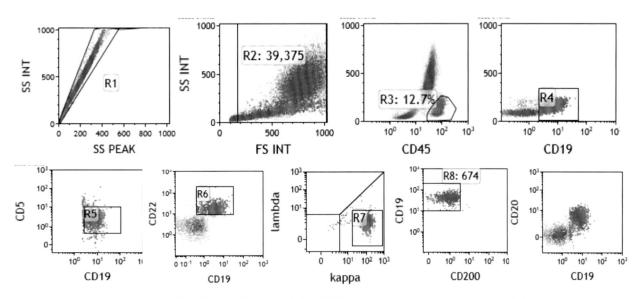

图 9-1-2　MCL MRD 的抗体组合分析 MCL 细胞［引自：Cytometry Part B. 2016，88（2）：92-100.］

CD3/CD14/CD56/CD305/CD19/CD5/CD11a/Kappa/Lambda/CD45 十色检测方案检测 MCL-MRD，该方案的灵敏度可达 $10^{-4}$，其中 CD3、CD56 和 CD14 是为了排除正常 T、NK 细胞以及单核细胞的干扰[23-24]。

2003 年 Sausville 等[25] 运用 FCM 和通用引物 PCR 的方法对 24 例 HCL 患者的 86 份标本进行了研究，结果发现，86 份标本中 48 份运用 FCM 检测更敏感，PCR 方法仅检测出了 23 份标本具有克隆性 B 细胞，在检测 HCL MRD 时，FCM 优于 PCR，灵敏度和特异性均较高。Ravandi 等[26] 同时运用 FCM 和 PCR 的方法对 13 例患者治疗 CR 后的 MRD 进行了检测发现两种方法检测结果基本一致，根据 HCL 细胞的免疫表型特点：CD11c$^{st+}$CD22$^{st+}$CD103$^{int/st+}$CD25$^{int/st+}$（变异型 HCL 为 CD25$^-$）和 CD22$^{str+}$ B 细胞上免疫球蛋白轻链的克隆性表达，设计了 6 组四色抗体组合：CD20/CD103/CD45/CD19、CD22/CD11c/CD45/CD19、CD20/CD25/CD45/CD19、Kappa/CD22/CD45/CD19、Lambda/CD22/CD45/CD19 和 Kappa/Lambda/CD19/CD22，通过正常对照分析，结果发现，CD19$^+$ 细胞中，部分细胞表型为 CD11c$^{str+}$CD22$^{str+}$，因此不适合 HCL MRD 检测，而 CD103$^+$ 和 CD25$^{str+}$ 的细胞在有核细胞中的比例低于 0.02%，因此，只要残留的 HCL 细胞比例高于 0.02% 即能检测到。运用上述多种标志，HCL 细胞比例在 0.003% ～ 0.05% 时可以被检测到。2014 年 Macintyre 等[27] 推荐了 HCL 的单管八色组合方案：CD3/CD19/CD20/CD25/CD45/CD103/CD123/LAIR-1，除了上述特征性的免疫标记物，增加了 LAIR-1，LAIR-1 在典型的 HCL 细胞上过表达。该组合检测 HCL-MRD 的灵敏度也可达到 $10^{-4}$，并且与 PCR 技术有很好的一致性。关于 HCL-MRD 与无复发生存和总生存之间的关系还需进一步研究。

由于骨髓/外周血浸润率低，其他类型淋巴瘤的 MRD 检测少见报道。FCM 适用于具有较特异淋巴瘤相关抗原的 NHL 患者，检测的灵敏度较高，与 PCR 结果具有可比性。理论上只要初发时在骨髓或外周血中能检出肿瘤细胞，并且具有淋巴瘤相关免疫表型，均可利用 FCM 技术进行 MRD 检测。值得注意的是，CD20 等单克隆抗体在治疗中的应用，很可能会给 FCM-MRD 检测带来假阴性结果，数据分析时应紧密结合临床[28]。

（吴雨洁）

## 第二节　多发性骨髓瘤微量残留病检测

近十年来多发性骨髓瘤（multiple myeloma，MM）的治疗有了飞速发展，大量新药和新的联合化疗方案的应用，使 MM 患者获得了更长的生存及更深层的治疗反应[29]。大部分患者目前还是通过形态学检查确定浆细胞水平，但是显微镜评估受正常浆细胞影响，只有当异常浆细胞水平超过 5% 才比较可靠，尽管 5% 的界限有些武断，但是目前国际骨髓瘤工作组（International myeloma working group，IMWG）还是通过此界限区分部分和完全缓解。并非所有形态学缓解的患者都具有相似的临床预后，而真正的异常浆细胞数目为零与形态学检测界限 5% 之间有着非常大的差距。

目前可用的 MRD 检测方法的灵敏度至少是形态学的 2500 ～ 5000 倍，许多研究表明，根据患者的治疗反应深度进一步分层，包括总生存（overall survival，OS）和无进展生存（progression free survival，PFS）在内的临床预后明显不同。一项大宗研究显示，低于形态学检测界限 5% 的患者，疾病负荷每减少 10 倍，PFS 大概要延长一年[30]。来自 3 个临床试验的回顾性研究[31] 显示，形态学完全缓解（complete remission，CR）但残留检测肿瘤性浆细胞数量在 $10^{-4}$ ～ $10^{-5}$ 的患者，与接近缓解及部分缓解（partial response，PR）患者结局没有差别，但未检测到肿瘤性浆细胞的患者却有明显好的预后；而且，只有 MRD 状态和治疗前的细胞遗传学风险才是显著的 PFS 和 OS 预后因素。

可检测到的残留病与方法学敏感性密切相关，每次 MRD 检测灵敏度的提高都会导致 MM 患者的重新分类，部分用原有技术检测 MRD 阴性的患者，用提高灵敏度后的技术将成为 MRD 阳性。实际临床数据也显示，部分 MRD 阴性患者虽然动力学较阳性患者慢，但最终仍然出现疾病进展。采用高敏感技术的 MRD 评估，可以鉴别出具有深层肿瘤克隆抑制且预后良好的患者，另外也可以作为评价药物有效性的替代终点，但目前 MRD 评估如何指导个性化治疗还不是很清楚。无论怎样，深层评估 MRD 是必需的，IMWG 已经在指南[32]中提出 MRD 评估的一致性标准，并根据 MRD 阴性定义严格意义的完全缓解及持续严格意义的完全缓解，强烈建议将 MRD 检测加入未来的临床试验设计中。

## 一、高敏感 MM MRD 检测方法及比较

主要包括两种方法：新一代流式细胞术（next generation flow，NGF）和二代测序（next generation sequencing，NGS）。IMWG 并没有明确建议推荐使用哪种方法，二者各有优缺点，见表 9-2-1。

理论上，NGS 的主要优势是更高的分析灵敏度和相对容易的标准化。实际上，已发表数据显示[33-35]，两者可达到的最高敏感性差距有限，NGS

大概是 $10^{-6}$，而 NGF 是 $2 \times 10^{-6}$。NGS 技术不能区分低质量的稀释标本与质量良好的骨髓标本，实际灵敏性可能因此被错误理解，而 NGF 可以通过评价骨髓中某些细胞成分而正确评估标本质量。但流式结果的解释需要相当的专业技术和分析水平，很难标准化。虽然 EuroFlow 合作组推出自动分析工具，但结果仍然需要专家审核，病例分析仍然存在主观性[33]。NGF 适用范围更广，几乎所有患者均适用，而 NGS 只能应用于绝大多数 MM 患者。NGS 的结果有可能受初诊时同时存在的克隆性 B 细胞影响，但 NGF 不需要初诊时表型，而且也不会受单克隆 B 细胞影响，通过抗原标志很容易与异常浆细胞克隆区分。当然，临床治疗中选择何种高敏感方法还需要结合当地技术可行性、花费等多种因素综合考虑。

## 二、多参数流式细胞仪检测 MM MRD

### （一）发展过程

流式对于骨髓瘤分析不是一个新技术，最早研究要追溯到 20 世纪 90 年代，主要是通过抗原标志鉴别肿瘤性浆细胞与正常浆细胞（normal plasma

表 9-2-1　NGF 与 NGS 的方法学比较

| | NGF | NGS |
|---|---|---|
| 适用范围 | ＞ 98% | 75% ～ 95% |
| 最低检测界限 LOD | $2 \times 10^{-6}$（20 个细胞） | $6.8 \times 10^{-7}$ |
| 最低定量界限 LOQ | $5 \times 10^{-6}$（50 个细胞） | $1.8 \times 10^{-6}$ |
| 所需有核细胞数 | $2 \times 10^7$ 个细胞 | 20 μgDNA，大概 $3 \times 10^6$ 个细胞 |
| 是否需要初诊数据 | 不需要 | 需要 |
| 标准化程度 | 困难，Euroflow 已实现 | 容易 |
| 标本时效性 | 严格（最好 24 h 内处理） | 不严格，DNA 可稍晚成批处理 |
| 是否可用储存标本 | 否 | 是 |
| 是否受共存的克隆性 B 细胞影响 | 不受影响 | 受影响 |
| 标本质量评估 | 可评估 | 有限制 |
| 花费 | 更低 | 更高 |
| 报告时间 | 数小时 | 数天至数周 |
| 实用性 | 当地和少数中心可用 | 标本可从各中心转送中心实验室 |
| 临床数据及试验应用 | 广泛应用 | 逐渐成熟中，大规模临床试验很少 |

NGF，新一代流式细胞术；NGS，二代测序

cell，NPC），也包括 DNA 倍体分析。与 NPC 相比，肿瘤性浆细胞常见的抗原表达方式为 CD45 和 CD19 表达缺失，而 CD56 和 CD117 过表达，少数病例也可以借其他标志如 CD33、CD20 和 CD28 用于区分肿瘤性和正常浆细胞。异常抗原表达与倍体分析共同应用，最高可获得 $10^{-5}$ 的检测灵敏度。特别指出的是，MRD 检测受这个阶段仪器限制，一次只能同时标记 4 个抗原，需要将标本分成多管，每管细胞数量受限，另外，实验室间的方法学和抗体组合变异性很大。这种局限性导致出现两种不同的分析方法，一种是初诊时分成多个染色管，目的是建立骨髓瘤相关表型，治疗后追踪这种初诊表型，缺点是不能完全阐释治疗后可能发生的表型变化；另一种是采用一个固定的比较常见的小组合，但此方法可能会减少灵敏性和特异性[36-37]。

多激光流式细胞仪、多种荧光素检测器及抗体的应用，使二代流式实验成为可能，每管使用 6 ~ 8 种抗原。每管多加入几个抗原，可以保证绝大多数患者采用相同的抗原组合且具有同样的高灵敏度。IMMG 将高于四色的 MM MRD 分析实验写进了 2011 年版指南[38]，检测的灵敏度通常为 $10^{-4}$。随后的临床实验也证实，MRD 阳性和阴性患者具有显著不同的预后。尽管有了很大的进步，但是大的研究中心调查显示，抗体组合、获取细胞数以及各自实验室根据自己方法学得出的真正灵敏度都没有可比性，标准化与一致性仍然是需要解决的问题。

三代流式细胞仪，也被称作新一代流式 NGF，旨在通过一致的灵敏度界限、获取的细胞数、抗体组合、试剂和分析方案等实现标准化，解决上述限制应用的问题。

（二）抗体组合设计

流式细胞仪对异常细胞群的识别主要根据肿瘤性细胞群和与其相似的正常细胞群的抗原差异，实际包括两个问题：一是如何在骨髓复杂的细胞群中根据免疫表型参数识别出浆细胞，二是如何定量区分肿瘤性浆细胞和正常浆细胞，即使肿瘤性浆细胞数量很低也需要明确区分。另外，异常细胞中还应除外相对较少的正常浆细胞亚群。以上这些要求需要依赖能够敏感且特异检测的抗原标志数。

浆细胞的识别至少需要 3 个抗原，在没有使用

CD38 单抗药物情况下，设门需要 CD45、CD38、CD138 和光散射参数。浆细胞通常高表达 CD38 和不同强度的 CD138，而 CD45 的表达通常低于成熟淋巴细胞。肿瘤性浆细胞 CD38 表达强度通常会减弱，CD138 也常用于浆细胞设门。需要注意，随标本放置时间的延长，CD138 的表达强度会降低。

区分异常和正常浆细胞还是有一定难度的，这是因为，虽然异常浆细胞最常见的表型是 CD19 和 CD45 表达缺失而 CD56 阳性，但这种表型也可以出现在正常长期存活浆细胞的一部分亚群，因此难以进行区分。虽然文献报道了许多个抗原标志可用于 MM 患者浆细胞检测，第八章第二节中也有详细说明，但至今没有任何一个单一标志或一个相对小的抗体组合能够用于所有病例，而完全明确地区分正常和异常浆细胞，且具有高度敏感和特异性[39-40]。

除设门抗原外，尽可能多地加入在异常浆细胞上表达率较高的其他抗原，组成多色组合，不但可以覆盖更高比例的 MM 患者，而且通过设门抗原对浆细胞设门后，可以获得尽量多的抗原表达信息，从而与正常浆细胞进行区分；如果再同时加入胞质轻链抗原，还可以检测根据异常抗原表达区分的各浆细胞亚群胞内免疫球蛋白轻链表达情况，判断是否为克隆性浆细胞。例如对正常浆细胞抗原表达的认识（图 9-2-1），1 例无浆细胞疾病史的健康人，正常浆细胞中存在少量细胞亚群 CD45⁻CD19⁻或 CD45⁻CD19⁻CD56⁺ 等，这种表型的细胞极易出现在肿瘤性浆细胞上，通过多种抗原及胞质轻链表达，可以明确为正常表型。

EuroFlow 合作组研究了许多已发表的抗原标志及其在异常浆细胞识别中提供的价值，从中筛选出至少 8 种抗原包括 CD19、CD27、CD38、CD45、CD56、CD117 和 CD138，组成一个抗体组合，最终证实这个组合几乎可以识别所有 MM 患者骨髓的异常浆细胞[33]。研究者还发现，如果去掉组合中任何一个标志，都会使适用的 MM 患者比例明显降低，因此认为，检测这些抗原的表达对于临床 MM MRD 检测是必需的。当需要确定可疑肿瘤细胞群的克隆性时，还需要加入胞质轻链检测[39]。

目前关于在组合中是否必须加入胞质免疫球蛋

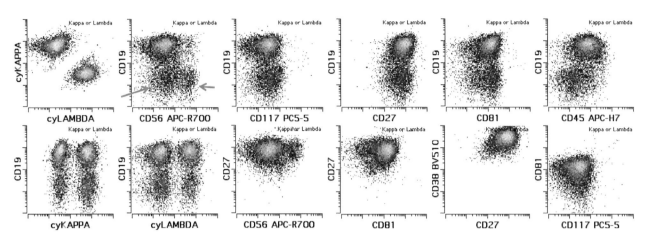

图 9-2-1　正常浆细胞表型的多样性，蓝色细胞代表 cKappa 轻链阳性，红色细胞代表 cLambda 轻链阳性。箭头所指分别代表 CD45⁻CD19⁻ 和 CD19⁻CD45⁻CD56⁺ 浆细胞，是多克隆的；此外还可见少量 CD19⁺CD56⁺ 和 CD81⁻CD19⁺/⁻ 细胞 [42]

白轻链检测存在争议，有学者不建议加入，会增加破膜步骤、操作更复杂，也会造成获取的细胞数量减少等。也有学者认为，当 MRD 水平较低时，加入胞质轻链有利于加快分析速度和准确性，可以在疑难病例中作为额外标志，帮助区分非特异群体；而且，有时很难预测哪些标本需要轻链确认，直接加入可以避免二次操作分析，也避免标本放置时间过久。有实验证实[34,41]，在一管中同时进行胞质和胞膜染色，与分开进行胞膜和胞质染色，不会显著降低检测性能。我们也建议进行 MM MRD 检测时加入胞质免疫球蛋白轻链检测，比如上面对正常浆细胞少数亚群的表型分析，很难确定正常还是异常时，克隆性检测能够帮助一锤定音。同时需要注意，加入胞质轻链检测后，如果仅通过计算浆细胞的 cKappa 和 cLambda 轻链比值，也很容易产生错误，尤其是在治疗后 MM MRD 检测中，正常浆细胞比例远高于肿瘤性浆细胞比例时，非常容易得出正常的轻链比值，掩盖肿瘤性浆细胞（图 9-2-2-a），建议首先通过异常抗原设门后再分别确定不同亚群的克隆性（图 9-2-2-b）。

大家比较公认的多色 MM MRD 检测组合见表 9-2-2，也在多个文献报道中经证实。此外，也有学者认为，CD200、CD307 和 CD99 等一些抗原也很有意义，但截至目前，还没有在敏感度为 10⁻⁵ 甚至更高的实验中报道。

（三）设门策略

临床流式协会 ICCS 及临床细胞分析欧洲协会

ESCCA 联合制定的关于 MM MRD 检测指南[43]中给出了设门建议。

第一步：根据 CD38/Time 散点图评价获取数据的质量和连续性，识别气泡和堵塞，去除流速不稳定的时间段。

第二步：根据光散射信号 FSC-H/FSC-A、SSC-H/SSC-A 和 FSC-A/SSC-A 去除双联体，注意不能从最初门中就去除掉超二倍体、四倍体浆细胞，其特点是具有异常高的 FSC-A 和 SSC-A，但 FSC-H 较低。

第三步：根据 CD38/CD138 散点图，圈出所有可能的 CD38⁺CD138⁺ 浆细胞。

第四步：再通过 CD38/CD45 散点图，圈出所有 CD38⁺ 细胞，CD45 有助于设门，但是不能通过 CD45 区分正常和异常浆细胞，因为两者都有不同程度的 CD45 表达。

第五步：如果存在胞质免疫球蛋白轻链，根据异常胞膜抗原表达设门后再观察克隆性，具体见图 9-2-3。

（四）高敏感 MRD 的检测灵敏度

以往实验表明[44]，获取的细胞数越多，实验灵敏度越高，对 PFS 的预测价值越大。大多数临床实验室，使用 MFC 检测肿瘤性浆细胞的敏感性在 10⁻⁴ ~ 10⁻⁵ 之间。多中心实验已经证实，最低检测灵敏度 0.01% 有明确的预后意义，当然，随着实验灵敏度增高，MRD 状态和临床结果仍然是有相关性的。以细胞为基础的 MRD 检测需要两个最

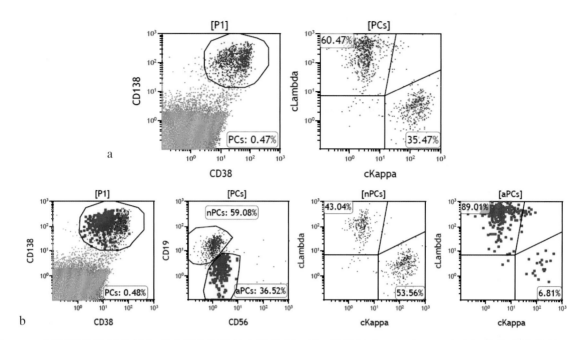

图 9-2-2　不同浆细胞群胞质免疫球蛋白轻链的表达分析，图 a 显示所有 CD38⁺CD138⁺ 浆细胞的胞质轻链，**cKappa/cLambda=0.59**，比值大致正常；图 b 是对 CD38⁺CD138⁺ 浆细胞进行分群，CD19⁺CD56⁻ 细胞为正常浆细胞（蓝色），**cKappa/cLambda=1.24**，比值正常；CD19⁻CD56⁻ 细胞为异常浆细胞（红色），表达单克隆 cLambda

表 9-2-2　**MM MRD 检测的六色、八色和十色组合**

| | FITC | PE | Px5/5.5 | PC7 | APC | APC-R700 | APC-H7/Cy7/C750 | PB/BV421 | BV510 | BV605 |
|---|---|---|---|---|---|---|---|---|---|---|
| MRC1 | CD27 | CD56 | CD19 | CD38 | CD138 | | CD45 | | | |
| MRC2 | CD81 | CD117 | CD19 | CD38 | CD138 | | CD45 | | | |
| EuroFlow1 | CD38（me） | CD56 | CD45 | CD19 | CD117 | | CD81 | CD138 | CD27 | |
| EuroFlow2 | CD38（me） | CD56 | CD45 | CD19 | cKappa | | cLambda | CD138 | CD27 | |
| MSKCC | cKappa | cLambda | CD117 | CD19 | CD138 | CD56 | CD45 | CD81 | CD38 | CD27 |

me，多表位；c，胞内

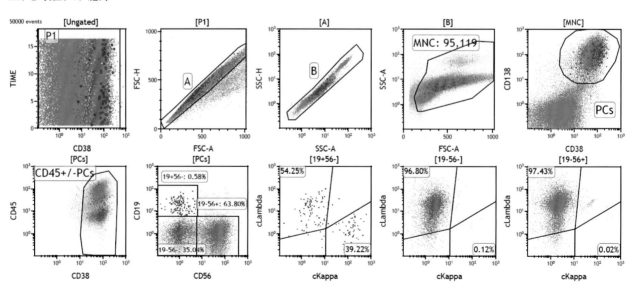

图 9-2-3　**MFC MM MRD 检测的设门步骤**

主要特性——特异性和敏感性，2016 年 MM MRD 检测指南 [43] 提出了检测低限（limit of detection，LOD）和定量检测低限（lower limit of quantification，LOQ）的概念。

LOD 是检测低限，指确定异常细胞的最低数量，需要超过正常背景。由于受假阳性、非特异染色等影响，流式确定细胞的阳性通常认为一簇细胞才有意义，而不是单个细胞。有些专家认为，单中心 10 个细胞成簇就有意义，但是如果是多中心检测的话，考虑到专业水平、细胞制备缺乏一致性，需要更多的细胞数才能认为异常。EuroFlow 多中心实验将 20 个异常浆细胞作为确定 LOD 的最低值，19 个细胞就低于检测界限，而它的 95% 可信区间是 11 ～ 30 个细胞，因此最终以 30 个细胞作为 LOD 的计算依据，LOD 的计算公式是（30/ 分析的总细胞数）×100%。LOQ 是指可重复定量的最低细胞数量，一般以 50 个细胞作为计算依据，LOQ 的计算公式是（50/ 分析的总细胞数）×100%。LOD 与 LOQ 与获取的细胞数密切相关，细胞总数越高，LOD 和 LOQ 值越低，代表灵敏度越高，见表 9-2-3。

表 9-2-3　根据获取的细胞总数估算 LOD 和 LOQ

| 细胞总数 | LOD（%） | LOQ（%） |
|---|---|---|
| 100 000 | 0.03 | 0.05 |
| 200 000 | 0.015 | 0.025 |
| 500 000 | 0.006 | 0.01 |
| 1 000 000 | 0.003 | 0.005 |
| 2 000 000 | 0.0015 | 0.0025 |
| 3 000 000 | 0.001 | 0.0017 |
| 5 000 000 | 0.0006 | 0.001 |

LOD=（30/ 细胞总数）×100%；LOQ=（50/ 细胞总数）×100%

**（五）高敏感实验的标本处理**

国际流式学会骨髓瘤工作组目前推荐，高敏感试验至少要获取 $2 \times 10^6$ 个细胞，最好是 $5 \times 10^6$ 个细胞。很显然，按照原有方法，再采用 100 μl 骨髓标本是远远不够的。因此有必要提高标本的体积。两种方法可供选择，分别为"Pre-Lysis"和"Pooled-tube"。

Pre-lysis 方法是预溶血，考虑到细胞标记离心处理过程中可能会导致损失，大概 $30 \times 10^6$ 个细胞先采用氯化铵（ACK）溶血缓冲液（包括 155 mM 氯化铵、10 mM 碳酸氢钾和 0.2 mM EDTA）溶解红细胞，标本与 ACK 溶血缓冲液的大概比例是 1：9，室温静置 10 min；用流式缓冲液洗涤并调整细胞浓度至 $5 \times 10^7$/ml；加入相应抗体和 100 ～ 200 μl 上述调整好浓度的标本，室温孵育 30 min；BD FACS 溶血素再次溶解红细胞 10 min，再用缓冲液洗涤后上机检测。胞质内抗原染色依照常规破膜标记方法。

Pooled-tube 方法是合并管，标本洗涤后调整细胞浓度至 $1 \times 10^7$/ml；做 6 个重复管，每管加入相应抗体和 200 μl 上述调整好浓度的标本，与上面孵育、溶血、洗涤步骤相同，最后的洗涤步骤，将所有 6 个管细胞集合至 1 管。胞质内抗原染色也是 6 个管分别破膜标记。

两种方法均可获得足够数量的细胞，为了达到最优的抗体饱和度，预溶血方法比传统方法使用的抗体量多，但较合并管的方法使用的抗体总量少；缺点是可能影响某些抗原染色，特别是 CD138，也容易导致串联染料断裂。合并管方法的优势是容易标准化。Ficoll 富集的方法不推荐，因为有可能减少浆细胞数量，加速浆细胞抗原 CD138 等丢失，由于是密度梯度离心，也有可能因为部分细胞富集导致浆细胞定量出现偏差。

**（六）MM MRD 报告内容**

指南 [43] 建议，MM MRD 报告最好包括以下信息。

1. 正常和异常浆细胞的比例和数量，异常浆细胞在总浆细胞的比例与预后相关，而且不受稀释影响，应该在报告中体现。

2. 去除双联体和碎片后的有核细胞或白细胞总数，采用有核细胞有利于与其他 MRD 检测技术进行比较，但是由于有核细胞中包括有核红细胞，容易受溶血素影响。

3. LOD、LOQ 或两者均标注，目的是正确评价 MRD 水平。例如，肿瘤性浆细胞低于 20 个，总细胞数 5 000 000 个，肿瘤性浆细胞比例低于 0.0004%，低于理论上的 LOD 值 0.0006%，结论应是未检测到肿瘤性浆细胞，MRD 阴性；相反，如果肿瘤性浆细胞 1000 个，总细胞数 2 000 000 个，肿瘤性浆细胞比例为 0.05%，高于理论上的 LOQ 值 0.0025%，结论应该是 MRD 阳性；如果肿瘤性浆细胞数界于 30 ～ 50 个细胞之间，不再报告 MRD 的百分比，而是注明肿瘤性浆细胞低于定量范围，界于 LOD 和 LOQ 之间。

4. 异常浆细胞的表型，尽量注明与正常浆细胞相比，抗原表达强度是减弱、正常还是增强。

5. 关于骨髓标本质量的评估，必要时注明是否稀释及活性如何。

### （七）MFC MRD 检测的临床意义

1. 预后价值　探索 MRD 的预后价值是 MM 研究领域的一个主要问题，现在已有很多来自多中心[45]和两个 meta 分析[46-47]的证据表明，MRD 阴性患者比 MRD 阳性患者有显著延长的 PFS 和 OS。Paiva 等[48]在对 295 例初诊 MM 患者采用 GEM 2000 方案化疗后联合自体移植的疗效研究中，于自体造血干细胞移植（autologous hematopoietic stem cell transplant，ASCT）后 100 天时进行 MRD 检测，MRD⁻ 组患者较 MRD⁺ 患者有显著延长的 PFS 和 OS，中位 PFS 分别为 71 个月和 37 个月（$P < 0.001$），MRD⁻ 组患者未达到中位 OS，而 MRD⁺ 患者中位 OS 为 89 个月（$P=0.002$）。MRD⁻ 组和 MRD⁺ 组 5 年 PFS 分别是 60% 与 22%（$P < 0.001$），预期的 5 年 OS 分别为 82% 和 60%（$P=0.002$）。多变量分析显示，MFC MRD 状态和 FISH 遗传学分析为 PFS 的独立预后因素，而 MFC MRD 状态和年龄是 OS 的独立预后因素。Rawstron 和同事[49]在 MRC Myeloma IX 研究中对患者诱导治疗后（$n=378$）和移植后 100 天（$n=397$）进行 MFC MRD 评价，结果发现，移植后 100 天 MRD 状态对 PFS 和 OS 都有很高的预测价值，MRD⁻ 患者和 MRD⁺ 患者的 PFS 分别为 28.6 个月和 15.5 个月（$P < 0.001$），而 OS 分别为 80.6 个月和 59 个月（$P=0.0183$）。一项包含 609 例初诊患者的三项 PETHEMA/GEM 临床试验[31]显示，采用灵敏度为 $10^{-4}$ ～ $10^{-5}$ 的 MFC 检测，很好地阐释了传统定义 CR 的 MRD⁻ 患者比 MRD⁺ 患者有显著更长的 PFS 和 OS（$P < 0.001$），而且 MRD⁺ CR 患者的预后与部分缓解（PR）患者相似，相比传统 CR，MRD 阴性是对 PFS 和 OS 更有预后意义的指标。Kothari 等[50]总结了近几年主要的 3 期临床数据，尽管如

何评估 MRD 和灵敏度仍存在异质性，但更多研究显示，经传统反应率和 PFS 评价的更有效方案中，MRD 阴性的发生率更高，而 MRD 阴性与更长的生存相关。

2. 检测时间点　目前并不清楚 MRD 检测的最好时间点，通常在治疗的特殊时间点都要检测，包括诱导治疗后、骨髓移植前、骨髓移植后 100 天、强化治疗后、维持治疗前及维持治疗期间。已有数据表明[51]，继续强化治疗，MRD⁻ 患者比例会增加，甚至是在维持治疗阶段，仍然有相当比例的 MRD 阳性患者转阴。每个时间点都有相应的数据支撑，同时，这些研究也显示，MRD 阴性的持续期很重要，但是持续 MRD 阴性的数据较少，主要是因为需要每个时间点都检测。Gu 等[52]追踪随访了 104 例 MM 患者，诱导后及 ASCT 后 3 ～ 24 个月不同时间点进行 MFC 检测，结果表明，从诱导后直到移植后 24 个月，诱导后 MRD 阴性但移植后 24 个月内转阳的患者共 5 例，MRD 持续阴性患者共 33 例，后者具有更长的疾病进展期和 OS；约 2/5 患者移植后 18 个月 MRD 由阴转阳，提示长期确定 MRD 持续阴性是有必要的。

3. 灵敏度影响 MRD 真实性　Rawstron 等[30]研究发现，MRD 每下降 1 个 log，中位 OS 就下降 1 年，按照 MRD 水平分为 $10^{-2}$ ～ $10^{-3}$、$10^{-3}$ ～ $10^{-4}$ 及 $10^{-4}$ 三组，中位 OS 分别为 5.9 年、6.8 年和超过 7.5 年，提示 MRD 水平是一个连续变量。近来的研究[33,44]采用灵敏度为 $10^{-5}$ 或 $10^{-5}$ ～ $10^{-6}$ 的高敏感方法，提示 MRD 水平越低，预后越好，提示需要追求更高的灵敏度。

4. MRD 结果与分层治疗　如果 MRD 阴性是一个主要的预后因素，是否可以根据 MRD 阴性进行治疗调整及分层治疗？目前数据还回答不了这个问题。许多研究表明[53,54]，一个经评价更为有效的方案中，诱导治疗后 MRD 阴性患者比例会更高，但这些阴性患者的预后却是相似的，并不受治疗方案影响。非常需要 MRD 为指导的临床试验，明确 MRD 阴性患者是否可以减少强化治疗而不引起病情恶化。采用 MFC 检测且灵敏度为 $10^{-4}$ 的 Myeloma IX 研究中，与未接受沙利度胺维持治疗患者相比，接受维持治疗的 MRD 阴性患者仍然保持 MRD 阴性状态的比例更高，分别为 68.8% 和 96%

（P=0.026）。根据高危遗传学或修订的高危 ISS 评分等预后因素划分的高危 MM 患者，灵敏度为 $10^{-4}$ 情况下确定的 MRD 阴性患者的预后比标危患者更差[49]；相反，检测灵敏度达到 $10^{-5}\sim10^{-6}$ 得出的 MRD 阴性结果，似乎在高危和标危患者中未见明显的预后差别[44,54]。少数 MRD 为指导的临床试验目前正在开始探索，标准治疗后 MRD 阳性患者进行强化治疗，而持续 MRD 阴性患者减轻治疗，希望不久的将来能够看到可喜的结果，希望 MFC MRD 检测早日应用于临床实践，指导 MM 患者个性化分层治疗。

（八）靶向治疗对 MFC MRD 检测的影响

针对浆细胞膜分子的抗体靶向治疗是一个创新性变革，如目前抗 -PD-1（CD279）、抗 -PD-L1（CD274）和抗 CD38 单抗等。靶向治疗会严重挑战和阻碍浆细胞的 MRD 检测，因为浆细胞强表达 CD38，CD38 是常被用作浆细胞的设门标志。单凭 CD138 不足以对浆细胞进行定量鉴别，而且 CD138 常随标本放置时间久而丢失。目前没有比较满意的解决 CD38 抗原信息丢失的替代方法。为了解决 CD38 单抗治疗的位阻问题，EuroFlow 研究了一种多表位抗 CD38 抗体，能够恢复一些抗 CD38 反应，但是无法解决由于靶向治疗导致细胞表面 CD38 分子丢失的问题。也有研究者尝试检测胞质内 CD38，但同样不太理想，治疗后患者没有完全恢复抗 CD38 反应性。研究者同时也在寻找可替代的设门试剂，包括胞膜 CD229、CD319 和 CD54、胞质抗原 vs38 和 IRF4 等[55]，只有 CD229 有应用潜能，但由于它在其他骨髓细胞上有表达，在树突状细胞中表达水平还很高，特异性也不是很强。将这些抗原合并在一起有可能会达到特异识别浆细胞的目的，但更多数据仍需进一步验证。

（九）目前存在的问题与挑战

利用 MFC 检测 MM MRD 的实验应高度重视质量控制，包括上机检测前仪器的标准化校准，良好合规的标本采集，避免凝血及稀释标本，避免标本放置过久影响抗原染色，可以通过抗原识别早期 B 细胞、有核红细胞和髓系早期细胞、肥大细胞等，判断标本是否稀释并进行标注。由于肿瘤性浆细胞存在局灶性分布、黏滞性较强、处理过程易破碎等特点，MFC 检测浆细胞的比例与形态学会有一定差异，正视并尽量使用经证实的标记方案，避免人为操作加大差异性。为提高灵敏度，务必保证标记和最终获取的细胞数足够多。

虽然 EuroFlow 合作组已提出高敏感 MFC MM MRD 检测及分析报告的标准化方案并应用于临床试验，但是大多数中心未真正实施，为获取足够数量的细胞，抗体试剂的花费成本、获取及分析时间等都是需要考虑的因素。

伴随着靶向治疗的问世，尤其是 CD38 单抗的使用，会不同程度地阻碍 MFC MM MRD 检测，未来需要寻找可供替代的设门试剂。

目前 MFC MM MRD 检测虽然写进了指南，推荐应用，但仍有很多问题值得思考。首先是 MFC 检测的浆细胞比例与实际形态学检测存在差异，是不是敏感性越高越有意义，需要不断追求灵敏度更高的技术方法；另外，如何看待与合理解读不同敏感性情况下产生的 MRD 结果，MRD 阴性不代表治疗后患者体内的肿瘤性浆细胞被清除，而是受不同灵敏度技术限制未检测到或不可测量。总之，MFC MM MRD 检测尚缺乏指导临床进行分层治疗的循证医学证据，未来可供研究与发展的空间还很大。

（王亚哲）

**参考文献**

[1] Rai KR, Jain P.Chronic lymphocytic leukemia（CLL）——Then and now.Am J Hematol, 2016, 91（3）：330-340.

[2] Jain N, Keating M, Thompson P, Ferrajoli A, Burger J, Borthakur G.Ibrutinib and Venetoclax for First-Line Treatment of CLL.N Engl J Med, 2019, 380（22）：2095-2103.

[3] Hallek M, Cheson BD, Catovsky D, et al. iwCLL guidelines for diagnosis, indications for treatment, response assessment, and supportive management of CLL. Blood, 2018, 131（25）：2745-2760.

[4] Montserrat E. Treatment of chronic lymphocytic leukemia：achieving minimal residual disease-negative status as a goal. J Clin Oncol, 2005, 23（13）：2884-2885.

[5] Philip A Thompson, Christine B Peterson, Paolo Strati, et al.Serial Minimal Residual Disease（MRD）Monitoring

9

During First-Line FCR Treatment for CLL May Direct Individualized Therapeutic StrategiesLeukemia, 2018, 32 (11): 2388-2398.

[6] Cheson BD, Bennett JM, Grever M, et al. National cancer institute-sponsored working group guidelines for chronic lymphocytic leukemia: revised guidelines for diagnosis and treatment. Blood, 1996, 87 (12): 4990-4997.

[7] Hallek M, Cheson BD, Catovsky D, et al. Guidelines for the diagnosis and treatment of chronic lymphocytic leukemia: a report from the International Workshop on Chronic Lymphocytic Leukemia updating the National Cancer Institute-Working Group 1996 guidelines. Blood, 2008, 111 (12): 5446-5456.

[8] van Dongen JJ, Langerak AW, Bruggemann M et al. Design and standardization of PCR primers and protocols for detection of clonal immunoglobulin and T-cell receptor gene recombinations in suspect lymphoproliferations: report of the BIOMED-2 Concerted Action BMH4-CT98-3936. Leukemia, 2003, 17 (12): 2257-2317.

[9] Bottcher S, Ritgen M, Pott C et al. Comparative analysis of minimal residual disease detection using four-color flow cytometry, consensus IgH-PCR, and quantitative IgH PCR in CLL after allogeneic and autologous stem cell transplantation. Leukemia, 2004, 18 (10): 1637-1645.

[10] Moreno C, Villamor N, Colomer D et al. Clinical significance of minimal residual disease, as assessed by different techniques, after stem cell transplantation for chronic lymphocytic leukemia. Blood, 2006, 107 (11): 4563-4569.

[11] Logan AC. Zhang B. Narasimhan B, et al. Minimal residual disease quantification using consensus primers and high-throughput IGH sequencing predicts post-transplant relapse in chronic lymphocytic leukemia. Leukemia, 2013, 27 (8): 1659-1665.

[12] Rawstron AC, de Tute R, Jack AS, et al. Flow cytometric protein expression profiling as a systematic approach for developing disease-specific assays: identification of a chronic lymphocytic leukemia pecific assay for use in rituximab-containing regimens. Leukemia, 2006, 20 (12): 2102-2110.

[13] Rawstron AC, Kennedy B, Evans PA et al. Quantitation of minimal disease levels in chronic lymphocytic leukemia using a sensitive flow cytometric assay improves the prediction of outcome and can be used to optimize therapy. Blood, 2001, 98 (1): 29-35.

[14] Keating MJ, O'Brien S, Albitar M, et al. Early results of a chemoimmunotherapy regimen of fludarabine, cyclophosphamide, and rituximab as initial therapy for chronic lymphocytic leukemia. J Clin Oncol, 2005, 23 (18): 4079-4088.

[15] Moreton P, Kennedy B, Lucas G, et al. Eradication of minimal residual disease in B-cell chronic lymphocytic leukemia after alemtuzumab therapy is associated with prolonged survival. J Clin Oncol, 2005, 23 (13): 2971-2979.

[16] Rawstron AC, Villamore N, Ritgen M, et al. International Standardized Approach for Flow Cytometric Residual Disease Monitoring in Chronic Lymphocytic Leukemia. Leukemia, 2007, 21 (5): 956-964.

[17] Abrisqueta P, Villamor N, Terol MJ et al. Rituximab maintenance after fifirst-line therapy with rituximab, flfludarabine, cyclophosphamide, and mitoxantrone (R-FCM) for chronic lymphocytic leukemia, Blood, 2013, 122 (24): 3951-3959.

[18] Improving efficiency and sensitivity: European Research Initiative in CLL (ERIC) update on the international harmonised approach for flow cytometric residual disease monitoring in CLL.Leukemia, 2013, 27 (1): 142-149.

[19] A complementary role of multiparameter flow cytometry and high-throughput sequencing for minimal residual disease detection in chronic lymphocytic leukemia: an European Research Initiative on CLL study. Leukemia, 2016 Apr, 30 (4): 929-936.

[20] Bottcher S, Stilgenbauer S, Busch R, et al. Standardized MRD flow and ASO IGH RQ-PCR for MRD quantification in CLL patients after rituximab-containing immunochemotherapy: a comparative analysis. Leukemia, 2009, 23 (11): 2007-2017.

[21] Sanchez ML, Almeida J, Vidriales B, et al. Incidence of phenotypic aberrations in a series of 467 patients

with B chronic lymphoproliferative disorders：basis for the design of specific four colour stainings to be used for minimal residual diseaese investigation. Leukemia，2002，16（8）：1460-1466.

[22] Bottcher S，Ritgen M，Buske S，et al. Minimal residual disease detection in mantle cell lymphoma：methods and significance of four-color flow cytometry compared to consensus IGH-polymerase chain reaction at initial staging and for follow-up examinations. Haematologica，2008，93（4）：551-559.

[23] Cheminant M. Derrieux C. Touzart A，et al.Minimal residual disease monitoring by 8-color flow cytometry in mantle cell lymphoma：an EU-MCL and LYSA study. Haematologica，2016，101（3）：336-345.

[24] Chovancová J. Bernard T. Stehlíková O，et al.Detection of minimal residual disease in mantle cell lymphoma-establishment of novel eight-colorflow cytometry approach.Cytometry B Clin Cytom，2015，88（2）：92-100.

[25] Sausville JE，Salloum RG，Sorbara L，et al. Minimal residual disease detection in hairy cell leukemia. Comparison of flow cytometric immunophenotyping with clonal analysis using consensus primer polymerase chain reactionfor the heavy chain gene. Am J Clin Pathol，2003，119（2）：213-217.

[26] Ravandi F，Jorgensen JL，O'Brien SM，et al. Eradication of minimal residual disease in hairy cell leukemia. Blood，2006，107（12）：4658-4662.

[27] Garnache Ottou F，Chandesris MO，Lhermitte L，et al，Peripheral blood 8 colour flow cytometry monitoring of hairy cell leukaemia allows detection of high-risk patients. Br J Haematol，2014，166（1）：50-59.

[28] 王慧君，吴雨洁，翁香琴，等. 流式细胞学在非霍奇金淋巴瘤诊断中的应用专家共识. 中华病理学杂志，2017，46（4）：217-222.

[29] Landgren O，Iskander K. Modern multiple myeloma therapy：deep，sustained treatment response and good clinical outcomes. J Intern Med，2017，281（4）：365-382.

[30] Rawstron AC，Gregory WM，de Tute RM，et al. Minimal residual disease in myeloma by flow cytometry：independent prediction of survival benefit per log reduction. Blood，2015，125（12）：1932-1935.

[31] Lahuerta JJ，Paiva B，Vidriales MB，et al. Depth of response in multiple myeloma：a pooled analysis of three PETHEMA/GEM clinical trials. J Clin Oncol，2017，35（25）：2900-2910.

[32] Kumar S，Paiva B，Anderson KC，et al. International Myeloma Working Group consensus criteria for response and minimal residual disease assessment in multiple myeloma. Lancet Oncol，2016，17（8）：e328-346.

[33] Flores-Montero J，Sanoja-Flores L，PaivaB，et al. Next generation flow for highly sensitive and standardized detection of minimal residual disease in multiple myeloma.Leukemia，2017，31（10）：2094-2103.

[34] Roshal M，Flores-Montero JA，Gao Q，et al. MRD detection in multiple myeloma：comparison between MSKCC 10-color single-tube and EuroFlow 8-color 2-tube methods. Blood Adv，2017，1（12）：728-732.

[35] Avet-Loiseau H. Minimal residual disease by next-generation sequencing：pros and cons.Am Soc Clin Oncol Educ Book，2016，35：e425-430.

[36] Rawstron AC，Davies FE，DasGupta R，et al. Flow cytometric disease monitoring in multiple myeloma：the relationship between normal and neoplastic plasma cells predicts outcome after transplantation. Blood，2002，100（9）：3095-3100.

[37] Sarasquete ME，García-Sanz R，González D，et al. Minimal residual disease monitoring in multiple myeloma：a comparison between allelic-specific oligonucleotide real-time quantitative polymerase chain reaction and flow cytometry. Haematologica，2005，90（10）：1365-1372.

[38] Rajkumar SV，Harousseau JL，Durie B，et al. Consensus recommendations for the uniform reporting of clinical trials：report of the International Myeloma Workshop Consensus Panel 1. Blood，2011，117（18）：4691-4695.

[39] Stetler-Stevenson M，Paiva B，Stoolman L，et al.Consensus guidelines for myeloma minimal residual disease sample staining and data acquisition. Cytometry B Clin Cytom，2016，90（1）：26-30.

9

［40］Flores-Montero J，deTute R，Paiva B，et al. Immunophenotype of normal vs. Myeloma plasma cells： toward antibody panel specifications for MRD detection in multiple myeloma.Cytometry B Clin Cytom，2016，90（1）：61-72.

［41］Royston DJ，Gao Q，Nguyen N，et al. Single-tube 10-fluorochrome analysis for efficient flow cytometric evaluation of minimal residual disease in plasma cell myeloma. Am J Clin Pathol，2016，146（1）：41-49.

［42］Roshal M. Minimal Residual Disease Detection by Flow Cytometry in Multiple Myeloma：Why and How？ Semin Hematol，2018，55（1）：4-12.

［43］Arroz M，Came N，Lin P，et al. Consensus guidelines on plasma cell myeloma minimal residual disease analysis and reporting. Cytometry B Clin Cytom，2016，90（1）：31-39.

［44］Paiva B，Cedena MT，Puig N，et al. Minimal residual disease monitoring and immune profiling in multiple myeloma in elderly patients.Blood，2016，127（25）：3165-3174.

［45］Oliva S，D'Agostino M，Boccadoro M，et al. Clinical applications and future directions of minimal residual disease testing in multiple myeloma. Front Oncol，2020，10：1.

［46］Munshi NC，Avet-Loiseau H，Rawstron AC，et al. Association of minimal residual disease with superior survival outcomes in patients with multiple myeloma：a meta-analysis. JAMA Oncol，2017，3（1）：28-35.

［47］Landgren O，Devlin S，Boulad M，et al. Role of MRD status in relation to clinical outcomes in newly diagnosed multiple myeloma patients：a meta-analysis. Bone Marrow Transplant，2016，51（12）：1565-1568.

［48］Paiva B，Vidriales MB，Cerveró J，et al. Multiparameter flow cytometric remission is the most relevant prognostic factor for multiple myeloma patients who undergo autologous stem cell transplantation. Blood，2008，112（10）：4017-4023.

［49］Rawstron AC，Child JA，de Tute RM，et al. Minimal residual disease assessed by multiparameter flow cytometry in multiple myeloma：impact on outcome in the Medical Research Council Myeloma IX Study. J Clin Oncol，2013，31（20）：2540-2547.

［50］Kothari S，Hillengass J，McCarthy PL，et al. Determination of minimal residual disease in multiple myeloma：does it matter？ Curr Hematol Malig Rep，2019，14（1）：39-46.

［51］Gambella M，Omedé P，Spada S，et al. Minimal residual disease by flow cytometry and allelic-specific oligonucleotide real-time quantitative polymerase chain reaction in patients with myeloma receiving lenalidomide maintenance：a pooled analysis.Cancer，2019，125（5）：750-760.

［52］Gu J，Liu J，Chen M，et al. Longitudinal flow cytometry identified "minimal residual disease"（MRD） evolution patterns for predicting the prognosis of patients with transplant-eligible multiple myeloma. Biol Blood Marrow Transplant，2018，24（12）：2568-2574.

［53］Mateos MV，Dimopoulos MA，Cavo M，et al. Daratumumab plus bortezomib，melphalan，and prednisone for untreated myeloma. N Engl J Med，2018，378（6）：518-528.

［54］Perrot A，Lauwers-Cances V，Corre J，et al. Minimal residual disease negativity using deep sequencing is a major prognostic factor in multiple myeloma. Blood，2018，132（23）：2456-2464.

［55］Pojero F，Flores-Montero J，Sanoja L，et al. Utility of CD54，CD229，and CD319 for the identification of plasma cells in patients with clonal plasma cell diseases. Cytometry B Clin Cytom，2016，90（1）：91-100.

9

# 流式细胞术分析造血干细胞

## 第一节 造血细胞的分化、发育与成熟规律

一、造血

造血干细胞分化为多能祖细胞，再不断增殖并逐渐分化为适当数量及比例的各系祖细胞、前体细胞，最后发育成为各系的成熟细胞，成熟的细胞进入血循环，此全过程称为造血[1]。

（一）原始造血（第一代造血）

在胚胎期，原始造血细胞首先起源于胚胎早期胚外的卵黄囊中的血岛。在小鼠胚胎 7.5（E7.5）天（人胚胎第 16 天），卵黄囊中血岛形成，在以后的 48 ~ 72 小时内，血岛中央的细胞分化为第一代的巨幼红细胞，即胚胎性或原始红细胞。血岛周边细胞分化为血管内皮细胞，并逐渐变长，相互连接成原始的血管网，建立血液循环。此期以生成原始红细胞为主称为原始造血期[2]。卵黄囊血岛中造血细胞与内皮细胞密切相关又近乎平行的发育过程提示它们可能来自共同的祖细胞，或者存在成血-血管细胞（hemangioblast），该细胞既可向造血细胞分化又可分化为内皮细胞。血管内皮生长因子（VEGF）及受体酪氨酸激酶 -Flk-1 是早期造血祖细胞的标志基因，该基因的突变体既不能生成造血细胞，又不能生成内皮细胞及胚胎内血管，造成胚胎早期死亡。这些实验支持成血-血管细胞的存在[3]。原始造血期的特点是以生成红细胞为主，而且是红细胞生成素（EPO）非依赖性的，红细胞没有脱核现象，胞质的血红蛋白为胚胎珠蛋白，红细胞几乎同步成熟，一旦成熟，血岛中的红细胞同时释放入血循环。此期出现的另一种成熟细胞是巨噬细胞。在人妊娠 40 天后，卵黄囊造血衰退，而肝加入活跃的造血期，开始永久造血期。人胚胎 9 周

（小鼠胚胎 14 天），卵黄囊停止造血。

（二）永久造血

卵黄囊以后的造血属永久造血。原始造血起于卵黄囊血岛已被普遍认可，而永久造血起源于何处争论颇多。

1. 永久造血起源　经典的观点认为卵黄囊是体内永久造血的唯一来源，卵黄囊产生的造血干细胞经血液循环迁移到肝、脾及骨髓，提供永久造血。体外培养发现，在 E7 即出现原始红细胞（E7.5）以前，卵黄囊已经含有红系、粒 - 巨噬细胞系祖细胞[2]。卵黄囊内存在稀少的造血干细胞[4,5]，体外培养中卵黄囊内的祖细胞可以向所有的血细胞系列分化，包括无核红细胞，B、T 细胞，粒 - 单核细胞系。在卵黄囊内不能生成这些细胞，可能由于卵黄囊内的微环境不适于它们生长[6]。

20 世纪 90 年代中期，在动物胚胎内主动脉旁胚脏壁 / 主动脉 - 性腺 - 中肾区（PAS/AGM site）发现永久造血细胞。PAS/AGM 区位于小鼠胚胎的躯干腹侧。在胚胎早期，此区含有脏壁中胚层、一对背主动脉的内皮细胞、脐肠系膜动脉和肠内胚层，称为 PAS。E9 后，随着血管的形成，在与背主动脉相邻的部位出现形态可辨认的泌尿生殖系统如前 / 中肾、生殖嵴 / 腺等，称 AGM 区。在小鼠 E7.5 的 PAS/AGM 区可检测到造血祖细胞，在 E9 和 E10 分别可产生脾集落（CFU-S）和具有长期重建能力的干细胞。E11 ~ E12 时其造血功能开始消退。

在人胚胎内，在肝造血之前，即妊娠的 27 天，主动脉内皮细胞的背侧，有一团密集的细胞团，表达造血细胞的抗原及基因。此群细胞即为胚

胎内的造血祖细胞。Tavian[7]利用体外培养方法，将19～48天人胚胎主动脉旁胚脏壁、躯干主动脉（PS/A）、卵黄囊分别置于含骨髓基质层的体系中培养1～2天后，将其机械分离，加入生长因子扩增培养7～10天，再继续分化培养。利用胎儿胸腺器官培养方法使T细胞生长。最后利用流式细胞仪检测B、T、NK及髓细胞的表面标志以检测向各系的分化能力。结果，从胚胎的19天PS/A区可培养出造血细胞，表达CD34，在培养14天达高峰，第33天仍可见。因胚胎27天前，此区无CD34+细胞，因此说明培养的细胞是造血祖细胞的起源。在同样时期，卵黄囊也存在造血祖细胞，但培养14天的CD34+细胞数量明显低于PS/A区（23% vs. 4%），且33天时完全消失。另外只有PS/A区能够生长淋巴及髓系细胞，而卵黄囊细胞只能生长CD15+髓细胞及CD56+/CD94+NK细胞。在人类的AGM区，只有主动脉区存在造血祖细胞。该研究认为胚胎内此部位产生的多能造血干细胞是全身血液系统的鼻祖。卵黄囊不是永久造血的来源。

永久造血是起源于卵黄囊，还是胚内，目前尚无定论。新的研究证明了胚内来源的造血干细胞（HSC）的重要作用，但最终的结论如何，尚需进一步实验证实。而胚内、外循环的建立，PAS/AGM区的多能干细胞有可能返回到卵黄囊。Keller等[8]的研究证明，最早的卵黄囊造血干细胞分化潜力限于红系及粒系。直至PAS/AGM区出现多能干细胞后，取自卵黄囊的细胞才具有多向分化的能力。说明多能干细胞迁移的可能性。

2. 第二代造血（肝造血）　继卵黄囊之后开始胎肝造血期。一般认为胎肝造血开始于妊娠的第5周。在15周之前有造血上升（增加）期，15～23周为旺盛时期，24周以后造血衰退，直至出生时停止。肝造血为第二代造血。胎肝造血的规律为：①造血细胞分布在肝窦和肝细胞索之间。②肝造血以幼稚红系细胞为主，巨核细胞常伴随红系在一起。③胎肝造血细胞的密集程度随妊娠日期不同而变化，有造血上升期、旺盛期及衰退期。

3. 第三代造血　胸腺、脾、淋巴结与骨髓共同组成第三代造血。人妊娠8～9周时，部分长骨已有骨髓间质形成，10～11周时人胚的长骨骨髓开始造血，12～13周时肋骨、椎骨开始造血，

22～23周胸骨才开始造血。随着胚龄的增长，骨髓造血细胞日趋发育，29周骨髓造血灶已很密集，40周时骨髓造血已是高度发育。在长骨骨髓开始造血后就可见到红系细胞，除原红细胞较少外，早幼、中幼、晚幼红各阶段细胞均可见到。此时粒系细胞较少。在妊娠12～13周时，可见相当于原粒、早幼粒、晚幼粒各阶段的细胞。原粒细胞不易见到。在妊娠的14周时，可见自早幼至成熟各阶段的粒细胞。15～16周时，粒系细胞明显趋向成熟分化。可见嗜酸、嗜碱性粒细胞。在妊娠12～13周起见幼单细胞及淋巴细胞。巨核、巨噬细胞均可见。骨髓造血以髓系为主。骨髓是最基本的造血器官。出生后骨髓成为人体的主要造血器官，一直延续至终身。成年人骨髓造血主要分布在胸骨、椎骨、肋骨、骨盆、长骨的近断及头颅等部位。

胸腺是淋巴细胞生成的主要器官，T细胞分化成熟的部位。在妊娠的第8周形成定型的胸腺器官。在妊娠3个月末，胸腺发育成富含小淋巴细胞的致密的皮质和含有胸腺小体的较疏松的髓质。直至幼年时期胸腺是一个最大的造淋巴细胞器官。胸腺也是中枢淋巴器官，但实验证明胚胎期的胸腺还可有其他系的造血，如红系、粒系和巨核细胞等。

妊娠12周时，脾和淋巴结也参与造血，在脾可见各系血细胞，但以淋巴细胞为主，在胚胎28～29周时，脾涂片中淋巴细胞计数达70%。而淋巴结内很少含有非淋巴系细胞。

## 二、造血干细胞分化、发育、成熟

造血干细胞首先分化为多能祖细胞，再分化为髓系及淋巴系多能祖细胞。髓系多能祖细胞进一步分化为红系、巨核系、单核、粒系祖细胞，再分化为各系前体细胞，前体细胞分化为形态可以辨认的各系原始细胞、幼稚细胞及成熟细胞。从干细胞到祖细胞，形态是不能辨认的。但通过体外实验如克隆形成实验、免疫标志、动物实验可检测干/祖细胞的存在。

造血干细胞分化为髓系及淋巴系造血祖细胞的模式已得到公认。但在体外的培养体系中难以培养出髓（M）、T、B系同时生长的克隆。在动物实验中，如将纯化的HSC注射到经致死性放射

10

线照射后的小鼠或联合免疫缺陷小鼠体内，可以观察到长期的造血重建及各系的血细胞生长。说明 HSC 可以分化为 M、T、B 系，但 T 系来源于哪种祖细胞一直未得到充分证实。Akashi[9] 从小鼠骨髓中得到克隆性的淋系祖细胞，该细胞能够产生 T、B、NK 细胞，而缺乏 M 系细胞的生长及自我更新能力，且寿命有限，其特点为 IL-7R 上调。该作者认为在早期造血过程中存在淋系祖细胞。Kawamoto[10-11] 利用多系祖细胞实验系统 [即 2- 脱氧尿嘌呤（deoxyguanosine）处理的胎儿胸腺小叶并加入能够支持 M、B 系生长的混合细胞因子]，证明在 12 天 Postcoitum（dpc）的胎肝中，从 lin⁻c-kit⁺CD45⁺sca-1⁺ 的细胞中培养出 M、T、B 多系祖细胞（P-MTB），M、T 和 M、B 双系祖细胞（P-MT，P-MB）及 M、T、B 单系祖细胞（P-T，P-B，P-M）。但没有培养出 T、B 双系祖细胞。

此系统还研究了胚胎发育中迁移到胸腺的祖细胞，是单能 T 祖细胞，还是多向的祖细胞，在 12 天（胸腺造血之前）的小鼠循环血内只检测到大量的 P-T，而无 P-MTB。而 P-MTB 在胸腺叶内可产生 B、M 及少量的 T 细胞，但胸腺内并不能抑制 B、M 细胞的生长。因此该研究者认为，是 P-T 迁移至胸腺，在胸腺内产生 T 细胞。T 细胞在胸腺内生成，而 B 细胞主要是在骨髓内生长。体外实验中，M、B 细胞克隆的生长需要骨髓基质细胞的存在，而 T 细胞在体外半固体及液体培养体系中难以生长，需要存在胸腺组织（胸腺叶及胸腺基质细胞层）的条件下生长[12]，说明 T、B、M 生长需要不同的微环境，这可能是证明或寻找淋巴系祖细胞较困难的原因之一。

进入胸腺的 T 祖细胞表达 CD44、T 系祖细胞在胸腺内首先分化为前胸腺细胞，再分化为 T 细胞，最后成熟的 T 细胞进入血液循环。

## 第二节　造血干/祖细胞的生物学特征

### 一、造血干细胞

1909 年 Maximow Alexandar 首次提出了造血干细胞这个名词，并认为干细胞有淋巴细胞样的形态，能够扩增及分化为各系列细胞[14]。而真正对造血干细胞进行实质性研究起于 60 年代。

1961 年 Till 和 McCulloch 发现将正常小鼠的骨髓细胞输注给致死剂量 X 线照射后的小鼠，经 8 ~ 10 天后受体脾上生成肉眼可见的脾结节，称为脾集落形成单位（cloning forming unit-spleen，CFU-S）。脾结节多数由髓细胞组成，也有红系、粒系、巨核系细胞或三系组成的脾结节。应用染色体显带技术及单个脾结节移植技术证明每个脾结节形成细胞都是由一个细胞增生和分化而来。因此生成脾结节的细胞就是一类最早被认识的造血干 / 祖细胞。

1. 概念　造血干细胞是一类具有高度自我维持与分化为多向祖细胞能力的特殊造血细胞。自我维持是在无数次有丝分裂中，干细胞既不断分化为祖细胞，以补充每时每刻祖细胞大量分化为前体细胞的需要，却又能保持干细胞自身数量与特征不变。高度自我维持能力是指这种能力可一直持续到正常机体的全部生命过程的终结。

2. 不对称性的有丝分裂模型　出生后造血干细胞的数量很少，约占骨髓有核细胞的 0.05% 以下到 0.5%。多数造血干细胞处于静止期（$G_0$）。而机体维持稳定期造血，每天每小时要生成（1 ~ 5）× $10^9$ 红细胞，（1 ~ 5）× $10^9$ 白细胞。造血干细胞在出生后是通过何种方式，使自身的特性及数量保持不变，而又不断产生很多祖细胞，不对称性的有丝分裂模型（asymmetrical mitosis）较好地解释了此问题。即干细胞在有丝分裂产生两个子细胞时，只有一个子细胞分化为早期的祖细胞，另一个子细胞仍然保持干细胞的全部特性不变。干细胞一旦分化为早期的祖细胞，不对称性的分裂能力立即丧失，转为对称性的有丝分裂，进而有效、大量地扩增祖细胞，并逐渐增殖分化，细胞数量按 $2^n$ 递增（$n$ 为有丝分裂次数）。Punzel[15] 利用一种与细胞膜结合的荧光染料 PKH26 直观证明非对称有丝分裂的存在。每当细胞进行对称性有丝分裂时，PKH26 荧光强度会减少一半。经过多次分裂后，细胞的荧光强度会逐渐减弱至消失。将人的胎肝、胎儿骨髓、

**10**

脐带血及成人骨髓来源的 CD34$^+$/CD38$^-$ 细胞，利用流式细胞仪单细胞分选功能，将单个细胞直接分选到 96 孔培养板中，在适当的生长因子的存在下培养 8 天，利用时间间隔照相系统连续记录细胞培养过程中细胞荧光强度的变化，培养孔中出现多个细胞，说明细胞进行增殖分裂。如果在一群荧光阴性的细胞中出现一个荧光阳性的细胞，说明植入的细胞至少进行一次非对称有丝分裂。该研究显示 30% CD34$^+$/CD38$^-$ 细胞进行非对称有丝分裂；在不同来源的 CD34$^+$/CD38$^-$ 细胞中能够非对称有丝分裂的细胞数不同：胎肝 > 脐带血（或成人骨髓）；不同来源 CD34$^+$/CD38$^-$ 细胞及存在不同生长因子连续培养过程中，非对称有丝分裂与总分裂数比例（非对称有丝分裂指数 ADI）保持不变，约占 40%[16]。说明细胞进行非对称有丝分裂的能力是内部因素所控制的。

## 二、造血干/祖细胞的实验研究

造血干/祖细胞无形态学特征，不能通过形态来鉴别。目前尚无任何方法可辨认出真正的造血干细胞，借助细胞的免疫标志，可以将人或动物的 HSC 缩小到一个较小的范围内，如 CD34$^+$/CD38$^-$ 细胞富含 HSC，小鼠 Sac-1$^+$/Thy$^{low}$/Lin$^-$ 的细胞含有 HSC，但无法进一步指出哪个细胞是 HSC，哪个细胞不是 HSC，只能通过功能实验证明这些细胞中具有 HSC 的特性，间接证明存在 HSC。这些实验包括体外克隆形成试验及动物体内长期造血重建试验。

### （一）动物体内试验

主要检测待检细胞是否具有多系分化能力及长期重建造血能力。使用的动物主要为联合免疫缺陷小鼠（SCID）及经致死剂量照射的小鼠，前者因为一种修复 DNA 双链断裂酶基因突变，使小鼠细胞的 T 细胞受体（TCR）不能发生 VDJ 完全重排，造成 T 细胞分化受阻于早期阶段。SCID 小鼠缺乏 T、B 细胞免疫系统，而非免疫缺陷的小鼠在致死剂量放射线照射后，体内的免疫系统已被破坏，所以不会发生移植排斥反应。将 40 个小鼠骨髓来源的 Thy$^{low}$Lin$^-$Sac-1$^+$ 细胞注射到致死剂量照射的小鼠体内[17] 4 ~ 6 周小鼠外周血中可检出 T、B、M

系细胞。说明 Thy$^{low}$Lin$^-$Sac-1$^+$ 细胞具有 HSC 的特性，富含 HSC。将人骨髓和脐带血来源的 CD34$^+$/CD38$^-$ 细胞经静脉注射到 SCID 小鼠体内，8 周后，小鼠骨髓内产生人的 B、髓细胞[18]。研究 T 细胞的生成能力需利用特殊的小鼠模型，如将人胚胸腺、肝种植于 SCID 小鼠肾被膜下，产生局部嵌合的淋巴样组织，此种小鼠为 SCID-hu。也有利用胎鼠的胸腺叶，在体外培养体系中培养 T 细胞，称为胎儿胸腺器官培养（fetal-thymus organ culture, FTOC）。

另一种异种移植动物模型为胎羊，当胎羊在母体子宫内及免疫系统未建立时，将人的细胞注射到子宫内的胎羊体内，该模型的特点是可鉴定长期的造血重建，羊存活可达数年，而小鼠观察时间多为数月。胎羊移植实验还可进行第 2 代，第 3 代系列移植，以反映造血干细胞的自我维持及长期重建造血的能力。

### （二）体外培养试验

1965 年至 1970 年代末，利用一系列集落形成试验鉴定了几种定向分化的祖细胞，近十年来体外集落形成试验得到进一步的发展，可以检测更早期的造血祖细胞，但目前所有的体外试验均不能检测造血干细胞（图 10-2-1）。

1. 粒-单系祖细胞集落形成试验 动物和人的造血细胞在适当的集落刺激因子（colony stimulating factor, CSF）作用下培养 7 ~ 14 天，可以在琼脂及甲基纤维素培养体系中生成只要由粒系细胞、单核-巨噬细胞或两者混合组成的集落，称为粒-单细胞集落形成单位（colony forming unit-granulocyte macrophage, CFU-GM）。集落起源于单一细胞，称为集落形成细胞。在 CFU-GM 中即粒-单系祖细胞，该细胞可进一步分化为粒系、单核系祖细胞。而粒系、单核系祖细胞可分别形成 CFU-G 及 CFU-M。

在适当的培养条件下，可生成由嗜酸、嗜碱性粒细胞组成的集落，它们分别起源于嗜酸、嗜碱髓系祖细胞。

2. 红系祖细胞集落形成试验 应用血浆凝块作为体外培养中的支持物，造血细胞可以在上述培养环境和外源、内源性红细胞生成素（EPO）的刺激下，生成由数个至数十个红系细胞组成的集落形

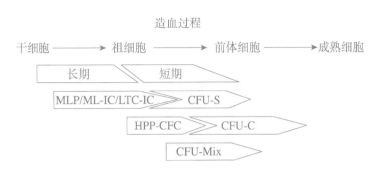

图 10-2-1 造血细胞与体外实验的关系示意图[20]

成单位（colony forming unit-erythrocyty，CFU-E）。提高培养体系中的 EPO 浓度或延长培养时间，可以生成由更多红系细胞组成的大型或爆裂型集落形成单位（erythrocytic burst-forming unit，BFU-E），它们均是红系祖细胞，在分化过程中 BFU-E 早于 CFU-E。

3. 巨核祖细胞集落形成试验 体外培养条件下可以形成由巨核细胞组成的集落形成单位（colony forming unit-megakaryocyte，CFU-Meg）。

4. 多能髓系祖细胞集落形成试验 在体外半固体培养体系中可以形成由粒系、红系、单核、巨核细胞组成的集落，称为 CFU-GEMM（colony forming unit-granulocyte erythrocyty macrophage megakaryocyte）。为髓系定向祖细胞，在髓系发展中，处于较早期。但在造血干 / 祖细胞的分化过程中，以上这些造血细胞均属于较晚期祖细胞。

5. 高增生潜能集落形成细胞（high proliferative potential-CFU，HPP-CFU） 在 2 周左右的短期培养中，此细胞形成的集落直径大于 0.5 ～ 1.0 cm，每个集落由 1000 以上的细胞组成。HPP-CFU 与 A 型 CFU（CFU-A）相似，对近致死剂量的 5- 氟尿嘧啶（5-FU）不敏感，培养中需要多种生长因子。HPP-CFU 为一群异质性细胞，由早期的造血干细胞到较成熟的祖细胞组成。因此 HPP-CFU 不代表某一个发育阶段的祖细胞。

6. 长期培养起始细胞（long term culture-initiating cell，LTC-IC）及扩展的（expend E）-LTC-IC 将待检细胞加入含有照射过的骨髓基质细胞层的培养容器中，加入长期培养基及适当的生长因子如：IL-3、G-CSF、SCF 等，培养 5 周（LTC-IC）及 10 周（E-LTC-IC）后，加入胰蛋白酶消化并

收集细胞，再用含甲基纤维素的培养体系进行祖细胞培养 2 周，观察集落形成并计数。LTC-IC 及 E-LTC-IC 又称为长期培养实验。这些细胞为较早期的造血组细胞。将待检细胞首先进行极限稀释，加入 96 孔培养板中，每一级稀释均设多个重复孔，按上述方法进行长期培养，结果进行统计分析可定量 LTC-IC 的频率。

利用特异单克隆抗体或细胞毒药物处理细胞，杀死处于细胞增殖周期的 CFU，将其余细胞再进行长期培养，能产生克隆的细胞又称为 CFU 前体细胞（pre-CFU）。在长期培养体系中培养 5 周后，利用倒置显微镜计数基质细胞层下面形成的紧密包裹的大小均一的非折射细胞组成的集落，为卵石样造血岛形成细胞（cobblestone area forming cell，CAFC）。

7. 粒 - 淋系起始细胞（myeloid-lymphoid initiating cells，ML-IC） 1999 年 Punzel[19] 采用 LTC-IC 实验原理，加上淋巴细胞分化步骤，将人 CD34+lin−HLA-DR− 或 CD38− 的单个细胞利用流式细胞仪分选到 96 孔培养板中，每孔内含有鼠胎肝细胞系 AFTO24，加入生长因子 Flt-3L、IL-7、SCF 培养 4 ～ 6 周，利用胰酶消化，每孔内的细胞分为 8 份，再分别接种到第 2 块培养板的培养孔中，4 份加入髓细胞生长刺激因子，另 4 份给予淋巴细胞生长刺激，继续培养 5 ～ 7 周。次级克隆采用流式细胞仪分析细胞免疫标志，如髓系标志 CD15、NK 标志 CD56、B 系标志 CD19 及树突状细胞和 T 细胞标志，结果证明髓系和 B 系标志阳性。说明存在 M、淋巴系多能祖细胞，MI-IC 数量仅为 LTC-IC 的 1/10。该实验需要大约 15 周时间，操作困难，容易污染，但此实验是迄今为止，利用体外实

**10**

验所能检测的最早期的祖细胞。

8．多能祖细胞（multilineage progenitors，MLP）实验体系[10-11]　该系统采用经 2- 脱氧尿嘌呤处理后的胎儿胸腺叶，再加入含有支持髓系生长的生长因子混合培养液。利用此系统，该研究组培养出产生 T、B、髓的多能造血祖细胞（P-MTB），并证明 12dpc 小鼠的胎肝中存在 6 种造血祖细胞，即 P-MTB、P-MB、P-MT、P-T、P-B、P-M，但未培养出 P-TB。该研究者认为造血干细胞的分化是有序的，而不是随机分配的。

目前所有体外培养实验检测的造血细胞，严格来讲均为造血祖细胞，而不是干细胞。只是短期培养生产的 CFU 代表晚期的祖细胞，而长期培养的克隆形成细胞为早期祖细胞。造血干细胞主要通过下面的实验来证明：①移植后受者体内是否长期或永久性存在供者表型或标志的造血；②在体外培养所形成的干细胞集落，取集落细胞做次级落集落培养，几次或多次重复，每次可重新形成新的同样性质的细胞集落，说明每次集落形成细胞中含有干细胞。体外培养集落检测方法，如 CFU-HPP、LTC-IC 检测的都是最早期的髓系造血祖细胞，而不是干细胞。

## 三、造血干祖细胞分化的等级性（hierachy）

干细胞第一步分化时，产生第一代祖细胞，祖细胞开始对称性有丝分裂，自我维持能力随之减弱。祖细胞进入细胞增殖周期，不断增殖分化。同时祖细胞失去了干细胞的两大特性：高度的自我维持及动态保持多数细胞处于 $G_0$ 静止态。早期祖细胞具有淋巴及髓系多向分化能力。多系祖细胞再分化为双向或单向祖细胞。而髓系祖细胞也存在由多向髓系祖细胞向单向髓系祖细胞分化发展。单向祖细胞又称为定向祖细胞，是晚期祖细胞。晚期祖细胞再进行若干次有丝分裂后出现特异形态，可辨认的各系前体细胞。红系的前体细胞自原幼、早幼、中幼再进行 3 ～ 5 次有丝分裂，成为晚幼细胞就停止增殖，而进行分化成熟。

个体发生年龄不同的 HSC 其克隆形成率、有丝分裂率是不同的，Punzel[15] 证明胎肝＞脐带血＞动员 PB。即个体发生年龄越小的 HSC，克隆形成率、有丝分裂率越高。Pahal[10] 研究妊娠 8 ～ 17 周的胎肝及胎血，发现胎肝含有更多的 CD34+/CD38- 的造血干细胞（32% vs. 17%）。妊娠 13 周以后，胎肝及胎血中 T 细胞明显增多。建议采用胎肝进行干细胞移植时最好收集妊娠 13 周以前的胎肝。Lewis[22] 证明脐带血（CB）比动员（M）外周血（PB）含有更多的 LTC-IC，并具有更大的多系扩增潜能。Verfaillie[23] 证明 MPB 的 CD34+ 细胞比骨髓（BM）的 CD34+ 细胞支持早期的造血，但利用胎羊进行连续第 2 代，第 3 代移植时，PB 来源的 CD34+ 更早出现造血衰竭。而 CD34+ 与 CD34- 细胞无差别，说明个体发生年龄越小的造血组织含有较多的造血干细胞及较少的祖细胞。但在移植体内，早期的造血重建需要祖细胞，因此在造血干细胞移植时，MPB 比 BM 移植成活早，而脐带血（CB）更晚。

能在 NOD/SCID 小鼠体内重建造血的细胞比 LTC-IC 及 CFU 更原始，不易被反转录病毒感染。利用极限稀释方法，Bhatia[24] 推算人 CB 中，617 个 CD34+CD38- 细胞中有 1 个 SCID 重建细胞（SCID repopulating cells，SRCs）。而 $1.3 \times 10^5$ 个 CD34- lin-CD38- 细胞中含有 1 个 SRC。相当于 $9.3 \times 10^5$ 个 CB 细胞，$3.0 \times 10^6$ 个成人 BM 细胞及 $6.0 \times 10^6$ 个 MPB 细胞中含有 1 个 SRC。正常骨髓中 CFU-HPP 或 LTC-IC 的数量约（1 ～ 4）/$10^5$ BM 细胞。而 CFU-GM 约（50 ～ 100)/$10^6$ BM 有核细胞。造血干细胞的数量最少，随着分化成熟，造血祖细胞至造血前体细胞及成熟细胞数越来越多，呈一个三角形分布。三角形的尖代表干细胞的数量，底代表成熟细胞的数量。

# 第三节　造血干/祖细胞的免疫表型分析

## 一、造血干细胞的免疫表型特点

由于造血干/祖细胞缺乏形态上可辨认的标志，除了采用培养方法对其进行定量及定性分析外，干/祖细胞表面标志的研究也为鉴别干/祖细胞提供了极大的帮助。

CD34是目前应用最多的一个标志，CD34是20世纪80年代中期发现的一种细胞表面黏附分子，表达在骨髓和PB的造血干/祖细胞及具有造血潜能的各种集落形成细胞上，包括多能及定向造血祖细胞。CD34⁺细胞是一群异质性的群体，含有CD34⁺/CD19⁺的B系祖细胞、CD34⁺/CD7⁺的T系祖细胞及CD34⁺/CD33⁺的髓系祖细胞等各系列的祖细胞。CD34⁺细胞在正常骨髓中占1%～4%。动物体内及人类临床实践均证明输入一定数量的CD34⁺细胞，可在体内长期重建造血，说明CD34⁺细胞具有长期重建造血，即具有造血干细胞的特征，也说明CD34⁺细胞中含有造血干细胞。但1996年Osawa证明单个小鼠CD34⁻的造血细胞可以重建造血达300天[25]。因此该作者认为造血干细胞是CD34⁻细胞。而在此之前，人们普遍认为造血干细胞是CD34⁺细胞。Zanjini[26]证明正常人BM CD34⁻lin⁻细胞在胎羊体内可长期移植及产生多系列造血细胞，并在动物体内检测出大量（$1 \times 10^9$）CD34⁺。只有75个CD34⁻CD38⁻细胞即可移植成活。移植CD34⁻细胞的动物体内产生的CD45⁺CD34⁺的相对比例比移植CD34⁺细胞多（9.6%±2.8%与2.4%±0.7%，$n=8$）。从第一移植受者体内提取出人的CD34⁻细胞，移植给第二只胎羊，仍能产生多系造血并持续至少一年。说明CD34⁻细胞可以分化为CD34⁺。CD34⁻细胞可能比CD34⁺更原始。Dick及其同事报道人CD34⁻细胞可以在NOD/SCID小鼠体内长期重建造血能力，CD34⁻细胞同时为CD38⁻/lin⁻/Thy-1⁻/HLA-DR⁻。越来越多的证据说明CD34⁻lin⁻细胞具有造血重建及自我更新的能力。

1999年Ziegler[27]报道KDR受体是造血干细胞的一个标志。KDR是血管内皮生长因子（VEGF）的一个受体，0.1%～0.5%CD34⁺的细胞表达KDR。多能的造血干细胞为CD34⁺KDR⁺，而定向祖细胞为CD34⁺KDR⁻细胞。利用极限稀释及小鼠异种动物模型，证明在CD34⁺KDR⁺细胞中，造血干细胞的比例为20%左右。5～10个CD34⁺KDR⁺CD38⁻细胞即可以重建造血。该作者认为利用KDR可分离出非常早期的造血祖细胞。

造血干细胞的数量很少，目前还没有更好的方法辨认造血干细胞，因此造血干细胞应该是CD34⁺还是CD34⁻细胞，目前尚无定论，需要进一步研究。目前认为造血干细胞应该是各个系列分化抗原（lin）阴性（lin代表CD19、CD14、CD16、CD3、CD56、Glycophorin A等分化抗原）及CD38，HLA-DR等亦为阴性的细胞，可能表达CD34，KDR，C133，CD90（Thy-1），SCF受体（c-kit）及CD123（IL-3Rα链）和CD135（FLK2/FLT-3）等。

鼠的造血干/祖细胞为Sca-1⁺Thy-1^low Lin⁻，而罗丹明（rhodamine 123）低吸收率（Rh low）及DNA结合荧光染料Hoechst33342低吸收的细胞具有长期造血重建能力。

## 二、造血祖细胞的免疫表型特点

造血干细胞分化为早期的多能祖细胞，表现为CD34⁺、CD45RO⁺、CD38⁻和CD33⁻。多能祖细胞是否分化为共同的淋系祖细胞，尚不能肯定。Akashi[28]在小鼠BM内鉴定了一群克隆性的共同淋系祖细胞（common lymphoid progenitor，CLP），为lin⁻IL-7R⁺Sca-1^low c-kit^low Thy-1.1⁻。Galy[29]报道人BM内候选CLP，表型为lin⁻CD34⁺Thy-1⁺c-kit⁻CD10⁺CD45RA⁺，此细胞可产生T、B、NK和淋巴样的树突状细胞，不产生髓细胞。

1. 淋巴系祖细胞　骨髓是人类体液免疫的中枢，B细胞的分化发育成熟的场所。现认为B细胞的分化主要分为B祖细胞、B前体细胞、成熟B细胞，激活B细胞和浆细胞五个阶段。前三个阶段是抗原非依赖的，分化过程在骨髓内进行。后两个阶段是抗原依赖性的，是指成熟的B细胞在

**10**

抗原的刺激下，活化成具有抗体分泌能力的浆细胞的过程，该阶段在周围淋巴器官中进行。B系祖细胞除表达CD34、CD90、CD123外，并获得CD19、HLA-DR、CD10、CD22表达。根据B细胞在骨髓内的成熟过程，Loken将其分为4期（见第三章）。在多数化疗和骨髓再生期，可见到三期B细胞：第一期，为早期的幼稚细胞，表达CD34、CD19、CD10、CD22、HLA-DR、CD45。其中CD45和CD19、CD22的荧光强度较弱，CD10、CD34的荧光强度高。进一步发展，进入第二期：CD45、CD19的荧光强度增加，CD34消失，CD10的荧光强度减弱，CD22的荧光强度变化不大，并稍低。CD20开始出现阳性。第三期：CD10消失，CD45、CD19、CD22的荧光强度达到最大，CD20的荧光达到顶点，部分细胞CD20的强度比第二期稍弱。Loken根据CD5的表达将晚第二期细胞进一步分为CD5$^+$CD10$^-$的细胞（Ⅲ期）。

有报道进入胸腺的祖细胞表达CD44，CD117和IL-7R（或Pro-T1），一天后表达CD25，称为pro-T（或Pro-T2）细胞，此时TCRβ、TCRγ仍为胚系表型。依赖于胸腺基质产生的细胞因子，如IL-1α和TNFα，Pro-T细胞快速增殖。进入早Pre-T（Pre-T1）细胞阶段。此时CD44，CD117逐渐消失，Thy-1增加，并表达热稳定抗原（heat-stable antigen，HAS）及Sca-1/2。60%的Pre-T细胞为CD3、CD4、CD8三阴细胞。只有3/4细胞能进入晚Pre-T细胞阶段。此时细胞增殖减慢，TCRβ发生重排。Pre-I$_α$分子与TCRβ结合，使T细胞逃脱凋亡的命运，而继续进行TCRα重排，细胞进入晚Pre-T（或Pre-T2）细胞阶段，出现CD4，CD8双阳细胞，在胸腺深皮质区进行阳性选择，即CD4/CD8双阳性细胞与皮质的网状上皮细胞膜上的MHC分子结合，当CD4与MHCⅡ类分子结合，CD8被闲置，并逐渐消退，则细胞由双阳细胞变为CD4单阳细胞。而CD8与MHCⅠ类分子结合，CD4被闲置、消退，则细胞由双阳细胞变为CD8单阳细胞。CD4或CD8单阳细胞继续发育成熟为有免疫功能的T细胞，而未被选择的双阳细胞进入凋亡，被淘汰，以免对机体造成危害。而逃脱了阳性选择的双阳细胞，进入胸腺髓质时，将经历阴性选择。胸腺皮质与髓质交界处的网状上皮细胞表达丰富的MHC分子，并与机体固有的自身抗原形成复合物。双阳细胞的TCR及CD复合物共同识别自身抗原与MHC复合物，而发生自身耐受和无反应性（anergy），使该细胞停止发育而被淘汰，启动凋亡。通过阴性选择销毁能与自身抗原起反应的胸腺T细胞。经过阳性与阴性选择的T细胞进一步分化为成熟T细胞，表达泛T细胞标志：CD2、CD5、CD7，以及CD4/CD3或CD8/CD3。

2. 多能的髓系祖细胞（CFU-GEMM）表达CD34、CD117、CD123、HLA-DR、CD33$^+$、CD38$^-$。进一步分化为CFU-GM、BFU-E、CFU-meg，并向粒系、单核、红系和巨核系成熟。成熟粒细胞CD33弱阳性，HLA-DR$^-$，CD64弱阳性，CD10$^+$。而成熟单核细胞CD33$^+$、HLA-DR$^+$、CD14$^+$、CD10$^-$。而原始粒及单核细胞两者是较难鉴别的。在红系的成熟中，出现CD36、CD71、血型糖蛋白（Glycophorin，Gly A）的表达，至网织红细胞时，CD36，CD71消失，脱核的成熟红细胞为Gly A$^+$、CD35$^+$、CD44$^+$、CD55$^+$、CD59$^+$。原始巨核细胞表达CD61、CD41。但CD41，CD61也表达于血小板上，而后者很容易黏附到髓系祖细胞上，为了区分原始髓细胞及原始巨核细胞，可结合CD42b与CD61或CD41[30]，因为CD42b在原始巨核细胞为阴性，在血小板为阳性。如果幼稚细胞CD41$^+$或CD61$^+$，而CD42b$^+$，很有可能是血小板黏附所致的假阳性。髓系各分化阶段细胞表面抗原的表达见图10-3-1。

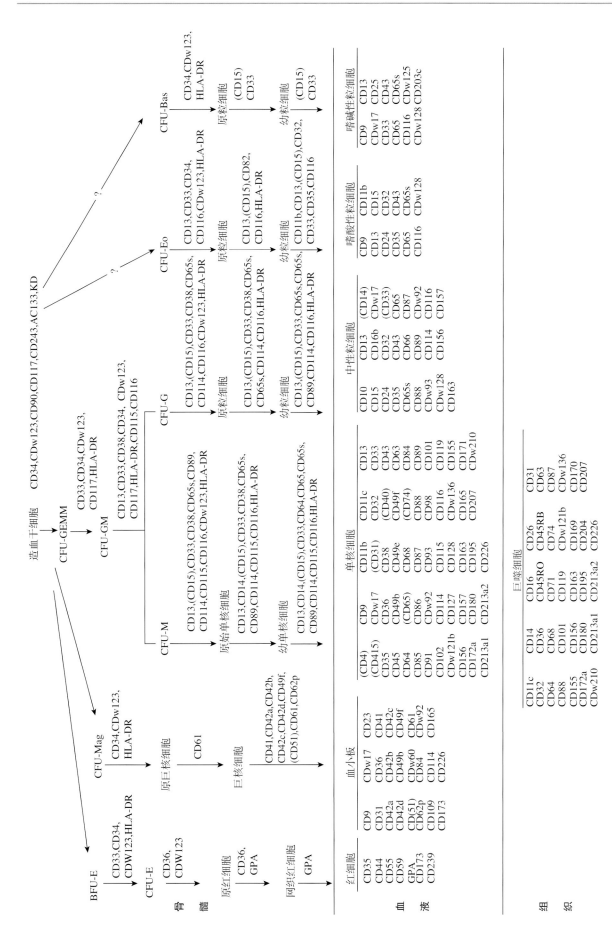

图 10-3-1 髓系细胞表面抗原表达

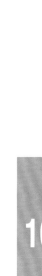

10

## 第四节 造血干/祖细胞的计数

近年来外周血干细胞移植（PBSCT）因操作简便，能快速重建造血及肿瘤细胞污染较少等特点，已被广泛地用于恶性血液病、某些实体肿瘤及遗传性疾病的治疗。利用外周血干细胞移植需要应用动员剂，如 G-CSF，GM-CSF 或化疗药将 BM 的造血干/祖细胞动员到外周血。外周血中造血干/祖细胞的数量与动员方案有直接的关系，而采集物中造血干/祖细胞的数量对移植的成功有着直接的影响。因此，正确的测定 MPB 及采集物中造血干/祖细胞的数量，可以判断动员方案的优劣及实施是否成功，并可帮助预测移植的结果。由于脐血含有更多的造血干细胞，来源方便，脐血移植显示出很大的优越性，但脐血体积有限，使含有的造血干细胞总量受限，移植于儿童尚可，但对体重较高的成人，则遇到造血干细胞数量少的问题。自体造血干细胞移植有时也遇到相似的问题。因此许多研究人员致力于造血干细胞的体外扩增，而对扩增的评价，也需要测定扩增前后，造血干/祖细胞的含量。造血细胞体外集落形成单位，如 CFU-GM、CFU-GEMM 及 LTC-IC 可反映晚期及早期祖细胞的增殖能力及相对数量，但 CFU 结果变异太大，耗时太长（至少 2 ~ 5 周），难以在临床应用。利用流式细胞术计数 CD34$^+$ 细胞，具有快速定量及可同时测定 CD34$^+$ 亚群的特点，已被广泛采用。而 CD34$^+$ 细胞亚群的测定对评价 CB 扩增的好坏，非常重要。如扩增后 CD34$^+$CD38$^-$ 细胞消失或减少，而只是 CD34$^+$ 总量的增加，说明扩增的主要细胞可能为祖细胞。利用于早期的造血重建，而对长期的造血重建没有益处。虽然近期的实验提示 CD34$^-$ 细胞可能更加富含造血干细胞或 KDR$^+$ 细胞为造血干细胞，但以往的临床实践已经证明，输入 CD34$^+$ 细胞可以重建造血，计数移植物中 CD34$^+$ 细胞的含量是具有临床意义的。因此在未发现新的测定指标前，CD34$^+$ 细胞计数仍有临床实际应用价值。但新的实验结果应提醒人们注意，在造血干细胞移植中要慎重选用 CD34$^+$ 细胞富集物进行移植，以免造成真正的造血干细胞丢失。

CD34$^+$ 细胞不论是在骨髓（BM）、脐带血（CB）或动员 PB（MPB）中，含量均很低。利用流式细胞术计数 CD34$^+$ 细胞时，经常受非特异性黏附及标本中的碎片影响，使测定结果重复性及准确性均较差，影响不同实验室及移植中心的比较。国际上相继出台了多种标准化方案。目前比较一致的建议如下。

- 标本制备过程中选用全血标记及免洗方法：即不分离单个核细胞（MNC），而采用全血经直接免疫荧光标记，溶 RBC 后免洗的方法，这样可减少因洗涤造成的 CD34$^+$ 细胞的丢失，但前提是抗体的质量必须有保障。

- 选用 III 类 CD34 抗体：根据 CD34 抗体对神经氨酸酶及糖蛋白酶的敏感性不同而分为三类：I 类抗体对两种酶均敏感，这种抗体需要与 CD34 分子的碳水化合物部分及末端唾液酸结合，而这种结构只存在于部分 CD34 分子中，因此会造成结果的差异；II 类抗体只对糖蛋白酶敏感；III 类抗体对两种酶均不敏感。II 类抗体在与 FITC 结合时，会产生静电而影响结合特性，因此目前多采用 III 类抗体，如抗 HPCA-2（BDIS）、581（Coulter-Immunotech）和 Birma-k3（DAKO）。

- 选用荧光强度高的荧光素连接的 CD34 抗体：流式细胞术最常用的两种荧光素为 PE（藻红蛋白，Phycoerythrin）和 FITC（异硫氰酸荧光素，Fluorescein isothiocyanate），CD34$^+$ 细胞计数多推荐采用 PE 标记的 CD34 抗体，而不选用 FITC 标记的抗体。由于① PE 的发射荧光强；② PE 的发射光峰值在 580 nm 与细胞的自发荧光相互干扰小；③与 Fc 受体结合少；④与死细胞非特异结合少。另外 PE-Cy5 和别藻兰蛋白（allophycocyanin，APC）发射荧光亦较强，也可用于 CD34$^+$ 细胞计数。

- 至少获取 6 万个以上细胞，以 CD45$^+$ 细胞或有核细胞作为分母。

## 一、流式细胞仪 CD34$^+$ 细胞计数方案简介[31]

流式细胞仪 CD34$^+$ 细胞计数方法包括双平

台 方 法（dual-platform）和 单 平 台 方 法（single-platform）两种。单平台方法是首选方法，它可减少室间变异和多台仪器间的系统误差。

（一）双平台方法

双 平 台 方 法（dual-platform）即 测 定 CD34+ 细胞绝对值需要两台仪器，一是通过 FCM 测定 CD34+ 细胞百分率，另外一台仪器为血细胞计数器，计数 WBC 数，将 CD34+ 细胞% 乘以 WBC 数得到 CD34+ 细胞绝对值，即 CD34+ 细胞数 / 微升。

1. Milan 方案　1989 年由 Siena 等首先提出[32]。此方案为：分离单个核细胞（MNC），采用间接免疫荧光标记。由于 FITC 及 PE 标记的 CD34 抗体的出现，1991 年改为 FITC 或 PE 标记的 CD34 抗体，取全血经直接免疫标荧光记，溶 RBC 及洗涤。标本分析时，在前向角散射（FSC）和侧向角散射（SSC）的二维图中（图 10-4-1），根据 FSC 的大小设定 FSC 较大细胞为 R1 区，以去掉血小板、RBC 和碎片。再在 CD34 与 SSC 的二维点图中，根据阴性对照的荧光强度划定阳性与阴性的界限，将 CD34+/SSC 值低的细胞定为造血干细胞。需要

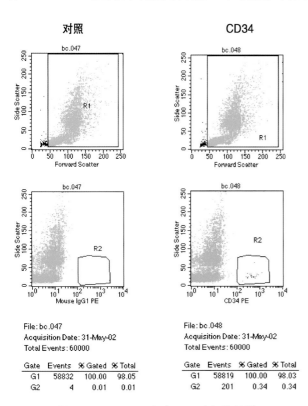

图 10-4-1　**Milan 方法 CD34+ 细胞计数**

Nordic 干细胞实验组提出的方案也是基于 Milan 的原则，并稍加改进[33]

减去阴性对照。分母为有核细胞。

2. ISHAGE（International Society of Hematotherapy and Graft Engineering）方案　1994 年由 Sutherland 等提出[34]，1996 年被 ISHAGE 所采纳。其主要内容为：①使用 4 个参数：CD34-PE、CD45-FITC、SSC、FSC；②采用一套累积设门法（下面详细介绍）；③获取最少 75 000 个 CD45+ 细胞和（或）100 个 CD34+ 细胞；④分母为 CD45+ 细胞。累积设门后得到 CD34+ 细胞百分率，血球计数仪计数标本中白细胞数，通过计数公式得出 CD34+ 细胞绝对数。

3. SIHON 方案　1997 年由 Gratama[35] 提出。其特点为：①使用 5 个参数，LDS-751（Laser Dye Solution）、CD34-PE、CD14 和 CD66e-FITC、SSC、FSC。LDS-751 是一种核酸染料，可同时与活细胞和死细胞内的 DNA 和 RNA 结合，不能区分死活细胞，而血小板、RBC 和碎片等无核成分均为阴性，可被区分开。CD14 为单核细胞标志，CD66e 为粒细胞标志，HPC 应为 CD14 和 CD66e 阴性群体；②设门方式，在 FSC 和 LDS-751 图上设定 LDS-751 阳性的细胞为 R1 区，再根据 CD14/CD66e 选定阴性细胞群为 R2，最后根据 CD34-PE 和 SSC 二维点图，设定 CD34+/SSC 低值细胞为 R3 区，R3 区内再减去同型对照细胞即为 CD34+ 细胞。需减去阴性对照；③分母为有核细胞（LDS-751 亮细胞）。

4. 含 7-AAD 的三色方案　Owens 和 Loken[36] 于 1995 年提出一个三色方案，即引用一种核酸染料 7-AAD（7-amino actinomycin D），它不能通过正常的质膜，当细胞质膜受损后，7-AAD 可以通过质膜与脱氧核糖核酸（deoxyribonucleic acid，DNA）结合，在合适波长激发光的激发下可发出明亮的红色荧光，因此 7-AAD 可用来区分死活细胞。冷冻的 HPC 采集物、脐带血复苏后，会产生一定数量的死细胞，7-AAD 的引入可去除死细胞对 CD34+ 细胞计数的干扰。另外的两色荧光为 CD14-FITC 和 CD34-PE，设定同型阴性对照。HPC 为 CD14−、7-AAD−、CD34+ 细胞并减去阴性对照。其分母为依 FSC、SSC 确定的有核细胞。

目前也有报道采用 CD45/CD34/7-AAD 三色方案进行 CD34+ 细胞计数。该方案是基于 ISHAGE

**10**

方案，加入 7-AAD 染料，采用全血 CD45-FITC+CD34-PE+7-AAD 三色直接免疫荧光标记，裂解红细胞和洗涤。数据获取和分析设置 CD45/SSC、CD34/SSC、CD45/SSC、CD45/CD34、2 个 FSC/SSC、2 个 7-AAD/SSC 8 个散点图窗口。流式细胞仪获取最少 75 000 个 CD45+ 细胞和（或）最少 100 个 CD34+ 细胞，FSC 设定阈值，累积设门后得到活的 CD34+ 细胞百分率，血球计数仪计数标本中的白细胞数，通过计数公式得出活 CD34+ 细胞的绝对数。

双平台方法中，ISHAGE 方案和基于 ISHAGE 的三色方案因其优越性逐渐取代了其他方案，国外相继有多个基于 ISHAGE 方案的 CD34+ 细胞计数指南发表[37-38]。国内流式细胞仪 CD34+ 细胞计数指南中也推荐了 ISHAGE 方案[39]。

（二）单平台方法

单平台方法（single-platform）即 CD34+ 细胞计数结果仅靠流式细胞仪即可获得。流式细胞仪获取 CD45+ 细胞和 CD34+ 细胞数的同时，获取相应数量的荧光微球数，根据已知浓度的荧光微球数来计算出 CD34+ 细胞绝对浓度。

1. ProCOUNT 试剂盒　1994 年由 BD 公司推出[40]。主要特点是：采用一种专利性的核酸染料，同时染活细胞和死细胞内的 DNA 和 RNA，以此设定阈值来框定有核细胞部分。试剂分为 2 瓶：1 瓶为 CD34 测定试剂，含有 CD34-PE、CD45-PerCP（多甲藻叶绿素蛋白，peridinin chlorophyll protein）及核酸染料；另 1 瓶为对照试剂，含有同型 IgG1-PE、CD45-PerCP 及核酸染料。试剂盒还包括名为 TruCOUNT 绝对计数管，内含已知数量的冻干荧光微球。此荧光微球作为内参，用于计算 CD34+ 细胞的绝对值。标本制备采用溶 RBC 免洗的方法。每份标本至少获取 60 000 个有核细胞及足够数量的 CD34+ 细胞以保证变异系数（CV）< 10%。ProCOUNT 试剂盒有配套的计算机自动分析软件，标本数据获取、设门分析及计算均可由计算机软件自动进行。结果不减去阴性对照，同时计算出两种百分率，即 CD34+ 细胞在有核细胞中的百分比和在 CD45+ 细胞中的百分比。并计算出 CD34+ 细胞的绝对值（CD34+ 细胞数 / 微升）。使用 ProCOUNT 试剂盒，加样的准确性成为影响结

果的关键环节。因此该试剂盒推荐使用反向加样技术，即使用加样器时，抽吸稍多量的血样，然后推入精确量的标本，以减少由于标本的黏滞性造成的加样误差。

$$CD34^+ 细胞的绝对值 = \frac{获取 CD34^+ 细胞数 \times 每管内微球数}{获取微球数标本体积}$$

2. Stem-kit 方法　由 Coulter-Immunotech 公司推出[37]，其原理是基于 ISHAGE 方案，并加入一定量的微球作为内参，该公司提供已知浓度的微球，标本制备时由操作者加入微球，以测定 CD34+ 细胞的绝对值。因而可能会增加因加入微球造成的误差。Stem-kit 试剂盒有配套的计算机自动分析软件，标本数据获取、设门分析及计算均可由计算机软件自动进行。不能安装此软件的流式细胞仪也可通过其他软件如 CELLQuest pro 软件进行数据获取和分析。流式细胞仪数据获取和分析设置 CD45-FITC/SSC、CD34-PE/SSC、CD45-FITC/SSC、FSC/SSC、CD45-FITC/CD34-PE、FSC/SSC、Time/Beads、Time/FSC 8 个散点图窗口。流式细胞仪获取最少 75 000 个 CD45+ 细胞及 100 个 CD34+ 细胞，累积设门后得到 CD34+ 细胞数、CD45+ 细胞数和获取的荧光微球数，通过计数公式得出 CD34+ 细胞百分率和绝对数。

3. 三色 Stem-kit 方法　是在双色 Stem-kit 方法基础上加入 7-AAD 活细胞染料[41]。该方案采用全血 CD45-FITC+CD34-PE+7-AAD 三色直接免疫荧光标记，不含固定剂的氯化铵裂解液裂解红细胞，免洗涤，加入一定数量的荧光微球后上机进行流式细胞仪数据获取和分析。流式细胞仪数据获取和分析设置 CD45-FITC/SSC、CD34-PE/SSC、CD45-FITC/SSC、FSC/SSC、CD45-FITC/CD34-PE、FSC/SSC、7-AAD/SSC、7-AAD/SSC 8 个散点图窗口。流式细胞仪获取最少 75 000 个 CD45+ 细胞及 100 个 CD34+ 细胞，累积设门后得到 CD34+ 细胞数、CD45+ 细胞数和获取的荧光微球数，通过计数公式得出 CD34+ 细胞百分数和绝对数。

4. SCE kit 方法　BD 公司基于 ISHAGE 方案，设计的含 7-AAD 的单管三色单平台流式细胞仪 CD34+ 细胞计数方法，检测活的 CD45$^{dim+}$/CD34+ 细

**10**

胞[41,42]。SCE kit 采用 TruCOUNT™+ 全血 +CD45-FITC+CD34-PE+7-AAD 三色直接免疫荧光标记，不含固定剂的氯化铵裂解液裂解红细胞，免洗涤。SCE kit 提供配套的计算机自动分析软件，标本数据获取、设门分析及计算均由计算机软件自动进行。不能安装 SCE kit 计算机自动分析软件的流式细胞仪可通过其他流式细胞仪分析软件如 CELLQuest pro 软件、Diva 软件等进行数据获取和分析。流式细胞仪数据获取和分析设置 CD45-FITC/SSC、CD34-PE/SSC、CD45-FITC/SSC、FSC/SSC、CD45-FITC/CD34-PE、FSC/SSC、7-AAD/SSC、7-AAD/SSC 8 个散点图窗口（下面详细介绍）。流式细胞仪获取最少 75 000 个 CD45+ 细胞及 100 个 CD34+ 细胞，累积设门后得到 CD34+ 细胞数、CD45+ 细胞数和获取的荧光微球数，通过计数公式得出 CD34+ 细胞百分率和绝对数。

5. 单平台方法间的比较 Sims[43] 比较 ProCOUNT、STELLer 及其实验室法，即 CD34-FITC、CD14-PE、CD45-PerCP、溶 RBC 和洗涤法。主要比较 3 种方法的线性和重复性，检测标本 75 例。3 种方法所得的结果都具有很好的线性，彼此间并不存在显著性差别。但回归分析显示 ProCOUNT 的 $r^2$ 最接近 1。对两份 CD34+ 细胞百分率分别为 200/μl 和 800/μl 的标本进行检测，第一份标本，其室内法 CV 最低为 5.1%，其他为 6.0% 和 6.4%；第二份标本，ProCOUNT 法 CV 最低为 5.4%，其他为 9.5% 和 12.3%。

Olivero[44] 比较 ProCOUNT、Stem kit 法及其所创立的方法，后者即 CD34-PE、CD45-FITC 以碘化丙啶（PI）区分死活细胞，溶 RBC 和洗涤法。检测 50 份动员 PB 和 51 份采集物。ProCOUNT、Stem kit 法、所内法检测 PB 平均 CD34+ 细胞 % 分别为 0.49%、0.47% 和 0.45%，三者比较无统计学差异。CD34+ 细胞数平均绝对值分别为 54.62/μl、60.41/μl 和 53.01/μl，用 Stem kit 法所得结果最高，与其他两种方法间均有显著性差异。三种方法检测采集物 CD34+ 细胞百分数分别为 1.42%、1.31% 和 1.45%，用 Stem kit 法所得结果最低，与其他两种方法间均有显著性差异。CD34+ 细胞数绝对值差异较大，分别为 1249.40/μl、1516.29/μl 和 1363.92/μl，相互间均有显著性差异。尽管存在这些差异，但

如以 $20 \times 10^3$ CD34+ 细胞 /ml PB 作为临床医生决定采集干细胞指标及以 $3 \times 10^6$ 个 CD34+ 细胞 /kg 作为终止采集的标准，则在临床应用上不存在显著性差异。

以上对单平台法的比较分析均是一个实验室内对多个方案的比较，而同一实验室内数据间的变异本身就不大，关键是比较不同实验室间的差异。BDIS 曾在 4 个中心采用 ProCOUNT 对 17 份 PB 和 PBSC 进行检测，结果：CD34+ 细胞百分数的 CV 为 5% ～ 14%，CD34+ 细胞绝对值的 CV 为 6% ～ 13%。这是目前最好的结果。但其参加单位较少，尚需多中心的结果比较以进一步证实。

虽然这些标准化方案可以提高 CD34+ 细胞计数的准确性，但不同实验间的差异仍很大。一项来自英国和加拿大的质评活动调查结果显示，采用单平台 ISHAGE 方案的单位占绝大多数（81%），但能正确按照 ISHAGE 方案设门的实验室只占 57%，近半数实验室存在少设门、设错门等错误[45]，因此认为加强检测人员的技术培训非常重要。国内一项多中心的流式细胞仪 CD34+ 细胞计数质量控制研究发现经过理论培训和上机操作培训，CD34+ 细胞百分率和绝对数 CV 值明显下降（资料待发表）。

## 二、双平台 ISHAGE 方案

### （一）试剂

1. CD34-PE 抗体（应选用第 III 类抗体，避免用 FITC 等荧光较弱的荧光素标记的抗体）。

2. CD45-FITC 抗体（选用可识别 3 种 CD45 抗原的共同抗体）。

3. PE 抗体的同型对照 Ig。

4. 红细胞溶解液（可选用 BD 公司的生产的 FACS lysing solution）。

5. 0.5%BSA 及 0.1% 叠氮钠的磷酸盐缓冲液（PBSA）。

### （二）标本制备

标本采集后应在 24 小时内标记、检测。

1. 利用 PBSA 调整细胞浓度至 $2 \times 10^7$/ml，至少准备 100 μl 稀释标本待测。

2. 取 2 个试管，在试管上做标记，测试管标为 CD45/CD34，对照管标为 CD45/Ig。

**10**

3．加入抗体，两管内均加入 CD45 抗体，测试管内加入 CD34 抗体，对照管内加入同型对照 Ig。

4．每管内加入 50 μl 稀释后的标本，轻轻混匀，室温避光 20 分钟。

5．每管内加入 2 ml 稀释的 1× 红细胞溶解液，充分混匀，室温，避光 10 分钟。

6．300 g 离心 5 分钟，弃上清，轻轻敲打试管使细胞悬浮。

7．加入 2 ml PBSA，混匀，300 g 离心 5 分钟，弃上清。

8．加入 500 μl PBS，重新悬浮细胞。

9．染色后标本上机前避光保存，1 小时内上机检测，获取前混匀。

（三）流式细胞仪数据获取

流式细胞仪至少要求能够探测二色荧光、FSC 和 SSC，以 FL1 设阈值。虽然 BDIS 推荐使用 CELLQuest™ 软件获取和分析数据，但是 FACSCalibur、FACSort、FACScan 可以使用其他平台。

1．仪器质控　数据获取前使用 CaliBRITE 微粒和 FACSComp 软件设定光电倍增管（PMT）电压，调节荧光补偿，并检测仪器敏感度。

2．打开 CELLQuest 软件，设 FSC/SSC 点图、CD45/SSC 点图、CD34/SSC 点图、CD45/CD34 点图获取窗口。

3．先用对照管优化条件，调节 PMT 电压和荧光补偿。

4．换为 CD34 测定管，在 CD45/SSC 点图中围绕 CD45 阳性细胞（白细胞）画一个大的长方形，定义为 R1。CD34 /SSC 点图中画 R2 区，包括所有 CD34⁺ 细胞，不要丢掉 CD34 弱阳性细胞。检查 R1，确定没有丢掉 CD45 弱表达的 CD34⁺ 细胞，必要时可以调整 R1。获取 R1 至少 60 000 个细胞及 R2 内至少 100 个细胞（图 10-4-2）。

5．同样方法获取对照管细胞至少 60 000 个。

（四）流式细胞仪数据分析

1．设立数据分析逻辑门　见表 10-4-1。

2．分析 CD34 测定管　如图 10-4-2 所示设 CD45/SSC 点图，围绕 CD45 阳性和弱阳性细胞群画 R1，延伸至点图顶部，包括 SSC 道数值最大

表 10-4-1　数据分析逻辑设门

| 标记 | 定义 |
| --- | --- |
| G1 | R1 |
| G2 | R1 和 R2 |
| G3 | R1、R2 和 R3 |
| CD34⁺ 细胞 | R1、R2、R3 和 R4 |
| 淋巴细胞 | R5 |

的细胞。设 CD34/SSC 点图，显示"R1"，围绕 CD34⁺/ 低 SSC 细胞群画 R2。设 CD45/SSC 点图，显示"R2"，将 CD45 弱阳性细胞群画为 R3。设 FSC/SSC 点图，显示"R3"，FSC 较大细胞群画为 R4。在第一个 CD45/SSC 点图中，将 CD45 最强和 SSC 最小的淋巴细胞画为 R5，建立 FSC/SSC 点图，显示 R5 细胞，将"R4"门复制到此图中，根据淋巴细胞的位置，对 R4 进行调整，除外比淋巴细胞的 FSC 小的细胞。建立 CD45/CD34 点图，显示"R1"细胞，根据 CD34⁺ 细胞的位置调整 R3 中 CD45 弱阳性细胞的位置，除外 CD45 强的细胞。选择显示"R3"细胞的 FSC/SSC 点图显示各门统计学数值。

3．用相同方法分析对照管。

4．CD34⁺ 细胞百分率计算　统计数值中最后一项中 CD34⁺ 细胞百分率减去对照管该值，以去除非特异性染色，即为 CD34⁺ 造血干 / 祖细胞在 CD45⁺WBC 中所占的百分比。

三、单平台计数方案

以 ProCOUNT™ 造血干 / 祖细胞计数试剂盒为例，说明单平台计数方案。

（一）试剂

1．50 人份试剂盒。

2．1 ml 含有明胶和 0.1% 叠氮钠的缓冲盐溶液。

3．DNA/RNA 特异性染料　检测包括白细胞和有核红细胞在内的所有有核细胞。

4．CD34-PE　8G12 克隆，识别人祖细胞抗原（HPCA）Ⅲ类表位。

5．CD45-PerCP　2D1 克隆，识别 180 ～ 220 kd 人类白细胞共同抗原（LCA）。CD45 抗原在所有

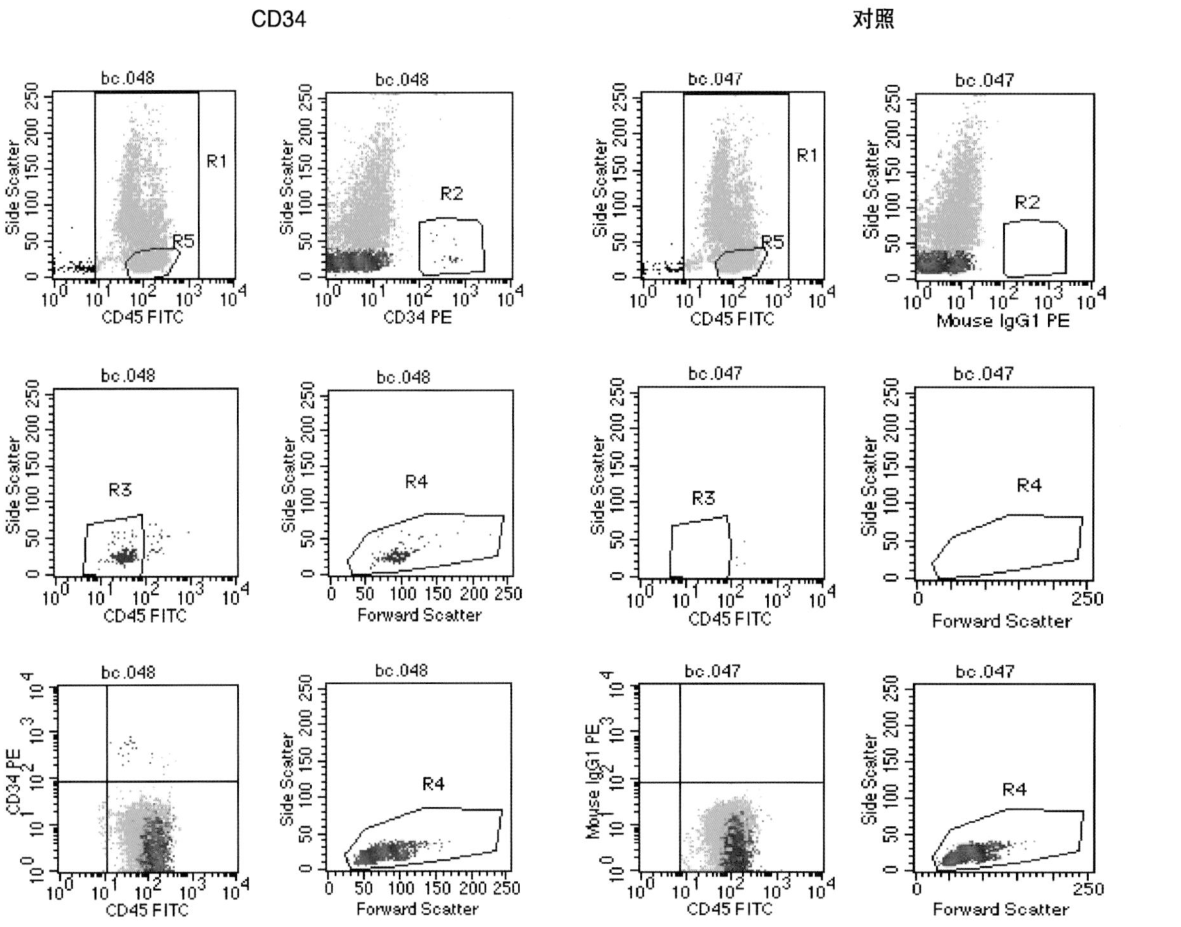


File: bc.048
Acquisition Date: 31-May-02
Total Events: 60000

| Gate | Events | % Gated | % Total |
|---|---|---|---|
| G1 | 177 | 100.00 | 0.30 |
| G2 | 177 | 100.00 | 0.30 |
| G3 | 177 | 100.00 | 0.30 |
| CD34+ | 176 | 99.44 | 0.29 |

File: bc.047
Acquisition Date: 31-May-02
Total Events: 60000

| Gate | Events | % Gated | % Total |
|---|---|---|---|
| G1 | 0 | *** | 0.00 |
| G2 | 0 | *** | 0.00 |
| G3 | 0 | *** | 0.00 |
| CD34+ | 0 | *** | 0.00 |

图 10-4-2　**ISHAGE** 设门法分析 **CD34⁺** 细胞

人类白细胞上表达，在造血祖细胞上弱表达或不表达。

6．鼠 IgG1-PE　X40 克隆，作为同型对照，识别钥孔戚血蓝素（keyhole limpet hemocyanin，KLH），此抗原在人细胞上不表达。

7．TruCOUNT 管　含有一团已知数量的荧光微粒。

（二）标本制备

标本采集后应在 24 小时内标记、检测。

1．利用 PBSA 调整细胞浓度至 $2 \times 10^7$/ml，至少准备 100 μl 稀释标本待测。

2．取 2 支 TruCOUNT 管，分别分别标记测定管和对照管。

3．测定管和对照管中分别加入 20 μl CD34 测定试剂和 20 μl 对照试剂。加入试剂时注意加在不锈钢丝网上面，不要接触荧光微粒。

4．每管加入 50 μl 混匀或稀释好的血样（采用反向加样法，注意避免血样挂壁），试管盖盖，轻轻混匀，室温避光孵育 15 分钟。

5．每管加入 450 μl 1XFACS 溶解液，试管盖盖，轻轻混匀，室温避光孵育 30 分钟。

6．染色后标本上机前避光保存，1 小时内上

10

机检测，获取前混匀。

（三）流式细胞仪数据获取

流式细胞仪至少要求能够探测三色荧光、FSC 和 SSC，以 FL1 设阈值。虽然 BDIS 推荐使用 CELLQuest™ 软件获取和分析数据，但是 FACSCalibur、FACSort、FACScan 可以使用其他平台。

1. 仪器质控　数据获取前使用 CaliBRITE 微粒和 FACSComp 软件设定光电倍增管（PMT）电压，调节荧光补偿，并检测仪器敏感度。

2. 打开 CELLQuest™ 软件，设 FSC/SSC 点图、DNA 染料 /SSC 点图，DNA 染料 /CD34 点图、CD34/SSC 点图、CD45/SSC 点图获取窗口。

3. CD34 测定管，调节淋巴细胞群在 X 轴 200 ～ 600 道数，获取至少 60 000 个有核细胞，及 100 个 CD34+ 细胞。

4. 同样的方法获取对照管细胞至少 60 000 个有核细胞。

（四）流式细胞仪数据分析

1. 设立数据分析逻辑门　见表 10-4-2。

表 10-4-2　数据分析逻辑设门

| 标记 | 定义 |
| --- | --- |
| CD34+ 细胞 | R1、R2 和 R3 |
| Beads | R4 和 R5 |
| Nucleated 细胞 | R6 |
| CD45+ 细胞 | R6 和 R7 |
| G5 | R1 和 R2 |

2. 分析 CD34 测定管　如图 10-4-3 所示。

（1）设 DNA 染料 /SSC 点图，围绕淋巴细胞群画 R1，延伸至单核细胞区，但不包括碎片。必要时 R1 向右延伸（DNA 染料强染色的 CD34 阳性细胞群）。设 CD45/SSC 点图，围绕 CD45dim/ 低 SSC 细胞群画 R2。包括淋巴细胞（以便包括成熟干细胞）、单核细胞区和 CD45 弱的细胞。设 DNA/CD34 点图，显示 G5（R1 和 R2）细胞群，CD34 及核酸染料强阳性细胞画为 R3。R3 细胞即为 CD34+ 细胞。

（2）设定微粒群（beads），设 CD45/SSC 点图，显示"no gate"，将微粒群画为 R4，该区延伸至点图顶部，包括 SSC 道数值最大的细胞。设 DNA/

CD34 点图，将微粒群画为 R5。该群将排除 R4 中可能包括的任何高 SSC 的中性粒细胞或嗜酸性粒细胞。

（3）设定 CD45+ 细胞和有核细胞群，设 DNA 染料 /SSC 点图，显示"no gate"，将核酸染料阳性细胞画为 R6。设 CD45/SSC 点图，显示"no gate"，将 CD45+ 细胞画为 R7。选择设定 R3 细胞的 DNA/CD34 点图显示各门统计学数值。

3. 相同方法分析对照管。

4. 使用公式计算 CD34+ 绝对值　CD34+ 细胞在有核细胞和 CD45+ 细胞群中所占百分比：设 DNA/SSC 点图，围绕有核细胞群画 R6。该区延伸至点图顶部，包括 SSC 道数值最大的细胞。设 CD45/SSC 点图，围绕 CD45+ 细胞群画 R7。该区延伸至点图顶部，包括 SSC 道数值最大的细胞。显示统计学窗口（图 10-4-3）。

BD 公司提供 ProCOUNT 获取和分析软件，其分析结果见图 10-4-4。

四、含 7-AAD 单平台三色方案

以 BD SCE kit 为例说明含 7-AD 单平台三色方案。

（一）试剂

1. CD45-FITC（clone2D1）/ CD34-PE（clone8G12）。

2. 7-AAD。

3. TRUCOUNT 管　含有一团已知数量的荧光微粒。

4. 10× 氯化铵溶血素。

5. 含 0.5% BSA 及 0.1% 叠氮钠的磷酸盐缓冲液（PBSA）。

（二）标本制备

标本采集后应在 24 小时内标记、检测。

1. 利用 PBSA 调整细胞浓度至 $2×10^7$/ml，至少准备 100 μl 稀释标本待测。

2. 取 1 支 TRUCOUNT 管，按试剂盒说明加入 CD45-FITC（clone2D1）/ CD34-PE（clone8G12）试剂和 7-AAD 试剂。

3. 加入 50 μl 混匀或稀释好的血样（采用反向加样法，注意避免血样挂壁），试管盖上盖，轻轻

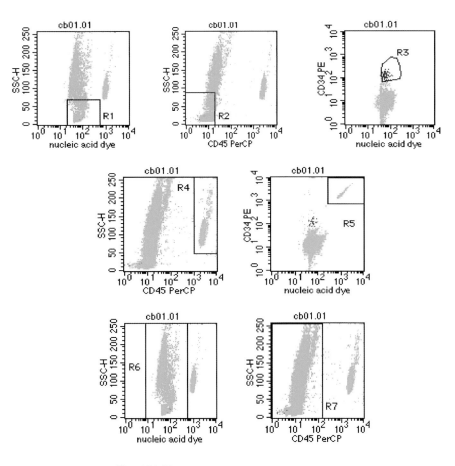

图 10-4-3 **ProCOUNT** 设门方法

混匀，室温避光孵育 15 分钟。

4．加入 450 μl 1× 氯化铵溶血素，试管盖上盖，轻轻混匀，室温避光孵育 30 分钟。

5．染色后标本上机前避光保存，1 小时内上机检测，获取前混匀。

（三）流式细胞仪数据获取

流式细胞仪至少要求能够探测三色荧光、FSC 和 SSC，以 FL1 设阈值。虽然 BDIS 推荐使用 CELLQuest™ 软件获取和分析数据，但是 FACSCalibur、FACSort、FACScan 可以使用其他平台。

1．仪器质控：数据获取前使用 CaliBRITE 微粒和 FACSComp 软件设定光电倍增管（PMT）电压，调节荧光补偿，并检测仪器敏感度。

2．打开 CELLQuest™ 软件，设 CD45/SSC、CD34/SSC、CD45-/SSC、FSC/SSC、CD45/CD34、FSC/SSC、7-AAD/SSC、7-AAD/SSC 8 个点图窗口。

3．CD34 测定管，调节淋巴细胞群在 X 轴 200～600 道数，获取至少 75 000 个有核细胞，及 100 个 CD34⁺ 细胞。

CD34

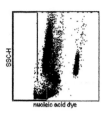
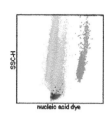
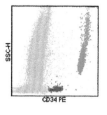

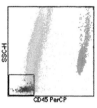
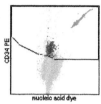

**Absolute CD34 cell count:**      **46.4** */µL* (CV = 6.4 %)      Dilution Factor:      1.00

CD34 cells as percent of nucleated cells:      0.430 %
CD34 cells as percent of CD45 cells:      0.430 %
Absolute nucleated cell count:      10.8 x10^3 / µL
Absolute CD45 cell count:      10.8 x10^3 / µL
Remark:

| | |
|---|---|
| Total events: | 65263 |
| Nucleated events: | 60000 |
| TruCOUNT bead events: | 5263 |
| CD34 events: | 258 |
| CD45 events: | 59960 |

Please review your dot plots.

对照

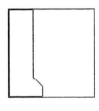
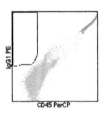
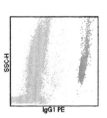

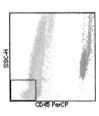
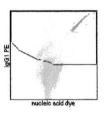

Cell count in CD34 gate:      0.0 */µL*      Dilution Factor:      1.00

as percent of nucleated cells:      0.000 %
as percent of CD45 cells:      0.000 %
Absolute nucleated cell count:      11.3 x10^3 / µL
Absolute CD45 cell count:      11.3 x10^3 / µL
Remark:

| | |
|---|---|
| Total events: | 65016 |
| Nucleated events: | 60000 |
| TruCOUNT bead events: | 5016 |
| CD34 events: | 0 |
| CD45 events: | 59996 |

Please review your dot plots.

**10**

图 10-4-4   **ProCOUNT** 软件分析示意图。**CD34** 为测定管，**Control** 为对照管

4．同样的方法获取对照管细胞至少 75 000 个有核细胞。

（四）流式细胞仪数据分析

1．设立数据分析逻辑门　见表 10-4-3。

表 10-4-3　**Stem-kit 方案 CD34⁺ 细胞计数数据分析逻辑门**

| 标记 | 定义 |
| --- | --- |
| CD45 | R1 和非 R7 |
| G2 | R2 和 CD45 |
| G3 | R3 和 G2 |
| CD34 | R4 和 G3 |
| Ly | R5 和 R1 |
| Single beads | R6 和 R7 |
| All beads | R7 |

2．分析 CD34 测定管　见图 10-4-5，CD45/SSC 点图中显示含红细胞、碎片在内的所有细胞，设定 R1 门，包括所有 CD45⁺ 及 dim 细胞，以确定 CD45 阈值，R5 门为淋巴细胞。CD34/SSC 点图中显示 R1 门内细胞，设定 R2 门，包括所有 CD34⁺ 及 SSC 从低到中等强度的细胞。CD45/SSC 点图中显示 R2 门内细胞，设定 R3 门，确认 CD34 阳性细胞位于 CD45 弱阳与 SSC 低的区域。FSC/SSC 点图中选取 R3 门内细胞，设 R4 门用于去除细胞碎片和聚集血小板的影响。CD45/CD34 点图中显示所有细胞，设定 CD45 和 CD34 的阳性十字界线，帮助确定 R1 的 CD45 下限的左边界；设 Beads 门。FSC/SSC 点图中显示 R5 门内细胞，用于确定 R4 门的 FSC 下限。7-AAD/SSC 点图中 R1 门内细胞，设死活细胞门，确定死活细胞的边界，得到活

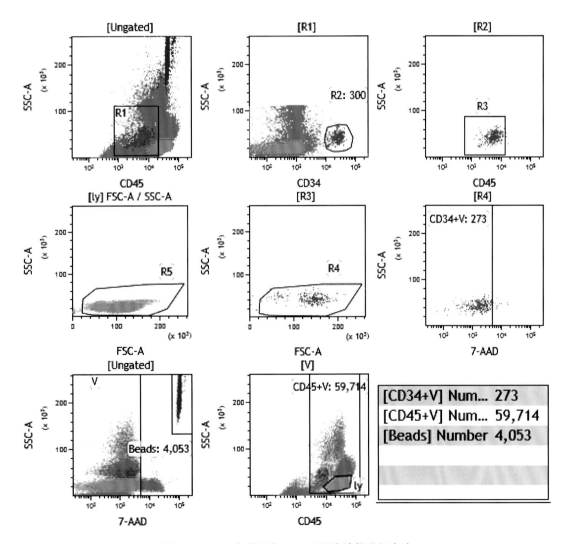

图 10-4-5　**三色单平台 CD34⁺ 细胞计数设门方法**

CD45$^+$细胞数（aCD45$^+$细胞）；另一个 7-AAD/SSC 点图中，死活细胞门不变，显示 R5 门内细胞，得到活 CD34$^+$细胞数（aCD34$^+$细胞）。

3. 使用公式计算 CD34$^+$绝对值：根据以下计算公式计算 CD34$^+$绝对数（__cells/μl）。如标本为采集物，将 CD34$^+$细胞绝对数（__/μl）转换成__×10$^6$/L，再乘以采集袋中采集物的体积（单位为升）可得到采集物中 CD34$^+$细胞总数。

$$CD34^+ 细胞绝对数（__/\mu l）= \frac{CD34^+ 细胞数 \times 荧光微球的浓度 \times 标本稀释倍数}{荧光微球数（Beads 门）} \times 10^6$$

（万岁桂　刘艳荣）

## 参考文献

[1] 唐佩弦，造血与造血调控. // 陈敏章. 中华内科学，北京：人民卫生出版社，1999，p2663-2673.

[2] 曹凤华，沈柏均. 胚胎期造血干细胞来源及其调控. 中国实验血液血杂志，2000，8（2）：145-148.

[3] Morales-Alcelay S，Copin SG，Martinez JA，et al. Developmental hematopoiesis. Crit Rev Immunol，1998，18（6）：485-501.

[4] Moore MAS，Metcalf D. Oncology of the hematopoietic system：yolk sac origin of in vivo and in vitro colony-fomaing cells in the developing mouse embryo.Br J Haematol，1970，18（3）：279-295.

[5] Huang H，Auerbach R. Identification and characterization of hematopoietic stem cells from the yolk sac of the early mouse embryo. Proc Natl Acad Sci USA，1993，90：10110-10114.

[6] Auerbach R，Huang H，Lu L. Hematopoietic stem cells in the mouse embryonic yolk sac. Stem cells，1996，14（3）：269-280.

[7] Tavian M，Robin C，Coulombel L，et al. The human embryo，but not its yolk sac，generates lympho-myeloid stem cells：mapping multipotent hematopoietic cell fate in intraembryonic mesoderm. Immunity，2001，15（3）：487-495.

[8] Keller G，LacaudG，Robertson S. Development of the hematopoietic system in the mouse. Exp.Hematol，1999，27（5）：777-783.

[9] Akashi K，Traver D，Kondo M，et al. Lymphoid development from hematopoietic stem cells. Int J Hematol，1999，69（4）：217-226.

[10] Kawamoto H，Ohmura K，Katsura Y.Direct evidence for the commitment of hematopoietic stem cells to T，B and myeloid lineages in murine fetal liver. Int. Immunol，1997，9（7）：1011-1019.

[11] Kawamoto H，Ohmura K，Fujimoto S，et al. Emergence of cell progenitors without B cell or myeloid differentiation potential at the earliest stage of hematopoiesis in the murine fetal liver. J Immunology，1999，162（5）：2775-2731.

[12] Plum J，De Smedt M，Verhasselt B，et al. Human T lymphopoiesis. In vitro and in vivo study models. Ann N Y Acad Sci，2000，917：724-731.

[13] Kondo M，Scherer DC，King AG，et al. Lymphocyte development from hemetopoietic stem cells. Curr Opin Genet Dev，2001，11（5）：520-526.

[14] Maximow A. Der lymphozyt als gemeinsame stammzelle der verschiedenen blutelemente in der mebryonalen entwicklung und im postfetalen leben der saugetiere. Folia Haematopogical VIIII，1909，8：125-134.

[15] Punzel M，Ho AD. Divisional history and pluripotency of human hematopoietic stem cells. Ann N Y Acad Sci，2001，938：72-82.

[16] Brummendorf TH，Dragowska W，Lansdorp PM. Asymmetric cell divisions in hematopoietic stem cells. Ann N Y Acad Sci，1999，872：265-72；discussion 272-273.

[17] Sprangrude GL，heimfeld S，Weissman IL. Purification and characterization of mouse hematopoietic stem cells. Science，1988，241（4861）：58-62.

[18] Bhatia M，Wang JCY，Kapp U，et al. Purification primitive human hematopoietic cells capable of repopulating immune-deficient mice. Proc Natl Acad Soi USA，1997，94（10）：5320-5325.

[19] Punzel M，Wissink SD，Miller JS，et al. The myeloid-lymphoid initiating cell（ML-IC）assay assesses the fate of multipotent human progenitors in vitro. Blood，1999，

10

93（11）：3750-3756.

[20] Williams DA. Stem cells model of hematopoiesis. In Hematology Basic principles and practice（英文影印版）. 北京：科学出版社，2001.

[21] Pahal GS，Jauniaux E，Kinnon C，et al. Normal development of human fetal hematopoiesis between eight and seventeen weeks' gestation. Am J Obstet Gynecol，2000，183（4）：1029-1034.

[22] Lewis ID，Verfaillie CM. Multi-lineage expansion potential of primitive hematopoietic progenitors：superiority of umbilical cord blood compared to mobilized peripheral blood. Exp Hematol，2000，28（9）：1087-1095.

[23] Verfaillie CM，Almeida-Porada G，Wissink S，et al. Kinetics of engraftment of CD34（-）and CD34（+）cells from mobilized blood differs from that of CD34（-）and CD34（+）cells from bone marrow. Exp Hematol，2000，28（9）：1071-1079.

[24] Bhatia M，Wang JVY，Kapp U，et al.Purification of primitive human hematopoietic cells capable of repopulating immune-deficient mice.Proc Natl Acad Sci USA，1997，94（10）：5320-5325.

[25] Osawa M，Hanada K，Hanada H，et al. Long-term lymphohematopoietic reconstitution by a single CD34-low/negative hematopoietic stem cells. Science，1996，273（5272）：242-245.

[26] Zanjini ED，Almeida-Porada G，Livingston AG，et al. Human bone marrow CD34-cells engraft in vivo and undergo Multilineage expression that includes giving rise to CD34+ cells，Exp Hematol，1998，26（4）：353-360.

[27] Ziegler BL，Valtieri M，Porada GA，et al. KDR receptor：a key marker defining hematopoietic stem cells. Science，1999，285（5433）：1553-1558.

[28] Akashi k，Traver D，Kondo M et al. Lymphoid development from hematopoietic stem cells. Int J Hematol，1999，69（4）：217-226.

[29] Galy A，Travis M，Cen D，et al. Human T，B，nature killer，and dendritic cells arise from a common bone marrow progenitor cell subset. Immunity，1995，3（4）：459-473.

[30] Weir EG，Borowize M. Flow cytometry in the diagnosis of acute leukemia. Semin Hematol，2001，38（2）：124-138.

[31] Gratama JW，Orfao A，Barnett D，et al. Flow cytometric enumeration of CD34[+] hematopoietic stem and progenitor cells. Cytometry，1998，34（3）：128-142.

[32] Siena S，Bregni M，Brando B et al. Circulation of CD34[+] hematopoietic stem cells in the peripheral blood of high-dose cyclophospgamide-treated patients：Enhancement by intravenous recombinant human granulocyte-macrophage colony-stimulating factor. Blood，1989，74（6）：1905-1914.

[33] Johnson HE，Knudsen LM for the stem cell laboratory group：nordic flow cytometry standards for CD34[+] cell enumeration in blood and leukapheresis products：report from the second Nordic workshop. J Hematother，1996，5（3）：237-245.

[34] Sutherland DR，Keating A，Nayar R. Sensitive detection and enueration of CD34[+] cells in peripheral blood and cord blood by flow cytometry. Exp Hematol，1994，22（10）：1003-1010.

[35] Gratama JW，Kraan J，Levering W et al. Analysis of variation in results of CD34[+] hematopoietic progenitor cell enumeration in a multicenter study. Cytometry，1997，30（3）：109-117.

[36] Owens MA，Loken MR：Peripheral blood stem cells quantitation. In Flow Cytometric principles for clinical laboratory practice. Wiley Liss，New York，1995，111-127.

[37] Sutherland DR，Anderson L，Keeney M，et al. The ISHAGE Guidelines For CD34+ Cell Determination By Flow Cytometry.International Society of Hematotheapy and Graft Engineering. J Hematother，1996，5（3）：213-226.

[38] Keeney M，Chin-Yee I，Weir K，et al. Single platform flow cytometric absolute CD34+ cell counts based on the ISHAGE guidelines. International Society of Hematotheapy and Graft Engineering. Cytometry，1998，34（2）：61-70.

[39] 中国免疫学会血液免疫分会临床床流式细胞术学组. CD34阳性细胞绝对计数的流式细胞术测定指南. 中

10

华血液学杂志，2015，36（7）：539-546.

[40] Chen CH，Lin W，Shye S et al. Automated enumeration of CD34[+] cells in peripheral blood and bone marrow. J Hematother，1994，3（1）：3-13.

[41] Sutherland DR，Nayyar R，Acton E，et al. Comparison of two single-platform ISHAGE-based CD34 enumeration protocols on BD FACSCalibur and FACSCanto flow cytometers. Cytotherapy，2009，11（5），595-605.

[42] Preti RA.，Chan WS，Kurtzberg J，et al. Multi-site evaluation of the BD Stem Cell Enumeration Kit for CD34[+] cell enumeration on the BD FACSCanto Ⅱ and BD FACSCalibur flow cytometers. Cytotherapy，2014，

16（11）：1558-1574.

[43] Sims LC，Brecher ME，Gretis K，et al. Enumeration of CD34-positive stem cells：Evaluation and comparision of three methods. J Hematother，1997，6（3）：213-226.

[44] Olivero S，Alario T，Ladaique P，et al. CD34[+] cells enumeration in peripheral blood and apheresis，using two laboratory diagnostic kits or an institutional protocal. Bone Marrow Transplant，1999，23（4）：387-394.

[45] Whitby A，Whitby L，Fletcher M，et al. ISHAGE protocol：are we doing it correctly Cytometry B Clin Cytom，2012，82（1）：9-17.

**10**

# 流式细胞术在造血干细胞移植中的应用

## 第一节　造血干细胞移植后造血和免疫重建检测

异基因造血干细胞移植（allogeneic hematopoietic stem cell transplantation，allo-HSCT）是治愈恶性血液病的有效乃至唯一根治手段，此外，Allo-HSCT还被广泛用于重型再生障碍性贫血（severe aplastic anemia，SAA）、先天性免疫缺陷病、实体瘤以及自身免疫病等疾病的治疗[1-3]。众所周知，Allo-HSCT后良好的造血和免疫重建是移植成功的关键环节[4-7]。造血和免疫重建延迟不仅增加移植后出血、感染等并发症的发生率，而且也是导致白血病（肿瘤）复发或第二肿瘤产生的重要原因。因此，连续监测 allo-HSCT 后造血和免疫重建规律、探讨其影响因素，并采取合适的手段促进移植后造血和免疫重建对降低出血、感染和复发等并发症，改善移植预后具有重要意义[4-7]。

### 一、allo-HSCT 后的造血重建

#### （一）造血重建的规律及影响因素

目前，临床上 allo-HSCT 的干细胞来源有稳态骨髓（steady-state bone marrow，SS-BM）、重组人粒细胞集落刺激因子（recombinant human granulocyte colony-stimulating factor，G-CSF）动员的外周血采集物（peripheral blood stem cell grafts，G-PB）和脐带血（umbilical cord blood，UCB）等[8]。Allo-HSCT 后造血重建的时间因干细胞来源不同而异，G-CSF 动员的外周血干细胞移植（PBSCT）、稳态骨髓移植（SS-BMT）及脐血移植（UCBT）后中性粒细胞植入（中性粒细胞绝对值计数 ≥ 500/μl）的时间分别是 14 天、21 天和 28 天左右；血小板植入（血小板绝对值计数 ≥ 20 000/μl）时间分别为

14 天、22 天、44 天左右。可见，PBSCT 或 G-CSF 动员的骨髓移植可使中性粒细胞恢复的中位时间缩短，非清髓 allo-HSCT 将进一步缩短中性粒细胞缺乏期。尽管 G-CSF 缩短中性粒细胞缺乏期，但移植后是否应该常规使用 G-CSF 尚存争议。中性粒细胞功能在移植后早期和 GVHD 发生时往往受到损害，患者发生化脓性感染时多伴有中性粒细胞功能异常。多数研究表明 UCBT 后中性粒细胞和血小板植入明显延迟，其原因可能与下列因素有关：① UCB 中含有的造血干细胞更原始、造血祖细胞含量少；② 归巢相关黏附分子 CD62L、CD49d 等的低表达影响了脐血造血细胞的归巢特性。然而，一项荟萃分析发现儿童无关供者 UCBT 后中性粒细胞植入率明显低于无关供者移植，但血小板的植入二者相当。

2013 年，单倍型相合造血干细胞移植（haploidentical HSCT，haplo-HSCT）取代人类白细胞抗原（HLA）相合同胞供者移植（HLA-matched sibling donor transplantation，MSDT），成为排名第一位的干细胞来源[9-11]。2006—2009 年国内学者在国际知名学术期刊上发表的研究结果显示 haplo-SCT 后中性粒细胞和血小板植入的时间分别是 12 天（范围：9 ~ 26 天）和 15 天（范围：8 ~ 151 天），MSDT 后中性粒细胞和血小板植入的时间均为 15 天，范围分别为 10 ~ 25 天和 2 ~ 108 天。无关供者移植的中性粒细胞以及血小板的植入时间分别是 12 天（范围：9 ~ 20 天）和 13 天（范围：4 ~ 85 天）[9-11]。显然，三种移植模式下的造血重建速度并无显著差异。haplo-HSCT 后的快速造血重建可归因于：① G-CSF 预激骨髓 / 外周血混合

增加了移植物中 CD34$^+$ 细胞和 CD3$^+$T 细胞的数量；②抗胸腺球蛋白（antithymocyte immunoglobulin，ATG）的应用在抑制受者免疫细胞的同时促进了供者造血干细胞植入；③混合移植物中的骨髓间充质干细胞（mesenchymal stem cell，MSC）可能是加速造血重建的又一因素[12]。

除干细胞移植物来源外，还有多种因素影响 allo-HSCT 后的造血重建[13]。美国骨髓捐献组织（National Marrow Donor Program，NMDP）的资料显示 5000 例无关供者移植后移植排斥发生率为 4%，而接受 HLA 不合移植物的受者移植排斥率显著增加；影响植入的其他因素还包括 HLA-C 位点或是大于一个位点的 HLA-Ⅰ类抗原不合、去除移植物中的 T 细胞以及基础疾病类型（慢性粒细胞白血病、范可尼贫血、AA、骨髓增生异常综合征以及遗传代谢性疾病）。此外，重度急性移植物抗宿主病（graft-versus-host disease，GVHD）的发生和移植物中有核细胞数量低是影响血小板植入的重要因素。多数学者的研究还提示受者性别、移植前接受化疗的次数、血清巨细胞病毒（cytomegalovirus，CMV）状态以及移植物中的 CD3$^+$ 细胞、CD4$^+$ 细胞、CD8$^+$ 细胞和 CD34$^+$ 细胞数量等因素都与 allo-HSCT 后的造血重建密切相关[13]。无论是 HLA 相合还是不合 allo-HSCT 后，CD34$^+$ 细胞数量都是影响植入的关键因素，只不过在不同的移植模式中促进中性粒细胞和血小板植入的 CD34$^+$ 细胞阈值不同，其范围从 $2 \times 10^6$/kg ～ $10 \times 10^6$/kg。北京大学血液病研究所的资料显示 HLA 相合和单倍体相合移植后保证造血（主要指血小板）顺利重建的 CD34$^+$ 细胞阈值分别是 $2.45 \times 10^6$/kg 和 $2.19 \times 10^6$/kg；对于接受单倍体相合骨髓 / 外周血混合移植的儿童患者而言，该阈值为 $2.42 \times 10^6$/kg[12,14-15]。有趣的是脐血有核细胞，而非 CD34$^+$ 细胞是 UCBT 后影响造血重建的最重要因素，HLA 相合程度似乎与植入并无太多的关联，因为即使 1 ～ 2 个位点不合的 UCBT，通过增加脐血有核细胞的数量也能解决植入问题、保证造血重建。2006 年，欧洲脐血移植协作组的资料显示单份脐血移植为保证植入所需的有核细胞数量为 $3 \times 10^7$/kg[16]。总之，不同的移植模式中影响造血重建的因素不同；因此，个体化选择干细胞来源，尽可能消除移植前影响造血重建的不利因素是促进造血重建、改善患者预后的重要策略。

（二）促造血重建的策略

1. 增加移植物中的 CD34$^+$ 细胞数量　鉴于 CD34$^+$ 细胞在造血重建中的关键作用，许多学者通过增加移植物中的 CD34$^+$ 细胞数量来促进造血重建。例如，对于 AA 患者，为了解决移植排斥问题，可以在骨髓移植物基础上联合应用纯化的 G-CSF 动员的外周血 CD34$^+$ 细胞。再如，欧洲和美国多数移植中心采用的 haplo-HSCT 模式中，HLA 不合和移植物中 CD3$^+$T 细胞的去除显著增加了移植排斥率[17]。为了保证造血重建，对于接受清髓预处理的患者，移植物中 CD34$^+$ 细胞的中位数量要求达到 $10 \times 10^6$/kg [范围 $(5 ～ 29) \times 10^6$/kg]；对接受减低剂量预处理方案的患者而言，移植物中 CD34$^+$ 细胞的中位数量要求是 $8 \times 10^6$/kg，有些学者更是认为即便采用减低剂量预处理，CD34$^+$ 细胞的数量也至少应该在 $10 \times 10^6$/kg 以上。

2. 应用 G-CSF 预激的骨髓作为移植物　2001年，澳大利亚学者 Morton 等[18]的随机、对照研究表明 G-CSF 预激的骨髓移植（G-CSF-stimulated bone marrow transplantation，G-BMT）和 PBSCT 移植后在中性粒细胞和血小板植入方面的具有可比性。美国罗杰·威廉斯医学中心的 Elfenbein 教授[8]总结其他学者的研究结果后认为，G-BMT 后中性粒细胞和血小板植入的时间与 PBCST 相当，二者造血重建方面均快于接受未经 G-CSF 预激的骨髓移植的患者。加拿大学者 Shier 等[19]用 G-CSF 处理造血干细胞移植健康供者后发现骨髓采集物中的长期培养起始细胞（long-term culture-initiating cell，LTC-IC）约增加 50 倍，短期增殖细胞（short-term repopulating cell，STRC）增加约 90 倍，这可能是用 G-BM 作为移植物加速造血重建的生物学基础。近年来，G-BM 单独或联合 G-PB 在 haplo-HSCT 领域也显示了良好的应用前景。

3. 共回输 MSC　对于缺乏 HLA 相合供者或急需移植的患者而言，欧美国家的多数移植中心往往选择体外去除 T 细胞的 haplo-HSCT 模式；然而，移植后由受者同种反应性 T 细胞介导的初次和二次移植排斥发生率可达 15% ～ 18%。Ball 等[20]学者对 14 例接受去除 T 细胞的 haplo-HSCT 患者进行了研究，所有移植受者同时回输 CD34$^+$ 细胞和体外扩增的 MSC，MSC 的平均回输量是 $1×10^6$/kg，结果发现移植后中性粒细胞和血小板植入的中位时间分别是 12 天（范围：10 ～ 17 天）和 10 天（范围：9 ～ 18 天），试验组在快速造血重建的同时植入排斥率为 0，而对照组 47 例中有 7 例发生了移植排斥。考虑到脐血中富含 MSC，共回输脐血成为 haplo-HSCT 的促植入方法之一。

4. 供者外周血干细胞输注（二次移植）　二次移植是解决临床上植入失败的重要手段之一。陈瑶等[21]对 15 例移植后血小板植入失败的急、慢性白血病患者进行了 16 次（其中 1 例患者给予两次回输）的供者外周血干细胞输注治疗，预处理方案采用改良白消安（Bu）/ 环磷酰胺（Cy）±ATG，结果所有患者均获造血重建，中性粒细胞和血小板植入的时间分别是 19 天（范围：12 ～ 24 天）和 30 天（范围：13 ～ 34 天，$n$=8），该研究提示对于 allo-HSCT 患者血小板植入失败，采取供者外周血造血干细胞 2 次回输，相关不良反应小，对促进受者造血恢复能够发挥一定的疗效。

此外，UCBT 后促进造血植入的策略也不断涌现[22]。首先是双份脐血移植：美国马萨诸塞总医院 Ballen 博士[23]采用减低预处理方案对 21 例成人患者进行了双份脐血移植，回输的最低有核细胞数量是 $3.7×10^7$/kg，其中 2 例患者初次植入失败后进行了二次移植，1 例患者二次植入失败，中性粒细胞和血小板的中位植入时间分别是 20 天和 41 天，1 年无病生存率是 67%。其次是同时回输大量的单倍体相合 CD34$^+$ 细胞：西班牙马德里自治大学的 Fernandez 教授[24]发现单倍体相合的外周血 CD34$^+$ 细胞与脐血共回输后，造血植入（中性粒细胞）的中位时间是 10 天，有趣的是经历初期的混合嵌合后，所有患者的脐血干细胞都逐步取代了单倍体来源的造血干细胞；然而该方法的主要问题是大量单倍体相合 CD34$^+$ 细胞输入后潜在的严重 GVHD 发生的可能性。再次是体外扩增脐血：现有文献虽然显示回输扩增脐血的患者基本都可获得了植入，但移植后中性粒细胞植入时间（28 天）与没有扩增的无差异，这些临床结果提示不仅是 CD34$^+$ 细胞，而且 UCB 的其他组分在 UCBT 后的植入过程中同样起作用。2008 年召开的第 50 届美国血液学年会

上，美国西雅图骨髓移植中心 Delaney 课题组报道了他们的最新成果[25]，作者发现在培养系统中加入 Notch 配基可使脐血 CD34$^+$ 细胞扩增 160 倍（范围：41 ～ 382 倍），纳入 I 期临床试验的 6 例患者均回输两份脐血，一份直接回输，另一份体外扩增后回输，结果 5 例获得植入，中性粒细胞植入的中位时间为 14 天（范围：7 ～ 34 天），显著快于对照组的 25 天（范围：16 ～ 48 天）。近年来，无论是在我国还是在欧美国家，haplo-HSCT 数量远远超过了 UCBT，关于脐血扩增及在促进植入方面的应用已不再是造血重建的热点领域。

## 二、Allo-HSCT 后的免疫重建

### （一）免疫重建规律及影响因素

Allo-HSCT 后，机体免疫系统的各方面功能均受到损伤，强烈的预处理 [ 放疗和（或）化疗 ] 使受者免疫细胞损失殆尽，唯有受者浆细胞可在移植后持续存在数月到数年；而减低剂量预处理后各种类型的受者免疫细胞均可存在。免疫重建影响的因素包括基础疾病、移植前放、化疗、预处理方案 [ 化疗、放疗和（或）抗淋巴细胞抗体 ]、干细胞来源、移植物组分、HLA 不合程度以及 CMV 血清学状态等；此外，GVHD、免疫抑制剂（用于 GVHD 的预防和治疗）、抗微生物药物或静脉丙种球蛋白预防感染或供者淋巴细胞输注（donor lymphocyte infusion，DLI）等均可影响移植后的免疫重建。尽管缺乏强有力的前瞻性研究来证实免疫重建与临床预后的关系，但回顾性资料已显示免疫重建的速度与感染、复发、非复发死亡以及总体生存等移植预后密切相关（表 11-1-1）[12,22,26-35]。

1. 固有免疫重建

（1）免疫屏障和补体：呼吸、消化和泌尿系生殖道以及皮肤完整的上皮细胞提供生理屏障以阻止细菌的转位和感染，眼泪或唾液分泌物含有抗微生物物质（包括溶菌酶）进一步加强屏障作用。移植过程中化疗、放疗和 GVHD 导致的黏膜损伤和皮肤损伤。黏膜损伤常在几周内就可修复（除非存在 GVHD），而发生慢性 GVHD 的患者往往伴有唾液分泌减少。补体蛋白由单核细胞、巨噬细胞以及肝产生，骨髓移植后补体水平通常不缺乏。与清髓预

表 11-1-1　HSCT 后特定细胞亚群重建与临床预后的关系

| 发表年限 | 论文作者 | 移植模式 | 监测指标 | 监测时间 | 阈值 | 临床预后 | 多因素分析 |
|---|---|---|---|---|---|---|---|
| 2004 | Porrata LF, et al. | auto-PBSCT | ALC | +15d | >500μl | 改善 OS、PFS | 是 |
| 2006 | Savani BN, et al. | TCD allo-HSCT | ALC | +30d | >300μl | 改善 OS、LFS，提高分子学缓解，降低 TRM | 是 |
| 2009 | Huang XJ, et al. | haplo-HSCT | ALC | +30d | >300μl | 降低感染率、复发率和 TRM，提高 OS 和 LFS | 是 |
| 2000 | Storek J, et al. | allo-BMT | B 细胞和单核细胞 | +80d | 低（无阈值） | 真菌（B 细胞）和病毒（单核细胞）感染率增加 | 是 |
| 2006 | Kim DH, et al. | allo-HSCT | CD4$^+$T 细胞 | +90d | <200μl | 降低 OS | 是 |
| 2002 | Novitzky N, et al. | TCD allo-HSCT | CD8$^+$T 细胞 /B 细胞 | +180d | 低（无阈值） | 增加死亡、复发或植入失败率 | 否 |
| 2006 | Boeckh M, et al. | allo-HSCT | CMV 特异 CTL | 0 ~ 65d 1/2W | <7cells/ml | 增加 CMV 复发或 CMV 持续再激活的风险 | 否 |
| 1997 | Krause H, et al. | allo-BMT | CMV 特异淋巴增殖 | +120d | 检测到增殖 | 降低晚期 CMV 疾病发生率 | 否 |
| 2004 | Baron F, et al. | RIC allo-HSCT | NK 细胞嵌合状态 | +100d 内 | 部分嵌合 | 降低 2 年 RFS | 是 |
| 2008 | Porrata LF, et al. | auto-HSCT | NK 细胞 | +15d | <80μl | 降低 OS 和 PFS | 是 |
| 2008 | Huang XJ, et al. | haplo-HSCT | CD56brightNK 细胞 | +14d | <7/μl | 降低 OS，增加 TRM | 是 |
| 2016 | Tian DM, et al. | haplo-HSCT | CD3$^+$CD8$^+$T 细胞 | +90d | ≥375/μl | 降低 TRM，提高 LFS 和 OS | 是 |
| 2016 | Liu J, et al. | allo-HSCT | CMV 特异性 Tcm | +30d | >0.32/μl | 难治 / 复发 CMV 再活化的发生率低 | 是 |
| 2017 | Bian Z, et al. | haplo-HSCT | CD4$^-$CD8$^+$T 细胞 | +30d | ≥7.7/μl | 低 CMV 再活化发生率 | 是 |
| 2020 | van Roessel I, et al. | TCD allo-HSCT | CD4$^+$ T 细胞 | 100d 内连续两次 | >50μl | 降低 NRM，提高 EFS 和 OS | 是 |

HSCT，造血干细胞移植；auto-PBSCT，自体外周血造血干细胞移植；ALC，淋巴细胞绝对计数；OS，总体生存；PFS，疾病无进展生存；allo-HSCT，异基因造血干细胞移植；LFS，无白血病生存；TRM，移植相关死亡；allo-BMT，异基因骨髓移植；CMV，巨细胞病毒；RFS，无复发生存；NK，自然杀伤细胞；auto-HSCT，自体造血干细胞移植

处理不同，减低剂量预处理减少了对黏膜和表皮屏障的损害，移植后中性粒细胞缺乏期也明显缩短。

（2）自然杀伤细胞：自然杀伤（natural killer cell，NK）细胞是移植后早期发挥抗病毒免疫和移植物抗白血病（graft-versus-leukemia，GVL）效应主要细胞亚群。allo-HSCT 后 30 天的淋巴细胞主要由 NK 细胞组成，+30 天 NK 细胞即可恢复到正常水平，而且 BMT 和 PBSCT 受者之间 NK 细胞重建速度无差异[36]。尽管至少在移植后 6 个月时间内还存在 NK 亚群比例倒置，即 CD56$^{st}$CD16$^{low/-}$（调节性或分泌干扰素 -γ 的 NK 细胞）与 CD56$^{low}$CD16$^{st}$（细胞毒性 NK 细胞）的比例增高；但是 NK 细胞的功能（指体外杀伤癌细胞系的能力，如 K562 细胞）在移植后 3 ～ 4 周亦可恢复正常。非去除 T 细胞的 Haplo-HSCT 后 +14 天 CD56$^{st}$ NK 细胞亚群即回复到供者水平，CD56$^{dim}$ NK 亚群回复较慢，直到 +30 天才恢复到供者水平；而 CD56$^{dim}$/CD56$^{st}$ NK 亚群的比值到 +120 天才恢复正常。虽然缺乏可比性，已有的资料提示 MSDT 和非去除 T 细胞的 haplo-HSCT 后 NK 细胞在数量重建方面似乎不存在差异。人类 NK 细胞先天性缺陷可导致病毒感染率的发生率显著增高，提示 NK 细胞抗御病毒感染方面的作用不可或缺。与此相一致的是移植后 CMV 血清学阳性患者的 NK 细胞恢复显著快于血清学阴性患者，移植物中的 NK 细胞高含量也与移植后低感染率有关。除了抗御病毒外，NK 细胞还可杀死不表达某些 HLA- Ⅰ 类分子（如 Cw1、Cw2、Bw3）的恶性肿瘤细胞，这一特性在去除 T 细胞的 haplo-HSCT 中显得尤其重要，因为去 T 细胞移植后 T 细胞的重建明显迟于非去 T 细胞的 Allo-HSCT。

意大利的 Ruggeri 教授[37]发现同种反应性 NK 细胞可以通过杀伤受者抗原提呈细胞（antigen presentation cells，APC）降低移植后的 GVHD 发生率、通过杀伤受者 T 细胞降低移植排斥、通过杀伤白血病细胞发挥 GVL 效应。然而，在非体外去除 T 细胞的 haplo-HSCT 模式中，北京大学血液病研究所的资料显示[12]：①杀伤细胞抑制受体（killer immunoglobulin-like receptor，KIR）配体不合是非体外去除 T 细胞的 haplo-HSCT 的不良预后因素，对于供者的选择具有重要意义；②患者表达的 KIR 配体越多预后越好；③移植物中输入大量 T 细胞及移植后慢性 GVHD 的发生延迟了移植后 NK 细胞上 KIR 的重建；④在该移植模式下，由于移植物中大量 T 细胞的存在，NK 细胞的作用被掩盖，同种反应性 T 细胞发挥主要作用；⑤NK 细胞重建与移植后巨细胞病毒感染密切相关。此外，haplo-HSCT 后早期重建的 NK 细胞主要是 CD56$^{st}$ 的 NK 细胞，CD56$^{st}$ NK 细胞快速重建的患者预后良好，高 T 细胞 /NK 细胞比例的患者急性 GVHD 和慢性 GVHD 发生率高。可见，关于同种反应性 NK 细胞在 Allo-HSCT 中的作用还有很大争议，不同移植模式之间存在的差异可能受 HLA 相合程度、预处理方案、移植物来源以及 GVHD 预防等多种因素的影响。

最近，北京大学的赵翔宇等[38]发现供受者共表达供者 KIR 配基时，重建的 NK 细胞能够受到很好的"教育"，进而降低移植后的白血病复发率。临床上，通过回输 NK 细胞促进免疫重建、降低移植后复发率已经成为国内外学者关注的热点之一。

（3）抗原提呈细胞：树突状细胞（dendritic cells，DC）主要存在于黏膜和淋巴组织中，其功能是提呈 HLA 抗原肽复合物给 T 淋巴细胞，并与共刺激分子一起激活抗原特异性免疫反应或抗原特异 T 细胞耐受。在外周血循环中，DC1（CD11c$^+$）在移植后 3 个月恢复正常，而浆细胞样 DC（DC2，表达 CD123）移植后 1 年仍未恢复正常；关于 DC 快速或缓慢重建的临床意义还不十分清楚。有学者发现中性粒细胞植入时，DC（主要是 DC1）数量低于 5/μl 的患者急性 GVHD 发生率、复发率以及死亡率均显著增高[36]。也有研究显示发生急性 GVHD 患者的 DC（DC1 和 DC2）数量显著高于无 GVHD 的患者。移植后绝大多数 DC 为供者干细胞来源的；也有一些 DC 是受者来源的朗格汉斯细胞，这些细胞可以在移植后存活数月或（对于那些没有 GVHD 发生的患者）更长时间，持续存在的受者朗格汉斯细胞可能在移植后的 GVHD 发生过程中起重要作用。供者来源的朗格罕细胞的重建 3 ～ 6 个月后恢复正常，GVHD 可延迟其恢复[36]。迄今为止，allo-HSCT 后，尤其是 haplo-HSCT 后 DC 重建的调控机制以及如何促进 DC 重建仍不清楚。

胸腺 DC 来源于造血干细胞，在 T 细胞阴性选择中起作用。小鼠实验显示供者来源的 DC 在移植后数周即出现在胸腺组织中，在人类目前未见移植后 DC 在胸腺组织中重建的研究报道。滤泡状 DC 是生发中心记忆 B 细胞产生的重要辅助细胞，其作用是促进免疫球蛋白转换、体细胞突变。滤泡状 DC 约在移植后 1 年恢复正常水平，因此移植后生发中心出现较晚，记忆 B 细胞恢复缓慢。然而，重建的滤泡状 DC 来源于造血干细胞还是成纤维细胞至今尚无定论，移植物组分对滤泡状 DC 重建的影响也还不知晓。

（4）单核细胞 / 巨噬细胞：移植物中的单核细胞约在移植后 1 周左右的时间内不能检测到，这可能是由于细胞死亡或转化成为巨噬细胞的缘故[36]。随后，受者外周血循环中的单核细胞数量迅速恢复，大约在 1 个月内恢复正常。至于 1 年后单核或巨噬细胞的功能是否恢复正常尚有争议，不过移植后 1 年时肺巨噬细胞的趋化功能仍低于正常水平。现有观点认为移植物中单核细胞的数量对移植后单核细胞的重建并没有影响。

2．适应性免疫重建

（1）T 淋巴细胞：T 淋巴细胞是细胞免疫介导的抗真菌、病毒和原虫感染所必需的，T 淋巴细胞主要包含两个亚群——CD4$^+$细胞和 CD8$^+$T 细胞。allo-HSCT 后 CD4$^+$T 细胞恢复缓慢，其原因在于预处理、GVHD 发生及其防治可通过抑制胸腺输出功能或改变胸腺基质进而影响 T 细胞的发育。加拿大卡尔加里大学 Storek 教授[39]的研究发现 CD4$^+$T 细胞在移植后前 3 个月低于 200/μl，1 年恢复到 300/μl，5 年恢复到 450/μl，20 ～ 30 年后恢复正常水平。儿童移植后 CD4$^+$T 细胞恢复快于成人。然而，在减低预处理剂量的移植模式中，CD4$^+$T 细胞恢复至 200/μl 的时间可延迟到移植后 9 个月。移植物中 CD4$^+$ 初始 T 细胞的数量与移植后 1 个月、3 个月、6 个月重建的 CD4$^+$ 初始 T 细胞数量呈正相关；移植物中 CD4$^+$T 细胞数量也影响 T 细胞受体库恢复，T 细胞受体库在移植后早期缺乏多样性，随着初始 T 细胞数量的恢复，其受体库多样性也逐渐增加[40]。从免疫表型来看，移植后 CD4$^+$T 细胞主要是抗原预激细胞（记忆和效应 CD4$^+$T 细胞）而非新生儿期的淋巴细胞发育过程中看到的初始 T 细胞，这些细胞的大小较正常人和新生儿期的

CD4$^+$T 细胞大。HSCT 后重建的 CD4$^+$T 细胞高表达 CD11a、CD29、CD45RO 以 及 HLA-DR，低表达 CD28、CD45RA、CD62L。自体移植后 T 细胞对植物血凝素（phytohaemagglutinin，PHA）或同种抗原增殖能力及 T 淋巴细胞数量在移植后 6 个月恢复正常；在 allo-HSCT 模式中，丝裂原或抗原诱导的 CD4$^+$T 细胞的增殖能力在未去 T 移植患者显著高于去 T 细胞移植的患者[40]。

移植后 CD8$^+$T 细胞迅速上升，与 CD4$^+$T 细胞类似的是重建的 CD8$^+$T 细胞也主要是记忆和效应细胞，而初始或 TREC（T 细胞受体剪切环）$^+$CD8$^+$T 细胞重建缓慢[40]。大部分重建 CD8$^+$T 细胞的表型是 CD28$^-$/CD57$^+$，此为抑制、无能或终末分化细胞的表型，这些表型特征提示抗原预激细胞增加而非初始细胞数量的扩增[36]。临床资料显示虽然 PBSC 中含有的 CD8$^+$T 细胞是 BM 和 UCB 的 10 倍，但是 PBSCT 后 CD8$^+$T 细胞重建与 BMT 和 UCBT 无显著差异；不过这不能解释为"移植物中的 CD8$^+$T 细胞对移植后的 CD8$^+$T 细胞重建没有影响"，因为有证据表明移植后重建的 CD8$^+$T 细胞至少部分来源于移植物中的 CD8$^+$T 细胞。例如，去除移植物中的 CD8$^+$T 细胞移植后 CD8$^+$ 细胞的重建就显著慢于没有处理的骨髓移植；此外，供者来源的抗病毒 CD8$^+$T 细胞过继输注给后可以在受者体内存活 3 年以上；这些证据不仅提示移植物中 CD8$^+$T 细胞有助于 allo-HSCT 后 CD8$^+$T 细胞的重建，而且表明病毒特异 CD8$^+$T 细胞的恢复对阻止病毒所致的严重感染至关重要[40]。

（2）调节性 T 细胞：调节性 T 细胞（regulatory T cells，Treg）一般是指 CD4$^+$T 细胞的一个亚群，该类细胞同时表达 Foxp3 和 CD25，但不表达 CD27。HSCT 后 Treg 恢复快于 CD4$^+$T 细胞；现今，关于 Treg 在人类 allo-HSCT 中的作用还有很大争议。有资料显示高水平的 Treg 与移植后 GVHD 发生相关，也有学者的观点与此相反，即认为低水平的 Treg 与移植后的 GVHD 发生相关，这可能归因于 Treg 的检测技术，因为活化的 T 细胞和 Treg 都表达 CD25。移植物中 Treg 对移植后 Treg 重建及预后的影响目前还不清楚[40]。

NKT 细胞是指 Vα24$^+$Vβ11$^+$ 的细胞或 CD3$^+$ 同时表达 NK 细胞表面抗原的一群细胞，此类细胞

具有多种功能，免疫调节只是其中之一。在小鼠，无论是供者还是受者来源的 NKT 细胞均能在抑制 GVHD 的同时保留 GVL 效应，这种现象也存在于人类 HSCT 中，临床研究显示 ATG+ 全身淋巴照射（total lymphoid irradiation，TLI）预处理可有效保留 NKT 细胞，后者在降低 GVHD 的同时也降低了淋巴系统肿瘤的复发率。与 NKT 的调节功能相一致，GVHD 患者的 NKT（Vα24+Vβ11+）细胞数量显著低于未发生 GVHD 的患者；而在另一项研究中，接受 Bu/Cy 预处理方案的患者移植物中低含量的 NKT（CD3+CD56+CD16+）与低白血病复发率相关；上述差异可能缘于 NKT 细胞的多功能性。NKT（Vα24+Vβ11+）细胞于 PBSCT 后 1 个月恢复正常，而骨髓移植后需要 6 ～ 12 个月才能恢复到正常水平[41]。

（3）B 淋巴细胞 / 体液免疫：移植后 2 个月左右的时间内外周血循环中的 B 细胞计数极低或检测不到，它们随即上升，1 ～ 2 年后高于正常人。UCBT 移植后 B 细胞重建快于 BMT。供者 B 细胞在外周血干细胞采集物中的含量是骨髓的 18 倍，PBSCT 后前 3 个月 B 细胞快速恢复与移植物中大量 B 细胞有关[40]。3 个月后，骨髓移植受者外周血循环中的 B 细胞数量高于或与 PBSCT 相当。浆细胞对放 / 化疗不敏感，因此抗体在移植后很快出现，IgG 水平在 PBSCT 与 BMT 无差异，90 天后 PBSCT 稍高于 BMT。B 细胞免疫在移植后数月后主要为供者来源，移植后的 B 细胞来源于移植物中的 B 细胞和干细胞，以后者为主。受者浆细胞在 HSCT 后可持续存在，除非发生 GVHD，因此，受者来源 Ig 在数年后仍能检测到。由于滤泡辅助性 T 细胞（follicular helper T cells，Tfh）是 B 细胞抗体产生的主要辅助细胞，因此，allo-HSCT 后 Tfh 数量和功能重建的研究对于弄清楚 B 细胞抗体产生和调控具有重要意义[40]。

初始 B 细胞快速重建，伴随记忆 B 细胞的缓慢重建，生发中心约在 HSCT 后 1 年左右出现[36]。移植后重建的 B 细胞低表达 CD25 和 CD62L，高表达 CD1c、CD38、CD5、膜 IgM 和 IgD，记忆 B 细胞 1 年后仍低于正常水平，大约在 2 年后记忆 B 细胞完全重建[36,40]。血清同种抗体产生顺序依次是 IgM、IgG3、IgG2、IgG4、IgA 的顺序恢复正常。

allo-HSCT 后，抗体介导的免疫异常可由供者过继给受者，包括 IgE 介导的过敏疾病、桥本甲状腺炎以及免疫性血小板减少性紫癜等。

综上所述，HSCT 后的免疫重建有其自身的规律性；100 天内以细胞毒性淋巴细胞数量减少的细胞免疫缺陷为特征，NK 细胞在移植后早期迅速恢复，并以 CD56st 的亚群为主，随着时间的推移，CD56st NK 细胞的数量逐渐下降。最初恢复的 T 细胞主要是细胞因子和同种抗原刺激下外周扩增的记忆 T 细胞，由于 CD4+ T 细胞在胸腺发育延迟导致长时间的 CD4/CD8 比例导致；T 细胞受体剪切环（T cell receptor excision circles，TREC）在移植后 3 ～ 6 个月仍处于低水平。代表体液免疫的 B 细胞恢复要需 2 年左右时间，此外，还有受体多样性的初始 T 细胞数量缺乏等均可导致机会性感染和疾病复发的危险性增加，GVHD 的发生可进一步延迟 HSCT 后的免疫重建[42]。

（二）促进免疫重建的策略

感染仍然是 HSCT 常见的并发症之一，骨髓移植后前 3 个月内感染率为～ 2.6/100 患者·天，3 ～ 12 个月内为～ 0.5/100 患者·天，而 1 ～ 2 年时感染的发生率为～ 0.1/100 患者·天。现有证据表明淋巴细胞、B 细胞、单核细胞以及 CMV 特异性 CD8+T 细胞等细胞亚群重建延迟显著增加移植后细菌、真菌和病毒感染的机会[36,40]。此外，复发也是 HSCT 后预后差的一个重要因素；绝大多数患者的复发发生在髓外，如绿色瘤、浆细胞瘤或免疫豁免部位（包括中枢神经系统和性腺）。免疫逃逸是复发的主要机制，白血病细胞和其他肿瘤细胞逃逸机体免疫攻击的途径有改变抗原呈递和（或）分泌抑制性细胞因子等。

意大利米兰圣拉斐尔医院的 Vago 医生等[43]发现单倍体移植后白血病细胞上 HLA 不合位点的基因丢失是其逃逸 T 细胞免疫监视的另一个重要机制。作者发现在 5 例急性髓细胞白血病复发患者的骨髓样本中检测不到患者特异的 HLA 等位基因，供者 T 细胞只能识别最初的 HLA 杂合子的白血病细胞，结果导致变异体的白血病细胞不能被供者免疫细胞所"消灭"；可见，基因组重排赋予白血病细胞逃逸供者 T 细胞反应的生物特性。上述发现支持这样一个假说：主要的 HLA 抗原与 GVL 效应有

11

关，而 T 细胞的效应功能受白血病细胞影响。移植后免疫缺陷导致的感染和复发等并发症促使越来越多的学者加入了促进移植后免疫重建这一研究领域，现将近年来的进展分述如下[39,42,44-46]。

1. 细胞因子

（1）角质细胞生长因子（keratinocyte growth factor，KGF）：KGF 是纤维母细胞生长因子家族成员之一，介导消化道、皮肤和胸腺等组织上皮细胞增殖和分化。KGF 促进胸腺上皮细胞分泌白细胞介素 -7（interleukin-7，IL-7）可能是其预防胸腺损伤的一个重要机制。KGF 可保护胸腺微环境以维持正常的胸腺发育，并可促进放化疗后的胸腺功能恢复，增加移植后外周 T 细胞数量，降低 GVHD 对胸腺的损伤。美国希望之城医疗中心的 Spielberger 博士等[46]发表在 2004 年《新英格兰医学杂志》上的一项前瞻性、随机、对照研究表明应用 KGF 可将重度放化疗后 3 ～ 4 度黏膜炎的发生率 98% 降至 63%，将黏膜炎恢复的中位时间由 9 天降至 6 天。最近，美国食品药品管理局（Food and Drug Administration，FDA）已批准 KGF 用于清髓预处理后的严重黏膜炎的防治。遗憾的是，长期随访发现 KGF 治疗并不能降低移植后 CMV、侵袭性真菌感染以及慢性 GVHD 发生率，也不能提高患者的长期生存率。

（2）白细胞介素类细胞因子

1）白细胞介素 -2（IL-2）：IL-2 是一种多效性因子，在免疫反应中起核心作用。小样本、短期临床研究证实了其安全性，低剂量的 IL-2 可增强 NK 细胞的数量，但对 T 细胞没有显著影响。移植后早期（微量残留病存在时），应用重组 IL-2 治疗可降低复发率、增强患者的免疫功能，其机制可能与淋系来源的 CD34+CD105+ 早期细胞表达高亲和性 IL-2 受体的有关。HSCT 后，IL-2 增强供者 T 细胞功能的证据如下：①外源性 IL-2 可增强自体 GVL 效应；②复发后 DLI 无效患者应用 IL-2 可获得完全缓解。遗憾的是，北京大学血液病研究所团队的两项前瞻性研究发现：①对于 allo-HSCT 后微量残留病（meaurable/minimal residual disease，MRD）阳性的标危急性白血病患者而言，给予 IL-2 干预并不能降低复发率、改善生存；② allo-HSCT 后给予小剂量 IL-2 预防慢性 GVHD 的患者中，Zhao 等[47]

观察到慢性 GVHD 降低的同时，IL-2 与预防组患者 MRD 阳性率也较对照组显著增加；该研究提示单独应用 IL-2 并不能促进效应细胞的重建、降低白血病复发率。

2）IL-7：IL-7 在促进 T 细胞胸腺依赖或非依赖途径发育过程中发挥着关键作用，它是迄今为止最具潜能的胸腺发育因子，通过促进未成熟胸腺祖细胞的增殖起作用。IL-7 对小鼠 HSCT 后免疫重建的影响仍是有争议的话题，其作用因移植类型、IL-7 的剂量和疗程而异。在一些小鼠移植模型中，移植后早期应用 IL-7 1 ～ 2 周可促进胸腺未成熟祖细胞的增殖，但作用似乎很短暂。而另一些小鼠移植模型中的研究结果则提示 IL-7 增加非同种反应性 T 细胞增殖，而对同种反应性 T 细胞和 GVHD 发生无影响，其他学者则发现在 IL-7Rα 阻断实验中发现相反的结论。在灵长类自体移植模型中，用 IL-7 可通过外周扩增而非胸腺发育增加 CD4+T 细胞的数量，与此观察相一致，IL-7 治疗动物的脾脏和淋巴结体积增大，而不是胸腺。此外，IL-7 应用还可导致非移植癌症患者具有多样性 T 细胞受体库的初始 T 细胞数量增加。更为重要的是，在灵长类非移植模型中，IL-7 应用 6 ～ 10 周后在肠道中发现 GVHD 样 T 细胞浸润。近年来，应用 IL-7 促进 allo-HSCT 后免疫重建并未获得实质性进展。

3）IL-15：IL-15 是 IL-2 细胞因子家族的成员，通过 IL-15Rα、IL-2Rβ 以及普通 γ 链构成的受体发挥作用，它能促进 T 细胞、NK 细胞和 B 细胞的增殖。小鼠实验证实 IL-15 的毒副作用显著低于 IL-2，并可作为免疫治疗和肿瘤疫苗佐剂。除了作为 NK 细胞生存和生长必需的因子外，IL-15 可促进 T 细胞植入，在增强 GVL 的同时不增加 GVHD 的发生率。截至目前，仍未见 IL-15 在 allo-HSCT 后应用促进免疫重建的临床报道。

4）IL-23：IL-23 由 DC 和巨噬细胞等 APC 分泌，是 I 型细胞因子家族成员之一，与 IL-12 具有相同的 P40 亚单位，IL-12 由 P35 和 P40 两个亚单位组成，在 DC 介导的 Th1 型免疫反应中发挥重要作用。IL-23 对 Th17 反应似乎是必需的，后者参与严重炎症反应综合征、关节炎以及 GVHD 相关自身免疫损伤病理生理过程。2008 年，美国威斯康星大学医学院的 Das 等[48]学者首先证实了 IL-23

在 GVHD 发生中的作用。随后，作者发现阻断 IL-23 信号途径可使肠道免受 GVHD 的损伤，同时保留了 GVL 效应，这一研究提示 IL-23 可能是实现 GVHD 和 GVL 分离的一个新靶点[49]。然而，IL-23 能否临床用于免疫重建的促进尚缺乏临床试验的资料。

（3）性激素阻断：年龄相关的胸腺萎缩伴随着胸腺功能的下降，而手术或药物性激素阻断在小鼠模型和前列腺增生患者可致胸腺再生，恢复外周血初始 T 细胞表型，通过增加骨髓细胞组分，逆转 B 细胞产生下降的趋势。澳大利亚莫纳什大学的 Boyd 课题组[45]发现短暂的性激素阻断可增加异基因外周血或骨髓移植后免疫重建，然而在移植早期，TREC 产生、T 细胞受体库再生以及初始 $CD4^+T$ 细胞和 $CD8^+T$ 细胞的数量差异并不明显，作者发现接受黄体生成激素释放激素（luteinizing hormone-releasing hormone，LH-RH）治疗的患者较对照组有明显的生存优势，遗憾的是这种生存优势只存在于接受自体移植而非异基因移植的患者。尽管体外实验显示 LH-RH 增强 T 细胞反应性，但是治疗组患者 GVHD 发生率并无显著增加，不过本 Boyd 等[45]的研究存在以下不足：①各亚组患者数量少；②疾病和预处理方案存在异质性。令人振奋的是有学者在小鼠实验中发现 KGF 与性激素阻断可导致超过正常的胸腺功能形成和胸腺输出，提示二者在促进免疫重建方面的协同作用。

（4）重组人生长激素（recombinant human growth horomoe，rhGH）：神经内分泌激素对免疫系统的影响已在动物实验中得到证实。rhGH 可总体增加 allo-HSCT 小鼠胸腺细胞数量，但对胸腺细胞亚群或 TREC 水平无影响；rhGH 对胸腺功能形成的益处可能归功于其增加多能干细胞的数量或促进淋巴祖细胞向胸腺的归巢。rhGH 也可增加人类免疫缺陷病毒（HIV）感染患者的胸腺功能和外周血免疫反应。目前，尚缺乏 rhGH 用于患者促进免疫重建的前瞻性、注册临床试验证据。

（5）Notch 信号为基础的培养系统促进 T 细胞重建：Notch 信号是细胞发育过程必需的。目前已经确定 4 种 Notch 受体（Notch1-4）和 5 种配基（Jagged 1、2 和 Delta 样 1、3、4）。Notch1 被抑制导致胸腺细胞发育部分受抑、胸腺内的祖细胞数量增多。从 Notch 信号为基础的培养系统中可获得大量的用于过继细胞免疫治疗的 T 细胞系列定向祖细胞。在小鼠 TCD 的 allo-HSCT 模型中，这些细胞被证实可有效促进免疫重建和发挥抗肿瘤效应。近年来，基于 Notch 信号途径促进 allo-HSCT 后免疫重建的研究进展不大。

（6）allo-HSCT 后的细胞治疗：过继输注体外扩增的免疫调节细胞，如调节性 T 细胞（Treg）、NK/Treg 细胞、供者来源的 NK、MSC 和过继输注病毒特异性 T 细胞或者是肿瘤特异性 T 细胞是移植后促进免疫重建的颇有前途的策略。目前越来越多的研究集中于增强细胞毒性 T 细胞的活性以发挥 GVL 效应，同时抑制 GVHD。体外扩增的高亲和力肿瘤或白血病特异 T 细胞由于体外扩增时功能丧失，而在体内不能很好发挥疗效。另一种有前途的方法是选择性去除移植物中同种反应性细胞；北京大学血液病研究所的科研团队从临床角度证实了骨髓和外周血移植物中 $CD4^+CD45RA^+CD62L^+T$ 细胞与移植后 GVHD 发生的相关性，从而为选择性去除同种反应性 T 细胞降低 GVHD 发生率的策略提供了临床依据[50]。最近，回输 CMV/EBV 或者腺病毒特异 T 细胞以及识别受者次要组织相容性抗原的 $CD8^+T$ 细胞在抗感染和 GVL 效应方面显示了诱人的前景。

最近，北京大学血液病研究所采用 G-CSF 动员的外周血采集物代替静脉外周血淋巴细胞采集物用于供者淋巴细胞输注（简称改良供者淋巴细胞输注，mDLI）增强 GVL 效应，以防止复发[51]。临床治疗结果显示在移植后复发的 20 例 HLA 不合患者中，rhG-CSF 动员的外周血干细胞采集物输注后仅 6 例发生了 III ~ IV 度 GVHD，2 年无白血病生存可能性是 40%。随后的研究发现 29 例接受非体外去除 T 细胞的单倍体相合造血干细胞移植的高危恶性血液病患者，预防性 mDLI 后 3 年的 LFS 是 37.3% ± 9.6%。作者不仅首次证实了非体外去除 T 细胞的单倍体相合外周血 / 骨髓混合移植后预防性 mDLI 方案的有效性和可行性；而且还发现 mDLI 后短程应用免疫抑制剂在降低 GVHD 同时可有效保留 GVL 效应[12,52]。

近年来，关于过继免疫细胞回输促进免疫重建的研究进展如下：①北京大学血液病研究所团队最近的研究发现，对于移植后难治/复发巨细胞病毒（CMV）感染的患者而言，过继性CMV特异性CTL回输可以有效治疗这部分患者；随后的动物模型研究发现过继回输的CMV特异性CTL，可通过促进受者内源性CMV特异性CTL达到治疗难治/复发CMV感染的目的[53]。②美国MD.安德森癌症中心的Ciurea等[54]在一项I期临床试验中纳入了13例接受haplo-HSCT的高危血液肿瘤患者，这些患者给予膜结合IL-21扩增的NK细胞回输后，促进了NK细胞的数量和功能重建，降低了感染率和复发率。显然，在其他促进allo-HSCT后免疫重建手段研究进展不大的背景下，过继免疫细胞回输促进免疫重建的研究成为领域研究的热点[54]。

### 三、allo-HSCT后造血和免疫重建的研究前景

近年来，allo-HSCT后植入不良和持续性血小板减少称为造血重建研究的热点之一，国内外学者从体液免疫、细胞免疫以及骨髓微环境角度对植入不良和持续性血小板减少的研究取得了部分进展，一些新促进造血重建的手段（例如，促血小板生成素、艾曲波帕）相继用于造血重建不良患者的治疗，并取得了良好疗效。在免疫重建方面，除过继免疫细胞回输促进免疫重建进展较快以外，促进免疫重建其他领域的研究进展不大，许多问题还待

今后的研究解决[55-56]：①阐明T细胞、NK细胞以及抗原提呈细胞等免疫细胞在移植后重建的调控机制仍是今后5年内的重要课题；②包括植入不良和持续性血小板减少在内的allo-HSCT后造血重建不良机制研究和防治新方法的建立引起国内外学者的极大关注；③鉴定allo-HSCT后引发GVHD或抗感染及抗肿瘤的T淋巴细胞亚群仍是困扰免疫学家和移植学家的难题之一；④病毒特异性固有免疫和适应性免疫重建规律及其调控机制研究对降低移植相关死亡至关重要；⑤如何确定供者免疫基因缺陷，如何移植前评估供者的免疫状态，进而将allo-HSCT后供者因素导致的受者免疫缺陷消灭在移植准备阶段目前仍是未解之谜。

最近的研究发现美罗华（CD20单克隆抗体）可以治疗GVHD和EBV病毒感染相关的淋巴增殖性疾病，同时还可促进移植后的免疫重建。此外，蛋白酶体抑制剂——硼替佐米、免疫调节剂（如来那度胺）和去甲基化药物以及嵌合抗原受体T细胞、免疫调节抑制剂等，也有直接抗肿瘤作用而用于恶性肿瘤的治疗，并能调节肿瘤微环境，这些方法可能单独或者联合DLI在防治GVHD的同时保留GVL效应方面前景喜人[57,58]。笔者坚信，经过移植学家和免疫学家的共同努力，我们必会在充分认识造血和免疫重建的规律基础上根据临床需要对某些患者的造血和重建规律进行促进，降低移植并发症，提高生存率，进而造福广大移植患者。

## 第二节 造血干细胞移植患者的微量残留病检测

MRD是指恶性血液病（尤其是急性白血病）经过化疗和（或）移植治疗后体内残存的用常规形态学不能看到的白血病细胞。具体来说MRD所指的肿瘤负荷是指依据目前的检测水平在$10^2 \sim 10^6$骨髓和（或）外周血有核细胞中借助FCM、实时定量聚合酶联反应（RT-PCR）以及二代测序等技术能检测到1个白血病细胞（表11-2-1）。目前，FCM监测急性白血病患者MRD已被广泛用于恶性血液病患者疗效评估、复发预测以及危险分层指导的个体化治疗[59-61]；此外，MRD极有望在药物临床试验中成为血液学复发的替代观察终点。本节

主要从预后预测及危险分层指导的个体化治疗等角度对利用FCM监测急性白血病移植患者的MRD问题进行讨论。

### 一、接受allo-HSCT的AML患者的MRD监测

（一）围移植期MRD对AML移植预后的影响

FCM监测移植前MRD对移植预后的影响在MSDT、MUDT和UCBT中报道较多。北京大学血液病研究所利用FCM检测围移植前MRD的时间点包括巩固治疗后、移植前（预处理前3周左

表 11-2-1 急性髓细胞白血病 MRD 检测方法比较

| 方法 | FISH | MFC | RQ-PCR | NGS |
|---|---|---|---|---|
| 靶点 | 异常细胞遗传学 | 异常免疫表型/与正常骨髓不同的表型 | 融合基因（如 AML-ETO 等），突变和泛白血病基因 WT1 等 | 突变（如 NPM1、FLT3-ITD、IDH1/IDH2 等），突变和泛白 |
| 样本 | PB、BM | BM、PB、CSF、其他体液或组织 | RNA | DNA |
| 适用性 | < 50% | > 90% | < 60% | < 50% |
| 敏感性 | < $10^{-2}$ | $10^{-3} \sim 10^{-5}$ | $10^{-4} \sim 10^{-5}$ | $10^{-1} \sim 10^{-6}$（因测序深度不同而异） |
| 常规使用 | 是 | 是 | 是 | 否（临床试验） |
| 标准化 | 适用 | 受限 | 适用 | 适用 |
| ERD 检测 | 否 | 否 | 否 | 否 |
| 优点 | •常规技术 | •敏感性高（指 NGF）<br>•快速（通常可在 24 小时内完成）<br>•价格相对便宜 | •高敏感性<br>•较好的标准化<br>•操作简易<br>•价格便宜 | •极高敏感性<br>•可能追踪小亚克隆和克隆演变<br>•可以一次性检测多种基因异常 |
| 缺点 | •敏感性低<br>•初诊存在异常核型的患者小于 50% | •治疗可抗原漂移（可通过基于 DfN 的方法来解决该问题）<br>•需要有经验的专家来分析数据<br>•各实验室间标准化不容易实现 | •< 50% 的病例中存在合适的分子靶点（在老年成人中 < 35%）<br>•许多突变不适宜 MRD 检测（例如 FLT3-ITD）<br>•费时费力，需要许多天才能出具检测结果<br>•RNA 不稳定 | •可能与白血病前期突变（如 CHIP）混淆<br>•费时费力，需要许多天才能出具检测结果<br>•需要非常专业的生物信息学方法和技术<br>•有经验的实验室很少<br>•价格昂贵，非标准化 |

MRD，微量残留病；FISH，免疫荧光原位杂交技术；MFC，多参数流式细胞术；RQ-PCR，实时定量聚合酶链反应；NGS，二代测序；PB，外周血；BM，骨髓；ERD，髓外残留病；NGF，二代流式细胞术；DfN，与正常骨髓细胞表型相鉴别；CHIP，意义未明的克隆性造血

右）、移植后的半年内每个月检测一次，此后，每3～6个月检测一次；对于怀疑有病情进展的患者而言，可以在任何时间点借助 FCM 进行 MRD 检测。虽然国内外学者比较公认的预测移植预后的 FCM 检测的 MRD 阈值是 0.1%，但在笔者所在中心接受移植的 AML 患者利用白血病相关免疫表型（LAIP）或与正常骨髓细胞表型相鉴别（DfN）检测到 MRD 为阳性（即 MRD ≥ 0）[60]。

在接受 MDST 的 AML 患者中，移植前或移植后 MRD 阳性是移植后高累积复发率（CIR）、低无病生存（LFS）和总体生存（OS）的独立预后因素；移植前、后 MRD 动力学较单一时间点能更好地预测预后，例如，移植后 MRD 水平增高的 AML 患者的 CIR 显著高于 MRD 水平降低以及移植前、后均为 MRD 阴性的患者，高 CIR 转化为低生存率。在接受 haplo-HSCT 的 AML 患者中，移植前 MRD 阳性和阴性患者 CIR、LFS 和 OS 相当，提示对于移植前 FCM 检测 MRD 阳性的 AML 患者而言，haplo-HSCT 较 MDST 具有更强的 GVL 效应[3]。北京大学血液病研究所的研究证实，与 MSDT 一样，haplo-HSCT 后 MRD 阳性是预后差的独立影响因素[60]。

尽管 FCM 检测的 MRD 是接受 allo-HSCT 治疗的 AML 患者血液学复发的良好预警生物学标记，但许多问题亟待解决。首先是假阴性和假阳性问题，前者指 MRD 阴性，患者却出现白血病复发；后者指 MRD 阳性，患者却未复发。从 FCM 检测的角度而言，上述问题的出现与复发后白血病细胞表面的抗原漂移密切相关；令人欣喜的是，NGS 等新技术可检测克隆演变和白血病启动细胞，有助于解决假阴性或假阳性问题。其次，预测移植前后、不同移植模式下 FCM 检测的 MRD 预测复发的最佳阈值尚未确定。再次，由于 AML 的异质性，不同 AML 亚型接受 allo-HSCT 后动态监测 MRD 的最佳时间间隔目前仍不清楚。最后是 FCM 检测 MRD 的标准化问题。因此，开发 FCM 检测 AML 患者 MRD 新标记、改进现有抗体组合或设计新的抗体组合、基于临床试验探讨最佳检测时间点和阈值仍是 FCM 检测 MRD 领域的重要课题。

（二）MRD 指导的 AML 患者的个体化治疗与复发干预

MRD 指导的 AML 个体化治疗是白血病治疗领域的研究热点之一。对于初诊时预后中等并在诱导治疗后获得 CR1 的 AML 患者而言，北京大学团队报道的一项前瞻性临床研究中应用 FCM 和（或）RT-PCR 检测 AML 患者的 MRD，作者发现 Haplo-HSCT 治疗此类患者的 3 年 CIR 显著低于单纯化疗（11.8% vs. 48.1%，$P < 0.0001$），提高了 LFS（74.3% vs. 47.3%，$P= 0.004$）；与单纯化疗相比，移植同时降低了 MRD 阴性（6.8% vs. 39.6%，$P < 0.001$）和 MRD 阳性（37.6% vs. 80.4%，$P=0.0018$）患者的 CIR，且改善了两组患者的 LFS（MRD 阴性组：78.8% vs. 59.1%，$P=0.0088$；MRD 阳性组：50.0% vs. 17.8%，$P=0.0048$）。该研究为提示对预后中等的 CR1 AML 患者来说，无论是 MRD 阴性和 MRD 阳性患者都会因采用 allo-HSCT 而获益[62]。

北京大学血液病研究所团队进行的一项前瞻性研究共入组 814 例标危急性白血病患者[63]，作者应用 FCM 和（或）RT-PCR 评估移植后的 MRD；其中 709 例移植后 MRD 阴性，105 例移植后 MRD 阳性 [白细胞介素 -2（IL-2）干预组 49 例，mDLI 干预组 56 例]。结果显示 MRD 阴性组、IL-2 干预组和 mDLI 干预组患者的 3 年 CIR 分别为 18.1%、64.4% 和 27.8%，DFS 分别为 61.6%、24.1% 和 55.6%。多因素分析显示 MRD 指导的 mDLI 显著降低了 CIR 风险（HR=0.269，$P < 0.01$），提高了 DFS（HR=0.436，$P=0.006$）。该研究提示移植后 MRD 检测能从接受移植的标危急性白血病患者中划分出复发高危人群，mDLI 显著改善了这部分复发高危人群的预后。

近年来，免疫调节点抑制剂、靶向治疗药物以及 CAR-T 等新手段的出现，使 MRD 指导的移植后抢先干预有了更多的选择空间；因此，allo-HSCT 前后基于 FCM 和（或）RT-PCR 对 MRD 动态监测和抢先干预实现了白血病复发防治的分层，使部分患者避免进入血液学复发，改善了预后（图 11-2-1）[61]。

**二、接受 allo-HSCT 的 ALL 患者的 MRD 监测**

（一）围移植期 MRD 对 ALL 患者移植预后的影响

目前，FCM 是 ALL 患者 MRD 监测的主要手段之一，多参数 FCM（六色～八色以上）的敏感

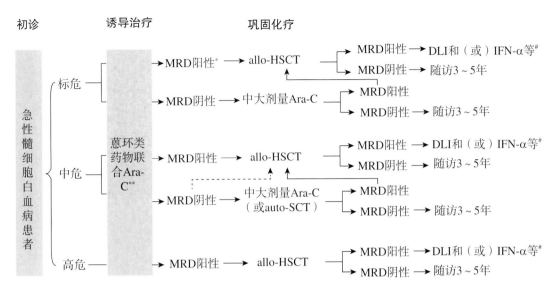

**图 11-2-1　微量残留病指导的急性髓细胞白血病精准防治流程**

MRD，微量残留病；allo-HSCT，异基因造血干细胞移植；DLI，供者淋巴细胞输注；IFN-α，干扰素 -α；Ara-C，阿糖胞苷；auto-SCT，自体造血干细胞移植

\* 对于移植前 MRD 阳性的 AML 患者，在有经验中心可以考虑首先选择单倍型相合造血干细胞移植

\# 在有经验的中心，对于血液学复发的患者可尝试 DLI 与 IFN-α 联合

\*\* 在 3 天柔红霉素联合 7 天阿糖胞苷的 AML 经典诱导化疗方案的基础上：①FLT3 抑制剂（如米哚妥林）应该给予伴 *FLT3* 突变的患者，从诱导到巩固治疗，而维持用药至少 1 年；②对于 CD33 阳性表达的患者（尤其是标、中危）应联合吉妥单抗；③CPX-351 应该给予治疗相关 AML 或伴 MDS 特征的 AML

性可达到 $10^{-4} \sim 10^{-5}$；其与 RQ-PCR、二代测序技术监测 ALL 患者 MRD 的优缺点见表 11-2-2[64]。理想的 FCM 检测 MRD 的方法应当具有以下特点：良好的特异性（白血病细胞特异），足够的敏感度（$\geq 10^{-4}$，10 000 个正常细胞中 1 个白血病细胞），适合大多数患者应用，可行性好（试验方法容易标准化和快速得到结果），稳定性好（室间差和室内差可重复性好），能够定量。FCM 检测白血病相关异常表型（LAIP）和 DFN 方法是目前检测 ALL 患者 MRD 的主要方法。LAIP 方法需要根据初诊时免疫表型选择 MRD 检测时的抗体组合，因此每一例患者在初诊时尽可能多做抗体，充分获得抗原表达信息，有利于确定个体特异性 LAIP[64]。

北京大学血液病研究所检测接受 allo-HSCT 的 ALL 患者 MRD 的时间点与 AML 患者相同（见前）。Zhao 等[65]以接受 haplo-SCT 治疗 ALL 患者为研究对象（*n*=563），以造血干细胞回输前 4 周左右为八色 FCM 检测 MRD 的时间点，作者发现：①移植前 MRD 阳性（无论是以 0 为阈值还是以 $10^{-4}$ 为阈值）患者较阴性患者移植后复发率增加、无白血病生存（LFS）和总体生存率显著降

低；②移植后白血病复发率随着移植前 MRD 水平（也就是肿瘤负荷）的增加而增加，MRD 水平大于 $10^{-2}$ 患者的复发率显著高于 $10^{-3}$、$10^{-4}$ 和 MRD 阴性的患者；③基于 ALL 的免疫表型（T-ALL 为 1 分，B-ALL 为 0 分）、移植前的完全缓解状态（$\geq$ CR2 为 1 分，CR1 为 0 分）以及移植前 MRD 状态（阳性为 1 分，阴性为 0 分）将所有患者分为：低危人群 积分为 0；中位人群 积分为 1；高危人群 积分为 2 ~ 3 分，结果发现高危人群移植后白血病的复发率显著高于中、低危人群，LFS 和 OS 显著低于中、低危人群。

随后，Wang 等[66]以接受 haplo-SCT 治疗的儿童 ALL 患者为研究对象（*n*=169），以造血干细胞回输前的 4 周左右、移植后的 30 天、60 天、90 天、120 天、150 天和 180 天等为 MRD 的检测时间点，移植前、后任何时间点检测到 MRD 即定义为 MRD 阳性。他们发现：①移植前 MRD 阳性（以 0 为阈值）患者较阴性患者移植后复发率显著增加；②移植后 MRD 阳性（以 0 为阈值）患者较阴性患者移植后复发率显著增加、LFS 和 OS 显著降低；③作者将总体人群分为 4 组：移植前 MRD

11

**表 11-2-2　急性淋巴细胞白血病患者 MRD 检测方法比较**

| 方法 | MFC | RQ-PCR | RQ-PCR | NGS |
|---|---|---|---|---|
| 靶点 | 异常免疫表型 | Ig/TCR | 融合基因（$BCR::ABL$ 等） | Ig/TCR |
| 样本 | 从 PB、BM 或组织中获得的新鲜活细胞 | DNA | RNA | DNA |
| 适用性 | > 95% | > 90% | 35% ~ 45% | > 90% |
| 敏感性 | 三~四色：$10^{-3} \sim 10^{-4}$<br>六~八色：$10^{-4}$<br>≥八色：$10^{-5}$ | $10^{-4} \sim 10^{-5}$ | $10^{-4} \sim 10^{-5}$ | $10^{-6}$ |
| 常规使用 | 是 | 是 | 是 | 否（临床试验） |
| 标准化 | 受限 | 适用 | 适用于 $BCR::ABL$ | 适用 |
| ERD 检测 | 否 | 否 | 否 | 否 |
| 优点 | • 高敏感性（指 NGF）<br>• 无须获得诊断性标本<br>• 价格相对较低<br>• 不需要个体优化<br>• 速度快 | • 高敏感性<br>• 高度标准化<br>• 操作简易<br>• 广泛的适用性<br>• 患者特定的方法 | • 高敏感性<br>• 治疗全程中的靶点稳定性<br>• 操作简易<br>• 价格便宜 | • 极高敏感性<br>• 可能追踪小亚克隆和克隆演变<br>• 广泛的适用性 |
| 缺点 | • 需要新鲜样本<br>• 潜在的表型转换<br>• 干扰因素，例如骨髓恢复时的原始细胞<br>• 需要专业技能<br>• 速度慢<br>• 需要诊断性标本 | • 价格昂贵<br>• 花费时间<br>• 诊断时不能检测特定的克隆演变<br>• 需要专业技能<br>• 需要诊断性标本 | • RNA 不稳定<br>• 特定亚型限制<br>• 除 $BCR::ABL$ 外标准化受限，可能遗漏克隆演变 | • 价格昂贵<br>• 需要诊断性标本<br>• 需要非常专业的生物信息学方法和技术<br>• 有经验的实验室很少 |

MRD，微量残留病；ALL，急性淋巴细胞白血病；MFC，多参数流式细胞术；NGS，二代测序；Ig，免疫球蛋白；TCR，T 细胞受体；PB，外周血；BM，骨髓；ERD，髓外残留病；NGF，二代流式细胞术；RQ-PCR，实时定量聚合酶链反应

阴性 + 移植后 MRD 阴性组（A 组）；移植前 MRD 阳性 + 移植后 MRD 阴性组（B 组）；移植前 MRD 阳性 + 移植后 MRD+ 组（C 组）；移植前 MRD 阴性 + 移植后 MRD 阳性组（D 组）；结果发现 C 组和 D 组患者的复发率显著高于 A 组和 B 组，生存率显著降低；④作者再将总体人群分为 3 组：移植前 MRD 阴性 + 移植后 MRD 阴性组（组 1）；移植后 MRD 较移植前降低组（组 2）；移植后 MRD 较移植前升高组（组 3）；结果显示组 3 的患者复发率显著高于组 1 和组 2 的患者，LFS 和 OS 显著降低。该研究证实与 FCM 检测 AML 患者一样，移植前后 MRD 的动态变化较单一时间点能更好地实现移植预后预警预测。

总之，在 MSDT，MUDT，CBT 和 haplo-HSCT 中，围移植期 MRD 阳性对临床预后有不良影响。然而，仍有几个问题有待回答[64]：①如何确定与结局相关的 MRD 的最佳阈值需要解决，因为移植前后不同时间点的阈值可能不同，分析方法也不同；例如，相对于使用其他方法，使用 NGS 检测 IG/TCR 可以获得更高的敏感性；②应该用什么来定义真正的阴性 MRD（例如，治愈）？③ allo-HSCT 后 MRD 的最佳监测时间点和监测间隔是什么？

（二）MRD 指导的 ALL 患者的个体化治疗与复发干预

基于 FCM 或 RT-PCR 检测 MRD 选择 Allo-HSCT 适应证，是近年来国内外学者关注的领域。多项研究表明，对于 MRD 呈阳性的 ALL 患者，诱导或巩固治疗后的同种异体移植都能取得更好的效果。因此，MRD 状态对于决定是否进行 allo-HSCT 非常有用。在一项注册的多中心研究中，1648 名 Ph 阴性的 ALL 患者全部纳入研究[67]。采用 RQ-PCR 检测 IG/TCR 的 MRD。Gökbuget 等[67]将 120 例患者（按照常规标准定义的 89 例 SR，31 例 HR）经过第一轮巩固治疗（第 16 周）后 MRD > $10^{-4}$ 定义为 MRD-HR 组。47% 的患者进行了 allo-HSCT。

HR 组和 SR 组患者接受 allo-HSCT 的比例分别为 71% 和 39%（$P < 0.002$）。5 年后，作者观察到，在 CR1 中接受 MRD 指导的 allo-HSCT 的患者连续 CR 的比率高于在 CR1 中未接受 allo-HSCT 的患者（66% *vs.* 12%，$P < 0.0001$）；这导致两组患者 5 年的 OS 不同（54% *vs.* 33%，$P = 0.06$）。

在另一项已注册的多中心研究中，Dhedin 等[68]对 522 名常规高危因素 ≥ 1 个的 ALL 患者采用儿童方案进行治疗，其中 282 例患者（54%）获得 CR1 后进行了 allo-HSCT 后的。这些患者的预计 3 年 CIR、非复发死亡率（NRM）、无复发生存率（RFS）和 OS 值分别为 19.5%、15.5%、64.7% 和 69.5%。作者发现，在诱导后 MRD ≥ $10^{-3}$（HR，0.40；$P = 0.001$）的患者中，与其他治疗方法相比，allo-HSCT 与更长的 RFS 相关，但在 MRD < $10^{-3}$ 的患者中不存在上述差异。基于文献，尤其是 EBMT 报告（Duarte）和美国移植和细胞治疗学会的建议，根据 MRD 的 ALL 患者移植的指征包括：① Ph⁻ 患者 CR1 期的 MRD 阳性或持续阳性；② Ph⁺ 患者，MRD 在 CR1 中呈阳性或持续。其他在诱导或巩固治疗后不考虑 MRD 的 allo-HSCT 适应证为：①在 CR1 期高危的 ALL 儿童和青少年；② ALL 儿童、青少年或成年人 ≥ CR2；③ ph 阴性的成人高危 ALL 患者；④难治性 ALL 患者。

综上所述，FCM 为基础的 AML 和 ALL 患者的 MRD 检测具有覆盖广、快速、便捷、良好的敏感性和特异性等特点，考虑到围移植期 MRD 阳性是对不良结局最有力的预测，越来越多的策略，如新型细胞治疗、抗体治疗、靶向治疗、替代移植模式选择、供者淋巴细胞输注和干扰素 α，已经成功地在 ALL 移植候选者出现 MRD 时进行干预（图 11-2-2）[64,69-70]。因此，基于 MRD 指导的围移植期 ALL 患者的个体化干预策略将进一步降低 allo-HSCT 后的白血病复发率、改善移植预后，造福广大患者。

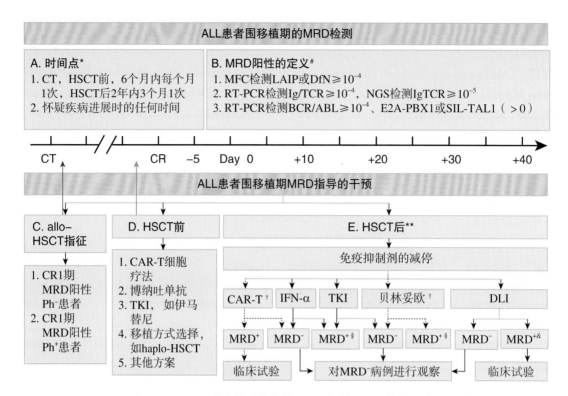

**图 11-2-2　ALL 患者围移植期的 MRD 评估和干预的建议流程**

MRD 的评估包括时间点（A）和 MRD 阳性（B）的定义，同时还包括在巩固治疗（C），MRD 指导的 HSCT 前干预（D）和 HSCT 后干预（E）后根据 MRD 决定的 allo-HSCT 指征

应使用骨髓标本且敏感度至少为 $10^{-4}$ 的实验方法来评估 MRD。MRD 阳性的标准包括：①在一个样本中同时进行两种检测方法均为阳性；②阴性向阳性转换；③连续检验无下降趋势；④如果 MRD 为阳性，2 周后重新评估。红色和绿色箭头表示巩固治疗和预处理方案的时间点

** HSCT 后应相应地实施 MRD 干预策略，例如 Ph+ ALL 患者应首先选择 TKI。此外，也可以考虑这些方法的组合，如 DLI+ TKI

† 主要用于临床试验（如 NCT03564977、NCT04044560、NCT03327285）；这些病例可以通过 DLI 或 CAR-T 细胞进行干预

§ 对于 TKI 和贝林妥欧干预失败的患者，可考虑 CAR-T 细胞治疗；& 对于 DLI 失败的患者，CAR-T 细胞疗法可作为一种选择

MRD，微量残留病；ALL，急性淋巴细胞白血病；CT，巩固治疗；CR，预处理方案；HSCT，造血干细胞移植；m，月；yr，年；MFC，多参数流式细胞术；LAIP，白血病相关免疫表型；DfN，与正常骨髓细胞表型相鉴别；RT-PCR，实时聚合酶链反应，IG，免疫球蛋白；TCR，T 细胞受体；NGS，二代测序；allo-HSCT，异基因造血干细胞移植，CR，完全缓解；haplo-HSCT，单倍型相合造血干细胞移植；CAR-T，嵌合抗原受体 T 细胞免疫疗法；TKI，酪氨酸激酶抑制剂；DLI，供者淋巴细胞输注

（常英军）

**参考文献**

[1] Krauss AC, Kamani NR. Hematopoietic stem cell transplantation for pediatric autoimmune disease: where we stand and where we need to go. *Bone Marrow Transplant*, 2009, 44（3）: 137-143.

[2] Chang YJ, Zhao XY, Huang XJ. Granulocyte Colony-Stimulating Factor-Primed Unmanipulated Haploidentical Blood and Marrow Transplantation. *Front Immunol*, 2019, 10: 2516.

[3] Chang YJ, Huang XJ. Is human leukocyte antigen-matched sibling donor transplant always better than haploidentical allograft? *Semin Hematol*, 2019, 56（3）:

201-208.

[4] Storek J, Dawson MA, Storer B, et al. Immune reconstitution after allogeneic marrow transplantation compared with blood stem cell transplantation. *Blood*, 2001, 97（11）: 3380-3389.

[5] McCurdy SR, Luznik L. Immune reconstitution after T-cell replete HLA-haploidentical transplantation. *Semin Hematol*, 2019, 56（3）: 221-226.

[6] Seggewiss R, Einsele H. Immune reconstitution after allogeneic transplantation and expanding options for immunomodulation: an update. *Blood*, 2010, 115（19）: 3861-3868.

[7] Chang YJ, Zhao XY, Huang XJ. Immune reconstitution

after haploidentical hematopoietic stem cell transplantation. *Biol Blood Marrow Transplant*，2014，20（4）：440-449.

[8] Elfenbein GJ，Sackstein R. Primed marrow for autologous and allogeneic transplantation：a review comparing primed marrow to mobilized blood and steady-state marrow. *Exp Hematol*，2004，32（4）：327-339.

[9] Xiao-Jun H，Lan-Ping X，Kai-Yan L，et al. Partially matched related donor transplantation can achieve outcomes comparable with unrelated donor transplantation for patients with hematologic malignancies. *Clin Cancer Res*，2009，15（14）：4777-4783.

[10] Chen XH，Zhang C，Zhang X，et al. Role of antithymocyte globulin and granulocyte-colony stimulating factor-mobilized bone marrow in allogeneic transplantation for patients with hematologic malignancies. *Biol Blood Marrow Transplant*，2009，15（2）：266-273.

[11] Lu DP，Dong L，Wu T，et al. Conditioning including antithymocyte globulin followed by unmanipulated HLA-mismatched/haploidentical blood and marrow transplantation can achieve comparable outcomes with HLA-identical sibling transplantation. *Blood*，2006，107（8）：3065-3073.

[12] Chen YH，Zhang X，Cheng YF，et al. Long-term follow-up of CD19 chimeric antigen receptor T-cell therapy for relapsed/refractory acute lymphoblastic leukemia after allogeneic hematopoietic stem cell transplantation. *Cytotherapy*，2020，22（12）：755-761.

[13] Kharfan-Dabaja MA，Kumar A，Ayala E，et al. Standardizing Definitions of Hematopoietic Recovery，Graft Rejection，Graft Failure，Poor Graft Function，and Donor Chimerism in Allogeneic Hematopoietic Cell Transplantation：A Report on Behalf of the American Society for Transplantation and Cellular Therapy. *Transplant Cell Ther*，2021，27（8）：642-649.

[14] Chang YJ，Xu LP，Liu DH，et al. The impact of CD34+ cell dose on platelet engraftment in pediatric patients following unmanipulated haploidentical blood and marrow transplantation. *Pediatr Blood Cancer*，2009，53（6）：1100-1106.

[15] Chang YJ，Xu LP，Liu DH，et al. Platelet engraftment in patients with hematologic malignancies following unmanipulated haploidentical blood and marrow transplantation：effects of CD34+ cell dose and disease status. *Biol Blood Marrow Transplant*，2009，15（5）：632-638.

[16] Hough R，Danby R，Russell N，et al. Recommendations for a standard UK approach to incorporating umbilical cord blood into clinical transplantation practice：an update on cord blood unit selection，donor selection algorithms and conditioning protocols. *Br J Haematol*，2016，172（3）：360-370.

[17] Kanakry CG，Fuchs EJ，Luznik L. Modern approaches to HLA-haploidentical blood or marrow transplantation. *Nat Rev Clin Oncol*，2016，13（1）：10-24.

[18] Morton J，Hutchins C，Durrant S. Granulocyte-colony-stimulating factor（G-CSF）-primed allogeneic bone marrow：significantly less graft-versus-host disease and comparable engraftment to G-CSF-mobilized peripheral blood stem cells. *Blood*，2001，98（12）：3186-3191.

[19] Shier LR，Schultz KR，Imren S，et al. Differential effects of granulocyte colony-stimulating factor on marrow-and blood-derived hematopoietic and immune cell populations in healthy human donors. *Biol Blood Marrow Transplant*，2004，10（9）：624-634.

[20] Ball LM，Bernardo ME，Roelofs H，et al. Cotransplantation of ex vivo expanded mesenchymal stem cells accelerates lymphocyte recovery and may reduce the risk of graft failure in haploidentical hematopoietic stem-cell transplantation. *Blood*，2007，110（7）：2764-2767.

[21] Chen Y，Xu LP，Liu DH，et al. [Donor peripheral stem cells infusion for the treatment of failure of platelet recovery after allogeneic hematopoietic stem cell transplantation]. *Zhonghua Yi Xue Za Zhi*，2007，87（14）：964-966.

[22] Brown JA，Boussiotis VA. Umbilical cord blood transplantation：basic biology and clinical challenges to immune reconstitution. *Clin Immunol*，2008，127（3）：286-297.

[23] Ballen K，Mendizabal AM，Cutler C，et al. Phase II trial of parathyroid hormone after double umbilical cord

blood transplantation. *Biol Blood Marrow Transplant*, 2012, 18（12）：1851-1858.

[24] Fernandez MN, Regidor C, Cabrera R, et al. Cord blood transplants：early recovery of neutrophils from co-transplanted sibling haploidentical progenitor cells and lack of engraftment of cultured cord blood cells, as ascertained by analysis of DNA polymorphisms. *Bone Marrow Transplant*, 2001, 28（4）：355-363.

[25] Delaney C, Heimfeld S, Brashem-Stein C, et al. Notch-mediated expansion of human cord blood progenitor cells capable of rapid myeloid reconstitution. *Nat Med*, 2010, 16（2）：232-236.

[26] Baron F, Baker JE, Storb R, et al. Kinetics of engraftment in patients with hematologic malignancies given allogeneic hematopoietic cell transplantation after nonmyeloablative conditioning. *Blood*, 2004, 104（8）：2254-2262.

[27] Kim DH, Sohn SK, Won DI, et al. Rapid helper T-cell recovery above 200 x 10 6/l at 3 months correlates to successful transplant outcomes after allogeneic stem cell transplantation. *Bone Marrow Transplant*, 2006, 37（12）：1119-1128.

[28] Krause H, Hebart H, Jahn G, et al. Screening for CMV-specific T cell proliferation to identify patients at risk of developing late onset CMV disease. *Bone Marrow Transplant*, 1997, 19（11）：1111-1116.

[29] Novitzky N, Davison GM, Hale G, et al. Immune reconstitution at 6 months following T-cell depleted hematopoietic stem cell transplantation is predictive for treatment outcome. *Transplantation*, 2002, 74（11）：1551-1559.

[30] Porrata LF, Inwards DJ, Ansell SM, et al. Early lymphocyte recovery predicts superior survival after autologous stem cell transplantation in non-Hodgkin lymphoma：a prospective study. *Biol Blood Marrow Transplant*, 2008, 14（7）：807-816.

[31] Porrata LF, Litzow MR, Inwards DJ, et al. Infused peripheral blood autograft absolute lymphocyte count correlates with day 15 absolute lymphocyte count and clinical outcome after autologous peripheral hematopoietic stem cell transplantation in non-Hodgkin's lymphoma. *Bone Marrow Transplant*, 2004, 33（3）：291-298.

[32] Savani BN, Rezvani K, Mielke S, et al. Factors associated with early molecular remission after T cell-depleted allogeneic stem cell transplantation for chronic myelogenous leukemia. *Blood*, 2006, 107（4）：1688-1695.

[33] Storek J, Espino G, Dawson MA, et al. Low B-cell and monocyte counts on day 80 are associated with high infection rates between days 100 and 365 after allogeneic marrow transplantation. *Blood*, 2000, 96（9）：3290-3293.

[34] Storek J, Saxon A. Reconstitution of B cell immunity following bone marrow transplantation. *Bone Marrow Transplant*, 1992, 9（6）：395-408.

[35] Anderson AM, Fountain JA, Green SB, et al. Human immunodeficiency virus-associated cytomegalovirus infection with multiple small vessel cerebral infarcts in the setting of early immune reconstitution. *J Neurovirol*.

[36] Bosch M, Khan FM, Storek J. Immune reconstitution after hematopoietic cell transplantation. *Curr Opin Hematol*, 2012, 19（4）：324-335.

[37] Ruggeri L, Capanni M, Urbani E, et al. Effectiveness of donor natural killer cell alloreactivity in mismatched hematopoietic transplants. *Science*, 2002, 295（5562）：2097-2100.

[38] Zhao XY, Chang YJ, Zhao XS, et al. Recipient expression of ligands for donor inhibitory KIRs enhances NK-cell function to control leukemic relapse after haploidentical transplantation. *Eur J Immunol*, 2015, 45（8）：2396-2408.

[39] Storek J. Immunological reconstitution after hematopoietic cell transplantation-its relation to the contents of the graft. *Expert Opin Biol Ther*, 2008, 8（5）：583-597.

[40] Elfeky R, Lazareva A, Qasim W, et al. Immune reconstitution following hematopoietic stem cell transplantation using different stem cell sources. *Expert Rev Clin Immunol*, 2019, 15（7）：735-751.

[41] Haraguchi K, Takahashi T, Matsumoto A, et al. Host-residual invariant NK T cells attenuate graft-versus-host immunity. *J Immunol*, 2005, 175（2）：1320-1328.

[42] Seggewiss R，Einsele H. Immune reconstitution post allogeneic transplantation and expanding options for immunomodulation：an update. *Blood*.

[43] Vago L，Perna SK，Zanussi M，et al. Loss of mismatched HLA in leukemia after stem-cell transplantation. *N Engl J Med*，2009，361（5）：478-488.

[44] Storek J，Geddes M，Khan F，et al. Reconstitution of the immune system after hematopoietic stem cell transplantation in humans. *Semin Immunopathol*，2008，30（4）：425-437.

[45] Sutherland JS，Spyroglou L，Muirhead JL，et al. Enhanced immune system regeneration in humans following allogeneic or autologous hemopoietic stem cell transplantation by temporary sex steroid blockade. *Clin Cancer Res*，2008，14（4）：1138-1149.

[46] Spielberger R，Stiff P，Bensinger W，et al. Palifermin for oral mucositis after intensive therapy for hematologic cancers. *N Engl J Med*，2004，351（25）：2590-2598.

[47] Zhao XY，Zhao XS，Wang YT，et al. Prophylactic use of low-dose interleukin-2 and the clinical outcomes of hematopoietic stem cell transplantation：A randomized study. *Oncoimmunology*，2016，5（12）：e1250992.

[48] Das R，Chen X，Komorowski R，et al. Interleukin-23 secretion by donor antigen-presenting cells is critical for organ-specific pathology in graft-versus-host disease. *Blood*，2009，113（10）：2352-2362.

[49] Das R，Komorowski R，Hessner MJ，et al. Blockade of interleukin 23 signaling results in targeted protection of the colon and allows for separation of graft versus host and graft versus leukemia responses. *Blood*.

[50] Chang YJ，Zhao XY，Huo MR，et al. Expression of CD62L on donor CD4（+）T cells in allografts：correlation with graft-versus-host disease after unmanipulated allogeneic blood and marrow transplantation. *J Clin Immunol*，2009，29（5）：696-704.

[51] Chang YJ，Huang XJ. Donor lymphocyte infusions for relapse after allogeneic transplantation：when，if and for whom？*Blood Rev*，2013，27（1）：55-62.

[52] Huang XJ，Wang Y，Liu DH，et al. Administration of short-term immunosuppressive agents after DLI reduces the incidence of DLI-associated acute GVHD without

influencing the GVL effect. *Bone Marrow Transplant*，2009，44（5）：309-316.

[53] Zhao XY，Pei XY，Chang YJ，et al. First-line Therapy With Donor-derived Human Cytomegalovirus（HCMV）-specific T Cells Reduces Persistent HCMV Infection by Promoting Antiviral Immunity After Allogenic Stem Cell Transplantation. *Clin Infect Dis*，2020，70（7）：1429-1437.

[54] Ciurea SO，Schafer JR，Bassett R，et al. Phase 1 clinical trial using mbIL21 ex vivo-expanded donor-derived NK cells after haploidentical transplantation. *Blood*，2017，130（16）：1857-1868.

[55] Shi MM，Kong Y，Song Y，et al. Atorvastatin enhances endothelial cell function in posttransplant poor graft function. *Blood*，2016，128（25）：2988-2999.

[56] Han L，Zhao K，Li Y，et al. A gut microbiota score predicting acute graft-versus-host disease following myeloablative allogeneic hematopoietic stem cell transplantation. *Am J Transplant*，2020，20（4）：1014-1027.

[57] Yong AS，Keyvanfar K，Hensel N，et al. Primitive quiescent CD34+ cells in chronic myeloid leukemia are targeted by in vitro expanded natural killer cells，which are functionally enhanced by bortezomib. *Blood*，2009，113（4）：875-882.

[58] Kroger N，Badbaran A，Lioznov M，et al. Post-transplant immunotherapy with donor-lymphocyte infusion and novel agents to upgrade partial into complete and molecular remission in allografted patients with multiple myeloma. *Exp Hematol*，2009，37（7）：791-798.

[59] Chang YJ，Wang Y，Liu YR，et al. Haploidentical allograft is superior to matched sibling donor allograft in eradicating pre-transplantation minimal residual disease of AML patients as determined by multiparameter flow cytometry：a retrospective and prospective analysis. *J Hematol Oncol*，2017，10（1）：134.

[60] Liu J，Ma R，Liu YR，et al. The significance of peri-transplantation minimal residual disease assessed by multiparameter flow cytometry on outcomes for adult AML patients receiving haploidentical allografts. *Bone*

*Marrow Transplant*，2019，54（4）：567-577.

[61] Chang YJ，Huang XJ. [How I manage minimal residual disease positive patients with acute leukemia who underwent allogeneic stem cell transplantation]. *Zhonghua Xue Ye Xue Za Zhi*，2018，39（6）：448-453.

[62] Lv M，Wang Y，Chang YJ，et al. Myeloablative Haploidentical Transplantation Is Superior to Chemotherapy for Patients with Intermediate-risk Acute Myelogenous Leukemia in First Complete Remission. *Clin Cancer Res*，2019，25（6）：1737-1748.

[63] Yan CH，Liu DH，Liu KY，et al. Risk stratification-directed donor lymphocyte infusion could reduce relapse of standard-risk acute leukemia patients after allogeneic hematopoietic stem cell transplantation. *Blood*，2012，119（14）：3256-3262.

[64] Sun YQ，Li SQ，Zhao XS，et al. Measurable residual disease of acute lymphoblastic leukemia in allograft settings：how to evaluate and intervene. *Expert Rev Anticancer Ther*，2020，20（6）：453-464.

[65] Zhao XS，Liu YR，Xu LP，et al. Minimal residual disease status determined by multiparametric flow cytometry pretransplantation predicts the outcome of patients with ALL receiving unmanipulated haploidentical allografts. *Am J Hematol*，2019，94（5）：512-521.

[66] Wang XY，Fan QZ，Xu LP，et al. The Quantification of Minimal Residual Disease Pre-and Post-Unmanipulated Haploidentical Allograft by Multiparameter Flow Cytometry in Pediatric Acute Lymphoblastic Leukemia. *Cytometry B Clin Cytom*，2020，98（1）：75-87.

[67] Gokbuget N，Kneba M，Raff T，et al. Adult patients with acute lymphoblastic leukemia and molecular failure display a poor prognosis and are candidates for stem cell transplantation and targeted therapies. *Blood*，2012，120（9）：1868-1876.

[68] Dhedin N，Huynh A，Maury S，et al. Role of allogeneic stem cell transplantation in adult patients with Ph-negative acute lymphoblastic leukemia. *Blood*，2015，125（16）：2486-2496；quiz 2586.

[69] Gokbuget N，Dombret H，Bonifacio M，et al. Blinatumomab for minimal residual disease in adults with B-cell precursor acute lymphoblastic leukemia. *Blood*，2018，131（14）：1522-1531.

[70] Fry TJ，Shah NN，Orentas RJ，et al. CD22-targeted CAR T cells induce remission in B-ALL that is naive or resistant to CD19-targeted CAR immunotherapy. *Nat Med*，2018，24（1）：20-28.

# 常见红细胞病的流式分析

## 第一节 流式细胞术在阵发性睡眠性血红蛋白尿症诊断中的应用

### 一、概述

阵发性睡眠性血红蛋白尿症（paroxysmal nocturnal hemoglobinuria，PNH）是一种获得性造血干细胞基因突变的克隆性疾病，即 PNH 患者造血干细胞中染色体 Xp22.1 上 PIG-A 基因发生突变，导致部分或完全血细胞膜糖化磷脂酰肌醇（glycophosphatidyl-inositol，GPI）锚蛋白合成障碍，使得血细胞表面锚蛋白无法与 GPI 锚连接蛋白结合，造成 GPI 锚连蛋白缺失，使细胞抵抗补体攻击的能力减弱，从而导致细胞容易被破坏，发生溶血。疾病累及多个细胞系，临床主要表现为骨髓造血功能衰竭、静脉血栓形成、发作性血管内溶血。迄今为止，已经发现多种锚连蛋白，常用的包括：衰变加速因子（DAF、CD55）、反应性溶血膜抑制物（MIRL、CD59）、C8 结合蛋白（HRF）、内毒素受体（CD14）、低亲和力 Fc 受体（CD16）及尿激酶型纤溶酶原激活剂受体（uPAR、CD87）等。传统诊断 PNH 的试验目的是为证明有对补体敏感的红细胞，包括酸化血清溶血试验（Ham 试验）、糖水试验、蛇毒因子溶血试验及补体溶血敏感试验等，但这些试验既缺乏特异性又缺乏敏感性，且操作不方便。应用分子生物学技术已经成功发现了 PNH 的基因缺陷，而使用单克隆抗体，采用流式细胞术检测则是诊断 PNH 的重要手段，其敏感性和特异性较强，是目前诊断 PNH 的常用方法。

### 二、锚连蛋白检测

#### （一）原理

目前用流式细胞术检测 GPI 锚连蛋白缺失的细胞数是诊断 PNH 最直接、最敏感、最特异方法。其原理是用抗 GPI 连接蛋白如 CD59、CD55 等的单克隆抗体作分子探针，与血细胞共同孵育，荧光素标记的 CD55 或 CD59 的单克隆抗体与血细胞膜上的锚连蛋白抗原分子进行结合，经流式细胞仪检测，正常人造血细胞 CD55 和 CD59 均为阳性表达，PNH 患者由于细胞表面锚连接蛋白部分或完全缺失，而呈现 CD55 和（或）CD59 阴性或部分阴性表达。流式细胞术分析红细胞和粒细胞 GPI 相关抗原等分子的表达量并计数其缺乏表达（阴性）细胞的数量对 PNH 诊断与鉴别有重要的临床意义。

#### （二）方法

1. 试剂

（1）阴性对照、CD59、CD55，BD 公司。

（2）溶血素 FACS Lysing Solution 10X，BD 公司。

（3）磷酸二氢钾和磷酸氢二钠购自天津市化学试剂一厂，0.9% 氯化钠购自中国大冢制药厂。

（4）CaliBRITE3 Beads，BD 公司，用于监测仪器状态的标准品。

（5）鞘液配置（PBS 缓冲液）：800 ml 蒸馏水中溶解 8 g NaCl、0.2 g KCl、1.44 g $Na_2HPO_4$、0.24 g $KH_2PO_4$，用 HCl 调节 pH 至 7.4，加水定容到 1 L，室温保存。

（6）固定液：用 PBS 液配 4% 多聚甲醛，加热，玻璃棒搅拌至完全溶解，调整 PH 在 7.2 ～

7.4，4℃保存。

试剂储存于 2 ～ 8℃，避光，超过有效期的试剂不可使用。

2. 标本采集与处理

外周血成熟红细胞和粒细胞 CD55、CD59 检测时，取 EDTA 抗凝全血，室温放置，24 小时之内处理、检测。处理步骤如下：

● 成熟红细胞

（1）取 3 个空白试管，分别标记 1、2、3，10 µl 全血经 PBS 洗涤后稀释于 1.5 ml 的 PBS 中，各取 100 µl 分别加入三管中。

（2）于 1 管中加入 20 µl 阴性对照，于 2 管中加入 20 µl CD59 抗体，于 3 管中加入 20 µl CD55 抗体，4℃ 避光 30 分钟。

（3）1000 转离心 5 分钟，弃上清，用 2 ml PBS 洗 2 遍。

（4）重悬于 1ml PBS 中，待测。

● 粒细胞

（1）取 2 个空白试管，分别标记 1、2，取 100 µl 全血于两管中；于 1 管中加入阴性对照，于第 2 管中加入 CD59 和 CD55 抗体各 20 µl，室温避光 30 分钟。

（2）于两管中加入 2 ml 1× 溶血素，室温下避光 10±2 分钟。

（3）溶血完全后 1000 转离心 5 分钟，弃上清，用 2 ml PBS 洗 2 遍。

（4）两管中均加入 0.5 ml PBS 液，标本需用 400 目过滤网过滤，标本中有团块、絮状物或沉淀物时不能上机。

（5）在上述步骤所得标本中加入 0.5 ml 固定液，4℃ 保存。

（三）结果分析

新建文件夹或打开已建文件夹，将制备好的标本上机，通常先做 20 ～ 30 份正常人血样划定阳性区（Ⅰ区）范围，同型阴性对照界定Ⅲ区范围，中间的区域即为Ⅱ区。

外周血 CD55、CD59 检测报告：显示红系及粒系 FSC/SSC 设门图、阴性对照及标本直方图，报告标本中 CD55、CD59 阴性比例（图 12-1-1）。

使用流式细胞仪分析血细胞 GPI 锚连蛋白，需要考虑设门的策略和抗体的选择。PNH 克隆累及

造血细胞次序为粒细胞→单核细胞→红细胞→淋巴细胞，骨髓 PNH 克隆出现比外周血早，网织红细胞略早于红细胞。建立 PNH 诊断至少有一系及以上细胞的两种 GPI 锚连蛋白缺失。CD59 敏感度要高于 CD55，CD59 阴性粒细胞是最早被检出的，有早期诊断价值，且受输血影响少，相比 CD59，CD55 在红细胞表达较低，不建议用单一 CD55 做临床检测。CD55 和 CD59 同时部分或完全缺失是 PNH 的典型表现，但 CD59 单独缺失可能是由于溶血或其他 PNH 临床表现。对 PNH 克隆锚连蛋白的不同缺失程度进行量化，这样就可以对 PNH 进行分型，以便进一步了解并监测病情进展及疗效。PNH 细胞根据 CD55、CD59 的缺乏程度可以分为三型。将 PNH 红细胞分为Ⅰ型（补体敏感度正常）、Ⅱ型（中度敏感）、Ⅲ型（高度敏感），临床溶血程度主要取决于Ⅲ型细胞的多少。

外周血作 PNH 克隆分析，要求做检测的患者提供近期输血记录，并对红细胞和粒细胞都做筛查。如果患者在检测前有多次输血或重度溶血，那么 PNH 筛查可能受到输血的影响，导致错误结果；少数患者（5%）严重溶血期后，GPI 缺乏的红细胞可能会减少，甚至可能下降到检测限以下，因此单纯检测红细胞表面的缺失蛋白并不能对 PNH 做出准确判断，需要进一步检测粒细胞 PNH 克隆。患者如果有严重的再生障碍性贫血（AA），可能导致粒细胞数量减低，不够检测分析。

近年来的研究发现，多种疾病（如 AA、MDS）的患者，甚至健康人的体内都存在 GPI 锚连蛋白缺失的造血干细胞，但只有 PNH 患者的 PNH 克隆表现出生长优势，克隆性的增殖并最终导致了 PNH 的发病是 PNH 诊断的金指标，用于贫血患者的诊断和鉴别诊断，帮助了解患者病情，判断疗效。PNH 在 AA 人群中的发病率明显高于普通人群，监测 CD55、CD59 在 AA 患者外周血中的变化有利于 PNH 的早期发现，早期诊断及早期治疗。

1. 红细胞分析 应用前向角散射光（FSC）和侧向角散射光（SSC）使用对数放大模式，并根据红细胞的物理特性，采取 FSC/SSC 设门。同时检测一个已知在所有红细胞上都表达的非 GPI 相关的糖蛋白抗原，例如 GlyA，计算阳性百分率，用来判断 FSC/SSC 设门的纯度。由于细胞洗液和单

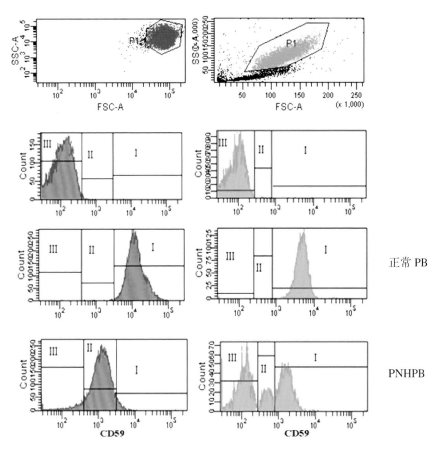

图 12-1-1　外周血成熟粒细胞（右列，绿色）和红细胞 CD59 检测

抗试剂中有少量蛋白成分，容易使结合了抗体的红细胞发生聚集，做红细胞多色分析时，要考虑红细胞聚集造成的影响，因此，我们选择做单色分析。

分析未输血的 PNH 患者，细胞可以明显分为三种类型：Ⅲ型细胞（完全缺失）、Ⅱ型细胞（部分缺失）和Ⅰ型细胞（正常表达）。红细胞分析中，Ⅰ型细胞、Ⅱ型细胞和Ⅲ型细胞的分辨效果最清楚，但有时三群细胞可能不能清楚地分开。大多数 PNH 患者的粒细胞异常克隆比例大于红细胞异常克隆，这是由于 PNH 红细胞的寿命较短，严重溶血或输血后，GPI 阴性红细胞比例减少。

2. 粒细胞分析　分析粒细胞时，建议使用系列抗原（非 GPI 锚蛋白）/SSC 设门的方法，即使用三色分析检测 PNH 粒细胞，检测时，同时使用 SSC/ 非 GPI 相关蛋白的系列抗原（如 CD15、CD33、CD45）设定粒细胞门，另外两个荧光通道用来检测 GPI 相关抗原。当然，在多数病例中使用 FSC/SSC 设门单色或双色研究 PNH 粒细胞也是

可以接受的，但是只利用粒细胞的物理特征进行设门可能会导致某些误差。普遍认为位于粒细胞门中的中性粒细胞占绝大多数，但是，有时也会存在有相当数量的嗜碱性粒细胞。例如在使用 CD16 分析含量较少的粒细胞 PNH 克隆时，误差就暴露了，因为中性粒细胞 CD16[+]，而正常嗜碱性粒细胞 CD16[-]；在一些中性粒细胞重度缺乏的患者中仅单独使用 FSC/SSC 设门很难找到确切的靶细胞群；应用 FSC/SSC 设门分析 MDS 时会有许多脱颗粒的中性粒细胞，这时只使用物理特征无法准确设定粒细胞门了，这时必须使用系列标志 /SSC 设门，使得粒细胞门更精确（表 12-1-1）。

需要注意的是，如果患者重度溶血或近期多次输血，那么中性粒细胞的 GPI 锚连蛋白缺失能更好地反应 PNH 克隆的大小，对疾病的诊断更有意义。由于 PNH 粒细胞的百分含量最准确地反映了 PNH 克隆大小，患者外周血标本 PNH 粒细胞的系列监测是疾病活动性最准确的指标。

表 12-1-1　**PNH 克隆检测方案**

| 分析类型 | 目标细胞 | 设门方案 | 试剂方案 |
| --- | --- | --- | --- |
| 常规检测 | 红细胞 | FSS/SSC（LOG）或 CD235a | CD59（CD55） |
| | 粒细胞 | CD45/SSC 或 CD15/SSC | FLAER，CD24，CD66b，CD16，建议选择 2 种试剂 |
| | 单核细胞 | CD45/SSC 或 CD33/SSC 或 CD64/SSC | FLAER，CD14，CD48，CD157 |
| 高灵敏度检测 | 红细胞 | CD235a/SSC | CD59（CD55） |
| | 粒细胞 | CD15/SSC | FLAER，CD24，CD66b，CD16，建议选择 2 种试剂 |
| | 单核细胞 | | 不适合检测高灵敏度分析 |

3. 单核细胞分析　由于 PNH 患者的单核细胞的数量通常都比较低，在检测时很难获取足够量的单核细胞。做 PNH 单核细胞分析时，可以使用系列标志 /SSC 设门。由于 CD14 是表达在单核细胞上的 GPI 相关锚连蛋白，但是不成熟的单核细胞及树突状细胞也不表达 CD14，例如部分 MDS 患者存在不成熟单核细胞，单纯检测 CD14 会出现锚连蛋白结果误差，建议不单独用于设门，CD64、CD33、CD45 可以用来设门；在多色分析时，可以使用 CD33$^{st}$/SSC$^{low}$ 设定单核细胞门，然后分析门内细胞的 CD14、CD59 的表达，使用这种方法，可以清楚地分析出单核细胞 PNH 克隆大小（表 12-1-1）。

4. 淋巴细胞分析　使用流式细胞仪多色分析，发现与粒细胞 PNH 克隆相比，PNH 的 T、B、NK 细胞一般含量很少，淋巴细胞寿命长，GPI 相关锚链蛋白表达变异性很大，且随着疾病进展，淋巴细胞 PNH 克隆会逐渐增多。因此在诊断 PNH 时，不能只根据淋巴细胞上 GPI 相关蛋白的表达而下结论。

5. 血小板分析　有研究使用 FSC/SSC 设门，同时使用非 GPI 相关蛋白的抗体（CD42b 或 CD61）评估设门效果。正常血小板的 CD59 和 CD55 的表达比较弱，而且，约有 10% 不表达 CD59 和 CD55。PNH 患者检测 GPI 缺乏的血小板不容易分辨，Ⅱ 型细胞与 Ⅲ 型细胞也很难区分。可以推测，PNH 血小板的含量可能与 PNH 巨核细胞的含量高度相关。

（四）临床意义

传统的诊断 PNH 的方法敏感性和特异性较差，不利于 PNH 的早期诊断。现在流式细胞仪为我们提供了敏感、快捷的方法，解决了一切以补体溶血为基础的实验诊断方法在诊断 PNH 的不确定性，

避免了大量的反复筛查实验，节约了大量的财力、物力，对早期诊断及分型、疗效的观察起到重要作用。

三、嗜水气单胞菌溶素变异体检测

近年国内外有应用 FLAER 技术辅助诊断 PNH。1998 年 Diep 等报道嗜水气单胞菌（HEC）毒素能特异地与细胞膜上 GPI 锚结合，随后立即聚合成多聚体，插入细胞膜的脂质双层，在膜上形成孔洞使细胞渗透压改变而溶破。PNH 细胞则由于缺乏 GPI 蛋白使其具抵抗毒素作用而最终保持细胞完好，毒素作用后细胞留存率与 CD59 阴性率一致。经过工艺的改进，形成嗜水气单胞菌溶素变异体（fluorescent aerolysin，FLAER）技术，FLAER 是无活性气单胞菌溶素前体的变异体，它同野生型前气单胞菌溶素相似，可特异的结合于 GPI 锚，但并不形成细胞通道，不引起细胞的溶血，因此不会导致细胞死亡。

（一）原理

Alexa-488 标记的 FLAER，可在一定条件下被激发出绿色荧光，联合应用系列标记的单克隆抗体和 FLAER 作为探针，与血细胞共同孵育，FLAER 与血细胞膜上的 GPI 锚蛋白抗原分子进行特异结合，经流式细胞仪检测，正常人造血细胞为系列抗原和 FLAER 双阳性表达，PNH 患者由于细胞表面锚异常，使 FLAER 不能与其结合，而呈现 FLAER 阴性或部分阴性表达。FLAER 作用于 GPI 锚，不会因不同细胞表达 GPI 蛋白种类和多少的不同造成误差。因此用荧光标记气单胞菌溶素前体的变异体，是诊断 PNH 更敏感、特异的方法，它还可以

与其他单克隆试剂共同使用，检测 PNH 克隆细胞的 GPI 相关锚连蛋白和非 GPI 相关锚连蛋白。

（二）方法

1. 试剂

（1）阴性对照、CD15、CD45、CD33、CD24 及 CD14，BD 公司。

（2）溶血素 FACS Lysing Solution 10×，BD 公司。

（3）磷酸二氢钾和磷酸氢二钠购自天津市化学试剂一厂，0.9% 氯化钠购自中国大冢制药厂。

（4）CaliBRITE3 Beads，BD 公司，用于监测仪器状态的标准品。

（5）鞘液配置（PBS 缓冲液）：800 ml 蒸馏水中溶解 8 g NaCl、0.2 g KCl、1.44 g $Na_2HPO_4$、0.24 g $KH_2PO_4$，用 HCl 调节 pH 至 7.4，加水定容到 1 L，室温保存。

（6）固定液：用 PBS 液配 4% 多聚甲醛，加热，玻璃棒搅拌至完全溶解，调整 pH 至 7.2 ～ 7.4，4℃保存。

（7）FLAER 试剂：加拿大 Protox Biotech 公司，FLAER 溶解在 1 ml PBS 中，分装后贮存于 –20℃，工作液用 PBS 1 : 10 稀释，4℃保存。

试剂储存于 2 ～ 8℃，避光，超过有效期的试剂不可使用。

2. 标本采集与处理

取 EDTA 抗凝全血，室温放置，24 小时之内处理、检测。处理步骤如下。

（1）取 2 ～ 3 个空白试管，每管中分别加入 100 μl 全血。

（2）于 1 管中加入阴性对照，于 2 管或 3 管中按照表 12-1-2 分别加入 G 和（或）M 抗体组合各 20 μl，避光孵育 30 分钟。

（3）于两管中加入 2 ml 1× 溶血素，室温下避光 10±2 分钟。

（4）溶血完全后 1000 转离心 5 分钟，弃上清，用 2 ml PBS 洗 2 遍。

（5）两管中均加入 0.5 ml PBS 液，标本需用 400 目过滤网过滤后上机待测，标本中有团块、絮状物或沉淀物不能上机。

（三）结果分析

外周血 FLAER 检测报告：应用 CD45/SSC 设门，同时使用系列标记 /FLAER 双标的方法，即使用多色分析（如 CD15、CD14、CD24、CD33、CD45、FLAER）检测 PNH 粒、单核细胞（表 12-1-2），均报告标本中各系细胞 FLAER 阴性比例（图 12-1-2）。

FLAER 与所有具有 GPI 锚蛋白的白细胞上都会特异性结合，正常人及非 PNH 贫血患者因锚蛋白是正常的，故 FLAER 呈 100% 阳性，而 PNH 细胞因缺乏锚蛋白，FLAER 无法与之结合，故呈阴性，未标记者亦为阴性。图 12-1-2 显示正常外周血粒细胞、单核细胞及淋巴细胞 FLAER 强阳性。PNH 患者呈现部分 CD14 和 FALER 双阳性的正常单核细胞，CD14 为锚连蛋白之一，因此部分单核细胞 CD14 和 FLAER 均阴性，约 50% 粒细胞 FLAER 阴性，而这个患者 98% 淋巴细胞表现为 FLAER 阳性。

目前 FLAER 一般用于有核细胞的检测，不能

表 12-1-2 检测外周血粒细胞和单核细胞 FLAER 流式抗体组合

| | 细胞类型 | 1 | 2 | 3 | 4 | 5 | 6 |
|---|---|---|---|---|---|---|---|
| 三色 | G | FLAER | CD24 | CD15 | | | |
| 三色 | M | FLAER | CD14 | CD33 | | | |
| 四色 | G | FLAER | CD24 | CD15 | CD45 | | |
| 四色 | M | FLAER | CD14 | CD33 | CD45 | | |
| 四色 | G+M | FLAER | CD24 | CD14 | CD33 | | |
| 五色 | G+ M | FLAER | CD24 | CD14 | CD15/ CD33 | CD45 | |
| 五色 | G+M | FLAER | CD24 | CD14 | CD15 | CD33 | |
| 六色 | G+M | FLAER | CD24 | CD14 | CD15 | CD33 | CD45 |

**12**

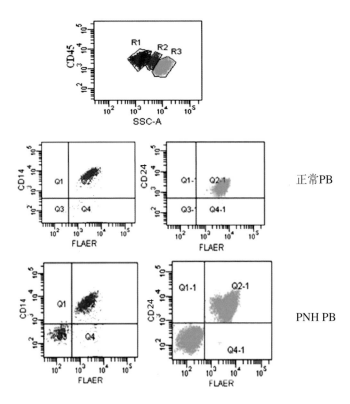

图 12-1-2　外周血细胞 FLAER 检测

评价红细胞 PNH 克隆，由于红细胞表面没有气单胞菌溶素前体产生所需要的蛋白水解酶类，且表达在红细胞表面的血型糖蛋白影响气单胞菌溶素前体与锚蛋白的结合，因此也限制了 FLAER 技术在红细胞中的应用。

（四）临床意义

同传统的 CD55、CD59 相比，FLAER 检测的敏感性及特异性与其相似，重要的是 FLAER 对检测微小 PNH 克隆非常敏感，比 CD55、CD59 更清晰、准确、直观，对一些临床上高度怀疑，而 CD55、CD59 不能确诊的病例，可以结合 FLAER 检查，获得明确诊断；应用 FLAER 分析方法诊断并监测 PNH 患者，可精确分出 Ⅱ、Ⅲ 型细胞，为判断病情轻重提供依据，有助于 PNH 患者疾病进展和疗效的判断；对于长期应用免疫抑制治疗的血细胞减少患者，尤其是 AA、MDS 等疾病，可监测其是否发生克隆性改变，及早发现病情变化；应用 FLAER 直接检测 GPI 锚蛋白，有助于和部分免疫性血细胞减少症患者相鉴别，明确真正的 GPI细胞，而非自身抗体覆盖细胞膜锚连蛋白的假性 PNH 克隆。

四、其他相关检测

高灵敏度分析一般用于骨髓功能衰竭伴有少量 PNH 克隆细胞的患者，在大多数再障患者和不明原因全血细胞减少患者标本中发现 PNH 克隆细胞，部分 MDS 患者中也发现 PNH 克隆细胞，但与典型 PNH 患者相比，克隆数很少，需要高灵敏度检测和分析。以往资料显示检测 PNH 克隆灵敏度为 0.01%，以 FSC/SSC 设门收集 1 000 000 个红细胞，红细胞灵敏度为 0.005%。

红细胞是灵敏度检测最好的目标细胞（细胞数多，抗体表达强），然而红细胞容易聚集，需要以 CD235a 以确定目标红细胞，并且要注意抗体类型和抗体浓度对红细胞聚集的影响。红细胞一般用 CD59 和（或 CD55）检测，如同时使用，可以选择相同或者不同荧光素，以确定阴性细胞（及缺失细胞），但一定要注意红细胞聚集现象。散点图较柱状图更容易体现小比例细胞群，如果用一种试剂，建议使用 CD59PE，容易鉴别正常 CD59 阳性细胞群，同时 CD235aFITC 不容易产生红细胞聚集现象，用此方案更容易找到小于 0.01%Type Ⅲ红细胞。CD55CD59 结合使用，可以提高 Type Ⅱ 红细胞的检测率。

可能会将少量 CD55、CD59 阴性表达的细胞误认为是 PNH 细胞，导致此假阴性的原因是红细胞碎片，空白对照可以减少这种概率的发生，同时要避免前一管残留标本影响检测标本，所以最好先做空白对照管，再做实验管，或者在对照管和实验管之间检测一个生理盐水管。

粒细胞高灵敏度分析时，不能简单使用 FSC/SSC 或者 CD45/SSC，因为有可能将其余细胞设到门内，造成假阴性。因此，粒细胞检测需用系列特异性抗体设门，如粒细胞使用 CD15，单核细胞使用 CD33、CD64。一般检测少量克隆细胞或恶化程度较高的患者，更需要注意使用多参数设门以保证检测细胞均为目标细胞。选择一种以上 GPI 相关锚蛋白检测目标细胞也很重要，尤其是在一群少量细胞表达缺失不止一种抗体，那就可能门内污染了别的细胞群。FLAER 是防止门内出现污染细胞最好的抗体。假如门内污染了 CD24 阴性表达的细胞群，那么与 FLAER 一起使用，双阴性细胞群才是真正 PNH 克隆细胞群。单一 CD14 也不能用来设定单核细胞群，因为树突状细胞不表达 CD14，同样也需要合并使用 FLAER。

多参数设门粒细胞和单核细胞，以 CD45/SSC 设门显示粒细胞和单核细胞，再以 CD15/CD33 设门显示粒细胞和单核细胞，以 CD15 阳性粒细胞群分析 FLAER/CD24 表达，以 CD33 强阳性单核细胞群中分析 FLAER/CD14 表达（表 12-1-1）。

白细胞 PNH 灵敏度分析也与正常人群发生背景率相关。高灵敏度分析白细胞 PNH 克隆，运用参数 FSC/SSC/CD45/CD15 进行粒细胞设门，抗体 CD24/FLAER 检测 PNH 克隆。DRAQ7 是一种远红光的蒽醌类化合物，能够染色死亡和透化细胞中的细胞核。由于它对活细胞是非渗透性的，所以可用于区分活细胞和死细胞。通过 DRAQ7 阳性去除分析白细胞中的死细胞能提高白细胞 PNH 检测的准确度。

其他可用于检测 PNH 的 GPI 锚连蛋白，CD66b 其主要表达于成熟中性粒细胞，可与 CD24 设门监测中性粒 PNH 克隆性细胞。CD157 其表达于成熟中性粒细胞及单核细胞，因此可用于替代 CD24 和 CD14，与 FLAER 设门监测中性粒及单核细胞 PNH 克隆性细胞。CD177（NB1）其主要表达于成熟中性粒细胞，其参与 PNH 血栓形成调节相关蛋白 PR3 在中性粒细胞的表达，可与 CD16 设门监测中性粒 PNH 克隆性细胞。

## 五、结语和展望

使用分子生物学技术已经成功发现了 PNH 的基因缺陷，而使用单克隆抗体和流式细胞仪技术则是诊断 PNH 的重要手段，具有同样重要的意义，对早期诊断及分型、疗效的观察起到重要作用。

PNH 患者造血干细胞中染色体 *PIG-A* 基因发生突变，导致部分或完全血细胞膜 GPI 锚合成障碍，造成血细胞表面锚连接蛋白缺失，是否缺失的锚连蛋白脱落到血浆中，目前还没有得到研究证实。另外我们发现临床上部分免疫相关性血细胞减少症患者 GPI 锚连蛋白检测呈现缺失现象，考虑由于免疫抗体覆盖细胞膜锚连蛋白功能区，而非锚连接蛋白缺失，因此在诊断 PNH 时须与此类疾病相鉴别。应用基于流式细胞仪检测平台的微球阵列法，即液相蛋白定量技术（cytometric bead array）检测外周血浆中游离的 CD55、CD59，并与细胞表面 CD55、CD59 的表达量进行相关性分析，进一步证实患者是否存在 GPI 锚连蛋白的缺失。因此同时检测血细胞表面和血浆中的锚连蛋白，有助于 PNH 的诊断和鉴别诊断，将为 PNH 的诊断开辟新的方法。

（邵宗鸿 付 蓉 李丽娟）

## 第二节　流式细胞术在免疫相关性血细胞减少症诊断中的应用

### 一、概述

免疫相关性血细胞减少症（immuno-related pancytopenia，IRP）是一类由于体液免疫（B 淋巴细胞介导）功能亢进，分泌抗骨髓造血细胞的自身抗体，自身抗体通过不同机制抑制和（或）破坏骨髓造血细胞，从而引起外周血细胞减少的自身免疫性骨髓衰竭性疾病。它不符合目前任何一种已知血液系统疾病的诊断标准（包括 MDS 的最低诊断标准）。此类患者有如下临床特征：①两系或全血细胞减少，网织红细胞和（或）中性粒细胞比例不低；②骨髓中红系细胞比例正常或偏高，易见红系细胞"造血岛"及红细胞吞噬现象；③骨髓单个核细胞库姆（BMMNC-Coombs）试验阳性或凭流式细胞术（FCM）检测到 BMMNC 膜自身抗体；④对大剂量丙种球蛋白 / 糖皮质激素等免疫抑制剂治疗有效。目前认为其发病机制是 T 淋巴细胞调控失衡，$Th_2$ 细胞比例升高导致 B 淋巴细胞数量、亚群、功能异常，进而产生抗骨髓造血细胞的自身抗体并破坏或抑制造血细胞，最后导致外周血细胞减少。

流式细胞术可用于检测各种免疫指标，具有灵敏度高、操作简便等特点，为 IRP 的诊断提供了重要实验室依据。骨髓单个核细胞膜抗体作为 IRP 的特异性诊断指标对明确诊断疾病具有重要意义；此外，B 淋巴细胞数量、亚群和功能检测、辅助性 T 细胞亚群、树突状细胞亚群以及调节性 T 细胞数量检测等可作为 IRP 的辅助性诊断指标，为疾病的诊断和鉴别诊断提供帮助。

### 二、骨髓单个核细胞膜抗体的检测

目前，IRP 的特异性诊断指标有两个：一是骨髓 Coombs 试验，二是 FCM 检测造血细胞膜上的自身抗体 [骨髓单个核细胞膜抗体（BMMNC-Ab）]，后者具有更高的敏感性和特异性。

#### （一）实验原理

利用 CD15、GlyA 和 CD34 分别 A 标记骨髓粒细胞、有核红细胞和干祖细胞，将 CD15、GlyA 和 CD34 分别和抗人 IgG 或 IgM 组合后与骨髓细胞共孵育，使荧光素标记的抗体与相应细胞结合，通过 FCM 检测 CD15 与抗人 IgG 或 IgM、GlyA 与抗人 IgG 或 IgM 和 CD34 与抗人 IgG 或 IgM 双阳性细胞，计算双阳性细胞占各自 CD15、GlyA 和 CD34 单阳性细胞的百分率。

#### （二）实验试剂

1．鼠抗人 $IgG_1$-FITC、$IgG_1$-PE 及 $IgG_1$-APC。

2．CD15-FITC、GlyA-FITC 及 CD34-FITC。

3．抗人 IgG-PE 和抗人 IgM-APC。

#### （三）实验方法

1．取肝素抗凝骨髓液 200 μl，PBS 洗涤 3 次。

2．取 4 支试管，分别作为同型对照管及检测管①、②、③。

- 同型对照管：取 100 μl 骨髓液，加入 $IgG_1$-FITC、$IgG_1$-PE 及 $IgG_1$-APC 各 20 μl；
- 检测管①：取 100 μl 骨髓液，加入 CD15-FITC、抗人 IgG-PE 及抗人 IgM-APC 各 20 μl；
- 检测管②：取 200 μl 骨髓液，加入 CD34-FITC、抗人 IgG-PE 及抗人 IgM-APC 各 40 μl；
- 检测管③：取 100 μl 骨髓液，加入 GlyA-FITC、抗人 IgG-PE 及抗人 IgM-APC 各 20 μl；

3．混匀后避光孵育 30 min。

4．加入溶血素 2 ml，室温避光 10 min，1500 rpm 离心 5 min。

5．PBS 洗涤 2 次，弃上清，适量 PBS 重悬，上机检测，计数 50 000 个细胞（检测管 2 收集 100 000 个细胞）。

#### （四）结果分析

1．在 FSC-SSC 图中，选取 FSC 和 SSC 均较小的一群细胞（去除左下角的碎片），为淋巴细胞、干祖细胞及有核红细胞混合群；FSC 和 SSC 均较大的一群细胞为粒细胞。

2．利用 CD15 或 CD34、GlyA 与 SSC 设门，分出粒细胞、干细胞或有核红细胞群，再与抗人 IgG 或 IgM 建立双参数直方图对不同细胞群进行分析，计算双阳性细胞占 CD15 或 CD34、GlyA 单阳性细胞的百分率，大于 4% 时视为自身抗体阳性；

见图 12-2-1 至图 12-2-3。

（五）临床意义

1. 初治 IRP 患者可在骨髓造血细胞膜上检测到自身抗体（IgG 或 IgM），且不同的细胞上可检测到相同的自身抗体，或在同一细胞群上可检测到不同的自身抗体，而在 AA、MDS、PNH 等其他骨髓衰竭性疾病中则不会检测到自身抗体。

2. 自身免疫性溶血性贫血、特发性血小板减

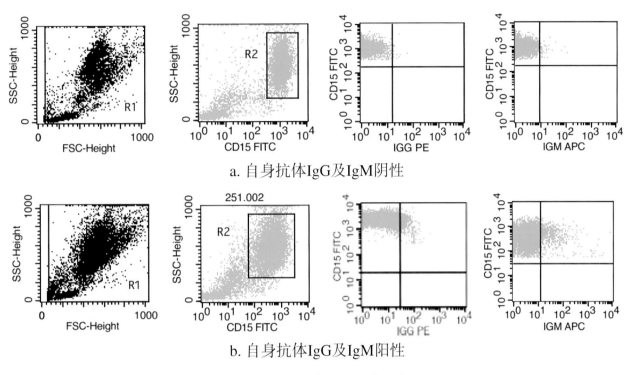

a. 自身抗体IgG及IgM阴性

b. 自身抗体IgG及IgM阳性

图 12-2-1 粒细胞膜上自身抗体的检测

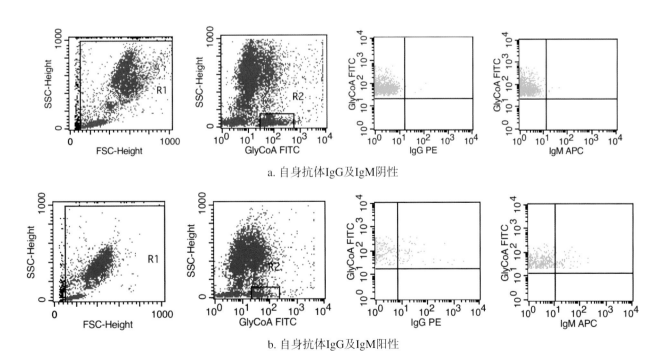

a. 自身抗体IgG及IgM阴性

b. 自身抗体IgG及IgM阳性

图 12-2-2 有核红细胞膜上自身抗体的检测

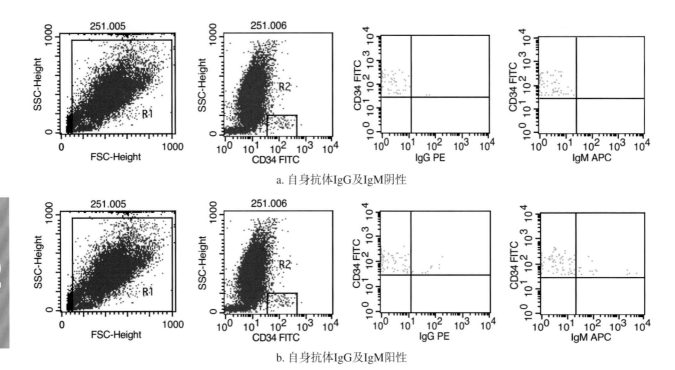

a. 自身抗体IgG及IgM阴性

b. 自身抗体IgG及IgM阳性

图 12-2-3　干祖细胞膜上自身抗体的检测

少性紫癜及 Evans 综合征等由于体液免疫亢进产生自身抗体破坏血细胞的疾病中，亦可检测到骨髓造血细胞膜上有自身抗体的存在。

### 三、B 淋巴细胞胞内抗体的检测

（一）实验原理

B 淋巴细胞胞浆内含有大量未分泌的抗体 IgG 或 IgM，利用 CD19-FITC 单克隆抗体与血细胞共孵育，标记出 B 淋巴细胞群，之后采用破膜剂在细胞膜上打孔，再将抗人 IgG-PE 和抗人 IgM-APC 与细胞共孵育，使得抗体能够进入细胞内与胞内抗体 IgG 和 IgM 结合。通过 FCM 将 CD19 阳性的 B 淋巴细胞划分出来，再通过单参数直方图计算出 B 细胞胞内 IgG 和 IgM 的阳性率。

（二）实验试剂

1．鼠抗人 IgG₁-APC 和 IgG₁-PE。

2．CD20-FITC。

3．抗人 IgG-PE 和抗人 IgM-APC。

（三）实验方法

1．取两支试管，分别加入 EDTA 抗凝新鲜血液 100 μl。

2．同型对照管和实验管中分别加入 CD19-FITC 20 μl，混匀后 4℃避光孵育 15 min。

3．加入溶血素 2 ml，室温避光孵育 10 min，1500 rpm 离心 5 min。

4．加入破膜剂 1 ml，室温避光 10 min。

5．PBS 洗涤 2 次，1500 rpm 离心 5 min。

6．同型管中加入鼠抗人 IgG₁-APC 和 IgG₁-PE 各 20 μl；试验管中加入抗人 IgG-PE 和抗人 IgM-APC 各 20 μl，混匀后 4℃避光孵育 15 min。

7．PBS 洗涤 2 次，加入适量 PBS 重悬细胞，上机检测。

（四）结果分析

1．在 FSC-SSC 图中，选取 FSC 和 SSC 均较小的一群细胞（去除左下角的碎片），为淋巴细胞群。

2．用 CD19 标记 B 淋巴细胞。

3．用单参数直方图观察 B 细胞胞内 IgG 和 IgM 的阳性率，见图 12-2-4。

（五）临床意义

1．IRP 患者 B 细胞胞内抗体阳性率较正常对照者明显增高，而在 AA、MDS、PNH 等疾病中未见增高。

2．在系统性红斑狼疮、类风湿关节炎等自身

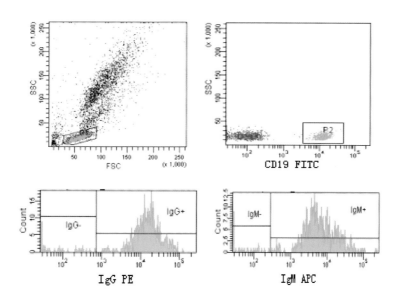

图 12-2-4　**IRP 患者 B 细胞胞内抗体的检测**

免疫性疾病中 B 细胞胞内抗体阳性率均显著增高，提示 B 淋巴细胞功能亢进。

#### 四、B 淋巴细胞亚群的检测

最初认为 CD5 是 T 细胞的表面标志，但以后发现在一部分 B 细胞群中其表面也可表达 CD5，即 CD5⁺B 细胞，称这种细胞群为 B₁ 细胞。而另一亚类 B 细胞，其表型则为 CD5⁻ B 细胞，即通常 B 细胞，称为 B₂ 细胞。B₁ 细胞是 IgM 型自身抗体的主要产生细胞，它可能形成自身反应细胞库，与自身免疫病的发生有关。

（一）实验原理

应用 FITC 标记的 CD5 单克隆抗体和 PE 标记的 CD19 单克隆抗体与血细胞共孵育，利用溶血素去除成熟红细胞后 FCM 检测 CD5 和 CD19 双阳性细胞，计算双阳性细胞与 CD19 单阳性细胞的百分率。

（二）实验试剂

1．鼠抗人 IgG₁-FITC 和 IgG₁-PE。

2．CD5-FITC 和 CD19-PE。

（三）实验方法

1．取两支试管，分别加入 EDTA 抗凝新鲜血液 100 μl。

2．同型对照管中加入 IgG₁-FITC 和 IgG₁-PE

各 20 μl；实验管中加入 CD5-FITC 和 CD19-PE 各 20 μl，混匀后 4℃避光孵育 15 min。

3．加入溶血素 2 ml，室温避光孵育 10 min，1500 rpm 离心 5 min。

4．PBS 洗涤 2 次，1500 rpm 离心 5 min。

5．加入适量 PBS 重悬细胞，上机检测。

（四）结果分析

1．在 FSC-SSC 图中，选取 FSC 和 SSC 均较小的一群细胞（去除左下角的碎片），为淋巴细胞群。

2．用 CD5 和 CD19 建立双参数直方图对淋巴细胞进行分析，计算 CD5⁺CD19⁺/CD19⁺ 比例，见图 12-2-5。

（五）临床意义

1．IRP 患者 CD5⁺B 细胞比例较正常对照者明显增高，而在 AA、MDS、PNH 等疾病中未见增高。

2．在系统性红斑狼疮、类风湿关节炎等自身免疫性疾病中 CD5+B 细胞比例均显著增高。

#### 五、骨髓 B 淋巴细胞凋亡相关蛋白水平

我们观察了两个与凋亡相关的蛋白分子在 B 淋巴细胞中的表达：细胞膜 Fas 抗原和胞内 Bcl-2 蛋白。Fas 蛋白（又称 APO-1 或 CD95），它属于肿瘤坏死因子受体和神经生长因子受体家族，为相

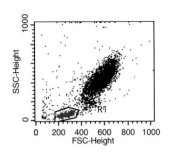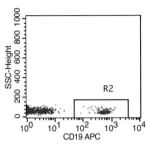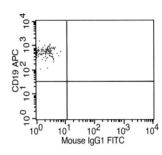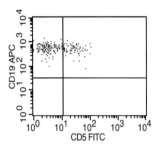

图 12-2-5　**IRP 患者 CD5⁺ B 细胞的检测**

对分子质量 $45×10^3$ 的膜蛋白，广泛表达于人体多种细胞的表面，抗 Fas 抗体、细胞膜表面 FasL 或血浆 sFasL 均可结合细胞表面 Fas，诱导细胞凋亡。初步的研究表明，Fas 与人类自身免疫性疾病、白血病和肝炎等疾病存在密切关系，Fas/FasL 系统可通过介导细胞凋亡而促进免疫耐受的发生。*Bcl-2* 基因最早是从小鼠 B 淋巴细胞淋巴瘤中分离出来的，由于 Bcl-2 蛋白能抑制许多因素介导的细胞凋亡，从而引起了人们的极大关注。在抗 Fas 的单克隆抗体诱导 B 慢性淋巴细胞白血病细胞发生凋亡时，Bcl-2mRNA 转录水平显著降低，提示 Fas 途径调节细胞凋亡过程与 Bcl-2 的表达有某种程度的偶连，可以推断 Fas 诱导的细胞凋亡是通过 Bcl-2 表达的负调节来实现的。

### 六、B 淋巴细胞膜表面 Fas 抗原（CD95）的表达

#### （一）实验原理

Fas 抗原（CD95）表达于 B 淋巴细胞膜表面，将 FITC 标记的 CD19 和 PE 标记的 CD95 与骨髓细胞共孵育，溶血素去除成熟红细胞，FCM 检测 CD19 和 CD95 双阳性细胞，计算双阳性细胞与 CD19 单阳性细胞的百分率。

#### （二）实验试剂

1．鼠抗人 IgG₁-FITC 和 IgG₁-PE。

2．CD95-PE 和 CD19-FITC。

#### （三）实验方法

1．取两支试管，分别加入肝素抗凝骨髓液 100 μl。

2．同型对照管中加入 IgG₁-FITC 和 IgG₁-PE 各 20 μl；实验管中加入 CD95-PE 和 CD19-FITC 各 20 μl，混匀后 4℃ 避光孵育 15 min。

3．加入溶血素 2 ml，室温避光孵育 10 min，1500 rpm 离心 5 min。

4．PBS 洗涤 2 次，1500 rpm 离心 5 min。

5．加入适量 PBS 重悬细胞，上机检测。

#### （四）结果分析

1．在 FSC-SSC 图中，选取 FSC 和 SSC 均较小的一群细胞（去除左下角的碎片），为淋巴细胞群。

2．用 CD95 和 CD19 建立双参数直方图对淋巴细胞进行分析，计算 CD95⁺CD19⁺/CD19⁺ 比例；见图 12-2-6。

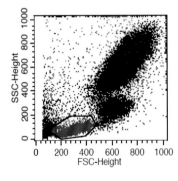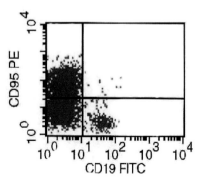

图 12-2-6　**IRP 患者 B 淋巴细胞膜表面 Fas 抗原（CD95）的检测**

（五）临床意义

IRP 患者骨髓 B 淋巴细胞膜表面 Fas 蛋白的表达与正常对照者无差别，提示 IRP 患者骨髓 B 淋巴细胞本身不存在 Fas/FasL 系统的异常。

### 七、骨髓 B 淋巴细胞胞浆内 Bcl-2 蛋白的表达

（一）实验原理

Bcl-2 蛋白表达于 B 淋巴细胞胞浆内，其检测原理为首先将 FITC 标记的 CD19 与骨髓细胞共孵育，溶血素去除成熟红细胞，利用破膜剂在细胞膜上打孔，然后将 PE 标记的抗 Bcl-2 抗体与细胞孵育，使其能够进入细胞内与 Bcl-2 蛋白结合。FCM 检测 CD19 和抗 Bcl-2 抗体双阳性细胞，计算其与 CD19 单阳性细胞的百分率。

（二）实验试剂

1．鼠抗人 $IgG_1$-FITC 和 $IgG_1$-PE。

2．抗 Bcl-2-PE 和 CD19-FITC。

（三）实验方法

1．取两支试管，分别加入肝素抗凝骨髓液 100 μl。

2．同型对照管中加入 $IgG_1$-FITC 20 μl；实验管中加入 CD19-FITC 20 μl，混匀后 4℃避光孵育 15 min。

3．加入溶血素 2 ml，室温避光孵育 10 min，1500 rpm 离心 5 min。

4．加入破膜剂 1 ml，混匀后室温避光 10 min。

5．PBS 洗涤后，同型对照管中加入 $IgG_1$-PE 20 μl；实验管中加入抗 Bcl-2-PE 20 μl，混匀后 4℃避光孵育 15 min。

6．PBS 洗涤 2 次，1500 rpm 离心 5 min。

7．加入适量 PBS 重悬细胞，上机检测。

（四）结果分析

1．在 FSC-SSC 图中，选取 FSC 和 SSC 均较小的一群细胞（去除左下角的碎片），为淋巴细胞群。

2．用抗 Bcl-2-PE 和 CD19 建立双参数直方图对淋巴细胞进行分析，计算 $Bcl-2^+CD19^+/CD19^+$ 比例；见图 12-2-7。

（五）临床意义

IRP 患者骨髓 B 淋巴细胞胞浆内 Bcl-2 蛋白表达明显高于正常对照者，提示 IRP 患者 B 淋巴细胞凋亡受抑。

### 八、DC 亚群的检测（DC1/DC2）

树突状细胞（dendritic cells，DC）是机体功能最强的专职抗原递呈细胞，它能高效地摄取、加工处理和递呈抗原，未成熟 DC 具有较强的迁移能力，成熟 DC 能有效激活初始型 T 细胞，处于启动、调控、并维持免疫应答的中心环节。根据 DC 来源可将 DC 分为髓样 DC（mDC，DC1）和浆细胞样 DC（pDC，DC2）。mDC 主要有 $CD34^+$ 细胞和单核细胞分化而来，表达髓系标志物，如 CD13、CD33、CD11c 等，特征性标志为 CD11c。pDC 与淋巴细胞来源于同一前体细胞，表达 CD4、CD123、HLA-DR、CD68 等，缺乏 CD11c 及系特异性标志如 CD3、CD14、CD19、CD20 等，特异

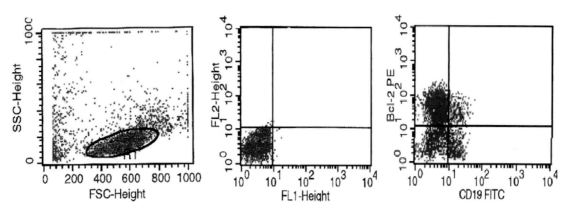

图 12-2-7　**IRP 患者 B 淋巴细胞胞浆内 Bcl-2 蛋白的检测**

性标志为 CD123。

（一）实验原理

将 PE 标记的 Lin、BV421 标记的 HLA-DR、PE-Cy7 标记的 CD11c、APC-Cy7 标记的 CD123 和 AmCyan 标记的 CD45 与血细胞共孵育，溶血素去除成熟红细胞后上机检测。利用 FSC 和 SSC 散点图圈出单个核细胞，选取 Lin 阴性和 HLA-DR 阳性的细胞团，分别计算 HLA-DR 和 CD11c、HLA-DR 和 CD123 双阳性细胞图占单个核细胞的百分率。

（二）实验试剂

1. Lin-PE。

2. HLA-DR-BV421。

3. CD11c-PE-Cy7。

4. CD123-APC-Cy7。

5. CD45-AmCyan。

（三）实验方法

1. 取试管加入 EDTA 抗凝新鲜血液 100 μl。

2. 加入 CD45-AmCyan、Lin-PE、HLA-DR-BV421、CD11c-PE-Cy7 及 CD123-APC-Cy7 各 20 μl，混匀后 4℃ 避光孵育 15 min。

3. 加入溶血素 2 ml，室温避光孵育 10 min，1500 rpm 离心 5 min。

4. PBS 洗涤 2 次，1500 rpm 离心 5 min。

5. 加入适量 PBS 重悬细胞，上机检测。

（四）结果分析

1. 在 SSC-CD45 图中，选取 SSC 较小、CD45 阳性的细胞群，为淋巴细胞和单核细胞群。

2. 选取 Lin⁻ 和 HLA-DR⁺ 细胞群。

3. 采用 CD11c 和 CD123 建立双参数直方图对上述细胞群进行分析，CD11c 阳性为 mDC，CD123 阳性为 pDC，见图 12-2-8。

（五）临床意义

1. IRP 患者 pDC 数量明显增高，mDC/pDC 比例显著低于正常，而在 AA 患者则是 mDC 数量显著增高，mDC/pDC 比例显著高于正常。

2. 在系统性红斑狼疮、类风湿关节炎等自身免疫性疾病中 pDC 数量明显增高，而 mDC 的比例与正常对照比较无明显差异，mDC/pDC 比例显著低于正常。

### 九、Th1 细胞和 Th2 细胞的检测

辅助性 T 细胞（Th 细胞）根据分泌细胞生长因子能力的强弱，分为 Th1 和 Th2。Th1 和 Th2 细胞所分泌的细胞生长因子及与抗原递呈细胞的相互作用关系见图 12-2-9 至图 12-2-11。Th1 细胞辅助细胞免疫，并介导迟发型超敏反应，分泌细胞生长因子 IFN-γ、TNF-β、IL-2。主要功能是活化 I 型免疫效应、细胞毒性 T 细胞、巨噬细胞、NK 和 K 细胞、中性粒细胞；Th2 细胞辅助 B 细胞产生抗体，主要介导体液免疫。分泌细胞生长因子 IL-4、IL-2、IL-10，主要功能是活化 II 型免疫效应，B 细胞（IgG₁、IgE、IgA）、嗜酸性粒细胞、肥大细胞、柱状细胞，见图 12-2-11。

（一）实验原理

Th1 细胞和 Th2 细胞分别分泌 IFN-γ 和 IL-4，通过检测胞内 IFN-γ 和 IL-4 的表达来代表 Th1 细胞和 Th2 细胞的数量，其原理是在骨髓细胞中加入依诺霉素和 PMA 刺激细胞分泌相应细胞因子，BFA 破坏高尔基体阻断细胞因子分泌至细胞外，

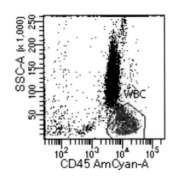
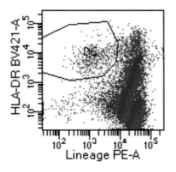
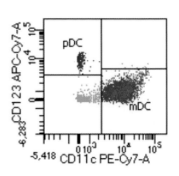

图 12-2-8　**IRP 患者 DC 亚群的检测**

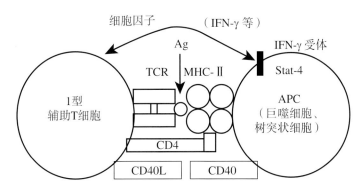

图 12-2-9　Th₁ 细胞与抗原呈递细胞的关系

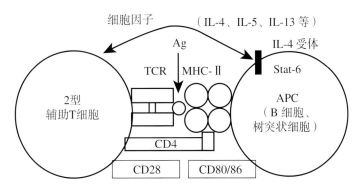

图 12-2-10　Th2 细胞与抗原呈递细胞的关系

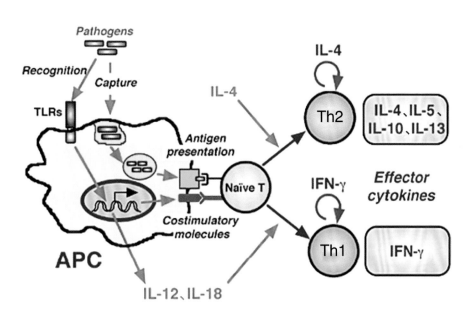

图 12-2-11　**Th1 细胞和 Th2 细胞与 APC 的相互关系**

共培养 4 小时，然后将 APC 标记的 CD3 和 PerCP 标记的 CD8 与骨髓细胞共孵育，溶血素破坏成熟红细胞，破膜剂在细胞膜上打孔，再将 IFN-γ 和 IL-4 与细胞共孵育，FCM 检测 CD3⁺CD8⁻ 细胞群中 IFN-γ 和 IL-4 阳性细胞的百分率。

（二）实验试剂

1. PMA 贮存液　PMA 溶于 DMSO，浓度为 0.1 mg/ml，−20℃ 保存；工作液贮存液 1∶100 稀

释于 RPMI-1640 或 PBS（无菌，无叠氮钠）中，此时为 1 μg/ml；工作浓度为 25 ng/ml，细胞培养：每 100 μl 反应体系加工作液 2.5 μl。

2. 依诺霉素贮存液  依诺霉素溶于 DMSO，浓度为 1 mg/ml，–20℃保存；工作液贮存液 1∶20 稀释于 RPMI-1640 或 PBS（无菌，无叠氮钠）中，此时为 50 μg/ml；工作浓度为 1 μg/ml。细胞培养：每 100 μl 反应体系加工作液 2 μl。

3. BFA（Brefeldin A）贮存液  BFA 溶于 DMSO，浓度为 5 mg/ml，–20℃保存；工作液：贮存液为 1∶10 稀释于 RPMI-1640 或 PBS（无菌，无叠氮钠）中，此时为 0.5 mg/ml；工作浓度为 10 μg/ml。细胞培养：每 100 μl 反应体系加工作液 2 μl。

4. RPMI-1640  含 10%FCS（胎牛血清），2 mmol/L 谷氨酰胺 50 μg/ml 青霉素，50 μg/ 链霉素和 100 μg/ 新霉素。

（三）实验方法

1. 取两支试管分别作为未刺激管（A 管）和刺激管（B 管），于两支试管中均加入肝素抗凝外周血 200 μl 和 200 μl RPMI-1640。

2. A 管中加入 8 μl 0.5 mg/ml BFA 工作液；B 管中加入 10 μl 1 μg/ml PMA 工作液和 8 μl 50 μg/ml 依诺霉素和 8 μl 0.5 mg/ml BFA 工作液，均需混匀。

3. 37℃，5%CO$_2$ 培养箱培养 4 ~ 6 小时（不能超过 6 小时）。

4. 混匀，A 管和 B 管中分别加入 20 μl CD3-APC 和 20 μl CD8-PerCP，室温，避光孵育 15 min。

5. 将 A 管和 B 管分别分成 3 管，每管加入 100 μl 已染色的全血，编号为 A1、A2、A3 和 B1、B2、B3。

6. 每管加入溶血素 1ml，室温避光孵育 10 min。

7. 每管中加入 2 ml PBS，1500 rpm 离心 5 min，弃上清。

8. 每管中加入 600 μl 破膜剂，混匀，室温避光 10 min。

9. PBS 洗涤后，每管加入如下抗体各 10 μl。

（1）A$_1$、B$_1$：IgG$_1$-PE，IgG$_1$-FITC。

（2）A$_2$、B$_2$：IFN-γ-FITC，IL-4-PE。

10. 室温避光孵育 15 min，PBS 洗涤 1 次。

11. 适量 PBS 重悬细胞，上机检测。

（四）结果分析

1. 用 CD3 设"门"，选定 T 淋巴细胞。

2. 用 CD8 分别和 IFN-γ、IL-4 建立双参数直方图对淋巴细胞进行分析。

3. 得出 CD8$^-$/IFN-γ$^+$（Th$_1$）和 CD8$^-$/IL-4$^+$（Th2）细胞百分含量，见图 12-2-12。

（五）临床意义

1. AA 患者中 Th1/Th2 比例明显增高，而在 IRP 患者中 Th1/Th2 比例明显减低。

2. 在多种自身免疫性疾病中 Th1/Th2 比例明显减低。

十、Th17 细胞的检测

Th17 细胞是最近发现的一种新的效应性 CD4$^+$ T 细胞，以产生分泌白介素 17（IL-17）为特征。Th17 细胞与 Th1 和 Th2 细胞无论在分化途径、信号转导还是生物学功能等方面均有所不同。TGFβ 和 IL-6 是 Th17 细胞分化所必需的细胞因子，而 IL-23 对 Th17 细胞的扩增及维持起到重要作用。目

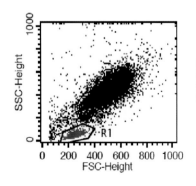
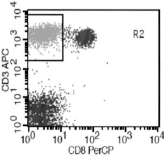
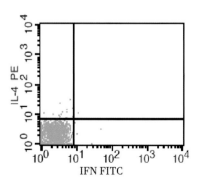

图 12-2-12  **IRP 患者 Th1 细胞和 Th2 细胞的检测**

前多利用 Th17 细胞表面特异性表达的 IL-23 受体来标记 Th17 细胞，进而检测 Th17 细胞的数量。

（一）实验原理

将 APC 标记的 CD3、PerCP 标记的 CD4 和 PE 标记的 IL-23R 与骨髓细胞共孵育，溶血素去除成熟红细胞，FCM 检测 CD3$^+$CD4$^+$ 双阳性细胞群中 IL-23R 表达的阳性率。

（二）实验试剂

1. 鼠抗人 IgG$_1$-APC、IgG$_1$-PerCP。

2. CD3-APC、CD4-PerCP 及 IL-23R-PE。

（三）实验方法

1. 取试管加入肝素抗凝骨髓液 100 μl。

2. 同型对照管中加入 CD3-APC 及 IgG$_1$-APC、IgG$_1$-PerCP 各 20 μl；实验管中加入 CD3-APC、CD4-PerCP 及 IL-23R-PE 各 20 μl，混匀后 4℃ 避光孵育 15 min。

3. 加入溶血素 2 ml，室温避光孵育 10 min，1500 rpm 离心 5 min。

4. PBS 洗涤 2 次，1500 rpm 离心 5 min。

5. 加入适量 PBS 重悬细胞，上机检测。

（四）结果分析

1. 在 FSC-SSC 图中，选取 FSC 和 SSC 均较小的细胞（去除左下角的碎片），为单个核细胞群。

2. 用 CD3 设"门"，选定 T 淋巴细胞。

3. 用 CD4 和 IL-23R 建立双参数直方图对 T 淋巴细胞进行分析，选取 CD4 和 IL-23R 双阳性的细胞群为 Th17 细胞，见图 12-2-13。

（五）临床意义

Th17 细胞亚群与自身免疫性疾病的关联尤为密切，其参与介导系统性红斑狼疮、实验性自身免疫性脑脊髓炎，炎症性肠病和胶原介导的关节炎等疾病的病理基础，而过去认为这些疾病主要由 IL-12 诱导的 Th1 细胞介导。IRP 患者 Th17 细胞数量明显增高；而在重症肌无力、系统性红斑狼疮、类风湿关节炎等自身免疫性疾病中 Th17 细胞数量明显增高。

**十一、Treg 细胞激活状态的检测**

CD4$^+$CD25$^+$ 调节性 T 细胞是维持机体免疫耐受的重要调控者。CD127 作为 IL-7 的受体 α 链，在 T 淋巴细胞的发育、T 细胞内环境稳态的维持及记忆性 T 细胞的分化及幸存等方面发挥重要作用。最近的研究发现 CD127 可以作为记忆性 T 细胞及调节性 T 细胞特异性的表面标记物。现有研究提出 CD4、CD25、CD127 三者结合，能更特异地识别 Treg 细胞。

（一）实验原理

将 APC 标记的 CD127、PE 标记的 CD4 和 FITC 标记的 CD25 与骨髓细胞共孵育，溶血素去除成熟红细胞后上机检测，首先圈出 CD4 阳性的辅助 T 细胞群，然后选取 CD25 阳性和 CD127 弱阳性的细胞群为 Treg 细胞。

（二）实验试剂

CD4-PE、CD25-FITC 及 CD127-APC。

（三）实验方法

1. 取试管加入肝素抗凝骨髓液 100 μl。

2. 加入 CD4-PE、CD25-FITC 及 CD127-APC

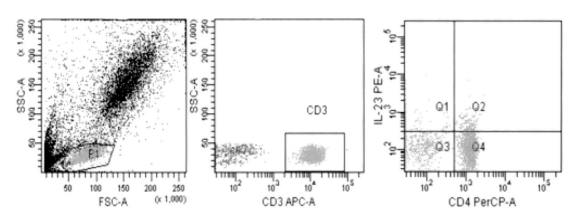

图 12-2-13　**IRP 患者 Th17 细胞的检测**

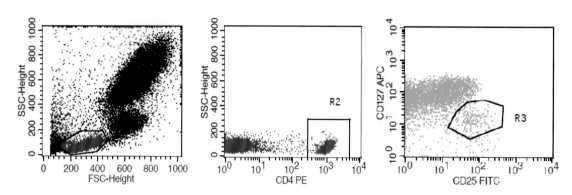

图 12-2-14　**IRP 患者骨髓调节性 T 细胞检测**

各 20 μl，混匀后 4℃避光孵育 15 min。

3．加入溶血素 2 ml，室温避光孵育 10 min，1500 rpm 离心 5 min。

4．PBS 洗涤 2 次，1500 rpm 离心 5 min。

5．加入适量 PBS 重悬细胞，上机检测。

（四）结果分析

1．在 FSC-SSC 图中，选取 FSC 和 SSC 均较小的细胞（去除左下角的碎片），为单个核细胞群。

2．用 CD4 设"门"，选定 CD4$^+$ T 淋巴细胞。

3．用 CD127 和 CD25 建立双参数直方图对 T 淋巴细胞进行分析，选取 CD127 弱阳性、CD25 阳性的细胞团，见图 12-2-14。

（五）临床意义

CD4$^+$CD25$^+$调节性 T 细胞是维持机体免疫耐受的重要调控者，其正常水平和功能有助于免疫系统对自身抗原的刺激建立良好的耐受状态，避免自身免疫病的发生；该细胞的缺乏或功能缺陷可能导致自身免疫病。IRP 患者 CD4$^+$CD25$^+$CD127$^{low}$/CD4$^+$细胞数量明显减低；而在重症肌无力、系统性红斑狼疮和类风湿性关节炎等自身免疫性疾病中 CD4$^+$CD25$^+$CD127$^{low}$/CD4$^+$细胞数量亦明显减低。

**十二、结语和展望**

IRP 是一种 B 细胞功能亢进引起的自身免疫性骨髓衰竭性疾病。研究发现，IRP 是由于受到某种未知的病原体的刺激后，导致 DC 的激活，DC$_2$ 比例增高，使得下游 Th$_0$ 细胞向 Th$_2$ 细胞分化增多，Th$_2$ 细胞激活 B 淋巴细胞最终导致体液免疫亢进，大量自身抗体产生，在骨髓中作用于骨髓造血细胞膜上，导致造血细胞破坏，最终引起外周血细胞的减少。目前利用流式细胞术可以检测各类免疫细胞的数量和功能，为疾病的诊断和鉴别诊断提供实验室依据。

众所周知，在自身免疫性疾病中免疫细胞分泌的各类细胞因子在疾病的发生中亦起到重要作用，目前利用流式细胞术检测血浆中游离的细胞因子尚缺乏成熟的实验技术和方法。随着科学技术的不断发展，未来可利用流式细胞术微球阵列法（cytometric bead array，CBA）来检测血浆中游离的细胞因子，为深入探索 IRP 的发病机制、寻找治疗靶点提供依据。

（邵宗鸿　付　蓉　刘　惠）

# 第三节　流式细胞术在自身免疫性溶血性贫血诊断中的应用

**一、概述**

自身免疫性溶血性贫血（autoimmune hemolytic anemia，AIHA）是一类自身红细胞抗体结合或不结合补体导致红细胞破坏的自身免疫性疾病。机体免疫功能紊乱、T 细胞功能紊乱、B 细胞功能亢进，产生自身红细胞抗体。若骨髓代偿功能良好，临床上不出现贫血，仅有红细胞破坏增多、寿命缩短和骨髓红系代偿的表现，如黄疸、网织红细胞升高等；若骨髓代偿功能差，会发生贫血。

Evans 综合征，即同时或相继发生 AIHA 和免疫性血小板减少性症（idiopathic thrombocytopenia，ITP），此综合征多数以 ITP 起病，随后发生 AIHA，也有同时起病者。国内报道以女性较多，儿童发病率较成人为少。儿童病例多呈急性，多与病毒感染有关。

AIHA 的确诊实验是在红细胞表面或血清中检测到红细胞自身抗体，但抗体的检测受方法学敏感性和特异性的限制。1908 年 Moreschi 发明了一种近似抗人球蛋白试验的方法（direct antiglobulin test，DAT 实验），用于检测动物红细胞表面的抗体，但该试验方法被忽略 40 余年。直至 1945 年 Coombs 等用于检测人红细胞表面的抗体。DAT 临床常应用试管凝集法，Coombs 试验阳性是诊断 AIHA 的金标准，但阴性并不能除外 AIHA，有 3% ~ 10% 的 AIHA Coomb 试验阴性，经用糖皮质激素治疗后溶血得以控制，贫血改善，临床回顾性诊断为 Coombs 试验阴性 AIHA。目前主要问题是如何在不影响特异性的基础上提高检测的灵敏度，可以选择的实验方法有以下几种：放射免疫酶标试验（immunoradiometric assays），该实验为定量实验，但具放射性；酶联抗人球蛋白消耗试验（enzyme-linked anti-globulin consumption assay）；酶联抗人球蛋白实验（enzyme-linked antiglobulin tests），酶联免疫吸收试验（enzyme-linked immunosorbent assay），补体固定抗体消耗试验（complement-fixing antibody consumption test）等，但大部分试验为定性试验，操作复杂。近年来，越来越多研究者采用流式细胞仪（flow cytometry，FCM）检测红细胞表面的抗体和（或）补体（FC-DAT）。FCM 对于 Evans 综合征的诊断同样具有重要的价值，ITP 患者伴贫血时，行 FC-DAT 检查，在红细胞表面检测到自身抗体可以确诊 Evans 综合征。

## 二、FC-DAT 实验原理

FCM 集激光技术、电子物理技术、光电测量技术、电子计算机技术、细胞荧光化学技术、单克隆抗体技术为一体的一种新型高科技仪器，流式细胞仪对处在快速、直线、流动状态中的单细胞或生物颗粒进行多参数、快速定量分析，具有以下特点：① 测量速度快；② 可进行多参数测量；③ 是一门综合性的高科技方法。

FC-DAT 检测自身抗体的原理：用荧光标记的抗人 Ig 或补体的单克隆抗体处理静脉血，表面携带自身抗体的红细胞能够结合荧光标记的抗人 Ig 单克隆抗体，用 FCM 检测荧光标记红细胞占总体红细胞的比例、阳性红细胞表面的平均荧光强度（mean fluorescence intensity，MFI），以此反应自身抗体的数量（图 12-3-1）。

## 三、试剂

1．阴性对照、鼠抗人 IgG、IgM。
2．溶血素 FACS Lysing Solution 10 ×。
3．磷酸二氢钾和磷酸氢二钠，0.9% 氯化钠。

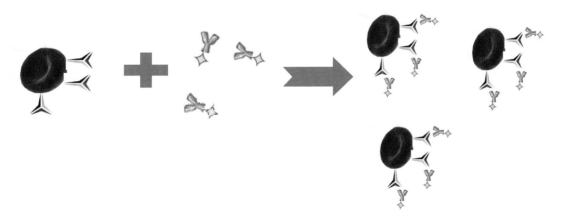

**图 12-3-1　FC-DAT 原理示意图**
为携带自身抗体红细胞；　为携带荧光检测抗体

4．CaliBRITE3 Beads，用于监测仪器状态的标准品。

5．鞘液配置（PBS 缓冲液） 800 ml 蒸馏水中溶解 8 g NaCl、0.2 g KCl、1.44 g Na$_2$HPO$_4$、0.24 g KH$_2$PO$_4$，用 HCl 调节 pH 至 7.4，加水定容到 1 L，室温保存。

6．固定液 用 PBS 液配 4% 多聚甲醛，加热，玻璃棒搅拌至完全溶解，调整 pH 在 7.2 ～ 7.4，4℃保存。

试剂储存于 2 ～ 8℃，避光，超过有效期的试剂不可使用。

## 四、方法

采集 EDTA 抗凝静脉血，常温下 1500 转 / 分的转速离心 10 分钟，弃去血浆和白膜层，用 PBS 洗 3 次后，制成 $1 \times 10^7$ 红细胞悬液，待检测。

1．取 2 个空白试管，分别标记 1、2，取 100 µl 红细胞悬液加入两管中。

2．于 1 管中加入 20 µl 阴性对照，于 2 管中分别加入 20 µl IgG 和 IgM 单克隆抗体，室温避光孵育 30 min。

3．1500 转 / 分离心 5 min，弃上清，用 4 ml PBS 洗 2 遍。

4．重悬于 1 ml PBS 中，半 h 之内上机检测，每份标本收集 $5 \times 10^4$ 红细胞。

用 DAT 试验阴性的健康自愿者作阴性对照，阳性对照可以有以下几种选择：①明确诊断的 AIHA 患者；②商品化的阳性对照；③体外制备敏感红细胞：IgG 包被红细胞的制备：取 1∶80 稀释的 200 µl 抗 D 抗体加入至洗涤后的 D$^+$ 的红细胞中，37℃ 的温度下孵育 60 min，用生理盐水洗 3 次，制备成 3% 的阿尔塞弗红细胞溶液（Alsever's solution）待用；C3d 包被红细胞阳性对照的制备：取 1 ml 全血加入 10 ml10% 的蔗糖溶液 37℃ 下孵育 15 分钟，用生理盐水洗 4 次，将红细胞和没有抗体的血清按 1∶4 比例混合后孵育 2 h，生理盐水洗 4 遍，然后制备成 3% 的阿尔塞弗红细胞溶液待用。

## 五、FC-DAT 结果

FC-DAT 可以检测出 Coomb 试验阴性的 AIHA 患者红细胞表面的相关抗体和（或）补体，较常规 Coomb 试验的敏感性高。

检测报告显示成熟红系 FSC/SSC 对数设门图、阴性对照及标本散点图，报告标本中带荧光红细胞占正常红细胞的比例和红细胞的 MFI（图 12-3-2、图 12-3-3），MFI 比正常阴性对照的平均荧光强度高 2 倍标准差定义为阳性。

存在的问题：FC-DAT 属于半定量的检测方法，虽然快速、简便、经济，但精确度相对差，只能通过荧光强度的强弱类区分抗体的多少，但不能定量监测抗体变化，但较常规通用的 DAT 方法对于 C3 的检测敏感性高，特异性强，能够提高 AIHA 的诊断率。

## 六、临床意义

应用 FCM 可以在短时间内检测大量细胞，提高检测效率；提高对结合少量自身抗体的红细胞检出率，提高敏感性。应用 FCM 检测 AIHA 自身抗

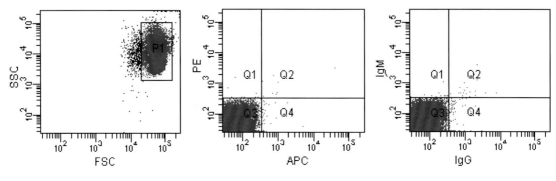

图 12-3-2　**FC-DAT 阴性结果**

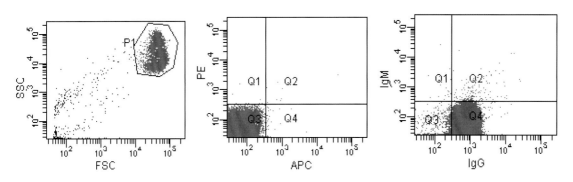

图 12-3-3　**FC-DAT 阳性 AIHA 患者（IgG 阳性）**

体抗体操作相对简单、方便，通过检测红细胞表面的荧光强度，反应红细胞表面的抗体含量，起到检测 AIHA 病情活动度。

### 七、结语和展望

应用 FC-DAT 检测红细胞自身抗体虽为半定量，但临床收集标本相对简单，操作容易，对检验员没有辐射，应逐步开发应用定量替代半定量的方法，完善其临床价值。

AIHA 患者 B 细胞功能亢进，$CD5^+CD19^+B$ 细胞比例增高，$CD5^+B$ 细胞的数量与 AIHA 的严重程度相关，如：与总胆红素呈正相关，与补体 C3 呈负相关；Th 细胞比例失衡，树突状细胞（dendritic cell，DC）数量升高和比例失衡，AIHA 患者外周血 DC 数量高于正常对照组，以髓系 DC（mDC）升高为主，DC 增多可以导致机体免疫失衡、初始 T 细胞被激活，产生免疫毒性 T 细胞，同时活化 B 细胞产生自身抗体，导致免疫炎症反应。应用 FCM 检测 B 细胞、T 细胞和 DC 的数量和功能，对于判断疾病的严重程度及预后有重要的参考价值。

（邵宗鸿　付　蓉　邢莉民）

# 13

## 流式细胞术与血栓止血性疾病

## 第一节 概　述

### 一、血小板

血小板由骨髓成熟的巨核细胞生成，平均寿命是 9～10 天。

巨核细胞从骨髓中的造血干细胞分化发展来的。造血干细胞首先分化生成巨核系祖细胞，也称巨核系集落形成单位（colony forming unit-megakaryocyte，CFU-Meg）。祖细胞阶段细胞核内的染色体一般是 2～3 倍体。当祖细胞是 2 倍体或 4 倍体时，细胞具有增殖能力，是巨核细胞系增加细胞数量的阶段。当巨核系祖细胞进一步分化为 8～32 倍体的巨核细胞时，胞质开始分化，内膜系统逐渐完备。最后一种膜性物质把巨核细胞的胞质分隔成许多小区。当每个小区被完全隔开时即成为血小板，血小板通过静脉窦窦壁内皮间的空隙从巨核细胞脱落而进入血液。每个巨核细胞可产生 1000～6000 个血小板。正常成年人的血小板数量是（100～300）×10$^9$/L。

血小板在生理止血过程中的功能大致可以分为两阶段，第一阶段主要是创伤发生后，血小板迅速黏附于创伤处，并聚集成团，形成较松软的血栓；第二阶段主要是促进血凝并形成坚实的血栓。血小板完成上述功能主要依赖于血小板膜表面的黏附性糖蛋白受体，血小板胞质内的 α 颗粒、δ 颗粒和溶酶体等内容物，以及血小板膜骨架等。见图 13-1-1，血小板功能模式图[1]。

### 二、初期止血

在正常条件下，小血管破损后引起的出血几分钟内就会自行停止，这种现象称为生理性止血。生理性止血机制主要包括血管收缩、血小板止血栓形成及纤维蛋白凝块的形成与维持三个时相。这三重反应在时间上是相继发生而相互重叠的。血管受损后，具有平滑肌的血管特别是小动脉和前毛细血管括约肌，首先发生自主神经反射性收缩，血流明显减慢或阻断，可使血小板易于在受损血管的局部黏附与聚集，形成聚集团块，此为初期止血。同时凝血系统激活、血浆凝固形成纤维蛋白网，加固血小板止血栓到达二期止血。在正常情况下，纤维蛋白完成加固止血使命后逐渐被溶解。

#### （一）血小板黏附功能

血小板与非血小板表面的黏着称为血小板黏附作用。它是血管受损后参与正常止血反应的第一步，参与黏附反应的因素包括血小板、内皮下组织和血浆成分。内皮下成分主要是胶原，但在大血管中也包括在微纤维上的黏附，其中 Ⅰ、Ⅲ 和 Ⅳ 型胶原对流动状态下的血小板黏附和聚集最重要。黏附反应依赖于二价阳离子。血管性血友病因子（von Willebrand factor，vWF）是血小板黏附于胶原上的桥梁，血小板上有两个 vWF 结合点，分别位于（glycoprotein，GP）Ⅰb 氨基端和 GPⅡb/Ⅲa 氨基端。当血小板黏附到内皮下组织时，vWF 与胶原的结合导致其分子构型改变，使其能与未活化血小板上的 GPⅠb 结合。血小板能快速黏附于 vWF，高分子量的多聚体较低分子量多聚体的黏附作用强。vWF 来源于血浆或血小板的 α 颗粒。血小板也能黏附于纤维蛋白原和 vWF。这是扩大血栓促进止血过程的一个重要机制。血小板与 vWF 黏附需要有蛋白激酶 C 的参与，而与纤维蛋白的结合则不需要。

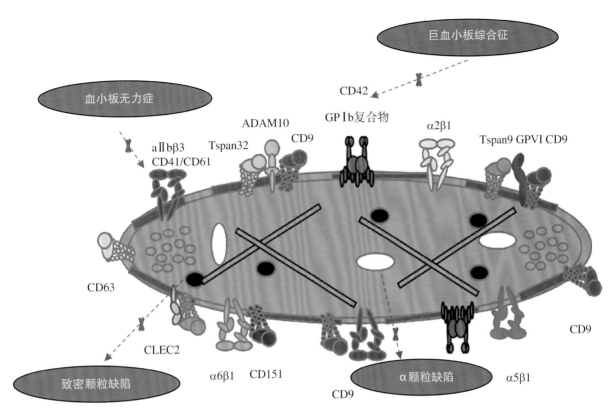

图 13-1-1　血小板功能模式图

**13**

在血小板活化时，血小板黏附能力及底物特异性发生改变，扩大了参与黏附作用的血浆蛋白成分。如vWF、纤维结合蛋白（fibronectin，Fn）、玻连蛋白（vitronectin，Vn）和纤维蛋白原等，增强了血小板在初期止血中的作用[2]。

（二）血小板聚集

血小板彼此黏着称为聚集，通过聚集体形成，使血流停止是正常止血过程的主要功能。血小板聚集可由两类不同的机制诱发。一类为各种化学诱导剂，另一类由流动状态下的切变力作用所致。血小板聚集在正常止血过程中发生在受损血管处，但也可以在非外伤的情况下由于不同原因导致血管内的血栓形成，血小板聚集功能在生理性止血及病理性血栓形成中起着重要作用。

弱诱导剂如 ADP 和肾上腺素，它们诱导血小板聚集的机制主要是通过血栓烷 $A_2$（thromboxane $A_2$，$TXA_2$）的形成及有限的颗粒内容物的释放（不超过 α 颗粒或致密颗粒内容物的 1/4）。低浓度的 ADP 诱导的血小板聚集反应是可逆的（第一相聚集）。在中等阈值浓度的 ADP 诱导的血小板聚集反

应中，可见到两个时相的聚集曲线，第二相聚集为同时发生的释放反应的产物所致。在高浓度 ADP 作用下，聚集反应是不可逆的，由于第一相反应与第二相反应相继发生，因此形成单一的聚集波。肾上腺素通过 β 和 α 肾上腺素受体的介导可引起双相血小板聚集，其作用浓度为 0.1 ～ 10 μmol/L 肾上腺素可促进细胞外的钙内流、磷脂酶 $A_2$ 的轻度活化及胞质"碱性化"，不能增强其他诱导剂的血小板聚集作用。强诱导剂如凝血酶可引起血小板单相或双相聚集，在浓度低时，引起血小板外形改变，随即发生第一相聚集；浓度高时，则引起第二相聚集。凝血酶主要是通过水解与活化血小板膜表面凝血酶受体引起的释放反应和聚集反应同时发生。低浓度凝血酶诱导的第一相聚集是通过 ADP 的释放和内源性过氧化物的形成而引起的，而高浓度时，血小板聚集并不依赖上述过程。胶原诱导的血小板呈不可逆聚集，在聚集出现前有一个延缓期，随后形成一个单相聚集波，在外形改变后，聚集和释放反应同时发生。胶原诱导的聚集是通过 ADP 的释放和前列腺素 - 血栓烷系统的代谢

产物形成。切变力诱导的血小板聚集机制与化学诱导剂不同，在低切变力作用下，参与聚集的成分为 GPⅠb/Ⅰa、钙离子和纤维蛋白原；在高切变力作用下，参与这个过程的成分为 GPⅠb、GPⅡb/Ⅰa、血浆 vWF 和钙离子。在动脉中，血小板栓子的形成主要决定于切变力对血小板的作用和 vWF 的参与，主动脉粥样硬化斑块处，狭窄部位导致高切变力的发生，在 vWF 存在下，导致血小板聚集[3]。

### （三）血小板释放反应

血小板受到刺激时，储存在 α 颗粒、致密体或溶酶体内的许多物质即可排出细胞，这种现象称为释放反应。致密体内容物在受弱刺激物如 ADP 或低浓度胶原作用下即可引起释放，而溶酶体内容物要在强刺激物作用下才可引起释放。在强刺激作用时可使 70%～90% 的颗粒和致密体内容物释放。存在于不同颗粒内的释放产物包括：① α 颗粒：β-血栓球蛋白（β-thromboglobulin，β-TG）、血小板第 4 因子（platelet factor 4，PF4）、vWF、Fn、凝血酶敏感蛋白（thrombospondin，TSP）、纤溶酶原活化抑制物 -1（plaminogen activator inhibitor-1，PAI-1）、因子 V、因子 X 和纤维蛋白原等；②致密体：ADP、ATP、5- 羟色胺（5-serotonin，5-HT）、钙离子和焦磷酸盐等；③溶酶体：酸性蛋白水解酶和组织水解酶等。释放的产物如 ADP 可进一步引起血小板活化和聚集，vWF、Fn、TSP 和纤维蛋白原则参与黏附聚集反应，5-HT 调节血管紧张素，PAI-1 可以抑制纤溶，稳定形成的止血栓[4]。

### （四）花生四烯酸代谢

花生四烯酸是细胞膜磷脂的组成成分。在血小板活化时磷脂酶 $A_2$ 被激活，将花生四烯酸从膜磷脂上水解下来。后者在环氧化酶的作用下生成内过氧化物。在血小板中有血栓烷合成酶，将内过氧化物转变成 $TXA_2$。前列腺素 $G_2$（prostaglandin $G_2$，$PGG_2$）、前列腺素 $H_2$（prostaglandin $H_2$，$PGH_2$）与 $TXA_2$ 是强烈的缩血管物质与血小板聚集剂。而血管内皮细胞中前列环合成酶合成的（prostacyclin，$PGI_2$）的作用与 $TXA_2$ 相反，两者之间的活性保持平衡是机体的一种重要的生理功能。

### 三、血液凝固过程

血小板膜糖脂和磷脂组成疏水脂双层膜。血小板激活时磷脂酰丝氨酸（phosphatidylserine，PS）翻转至双层膜的外面。促凝的膜磷脂可使血凝过程放大几个数量级，含 PS 的膜能大大加速凝血过程中的两个重要反应（X 酶复合物反应），因子Ⅸa 和因子Ⅴa 及因子 X 和因子Ⅴa 通过静电及疏水作用结合至膜上，这种脂质依赖的相互作用可以导致凝血酶浓度大大增加。近年来发现，活化血小板上的非磷脂成分也支持凝血酶原酶复合物中因子的结合，如凝血酶原以磷脂非依赖的形式与纯化的 GPⅡb/Ⅲa 结合，这种相互作用是特异性的，GPⅡb/Ⅲa 拮抗剂阿昔单抗（abciximab）和 RGD 肽可抑制这种结合作用。在完整的血小板上，凝血酶原结合不需要 GPⅡb/Ⅲa 的活化，而 RGD 肽依赖的纤维蛋白原结合需要这种活化。因此血小板的活化（如 GPⅡb/Ⅲa 活化）对于纤维蛋白原与凝血酶原竞争结合该整合素受体是必需的。

血液凝固过程有十多种凝血因子参加。在正常情况下所有的凝血因子均处于无活性状态。凝血过程包括一系列凝血因子的活化，由一个无活性的酶原转变成激活的酶。然后再激活下一个因子（即底物）的一种连锁反应。最后凝血酶水解纤维蛋白原，导致纤维蛋白的形成。

与之相对应的是纤溶系统。纤溶酶原被纤溶酶原活化剂激活并导致纤维蛋白的降解。这两种作用之间的精细平衡和调节维持了机体的正常止血功能和内环境稳定。

正常人具有复杂而完整的止血和凝血机制，血管损伤后的正常止血反应通过两个阶段：初期止血为血小板黏附于暴露的内皮下纤维组织的立即反应，可有效地愈合一些小血管的破损：二期止血也称血液凝固，主要是血浆凝血因子的活化并形成纤维蛋白，加固初期止血，有助于防止较大血管破损引起的出血。

近年来，随着流式分析方法学的进步与逐渐完善，其研究内容更加丰富，临床应用领域不断拓宽，已成为临床血栓与止血研究和出血与血栓性疾病诊断、治疗、监测及预防等不可缺少的手段。本章主要介绍血液系统中与出血止血相关的流式检测项目。

# 第二节 流式血小板计数

血小板的计数分析有很多种方法，包括孔径阻抗法、光散射法、荧光法和成像法。目前主要采用自动血细胞分析仪，对血小板的分析有较好的重复性，但不能将血小板和小红细胞、细胞碎片及一些与血小板大小相似的颗粒相鉴别，导致血小板计数偏高；而大的血小板又不能被计数，使计数偏低。而当计数 $< 20 \times 10^9/L$ 时，常常不能提供有较好重复性和准确性的计数结果[5]。

在临床中，血小板计数对于诊断、治疗、合理用药及手术前后监控均有重要的意义。血小板减少可引起出血时间延长，严重损伤或应激状态下可发生出血；当血小板计数 $< 50 \times 10^9/L$ 时，轻度损伤可引起皮肤黏膜紫癜，手术后可以出血；当血小板计数 $< 15 \times 10^9/L$ 时，常有自发性出血。精确的血小板计数可以为临床医生提供评价出血风险的可靠依据，以便及时进行预防性血小板输注。国际血液学标准化委员会提出了血小板计数的参考方法，其中，运用流式进行免疫血小板计数（immunoplatelet counting，IPC）可准确的计数血小板，尤其是对血小板严重减少症患者更有意义。

## 一、红细胞与血小板比值法[6]

### （一）试剂与器材

1．EDTA-K$_2$ 真空采血抗凝管。

2．PE 标记的单克隆抗体 GP Ⅲ（CD61-PE），仪器质控荧光微球（FLOW CHECK，Beckman coulter 公司）。

3．全自动血细胞分析仪。

4．流式细胞仪。

5．1 ~ 10 μl 精密微量加样器。

### （二）标本采集

真空采集空腹静脉血 2 ml，用 EDTA-K$_2$ 抗凝，室温保存，4 小时内测定

### （三）标本制备

1．加入 5.0 μl 预先混合均匀的 EDTA-K$_2$ 抗凝静脉血（反向加样法）。

2．再加入 5.0 μl CD61-PE 和 40 μl PBS 于试管内，混匀，室温避光孵育 15 分钟。

3．准确加入 2.0 ml PBS，用涡流混匀器混匀，进行流式检测。

4．用全自动血细胞分析仪计数每微升血中红细胞的数量（RBC-C）。

### （四）流式细胞分析

以 Beckman coulter 流式细胞仪为例，开机后用仪器质控荧光微球（FLOWCHECK）进行仪器校准，各项参数达标后检测标本。将 FSC、SSC 和 FL2 设置为对数放大，按图 13-2-1 的方式设定血小板和红细胞门，细胞获取率 < 3000/s，共收集 50 000 个以上细胞、1000 个以上血小板，统计红细胞与血小板比值（RBC/PLT-R），根据 RBC-C 和 RBC/PLT-R，按公式计算每微升血中血小板的数量

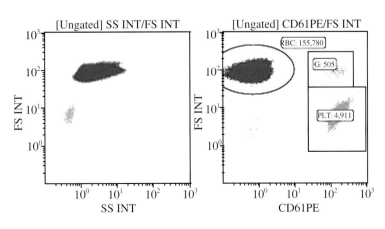

图 13-2-1　免疫血小板计数方法

（PLT/μl），PLT/μl = RBC-C ÷（RBC/PLT-R）。见图 13-2-1，PLT/μl = $1.21 \times 10^6 \div (155780/4911)$ = $3.8 \times 10^4/\mu l$。

## 二、荧光微球绝对计数法（FLOW COUNT 法）[7]

### （一）试剂与器材

1. EDTA-$K_2$ 真空采血抗凝管。

2. PE 标记的单克隆抗体（CD61-PE），标准荧光微球（FLOW CHECK，Beckmancoulter 公司）。

3. 含有已知浓度的荧光微球（Flowcount：浓度 1413/μl，Beckmancoulter 公司）。

4. 流式细胞仪。

5. 1 ~ 10 μl 精密微量加样器。

### （二）标本制备

1. 取 5 μl 预先混合均匀的 EDTA-$K_2$ 抗凝静脉血与 5 μl CD61-PE 抗体和 40 μl PBS 于试管中，混匀，室温避光孵育 15 分钟。

2. 加入 450 μl PBS，用涡流混匀器混匀。

3. 加入 50 μl 含有已知数量荧光微球的 Flowcount，进行 FCM 检测。

### （三）流式细胞分析

以 Beckman coulter 流式细胞仪为例，开机后用标准荧光微球（FLOW CHECK）进行仪器校准，各项参数达标后检测标本。将 FSC、SSC 和 FL1 和 FL2 设置为对数放大，按图 13-2-2 的方式设定血小板和荧光微球门，细胞获取率 < 3000 个 / 秒，收集 1000 个以上血小板和荧光微球。根据所收集的血小板数（PLT）和荧光微球数量（beads）、Flowcount 中已知的荧光微球数（beads-T）、加入的荧光微球数量体积（V1）、所测血液标本的体积（V2），R=V1/V2。按公式即可计算出每微升血液中血小板的数量（PLT/μl），PLT/μl =（beads-T/beads）×（PLT）×R。（见图 13-2-2，PLT/ul= $4998/3446 \times 1413/\mu l \times 10 = 2.0 \times 10^4/\mu l$）

## 三、临床意义

1. 血小板计数检测　用于恶性肿瘤放疗、化疗、免疫治疗、骨髓移植后骨髓造血功能的监测，骨髓造血功能障碍引起的血小板极度减少的精确计数。

2. 免疫血小板计数法　作为参考方法校准自动血细胞分析仪的血小板计数。

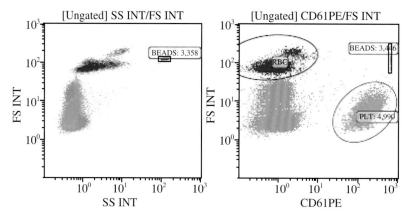

图 13-2-2　绝对计数血小板的方法

## 第三节　流式网织血小板计数

网织血小板（reticulated platelet，RP）是从骨髓中新近释放入外周血中的血小板，它反映了循环中最年轻的血小板。因而 RP 是分析血小板生成状态的有用的指标，其计数对于分析骨髓巨核细胞血小板生成动力学和血小板减少机制具有重要意义。与成熟血小板相比，网织血小板中残留有 mRNA，噻唑橙（thiazole orange，TO）可以透过血小板膜特异性结合 RNA，用流式细胞术（flow cytometry，FCM）可对带有核酸特异性荧光标记的 RP 进行检测[8]。在此介绍富血小板血浆（PRP）FCM 计数网织血小板的方法[9]。

## 一、检测方法

### （一）试剂

1. PBS PH 7.4，不含 $Ca^{2+}$、$Mg^{2+}$。

2. TO 染色液 ①储存液：甲醇溶解 TO 至 1 mg/ml，-20℃ 保存。②工作液：用不含 $Ca^{2+}$、$Mg^{2+}$ 的 PBS 稀释储存液至 100 ng/ml。

3. CD41-PE 或 CD61-PE。

4. 磷酸盐缓冲液。

5. 标准荧光微球（FLOWCHECK，Beckman coulter 公司）。

### （二）标本采集

空腹采集静脉血，EDTA-$K_2$ 抗凝（终浓度为 1.5 mg/m1）。8 小时内测定

### （三）样本制备

1. 取 30 μl 自然沉降抗凝全血 PRP 与 5 μl CD61-PE，混匀室温避光孵育 15 分钟。

2. 测定管中加 500μl TO 工作液混匀室温避光孵育 30 分钟。对照管以 PBS 替代 TO 工作液，45 分钟内上机检测。

### （四）FCM 分析

1. 流式细胞仪准备 按仪器的标准操作程序开机，标准荧光微球（FLOW CHECK）校准仪器的散射光和荧光、双色荧光补偿等，FSC、SSC、FL1、FL2 均设为对数放大，阈值设在 FL2。

2. 在流式细胞分析专用软件中画出 FSC/SSC、FL2/FSC、FL1/FSC 散点图，适当调整各 PMT 增益及电压值，并获取门内至少 5000 个 $CD61^+$ 数据。

3. 数据分析 以对照管 CD61-PE/FSC 散点图中画出血小板区域，并在 TO/FSC 中显示 $CD61^+$ 细胞，沿散点图画出一多边形自由门（TO），即为网织血小板区。将 TO 门拷贝至测定标本中，可统计出网织血小板的百分率（图 13-3-1）。

### （五）注意事项

1. 网织血小板的 FCM 分析方法较多，不同的实验步骤（TO 浓度、染色时间）或设门策略可明显影响网织血小板的计数结果。

2. TO 染色计数网织血小板具有较高特异性。

3. 血小板体积的影响 外周血涂片中的大血小板可达小淋巴细胞大小，分离和洗涤血小板后其巨大血小板完全丢失。用 FCM 分析患者网织血小板发现，如果用全血标本在 FSC/SSC 中按常规设定血小板门，则巨大血小板全部被排除在外。但在 FSC/SSC 中显示的 CD61PE 阳性的血小板则可将巨大血小板包含在其中，从 TO 荧光直方图可见正常大小的血小板中网织血小板少，巨大血小板 RNA 含量高，绝大部分为网织血小板。为了避免大或巨血小板丢失，网织血小板计数时应采用自然沉降抗凝全血 PRP 标本，同时进行血小板特异性糖蛋白标志物（如 GPⅠb、GPⅡb、GPⅢa）荧光抗体和 TO 双染色。

## 二、临床意义

1. 免疫性血小板减少症（ITP） 1990 年，Kienast[10] 应用流式细胞仪和荧光核酸染料 TO 对网织血小板进行测定，他们测定了 50 例正常对照网织血小板为 8.6% ±2.8%，（范围为 2.8% ~ 15.8%），在 21 例骨髓中巨核细胞数正常或增加的外周血循环中血小板减少的患者的网织血小板明显增高，结果为 26.9% ±10.9%，（范围 13.3% ~ 57.1%），与正常对照组相比，二者具有显著性差异（$P < 0.001$）。此方法用于诊断血小板减少症的灵敏度和特异性大于或等于 95%。循环中的网织血小板的百分率与外周血的血小板计数成反比，血小板逐渐升高时，网织血小板逐渐降至正常。网织血小板增加，反映骨髓血小板的生成能力较好。对于临床表现典型的 ITP 患者，可以不进行骨髓检查，采用外周血网织血小板计数辅助诊断，特别是对小儿 ITP 具有更加重要的意义。

2. 造血干细胞移植 网织血小板是造血干细胞移植中预测骨髓恢复的有用的指标，它在骨髓恢复时血小板计数增加前增加，而当血小板计数开始增加时，网织血小板开始下降。网织血小板是测定骨髓血小板生成的指标。采用外周血造血干细胞移植的患者，外周血中性粒细胞和血小板恢复的时间

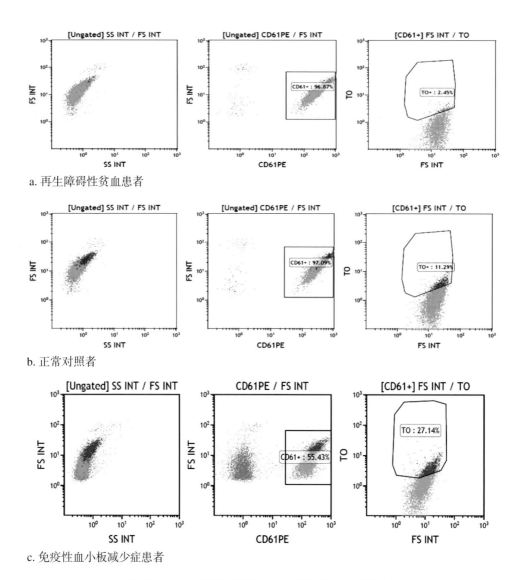

a. 再生障碍性贫血患者

b. 正常对照者

c. 免疫性血小板减少症患者

图 13-3-1　采用荧光 /FSC 设门分析网织血小板的方法

比自体骨髓移植明显短；干细胞移植患者，网织血小板值较高，并且峰值出现较早[11]。

3．化疗后骨髓抑制及恢复的指标　近年来一些学者[12]将网织血小板应用到化疗后骨髓恢复的评价中。研究结果表明外周血 RP%、RP 绝对值是反映 ANLL 化疗后骨髓变化的一个早期且敏感的指标，ANLL 患者化疗后 RP 增加，反映骨髓血小板生成能力较好，可为预测 PLT 恢复时间提供有价值的信息。

4．在透析患者中的应用　血液透析和腹膜透析患者的 RP 明显高于正常对照组，而血小板总数无变化，提示血小板的更新加速可提供血小板的消耗[13]。

5．在肝病中的应用　肝硬化患者肝移植后血小板下降，是由于血小板消耗增加及血栓形成所致，移植后网织血小板含量增加，后出现周围血血小板数量恢复[14]。

6．在其他疾病中的应用　甲亢引起 RP% 的增加，反映了骨髓生成血小板能力增强，但外周血小板的数量没有增加，这提示甲亢患者血小板的寿命缩短，破坏增加。有人曾报道甲亢患者有抗血小板自身抗体，这种抗体为抗血小板膜糖蛋白抗体中的抗 GPⅡb/Ⅲa 和抗 GPb/Ⅸ，因为 Graves 甲亢是自身免疫性疾病，可能由于抗自身血小板抗体生成增多导致血小板破坏的增多[15]。网织血小板在冠心病中可作为血小板激活的指标。

## 第四节　血小板异常的出血性疾病

血小板的基本功能是黏附、聚集、分泌、促凝血、血块回缩。通过这些功能维持正常人体的止血作用。由于这些功能异常而导致的出血性疾病包括遗传性和获得性两类，在有些疾病同时会有血小板功能异常和数量减少。

血小板功能缺陷检测的方法包括：①血细胞分析仪测定血小板数量及大小；②血小板功能：出血时间［血小板功能分析仪（FPA 100R）］，黏附性测定，聚集功能测定，释放功能，PF3 有效性，$Ca^{2+}$释放与内流，血栓烷形成，血块回缩；③膜受体分析：采用流式细胞术和电泳（黏附受体 GPⅡb/Ⅲa，GPⅠb，激动剂受体 P2Y12，GPⅥ）；④基因分析：采用分子生物技术；⑤其他（超微结构）。

### 一、遗传性血小板功能障碍疾病

根据血小板功能缺陷发生的环节不同，可将遗传性血小板功能缺陷分以下四类：①血小板黏附功能缺陷，包括巨血小板综合征，血小板型血管性血友病和胶原受体缺陷；②血小板聚集功能缺陷，包括血小板无力症和无纤维蛋白原血症；③血小板释放功能缺陷，包括贮藏池和花生四烯酸代谢异常；④血小板促凝活性缺陷，如 Scott 综合征。

#### （一）巨血小板综合征

巨血小板综合征（Bernard-Soulier 综合征）又称为巨大血小板综合征，它是一种血小板膜 GPⅠb/Ⅸ（CD42b/CD42a）或 GPV 的数量减少或缺乏的常染色体隐性遗传性疾病。此复合物共由四种基因（*GPⅠBA*、*GPⅠBB*、*GP9* 和 *GP5*）的产物形成，GPⅠb 由 GPⅠbα 和 GPⅠbβ 两个亚基组成。四种糖蛋白的胞质结构域通过细丝蛋白 A 与膜细胞骨架相连。

GPⅠb-Ⅸ-V 复合物的每条多肽由单独的基因编码：17 号染色体上的 *GPⅠBA*，22 号染色体上的 *GPⅠBB* 和 3 号染色体上的 *GP9* 和 *GP5*。*GPⅠBA* 缺陷导致糖蛋白完全缺失的突变包括插入和缺失，以及移码突变；无义突变也较常见。*GPⅠBB* 基因中经鉴定的大多数点突变是错义改变，主要影响糖蛋白的细胞外区域，其他还有胞外区或跨膜结构域内的无义突变、移码突变。*GP9* 缺陷已经报道的 *GP9* 缺陷有无义突变和错义突变。

BSS 的特征性表现包括出血时间延长，血小板减少，巨大血小板和不同程度的出血症状。实验室检查外周血片表现为巨大血小板，血小板直径相当于淋巴细胞大小。电镜发现血小板细胞膜系统明显异常，如不规则的膜分界线和微管结构的破坏。血小板的致密管道系统和微管系统的增加。胶原、凝血酶、腺苷二磷酸和肾上腺素诱导的血小板聚集正常，但瑞斯脱霉素不能诱导血小板聚集。

BSS 的诊断依据通过流式细胞术或免疫印迹证明 GPⅠb-Ⅸ-V 缺乏。杂合子通常具有中等量的 GP 复合物和轻度血小板减少症，几乎没有巨大的血小板。

利用 GPⅠb、GPⅨ 和 GPV 特异性单克隆抗体进行流式细胞术分析，为诊断 Bernard-Soulier 综合征的纯合和杂合状态提供了一种快速、简便的方法[16]。全血流式细胞术进行血小板分析，无须将巨大的 Bernard-Soulier 综合征血小板与同样大小的红细胞和白细胞进行物理分离。由于光散射（尤其是前向光散射）与血小板大小相关，在对巨血小板综合征进行流式细胞术分析时，需要调整光散射设门。这可能导致巨血小板与红细胞和白细胞的光散射重叠。因此，必须在分析中加入血小板特异性单克隆抗体作为血小板识别物。图 13-4-1 为 BSS 流式检测结果。

#### （二）血小板无力症

血小板无力症（Glanzmann thrombasthenia，GT）由瑞士儿科医生 Glanzmann 于 1918 年首先报道，是一种常染色体隐性遗传性疾病。由于血小板整合素 αⅡb（GPⅡb，CD41）/β3（GPⅢa，CD61）的数量或质量异常而造成的血小板对多种生理激动剂的聚集减弱或缺失为特征的出血性疾病。

GPⅡb/Ⅲa 表达在巨核细胞和血小板上，定位于 17 号染色体上 q21～23 片段内，其作为黏附蛋白受体的整联蛋白超家族成员，与体外连接蛋白受体（VnR）共同构成细胞黏附蛋白亚家族，是血小

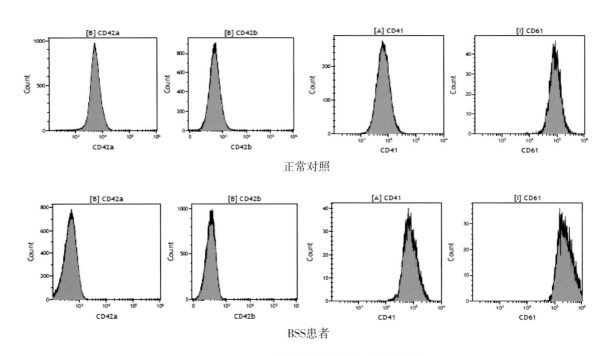

**图 13-4-1 BSS 患者血小板糖蛋白流式检测结果**

上排图为正常对照；下排图为 BSS 患者，CD42a（GPIX）、CD42b（GPIb）表达明显减低，CD41（GPIIb）和 CD61（GPIIIa）表达略增高

板表面最主要的抗原及功能蛋白。目前发现在 GT 数据库中 GPIIb 基因包含 30 个外显子，编码一个 1039 残基蛋白，有 62 种基因突变类型，GPIIIa 包含 15 个外显子，编码一个 778 个氨基酸残基蛋白，有 41 种基因突变类型。随着研究的不断深入，可能会发现更多的基因突变类型，突变类型包括缺失 / 插入、剪接位点突变、无义突变、错义突变、移码突变等，当这些突变发生就可以导致 GPIIb、IIIa 表达减少或者功能异常，从而导致血小板无力症。

GT 特征性表现包括出血时间延长、不同程度的皮肤黏膜出血症状。实验室检查外周血片表现为血小板散在分布，不聚集成堆。本病共分 3 型，I 型 GT 为血小板表面 GPIIb/IIIa 小于正常的 5%，活化的血小板不能结合纤维蛋白原，血小板 α 颗粒纤维蛋白原明显减少，血块缺乏回缩反应；II 型 GT 血小板表面 GPIIb/IIIa 为正常的 10% ~ 20%，活化的血小板可少量结合纤维蛋白原，血块回缩异常；III 型 GT 血小板表面 GPIIb/IIIa 为正常的 50% ~ 100%，但活化的血小板不能结合或仅少量结合纤维蛋白原，血块回缩从缺乏到正常。

该疾病的诊断标志是所有激动剂诱导的血小板聚集缺乏或严重损害，但瑞斯托霉素诱导的血小板聚集没有异常，以及通过流式细胞术或 Western 印迹证明血小板膜上 αIIbβ3 缺失或严重减少。流式细胞术利用荧光标记的特异性单克隆抗体对血小板表面的 αIIb 和 β3 进行分析，为诊断 Glanzmann 血小板无力症纯合子和杂合状态提供了一个快速简单的方法[17]。图 13-4-2 为 GT 患者流式检测结果。

（三）贮存池病

贮存池病是由于 δ 和（或）α 颗粒的缺陷，或其成分缺陷，以及控制分泌功能的细胞机制缺陷所致得的血小板颗粒内容物不能释放的一组异质性疾病。多数系常染色体隐性遗传，有的呈常染色体显性遗传。患者的血小板对 ADP、胶原和凝血酶等诱导剂缺乏释放反应，故释放产物减少。

基本缺陷是血小板致密颗粒内容物 ADP、ATP、5- 羟色胺、钙离子等减少或分泌机制异常导致血小板分泌缺陷性疾病。患者的出血表现较轻，呈轻度至中度出血素质，表现为皮肤淤斑、牙龈出血、鼻出血、月经过多，分娩时也易出血，但一般无关节和胃肠道出血。

本病可单独存在，也可以是其他遗传性疾病的一部分，如 Hermanky-Pudlak 综合征、Chediak-Higashi 综合征、Wiskott-Aldrich 综合征等。本病的

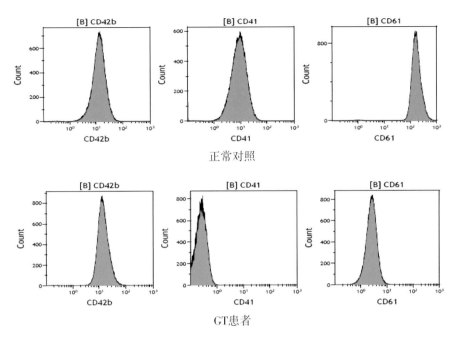

**图 13-4-2** GT 患者血小板糖蛋白流式检测结果图。上排图为正常对照；下排图为 GT 患者，CD41（GPⅡb）、CD61（GPⅢa）表达明显减低，CD42b（GPⅠb）表达正常

诊断主要依赖于临床表现及实验室检查（血小板数及形态正常；出血时间延长；血小板对 ADP 和肾上腺素诱导的血小板第一相聚集波正常，而第二相聚集波则有不同程度的异常；血小板致密颗粒内容物 ATP、ADP、5-HT、$Ca^{2+}$ 等明显减少，整个血小板 ATP/ADP ≥ 3.0）。

遗传性致密颗粒贮存池缺陷是引起轻度出血的常见原因，标准血小板聚集测定法不能进行可靠诊断。诊断贮存池疾病的传统方法是用荧光染料甲帕克林标记血小板，然后用显微镜测量血小板荧光[18]。本实验是基于甲帕克林与腺嘌呤核苷酸在致密颗粒中的选择性结合。该方法不适合临床实验室，因为它是主观的、繁琐的，而且只检测少量血小板。在临床实验室中，通过简单、快速、一步流式细胞术可以准确诊断致密颗粒贮存池缺陷[19]。该方法与荧光显微镜法具有良好的相关性，通过定量测定大量（5000）血小板上的荧光，提高了对甲帕克林负载血小板的检测。获得性致密颗粒贮存池缺陷（发生于骨髓增生性疾病和终末期肾衰竭）也可通过流式细胞术诊断。流式细胞术诊断贮存池疾病的另一种方法是使用血清素特异性单克隆抗体检测血小板内血清素（5-羟色胺）[20]，见图 13-4-3。

**（四）Scott 综合征**

止血需要细胞膜磷脂酰丝氨酸的暴露，以提供一个催化表面，凝血因子可以与辅因子相互作用，以促进凝血酶的生成和血栓的形成。Scott 综合征是一种非常罕见的常染色体隐性遗传性出血疾病，是由一种超燃酶缺陷引起的，它破坏了激活后血小板膜上磷脂酰丝氨酸的外化。Scott 综合征患者因凝血酶生成改变和凝块形成受损而出现严重出血。

Scott 综合征的临床诊断相对困难，绝大多数的标准凝血试验都是正常的。其特点是创伤或手术后严重的出血、鼻出血、严重的产后出血和可致缺铁性贫血的持久的月经过多。

全血凝固过程中的凝血酶原的消耗有缺陷，在 Russell 蛇毒存在的情况下，复钙后的高岭土活化的富血小板血浆凝血时间延长。而血小板计数和结构正常，未见血小板分泌、聚集、代谢、颗粒内容物和血小板与内皮下基质的黏附异常的报道。患者血清中残余凝血酶原的增加是该疾病的良好指标。此外，全血流式细胞术利用荧光染料结合膜联蛋白 V 和钙离子载体，检测活化血小板膜上外化的磷脂酰丝氨酸[21]（图 13-4-4），为诊断 Scott 综合征提供了一种更加简单快速的方法。

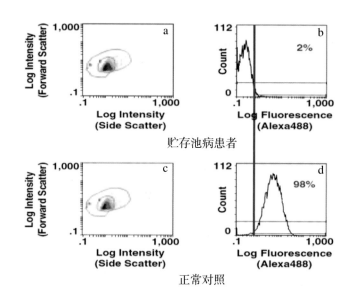

**图 13-4-3** 贮存池病患者 5-HT 流式检测结果图。**a、b** 为运用 **FS** 和 **SS** 圈定的血小板，**c** 为贮存池病患者血小板内的 **5-HT** 的表达水平，**d** 为正常对照血小板内的 **5-HT** 的表达水平

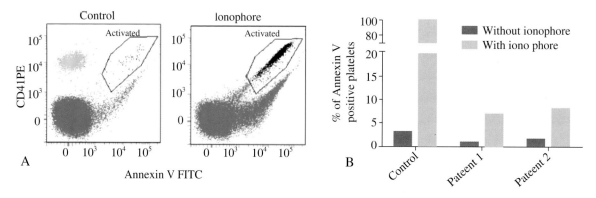

**图 13-4-4** Scott 综合征 Annexin V 流式检测结果图。对照组（**Control**）及两个患者在使用离子刺激剂前后 Annexin V 的表达水平（引自：**Halliez M，etal.Br J Haematol，2015，171（2）：290-292.**）

## 二、免疫性血小板减少症

免疫性血小板减少症（ITP）是因免疫机制所导致的血小板破坏增多的临床综合征，是较为常见的出血性疾病。其特点为外周血小板计数减低，血小板寿命缩短，骨髓巨核细胞增生或正常，血小板更新率加速。临床上分为急性和慢性两型，急性型，典型病例见于儿童，病程呈自限性；慢性型多数见于青壮年，以女性为多见，常无诱发因素，起病缓慢，出血以皮肤、黏膜和经量过多为主，脾不大或稍增大，病程长至 1 年至数年，且有反复发作的倾向。

ITP 诊断包括：至少 2 次以上血小板计数明显减低，血细胞形态无异常；脾一般不增大；骨髓检查巨核细胞增生或正常，急性型患者以幼稚型增多为主，慢性型患者以颗粒型增多为主，但产生血小板的巨核细胞减少或缺如；排除其他继发性血小板减少症。国际上的诊疗指南，对于 ITP 诊断都是排除性诊断。而我国的诊疗指南，在疑难诊断时建议通过血小板糖蛋白特异性自身抗体的检测以及 TPO 水平监测两项实验来帮助我们提高诊断正确率，避免误诊[22]。

血小板糖蛋白特异性自身抗体的检测目前临床实验室普遍使用的是具有较高敏感性的流式微

球方法[23]。用抗 GPIb、抗 GPIIb、抗 GPIIIa、抗 GPIIb/IIIa 抗人血小板膜糖蛋白单抗包被微球,将血小板裂解液与包被过的微球孵育,之后加入 FITC 标记的羊抗人免疫球蛋白多克隆抗体,流式细胞仪分析。若血小板表面存在自身抗体,则形成"微球 - 血小板膜糖蛋白单抗 - 血小板特异性抗原抗体复合物 -FITC 标记的羊抗人免疫球蛋白多克隆抗体"复合物结构,检测微球的荧光强度增高。本方法操作方便,技术成熟,检测血小板自身抗体敏感高,有助于血小板抗体的实验研究(图 13-4-5 为流式微球技术检测血小板特异性自身抗体的结果)。每种自身抗体的平均荧光强度(mean fluorescence intensity,MFI)大于对应正常对照的平均荧光强度临界值则为阳性。

## 三、肝素诱导的血小板减少症

肝素是一种由不同链长的高度硫酸化的糖胺聚糖构成的混合物。肝素的分子量从 1800 到 30 000 道尔顿不等。普通肝素(unfractionated heparin,UFH)和低分子量肝素(low molecular weight heparin,LMWH)是广泛使用的抗凝药物。众多硫酸基团使肝素带有强烈负电荷的分子,并促进其与带正电荷的分子相互作用。

肝素和低分子肝素具有潜在的副作用,包括出血和血小板减少症。肝素诱导的血小板减少症(heparin-induced thrombocytopenia,HIT),是最常见的药物诱导的免疫介导的血细胞疾病,并且它可能很严重,甚至危及生命。矛盾的是,它与高血

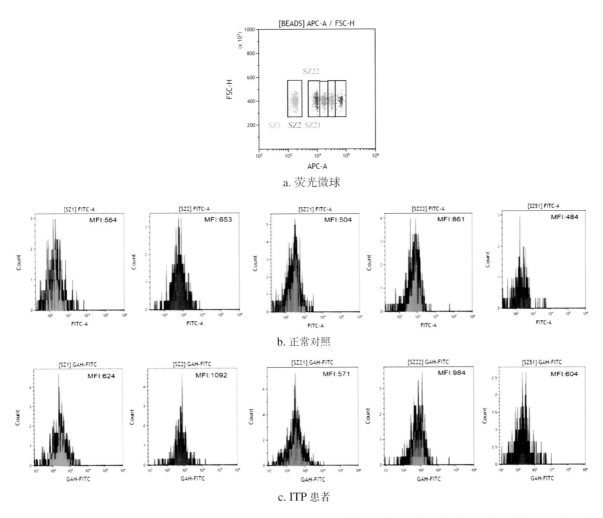

a. 荧光微球

b. 正常对照

c. ITP 患者

图 13-4-5 流式微球技术检测血小板特异性自身抗体的结果。**b.** 为正常对照抗 **SZ1(GPIX)**、**SZ2(GPIb)**、**SZ21(GPIIIa)**、**SZ22(GPIIb)**、**SZ51(P- 选择素)**特异性抗体表达水平;**c.** 为 ITP 患者,抗 **SZ1(GPIX)**、**SZ2(GPIb)**、**SZ21(GPIIIa)**、**SZ22(GPIIb)**、**SZ51(P- 选择素)**特异性抗体表达水平

栓栓塞并发风险相关，可能导致肢体坏疽（需要肢体截肢），静脉或动脉血栓栓塞，甚至死亡。肝素诱导的血小板减少症的免疫病理学，不同于"经典"免疫反应中观察到的免疫病理学。

免疫性肝素诱导的血小板减少症由能活化血小板的抗体介导，这些抗体通常由多聚阴离子诱导，最常见的是肝素。识别 HIT 必须高度警惕。HIT 的免疫反应需要几天的时间，直到产生足够数量的抗体来激活血小板。HIT 是一种临床 - 病理性疾病，这一概念中可检测的"HIT 抗体"是诊断的关键[24]。目前有两种可用的血清学检测，功能（血小板活化）检测和 PF4 依赖性免疫检测。

此外，与正常血清和奎宁或奎宁引起血小板减少症患者的血清不同，HIT 患者的血清可使正常血小板生成促凝的，血小板来源的微颗粒[25]。这一观察结果已被用于建立诊断 HIT 一种快速、特异、灵敏的流式细胞术[26]。HIT 抗体能引起血小板活化，并诱导血小板膜发生变化，流式细胞术还可检测血小板膜变化。Tomer 描述了一种基于 PRP 的检测方法，使用流式细胞术检测荧光素标记的重组膜连蛋白 V，该重组膜连蛋白能与活化血小板表面的阴离子磷脂结合[27]。类似的，活化血小板表面表达的 P- 选择素可用荧光素标记的抗 P- 选择素抗体来测定。

## 四、获得性血小板功能异常

获得性血小板功能异常是指有明确的病因或在某些原发病的基础上发生的血小板减少伴随临床出血症候群。它不是一种独立性疾病而是原发病的一种临床表现。

1．临床特点　皮肤、黏膜和内脏出血的倾向。主要包括源于药物、血液疾病以及全身性疾病，而药物是获得性血小板功能异常最常见的原因。

2．实验室检查　由于血小板黏附、聚集、活化功能可有异常，因此除 CRT 阳性、PLT 减少和 BT 延长外，可有血块收缩和凝血酶原消耗试验不佳。此外，全血流式细胞术在没有添加外源性血小板刺激剂的情况下，通过检测血小板表面受体和活化依赖的受体来判断循环血小板的功能状态。全血流式细胞术在试验中加入外源性刺激剂还可以分析体外循环血小板的反应性。刺激剂会引起血小板的特定功能反应，通过与不同的单克隆抗体结合来确定生理性受体（或其他抗原或结合配体）在其表面表达的变化。目前临床实验室使用的比较广泛的标志包括：整合素 αⅡbβ3（GPGPⅡb/Ⅲa 复合物，CD41/CD61）的活化依赖性构象变化、暴露的颗粒膜蛋白、促凝血小板表面生成、血小板来源的微颗粒、白细胞血小板聚集物、细胞内蛋白质的磷酸化等。

（戴　兰　朱明清）

## 参考文献

[1] Alan D. Michelson. Platelets. United Kingdom：ELSEVIER, 2019, 179-180.

[2] 阮长耿，吴德沛，李建勇，等. 现代血液病诊断治疗学. 合肥：科学技术出版社，2007：176-180.

[3] 李家增，王鸿利，王兆钺，等. 血栓与出血的诊断及治疗. 上海：上海科技教育出版社，2003：1-11.

[4] 阮长耿. 血栓与止血现代理论与临床实践. 南京：江苏科技出版社，1993，217-221.

[5] Harrison P, Horton A, Grant D, et al. Immunoplatelet counting：a proposed new reference procedure. Br J Haematol, 2000, 108（2）：228-235.

[6] Kunz D, Höffkes H, Kunz WS, et al. Standardized flow cytometric method for the accurate determination of platelet counts in patients with severe thrombocytopenia. Cytometry, 2000, 42（5）：284-289.

[7] International Council for Standardization in Haematology Expert Panel on Cytometry；International Society of Laboratory Hematology Task Force on Platelet Counting. Platelet counting by the RBC/platelet ratio method. A reference method. Am J Clin Pathol, 2001, 115（3）：460-464.

[8] Harrison P, Horton A, Grant D, et al. Immunoplatelet counting：a proposed new reference procedure. Br J Haematol, 2000, 108（2）：228-235.

[9] Matic GB, Chapman ES, Zaiss M, et al. Whole blood analysis of reticulated platelets：improvements of detection and assay stability. Cytometry, 1998, 34（5）：229-234.

[10] Kienast J，Schmitz G. Flow cytometric analysis of thiazole orange uptake by platelets：a diagnostic aid in the evaluation of thrombocytopenic disorders. Blood，1990，75（1）：116-121.

[11] 陈兵，欧阳健，陈军浩，等. 异基因造血干细胞移植后网织血小板的临床观察. 临床血液学杂志，2005，18（1）：50-51.

[12] Macchi I，Chamlian V，Sadoun A，et al. Comparison of reticulated platelet count and mean platelet volume determination in the evaluation of bone marrow recovery after aplastic chemotherapy. Eur J Haematol，2002，69（3）：152-157.

[13] Ando M，Iwamoto Y，Suda A，et al. New insights into the thrombopoietic status of patients on dialysis through the evaluation of megakaryocytopoiesis in bone marrow and of endogenous thrombopoietin levels. Blood，2001，97（4）：915-921.

[14] Kim HR，Park BR，Lee MK，et al. Comparison of an immature platelet fraction and reticulated platelet in liver cirrhosis. Korean J Lab Med，2007（7）：7-12.

[15] Stiegler G，Stohlawetz P，Brugger S，et al. Elevated numbers of reticulated platelets in hyperthyroidism：direct evidence for an increase of thrombopoiesis. Br J Haematol，1998，101（4）：656-658.

[16] Nurden AT，Pillois X，Fiore M，et al. Expanding the Mutation Spectrum Affecting αIIbβ3 Integrin in Glanzmann Thrombasthenia：Screening of the ITGA2B and ITGB3 Genes in a Large International Cohort. Hum Mutat，2015，36（5）：548-561.

[17] Jennings LK，Ashmun RA，Wang WC，et al. Analysis of human platelet glycoproteins IIb - IIIa and Glanzmann's thrombasthenia in whole blood by flow cytometry. Blood，1986，68（1）：173-179.

[18] Gordon N，Thom J，Cole C，et al. Rapid detection of hereditary and acquired platelet storage pool deficiency by flow cytometry. Br J Haematol，1995，89（1）：117-123.

[19] Wall JE，Buijs-Wilts M，Arnold JT，et al. A flow cytometric assay using mepacrinefor study of uptake and release of platelet dense granule contents. Br J Haematol，1995，89（2）：380-385.

[20] Maurer-Spurej E，Pittendreigh C，Wu JK. Diagnosing platelet delta-storage pool disease in children by flow cytometry. Am J Clin Pathol，2007，127（4）：626-632.

[21] Halliez M，Fouassier M，Robillard N，et al. Detection of phosphatidyl serine on activated platelets' surface by flow cytometry in whole blood：a simpler test for the diagnosis of Scott syndrome. Br J Haematol，2015，171（2）：290-292.

[22] 中华医学会血液学分会止血与血栓学组. 成人原发免疫性血小板减少症诊断与治疗中国专家共识（2016年版）中华血液学杂志，2016，29（2）：89-93.

[23] 何杨，李锦霞，朱明清，等. 流式微球技术检测血小板特异性自身抗体方法的建立及临床应用. 中华检验医学杂志，2011，34（3）：230-235.

[24] Provan D，Stasi R，Newland AC，et al. International consensus report on the investigation and management of primary immune thrombocytopenia. Blood，2010，115（2）：168-186.

[25] Warkentin TE，Hayward CP，Boshkov LK，et al. Sera from patients with heparin-induced thrombocytopenia generate platelet-derived microparticles with procoagulant activity：an explanation for the thrombotic complications of heparin-induced thrombocytopenia. Blood，1994，84（11）：3691-3699.

[26] Tomer A. A sensitive and specific functional flow cytometric assay for the diagnosis of heparin-induced thrombocytopenia. Br J Haematol，1997，98（3）：648-656.

[27] Mullier F，Bailly N，Cornet Y，et al. Contribution of plateletmicroparticles generation assay to the diagnosis of type II heparin-induced thrombocytopenia. Thromb Haemost，2010，103（6）：1277-1281.

13

# 14

## 免疫功能检测

免疫系统是机体的防御系统，它不仅能抵御外来细菌、病毒和其他有害物质的侵袭，还能清除体内衰老、突变、恶变或死亡的细胞，维护机体的健康。免疫系统主要由免疫器官（骨髓、胸腺、脾、淋巴结、扁桃体、小肠集合淋巴结、阑尾等黏膜相关淋巴组织）、免疫细胞（淋巴细胞、单核细胞、中性粒细胞、嗜碱性粒细胞、嗜酸性粒细胞、巨噬细胞、肥大细胞等），以及免疫分子（补体、免疫球蛋白、细胞因子等）组成。免疫系统各组分功能的正常是维持机体免疫功能相对稳定的保证，任何组分的缺陷或功能的亢进都会给机体造成损害。

## 第一节 淋巴细胞亚群分析

淋巴细胞（lymphocyte）是白细胞中体积最小的一群细胞，构成机体免疫器官的基本单位，它在免疫应答过程中起核心作用。淋巴细胞来源于造血干细胞，主要分布于血液、淋巴液、淋巴器官及淋巴组织中。机体内的淋巴细胞是一个极为复杂而不均一的细胞群体，它包括了许多形态上相似而功能上不同的亚群。从大的细胞群体来说，淋巴细胞分为 T 淋巴细胞（又名 T 细胞）、B 淋巴细胞（又名 B 细胞）和自然杀伤（NK）细胞等。根据其在功能和表面标志上的不同，又可以分为若干亚群。

### 一、淋巴细胞的发育及其表面标志

T 细胞和 B 细胞均来源于骨髓的多能干细胞，多能干细胞经淋巴样干细胞分化为前 T 细胞和前 B 细胞。前 T 细胞在胸腺内进一步发育分化为成熟 T 细胞，成熟的 T 细胞进入血液，迁徙至外周免疫器官的胸腺依赖区定居，在受相应的抗原刺激后，即发生活化、增殖并分化为效应 T 细胞和记忆 T 细胞，发挥免疫调节和细胞免疫应答反应。前 B 细胞在骨髓中分化成熟，成熟 B 细胞主要参与体液免疫应答反应。

### （一）T 淋巴细胞的发育及其表面标志

T 系祖细胞（Pro-T）受胸腺上皮分泌的趋化因子吸引自骨髓进入胸腺，在进入胸腺被膜下未到达皮质前称前胸腺淋巴细胞（Pre-T），进入胸腺皮质后称为胸腺细胞，胸腺细胞经过双阴性细胞（DN，$CD4^-CD8^-$）、双阳性细胞（DP，$CD4^+CD8^+$）发育选择阶段，最后进入胸腺髓质释放到外周血，称为成熟 T 细胞，发育过程如图 14-1-1 所示。

胸腺细胞在双阴性阶段，TCRβ 基因开始 V、D、J 基因重排，表达 β 链。在双阳性阶段，TCRα 基因开始重排，表达成熟 TCRαβ。功能性表达 TCRαβ 的 $CD4^+CD8^+$（DP）细胞仍属非成熟细胞。在胸腺皮质中，若 DP 细胞的 TCRαβ 与基质细胞的 MHC-I 或 MHC-II 类分子复合物以适当的亲和力进行特异性结合，可继续分化为 $CD4^+$ 或 $CD8^+$ 的单阳性（SP）细胞，此过程为阳性选择。在胸腺皮髓交接处，树突状细胞和巨噬细胞高表达 MHC-I 或 MHC-II 类分子与自身肽结合的复合物，若通过阳性选择的 T 细胞与自身肽 -MHC 分子复合物高亲和力结合，即被激活而发生程序化死亡，此为阴性选择。胸腺细胞经历了上述过程，才分化成为成熟的、具有 MHC 限制性识别能力、具有自身耐受性的成熟 T 细胞。

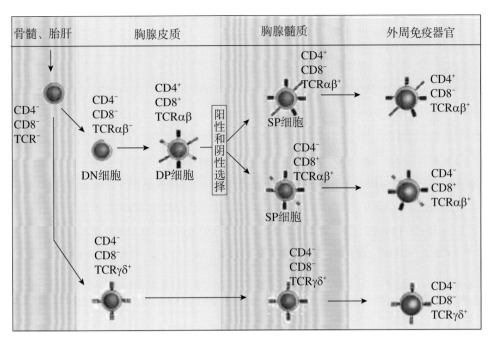

图 14-1-1　**T 细胞发育成熟过程**

T 细胞在胸腺发育的不同阶段，可表达不同的细胞表面分子（表 14-1-1），这些分化抗原不仅是 T 细胞不同发育阶段的表面标志，同时一定程度上影响着 T 细胞在胸腺中的发育。Pro-T 表达 nTdT、CD34、CD7、CD2；到 Pre-T 阶段，CD34 丢失，开始表达 CD45、cCD3；继续分化至胸腺细胞，表达 CD1、CD4、CD8、TCR；到了成熟阶段，表达膜表面 CD3、CD4 或 CD8，此阶段 CD45 表达最强。尚未接触抗原的成熟 T 细胞又称为初始 T（Naïve-T）细胞，表达 CD45RA；初始 T 细胞在外周淋巴器官与抗原接触后被活化并分化为效应 T 细胞，多数效应 T 细胞迅速参与初次免疫应答并在外来抗原被清除后发生细胞凋亡，但有一小部分细胞存活并分化成稳定、长寿的记忆 T 细胞，记忆 T 细胞表达 CD45RO。与初始 T 细胞相比，当再次接触同一抗原时，记忆 T 细胞能够介导快速、强烈、有效的免疫应答。

根据 T 细胞受体表达的不同，T 细胞分为两种，Alpha/Beta 型（TCRαβ）和 Gamma/Delta 型（TCRγδ），前者占 90% 以上，后者仅占 T 细胞的 5% ~ 10%，TCRγδ 细胞缺乏胸腺分化阶段而直接来源于前体细胞，故 CD4 和 CD8 均阴性。多分布于黏膜、皮肤和脾红髓。

表 14-1-1　**T 淋巴细胞成熟过程中抗原的表达**

| 发育阶段 | 表面标志 |
| --- | --- |
| Pro-T | CD34、nTdT、CD7、CD2、HLA-DR |
| Pre-T | nTdT、CD7、CD2、CD5、CD45$^{dim}$、cCD3 |
| 皮质 T/ 胸腺细胞 | nTdT、CD7$^{dim}$、CD2、CD5、CD45、cCD3、CD1、CD4、CD8、TCR |
| 髓质 / 成熟 T 细胞 | CD7、CD2、CD5、CD45$^{high}$、CD3、CD4/CD8、TCR |

### （二）B 淋巴细胞的发育及表面标记

B 淋巴细胞发育分为两个阶段。第一阶段为非抗原依赖性，经历 B 祖细胞（Pro-B）（祖 B 细胞）、前前 B 细胞（pre-pre-B）、前 B 细胞（pre-B）、未成熟 B 细胞（immature-B）、成熟 / 原态 B 细胞（mature-B/B1）；第二阶段为抗原依赖性，B 淋巴细胞离开造血组织后，进入外周淋巴组织，并在抗原刺激下活化、增殖、分化为浆细胞，产生特异性抗体。B 淋巴细胞在不同发育阶段表达相应的分化抗原（表 14-1-2）。

在 pro-B，Ig 重链可变区基因开始发生 D-J 重排，随后 V-DJ 重排；到 pre-B，胞质表达 μ 链，且轻链的 VJ 基因发生重排，进而发育为 mIgM$^+$ 的 immature B，再经阴性选择后发育为 mIgM$^+$mIgD$^+$

14

表 14-1-2　B 淋巴细胞成熟过程中抗原的表达

| 发育阶段 | 表面标志 |
| --- | --- |
| Pro-B | CD34、nTdT、cCD79a、HLA-DR、CD22 |
| Pre-pre-B | CD34、nTdT、cCD79a、HLA-DR、CD22、CD19、CD10$^{st}$、CD45$^{dim}$、CD38 |
| Pre-B | cCD79a、HLA-DR、CD22、CD19、CD10、CD45、CD38、CD20、cIgμ |
| 未成熟 -B | cCD79a、HLA-DR、CD22、CD19、CD10$^{dim}$、CD45$^{st}$、CD38、CD20、cIgμ、mIgM |
| 成熟 -B/B1 | sCD79、HLA-DR、CD22、CD19、CD45$^{st}$、CD38 CD20、mIgM、CD5、κ/λ |
| 生发中心 | sCD79、HLA-DR、CD22、CD19、CD10、CD45$^{st}$、CD38、CD20、Bcl-6、κ/λ |
| 边缘带细胞 | sCD79、HLA-DR、CD22、CD19、CD45$^{st}$、CD38、CD20、mIgM、κ/λ |
| 记忆细胞（B2） | sCD79、HLA-DR、CD22、CD19、CD45$^{st}$、CD38、CD20、mIgM、κ/λ |
| 浆细胞 | CD19、CD38$^{st}$、CD138、cIg |

的成熟 B 淋巴细胞，释放到外周血，进入外周免疫器官（脾、淋巴结和黏膜相关淋巴组织等）。在这些器官中 B 淋巴细胞被抗原激活后，在滤泡中经历第二轮选择，低亲和力和自体反应性 B 细胞发生凋亡，存活的细胞最终发育成为记忆 B 细胞和分泌特异性抗体的浆细胞。浆细胞可以重新回到骨髓，也可以分布在淋巴结和脾等淋巴组织中，把所产生的抗体释放到作为组织液中。

B 祖细胞表达 CD34、nTdT、cCD79a，在进一步分化过程中，表达 CD19 以及高水平的 CD10、低水平 CD45，但不表达 CD20 和 sIg。分化到下一阶段（pre-B），CD34 丢失，CD10 表达减弱，CD45 表达进一步增强，并开始表达 CD20、cμ；进一步成熟后，nTdT 丢失，表达高水平的 CD45，CD10 表达进一步减弱，在此阶段，CD20 表达最强，并开始表达 sIg。成熟 B 细胞 CD45 表达最强，CD10 丢失，CD20 表达较强，继续表达 sIg。CD5$^+$ 的成熟 B1 细胞是在外周血中循环的静止的小淋巴细胞并聚集形成初级淋巴滤泡和次级滤泡的套区（mantle，套区 B 细胞）。当遇到抗原，B1 细胞向母细胞转化、增值（CD5 丢失，表达 CD23），母细胞迁移至初级滤泡的中心、位于滤泡树突细胞之间，形成生发中心。生发中心的母细胞称中心母细胞，缺乏 sIg，不表达 Bcl-2，表达 Bcl-6，表达 CD10。中心母细胞进一步成熟转变为中心细胞。中心细胞表达 sIg，免疫球蛋白可变区基因发生体细胞突变（somatic mutation），并重新开始表达 Bcl-2，停止表达 Bcl-6，并分化成记忆 B

细胞或浆细胞。记忆 B 细胞主要在滤泡的边缘区（marginal，边缘区 B 细胞），表达 sIgM，泛 B 抗原，不表达 CD5 和 CD10。浆细胞表达 cIg，不表达 sIg 和泛 B 抗原，表达 CD19、cCD79a 和 CD138。浆细胞分泌免疫球蛋白，参与体液免疫。

（三）NK 细胞的发育及表面标志

NK 细胞是一群既不需经抗原刺激，也不需抗体参与，能直接杀伤某些靶细胞的淋巴细胞，因而称为自然杀伤细胞（natural killer cell，NK 细胞），由于具有快速释放炎症因子和杀死感染或突变细胞的能力，在宿主抵御病原体和癌症的过程中发挥着重要作用。

NK 细胞和 B 细胞、T 细胞一样，来源于淋巴样祖细胞（CLP）。最初认为只在骨髓中发育。然而，最近在人类和小鼠身上的证据表明，它们也可以在次级淋巴组织（SLTs）（包括扁桃体、脾和淋巴结）中发育和成熟。与 B 细胞和 T 细胞的抗原受体不同，NK 细胞受体是种系编码，不需要 RAG 重组酶进行基因重排，但是最近的研究表明 RAG 在 NK 细胞的发育中发挥意想不到的细胞内在作用。NK 细胞在发育过程中也经历了一个被"教育"过程，在此过程中，NK 细胞获得了识别自身 MHC Ⅰ 类缺失或"缺失自我"的能力，这一特征有助于它们监视在感染或恶性肿瘤中下调 MHC Ⅰ 类的靶细胞。NK 细胞依赖细胞因子和转录因子促进和控制其发育。白细胞介素 -15 是 NK 细胞发育至关重要的细胞因子信号，并且在它一生中都是必需的。Nfil3 和 PU.1 等转录因子是早期 NK 细胞祖细胞发育所必需的，而 Id2、Tox 等转录因子则在后期发育中发挥重要作用。Eomes 和 T-bet 是控制 NK 细胞最终成熟的因素之一。在外周，NK 细胞的激活和分化受过多的转录因子调控，介导不同的效应功能。

Lin⁻CD34⁺CD133⁺CD244⁺ 造血干细胞 (hematopoietic stem cell, HSCs) 被诱导分化为 CD45RA⁺ LMPP (lymphoid-primed multipotential progenitor)，其表达 CD34 和 CD133。LMPPs 通过表达 CD38、CD7、CD10 和细胞因子受体 CD127 (IL-7 受体 -α) 转化为共同淋巴祖细胞 (CLPs)，CLPs 有向 Pro-B、Pre-T、NK cell progenitors (NKPs) 或其他固有的先天淋巴细胞分化的潜力。IL-15 受体甲基化链 CD122 (IL-2R 蛋白) 的表达，标志着 CLPs 分化为 NK 谱系的不可逆进程。如图 14-1-2 所示：CLP 和 NKP 之间的一个中间群体称为 "pre-NKP"，最近也被定义为谱系阴性，CD244⁺ c-kit^low IL-7Rα⁺ Flt-3⁻ 和 CD122⁻。且这群细胞是异质性的，由真正的 NK-committed 前体细胞以及表达 PLZF- 和 α4β7 整合素的 ILC 前体 (ILCP) 组成。从 CD122⁺IL-7Rα⁺ NKP 阶段开始，细胞发育为未成熟的 NK (iNK) 细胞，iNK 细胞失去 IL-7Rα 的表达，获得 NK1.1 的表达，但尚未表达 CD49b。CD56 (NCAM) 的出现表明 iNK 最终过渡到 mNK 细胞。iNK 细胞获得 CD11b、CD43、Ly49 受体和 CD49b (DX5) 的表达，也获得了细胞毒性和产生 IFN-γ 的能力，从骨髓中释放[1]。

基于它们在 BM 和 LN 的发展，把人类 NK 细胞的发展划分了 6 个阶段（图 14-1-3），其中阶段 2 和阶段 4 有额外的分岔。与小鼠相似，人 NK 细胞在整个发育过程中都表达 CD244 (2B4)，始于第 1 阶段 (pre-NKP)。CD117 (c-Kit) 和低水平的白细胞介素 (IL)-1R1 表达分别定义了 2a 阶段和 2b 阶段 (NKP)。IL-1R1 的高表达定义了第 3 阶段未成熟 NK 细胞 (iNK)，开始表达 NKG2D、CD335 (NKp46)、CD337 (NKp30) 和 CD161 (NK1.1)。4a 和 4b 阶段定义了 iNK 进入成熟的 NKs，并在 4b 阶段通过 NKp80 的表达进行分化。NKG2D、CD335、CD337、CD161 的表达在第 4 阶段达到最高值。最重要的是，4b 阶段和第 5 阶段之间的显著差异是大部分 CD56 表达峰（由 CD56^st 到 CD56^dim）的下降和 NK 细胞亚群中 CD16 (FcrRIIIA) 和杀伤免疫球蛋白样受体 (KIR) (CD158) 表达的开始。第 6 阶段定义 "适应性" 或 "记忆样" NK 细胞的产生，通过高水平的 NKG2C 进行鉴定[2]。

尽管 NK 细胞一直被认为是先天免疫系统的成员，但越来越多的证据表明，NK 细胞可以表现出一些适应性免疫细胞的特征，如亚群的快速增殖和减少、寿命的延长以及对同一抗原（类似记忆的特性）的第二次识别时出现更强的反应。研究表明 NKG2C⁺NK 细胞能在 HCMV (human cytomegalovirus) 感染时高效增殖。NKG2C 受体通过识别载病毒肽的 HLA-E 分子或 HCMV 感染细胞表达的未知配体，在 HCMV 感染驱动的 NK 细胞增殖和（或）成熟过程中发挥关键作用。而且一

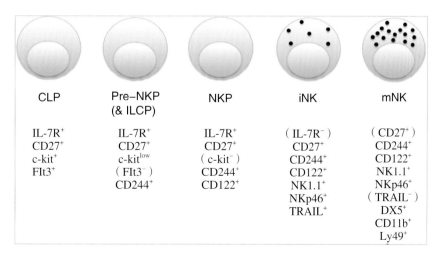

图 14-1-2 **NK 细胞发育成熟过程**[1]

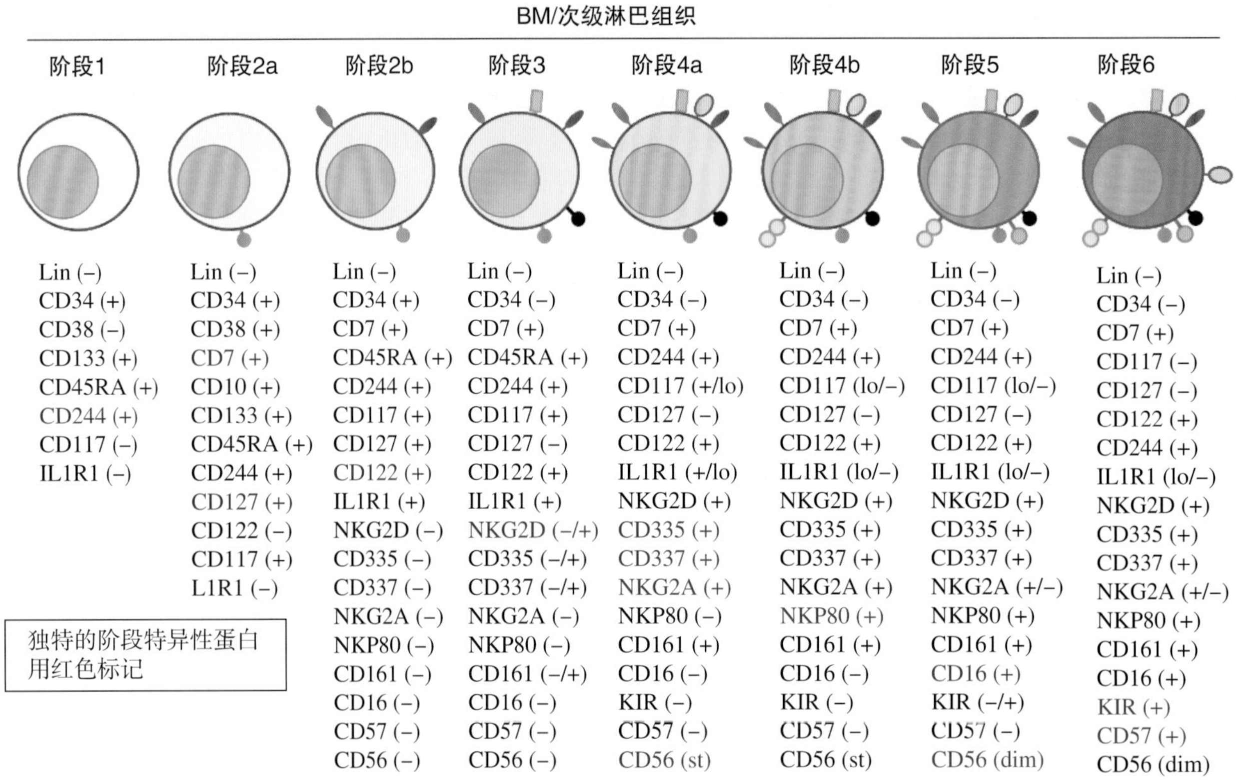

BM/次级淋巴组织

| 阶段1 | 阶段2a | 阶段2b | 阶段3 | 阶段4a | 阶段4b | 阶段5 | 阶段6 |
|---|---|---|---|---|---|---|---|
| Lin (–) | Lin (–) | Lin (–) | Lin (–) | Lin (–) | Lin (–) | Lin (–) | Lin (–) |
| CD34 (+) | CD34 (+) | CD34 (+) | CD34 (–) | CD34 (–) | CD34 (–) | CD34 (–) | CD34 (–) |
| CD38 (–) | CD38 (+) | CD7 (+) | CD7 (+) | CD7 (+) | CD7 (+) | CD7 (+) | CD7 (+) |
| CD133 (+) | CD7 (+) | CD45RA (+) | CD45RA (+) | CD244 (+) | CD244 (+) | CD244 (+) | CD117 (–) |
| CD45RA (+) | CD10 (+) | CD244 (+) | CD244 (+) | CD117 (+/lo) | CD117 (lo/–) | CD117 (lo/–) | CD127 (–) |
| CD244 (+) | CD133 (+) | CD117 (+) | CD117 (+) | CD127 (–) | CD127 (–) | CD127 (–) | CD122 (+) |
| CD117 (–) | CD45RA (+) | CD127 (+) | CD127 (–) | CD122 (+) | CD122 (+) | CD122 (+) | CD244 (+) |
| IL1R1 (–) | CD244 (+) | CD122 (+) | CD122 (+) | IL1R1 (+/lo) | IL1R1 (lo/–) | IL1R1 (lo/–) | IL1R1 (lo/–) |
| | CD127 (+) | IL1R1 (+) | IL1R1 (+) | NKG2D (+) | NKG2D (+) | NKG2D (+) | NKG2D (+) |
| | CD122 (–) | NKG2D (–) | NKG2D (–/+) | CD335 (+) | CD335 (+) | CD335 (+) | CD335 (+) |
| | CD117 (+) | CD335 (–) | CD335 (–/+) | CD337 (+) | CD337 (+) | CD337 (+) | CD337 (+) |
| | L1R1 (–) | CD337 (–) | CD337 (–/+) | NKG2A (+) | NKG2A (+) | NKG2A (+/–) | NKG2A (+/–) |
| | | NKG2A (–) | NKG2A (–) | NKP80 (–) | NKP80 (+) | NKP80 (+) | NKP80 (+) |
| | | NKP80 (–) | NKP80 (–) | CD161 (+) | CD161 (+) | CD161 (+) | CD161 (+) |
| | | CD161 (–) | CD161 (–/+) | CD16 (–) | CD16 (–) | CD16 (+) | CD16 (+) |
| | | CD16 (–) | CD16 (–) | KIR (–) | KIR (–) | KIR (–/+) | KIR (+) |
| | | CD57 (–) | CD57 (–) | CD57 (–) | CD57 (–) | CD57 (–) | CD57 (+) |
| | | CD56 (–) | CD56 (–) | CD56 (st) | CD56 (st) | CD56 (dim) | CD56 (dim) |

独特的阶段特异性蛋白用红色标记

图 14-1-3　NK 细胞发育成熟过程中抗原的表达 [2]

且有第二次病毒进入,"记忆"性 NKG2C+ CD57+ NK 细胞亚群可以提供更有效的抗病毒反应(例如,释放 IFN-γ)[3]。

## 二、淋巴细胞的亚群

### (一) T 淋巴细胞的亚群

T 淋巴细胞是一群高度异质性的细胞群体,根据细胞表面分化抗原、T 细胞表面受体(TCR)、归巢受体和对抗原应答等的不同可分成多个亚群,不同的分类方法之间会有重叠。

按细胞表面分化抗原的不同,可分为 CD4+T 细胞和 CD8+T 细胞两大亚群;按 T 细胞表面受体(TCR)的不同,可分为 αβT 细胞和 γδT 细胞;按功能可分为辅助性 T 细胞(Th 细胞)、抑制性 T 细胞(Ts 细胞)、细胞毒 T 细胞(Tc 或 CTL)、迟发型超敏反应 T 细胞(TDTH 细胞)和调节性 T 细胞(regulatory T cell,Treg);按对抗原应答的不同,可分为初始 T 细胞(naive T cell)、效应 T 细胞(effector T cell)和记忆性 T 细胞(memory T cell);以及区别于传统 T 细胞的 NKT 细胞等。

按 T 细胞表面受体(TCR)的不同,可分为 αβT 细胞和 γδT 细胞。αβT 细胞和 γδT 细胞的表型分子均呈 CD2+、CD3+ 阳性,但 γδT 细胞为 CD4- CD8- 双阴性细胞或 CD4-CD8+ 细胞,而 αβT 细胞其表型为 CD4+ 或 CD8+ 单阳性细胞。在外周血中 αβT 细胞占 95%,而 γδT 细胞只占 1% ~ 10%。αβT 细胞为主要参与免疫应答的 T 细胞,γδT 细胞被认为具有较强的抗感染和抗肿瘤的作用,在人体固有免疫系统中发挥重要的作用[4]。

按细胞表面分化抗原的不同,可将 αβT 细胞分为 CD4+T 细胞和 CD8+T 细胞两个亚群。CD4+T 细胞的 TCR 识别抗原是 MHC Ⅱ类分子限制性,按其功能可包括两种 T 细胞,即辅助性 T 细胞(Th 细胞)和迟发型超敏反应性 T 细胞(TDTH),前者为调节性 T 细胞,后者为效应性 T 细胞。CD8+T 细胞的 TCR 识别抗原是 MHC Ⅰ类分子限制性,按其功能可包括抑制性 T 细胞(Ts 细胞)和杀伤性 T 细胞(Tc 细胞),前者为调节性 T 细胞,后者为效应性 T 细胞。Th 细胞的表型、功能将在第二节中进一步概述。Tc 细胞主要识别存在于靶细胞表面上的 MHC Ⅰ类分子与抗原结合的复合物，如被病毒感染的靶细胞或癌细胞等。因此，Tc 效应细胞与抗病毒免疫、抗肿瘤免疫以及对移植物的移植排斥反应有关。人 Ts 细胞的分子表型与 Tc 相同，也是 $CD2^+$、$CD3^+$、$CD8^+$，它的功能是抑制免疫应答的活化期，防止过度免疫反应，造成机体损伤。Ts 细胞的抑制作用是通过它所分泌的抑制因子（TSF）介导的，其作用的靶细胞是抗原特异的 Th 和（或）B 细胞。Ts 细胞可发挥两种重要作用，首先它对在胸腺内不能形成自身耐受的自身反应性 T 细胞克隆有抑制作用，同时它对非已抗原诱发的免疫应答也有抑制作用。实验证明，Ts 细胞功能变化是引起各种免疫功能异常的重要原因之一。

根据对抗原应答反应的不同，T 淋巴细胞可分为初始、效应和记忆 T 细胞。初始 T 细胞表型相对均一，具有高度增殖潜能。初始 T 细胞接触抗原以后增殖并获得效应功能。效应 T 细胞寿命相对较短，能产生溶解细胞的效应分子、能迁移到感染部位和直接杀伤靶细胞。当效应 T 细胞发挥免疫反应后，大多数细胞死亡，只有少数细胞分化为记忆 T 细胞。记忆 T 细胞寿命相对较长，在病原菌被清除以后还持续存在，当再次遇到相同的抗原刺激时能迅速增殖。效应 $CD4^+$T 细胞（Th 细胞）根据功能和细胞因子产生的不同又分为 Th0、Th1、Th2、Th3、Tr1 和 Treg 等，而效应 $CD8^+$T 细胞（Tc 细胞）也可分为 Tc1 和 Tc2 等。

初始 T 细胞和记忆 T 细胞还可根据 CD45 亚型的表达与否来区分，初始 T 细胞 $CD45RA^+$，记忆 T 细胞 $CD45RA^-$/$CD45RO^+$；根据归巢受体和效应功能等不同可将记忆 T 细胞至少分为效应记忆 T 细胞（TEM）和中央记忆 T 细胞（TCM）两大亚群。TCM 表达高水平的 CCR7 和 CD62L，而 TEM 低表达或不表达 CCR7 和 CD62L。由于 TEM 不表达淋巴细胞归巢受体，主要分布于非淋巴组织，在效应功能上比 TCM 分化程度高，当再次接触抗原时，能迅速发挥效应功能，包括释放穿孔素、分泌 IFN-γ 和 TNF-α，但由于 TEM 增殖能力低，所以不能产生持久的免疫应答。TCM 高表达淋巴细胞归巢受体，迁移并聚集至次级淋巴器官，分泌大量辅助性细胞因子，如 IL-2。虽然 TCM 能够进一步

分化成为具备杀伤功能和分泌细胞因子的细胞，但是当再次接触同一抗原时，TCM 却不能即刻发挥效应功能。此外，TCM 具有更高的增殖潜能和生存能力，对凋亡耐受性强，能够介导持久的免疫应答。

随着单克隆抗体技术的发展以及多色流式细胞术的广泛应用，T 细胞亚群越分越细。根据 CCR7、CD45RA、CD27 和 CD28 分子可将 $CD8^+$T 细胞分为 5 个亚群（图 14-1-4）。$CCR7^+CD45RA^+CD27^+CD28^+$ 细胞为 Naive T 细胞亚群，$CCR7^+CD45RA^-CD27^+CD28^+$ 细胞、$CCR7^-CD45RA^-CD27^+CD28^+$ 细胞、$CCR7^-CD45RA^{+/-}CD27^+CD28^-$ 细胞和 $CCR7^-CD45RA^{+/-}CD27^-CD28^-$ 细胞 4 个不同阶段的抗原特异性 $CD8^+$T 细胞亚群[5]。Pedro Romero 等将 $CD8^+$TEM 分成 4 个阶段，TEM1（$CD27^+CD28^+$）细胞、TEM2（$CD27^-CD28^+$）细胞表达低水平的效应介质（如颗粒酶 B、穿孔素）和高水平的 CD127/IL-7Rα。TEM1 具有相对较短的复制史、很强的端粒酶活性，这些细胞非常接近 TCM（$CD45RA^-CCR7^-$）细胞。相反，TEM2（$CD27^+CD28^-$）细胞和 TEM3（$CD27^-CD28^-$）细胞表达效应介质，具有很强的细胞毒活性，经历了较多的细胞分裂，因此更接近分化的效应细胞（$CD45RA^+CCR7^-$）[6]。

根据 CCR7、CD45RA 表达情况可将 $CD4^+$T

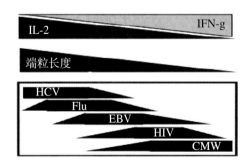

图 14-1-4 **$CD8^+$T 细胞亚群分类**[5]

细胞分成初始T细胞（CCR7+CD45RA+）、TCM（CCR7+CD45RA-）和TEM（CCR7-CD45RA-）三个亚群。进一步的研究结果显示部分效应CD4+T细胞和记忆CD4+T细胞可表达CD45RA[7,8]，因此单独采用CD45RA/CD45RO来区分初始T细胞和记忆CD4+T细胞并不确切。根据CCR7、CD45RA、CD27和CD28分子也可将CD4+T细胞分为5个亚群（图14-1-5）。CCR7+CD45RA+CD27+CD28+细胞为Naïve T细胞亚群，CCR7+CD45RA-CD27+CD28+细胞、CCR7-CD45RA-CD27+CD28+细胞、CCR7-CD45RA+/-CD27+CD28+细胞和CCR7-CD45RA+/-CD27-CD28-细胞4个不同阶段的抗原特异性CD4+T细胞亚群。CCR7-CD45RA+/-CD27-CD28-细胞具有强大的细胞毒活性，常见于CMV和HIV感染[9]。

T细胞在抗感染免疫中起重要的作用，而在急性和慢性病毒感染过程中，记忆CD8+T细胞的形成和功能完全不同。在急性病毒感染后，抗原特异性记忆CD8+T细胞具有生物学功能，是保护性免疫的重要组成成分。相反，在慢性感染时，常常导致不同程度的病毒特异性CD8+T细胞功能的受损，这种受损可能是宿主不能清除持续存在病原体的主要原因。在感染的早期能够形成具有功能的效应T细胞，但是随着病程的迁延，效应T细胞的功能逐渐地丧失。这种功能的耗竭发生于动物感染的模型中，也常见于人类的病毒感染，特别是HIV、HBV和HCV。这种耗竭的T细胞选择性地高表达PD21分子（programmed death 21）。当体内阻断PD21与之配体（PD2L1）相互作用后，能够恢复记忆T细胞的增殖、分泌细胞因子和杀伤靶细胞的功能，该发现对于慢性感染性疾病的治疗具有十分重要的意义[10]。

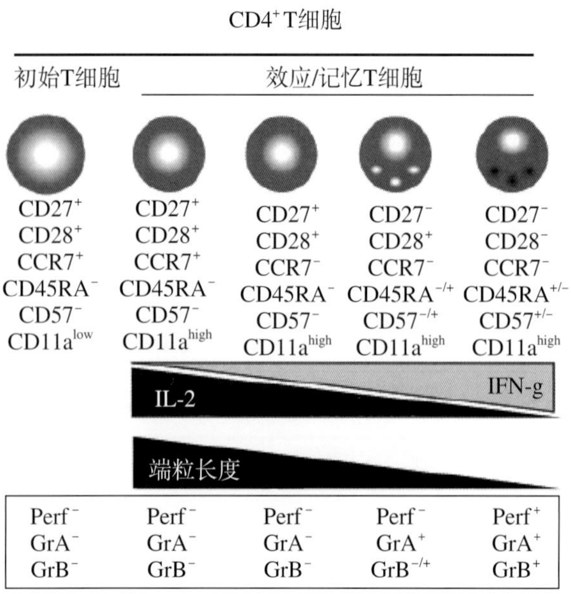

Victor Appay等的研究发现，在HCV、EBV、HIV病毒急性感染期，抗原特异性CD8+T细胞表型相同，均为CD27+CD28+表型，同时表达granzyme B，具有高度的细胞毒活性；在HCV、EBV、HIV、CMV病毒慢性感染期，它们各自的抗原特异性CD8+T细胞表型是不同的，EBV和HCV病毒感染为CD27+CD28+表型、CMV病毒感染为CD27-CD28-表型、HIV病毒感染则为CD27+CD28-表型。抗原特异性CD4+T细胞表型与抗原特异性CD8+T细胞表型相类似[11]。结核杆菌感染者在急性感染期外周血抗原特异性CD8+T细胞比例明显下降，治疗4个月后可恢复到正常水平，慢性持续感染者CD8+T细胞表型以CD45RA+CCR7-为主，占60%，而急性感染期患者仅占35%。

## （二）B淋巴细胞及其亚群

B淋巴细胞也是个异质性的群体，根据细胞表型、功能和细胞来源可分为多个亚群。按照细胞来源可将B细胞分为B1细胞和B2细胞，B1细胞来源于非骨髓细胞，B2细胞来源于骨髓。根据CD5的表达情况又将B1细胞分成B1a（CD5+）和B1b（CD5-）细胞。B1a细胞分布于腹腔、胸腔和肠壁固有层中，主要产生以包括可溶性蛋白质分子、单链DNA（ssDNA）、细胞自身组分及细菌组分和产物在内的自身和外源抗原相结合的IgM型抗体，这些抗体为多反应性抗体，在清除变性的自身抗原及细菌方面起着重要的生理作用，能保持内环境的稳定性，是防止肠道细菌侵入的第一道防线。B2细胞为通常所指的B细胞，主要识别蛋白质抗原，在Th细胞的辅助下，B2细胞才能被完全激活并介导对胸腺依赖的免疫应答，产生针对外来抗原的单反应性抗体，有IgM和IgG。由于B1细胞主要产生自身抗体，不难推测它与自身免疫病的发生有着密切的关系。一些研究发现，B1细胞在许多系统性自身免疫病中能分泌特性相似的抗体，在类风湿

图 14-1-5　CD4+T 细胞亚群分类 [5]

关节炎、干燥综合征、肌无力病、系统性红斑狼疮（SLE）、特发性血小板减少性紫癜、甲亢、胰岛素依赖性糖尿病及桥本甲状腺炎等患者体内均表现出有意义的增高[12]。

按照 B 细胞的 4 种主要表面标志 CDl9、IgD、CD38 和 CD27 可将 B 细胞分成多个亚群（图 14-1-6）。IgD/CD38 可将 B 细胞分成未成熟细胞（Bml，$IgD^+CD38^-$）、活性未成熟细胞（Bm2，$IgD^+CD38^+$）、前生发中心细胞（Bm2'，$IgD^+CD38^{++}$）、生发中心细胞 [Bm3（中央胚细胞），Bm4（中央细胞），二者均为 $IgD^-CD38^{++}$]、记忆 B 细胞（Bm5，$IgD^-CD38^{+/-}$）。Bm5 记忆细胞又可以根据 CD38 的阳性、阴性表达进一步分为早 Bm5（$CD38^+$）和晚 Bm5（$CD38^-$）。IgD/CD27 可将 B 细胞分成初始 B 细胞（$IgD^+CD27^-$），记忆 B 细胞（$IgD^+CD27^+$ 和 $IgD^-CD27^+$），$IgD^+CD27^+$ 记忆 B 细胞只表达 IgM，$IgD^-CD27^+$ 则表达 IgG 或 IgA[13]。外周血中尚存在不足 2% ～ 3% 的未成熟细胞（transitional cells，过渡期细胞），其免疫表型亦为 $IgD^+CD27^-$。健康人外周血绝大多数 $CD27^+$ 记忆 B 细胞表达 IgM，为 $IgM^+CD27^+$ 记忆 B 细胞，$IgG^+CD27^+$ 记忆 B 细胞仅占少数。$IgM^+CD27^+$ 记忆 B 细胞在不依赖 T 细胞免疫反应尤其是在抗荚膜菌感染中起重要作用[14]，反复发生荚膜菌感染的变异型免遗缺陷病（CVID）

患者外周血中 $IgM^+CD27^+$ 细胞 < 3.5%，而未发生过荚膜菌感染的 CVID 患者外周血中 $IgM^+CD27^+$ 细胞与正常人相似。65 岁以上的老年人和无脾的成年人外周血中 $IgM^+CD27^+$ 细胞数量减少，因此容易发生荚膜菌感染。接种了肺炎链球菌疫苗者外周血中 $IgM^+CD27^+$ 细胞比例增多[15]。近年来的研究发现，健康人脾、扁桃体、外周血中除 $IgG^+CD27^+$ 记忆 B 细胞外，还存在一类 $IgG^+CD27^-$ 记忆 B 细胞，前者表达 $IgG_1$、$IgG_2$ 和 $IgG_3$，后者表达 $IgG_1$ 和 $IgG_3$[16,17]。SLE 患者外周血中 $IgG^+CD27^-$ 记忆 B 细胞与健康人比较明显扩增，但此类细胞的确切功能尚不清楚[18]。在人的扁桃体中还分离出一群表达抑制受体 FCRL4 的 $CD27^-$ 记忆 B 细胞，其中 60% 以上为 $IgG^+$，约 25% 为 $IgA^+$，这不同于外周血的 $CD27^-$ 记忆 B 细胞，仅表达 IgG，不表达 IgA。健康人的骨髓、脾、淋巴结和外周血不存在 $FCRL4^+CD27^-$ 记忆 B 细胞，仅见于黏膜相关淋巴组织[19,20]。

除初始 B 细胞和记忆 B 细胞外，人外周血中还存在少量的浆细胞。Anouk Caraux 等[21] 采用四色流式细胞术对健康人外周血 B 淋巴细胞进行分类和计数研究，将外周血 B 淋巴细胞分为不成熟 B 细胞（$CD19^+CD10^+CD27^-CD38^+$，6±6cells/ml），初始 B 细胞（$CD19^+CD10^-CD27^-CD38^-$，125±90

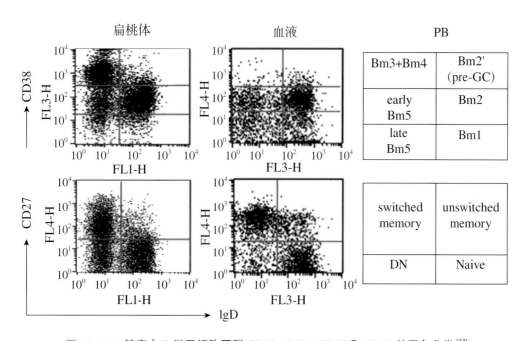

图 14-1-6　健康人 B 淋巴细胞亚群 CD19、IgD、CD38 和 CD27 的四色分类[13]

cells/ml)，记忆 B 细胞（CD19$^+$CD10$^-$CD27$^+$CD38$^-$，为 58±42 cells/ml），浆细胞（CD19$^+$CD10$^-$CD27$^{++}$ CD38$^{++}$，2.1±2.1cells/ml）四个亚群（图 14-1-7）。以上 4 个 B 淋巴细胞亚群中，记忆 B 细胞和浆细胞随着年龄的增长而数量逐渐减少。

### （三）NK 细胞及其亚群

NK 细胞是异质性细胞群体，但其亚群的分类至今仍没有国际公认标准。近年来根据 NK 细胞的表面标志和分泌细胞因子、黏附功能等方面将 NK 细胞进行了分类。

1. 根据表面标志分类　根据细胞表面 CD56 的表达密度，Cooper 等把人 NK 细胞分为两个亚群：CD56$^{st}$ 和 CD56$^{dim}$，每个亚群都有不同的表型特性。CD56$^{st}$ 约占人类 NK 细胞的 10%，低表达 CD16、KIR、PEN5、LFA-1，高表达 CD56、CD94/NKG2A 和 CD62L，表达高亲和力的 IL-2 受体。CD56$^{dim}$ 约占人类 NK 细胞的 90%，同时高表达 CD16、KIR、PEN5、LFA-1，低表达 CD56、CD94/NKG2A 和 CD62L，表达中亲和力的 IL-2 受体。CD56$^{st}$NK 细胞在 IL-12、IL-15 和（或）IL-18 的作用下，分泌大量的细胞因子，如 IFN-γ、TNF-α、TNF-β、IL-10、IL-13 和 GM-CSF 等，且在 IL-2 的作用下表现较强的增殖能力。而 CD56$^{dim}$ 几乎不分泌细胞因子，且 IL-2 也不能促进其增殖，但是其有较强的杀伤活性。而 CD56$^{st}$ 杀伤活性较低，且表达 c-kit 等未成熟标志。所以 Cooper 等认为 CD56$^{st}$ 为未成熟细胞，CD56$^{dim}$ 则相对较成熟[22]。

最近研究表明肿瘤坏死因子受体家族的 CD27 是区分 NK 细胞亚型的重要标志。CD27 和 CD11b 的表面密度结合分析，将人类和小鼠 NK 细胞分为四个亚群（图 14-1-8），并表示其成熟程度。CD27$^{lo/-}$NK 细胞比 CD27$^{High}$NK 细胞具有更强的细胞毒性，产生更多的细胞因子。成熟的外周 NK 细胞群最近被进一步细化为四个成熟阶段，依次上调 CD11b 表达，然后下调 CD27，NK 细胞的成熟四阶段为：CD11b$^{low}$CD27$^{low}$ → CD11b$^{low}$CD27$^{high}$ → CD11b$^{high}$CD27$^{high}$ → CD11b$^{high}$CD27$^{low}$。这个发育程序似乎与 NK 细胞逐步获得效应功能有关[1,23]。在病毒感染或促炎细胞因子暴露时，成熟的外周血 NK 细胞可分化为效应和长效记忆 NK 细胞。在 CD8$^+$ T 细胞对病毒感染的反应过程中，至少产生了两种不同的效应细胞群：KLRG1$^{hi}$ 短命效应细胞（short-lived effector cells，SLECs）和 KLRG1$^{lo}$ 记忆前体效应细胞（MPECs）。NK 细胞也相同，病毒特异性 KLRG1$^-$NK 细胞比 KLRG1$^+$ 细胞有产生记忆性 NK 细胞更大的能力[1]。

2. 根据分泌的细胞因子分类　众所周知 CD4$^+$T 细胞可以分为 Th1 和 Th2 两种亚群。分离外周血 CD16$^+$ 或 CD56$^+$ 细胞，经 IL-12 和抗 IL-4 抗体诱导能分泌出 IFN-γ 的为 Th1 型 NK 亚群，经诱导未分泌 IFN-γ 的为 Th2 型 NK 细胞亚群，分别命名为 NK1 和 NK2。IL-12 能促进 NK1 细胞分泌 IFN-γ，抑制 NK2 细胞分泌 IL-5 和 IL-13，而 IL-4 的作用正好相反。NK1 细胞高表达 FasL，而 NK2 细胞高表达 TRAIL（tumor nescrosis factor-related apoptosis-inducing ligand），正如表 14-1-3 所示。但两者对 K562 细胞杀伤和 ADCC 效应无明显差别。所以认为 NK1-NK2 两者呈平行关系，即类似于典

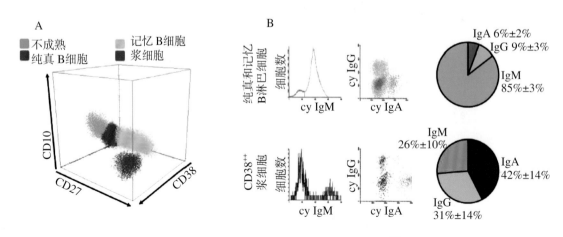

**图 14-1-7　外周血 B 淋巴细胞亚群免疫表型[21]**

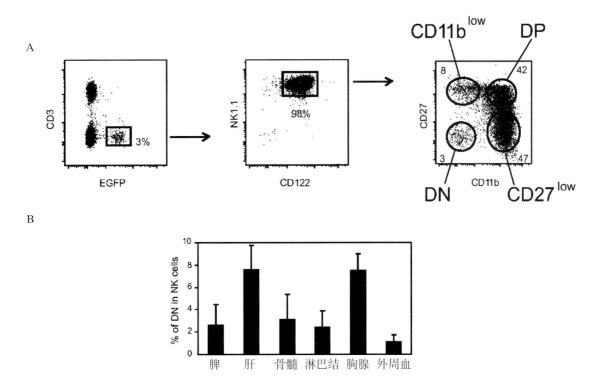

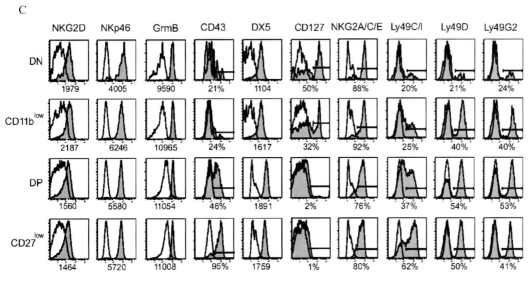

图 14-1-8　**CD27 和 CD11b 在 NK 细胞亚群中的表达** [23]

型的 Th1-Th2 型的亚群 [24]。

3. 根据黏附功能分类　根据 NK 细胞在 IL-2 的诱导下对实体表面的黏附能力，将 NK 细胞分为黏附 NK（ANK）和非黏附 NK（NA-NK）两个亚群。如表 14-1-3 所示，ANK 细胞的表型比较均一，主要为 CD3⁻CD56ᵈⁱᵐCD16⁺1L2R⁺，不含 CD56ˢᵗ 细胞。NA-NK 细胞是具有不同表型的异质性群体，CD56ˢᵗ、CD56ᵈⁱᵐ、CD56⁻、CD16⁺、CD16⁻ 均有表达。

ANK 细胞表面黏附分子 CD11abc、CD18、CD54 的表达均高于 NA-NK。在 IL-2 的作用下 ANK 细胞表现出很强的增殖能力，且分泌 IL-1、IL-2、IL-6、TGF-β 细胞因子的能力明显高于 NA-NK。而 IFN-γ、TNF-α 在两种亚群中均有表达。ANK 细胞具有较高的体外杀伤活性和体内抗肿瘤的能力，但体外抗肿瘤的能力低于 NA-NK。这可能是因为 NA-NK 细胞中含有大量的穿孔素，通过穿孔素途

表 14-1-3 NK 细胞亚群的分类及特点 [24]

| 分类方式 | 表面标志 | | 分泌细胞因子 | | 黏附特性 | |
|---|---|---|---|---|---|---|
| | CD56st | CD56dim | NK1 | NK2 | A-NK | NA-NK |
| 占外周血 NK（%） | 约 10% | 约 90% | * | * | < 30% | > 70% |
| **特异性表面标志** | | | | | | |
| CD56 | +++ | + | +++ | − | ± | ++/−+ |
| CD16 | +/−+ | +++ | | | +/−+ | ++/−+ |
| CD94/NKG2A | +++ | + | + | − | + | + |
| KIR | + | +++ | | | + | + |
| **细胞因子受体** | | | | | | |
| c-kit（CD117） | + | − | * | * | * | * |
| IL-2Rα | + | | * | * | + | ± |
| IL-2/15Rβγ | + | + | * | * | + | ± |
| **黏附分子** | | | | | | |
| PEN5 | − | +++ | * | * | * | * |
| CD62L | +++ | − | * | * | * | * |
| LFA-1 | + | +++ | * | * | +++ | + |
| CCR7 | +++ | − | * | * | * | * |
| CXCR1 | - | + | * | * | * | * |
| FasL | * | * | ++ | - | ++ | + |
| TRAIL | * | * | − | ++ | * | * |
| **分泌细胞因子** | | | | | | |
| IFN-γ | +++ | ± | +++ | | +++ | ++ |
| TNF-α | +++ | − | + | + | ++ | ++ |
| TNF-β | +++ | − | * | * | * | * |
| IL-2 | * | * | * | * | +++ | - |
| IL-10 | +++ | − | | | + | ± |
| IL-13 | +++ | − | − | +++ | ± | ± |
| GM-CSF | +++ | | + | + | * | * |
| **对细胞因子反应** | | | | | | |
| IL-2 | 促进增殖 | 不明显 | 不明显 | 不明显 | 促进增殖 | 不明显 |
| IL-4 | * | * | 抑制增殖 | 促进增殖 | 促进黏附 | 不明显 |
| IL-12 | 分泌 IFN-γ | 不明显 | 促进成熟 | 促使分化 | * | * |
| **杀伤功能** | | | | | | |
| ADCC | + | +++ | ± | ± | + | ++ |
| LAK | +++ | +++ | * | * | + | +++ |
| 对 K562 的杀伤 | + | +++ | ± | ± | +++ | + |
| 体外杀瘤能力 | * | * | * | * | + | +++ |
| 体内杀瘤能力 | * | * | * | * | +++ | ± |

\* 未见文献报道

径表现出较强的体外抗肿瘤作用[24]。

## 三、淋巴细胞亚群免疫表型分析方法

流式细胞技术是目前研究淋巴细胞亚群的主要方法，对分析淋巴细胞的分化、功能和鉴别新的淋巴细胞亚群具有重要的价值。近年来，随着淋巴细胞特异的单克隆抗体不断增多，多参数流式细胞仪和荧光色素化学的进展，对淋巴细胞免疫表型的分析越来越精确，从而使淋巴细胞免疫表型分析已成为临床实验室的常规检测项目。其检测方法包括双色、三色及多色流式细胞术分析方法。目前用得比较多的为四色和六色淋巴亚群检测，其他如纯真记忆细胞，活化 T 等的检测也在临床应用上逐渐增多。

近几年研发制造流式细胞仪的厂家有明显增加，尤其国内厂家。各厂家有自己独特的抗体配色方案、预混抗体及多通道流式细胞仪，为临床应用提供了很大的便捷。

四色免疫表型分析是通过四种荧光色素标记的单克隆抗体同时进行免疫荧光染色，双激光激发（如 FACSCalibur 流式细胞仪），以 CD45/SSC、CD3/SSC、CD19/SSC 等设门分析外周血中淋巴细胞亚群的百分率。四色荧光抗体组合也有配套的试剂盒和分析软件（如 BD MultiTEST IMK Kit 和 MultiSET 自动分析软件），也可根据临床需要选择相应的抗体进行组合。BD MultiTEST IMK Kit 四色试剂抗体组合包括：① CD3-FITC/CD8-PE/CD45-PerCP/CD4-APC，检测成熟 T 淋巴细胞及其亚群；② CD3-FITC/CD16+CD56-PE/CD45-PerCP/CD19-APC，检测成熟 T、B 淋巴细胞和 NK 细胞。临床上常用的分析 T、B 淋巴细胞的四色抗体组合见表 14-1-4。

四色淋巴细胞亚群免疫表型分析配上含有已知数量的荧光标准微球管可做淋巴细胞绝对计数。在含有已知数量的荧光标准微球管中，加入一定体积的抗凝全血和四色荧光素标记的单克隆抗体进行免疫荧光标记，采用单平台免洗涤的方法进行流式细胞仪检测，通过自动化分析软件进行多重逻辑设门和统计分析，可以准确计数血液中淋巴细胞亚群的绝对数量（图 14-1-9、图 14-1-10）。

表 14-1-4 临床常用的淋巴细胞检测的抗体组合及作用

| FITC | PE | PerCP | APC | 作用 |
| --- | --- | --- | --- | --- |
| CD3 | CD4 | CD8 | HLA-DR | 检测活化的辅助/诱导性T淋巴细胞亚群 |
| CD3 | CD8 | CD38 | HLA-DR | 检测活化的抑制/细胞毒性T淋巴细胞亚群 |
| CD45RA | CD45RO | CD38 | CD4 | 检测纯真或记忆性的辅助/诱导性T细胞亚群 |
| CD45RA | CD62L | CD3 | CD4 | |
| CD45RA | CD45RO | CD38 | CD8 | 检测纯真或记忆性的抑制/细胞毒性T细胞亚群 |
| CD45RA | CD62L | CD3 | CD8 | |
| κ | λ | CD19 | CD20 | 检测B淋巴细胞的克隆表达 |
| κ/λ | CD5 | CD19 | CD20 | |
| κ/λ | CD10 | CD19 | CD20 | |
| FMC7 | CD23 | CD19 | CD5 | 检测B淋巴细胞亚群 |

五色免疫表型分析是通过五种荧光色素标记的单克隆抗体同时进行免疫荧光染色，双激光激发（FACSCanto 流式细胞仪），如以 CD4/SSC、CD8/SSC 等设门分析外周血中 CD4$^+$ 或 CD8$^+$T 淋巴细胞亚群的百分率。五色流式细胞仪 CD8$^+$T 细胞亚群免疫分型方法如图 14-1-11 所示。CD8/SSC 散点图设门，分析 CD8$^+$T 细胞表面 CCR7/CD45RA 表达（A），可将 CD8$^+$T 细胞分成 4 个亚群：CCR7$^+$CD45RA$^+$ 为初始 CD8$^+$T 细胞，CCR7$^-$CD45RA$^+$ 为 EMRA，CCR7$^+$CD45RA$^-$ 为 CM，CCR7$^-$CD45RA$^-$ 为 EM。再采用 CD45RA/CCR7 散点图设门，可将上述 4 个 CD8$^+$T 细胞亚群分成 9 个亚群。初始 CD8$^+$T 细胞和 CM 同时表达 CD27$^+$CD28$^+$，EMRA 可分成 pE1、pE2、E 三个亚群，EM 可分成 EM1、EM2、EM3、EM4 4 个亚群。

五色流式细胞仪 CD4$^+$T 细胞亚群免疫表型分析方法如图 14-1-12 所示。采用 CD4/SSC 散点图设门，分析 CD4$^+$T 细胞表面 CCR7/CD45RA 表达，

**14**

**CD3/CD8/CD45/CD4 TruC**

Reagent Lot ID:　　Events Acquired: 15000　　Abs Cnt Bd Lot ID: 57002　Attr Def File: 3/8/45/4 MLT/TruC v2.0

Data Set [ 1 ]　Data File:

| | |
|---|---|
| Lymph Events | 5127 |
| Bead Events | 1224 |
| CD3+ %Lymph | 77 |
| CD3+ Abs Cnt | 3034 Hi |
| CD3+CD8+ %Lymph | 25 |
| CD3+CD8+ Abs Cnt | 968 |
| CD3+CD4+ %Lymph | 51 |
| CD3+CD4+ Abs Cnt | 2017 Hi |
| CD3+CD4+CD8+ %Lymph | 0 |
| CD3+CD4+CD8+ Abs Cnt | 4 |
| CD45+ Abs Cnt | 3929 |
| T H/S Ratio | 2.08 |

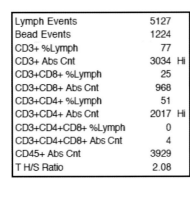
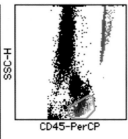
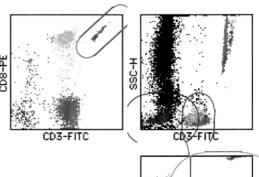

QC Messages:
Code 4: The CD3+ Abs Cnt value lies outside the normal reference range.
Code 4: The CD3+CD4+ Abs Cnt value lies outside the normal reference range.

图 14-1-9　四色 T 淋巴亚群绝对计数的实验报告

**CD3/CD16+56/CD45/CD19 TruC**

Reagent Lot ID:　　Events Acquired: 15000　　Abs Cnt Bd Lot ID: 57002　Attr Def File: 3/16+56/45/19 MLT/TruC v2.1

Data Set [ 1 ]　Data File:

| | |
|---|---|
| Lymph Events | 2434 |
| Bead Events | 1376 |
| CD3+ %Lymph | 70 |
| CD3+ Abs Cnt | 1159 |
| CD16+56+ %Lymph | 14 |
| CD16+56+ Abs Cnt | 225 |
| CD19+ %Lymph | 16 |
| CD19+ Abs Cnt | 258 |
| CD45+ Abs Cnt | 1659 |

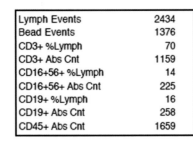
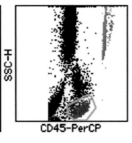
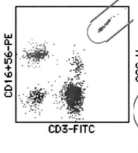
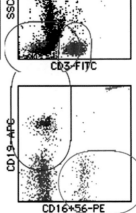

**Multi-tube QC**

图 14-1-10　四色 B 细胞和 NK 细胞绝对计数的实验报告

14

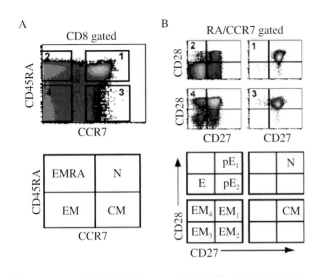

图 14-1-11 正常人外周血 CD8⁺T 细胞 CCR7/CD45RA、CD28/CD27 的表达 [9]

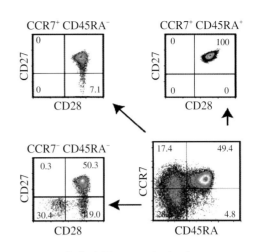

图 14-1-12 正常人外周血 CD4⁺T 细胞 CCR7/CD45RA、CD28/CD27 的表达

可将 CD4⁺T 细胞分成 4 个亚群：CCR7⁺CD45RA⁺ 为 初 始 CD4⁺T 细 胞，CCR7⁻CD45RA⁺ 为 EMRA，CCR7⁺CD45RA⁻ 为 CM，CCR7⁻CD45RA⁻ 为 EM。再采用 CD45RA/CCR7 散点图设门，可将上述 4 个 CD4⁺T 细胞亚群分成 6 个亚群：CCR7⁺CD45RA⁺CD27⁺CD28⁺、CCR7⁻CD45RA⁻CD27⁺CD28⁺、CCR7⁺CD45RA⁻CD27⁻CD28⁺、CCR7⁻CD45RA⁻CD27⁺CD28⁺、CCR7⁻CD45RA⁻CD27⁻CD28⁺、CCR7⁻CD45RA⁻CD27⁻CD28⁻。

六色免疫表型分析是通过 6 种荧光色素标记的单克隆抗体同时进行免疫荧光染色，双激光激发（如 FACSCanto 流式细胞仪），六色荧光抗体组合也有配套的试剂盒和分析软件（如 BD Multitest 6-Color TBNK Reagent 和 FACSCanto clinical software 分析软件），可根据临床需要选择相应的抗体进行组合。BD Multitest 6-Color TBNK Reagent 六色试剂抗体组合包括 CD3-FITC/CD16+56-PE/CD45-PerCP-Cy 5.5/CD4-PC7/CD19-APC/CD8-APC-Cy7。如图 14-1-13 所示，以 CD45/SSC 设定成熟淋巴细胞（a），然后显示淋巴细胞，以 CD3/SSC（c）设定淋巴细胞中 CD3⁺T 细胞，以 CD16+56/CD19 设门分析淋巴细胞中 B 细胞、NK 细胞比例（e）。再进一步显示 CD3⁺ 细胞，分析此群细胞中，CD4⁺ 和 CD8⁺ 亚群的比例（d）。同样，配上含有已知数量的荧光标准微球管可做淋巴细胞绝对计数（b）。

## 四、外周血淋巴细胞亚群参考范围检测意义

外周血淋巴细胞亚群的参考值可能受到年龄、性别、地域、种族、环境等因素的影响，目前国内无统一的外周血淋巴细胞亚群的正常参考值范围，但淋巴细胞绝对计数和相对计数的检测，已广泛应用到健康人和免疫失调患者的免疫评估中。所以建立健康人群的外周血淋巴细胞亚群正常参考值范围，为患者的免疫评估、免疫治疗和预后免疫评价提供重要的参考依据，已经迫在眉睫。

通过对山西省 1238 例健康成体检人群，采用流式细胞术测定外周血淋巴细胞亚群的绝对计数和相对计数，确定了山西省健康成人外周血淋巴细胞亚群比例（表 14-1-5）。由于 T 淋巴细胞的正常参考值范围不仅具有年龄、性别、种族、地域等差异，还有可能受到吸烟、饮酒、感染、怀孕等各种因素的影响，考虑到各个实验室间的差异，建议在多个国家进行以人口为基础的研究，并对单个实验室的参考值范围进行标准化 [25]。

## 五、外周血淋巴细胞亚群检测的临床意义

随着近年来免疫研究的快速更新，人们对免疫的认识逐渐深入，更多的免疫相关项目被临床开展，如 T 细胞的活化，初始及记忆 T 细胞的百分比等。但是还是以检测最基础淋巴细胞亚群 T/B/

14

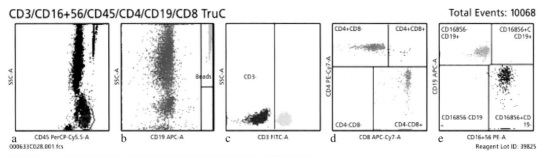

图 14-1-13　六色 TBNK 淋巴细胞和绝对计数的实验报告

表 14-1-5　1238 例山西省健康成年人外周血淋巴细胞亚群的参考范围 [25]

| 参数 | 绝对计数（/µl） | 百分比（%） | 比值 |
| --- | --- | --- | --- |
| 总 T 淋巴细胞（CD3+） | 1129.16 ～ 1798.46 | 62.77 ～ 75.59 | |
| 辅助 / 诱导性 T 淋巴细胞（CD3+CD4+CD8-） | 590.34 ～ 969.8 | 21.23 ～ 52.55 | |
| 抑制 / 细胞毒性 T 淋巴细胞（CD3+CD4-CD8+） | 425.82 ～ 764.89 | 22.42 ～ 33.45 | |
| B 细胞（CD3-CD19+） | 155.2 ～ 290.96 | 7.89 ～ 13.26 | |
| NK 细胞（CD3-CD16+CD56+） | 253.83 ～ 534.65 | 12.91 ～ 25.02 | |
| 辅助 / 抑制性 T 淋巴细胞比值（CD3+CD4+CD8-/CD3+CD4-CD8+） | | | 1.01 ～ 1.76 |

NK 细胞的百分比及绝对计数最为广泛。主要有以下几个方面的意义。

（一）反映机体的免疫功能状态

免疫功能检测有助于发现原发、继发免疫缺陷病。尤其是对于儿童，他们的免疫功能尚未发育完善，易被细菌或病毒感染，因此反复呼吸道感染发病率很高，而对一些先天免疫缺陷的患儿甚至危及生命。针对先天性免疫缺陷病和各种原因造成的继发性免疫缺陷病，对临床治疗则有更重要的意义。

2019 年底世界范围暴发的新冠肺炎病毒（coronavirus disease-19，COVID-19）更是让免疫功能家喻户晓，免疫功能差则易感，且病情进展较快，严重程度可能更高。

Chuan Qin 等 对 452 例 COVID-19 患 者（286 例为严重感染）的研究结果发现严重的病例淋巴细胞计数降低、单核细胞、嗜酸性粒细胞和嗜碱性粒细胞百分比均降低。大多数重症病例感染相关生物标志物和炎症细胞因子水平升高。T 细胞的数量减少程度与病情正相关。辅助 T 细胞和抑制 T 细胞均低于正常水平，重度组辅助 T 细胞水平较低。严重者初始辅助性 T 细胞百分率升高，记忆辅助性 T 细胞百分率下降。调节性 T 细胞水平也较低，病情严重时受损更明显[26]。

病毒感染引起的免疫过度激活引起的细胞因子风暴可能是晚期病程死亡的重要原因。研究发现，T 淋巴细胞是许多趋化因子的重要来源，并表达多种分子受体，COIVD-19 患者病理结果证实外周血 $CD4^+T$、$CD8^+T$ 细胞数量减少但过度活化。高促炎作用的 Th17 细胞中 $CCR4^+$ 和 $CCR6^+$ 浓度增加，$CD8^+T$ 细胞中含有高浓度的细胞毒性颗粒，主要是穿孔素和颗粒溶菌素，可导致患者严重的免疫损伤。说明广泛急性肺损伤和多器官功能衰竭的患者，可能是由于机体免疫系统的激活，包括固有免疫和适应性免疫，导致强烈的炎症风暴[27]。

无独有偶，在中东呼吸综合征（MERS）的免疫研究发现在感染的急性期，血浆促炎细胞因子／趋化因子的升高水平与疾病的严重程度成正比。在严重／中度疾病患者中观察到特异性高频率的 MERS 冠状病毒反应性 $CD8^+T$ 细胞，而抗体和 $CD4^+T$ 细胞反应在这个阶段很低，在恢复期，出现了依赖于疾病严重程度的抗体反应，在两个 T 细胞亚群中都发现了抗原反应细胞。这些 T 细胞属于 T-helper 1 或 1 型细胞毒性 T 细胞亚型。充分说明在呼吸疾病中免疫功能动态监测对疾病的病情判断及预测的重要性[28]。

**（二）对恶性肿瘤、免疫缺陷病、自身免疫病等疾病的诊断及预后监测**

癌细胞有十大特征，包括自给自足生长信号、潜力无限的复制能力、组织浸润和转移以及免疫逃逸等。其中免疫平衡是人体免疫的基本功能之一。免疫功能失调状态，包括免疫细胞、细胞因子、刺激分子等因素的失衡。近年来，细胞免疫技术的发展让人类抗癌进入免疫时代，肿瘤细胞免疫治疗将成为传统治疗手段之外最具价值和发展潜力的治疗手段。免疫功能低下也是恶性肿瘤复发、转移的关键因素。因此，免疫功能与肿瘤的发生发展、治疗及患者的生存率均密切相关。张晓芳等通过对山西省肿瘤医院住院且有免疫检测的 10 285 例肺癌患者外周血中 T 细胞亚群、NK 细胞以及 B 细胞

的百分比及生存率进行统计，结果表明免疫功能不仅与肿瘤的发生发展密切相关，而且也影响患者的预后。当外周血中的免疫细胞处于一个平衡状态时，患者的预后最佳。因此可以认为不同类型免疫细胞及其亚群的检测可作为判断肺癌预后的指标[29]。恶性肿瘤患者 $CD3^+CD4^+T$ 细胞和 NK 细胞常显著减少，CD8 明显增高，CD4/CD8 比值降低，晚期患者则淋巴细胞所有亚群均显著降低[30]。肿瘤患者机体的免疫状态与病情发展、临床分期密切相关，化疗可明显抑制肿瘤患者机体的免疫功能，放、化疗联合治疗对机体免疫功能影响较大，细胞免疫功能受抑制，流式细胞术进行淋巴细胞亚群分析对放、化疗的疗效及后期治疗有指导作用[31-32]。如果肿瘤患者对各种治疗手段均效果不明显，需警惕其是否感染艾滋病，因为艾滋病患者免疫力严重低下，容易导致各种感染及癌症的发生。

外周血淋巴细胞亚群检测对于如艾滋病、先天性免疫缺陷病也有极大的诊断价值。中国艾滋病诊疗指南明确表示 $CD4^+T$ 淋巴细胞计数的临床意义：了解机体免疫状态和病程进展、确定疾病分期、判断治疗效果和 HIV 感染者的临床并发症。HIV 感染最主要的靶细胞即为 $CD4^+T$ 细胞，HIV 感染人体后，$CD4^+T$ 淋巴细胞进行性减少，CD4/CD8 淋巴细胞比值倒置，细胞免疫功能受损。无症状感染期多为 800 ～ 350/μl，进入有症状期后，多为 350/μl 以下，部分晚期患者会降至 200/μl 以下[33]。

正常的免疫系统应处于一种动态平衡，促炎反应和抗炎反应相互作用，共同维持免疫稳态。异常活化、过度免疫则会导致诸如自身免疫病、GVHD（graft-versus-host disease）、移植排斥反应和超敏反应等。细胞疗法有望使疾病得到长期缓解，可能成为致耐受性领域的关键技术[31]。免疫功能检测也会是其不可或缺的技术手段[34]。

**（三）早期发现排斥反应**

组织器官移植后对受者的细胞免疫学功能监测，有利于排斥反应的早期发现，以便及时采取有效措施。对肾移植患者术前、术后感染组、术后排斥组、术后稳定组进行检测发现术前组的 Lym 细胞所有亚群明显低于健康对照组，术后感染组在感染前 Lym、T 细胞、NK 细胞计数明显下降，低于术后稳定组，感染期 Lym、T 细胞、$CD4^+$ 细胞、

**14**

CD8$^+$细胞、B 细胞、NK 细胞计数均低于术后稳定组；感染控制后 1 个月，各指标逐渐恢复至术后稳定组水平，T 细胞、CD4$^+$细胞、CD8$^+$细胞、B 细胞与感染高度相关。术后排斥组在排斥反应发生前及发生时 CD4$^+$细胞、CD4/CD8 开始开高，明显高于术后稳定组，冲击治疗 1 周后，T 细胞、CD4$^+$细胞、CD8$^+$细胞、B 细胞、NK 细胞计数均低于稳定组，排斥反应逆转后，各指标逐步恢复至术后稳定组水平；T 细胞、CD4$^+$细胞、CD8$^+$细胞与排斥反应高度相关。T 细胞、CD4$^+$细胞、CD8$^+$细胞、B 细胞、CD4/CD8 比值为术后发生感染或排斥反应相关的独立因素，充分说明淋巴细胞亚群的动态监测对预测肾移植受者的感染和排斥反应发生具有一定意义，CD4/CD8 比值为独立危险因素[35]。

## 第二节　Th1/Th2/Th17 免疫细胞

### 一、Th 细胞的表型、功能特征

Th 细胞是由静止的 CD4$^+$TCRαβT 细胞活化后产生的效应 Th 细胞。1986 年，Mosmann Coffman 等根据长期培养的小鼠 CD4$^+$T 细胞分泌细胞因子的格局和介导免疫功能的不同，将其分为 Th1 和 Th2 两个亚群，1991 年 Romagnani 等发现人类也存在着 Th1 和 Th2 亚群。此外，CD8$^+$TCRαβT 细胞和 TCRγδT 细胞也能分为 Th1 和 Th2 亚群。

通常所指的 Th 细胞是来自 CD4$^+$TCRαβT 细胞的 Th 细胞，除 Th1 和 Th2 两个亚群外，还报道了 Th0、Th3、Th17 等。Th1 细胞分泌 IL-2、IFN-γ、TNF-β 等细胞因子，介导细胞免疫应答、迟发型超敏反应和器官特异自身免疫性疾病。在宿主抗胞内病原感染、器官移植排斥反应及抗肿瘤免疫中起重要作用。Th2 细胞分泌 IL-4、IL-5、IL-6、IL-9、IL-10、IL-13 等细胞因子，介导体液免疫应答、在过敏性和感染性疾病、拮抗胞外病原体（如细菌、寄生虫）、B 细胞增殖分化以及哮喘病等方面具有重要作用。Th1/Th2 分化失衡涉及多种疾病，如肿瘤、自身免疫性疾病、变态反应性疾病、内分泌性疾病、感染性疾病、移植排斥反应。Th1 在类风湿关节炎（滑膜组织产生 IFN-γ，关节液中主要为 Th1）、反应性关节炎、普通银屑病、EAE、多发性硬化症等的发生发展中发挥重要作用，Th2 与特应性皮炎、特应性哮喘、Omen 综合征等关系密切。衰老时，Th1 分泌的细胞因子减少，Th2 分泌的细胞因子增多。在妊娠早期，HLA-G、HLA-E 可影响 Th1 和 Th2 分泌各自的细胞因子，妊娠时糖皮质激素、黄体酮可抑制 Th1 而加强 Th2 细胞分化

增殖分泌细胞因子[36]。

Th0 被看做是 Th1/Th2 细胞的前体或是能产生多种细胞因子的不同细胞（Th1 和 Th2）的混合体，能产生 IL-4 和 IFN-γ 的。Th3 细胞是一种具有独特的细胞因子分泌的 Th 细胞型，它能分泌转化生长因子 -β（TGF-β）和白介素 -1 受体拮抗剂（IL-1RA），主要参与抑制免疫系统功能。

Th17 是后来被鉴定出来的一种 Th 细胞，根据其分泌 IL-17 而命名，这也是 Th17 的主要功能。Th17 还能分泌 TNF-α、IL-22 和 IL-6，但不分泌 IFN-γ 或 IL-4，而且 IL-23 能诱导其产生 IL-17，并表达 IL-3R 和 IL-17F。Th17 细胞不仅在基因编码和表达上不同于其他的 Th 细胞，它的生物学功能也有很大不同。体内体外实验均证明 IL-17 是一种强力的促炎因子，具有多效应性，与类风湿关节炎、哮喘、移植排斥等密切相关。Th17 细胞能诱导巨噬细胞、成纤维细胞、上皮细胞、类风湿关节炎滑膜细胞释放 TNF-α、IL-1、IL-6、IL-2、IL-8、前列腺素 E2、粒细胞集落刺激因子、基质金属蛋白酶和趋化因子等。IL-17 也与中性粒细胞的增殖、成熟和趋化有关，IL-17R 缺陷小鼠因为降低了中性粒细胞趋化活性容易感染肺炎，过表达 IL-17 也导致趋化因子的表达和白细胞增高。Th17 细胞分泌 IL-17 发挥效应是通过其 IL-17R 来实现的，有研究发现 IL-17RA 与其配体结合发生构象改变形成配体复合物，是 IL-17 发挥作用的主要功能受体。另一种 IL-17 超家族成员 IL-17RC 与 IL-17 介导的信号转导有关。IL-17 在患者血清和靶组织中高表达与慢性感染、自身免疫疾病、移植排斥反应和肿瘤等疾病的发生发展密切相关。IL-17 可直接破坏类

风湿关节炎患者的骨和软骨，IL-17 缺陷或 IL-17R 拮抗的小鼠能有效缓解关节炎的发展。HIV 感染患者 IL-17 水平明显升高，但 IL-17 在 HIV 感染发病中的意义及机制有待澄清[37]。

除了细胞因子产物，一些细胞表面标记也可用来区分 Th 细胞亚群，如 Th1 细胞表达 CCR5、CXCR3；Th2 细 胞 表 达 CCR3、CCR4 和 CRTh2；Th17 细胞表达 CCR4、CCR6。

Th 细胞具有异质性和可塑性。异质性表现在存在 Th0、Th1、Th2、Th3、Th17 等 Th 细胞亚群，同一个 Th 细胞亚群产生的细胞因子也可不同，它们分别可产生 1 种、2 种、3 种细胞因子，能同时产生所有细胞因子的 Th 细胞极少，因此即使是同一个 Th 细胞亚群也存在异质性。可塑性表现在不同的 Th 细胞亚群之间可相互转化，如部分 Th2 细胞在 IL-12 刺激下能产生 INF-γ，部分 Th1 细胞在 Th2 细胞的培养条件下可转化为能产生 IL-4 的细胞，Th0 细胞即可转化为 Th1 细胞也可转化为 Th2 细胞。Th 细胞的可塑性多发生于部分分化的 Th 细胞，完全分化的 Th 细胞丧失其可塑性[38]。

## 二、Th1/Th2/Th17 细胞流式细胞仪检测方法

通过检测胞内细胞因子来识别 Th1/Th2/Th17 细胞的方法有多种，如斑点酶免疫技术（ELISPOT）、原位杂交、免疫细胞化学、单细胞 PCR、流式细胞术等，不同的方法有其各自的优缺点，流式细胞术以其快速、简便、灵敏度高、能同时检测单个细胞内多个细胞因子，并可区分表达特定细胞因子的细胞亚群而成为最常用的方法。

在自然状态下，静止的正常淋巴细胞（T、B、NK）不分泌或仅分泌极少量细胞因子，当其被各种激活剂激活后，细胞内的细胞因子合成增加，因此进行胞内细胞因子检测时需在体外激活淋巴细胞。在体外刺激过程中，T 淋巴细胞产生的细胞因子很快就分泌到细胞外，胞内细胞因子信号较弱，难以进行检测。莫能菌素或 Brefeldin（BFA）能阻断粗面内质网合成的细胞因子向高尔基体转运而抑制细胞因子向细胞外分泌，因此在 PMA（Phorbol12-Myristate13 Acetate）等激活剂激活淋巴细胞后，加入莫能菌素或 BFA 可使得细胞因子在胞内聚集、蓄积，增强细胞因子信号，从而可被流式细胞仪检测。莫能菌素和 BFA 有剂量、时间依赖的细胞毒作用，使用时需摸索实验条件。有报道显示 PMA 单独使用时可降低细胞表面 CD4 表达，加钙离子载体后可更明显降低膜表面 CD4 或 CD8 表达。

### （一）Th1/Th2/Th17 胞内细胞因子检测所需试剂

1. 佛波醇 -12- 豆蔻酸酯 -13- 醋酸盐（PMA，Sigma Catalog No.P-8139） 在二甲亚砜（DMSO）中调整浓度为 0.1 mg/ml PMA 储存液，20 μl 分装后 –20℃储存（避免反复冻融）。每次实验时用无菌、无叠氮钠的 PBS 1∶100 稀释储存液，PMA 终浓度为 25 ng/ml 细胞悬液。

2. 离子霉素（Ionomycin，Sigma Catalog No.I-0634） 于乙醇中配制成浓度为 0.5mg/ml Ionomycin 储存液，20 μl 分装后 –20℃储存（避免反复冻融）。每次实验时用无菌、无叠氮钠的 PBS 1∶10 稀释储存液，Ionomycin 终浓度 1μg/ml 细胞悬液。

3. BFA（Sigma Catalog No.B-7651） 在 DMSO 中调整浓度为 5 mg/ml BFA 储存液，20 μl 分装后 –20℃储存（避免反复冻融）。每次实验时用无菌、无叠氮钠 PBS 1∶10 稀释储存液，BFA 终浓度 10μg/ml 细胞悬液。

注：可以用 Cell Stimulation Cocktail（500×）代替 PMA、离子霉素和 BFA。

4. 不含谷氨酰胺的 RPMI-1640 培养基。

5. BD FACS Lysing Solution（10×） 使用前用无离子水 1∶10 稀释，用于裂解红细胞，可固定细胞、辅助细胞膜通透。

6. BD FACS 透膜液（permeabilizing solution）2（10×）：使用前用无离子水 1∶10 稀释，用于细胞膜通透处理。

7. 洗涤液 含 0.5%BSA 与 0.1% 叠氮钠的 PBS，4℃储存。

8. 含 1% 多聚甲醛的 PBS，4℃储存。

9. 荧光抗体 CD3-PerCP、CD4-APC、IFN-γ-FITC、IL-4-PE 和 IL-17A-PE 及胞内抗体对应的同型对照（此方案针对四色流式细胞仪。若机器为五色以上机器，则可以标记在一管内，方案为：CD3-PerCPCD4-APC-Cy7、IFN-γ-FITC、IL-4-PE、

IL-17A-PE-Cy7）。

（二）Th1/Th2/Th17 胞内细胞因子流式细胞仪上机前标记方法（以全血为例）

1. 采用肝素抗凝的静脉血 4 ml，取 0.5 ml 按 1:1 与不含谷氨酰胺的 RPMI-1640 培养基混匀，加刺激剂 PMA 和离子霉素，同时加蛋白转运抑制剂 BFA 共刺激，混匀后，37℃，5% 二氧化碳孵箱中培养 4～6 h。

2. 细胞表面染色　取 4 支 Falcon 管，分别标记为对照管和实验管，在 4 支试管中各加入 20 μl CD3-PerCP，5 μl CD8-APC 荧光抗体，各加入 100 μl 激活后的全血（细胞浓度维持在 $2×10^6$/ml）混匀，室温避光孵育 15 min。

3. 固定和破膜　加入 2 ml 1×FACS Lysing Solution，混匀，室温避光孵育 10 min（FACS Lysing Solution 可以裂解红细胞、固定细胞膜表面抗原、优化透膜过程），离心 500 g 5 min，弃上清；加 500 μl 1×FACS 透膜剂，室温避光孵育 10 min，加 2 ml 洗涤液，500 g 离心 5 min，弃上清；加破膜剂，室温避光孵育 5 min，加 2 ml PBS 洗液，500 g 离心 5 min，弃上清。

4. 细胞内染色　加入荧光标记的细胞因子抗体及对应同型对照，前两管分别加入 IFN-γ-FITC、IL-4-PE 及同型对照，后两管加入 IL-17A-PE 及同型对照。充分混匀，室温避光孵育 30 min。

5. 加 2 ml 洗液，500 g 离心 5 min，弃上清，加入 0.5 ml 含 1% 多聚甲醛的 PBS，4℃避光保存，24 h 内上机。

（三）注意事项

1. 标本处理　避免使用络合钙的抗凝剂，如 ACD 与 EDTA，因为它们会限制钙依赖性激活过程，推荐用肝素抗凝。血样在 8 h 内分析，超过 8 h 会导致活性的损失，一般细胞因子阳性细胞会减少 5%。如不能在 8 h 之内检测，应将真空采血管水平室温放置。

2. 刺激激活　检测不同的细胞因子根据情况选择不同的刺激剂组合和刺激时间，以保证最佳的检测效果。比如，要检测 IFN-γ 则可选择 PMA 和 Ionomycin 同时刺激；如果用 CD4 做表面标记，由于多数患者的 CD4 抗原会因 PMA 的激活而有不同程度的下调，所以培养时间不能太长，4～6 h 为宜，否则 CD4 下调影响分析。当 CD4 下调明显

不易检测时可改用 CD3/CD8 做表面标记替代 CD4（图 14-2-1）。

3. 同型对照　为保证结果真实可靠，建议同时做荧光抗体的同型对照。使用与荧光标记抗体相同来源、相同标记、相同剂量和亚型的免疫球蛋白，用于消除由于抗体非特异性结合到细胞表面而产生的背景染色。

4. Fc 受体阻断　使用试剂阻断 Fc 受体可以有效减少非特异荧光染色，在小鼠可以用纯化的抗小鼠的 CD16/CD32（eBioscience，目录号 14-0161-81），在大鼠可以用纯化的抗大鼠的 CD32，在人可以用过量的同种无关纯化 Ig 或血清。

5. 荧光素的选择　检测相对低表达细胞因子如 IL-4 时，应选用 PE 或 APC 标记；单检测某一细胞因子时最好也选用 PE 或 APC 标记；同时检测多种细胞因子时，弱表达的应选用 PE 或 APC，FITC 标记最好用于高表达细胞因子如 IFN-γ。

（四）流式细胞仪数据的获取与分析

1. 按照实验室常规检查并开启流式细胞仪。

2. 按照流式细胞仪要求做好仪器校准及质控。

3. 打开操作软件，设立流式细胞仪数据获取所需的参数图（如 FSC/SSC、CD3-Per CP/SSC、CD3-PerCP/CD4-APC、IFN-γ-FITC/IL-4-PE、IL-17A-PE/CD4-APC），用荧光或 FSC 设阈值。调节好各通道电压及相互间补偿。

4. 设门方法　如图 14-2-2 所示，FSC/SSC 散点图中圈定 R1 为淋巴细胞（a）；CD3-Per CP/CD4-APC 散点图中显示 R1（b），圈定 R2 为 $CD3^+CD4^+$ T 淋巴细胞，圈定 R3 为 $CD3^+CD4^-CD8^+$ T 细胞；IFN-γ-FITC/IL-4-PE 散点图中分别显示 R1 and R2（d）和 R1 and R3（f），图 c 和 e 分别为 CD4 和 CD8 的两群细胞的同型对照。

5. 收集和保存数据　收集 10 000 个 $CD3^+$ 细胞，保存在指定的文档内。

6. 数据分析　按照图 14-2-2 所示的设门方法，从 IFN-γ-FITC/IL-4-PE 散点图中即可得到 $CD3^+CD4^+$ T 细胞中 Th1/Th2 细胞比例和 $CD3^+CD4^-$（$CD8^+$）T 细胞中 Th1/Th2 细胞比例。从 CD4-APC/IL-17A-PE 散点图（图 14-2-3）中可得 $CD3^+CD4^+$ T 细胞中 Th17 细胞百分比，$CD3^+CD4^-$（$CD8^+$）T 细胞中 Th17 细胞百分比。

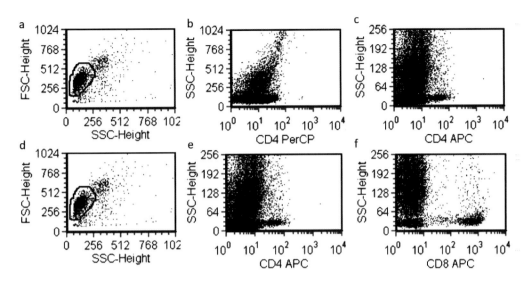

图 14-2-1　体外激活对不同荧光素标记抗体表达的影响。多数患者的 **CD4** 抗原经 **PMA** 和离子霉素联合刺激 **5～6** 小时后会明显降低，荧光素过弱，会检测不到，如图 **b** 用 **PerCP** 检测不到，图 **c** 的 **APC** 可以检测。而 **CD8** 抗原不受此影响，如图 **f** 所示。所以在检测时建议 **CD4** 抗体选择强的荧光素，或者选择 **CD3** 圈 **T** 淋巴细胞，再用 **CD8** 反设门 **Th** 细胞

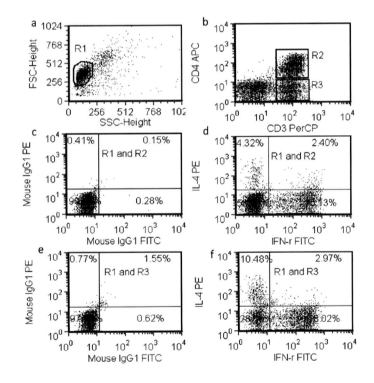

图 14-2-2　**Th1/Th2** 胞内细胞因子检测设门方法。对 **CD3⁺CD4⁺T** 细胞设门，主要分析此群细胞细胞因子的表达

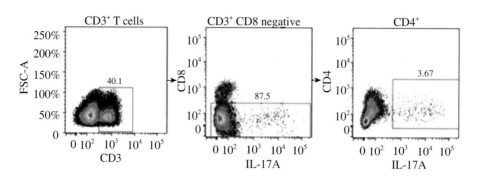

图 14-2-3　**Th17 胞内细胞因子检测设门方法** [39]

# 第三节　调节性T细胞

调节性 T 细胞（regulatory T cell，Treg）是在机体免疫系统中发挥负向调节作用的细胞，它既能抑制不恰当的免疫反应，又能限定免疫应答的范围、程度及作用时间，对效应细胞的增殖、免疫活性的发挥起抑制作用。到目前为止已经发现了多种表型的 Treg 存在，其中以 CD4[+]Treg 研究最为广泛，其可分为从胸腺发育分化而来的自然调节性 T 细胞（natural regulatory T cell，nTregs）和通过外周诱导而产生的适应性或诱导性调节性 T 细胞（adaptive regulatory T cell，aTregs 或 induced regulatory T cell，i Tregs），如 Tr1 细胞、Th3 等[40]。除 CD4[+]Treg 外，CD8[+]Treg 细胞、γδT 细胞、NKT 细胞和 CD4[-]CD8[-] 双阴性 T 细胞均具有免疫负向调节的潜质。本节主要介绍 CD4[+]Treg。

## 一、自然调节性 T 细胞

自然调节性 T 细胞（nTregs）在正常人和小鼠外周血、脾中占总 CD4[+]T 细胞的 5% ~ 10%，它表达 IL-2αR（CD25）、IL-2βR（CD122）、细胞毒性 T 淋巴细胞抗原 -4（CTLA-4）、糖皮质激素诱导的肿瘤坏死因子受体（GITR）、CD103、CD62L 等，但是，这些分子同样在活化的 CD4[+] 效应 T 细胞也有表达，所以它们都不是自然调节性 T 细胞的特异性标志。最初把 CD4[+]CD25[+] 定义为 Treg 是基于 CD25 在 Treg 细胞的组成性表达。人自然 Treg 表面 CD25 分子的表达不同于小鼠：小鼠 CD4[+]T 细胞表面 CD25 数量比较均匀一致，CD4[+]CD25[+]T 细胞与 CD4[+]CD25[-]T 细胞分界清晰，呈相互独立

的单一细胞群；而人 CD4[+]CD25[+]T 细胞上 CD25 表达数量或荧光强度可分为阴性、弱阳性、强阳性三个等级，它呈连续性表达状态，高表达者仅占 2% ~ 4%，低表达者占 30%，这种连续性表达使得采用 CD4/CD25 分子确定 Treg 细胞比例很困难。研究者在进一步分析 CD25 高表达和低表达细胞群时发现 CD25 高表达的细胞群为一个相对均一的群体，表达 CD45RO、CD62L 和 CD122，大多数细胞表达 HLA-DR 和 CD71，相反，CD25 低表达的细胞群是个异质性的群体，CD45RO、CD62L 和 CD122 的表达分别为 80%、80% 和 28%。CD25 高表达的细胞群在体外具有抑制 CD4[+] 效应 T 细胞增殖的功能，CD25 低表达的细胞群在多克隆激活剂的刺激下具有很强的增殖能力，可能有或没有抑制 CD4[+] 效应 T 细胞增殖的能力，因此认为 CD25 高表达细胞群为真正的 Treg，CD25 低表达细胞群为体内活化的 CD4[+] 效应 T 细胞，其中可能混有少量的 CD4[+]CD25[+]Treg。研究者们为了获得足够数量的 Treg 来进行 Treg 生物学特性研究，他们常常采用 CD25 磁珠和流式细胞术体外分选的方法来纯化 CD4[+]CD25[+]Treg。不同研究组报道的 Treg 所占比例、分选的纯度以及其抑制活性差异很大，即使采用相同的分选措施获得的 Treg 产率、抑制 CD4[+] 效应 T 细胞增殖的活性也存在差异。究其原因，尽管采用限制性分离 CD25 高表达的细胞群，仍不能除外含有活化的 CD4[+]CD25[+] 效应 T 细胞，而且限制性分离 CD25 高表达的细胞群易导致 Treg 的丢失，因此建议采用更特异的表面标记来分选 Treg[41]。

随后研究表明，CD4[+]CD25[+]Treg 的分化受转录

因子 FoxP3 的调控，FoxP3 可能是 CD4⁺CD25⁺Treg 发育和功能维持的重要调节基因。实验结果显示，在 mRNA 和蛋白质水平上，FoxP3 仅仅在小鼠胸腺和外周血的 CD4⁺CD25⁺T 细胞中表达，在 naive CD4⁺CD25⁻细胞和非成熟的胸腺细胞中不表达，在 B 细胞和 CD8⁺T 细胞中也无明显表达。但是，在一种 CD4⁺CD25⁻细胞中可以检测到非常低水平的 FoxP3，这种 CD4⁺CD25⁻T 细胞主要是 CD45RB^low 细胞，是一种具有调节活性的细胞。CD45RB 是 CD45 的异构体，表达于外周血 B 细胞、幼稚 T 细胞、胸腺细胞、弱的巨噬细胞和树突状细胞。在 TCR 和 BCR 信号中起着至关重要的作用。随着 T 细胞被激活，从幼稚细胞向记忆细胞发展，CD45RB 表达下调。此外，功能上不同的 CD4⁺ T 细胞亚群分泌不同的细胞因子，可以通过 CD45RB 强度来分离。在人类，FoxP3 同样特异性地表达在 CD4⁺CD25⁺Treg 中。这些结果均表明，FoxP3 的表达不是 T 细胞活化的结果，仅仅特异性地表达于 Treg，可作为 Treg 的一个特异标志。此外，小鼠 FoxP3 基因发生 2bp 的移位插入将导致其编码蛋白的截断突变，从而缺失叉头状（fork2head）结构域，此种小鼠会由于 Treg 功能丧失而发生严重的致死性自身免疫疾病；在人类，FoxP3 基因突变同样会导致 Treg 发育和功能受损，发生以免疫调节紊乱，引发系统性自身免疫病为特征的 IPEX 综合征（immune dysregulation, polyendocri2nopathy, enteropat hy, X2linked syndrome）。另有研究证实，体外转入 FoxP3 基因足以使未致敏 T 细胞转化成 Treg 样细胞，这些细胞上 CD25 和其他 Treg 相关分子（GITR、CTLA24）的表达上调，并获得抑制活性，因此认为 FoxP3 是维持 Treg 功能的必需分子 [42]。

虽然 FoxP3 转录因子为自然 Treg 的特异性标记，但 FoxP3 检测需进行细胞内染色，需要对细胞进行固定及穿孔后才能鉴定，因此不能用于分选来进行后续的功能研究，且也加大了临床检测时标记工作的复杂度和难度。后又有研究发现，IL-7 受体 CD127 在具有免疫抑制作用的自然 Treg 细胞中低表达。低表达 CD127 的 Treg 在 MLR（mixed lymphocyte reactin）中具有抑制同源激活 T 细胞的能力，并在相同刺激下无自身作用。研究发现通

过表达 CD4、CD25 和 FoxP3 来定义 Treg 时，在一类特殊的细胞群体时会出现问题，这些细胞表达 FoxP3，但 CD25 弱阳性或阴性，CD127 低表达，具有免疫抑制能力，因此认为 CD127 是新的更为理想的 Treg 表面分子标志。以 CD4⁺CD25^{int/ high}CD127^low 作为 Treg 的标志，不仅可以避免在分选时因单纯依据高表达 CD25 丢失很多 Treg 细胞，且可以同时排除掉 CD25 阳性的效应性 T 细胞，更真实地反映自然 Treg 的水平 [43]。

FoxP3 是 Treg 细胞的高度特异性标记，但不是绝对的，因为其在不同临床环境（如自身免疫和癌症）中有异质性。一些激活的传统 T 细胞（Tconv 细胞）也是 CD25⁺CD127^low。所以，CD25^{int/ high}CD127^low 可以在很多情况下识别 Treg 细胞，但单独结合不能提供更多关于 Treg 细胞的详细信息，需要更好的标记来表征人类 Treg 细胞。通过使用 FoxP3、CD25 和 CD45RA（naive T 细胞的标记），可以将人类血液中的 CD4⁺FoxP3⁺ 细胞细分为三个主要部分，即：

Fr. Ⅰ：CD45RA⁺ FoxP3^low/CD25^low 休眠或未成熟 Treg（nTreg）细胞；

Fr. Ⅱ：CD45RA⁻FoxP3^hi/CD25^hi 效应 Treg（eTreg）细胞；

Fr. Ⅲ：CD45RA⁻FoxP3^low/CD25^low 细胞，大部分不是 Treg 细胞 [44]（图 14-3-1）。

在活跃的免疫反应中，活化 T 细胞产生的 IL-2 使 Treg 细胞扩增并增强其抑制活性，从而介导一个负反馈循环。CTLA-4 是一种关键的 Treg 抑制分子，它的种系缺失或在 Treg 细胞中特异性缺失都会导致致命的自身免疫，类似于在皮损小鼠中看到的。其 Treg 特异性缺失在成年小鼠中也会导致自发的淋巴增生、高丙种球蛋白血症和组织学上明显的自身免疫性疾病，且这些疾病的严重程度低于种系 CTLA-4 缺陷小鼠。成年小鼠体内的免疫缺陷也导致了对不同自身免疫性疾病易感性的转变。具体来说，观察到广泛 T 细胞激活，但小鼠对 EAE 产生了抗性，同时对胶原诱导关节炎的敏感性增加，其他的 Treg 抑制分子如 LAG3 和 IL-10 表达也增加，提示其他 Treg 抑制机制可以部分弥补 CTLA-4 在晚年的缺失。虽然这项早期的工作是在小鼠中进行的，但最近的报道记录了 CTLA-4

**14**

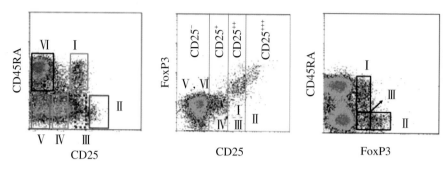

图 14-3-1　Treg 的 3 个主要部分 [44]

异源突变家族组的自身免疫，并证实了 Treg 表达的 CTLA-4 在人类免疫中的重要作用。由于 LRBA（LPS-responsive beige-like anchor）在 CTLA-4 转运和 CTLA-4 蛋白丢失的作用，LRBA 缺乏症患者也会产生严重的自身免疫，这一发现进一步证实了这一点。虽然 CTLA-4 确实具有一些细胞内在功能，但它在 Treg 细胞上似乎主要以一种细胞外在方式起作用，从 APCs（antigen-presenting cells）表面捕获其配体 CD80 和 CD86，不具有对 Tconv 细胞的协同刺激作用。不受 TCR 刺激的 CD4 或 CD8 Tconv 细胞的共刺激信号可以决定受 Treg 抑制的应答 T 细胞的命运，这取决于共刺激信号减少的程度和应答 T 细胞的 TCR 亲和力（图 14-3-2）。对抗原具有高亲和力的 T 细胞在没有协同刺激的情况下，受到刺激后会凋亡，亲和力中等的 T 细胞则会

失去活性，而低亲和力的 T 细胞则会存活并处于休眠状态。因此 Treg 细胞能够控制自活性 T 细胞的命运和存活，从而诱导其长期抑制和耐受。FoxP3+ Treg 细胞还利用多种抑制分子发挥抑制功能，包括 IL-10、TGF-b、IL-35、TIGIT、CD39 和 CD73，其中许多有助于抑制自身免疫。

抑制 IL-2 的产生，导致 CTLA-4 高表达，同时加上 TCR 刺激（上调黏附分子），即使没有 FoxP3，也能在 Tconv 细胞内外产生 Treg 样抑制活性，提示这些分子是 Treg 用以抑制并控制自身免疫的核心机制 [45]。

## 二、Trl 细胞

1 型调节性 T 细胞（type 1 regulatory cells，Trl

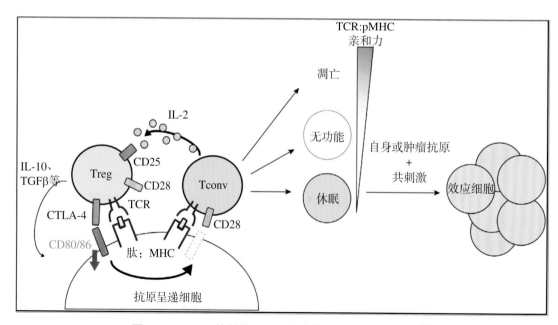

图 14-3-2　Treg 控制的 Tconv 细胞响应和诱导长期耐受 [45]

细胞）的特征是分泌大量的 IL-10。在各种慢性炎症和自身免疫性疾病的动物模型中，如结肠炎、1型糖尿病、多发性硬化症、过敏和移植中，抗原特异性 Tr1 细胞过继转移被证明可以有效抑制炎症反应[46]。Groux 等首先报道，体外以 IL-10 刺激抗原特异性的 CD4⁺T 细胞，可以获得一群细胞因子表型不同于 Th1 和 Th2 细胞的 CD4⁺T 细胞群，该细胞群分泌高水平的 IL-10、中等水平的 TGF-β、IFN-γ、低水平 IL-2、不分泌 IL-4，被称为 Tr1 细胞，Tr1 细胞可以通过分泌 IL-10 和 TGF-β 抑制初始型和记忆型 T 细胞增殖反应，当把该群细胞和 CD4⁺CD45RB^high 细胞共同输给 SCID 小鼠后，可以防止自身免疫性肠炎的发生。IFN-α 可增强 IL-10 诱导产生 Tr1 细胞的能力，抗原与 CD2 共刺激也可以以 IL-10 非依赖的方式产生抗原特异性的 Tr1 细胞；在 IL-2 存在的情况下，人 CD4⁺T 细胞与 CD3 和补体调节剂 CD46 结合也可诱导产生 Tr1 特异性细胞因子表型的 T 细胞，这种细胞增殖能力强，并具有旁观者抑制效应和免疫记忆力。在接受同种干细胞移植的重症免疫缺陷病患者体内，也发现了 Tr1 细胞。与 CD4⁺CD25⁺Treg 相似，Tr1 细胞也需要抗原对 TCR 的激活以发挥调节作用，其体内抑制作用依赖 IL-10，体外抑制作用机制可能是通过细胞间接触。

### 三、Th3 细胞

Th3 型 CD4⁺Treg 是一群最初在口服耐受研究中发现的 Treg。该细胞可以分泌大量的 TGF-β，对 Th1 和 Th2 细胞都有抑制作用，TGF-β、IL-4、IL-10 可促进 TCR 转基因小鼠 Th 前体细胞分化为 Th3。口服低剂量的髓磷脂碱性蛋白（MBP）可在肠道相关淋巴组织中诱导 Th3 细胞，预防实验性自身免疫性脑脊髓炎（EAE）的发生。Th3 细胞在抗原特异性激活后可分泌 TGF-β 和水平不等的 IL-4 和 IL-10。由不成熟树突状细胞在体外诱导产生的 Th3 细胞通过抗原非依赖机制直接抑制成熟 Th1 细胞的增殖反应，该过程需要细胞与细胞之间的接触，并可被外源性的 IL-2 所抑制。与 nTreg 相似，Th3 细胞在其表面表达 CTLA-4，也表达 Foxp3 和 CD25。与 nTreg 不同的是，Th3 细胞主要依赖于分泌 TGF-β 发挥其抑制作用。

Treg 亚群及起源如图 14-3-3 所示[47]。

### 四、Treg 与 Th17 的平衡

Th17 细胞和 pTreg 细胞具有共同的前体细胞（naive CD4 T 细胞），有一个共同的信号通路，由肿瘤生长因子（TGF)-β 介导。在细胞激活过程中出现的促炎信号反过来调节这些细胞的命运。例如，在 IL-6 或 IL-21（结合 TGF-β）的作用下，初始 CD4+ T 细胞分化为 Th17 细胞；在没有促炎细胞因子的情况下，TGF-β 促进细胞向 Treg 细胞分化。然而，末期分化的细胞却具有相反的功能：Th17 细胞产生 IL-17、IL-22 和 IL-23，招募中性粒细胞，促进感染部位的炎症，引起自身免疫和炎症反应，而 Treg 细胞产生抗炎细胞因子 IL-10 和 TGF-β 抑制多种免疫细胞活性，从而抑制免疫反应，维持免疫稳态。因此，这两种细胞在炎症和免疫反应中发挥相反的作用，两者之间的平衡已成为调节自身免疫和癌症的重要因素。

影响两者产生和维持的因素有许多，对适当调节 Th17/Treg 平衡也很重要，包括 TCR 信号转导、共刺激信号、细胞因子信号、FoxP3 稳定性、代谢过程和微生物群[48]。

#### （一）Th17 和 Treg 细胞的可塑性

Th17 和 Treg 细胞都被描述为具有可塑性。可塑性是指在变化的环境中适应信号诱导的独特能力。即当受到不同细胞因子的刺激时，它们会变成其他亚群。比如，Th17 细胞活化后可获得类似 Th1 的特性，这可能在增强自身免疫和抗肿瘤免疫中发挥作用。这些细胞被称为 ex-Th17（曾经表达 IL-17 后来又不表达的细胞：cells that once expressed IL-17 but lost it later）细胞或非经典 Th1 细胞，在有促炎信号（如 TCR 触发或受到 IL-12/23 刺激）的情况下，它们失去分泌 IL-17 的能力，而获得分泌 IFN-γ 的能力（图 14-3-4）。虽然 ex-Th17 细胞具有 Th1 特征，但仍然可以通过独特的表面标记，包括 CD161、CCR6 和 IL-17RE，将其与经典的 Th1 细胞区分开来。此外，这些细胞在功能上也不同于经典的 Th1 细胞，分泌更多 TNF、IL-2、GM-CSF、IFN-γ。但是 exTh17 细胞的增殖不会受到 Treg 的

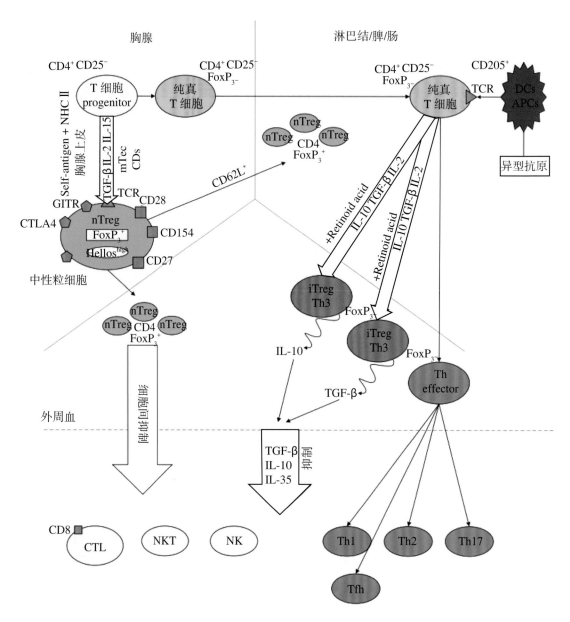

图 14-3-3　**Treg 在体内的个体生成及发育** [47]

抑制，而经典的 Th1 和 Th17 细胞则受到 Treg 细胞的抑制。暗示这些细胞可能在不平衡的 Th17/Treg 自身免疫反应中发挥作用。Th17 细胞的可塑性只发生在 Th17 向 Th1 转变，没有发现 Th1 细胞转化成 Th17 样细胞。

　　Treg 在细胞因子刺激下能够重新获得 Th17 细胞的特性。当 FoxP3+ Treg 暴露于 IL-6，有或没有 IL-1β 和 IL-23 时，FoxP3 下调，转而表达 Th17 基因，包括 IL-17、IL-22、IL-23R 和 RORγt。这些 ex-FoxP3 细胞参与了自身免疫性关节炎的发病，因为它们抑制细胞毒性的能力降低，却有 Th17 细胞效应。相反，向 Th17 细胞转变获得类似 Treg 特征的较少，但最近已在卵巢癌和结直肠癌模型中显示。随着时间的推移，产生 IL-17 的肿瘤浸润细胞逐渐减少，FoxP3- 转分化为 IL-17A-FoxP3+ 细胞，称为"exTh17 Tregs"。推测这一转化是由 TGF-β 和前列腺素 E2（PGE2）控制的。Th17s 和 Tregs 的这种动态功能显示操纵这些亚群在治疗上的复杂性。

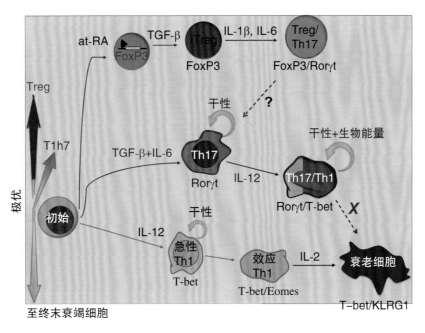

图 14-3-4  细胞因子诱导的 **Th17s** 和 **Tregs** 功能可塑性[49]

**（二）由 Th17/Treg 平衡失调引起的自身免疫性疾病**

Th17 细胞介导的免疫对于维持黏膜和造血稳态是重要的。然而，过强的 Th17 细胞反应可诱导自身免疫。同样，Treg 的缺乏会导致人类致命的自身免疫。Th17 和 Treg 之间的稳态改变与几种自身免疫性疾病有关，包括多发性硬化症、银屑病、类风湿关节炎、炎症性肠病和系统性红斑狼疮。因此，Th17 与 Treg 之间的关系必须保持平衡，以保持宿主的免疫功能和健康。多病例显示 Th17/Treg 失衡患者的多种自身免疫性表现较低。

**（三）由 Th17/Treg 平衡失调引起癌症**

Th17 和 Treg 细胞在癌变中的相对作用往往与慢性炎症有关。Th17 细胞的过度炎症和 Treg 细胞的过度免疫抑制都可能导致癌症的发生。

在人类肿瘤中也发现了 Th17 细胞。IL-17A 促进恶性细胞的增殖，并通过刺激成纤维细胞上调血管内皮生长因子（VEGF），诱导血管生成成分，导致肿瘤新生血管形成。Th17 细胞是促进还是抑制肿瘤的发展取决于肿瘤的表型。由 IL-17 招募的中性粒细胞在乳腺癌中有报道，高 IL-17A 和 RORγt 表达与结肠直肠癌患者的无病生存率降低相关。胰腺癌中由 Th17 细胞产生的 IL-22 的产量增加，与患者的生存率降低有关。在非小细胞肺癌中，与健康对照组相比，患者的 Th17/Treg 频率比例更高，这与癌胚抗原（CEA）水平相关。然而，在乳腺癌中，IL-22 的产生与肿瘤形成减少和积极预后相关。在卵巢癌中，增加肿瘤相关的 IL-17 可以预示患者生存率的提高[49]。

但是，Treg 细胞通常与肿瘤进展和降低癌症患者的生存率有关。GARP 在肿瘤中的表达已被证明可以增强肿瘤微环境中活跃的 TGF-β 表达，支持 Treg 的诱导，从而阻碍免疫应答。肿瘤微环境中 Treg 的存在与更晚期的恶性肿瘤、浸润和恶化的预后相关。在小鼠肿瘤微环境中去除活 treg 可防止肿瘤浸润 CD8+ T 细胞的免疫抑制，从而提高内源性效应 T 细胞的抗肿瘤效果。然而，肿瘤中凋亡的 Treg 也可能导致免疫逃逸。Zou 实验室最近的研究发现，肿瘤微环境中的氧化应激可诱导 Treg 凋亡，释放大量 ATP，代谢成免疫抑制腺苷，并通过 A2a 受体（A2aR）传递信号[50]。表明在患者肿瘤中选择性地减少 Treg 并抑制 A2aR 通路，可以绕过免疫逃避的肿瘤微环境，从而增强对人类恶性肿瘤的免疫[49]。

未来在免疫治疗领域的工作，如过继转移、疫苗和检查点封锁等，可能会为我们提供新的视角，了解 Th17 细胞在退行肿瘤中的作用，进一步增强我们驾驭免疫系统对抗癌症的能力，未来的临床

**14**

试验也可能使用。Tregs 在不干扰抗肿瘤 Th17 或 CD8+ T 细胞反应的情况下抑制对自身组织的免疫反应，以最大化疗效和最小化毒性。的确，这是癌症免疫治疗领域令人兴奋的时刻，越来越多在开发 Th17/Treg 轴的潜力上的证据正在汇聚，以深刻影响自身免疫病患者和癌症患者的生活[49]。

### 五、Treg 流式细胞术检测方法

最近的一项研究表明，$CD4^+CD25^{high}CD127^{low/-}FoxP3^+T$ 细胞群在发育、表型和功能上都与 $CD4^+T$ 细胞不同。因此，多色流式细胞术要可靠地评价和分离外周血和骨髓中调节 T 细胞亚群，只有通过这种方法才能获得对感兴趣的细胞群的可靠结果[47]。

（一）Treg 检测所需试剂

1．细胞表面染色的荧光抗体　CD4-FTIC、CD25-PE-Cy5、CD127-Alexa Fluor647。

2．胞内染色的荧光抗体　FoxP3-PE。

3．转录因子染色缓冲液试剂盒。

4．流式细胞染色缓冲液。

注：本节以 invitrogen 转录因子染色缓冲液试剂盒为例，可根据自己所用试剂准备。

（二）缓冲液制备

1．将 1 体积 FoxP3 固定 / 破膜浓缩液与三体积 FoxP3 固定 / 破膜稀释液混合在一起，制备新鲜的 FoxP3 固定 / 破膜工作液。如果在流式管中进行染色，则每个样本需要 1 ml 工作液。

2．将 10× 破膜缓冲液用蒸馏水 1：9 混合，制备 1× 的破膜缓冲液。如果在流式管中进行染色，则每个样本需要 8.5 ml 工作液。

（三）Treg 流式细胞仪上机前标记方法

1．细胞表面染色　取 2 支 Falcon 管，分别标记为对照管和实验管，在对照管中加入 20 μl CD4-FITC、5 μl CD25-PE-Cy5、5 μl IgG1-Alexa Fluor647，实验管中加入 20 μl CD4-FITC、5 μl CD25-PE-Cy5、5 μl CD127-Alexa Fluor647 对照管和实验管中均加入 100 μl 外周全血，混匀，室温避光孵育 20 min。

2．每管加入 1 ml 1X FoxP3 固定 / 破膜缓冲液并脉冲式涡旋。

3．2 ～ 8℃或室温避光孵育 30 ～ 60 min（小鼠样本可在 2 ～ 8℃ 避光贮藏 18 h）。

4．每管加入 2 ml 1× 破膜液，室温 400 ～ 600 g 离心 5 分钟，弃上清。

5．在残留的 1× 破膜液中重悬细胞。倒出上清液后约残留 100 μl。

6．胞内染色　对照管中加入 20 μl IgG1-PE，实验管中加入 20 μl FoxP3-PE，混匀，室温避光孵育至少 30 min。

7．每管加入 2 ml 1× 破膜液，室温 400 ～ 600 g 离心 5 min，弃上清。

8．重复第 7 步。

9．加入适量的流式细胞染色缓冲液重悬染色的细胞重悬细胞，4℃ 避光保存，24 h 内上机检测。

注：本节以 invitrogen 转录因子染色试剂盒为例，根据自己所用试剂操作说明进行。

（四）流式细胞仪数据获取与分析

1．按照实验室常规检查并开启流式细胞仪。

2．按照流式细胞仪要求做好仪器校准及质控。

3．打开操作软件，设立流式细胞仪数据获取所需的参数图（如 FSC/SSC、CD4-FITC/SSC、CD4-FITC/CD127-Alexa Fluor647、FoxP3-PE/CD25-PE-Cy5），用荧光或 FSC 设阈值。调节好各通道电压及相互间补偿。

4．设门方法　如图 14-3-5 所示，FSC/SSC 散点图中圈定 R1 为淋巴细胞；CD4-FITC/SSC 散点图中显示 R1，圈定 R2 为 $CD4^+$ 细胞；FoxP3-PE/CD25-PE-Cy5 散点图中显示 R1 和 R2。

5．收集和保存数据　收集 10 000 个 $CD4^+$ 细胞，保存在指定的文档内。

6．数据分析　按照图 14-3-5-c 所示的设门方法，FoxP3/CD25 散点图中显示 R1 和 R2 即可得到 $CD4^+CD25^{high}CD127^{low/-}FoxP3^+$ 细胞中 Treg 细胞比例（图 14-3-5，a 为无 CD127，b 为无 FoxP3 的设门方法）。

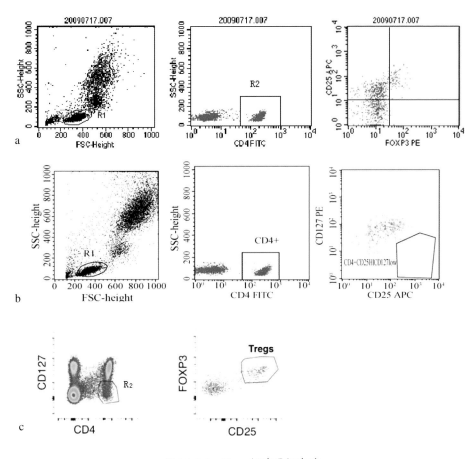

图 14-3-5 **Treg 细胞设门方法**

（万岁桂 苏 文）

## 第四节 流式细胞术在细胞因子研究中的应用

体液、细胞或组织中的细胞因子的评估为理解疾病过程和设计治疗策略提供重要信息。目前，细胞因子和抗细胞因子在各种感染性疾病、慢性炎症和癌症的治疗中有着广泛的应用。

### 一、细胞因子概述

细胞因子（cytokine，CK）是免疫细胞和非免疫细胞在外界刺激下产生的低分子量蛋白质。细胞因子能介导细胞间的相互作用，具有多种生物学功能，如调节细胞生长、分化成熟、功能维持、调节免疫应答、参与炎症反应、创伤愈合和肿瘤消长等。它们通常通过与特定的膜受体（细胞因子受体）结合，在很短的距离和时间内发挥作用，且浓度非常低，然后通过第二信使（通常是酪氨酸激

酶）向细胞发出信号，以改变它们的基因表达，包括表达的增加或减少。细胞因子可能作用于分泌它们的细胞（自分泌作用），作用于附近的细胞（旁分泌作用），或者在某些情况下作用于远处的细胞（内分泌作用）。细胞因子的作用是多效的，它们可以作用于各种细胞目标，且相同的生物学效应可由几种不同的细胞因子介导。即使是极少量（$10^{-10} \sim 10^{-15}$ M），但同时它们也是改变免疫系统对感染或诱导炎症反应的强大介质[51]。

最初，人们不清楚细胞因子的本质，便根据其生物学活性进行命名，结果导致同一细胞因子有多种名称。后来，人们认识到细胞因子主要由白细胞合成，主要介导白细胞间的相互作用，于是将这些因子统一命名为白细胞介素（interleukin，IL），并按发现的先后顺序冠以阿拉伯数字进行命名，如

IL-1、IL-2、IL-3 等。自 1957 年 Lssac 发现干扰素（interferon，IFN）以来，迄今已经发现了 200 多种细胞因子。人们将所有白细胞介素、干扰素、肿瘤坏死因子（tumor necrosis factor，TNF）、造血因子（hematopoietic factor，HF）、生长因子（growth factor，GF）、趋化因子（chemotactic factor，CF）等统称为细胞因子。现代基因工程和细胞工程技术的快速发展，为发现更多的细胞因子和研究其结构与功能提供了技术条件，细胞因子的研究成果为临床上预防、诊断、治疗疾病提供了科学基础，特别是利用细胞因子治疗肿瘤、感染、造血功能障碍、自身免疫性疾病等，具有非常广阔的应用前景。

## 二、细胞因子的分类

### （一）根据细胞因子产生的细胞来源分类

1．淋巴因子（lymphokine） 主要由淋巴细胞包括 T 淋巴细胞、B 淋巴细胞和 NK 细胞等产生。重要的淋巴因子有 IL-2、IL-3、IL-4、IL-5、IL-6、IL-7、IL-8、IL-9、IL-10、IL-12、IL-13、IL-14、IL-15、IL-17、IL-18、IL-21、IL-23、IFN-γ、TNF-β、G-CSF、GM-CSF 等。

2．单核因子（monokine） 主要由单核细胞或巨噬细胞产生，如 IL-1、IL-6、IL-8、TNF-α、G-CSF 和 M-CSF 等。

3．非淋巴细胞、非单核 - 巨噬细胞产生的细胞因子 主要由骨髓和胸腺中的基质细胞、血管内皮细胞、成纤维细胞等细胞产生，如 EPO、IL-7、IL-11、SCF、内皮细胞源性 IL-8 和 IFN-β 等。

### （二）根据细胞因子主要的功能不同分类

1．白细胞介素 1979 年开始命名。由淋巴细胞、单核细胞或其他非单个核细胞产生的细胞因子，在细胞间相互作用、免疫调节、造血以及炎症过程中起重要调节作用。

2．集落刺激因子（colony stimulating factor，CSF） 根据不同细胞因子刺激造血干细胞或分化不同阶段的造血祖细胞在半固体培养基中形成不同的细胞集落，称为集落形成单位（colony-forming unit，CFU）或爆式形成单位（burst forming unit，BFU）。这些可以促进 CFU 或 BFU 形成的细胞因子分别命名为 G(粒细胞)-CSF、M(巨噬细胞)-CSF、GM(粒细胞、巨噬细胞)-CSF、Multi(多重)-CSF（如 IL-3）、促血小板生成因子（thrombopoietin，TPO）、

干细胞因子（stem cell factor，SCF）和促红细胞生长因子（erythropoietin，EPO）等。不同 CSF 不仅可刺激不同发育阶段的造血干细胞和祖细胞的增殖和分化，还可促进和维持成熟细胞的功能。

3．干扰素 1957 年发现的细胞因子，最初发现某一种病毒感染的细胞能产生一种物质可干扰另一种病毒的感染和复制，因此而得名。根据干扰素产生的来源和结构不同，可分为 IFN-α、IFN-β 和 IFN-γ，他们分别由白细胞、成纤维细胞和活化 T 细胞产生。各种不同的 IFN 生物学活性基本相同，具有抗病毒、抗肿瘤和免疫调节等作用。

4．肿瘤坏死因子 最初发现这种物质能造成肿瘤组织坏死而得名。根据其产生来源和结构的不同，可分为 TNF-α 和 TNF-β 两类，前者由单核 - 巨噬细胞产生，后者由活化 T 细胞产生，又名淋巴毒素（lymphotoxin，LT）。两类 TNF 基本的生物学活性相似，除具有杀伤肿瘤细胞外，还有免疫调节、参与发热和炎症的发生。大量 TNF-α 可引起恶病质，因而 TNF-α 又称恶病质素（cachectin）。

5．转化生长因子 -β 家族（transforming growth factor-β family，TGF-β family） 由多种细胞产生，主要包括 TGF-β1、TGF-β2、TGF-β3、TGFβ1β2 以及骨形成蛋白（BMP）等。

6．生长因子 如表皮生长因子（epithelial growth factor，EGF）、血小板衍生的生长因子（platelet derived growth factor，PDGF）、成纤维细胞生长因子（fibroblast growth factor，FGF）、肝细胞生长因子（hepatic growth factor，HGF）、胰岛素样生长因子 - I（insulin-like growth factor-1，IGF-I）、IGF-II、白血病抑制因子（leukemia inhibition factor，LIF）、神经生长因子（neuron growth factor，NGF）、抑瘤素 M（OSM）、血小板衍生的内皮细胞生长因子（platelet derived endothelial growth factor，PDEGF）、转化生长因子 -α（transcription growth factor-α，TGF-α）、血管内皮细胞生长因子（vessel endothelial growth factor，VEGF）等。

7．趋化因子家族（chemokine family） 包括四个亚族：①C-X-C/α 亚族，主要趋化中性粒细胞，主要的成员有 IL-8、黑素瘤细胞生长刺激活性（GRO/MGSA）、血小板因子 -4（platelet factor-4，PF-4）、血小板碱性蛋白、蛋白水解来源的产物 CTAP- III

和 β- 血小板球蛋白（β-thromboglobulin）、炎症蛋白 10（inflammatory protein-10，IP-10）、ENA-78。② C-C/β 亚族，主要趋化单核细胞，这个亚族的成员包括巨噬细胞炎症蛋白 1α（macrophage inflammatory protein-1α，MIP-1α）、MIP-1β、RANTES、单核细胞趋化蛋白 -1（MCP-1/MCAF）、MCP-2、MCP-3 和 I-309。③ C 型亚家族的代表有淋巴细胞趋化蛋白。④ CX3C 亚家族，Fractalkine 是 CX3C 型趋化因子，对单核 - 巨噬细胞、T 细胞及 NK 细胞有趋化作用。

## 三、流式细胞术检测细胞因子的方法

在正常情况下，由于细胞因子在体液和组织中表达差异很大，要么检测不到，要么非常低。因此，它们的表达水平升高表明与疾病过程或炎症相关的细胞因子通路被激活。目前多种细胞因子测定方法的应用为评估细胞因子的生物学作用、确定其治疗和诊断潜力提供了机会。此外，为了更好理解细胞因子间相互作用，已经导致一种共识，即同时评估一个样本中的许多细胞因子比评估单个细胞因子能提供更全面的信息。因此，传统的细胞因子检测方法一次只能测量一个细胞因子；目前通量型技术正逐渐取代传统技术，一次可检测多个细胞因子，具有灵敏度高、生物样本用量少、检测效率高等特点，已广泛用于基础科研和临床评估疾病及疗效[50]。

根据所需信息的类型，可以使用不同的技术来测量细胞因子。目前常用的方法主要有以下几种：酶联免疫吸附试验（ELISA）、放射免疫检定法（RIA）、化学发光法、细胞因子生物法、流式细胞术、酶联免疫斑点（ELISPOT）、免疫荧光、免疫细胞化学、mRNA 为基础分析（实时荧光定量聚合酶链式反应、RT-PCR、Northern Blotting、原位杂交（ISH）、RNase 保护测定（RPA）等。

随着流式细胞技术的不断完善及发展，采用流式细胞术不但可以对细胞表面的抗原和受体进行分析，也对细胞内的抗原或分子也可以进行检测。现在利用微球体或微珠模拟细胞技术的出现，使得流式细胞仪检测血浆、血清、培养液上清或其他体液中可溶性蛋白和细胞因子成为可能。可使单个样本

同时检测多种蛋白，比常规 ELISA 更灵敏，且使用时间更少。

### （一）流式细胞术检测技术原理

利用被选择的抗原特异的抗体包被且自带荧光的微球与待测样本形成"三明治"夹心复合物的原理。已包被了抗体的微球混合物与样本进行孵育，样本中的待检物（如细胞因子等）与微球上包被的抗体结合。生物素标记的抗体混合物，与结合于捕获抗体（微球）的待检物特异性结合。最后加入 SA-PE，与生物素结合进行荧光检测。流式细胞仪根据微球大小和荧光标记强弱来区分微球群。2 种大小的微球（4 μm，5 μm）内部各标记 12 种不同强度的荧光染料（远红荧光，可被氩、氦氖甚至紫外光源激发，发射波长 690 nm），构成了 20 多种可以同时被流式细胞仪识别和区分的不同微球，即可以同时在一份标本中进行多达 20 种以上指标的检测。

结合抗原标准品的标准曲线，可实现对蛋白抗原的定量检测。

### （二）细胞因子流式上机前标记方法

1. 根据说明书准备标准品 标准品一般为冻干粉，使用前 2000 g 离心 10 秒，加入 250 μl 实验稀释液混匀，冰浴 5 ~ 10 分钟，取 8 个 EP 管，标记 1 ~ 8，将最高浓度标准品转入 1 号管，2 ~ 8 号管分别加入 120 μl 实验稀释液，由 1 号依次转移 60 μl 到下一管混匀，到 8 号管混匀后为止。完成梯度稀释。

2. 按照说明书要求配置 1× 捕获微球混合液，1× 检测抗体混合液，1× 缓冲液。

（1）配制 1× 捕获微球混合液：分别取 2× 捕获微球混合液（加入前漩涡 45 秒）和实验稀释液各 1 ml 充分混合，配置成 1× 捕获微球混合液。（1× 捕获微球混合液可以在 2 ~ 8℃ 保存一个月）。

（2）配置 1× 检测抗体混合液：分别取 2× 检测抗体混合液和实验稀释液各 1 ml 充分混合，配置成 1× 检测抗体混合液（1x 检测抗体混合液可以在 2 ~ 8℃ 保存一个月）。

（3）配置 1× 缓冲液：根据实验管数量按每管 1.0 ml 计算配置总量，将 10× 缓冲液用纯化水按 1 : 9 进行稀释，配置成 1× 捕获微球混合液。（1× 缓冲液可以在 2 ~ 8℃ 保存一个月）。

14

3．实验标记方法

（1）每个实验管中加入 1× 捕获微球混合液 20 μl（微球加入前涡旋 45 秒）。

（2）取 1 ～ 8 号标准品管，分别加入 20 μl 梯度稀释的标准品，取 9 号管加入 20 μl 实验稀释液作为本底管，其他样本管中每管加入 20 μl 待测样本。

（3）所有实验管漩涡 10 ～ 20 秒充分混匀。

（4）每个实验管加入 20 μl 1× 检测抗体混合液，漩涡混匀后，室温（建议 23 ～ 27℃）避光震荡孵育 2 h（振荡频率约 500 转 / 分）。

（5）每个实验管加入 20 μl SA-PE，室温（建议 23 ～ 27℃）避光震荡孵育 30 min（振荡频率约 500 转 / 分）。

（6）每个实验管加入 300 μl 1× 缓冲液，漩涡 10 ～ 20 s，500 g 离心 5 min，弃上清，将实验管口轻轻倒扣在吸水纸上，吸干管口残留液体。

（7）重复第 6 步。

（8）每个实验管加入 150 ～ 300 μl 1× 缓冲液（根据流式细胞仪上样量决定）。准备上机检测（上机前漩涡混匀）。

（三）流式细胞仪数据获取

1．获取模板的建立

（1）根据流式细胞仪的操作指南，启动流式细胞仪，根据流式细胞仪要求做好机器质控，检测流体稳定性和光学对准性。

（2）打开一个新程序，建立以下的散点图及柱状图。如图 14-4-1 所示，建立 X 轴为 FSC 的对数、Y 轴为 SSC 的线性散点图；两个显示 APC 的对数柱状图；两个 PE（X 轴）和 APC（Y 轴）的对数散点图。

（3）如果没有 APC 通道也可用 PE-Cy7 或 PE-Cy5 通道，则建立两个显示 PE-Cy7 或 PE-Cy5 的对数柱状图模板和两个 PE（X 轴）和 PE-Cy7 或 PE-Cy5（Y 轴）的对数散点图。

（4）如果有 APC 通道，调整补偿为 0，保存程序。

注：如果流式细胞仪有面积（areas）和高度（heights）两个选项，做 Aimplex 检测时要选择高度（heights）。

2．运行检测程序

（1）运行标准品第 9 管。调整 FSC、SSC，使微球群落在预定的范围内（图 14-4-2-a）。

（2）较小的微球群设为"Gate S4"，较大的微球群设为"Gate S5"（图 14-4-2-b）。

（3）在一张 APC 柱状图模板和一张 PE/APC 散点图模板中分析"Gate S4"微球。

（4）在另一张 APC 柱状图模板和另一张 PE/APC 散点图模板中分析"Gate S5"微球。

（5）调节 APC PMT 电压，使得所有的微球群

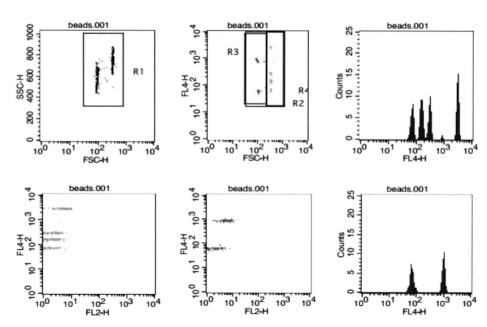

图 14-4-1　细胞因子检测设门方法

能够清楚和明显的分布于柱状图和散点图上（图14-4-2-b）。

（6）调节 PE PMT 电压，使得最低荧光强度的微球群位于 PE 轴的第一个 10 内（图 14-4-2-b）。

（7）保存程序。

（8）依次运行标准品和样本。

（9）FCAP 软件分析流式数据以获得最终数据。流式原始数据经 FCAP 分析，每个指标会以标准品拟合一条标准曲线（图 14-4-3），从而得到各蛋白抗原的定量数据。

## 四、细胞因子在临床诊断中的应用

如前所述，目前已经发现的细胞因子数百种，其来源和功能虽已获得初步认识，但其详细的功能及其调控机制非常复杂，对各细胞间的相关作用远未阐明。对各种细胞因子在临床上的应用，也仅是初步。细胞因子的测定有多种，其中较为经典的是酶联免疫吸附试验（ELISA）、放射免疫、化学发光、流式细胞术微球阵列技术等方法，ELISA 是测定细胞因子的经典方法，精确度高，但其需要积

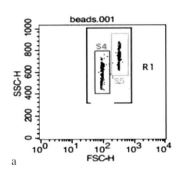
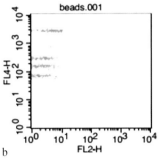

图 14-4-2 电压的调整

A5-Human IL-4
$R^2$ −99.98% A:6.153 B: 3.307 C: 7.608 D: 15.540 E: 0.508
Flting type: 5 Peramter Logistic

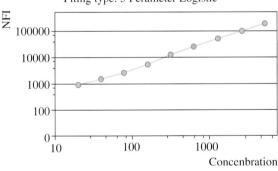

A7-Human IL-6
$R^2$ −99.98% A: 5.586 B: 1.976 C: 9.642 D: 20.052 E: 0.000
Fiting type: 5 Parameter Logistic

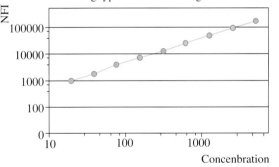

AB-Human IL-7
$R^2$ −99.72% A: 6.036 B: 3.722 C: 9.234 D: 15.117 E: −3.521
Fitting type: 5 Parameter Logistic

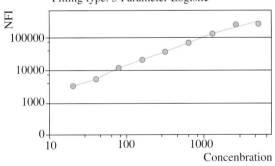

B6 - Human IL-8
$R^2$ −99.96% A: 6.094 B: 2.046 C: 9.087 D: 18.631 E: 0.000
Fitting type: 5 Parameter Logistic

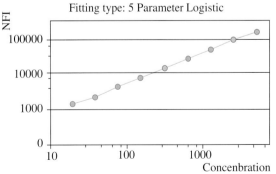

图 14-4-3 **FCAP 软件拟合的标准曲线**

**14**

累病例数，难以满足临床要求紧急报告的需要，因此时效性较差；化学发光法也与ELISA类似，同样涉及时效性的问题。放射免疫法也有时效性的问题，而且由于同位素应用的问题，大多数医院不具备防护设施，因此，临床应用也难以推广。基于流式细胞微球阵列技术（cytometric bead array，CBA），具有测定精确、快速及可以单个标本检测的特点，完全能满足临床的需要，近年来逐渐被推崇的方法。作者单位从2005年开始采用CBA技术，对细胞因子测定与儿童血液肿瘤性疾病的诊断意义进行了大量研究，获得了一些初步的经验，现作简要阐述。

### （一）Th1/Th2细胞因子谱在儿童噬血细胞综合征诊断中的意义

噬血细胞综合征（hemophagocytic syndrome，HPS）也称为噬血细胞性淋巴组织增生症（hemophagocytic lymphohistiocytosis，HLH），是一种较为罕见、常危及生命的血液系统疾病。可分为家族性（FHL）和获得性两种类型。临床上主要表现为持续高热、肝脾大、血细胞减少、高转铁蛋白血症、高甘油三酯血症。在骨髓、肝脾淋巴结活检中常可发现大量分化较好的吞噬细胞。HLH的发生主要与高细胞因子血症引起的超炎症反应有关。活化的淋巴细胞及巨噬细胞分泌了大量的细胞因子，如干扰素（IFN-$\gamma$）、肿瘤坏死因子（TNF-$\alpha$）、白介素（IL-6、IL-10、IL-12、IL-18）。这些细胞因子直接导致机体的免疫系统失调控，造成组织的损伤和坏死。

1991年，国际组织细胞协会公布了HLH的诊断及治疗指南，并于2004年进行了修订，HLH的诊治也逐渐趋于规范化。但是很多病例仍然缺乏特异性的诊断标志，加上疾病临床表现不典型，来势经常是比较凶险，所以死亡率极高。运用流式细胞术来检测患者血清中的细胞因子水平以辅助HLH的诊断，具有方便、快速、准确率高的优点。

1. 细胞因子检测方法　检测所需试剂和仪器主要是流式细胞微球芯片技术捕获人T辅助细胞1/2细胞因子试剂盒Ⅱ（BD™ CBA Human Th1/Th2 Cytokine Kit Ⅱ，美国BD Biosciences产品）和FACSCalibur流式细胞仪（美国BD公司）。具体步骤如下：以5 ml注射器抽取患儿外周血2 ml，

37℃水浴1小时后分离血清备用。试剂于室温放置1 h后将IL-2、IL-4、IL-6、IL-10、TNF、IFN-$\gamma$捕获微球混合，200×g离心5 min弃上清，同体积加入血清样本增强缓冲液，重悬微球避光反应30 min，每FACS管加入50μL混合捕获微球，50 μl待检血清和标准品，50 μl藻红蛋白（PE）荧光抗体混匀。室温避光反应3 h，每管加1 ml洗液，200×g离心5 min，每管加300 μl洗液，于3 h内在流式细胞仪上进行检测。根据检测获取的数据，用CBA软件自动绘制标准曲线，根据标准曲线自动计算出样本中各细胞因子含量。6种细胞因子的检测下限为1.0 ng/L，上限均为5000.0 ng/L，检测值＜1.0 ng/L者以1.0 ng/L计，＞5000.0 ng/L者以5000.0 pg/ml计。

2. 结果

（1）临床特征及实验室检查：2005年10月至2009年8月，宣武医院血液科共确诊HLH病例69例，入组病例50例，非入组病例19例，通过对两组的初诊时的临床特征进行比较发现，两组男女性别比例（27 : 23 vs. 8 : 11，$\chi^2$值=0.779，$P$=0.377）、年龄（中位值2.01岁 : 1.08岁，Z=0.739，$P$=0.460）、病程（中位值8.5 d : 8.0 d，Z=0.112，$P$=0.911）、初诊时的中性粒细胞（中位值0.82×10⁹/L : 0.94×10⁹/L，Z=1.943，$P$=0.052）、血红蛋白（中位值90 g/L : 90 g/L，Z=0.205，$P$=0.837）及血小板（中位值57.0×10⁹/L : 54.5×10⁹/L，Z=0.029，$P$=0.977）等方面均无差别。

在入组的50例患儿中，长期发热是患儿就诊的首要症状（＞38.5℃，50/50）。其他主要的临床表现和实验室检查包括肝大（44/50）、脾大（38/50）、两系以上血细胞减少（47/50）、肝功能损害（42/50）、高铁蛋白血症（49/50）、高甘油三酯血症（42/50）、凝血功能障碍（44/50）及骨髓中发现吞噬细胞（42/50）等。本组病例中，诱发HLH的主要病因包括EB病毒感染（12例）、CMV、HSV、轮状病毒等其他病毒感染（5例）、细菌感染（4例）、肺炎支原体感染（2例）、淋巴瘤相关（2例）、侵袭性NK细胞白血病相关（1例）、川崎病相关（1例）、低丙种球蛋白血症相关（1例）。

（2）HLH患儿的Th1/Th2细胞因子水平：如

图 14-4-4 所示，对照组为 250 例健康患儿的血清样本，IFN-γ、TNF、IL-10、IL-6、IL-4、IL-2 的中位水平及平均值分别为 4.4（4.6±1.8）pg/ml、3.9（4.0±1.2）ng/l、6.5（6.5±1.3）pg/ml、5.9（6.0±1.5）ng/ml、2.7（2.9±0.8）pg/ml 和 2.4（2.6±0.7）ng/l。与健康对照相比，脓毒症组的 IFN-γ、TNF、IL-10、IL-6、IL-4 和 IL-2 均有不同程度的升高，其中位水平分别为 9.2 pg/mL、5.0 pg/ml、46.5 pg/ml、251.3 pg/ml、3.4 pg/ml 和 3.1 pg/mL（$P$ 均 < 0.01，表 14-4-1）。其中以 IL-6 和 IL-10 升高最为明显，235 例次中，166 例次的 IL-6 水平在 100 pg/ml 以上，57 例次的 IL-6 水平在 1000 pg/ml 以上，79 例次的 IL-10 水平在 100 pg/mL 以上。进一步分析发现，革兰氏阴性菌（G-）感染的脓毒症患儿其 IL-6 和 IL-10 的水平均明显高于革兰氏阳性菌（G+）感染的脓毒症患儿（IL-6：410.5 *vs.* 135.3，$P$ < 0.01；IL-10：96.9 *vs.* 23.9，$P$ < 0.01）。

HLH 患儿急性期 IFN-γ 的中位水平为 1138.5（49.2～5000.0）pg/ml，明显高于缓解期、健康对照及脓毒症组（均有 $P$ < 0.01，表 14-4-1）。其中 46 例患儿血清标本均在 100.0 pg/ml 以上，30 例患儿 IFN-γ 水平在 1000 pg/ml 以上。但缓解期的 IFN-γ 水平较健康对照仍有轻度升高（$P$ < 0.01）。急性期 IL-10 的升高亦非常明显，中位水平达到了 740.5（26.5～5000.0）pg/ml，亦明显高于缓解期、健康对照及脓毒症组（均有 $P$ < 0.01，表 14-4-1）。其中 45 例患儿血清标本均在 100.0 pg/ml 以上，22 例患儿 IFN-γ 水平在 1000 pg/ml 以上。与健康对照相比，其缓解期水平仍有轻度增高（$P$ < 0.01）。IL-6 在 HLH 急性期表现为中等程度升高，但其水平却明显低于脓毒症组（66.1 pg/ml *vs.* 251.3 pg/ml，$P$ < 0.001）。且与 IFN-γ、IL-10 不同，缓解后患儿的 IL-6 水平趋于正常。IL-4、IL-2 在 HLH 急性期可出现轻度升高（$P$ 均 < 0.01），但变化幅度均不明显，TNF 在 HLH 急性期无增高（$P$=0.551）。

（3）细胞因子诊断 HLH 的准确性分析：如表 14-4-1 所示，IFN-γ 和 IL-10 明显增高，伴 IL-6 轻度增高对于 HLH 的诊断及其与脓毒症的鉴别具有重要意义。我们进一步将所有脓毒症患儿和 HLH 患儿作为一群体，通过 ROC 曲线评价了该细胞因子谱对 HLH 的诊断能力。结果显示，利用 IFN-γ

诊断 HLH 时，其 ROC 曲线下面积达到了 0.989（95% 置信区间为 0.981～0.998）；利用 IL-10 诊断 HLH 时，其 ROC 曲线下面积达为 0.848（95% 置信区间为 0.799～0.898）。根据 ROC 曲线，选取 IFN-γ= 75 pg/ml 作为诊断 HLH 的界值，其敏感度和特异性分别达到了 92.0% 和 94.5%（表 14-4-2），当 IFN-γ=175 pg/ml 作为诊断 HLH 的界值，其特异度可以达到 97.9%。为进一步提高细胞因子谱对 HLH 诊断的特异性，我们根据 ROC 曲线设定了下述 HLH 的细胞因子诊断标准：IFN-γ > 75 pg/ml，IL-10 > 60 pg/ml，且 IFN-γ 水平高于 IL-6 水平。该标准对于 HLH 诊断的敏感度和特异性分别达到了 88.0% 和 98.7%，而阳性预测值和阴性预测值达到了 93.6% 和 97.5%（表 14-4-2）。

（4）细胞因子检测对 HLH 的早期诊断意义：本队列患儿在我院确诊 HLH 的中位时间为起病（发热）后 12 天。其中大部分患儿来我院就诊时已有较为典型的临床表现，故根据 HLH-2004 的诊断标准，确诊 HLH 并无困难。有 5 例患儿，入院后尚未达到 HLH 的诊断标准，而 Th1/Th2 细胞因子检测表现为 HLH 特异的细胞因子谱，即 IFN-γ、IL-10 显著增高，IL-6 轻度增高。随着病情进一步发展，5 例患儿最终于入院后 10 天、3 天、13 天、6 天及 5 天均达到 HLH-2004 诊断标准。说明 HLH 特异性细胞因子谱对 HLH 具有明显的早期诊断作用。

（5）细胞因子的预后意义：本组 27 例 HLH 患儿，有 8 例死亡。至试验结尾时，中位随访时间为 15.6 个月（37 天～29 个月），其 2 年总体生存率为（70.0±8.9）%。单因素分析显示，DXM 应用后 48 小时后体温不能降至正常者提示预后不良（$\chi^2$ = 5.39,$P$ = 0.020）。同时分析各细胞因子水平与预后的关系显示，如图 14-4-5 所示，IL-10 在 2000 pg/ml 以上的患儿其 2 年生存率明显低于 IL-10 < 2000 pg/ml 者［（40.0±15.5）% *vs.*（88.2±7.8）%，$\chi^2$ = 5.81，$P$ = 0.016］，而 IFN-γ、IL-2、IL-4、IL-6、TNF 水平与预后并无关联。

（6）结论：HLH 具有特异性细胞因子谱，即 IFN-γ、IL-10 显著增高，IL-6 轻度增高对儿童噬血细胞综合征的诊断具有快速、精确、特异和早期诊断的作用，对现有国际组织细胞协会提出的

14

表 14-4-1　各组间 Th1/Th2 细胞因子水平的比较（中位值/范围，pg/ml）

| 细胞因子 | 健康组 | 脓毒症组 | HLH（急性期） | HLH（缓解期） | $\chi^2$值 | P值 |
|---|---|---|---|---|---|---|
| IFN-γ | 4.6 (3.3~7.8)** | 9.1 (3.2~99.7)** | 953.1 (43.9~>5000)** | 4.5 (1.9~51.2)** | 88.8 | <0.001 |
| IL-10 | 2.4 (1.3~9.9)**△△ | 202.5 (6.8~>5000)*△△ | 1041.4 (26.5~>5000)** | 9.6 (1.8~184.2)** | 115.3 | <0.001 |
| IL-6 | 4.1 (1.2~8.5)**△△ | 3260.9 (154.9~>5000)**△△ | 54.1 (9.4~698.8) | 5.7 (1.7~94.5)** | 118.3 | <0.001 |
| IL-4 | 2.7 (1.1~4.0)** | 4.1 (≤0~20.3)△△ | 4.2 (≤0~103.8) | 2.6 (≤0~4.7)** | 39.5 | <0.001 |
| IL-2 | 5.8 (2.7~7.8) | 5.0 (≤0~15.7) | 4.9 (≤0~27.3) | 5.3 (≤0~12.0) | 2.2 | 0.523 |
| TNF | 2.3 (≤0~3.1) | 6.7 (≤0~>5000)**△△ | 2.3 (≤0~24.2) | 1.9 (≤0~32.9) | 54.7 | <0.001 |

*，与HLH（急性期）比较，$P < 0.01$；**，与HLH（急性期）比较，$P < 0.0001$；△△，与HLH（缓解期）比较，$P < 0.0001$

表 14-4-2　HLH 患儿初诊时的 Th1/Th2 细胞因子峰值水平（pg/ml）

| 病例 | 性别 | 年龄（岁） | 病程（天） | IFN-γ | IL-10 | TNF | IL-6 | IL-4 | IL-2 | 结局 |
|---|---|---|---|---|---|---|---|---|---|---|
| 1 | F | 0.7 | 15 | 901.7 | 2652.7 | 1.2 | 68.3 | 9.8 | 3.1 | 死亡 |
| 2 | M | 8.8 | 30 | 205.0 | 2849.8 | ≤0 | 57.5 | 1.4 | 1.4 | 死亡 |
| 3 | M | 3.7 | 12 | 2387.4 | >5000 | 24.2 | 448.8 | 103.8 | 21.2 | 死亡 |
| 4 | M | 9.7 | 15 | 584.3 | >5000 | 4.6 | 33 | 32.8 | 5.0 | 死亡 |
| 5 | M | 8.7 | 20 | 147.6 | 129.9 | 3.2 | 12.9 | 3.7 | 4.1 | 存活 |
| 6 | F | 0.8 | 10 | 270.1 | 348.2 | 4.4 | 17.9 | 6.1 | 8.8 | 存活 |
| 7 | M | 0.6 | 4 | 623.9 | 1558.5 | 1.4 | 27.5 | 2.7 | ≤0 | 存活 |
| 8 | M | 1.2 | 8 | 2460.2 | 1582 | 3.2 | 521.8 | 4.7 | 3.3 | 存活 |
| 9 | F | 8.5 | 10 | 1567.3 | 105.4 | 2.1 | 33.4 | 2.6 | 2.4 | 存活 |
| 10 | F | 1.3 | 3 | 4136.9 | 683.8 | 1.6 | 377.4 | 3.2 | 1.4 | 死亡 |
| 11 | M | 1.8 | 5 | 938.8 | >5000 | ≤0 | 321.3 | 1.7 | ≤0 | 存活 |
| 12 | F | 5.0 | 4 | 4616.9 | 446.2 | 2.3 | 70.3 | 2.9 | 7.5 | 存活 |
| 13 | M | 4.9 | 10 | 198.8 | 701.6 | 2.3 | 70.7 | 3.2 | 5.2 | 存活 |
| 14 | M | 6.4 | 18 | 267.3 | 26.5 | 9.0 | 123.4 | 5.1 | 10.5 | 存活 |
| 15 | F | 1.4 | 7 | 3206.7 | >5000 | 8.4 | 119.3 | 6.6 | 10.1 | 存活 |
| 16 | F | 1.5 | 5 | 967.5 | 559.7 | 1.7 | 63.8 | 3.2 | 5.4 | 存活 |
| 17 | F | 5.5 | 10 | 1070.0 | 646.3 | 3.2 | 448.8 | 3.1 | 4.2 | 存活 |
| 18 | F | 1.4 | 7 | >5000 | 1607.0 | 1.8 | 74.4 | 6.9 | 5.1 | 存活 |
| 19 | F | 3.2 | 7 | 426.8 | 251.0 | 4.7 | 71.5 | 3.6 | 4.8 | 存活 |
| 20 | M | 0.9 | 20 | 2975.1 | 879.0 | 2.8 | 42.1 | 5.1 | 7.7 | 死亡 |
| 21 | F | 0.8 | 5 | 1468.4 | 663.1 | 2.6 | 42.6 | 4.4 | 6.6 | 存活 |
| 22 | F | 2.1 | 5 | 4014.8 | >5000 | 2.1 | 698.8 | 20 | 3.8 | 存活 |
| 23 | F | 3.6 | 10 | 496.9 | 222.6 | 2.5 | 26.7 | 2.9 | 8.5 | 存活 |
| 24 | M | 1.2 | 20 | 4436.3 | >5000 | 7.8 | 95.1 | 8.7 | 27.3 | 死亡 |
| 25 | F | 9.1 | 15 | >5000 | >5000 | 5.2 | 40.5 | 5.6 | 13.2 | 死亡 |
| 26 | M | 0.8 | 9 | 2827.4 | 501.5 | 4.4 | 35.7 | 5.1 | 3.0 | 死亡 |
| 27 | M | 1.3 | 10 | 1143.3 | 1203.8 | 2.7 | 33.5 | 2.4 | 2.4 | 存活 |

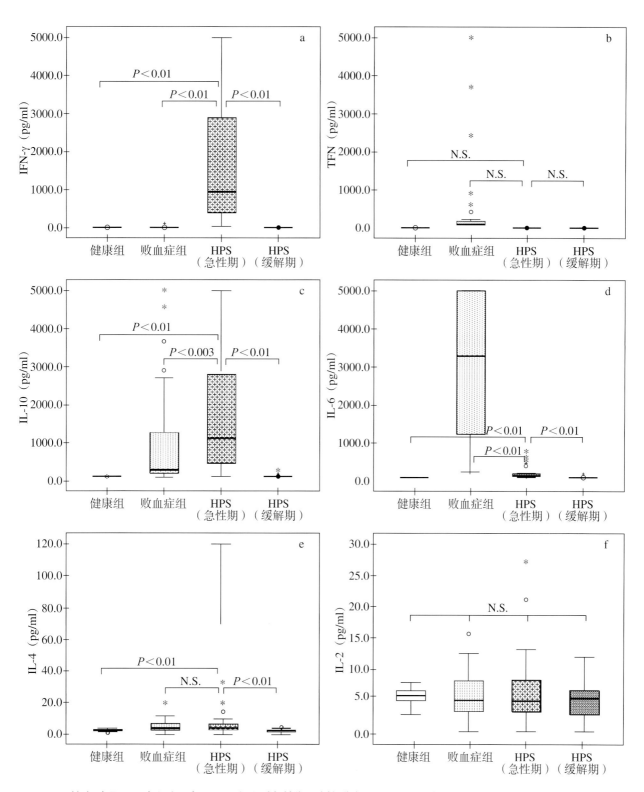

图 14-4-4 健康对照组、败血症组与 HLH 患儿（急性期、缓解期）Th1/Th2 细胞因子水平比较。a. IFN-γ；b. TNF；c. IL-10；d. IL-6；e. IL-4；f. IL-2。N.S.，无显著性差异

HLH-2004 诊断标准提供了重要补充。其诊断噬血细胞综合征的特异性和敏感性分别达到 93.6% 和 97.5%。并且，IL-10 水平在 2000 pg/ml 以上病例的预后明显差于小于 2000 pg/ml。

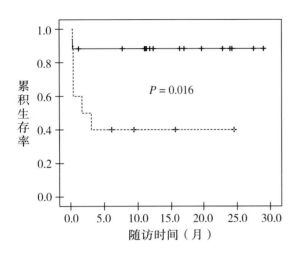

图 14-4-5　HLH 患儿 IL ≥ 2000 pg/ml（虚线）与 IL < 2000 pg/ml（实线）累积生存率的比较

（二）细胞因子谱在血液病儿童感染源判断中的应用

随着化疗方案的不断改进，儿童血液肿瘤的长期生存和治愈率已明显提高，但由于强化疗的应用以及血液肿瘤患儿自身受多种因素的影响而导致免疫力下降，合并感染的机会仍居高不下，许多患者因感染而死亡，从而影响了长期生存以及治愈率。广谱抗生素的应用在一定程度上挽救了部分患者的生命，但广谱抗生素的使用不仅可以导致耐药菌的出现，而且也增加了患者的经济负担，且临床上常因无法判断何种病原体感染而不得不使用广谱抗生素，难免造成抗生素的滥用。因此，早期正确地判断感染源是合理选用抗生素和成功治疗的关键。

虽然通过涂片、培养、血清学、基因检测等方法获得明确的感染病原体是常规的方法，但不幸的是，血培养的阳性率较低，其他指标特异性较差或报告时间慢，给临床快速诊断感染和合理选用抗生素带来挑战。

临床上，判断是否感染以及感染的严重程度对合理选用抗生素进行成功治疗具有重要意义。感染引起的临床表现在很大程度上取决于机体免疫防御机制与病原体的相互作用所表现出来的临床征象，包括发热、疼痛、形成局部病灶或血流感染导致感染性休克征象，严重者出现患者多脏器功能衰竭而死亡。这一系列病理生理过程取决于机体免疫系统与病原体之间的相互作用。在这个病理生理过程中，细胞间介质包括细胞因子、白介素、生长因子等扮演了重要的角色。这种机体内环境的改变形成了极其复杂的临床表现。但是，各种病原体侵入人体后，人体对其的反应是不尽相同的，可能看起来似乎是有点杂乱无章。但事实上，某一种或某一类特定的病原体感染，其临床表现也有一定的规律，这为临床医师从临床表现判断感染的性质即所谓临床经验奠定了基础。传统上，临床经验是我们从事临床工作时间的长短而不断积累起来的。但问题是，判断感染的临床经验能否被量化？回答是不肯定的。我们通过流式细胞术 + 微球阵列技术（cytometric bead array，CBA）对血清 Th1/Th2 细胞因子进行了快速测定，结合临床表现进行综合分析，观察这些细胞因子变化在血液病儿童粒细胞缺乏时各种感染与临床表现之间是否存在某些规律？我们的研究结果部分回答了这个问题。现简要将 Th1/Th2 细胞因子测定在血液肿瘤儿童粒细胞缺乏伴感染时的诊断意义报道如下。

（1）病例：对 2005 年 8 月—2009 年 5 月来我院血液肿瘤科住院治疗患儿共 892 例（男 587 例，女 305 例，年龄 1 个月 ~ 18 岁 4 个月，中位年龄 6 岁 5 个月），共 1452 例次血液标本进行了检测，采用健康体检且无发热感染情况儿童共 550 例（男性 306 例，女性 244 例，年龄 3 个月 ~ 14 岁 7 个月，中位年龄 6 岁 6 个月）标本作为正常对照。另外，选用 CMV 感染病例 35 例作为病毒感染对照。分析了细胞因子水平与临床感染情况的关系。

（2）发热组与各对照组细胞因子水平比较：发热组的 IL-4、IL-6、IL-10、TNF-$\alpha$ 和 IFN-$\gamma$ 分别为 3.5（1.0 ~ 54.9）、107.0（3.8 ~ > 5000）、21.4（3.4 ~ > 5000）、4.6（1.7 ~ 4263.4）和 10.1（1.8 ~ 834.1）pg/ml，高于正常对照组 [3.2（1.0 ~ 9.2）、6.1（1.3 ~ 40.6）、6.6（1.9 ~ 27.4）、4.1（1.3 ~ 9.9）和 5.6（1.2 ~ 18.7）pg/ml]、白血病缓解期无发热组 [3.1（1.0 ~ 8.6）、7.5（2.8 ~ 65.7）、6.6（1.9 ~ 27.4）、4.1（1.6 ~ 13.1）和 5.5（1.3 ~ 21.5）pg/ml]（$P$ < 0.001）。噬血细胞综合征（HLH）组细胞因子水平改变谱截然

不同，IL-4、IL-6、IL-10 和 IFN-γ 分别为 4.4（1.6 ~ 62.5）、47.7（6.6 ~ > 5000）、483.0（10.4 ~ > 5000）和 787.5（9.6 ~ > 5000）pg/ml，发热组的 IL-10 和 IFN-γ 水平虽也明显升高但远不及 HLH 组明显（$P < 0.001$），且以 IL-6 升高为主（$P < 0.01$）。

（3）发热组中血培养阳性组的细胞因子水平：在发热组中血培养阳性 145 例次中，其 IL-6、IL-10 和 TNF-α 分别为 327.2（8.5 ~ > 5000）、56.0（3.4 ~ > 5000）和 5.2（2.5 ~ 4263.4）pg/ml，明显高于血培养阴性组 71.5（3.8 ~ > 5000）、17.6（3.9 ~ > 5000）和 4.3（1.7 ~ 888.2）pg/ml（$P < 0.001$）。与正常对照组及白血病缓解期无感染组比较（表 14-4-3），除 IL-2 外各细胞因子水平均较对照两组明显升高（$P < 0.001$）。

（4）G+/G- 组细胞因子水平：145 例血培养阳性组中，革兰氏阳性菌（G+）共 54 例次，革兰氏阴性菌（G-）共 88 例次，真菌 3 例次。G- 组的 IL-6、IL-10 和 TNF-α 分别为 525.4（10.2 ~ > 5000）、96.0（7.0 ~ > 5000）和 6.9（2.5 ~ 4263.4）pg/ml，显著高于 G+ 组 [150.0（8.5 ~ > 5000）、22.6（3.4 ~ 2813.7）和 4.5（2.5 ~ 81.6）pg/ml（$P < 0.001$）（图 14-4-6）。IL-2、IL-4 和 IFN-γ 无明显差异（$P > 0.05$）。对例次较多的 5 种细菌包括大肠埃希菌、肺炎克雷白杆菌、铜绿假单胞菌、表皮葡萄球菌和金黄色葡萄球菌的细胞因子改变谱进行分析时发现（图 14-4-7），除表皮葡萄球菌的 IL-6 水平较其余 4 菌种低之外，未发现明显的谱系变化规律。

（5）感染性休克存在与否细胞因子谱比较及其与死亡率的关系：血培养阳性组中共有 11 例次 G- 菌感染和 3 例次 G+ 菌感染共计 14 例次出现感染性休克，其 IL-2、IL-4、IL-6、IL-10、TNF-α 和 IFN-γ 分别为 3.4（2.3 ~ 7.3）、4.3（2.3 ~ 15.6）、

2063.4（300.6 ~ > 5000）、520.9（27.8 ~ 4519.1）、6.5（3.5 ~ 2140.7）和 13.7（2.7 ~ 188.0）pg/ml，均高于未出现感染性休克者（图 14-4-6），后者分别为 3.0（1.3 ~ 11.6）、3.6（1.4 ~ 39.3）、309.2（8.5-> 5000）、46.7（3.4 ~ > 5000）、5.2（2.5 ~ 4263.4）和 10.0（3.1 ~ 203.2）pg/ml，其中 IL-6 和 IL-10 有统计学差异（$P < 0.001$）]。IL-6 和 IL-10 水平与感染性休克发生率和死亡率关系密切，65 例次 IL-6 < 300.0 pg/ml 患儿和 42 例次 IL-10 < 20.0 pg/ml 患儿均未出现感染性休克和死亡，随着 IL-6 和 IL-10 的升高，感染性休克率和死亡率也随之升高，13 例次 IL-6 > 5000 pg/ml 的患儿有 6 例次（46.15%）出现感染性休克，4 例次（30.77%）死亡，17 例次 IL-10 > 1000 pg/ml 的患儿有 6 例次（35.29%）出现感染性休克，3 例次（17.65%）死亡。

（6）脓毒血症控制前后细胞因子比较：对发热组中的 60 例次脓毒血症患儿感染控制前后的细胞因子进行分析，两次检测间隔时间为 5.5（2 ~ 24）天。感染时的 IL-4、IL-6、IL-10、TNF-α 和 IFN-γ 均明显高于感染好转后的水平（$P < 0.001$）。

（7）相关分析：对细胞因子水平与临床症状体温、血常规各指标、CRP、各生化指标、有无感染性休克进行相关分析，IL-2 和 IFN-γ 均与体温呈正相关，相关系数分别为 0.336（$P < 0.05$）和 0.590（$P < 0.001$）；而 IL-6 和 IL-10 分别与感染性休克和 CRP 呈正相关，相关系数分别为 0.583（$P < 0.001$）和 0.333（$P < 0.05$）。

（8）ROC 曲线：IL-6、IL-10 和 TNF-α 用于判断感染严重程度有显著意义（$P=0.000$），水平越高严重感染可能性越大。IL-6 诊断界点为 130.4 pg/ml 时，灵敏度为 80%，特异度为 77%。IL-10 诊断

表 14-4-3 细菌血培养阳性、阴性、巨细胞病毒感染及健康对照者 Th1/Th2 细胞因子水平比较

| 组别 | n | IFN-γ（pg/ml） | TNF-α（pg/ml） | IL-10（pg/ml） | IL-6（pg/ml） | IL-4（pg/ml） | IL-2（pg/ml） |
|---|---|---|---|---|---|---|---|
| 阳性 | 145 | 10.4*（2.7~203.2） | 5.2*（2.5~4263.4） | 56.0*（3.4~>500） | 327.2*（8.5~>500） | 3.6*（1.4~39.3） | 3.1（1.3~11.6） |
| 阴性 | 360 | 10.0（1.8~834.1） | 4.3**（1.7~888.2） | 17.6**（3.9~>5000） | 71.5**（3.8~>5000） | 3.4（1.0~54.9） | 3.0（1.0~150.1） |
| CMV | 35 | 12.2（2.8~83.5） | 4.6（1.7~84.7） | 15.4**（5.6~52.9） | 16.1**（3.8~226.7） | 3.4（1.9~5.8） | 2.9（1.6~6.1） |
| 健康对照 | 550 | 5.6（1.2~18.7） | 4.1（1.3~9.9） | 6.6（1.9~27.4） | 6.1（1.3~40.6） | 3.2（1.0~9.2） | 3.0（1.1~6.4） |

*$P < 0.001$，与健康儿童对照组相比；**$P < 0.001$，与血培养阳性对照组相比

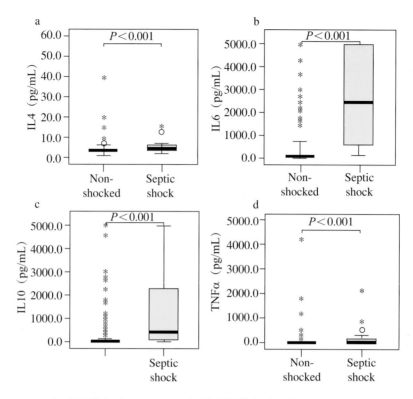

图 14-4-6　伴有（Septic shock）和不伴有（Non-shocked）脓毒性休克时细胞因子水平的比较。a. IL-4；b. IL-6；c. IL-10；d. TNF-α

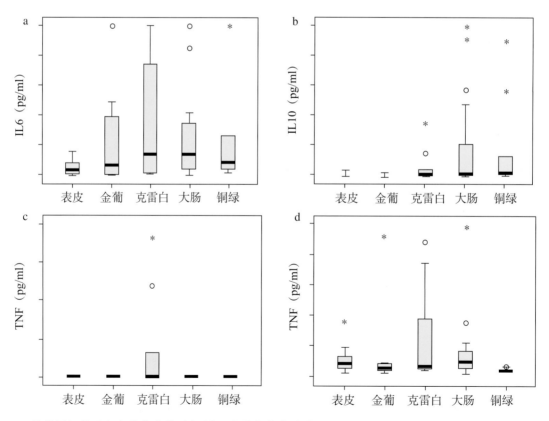

图 14-4-7　5 种常见细菌［表皮葡萄球菌（表皮）、金黄色葡萄球菌（金葡）、肺炎克雷白杆菌（克雷白）、大肠埃希菌（大肠）和铜绿假单胞菌（铜绿）］感染时细胞因子 IL-6（a）、IL-10（b）、TNF-α（c）和 IFN-γ（d）水平的比较

界点选 20.0 pg/ml 时，灵敏度为 75%，特异度为 62%。TNF-α 诊断界点选 4.2 pg/ml 时，灵敏度为 70%，特异度为 50%。而 CRP 取 17.5 mg/L 时，灵敏度能达到 80%，但特异性仅为 35%。在判断细菌感染或病毒感染时，IL-6 取 46.0 pg/ml 时灵敏度为 90%，特异性为 72%，而 CRP 取 9.5 mg/L 时，灵敏度能达到 90%，但特异性仅 46%，IL-6 明显优于 CRP。

（9）IL-6、IL-10 联合前降钙素（PCT）预测脓毒性休克的意义：进一步研究发现，选取不小于最佳截取点的值（IL-6 ≥ 159.4 pg/ml，IL-10 ≥ 30，35 pg/ml，PCT ≥ 1.01 I pg/ml）赋值为 1，小于最佳截取点的值赋值为 0，将赋值后的 IL-6、IL-10、PCT 相加以组合的形式进行 ROC 分析，结果发现：IL-6、IL-10、PCT 三者组合的 AUC 为 0.994（95%CI：0.991 ~ 0.996），当截取点为 2（即在 3 个指标中有 2 个指标不小于其最佳截取点）时，其预测脓毒性休克的灵敏度为 89.3%，特异度为 100%。与单独预测作用最佳的 IL-10（AUC = 0.810）进行比较，前者明显高于后者（Z= 10.211，$P = 0.000$）。

## 五、结语

细胞因子作为一个复杂的网络系统，在感染发生发展过程中发挥着重要的作用。前几年出现的 SARS-CoV 或 MERS-CoV 感染患者以及现在的 COVID-19 重症患者均出现急性肺损伤（ALI）、全身炎症反应综合征（SIRS）或急性呼吸窘迫综合征（ARDS）。研究发现细胞因子在这些临床特征的出现中起关键作用，也是炎症发展的核心 [52]。COVID-19 重症患者细胞因子 IL-2、IL-6、IL-7、IL-10、GSCF、IP-10、MCP-1、MIP1A、TNF-α 均显著升高，具有细胞因子风暴的特征。当 SARS-CoV-2 感染机体时，炎症反应起到抗病毒作用，但由于反应失衡而产生的强烈细胞因子风暴会对患者造成其他多脏器的损害，危及生命。因此，采取有效抑制细胞因子风暴是防止患者病情恶化的重要途径，对危重患者的救治和降低死亡率具有重要意义 [27]。但其在感染类型判断中的意义尚未被完全阐明。既往由于方法学时效性方面上的问题，细胞因子测定大多停留在实验室研究阶段。采用 FCM CBA 技术能快速测定细胞因子水平，对临床感染性疾病特别是血液肿瘤患者粒细胞缺乏合并感染时的诊断和预后具有重要的参考价值。本方法的主要不足之处是较难用细胞因子谱来有效区分不同菌株。

（汤永民）

## 第五节　免疫功能监测与血液病

血液病是原发于造血系统的疾病，或影响造血系统伴血液学异常改变，主要以贫血、出血、发热为特征的疾病。临床分为三大类型：红细胞疾病、白细胞疾病、出血和血栓性疾病。临床上常见的疾病有白血病、淋巴瘤、骨髓增生异常综合征（MDS）、骨髓纤维化（MF）、再生障碍性贫血、地中海贫血、血小板减少症、血友病等。免疫性血液病包括因自身免疫反应引起血细胞及造血组织损伤或其发病主要因免疫机制介导的血液疾病，如获得性再生障碍性贫血（aplastic anemia，AA）、免疫性血小板减少症（immune thrombocytopenia，ITP）等。血液肿瘤患者均存在严重的免疫功能紊乱，血液肿瘤疾病本身及治疗手段均不同程度影响患者免疫功能。目前，造血干细胞移植是治疗白血病的主要手段，移植前，需要对患者进行超大剂量放疗和化疗以消灭癌细胞，再输入正常造血干细胞恢复患者的造血和免疫功能。但是，这种放化疗在清除癌细胞的同时，也严重的损伤了正常血细胞和免疫功能。因此，血液病的发生发展与免疫功能密切相关，免疫功能的实时监测有利于对血液病的诊断、治疗以及预防。本章节主要对 AA、ITP 和造血干细胞移植免疫重建三个方面进行详细叙述。

### 一、再生障碍性贫血

AA 是人类骨髓衰竭综合征的典型表现。两项关于 AA 的国际性研究表明，在西方，AA 的发病率是 2/100 万，而在亚洲的发病率高出西方 2 ~ 3

14

倍。苯和农药虽然与再生障碍性贫血有显著相关性，但在这两项研究中占的比例较低。特定的环境因素、不同的宿主遗传危险因素以及个体免疫反应的差异可能是导致该病发病率低、临床反应特征和治疗模式多变的原因。造血细胞的异常免疫反应和缺陷的分子基础现已在遗传学上得到了定义；例如端粒修复靶细胞中的基因突变和 T 淋巴细胞激活途径的失调。

在大多数情况下，AA 是一种免疫介导疾病。这种免疫机制中效应细胞（T 淋巴细胞）和靶细胞（造血干细胞和祖细胞）的细胞和分子途径目前已经有了初步的了解（图 14-5-1）。AA 对免疫抑制疗法的反应性仍是免疫病理生理学的最好证据：在使用抗胸腺细胞免疫球蛋白（ATGs）暂时去除 T 淋巴细胞后，大多数患者表现出血液学的改善；复发患者也常对 ATG 有良好的反应。在早期的实验中，去除 AA 骨髓中的淋巴细胞后，组织培养中的集落

数增加，并且在正常骨髓中加入 AA 的淋巴细胞可以抑制体外造血。通过免疫表型鉴定，效应细胞为活化的细胞毒性 T 淋巴细胞，表达 Th1 细胞因子，特别是 γ- 干扰素（IFN-γ）。胞内含有干扰素的 CD8$^+$ 细胞和 CD8$^+$CD28$^-$ 细胞的寡克隆扩增以及调节性 T（Treg）细胞减少在外周血中可以被直接检测到（图 14-5-2、图 14-5-3）[53]。一般情况下，患者在治疗过程中会出现少数 T 细胞 TCRVβ 亚家族的寡克隆扩增，随着治疗的成功而减少或消失；原发克隆随着复发而重新出现，有时伴随着新克隆的出现，这与免疫反应的扩散是一致的。有时，一个大的克隆在缓解后会持续存在，这可能是 T 淋巴细胞耐受的证据。T 淋巴细胞对骨髓的攻击作用可以在体内外模拟。在体外，造血祖细胞的数量随着 γ- 干扰素和肿瘤坏死因子 α（TNF-α）剂量的增加而减少；细胞因子有效地诱导 CD34 靶细胞凋亡，部分通过 Fas 依赖途径介导细胞死亡[54]。在小鼠模型

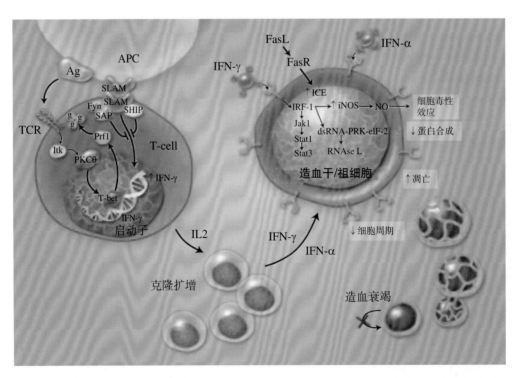

图 14-5-1 造血干细胞免疫损伤。抗原呈递细胞（APCs）向 T 淋巴细胞呈递抗原，触发 T 细胞活化和增殖。转录因子 **T-bet** 与干扰素启动子区结合并诱导基因表达。**SAP** 与 Fyn 结合并调节与 IFN-γ 表达有关 SLAM 活性，减少基因转录。**IFN-γ** 和 TNF-α 上调其他 T 细胞的细胞受体和 Fas 受体。白细胞介素 -2 的产生增加导致 T 细胞的多克隆扩增。Fas 配体激活 Fas 受体导致靶细胞凋亡。干扰素的一些作用是通过干扰素调节因子 1（IRF-1）介导的，IRF-1 抑制细胞基因的转录和进入细胞周期。**IFN-γ** 是许多细胞基因的有效诱导因子，包括诱导型一氧化氮合酶（NOS），产生的有毒气体一氧化氮（NO）可能进一步扩散毒性效应。这些事件最终导致造血干细胞细胞增殖减少和细胞凋亡增加（引自：**Blood. 2006，108：2509-2519.**）

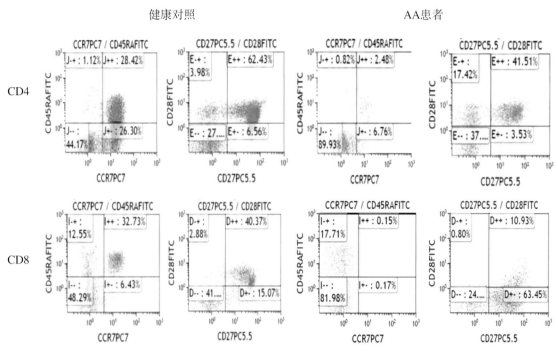

图 14-5-2　**AA 患者 CD4 和 CD8 细胞的初始 T 细胞（CD45RA⁺CCR7⁺）与中心记忆 T 细胞（CD45RA⁻CCR7⁺）比例均降低；CD8 细胞群的 CD8⁺CD28⁻ 细胞占比增加**

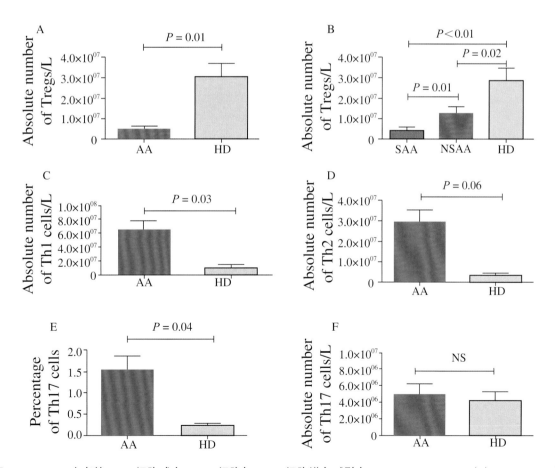

图 14-5-3　**AA 患者的 Treg 细胞减少；Th1 细胞与 Th17 细胞增多**　［引自：**Blood. 2012，119（9）：2033-2043.**］

中，ATG 和环孢素以及 γ-干扰素和肿瘤坏死因子的单克隆抗体，都能治疗 AA。在二次移植实验中出现一种强大的"无辜株连"效应，即激活的细胞毒性 T 淋巴细胞杀死基因相同的靶点。但是，AA 中 T 淋巴细胞活化的原因尚不清楚。

对于重型 AA，最佳的治疗方法是免疫抑制疗法或干细胞移植；干细胞移植的应用因组织相容性相同的同胞供者缺乏、患者的年龄和移植的成本等因素而受到限制，因而免疫抑制治疗被广泛地使用。根据 20 世纪 90 年代大量相关的研究，大多数专家使用 ATG 与环孢素相结合的方案。ATG 具有细胞溶解性：在输注的最初几天，淋巴细胞数持续下降，然后在一周或两周内恢复到预处理水平。ATG 是通过免疫动物针对人胸腺细胞而非淋巴细胞而产生的，抗体特异性加上直接实验表明，ATG 可能即有免疫调节性，又有淋巴细胞毒性，可能通过优先消耗活化的 T 淋巴细胞来产生一种耐受状态。环孢素直接抑制 T 淋巴细胞核调节蛋白的表达，从而降低 T 淋巴细胞增殖和活化。虽然重型 AA 可对环孢素的单独使用产生反应，但其疗效不如单用 ATG 或 ATG 加环孢素。一些机构使用了多种方案策略来提高移植物的接受度，减少移植物抗宿主病（graft versus host disease，GVHD），如 T 淋巴细胞去除、CD34 细胞纯化、阿仑单抗、化疗和单克隆抗体的联合应用等。实验室可以通过检测寡克隆 T 淋巴细胞活性、造血干细胞数量和功能指导治疗决策。

## 二、原发性 / 免疫性血小板减少症

原发性 / 免疫性血小板减少症（Immune Thrombocytopenia，ITP）既往亦称特发性血小板减少性紫癜（idiopathic thrombocytopenia purpura，ITP），是一种复杂的获得性自身免疫性疾病，其特征是在无潜在病因的情况下，血小板计数偏低（< $100 \times 10^9$/L）。ITP 按持续时间分为新诊断的 ITP（≤ 3 个月），持续性 ITP（3 ~ 12 个月），以及慢性 ITP（≥ 12 个月）。各种遗传倾向、免疫途径和环境损害（包括感染），可能是成人和儿童 ITP 患病的基础，而致病因素的多变，可能造成 ITP 患者之间临床表现的异质性。目前，ITP 的

诊断主要是排除性诊断，探究可能的继发或替代诊断，必须根据具体的患者情况进行调整。未来，几种形式的分子检测可能对 ITP 诊断、预后和治疗方法具有潜在作用。ITP 的病理生理学机制主要为由于抗体介导的破坏而导致的血小板快速清除，T 细胞平衡的改变，以及免疫介导的巨核细胞异常导致的血小板生成改变，最终表现为血小板计数减少。每种机制对 ITP 患者个体血小板计数的影响程度是不可预测的，并且可能具有差异性。

### （一）B 细胞机制

早期对"血小板减少性紫癜"的描述基于致病性自身抗体靶向血小板的假说。William Harrington 的经典实验，首次证明了 ITP 患者血浆中存在"抗血小板"物质。随后，Karpatkin 和 McMillan 在其各自的研究中证实这种血浆因子是 IgG 自身抗体。自身抗体靶向血小板糖蛋白，最常见的抗原表位是血小板膜糖蛋白（glycoprotein，GP）Ⅱb/Ⅲa 和 GPⅠb-Ⅸ[55]。一旦被吞噬，血小板就会被降解，并暴露出血小板膜糖蛋白之外的隐藏表位。随后抗原提呈细胞提呈糖蛋白 Ⅱb/Ⅲa 和其他血小板糖蛋白，并被 CD4 阳性 T 细胞识别。T 细胞克隆与 B 细胞相互作用，辅助抗体产生。抗体与这些部位的结合使血小板在网状内皮系统（主要是脾和肝）中被含 FcγR 的吞噬细胞清除（图 14-5-4）[12-13]，导致成熟巨核细胞数量减少和巨核细胞成熟异常。并且，靶抗原可能与疾病严重程度和治疗反应相关。具体来说，小鼠和人类的研究结果均表明抗 GPⅠb 抗体与更严重且难治性疾病相关。动物研究表明，去糖基化后，抗 GPⅠb 抗体可能通过肝 Ashwell-Morell 受体（非 FcR 依赖性）导致血小板清除，被吞噬的血小板通过 JAK-STAT 通路刺激肝的 TPO 生成。在 ITP 患者中，血小板被破坏时，与血小板结合的 TPO 也被清除，丢失的 TPO 超过了肝代偿性的 TPO 产生。以上结果解释了患者对干扰 FcR 介导的血小板清除治疗的反应不同（图 14-5-3）。此外，在小鼠的研究中，抗 GPⅠb 抗体对阻断巨核细胞释放血小板具有独特的作用[20]。ITP 中与 B 细胞生物学相关的异常包括 B 细胞激活因子（B-cell activating factor，BAFF）水平增高导致的 B 细胞增殖和存活增加，调节性 B 细胞（Breg，CD19+24+Foxp3+）数量和功能的异常，以及通过减少调节性 T 细胞

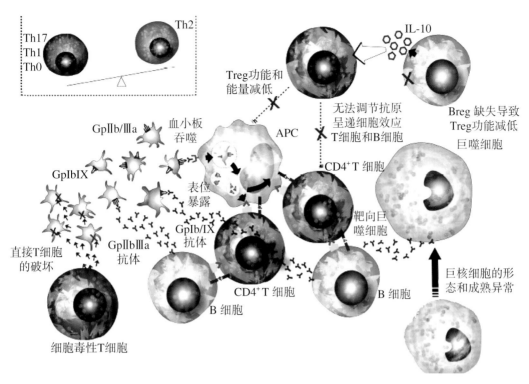

图 14-5-4 **ITP 发病机制总结。**①针对血小板糖蛋白的自身抗体，最常见的是糖蛋白Ⅱb/Ⅲa。调理血小板在抗原呈递中与 **Fcγ** 受体结合细胞。一次吞噬后，血小板被降解，并暴露额外血小板糖蛋白的隐匿表位。然后，抗原提呈细胞在细胞表面表达糖蛋白Ⅱb/Ⅲa 以及其他血小板糖蛋白，这些糖蛋白被 **CD4 阳性 T 细胞**识别。T 细胞克隆与 B 细胞相互作用，从而产生抗体。②抗体靶向血小板和巨核细胞，导致成熟巨核细胞数量减少和异常巨核细胞成熟。③细胞毒性 T 细胞可以直接靶向血小板而不依赖于抗体介导的破坏。④T 调节细胞促进 ITP 自我耐受的数量和功能均下降。⑤B 调节细胞通过分泌 **IL-10** 抑制 T 细胞活化，促进自身耐受。B 调节细胞数量减少，对 ITP 中调节细胞因子信号的反应减弱。与 T 调节细胞的直接相互作用尚不完全清楚。⑥ITP 中促炎性 T 细胞反应增强。平衡偏向于 **CD4+Th0/Th1 和 Th17 激活方向，Th2 反应降低**（引自：**Platelets. United Kingdom：Elsevier. 2019，707-724.**)

（regulatory T cells，Treg）来降低机体的自身耐受[56]。

（二）T 细胞机制

尽管抗体介导的血小板破坏被认为是 ITP 的经典发病机制，但只有约 60% 的患者体内可以检测到抗血小板抗体[57]，尽管现有检测方法的敏感性和特异性存在局限[58]，但这表明细胞免疫在 ITP 的发生发展中也可能发挥重要作用。ITP 病理生理学的一项重要进展是在 ITP 患者中鉴定出了异常的 T 细胞亚群谱，Th1/Th2 谱系比例的增加表明，机体免疫模式转向免疫激活，自身免疫耐受被打破。研究发现，在 ITP 患者的循环血液中促进自身免疫耐受的调节性 T 细胞（Treg，CD4+CD25+Foxp3+ 细胞）数量减少，并且功能紊乱（图 14-5-5）。T 细胞数量和功能异常而引起的细胞因子分泌改变，包括干扰素 γ 和白介素 -10，可能是导致 Treg 细胞异

常的主要原因。有数据表明，B 细胞产生的自身抗体，是由不受 Treg 细胞抑制的克隆性 T 辅助细胞诱导产生的。通过使用利妥昔单抗，皮质类固醇和 TPO 激动剂治疗，这些异常的 Treg 细胞可以恢复到"正常水平"[59-60]。另外，CD8+ 细胞毒性 T 细胞可以以非抗体介导破坏的形式直接攻击脾内的血小板和巨核细胞，但目前尚不清楚在 ITP 患者体内发生这种情况的频率、位置，以及是否介导对特定治疗缺乏反应。此外，CD8+ 细胞毒性 T 细胞可能直接裂解脾中的循环血小板，并且对骨髓巨核细胞的成熟产生影响[33]。在包括 Digeorge 综合征（胸腺发育不良）、心包膜综合征以及 Fas（CD95）或 Fas 通路缺陷综合征，包括自身免疫性淋巴增生综合征（autoimmune lymphoproliferative，ALPS）在内的 T 细胞疾病中，均报道过合并 ITP。

**14**

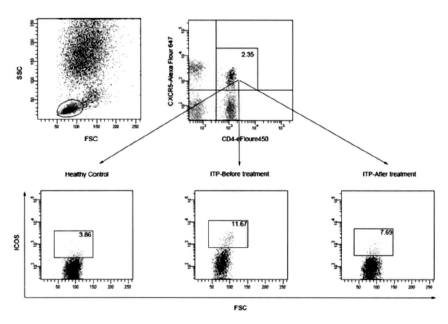

图 14-5-5　激活的 Tfh 细胞（CD4+CRCR5+ICOS+）在初诊 ITP 患者中增多，并随着治疗而降低（引自：**Blood cells. Molecules and Diseases**，2016，61：26-36.）

（三）治疗

ITP 是一种复杂的异质性的自身免疫性疾病，常表现为严重的血小板减少和各种出血症状。治疗的目的是尽量减少出血和（或）出血的风险。静脉注射免疫球蛋白（intravenous immunoglobulin，IVIG）是一种混合的血浆制剂，由以 IgG 为主的多克隆抗体组成[61]。血小板反应峰值一般在治疗后 3 天内出现。因此，IVIG 是 ITP 患者急性出血的首选治疗方法。静脉注射免疫球蛋白的完整作用机制尚不清楚，但急性作用涉及抑制免疫介导的血小板清除[61-62]。血小板清除率是如何降低的，仍有争议，Ravetch 提出的上调巨噬细胞 FcγRⅡB，是最被广泛接受的机制。抗 -D 抗体作用机制与 IVIG 相似，通过干扰脾巨噬细胞的 FcγRⅡA 受体，来减少对血小板的破坏。类固醇最重要的直接作用可能是抑制 Fcγ 介导的吞噬作用，通过作用于新生 Fc 受体（neonatal Fc receptor，FcRn）更快速地清除自身抗体，减少抗体产生，抑制免疫反应包括使循环中的调节性 T 细胞数目正常化，增加内皮稳定性，通过干扰抗体介导的与巨核细胞的结合以及可能直接作用于血小板生成，增加血小板产生。ITP 的其他治疗方法主要是通过减少血小板的破坏，刺激血小板生成，如脾切除术减少了对血小板的清

除，也可能导致抗体产生减少；免疫调节药物非特异性地阻碍 T 细胞介导的血小板破坏；利妥昔单抗是靶向 CD20+B 细胞的单克隆抗体，减少了抗血小板抗体的产生；TPO 激动剂可以刺激巨核细胞产生新血小板。

三、造血干细胞移植

造血干细胞移植（hematopoietic stem cell transplantation，HSCT）后免疫重建是造血干细胞移植受者恢复自身抗感染能力的关键。HSCT 治疗恶性和非恶性造血及免疫系统疾病，供者造血干细胞（HSC）能否替换和恢复固有和适应性免疫决定移植相关死亡率（transplant-related mortality，TRM）的高低。免疫系统各组分以不同的时间线恢复。一般来说，与适应性免疫相比，固有免疫在 HSCT 后恢复得更早。功能性免疫重建从最初的移植开始，平均在 HSCT 后几个月到 2 年内完成（图 14-5-6）。移植类型（自体与异体）、供者类型（同胞相合、无关的供者、脐带血）、供者组织相容性（供者与受者的匹配程度）、供者造血干细胞（HSC）的来源（脐带血、骨髓、动员的外周血干细胞）、供者和受者年龄、预处理方案、GVHD 预

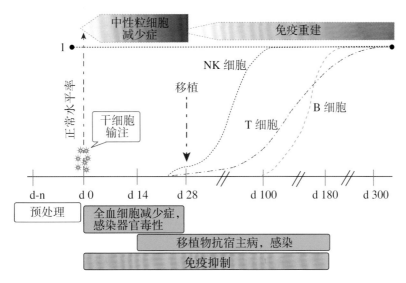

**图 14-5-6** 同胞相合骨髓移植后免疫重建的时间过程。此图描述了与延迟重建相关的额外因素缺失的情况下，同胞相合骨髓移植后免疫细胞数量的重建过程（引自：**Hematopoietic Stem Cell Transplantation for the Pediatric Hematologist. Oncologist，2018：371-383.**）

防和治疗选择、体内或体外移植处理策略都会影响 HSCT 后免疫恢复的速度。

固有免疫系统成分 [单核细胞、粒细胞和自然杀伤（natural killer，NK）细胞] 的恢复首先发生，随后是获得性免疫多变且缓慢的恢复[47-48]。中性粒细胞的恢复被认为是 HSCT 后造血植入的金标准之一。HSCT 后第一个连续 3 天中性粒细胞绝对计数（ANC）≥ 500 个细胞/微升定义为中性粒细胞植入，其主要取决于 HSC 的来源。在自体 HSCT 环境中，G-CSF 动员的外周血干细胞移植（PBSCT）的患者中性粒细胞植入时间（10～15 天）通常早于自体骨髓移植（BMT）（14～26 天）。对接受异基因造血干细胞移植治疗恶性血液病的成人患者的中性粒细胞植入时间进行 meta 分析，结果显示 PBSCT 和 BMT 的结果相似，其中性粒细胞植入平均时间分别为 16 天和 20 天。相比之下，脐带血移植（UCBT）后的中性粒细胞植入时间通常比其他干细胞来源的 HSCT 多一周（20～30天）。在中性粒细胞数量恢复正常后，实质性中性粒细胞的功能缺陷是否会持续更长时间仍存在争议。NK 细胞是 HSCT 后第一个恢复的淋巴细胞亚群，无论 PBSCT、BMT 或 UCBT，在 1 个月内外周血中 NK 细胞数量均可恢复到基线水平。NK 细胞在同种异体免疫应答中发挥着重要作用，主要

通过介导 GVM 反应以及 NK 细胞表面激活受体与抑制性杀伤免疫球蛋白样受体（inhibitory killer IG-like receptors，KIR）的相互作用调节 GVHD 风险。HSCT 后最初恢复的 NK 细胞功能不成熟，正常免疫表型 NK 细胞群完全恢复需要 3～6 个月，供者移植物 T 淋巴细胞的去除不利于 NK 细胞功能成熟[63]。HSCT 后，供体来源的单核细胞是最早在外周血中发现的细胞群之一，通常在中性粒细胞恢复前 1～2 天恢复。虽然定义单核细胞恢复的典型动力学数据缺乏，但在移植后 100 天时单核细胞完全恢复（定义为外周血中的单核细胞绝对计数大于 300 cells/μl）与清髓或减低强度预处理血液肿瘤成人患者总生存率的改善相关[64]。单核细胞完全恢复可能是促进 HSCT 后免疫功能恢复正常的关键，一方面，单核细胞产生组织巨噬细胞，吞噬病原体，并通过协同释放促炎和抗炎细胞因子来协调免疫反应。另一方面，单核细胞是形成骨髓 HSC 壁龛的特殊成分，这些成分在造血干细胞和祖细胞的维持和分化中发挥关键作用[66]，并且在 HSCT 后移植物功能和淋巴细胞生成方面中也可能发挥类似作用。但是，某些 CD16+ 单核细胞亚群的恢复和增殖与急性移植物抗宿主病（aGVHD）的发生有关，并通过成功的 GVHD 定向治疗使其正常化。

功能性 T 淋巴细胞亚群的重建是 HSCT 成功

**14**

的最关键的决定因素之一，无论是通过促进移植物抗肿瘤效应（graft-versus-malignancy，GVM）效应、解决联合免疫缺陷病中的 T 淋巴细胞缺陷、还是通过预防移植排斥反应或 HSCT 后的机会性病毒和真菌感染。HSCT 后 T 淋巴细胞的恢复可以通过①输注体外扩增的供者成熟 T 淋巴细胞；②从供者造血前体细胞归巢胸腺产生初始 T 淋巴细胞来实现。在后者，供者骨髓来源的淋巴前体细胞（归巢到受者胸腺）增殖并通过阴、阳性的选择，发育成为功能性的 CD4$^+$ 和 CD8$^+$T 淋巴细胞。这种初始 T 淋巴细胞产生过程对 HSCT 后 CD4$^+$ T 淋巴细胞的恢复尤为重要 [65-66]。通过 T 淋巴细胞受体切除环（TRECs）测定发现，HSCT 预处理造成胸腺结构和功能的破坏，导致 HSCT 后至少 6 个月内胸腺仅有微量的 T 淋巴细胞输出。因此，在移植后的最初几个月，输注的 T 淋巴细胞的增殖扩增成为 T 淋巴细胞恢复、抗病原体免疫和 GVM 效应的主要机制。CD8$^+$T 淋巴细胞正常恢复速度（2 ～ 8 个月）快于辅助性 CD4$^+$T 淋巴细胞群，辅助性 CD4$^+$T 淋巴细胞群应在 6 个月前达到大于 200 cells/μl，并且通常在 HSCT 后超过 1 年才达到正常水平。调节性 T 淋巴细胞（regulatory T cell，Treg）（CD4$^+$CD25$^+$FoxP3$^+$）可能在控制 GvHD 反应中发挥关键作用，在 HSCT 后的最初几周内有一定程度的恢复 [63]，且初始 Treg 较低的恢复与 GvHD 较高的发生率相关。有趣的是，HSCT 后，胸腺产生的 Treg 的恢复时间可能超过 2 年 [57]，这可能解释了一些 HSCT 患者经历长期持续的慢性 GvHD，随后症状逐步缓解。不管其他 HSCT 因素如何，CD4$^+$T 淋巴细胞逐渐恢复是生存的一个独立预测指标。然而，在 HSCT 后的 90 天内 CD4$^+$T 淋巴细胞的早期升高和随后的下降，可能反映了 GVHD 或感染的死亡率风险增加。初始 T 淋巴细胞（8 ～ 12 个月）恢复比记忆 T 淋巴细胞（大约 24 个月）早。重要的是，通过有丝分裂原反应测试，T 淋巴细胞数量的恢复早于 T 淋巴细胞功能的完全恢复。

在异基因造血干细胞移植后的前 2 个月，几乎无法检测到 B 淋巴细胞，存在的少量细胞通常也来自供体。关于儿童 HSCT 后 B 淋巴细胞重建的

大多数数据仅报道 CD19$^+$B 淋巴细胞，并将 CD19$^+$ 细胞计数大于 200 细胞 / 微升定义为恢复。然而，B 淋巴细胞数量的恢复与体液免疫的完全恢复是截然不同的。最初恢复的 B 淋巴细胞主要是由初始 B 淋巴细胞和极少数的记忆 B 淋巴细胞组成，这与个体免疫中正常 B 淋巴细胞的发育一致 [68]。IgM 的生成首先恢复，然后 IgG 亚类生成的恢复可在 HSCT 后 3 ～ 12 个月内发生，这是一个高度可变的时间过程。一般情况下，完整的 B 淋巴细胞重建包括类别转换和对疫苗产生功能性抗体反应的能力，通常在 HSCT 后 1 ～ 2 年完成。对多糖抗原产生反应能力的恢复需要更长的时间 [74]。HSCT 后，记忆 B 淋巴细胞重建时间最长可达 2 年。Scarselli 等在 13 例原发性免疫缺陷患者中发现，转换记忆 B 淋巴细胞（CD19$^+$CD27$^+$IgD$^-$IgM$^-$）比 IgM 记忆 B 淋巴细胞（CD19$^+$CD27$^+$IgD$^+$IgM$^+$）恢复得更早、更好。他们还发现记忆 B 淋巴细胞的恢复与良好的体液功能相关 [69]。缓慢和（或）低的 B 淋巴细胞重建显著增加感染和主要并发症的风险。B 淋巴细胞的恢复可能受到许多因素的影响，包括最常见的 GVHD 及其治疗。利妥昔单抗用于 EBV 感染或慢性 GVHD 的预防 / 治疗显著影响 HSCT 后 B 淋巴细胞数量的恢复和体液免疫的恢复。作为利妥昔单抗的替代方案，体外 CD19$^+$ B 淋巴细胞耗竭常用于防止接受体外 T 淋巴细胞去除患者严重的 EBV 再激活，尽管这种 CD19$^+$ B 淋巴细胞耗竭如何影响 B 淋巴细胞重建的速度和程度尚未得到很好的研究 [70]。

树突状细胞（dendritic cells，DC）是参与启动适应性免疫反应的重要抗原提呈细胞。在促炎或抗炎细胞因子的作用下，树突状细胞向 T 淋巴细胞提呈处理过的肽抗原，从而确定抗原特异性 T 淋巴细胞的变态反应性或调节能力或产生细胞毒性的反应。因此，DCs 在 HSCT 后异基因免疫功能恢复中起着重要作用。动员 PBSCT 移植物的 DC 含量明显高于 BM 移植物，且与 CD34$^+$HSC 的剂量密切相关 [71]。然而，影响 HSCT 术后早期 DC 恢复的因素尚不清楚。

（蔡梦洁　朱明清）

**14**

## 参考文献

[1] Theresa L. Geiger1，2 and Joseph C. Sun. Development and Maturation of Natural Killer Cells.Curr Opin Immunol，2016（39）：82-89.

[2] Alex M. Abel，Chao Yang，Monica S. Thakar and Subramaniam Malarkannan.Natural Killer Cells：Development，Maturation，and Clinical Utilization. Front Immunol，2018，9：1869.

[3] Della Chiesa M，et.al.Activating KIRs and NKG2C in Viral Infections：Toward NK Cell Memory？ Front Immunol，2015，6：573.

[4] 曹雪涛. 医学免疫学. 6版. 北京：人民卫生出版社，2014：83-92.

[5] Maturation，and Clinical Utilization.Front. Immunol. 9：1869.Victor Appay，Rene A W. van Lier，Federica Sallusto，Mario Roederer. Phenotype and Function of Human T Lymphocyte Subsets：Consensus and Issues. Cytometry A，2008，73（11）：975-983.

[6] Pedro Romero，Alfred Zippelius，Isabel Kurth，et al. Four Functionally Distinct Populations of Human Effector-Memory CD8+T Lymphocytes. J. Immunol，2007，178（7）：4112-4119.

[7] Amyes E，C Hatton，D Montamat-Sicotte，et al. Characterization of the CD4⁻ T cell response to Epstein-Barr virus during primary and persistent infection. JExp. Med，2003，198（6）：903-911.

[8] Weekes MP，MR Wills，JGP Sissons，et al. Long term stable expanded human CD4+ T cell clones specific for human cytomegalovirus are distributed in both CD45RAhigh and CD45ROhigh populations. J Immunol，2004，173（9）：5843-5851.

[9] Elisabeth Amyes，Andrew J. McMichael，Margaret F. C. Callan. Human CD4+ T Cells Are Predominantly Distributed among Six Phenotypically and Functionally Distinct Subsets. J Immunol，2005，175（9）：5765-5773.

[10] Christian Stemberger1，Michael Neuenhahn1，Veit R Buchholz1，et al.Origin of CD8+ Effector and Memory T Cell Subsets. Cell Mol Immunol，2007，4（6）：399-405.

[11] Victor Appay，P Rod Dunbar，Margaret Callan，et al. Memory CD8+ T cells vary in differentiation phenotype in different persistent virus infections. Nat Med，2002，8（4）：379-385.

[12] 张伟，周韧，章锁江. B1细胞研究进展. 国外医学·生理病理科学与临床分册，1999，19（5）：357-360.

[13] Iñaki Sanz，Chungwen Wei，F. Eun-Hyung Lee，and Jennifer Anolik. Phenotypic and functional heterogeneity of human memory B cells.Semin Immunol，2008，20（1）：67-82.

[14] Stuart G Tangye1，David M Tarlinton2.Memory B cells：Effectors of long-lived immune responses. Eur J Immunol，2009，39（8）：2065-2075.

[15] Stuart G Tangye，Kim L Good. Human IgM+CD27+ B Cells：Memory B Cells or "Memory" B Cells？ J Immunol，2007，179（1）：13-19.

[16] Wirths S，Lanzavecchia A，ABCB1 transporter discriminates human resting naive B cells from cycling transitional and memory B cells. Eur. J Immunol，2005，35（12）：3433-3441.

[17] Fecteau JF，Cote G，Neron，S. A new memory CD27-IgG1B cell population in peripheral blood expressing VH genes with low frequency of somatic mutation. J Immunol，2006，177（6）：3728-3736.

[18] Wei C，Anolik J，Cappione A，et al. A new population of cells lacking expression of CD27 represents a notable component of the B cell memory compartment in systemic lupus erythematosus. J Immunol，2007，178（10）：6624-6633.

[19] Ehrhardt GR，Hsu JT，Gartland L，et al. Expression of the immunoregulatory molecule FcRH4 defines a distinctive tissue-based population of memory B cells. J Exp Med，2005，202（6）：783-791.

[20] Polson AG，Zheng B，Elkins K，et al. Expression pattern of the human FcRH/IRTA receptors in normal tissue and in B-chronic lymphocytic leukemia. Int Immunol，2006，18（9）：1363-1373.

[21] Anouk Caraux，Bernard Klein，Bruno Paiva，et al. Circulating human B and plasma cells. Age-associated changes in counts and detailed characterization of

14

circulating normal CD138-and CD138+ plasma cells. Haematologica, 2010, 95（6）：1016-1020.

[22] MA Cooper, TA Fehniger, MA Caligiuri.The Biology of Human Natural Killer-Cell Subsets.Trends Immunol . 2001, 22（11）：633-640.

[23] Laura Chiossone, Julie Chaix, Nicolas Fuseri, et al. Maturation of mouse NK cells is a 4-stage developmental program, Blood, 2009, 113（22）：5488-5496.

[24] 郑晓东, 田志刚. 人类 NK 细胞亚群的分类及意义. 中国肿瘤生物治疗杂志, 2002, 9（2）：140-143.

[25] 惠怡华, 王海娜, 咸宇锋, 曹雪玲, 管雪梅, 段静静, 段轶鋆, 王艳峰, 苏文. 山西省健康成年人淋巴细胞亚群正常参考值范围. 中国生物工程杂志, 2019, 39（9）：41-49.

[26] Chuan Qin, Luoqi Zhou, Ziwei Hu, et al. Dysregulation of Immune Response in Patients With COVID-19 in Wuhan, China.Clin Infect Dis, 2020, 71（15）：762-768.

[27] Peipei Song, Wei Li, Jianqin Xie, et al. Cytokine Storm Induced by SARS-CoV-2.Clin Chim Acta, 2020, 509：208-287.

[28] Hyoung-Shik Shin, Yeonjae Kim, Gayeon Kim, et al. Immune Responses to Middle East Respiratory Syndrome Coronavirus During the Acute and Convalescent Phases of Human Infection.Clin Infect Dis, 2019 5, 68（6）：984-992.

[29] 张晓芳, 樊莉, 尤江云, 等. 外周血免疫细胞表达水平对肺癌患者生存期的影响. 中国免疫学杂志, 2020, 36（2）：180-185.

[30] 刘怡伶, 吕程, 蒋洪昆. 恶性肿瘤患者外周血淋巴细胞亚群的特点及机体免疫功能的变化. 医学信息, 2011, 24（9）：5725-5726.

[31] 王桂芝, 秦文华. 化疗对肿瘤患者淋巴细胞亚群的影响. 中华全科医学, 2009, 7（12）：1307-1308.

[32] 何淑娅, 宋晓玉, 张莉. 放化疗对肿瘤患者外周血淋巴细胞亚群的影响. 检验医学与临床, 2013, 10（A02）：40-42.

[33] 中华医学会感染病学分会艾滋病丙型肝炎学组, 中国疾病预防控制中心. 中国艾滋病诊疗指南（2018 年版）中华内科杂志, 2018, 57（12）：867-884.

[34] Wang Z, Liu X, Cao F, et al. Prospects of the Use of Cell Therapy to Induce Immune Tolerance. Front Immunol, 2020, 11：792.

[35] 尚文俊, 杨先雷, 王志刚, 等. 淋巴细胞亚群与肾移植术后感染及排斥反应的关系. 中华器官移植杂志, 2017, 38（6）：353-358.

[36] 姚新生. Th1 与 Th2 研究概况及进展. 国外医学免疫学分册, 2002, 25（6）：290-293.

[37] 王琴, 吴锦林, 倪兵. Th17 细胞分化调节研究的最新进展. 免疫学杂志, 2009, 25（6）：732-734.

[38] Jinfang Zhu1, William E Paul1. Heterogeneity and plasticity of T helper cells. Cell Res, 2010, 20（1）：4-12.

[39] Andrew C Melton, Jennifer Melrose, Liisa Alajoki, et al. Regulation of IL-17A Production Is Distinct From IL-17F in a Primary Human Cell Co-Culture Model of T Cell-Mediated B Cell Activation .PLoS One,2013,8（3）：e58966.

[40] 杨玉娥, 李月, 闫素仙, 等. 调节性 T 细胞的分化和作用机制研究进展. 细胞与分子免疫学杂志, 2016, 32（8）：1136-1139.

[41] Clare Baecher-Allan, Vissia Viglietta, David A. Hafler. Human CD4+CD25+ regulatory T cells. Semin Immunol, 2004, 16（2）：89-98.

[42] 沈立松, 李美星, 葛海良. Foxp3 对 CD4 + CD25 + 调节性 T 细胞中基因的调控作用. 现代免疫学, 2009, 29（1）：72-75.

[43] Nabila Seddiki, Brigitte Santner-Nanan, Jeff Martinson, et al. Expression of interleukin（IL）-2 and IL-7 receptors discriminates between human regulatory and activated T cell. J Exp Med, 2006, 203（7）：1693-1700.

[44] Makoto Miyara, Yumiko Yoshioka, Akihiko Kitoh, et al. Functional Delineation and Differentiation Dynamics of Human CD4+ T Cells Expressing the FoxP3 Transcription Factor. Immunity, 2009, 30（6）：899-911.

[45] James B. Wing, Atsushi Tanaka, et al. Human FOXP3+ Regulatory T Cell Heterogeneity and Function in Autoimmunity and Cancer.Immuni, 2019；50（2）：302-316.

[46] Hélène Asnagli, Delphine Martire, Nathalie Belmonte, et al. Type 1 regulatory T cells specific for collagen type

14

II as an efficient cell-based therapy in arthritis. Arthritis Res Ther，2014，16（3）：R115.

[47] SZ Josefowicz，LF Lu，AY Rudensky. "Regulatory T cells：mechanisms of differentiation and function，" Annu Rev Immunol，2012，30（1）：531-564.

[48] Gap Ryol Lee.The Balance of Th17 versus Treg Cells in Autoimmunity.Int J Mol Sci，2018，19（3）：730.

[49] Hannah M Knochelmann，Connor J. Dwyer，Stefanie R. Bailey，et al. Mazza-McCrann andChrystal M. Paulos. When worlds collide：Th17 and Treg cells in cancer and autoimmunity.Cell Mol Immunol，2018，15（5）：458-469.

[50] Maj T，et al. Oxidative stress controls regulatory T cell apoptosis and suppressoractivity and PD-L1-blockade resistance in tumor. Nat Immunol，2017，18（12）：1332-1341.

[51] Naresh Sachdeva，Deshratn Asthana.Cytokine Quantitation：Technologies and Applications.Front Biosci，2007，12：4682-4695.

[52] MS Nassar，MA Bakhrebah，SA Meo，et al. Middle East Respiratory Syndrome Coronavirus（MERS-CoV）infection：epidemiology，pathogenesis and clinical characteristics，Eur Rev Med Pharmacol Sci，2018，22（15）：4956-4961.

[53] Sloand EM，Kim S，Maciejewski JP，et al. Intracellular interferon-γ in circulating and marrow T cells detected by flow cytometry and the response to immunosuppressive therapy in patients with aplastic anemia. Blood，2002，100（4）：1185-1191.

[54] Maciejewski JP，Selleri C，Anderson S，et al. Fas antigen expression on CD34human marrow cells is induced by interferon-gamma and tumor necrosis factor-alpha and potentiates cytokine-mediated hematopoietic suppression in vitro. Blood，1995，85（11）：3183-3190.

[55] McMillan R. Antiplatelet antibodies in chronic adult immune thrombocytopenic purpura：assays and epitopes. J Pediatr Hematol Oncol，2003，25（Suppl. 1）：S57-61.

[56] Emmerich F，et al. High-level serum B cell activating factor and promoter polymorphisms in patients with idiopathic thrombocytopenic purpura. Br J Hematol，2007，136（2）：309-314.

[57] Zhang H，et al. The diagnostic value of platelet glycoproteinspecific autoantibody detection in idiopathic thrombocytopenic purpura. Zhongguo Shi Yan Xue Ye Xue Za Zhi，2004，12（2）：204-206.

[58] Heikal N，Smock K. Laboratory testing for platelet antibodies. Am J Hematol，2013，88（9）：818-21.

[59] Ling Y，Cao X，Yu Z，et al. Circulating dendritic cell subsets and CD4+ Foxp3+ regulatory T cells in adult patients with chronic ITP before and after treatment with high dose dexamethasone. Eur J Hematol，2007，79（4）：310-316.

[60] Liu B，Zhao H，Poon M. Abnormality of CD4+CD25+ regulatory T cells in idiopathic thrombocytopenic purpura. Eur J Hematol，2007，78（2）：139-143.

[61] Lazarus A，Freedman J，Semple J. Intravenous immunoglobulin（IVIG）and anti-D in idiopathic thrombocytopenic purpura：mechanisms of action. Transfus Sci，1998，19（3）：289-294.

[62] Barsam S，et al. Platelet production and platelet destruction：asses-sing mechanisms of treatment effect in immune thrombocytopenia. Blood，2011，117（21）：5723-5732.

[63] Bigley AB，Rezvani K，Shah N，et al. Latent cytomegalovirus infection enhances anti-tumour cytotoxicity through accumulation of NKG2C+ NK cells in healthy humans. Clin Exp Immunol，2016，185（2）：239-251.

[64] DeCook LJ，Thoma M，Huneke T，et al. Impact of lymphocyte and monocyte recovery on the outcomes of allogeneic hematopoietic SCT with fludarabine and melphalan conditioning. Bone Marrow Transplant，2013，48（5）：708-714.

[65] van den Brink MR，Velardi E，Perales MA. Immune reconstitution following stem cell transplantation. Hematology Am Soc Hematol Educ Program，2015，2015（1）：215-219.

[66] Mackall CL，Fleisher TA，Brown MR，et al. Distinctions between CD8+ and CD4+ T-cell regenerative pathways result in prolonged T-cell subset imbalance after

14

intensive chemotherapy. Blood，1997，89（10）：3700-3707.

[67] Alho AC，Kim HT，Chammas MJ，et al. Unbalanced recovery of regulatory and effector T cells after allogeneic stem cell transplantation contributes to chronic GVHD. Blood，2016，127（5）：646-657.

[68] Small TN，Keever CA，Weiner-Fedus S，et al. B-cell differentiation following autologous，conventional，or T-cell depleted bone marrow transplantation：a recapitulation of normal B-cell ontogeny. Blood，1990，76（8）：1647-1656.

[69] Scarselli A，Di Cesare S，Capponic，et al. Longitudinal evaluation of immune reconstitution and B-cell function after hematopoietic cell transplantation for primary immunodeficiency. J Clin Immunol，2015，35（4）：373-383.

[70] Worth A，Conyers R，Cohen J，et al. Pre-emptive rituximab based on viraemia and T cell reconstitution：a highly effective strategy for the prevention of Epstein-Barr virus-associated lymphoproliferative disease following stem cell transplantation. Br J Haematol，2011，155（3）：377-385.

[71] Urbini B，Arpinati M，Bonifazi F，et al. Allogeneic graft CD34（+）cell dose correlates with dendritic cell dose and clinical outcome，but not with dendritic cell reconstitution after transplant. Exp Hematol，2003，31（10）：959-965.

14

# 15

# 体液标本的流式细胞术检测

## 第一节 概 述

20世纪80年代末，随着流式细胞术（flow cytometry，FCM）的研发及应用，FCM在急性白血病及淋巴瘤的诊断中开始发挥巨大作用。近年来随着FCM仪器、抗体、荧光素的不断发展，以及对疾病认识的逐渐深刻，应用领域也拓宽到非造血系统肿瘤（nonhematopoietic neoplasms，NHN）、遗传及免疫缺陷疾病等众多病种的检测。

从标本类型上，早期的FCM主要检测骨髓、外周血等血液标本。组织标本由于制备问题，应用较少。近年来随着标本制备技术手段的增多，其检测范围也扩大到所有含有活细胞的标本，包括手术切除的组织标本、组织细针穿刺物等。体液标本的检测，如脑脊液（cerebrospinal fluid，CSF）、胸腔积液、腹水、尿液、心包积液受到了大家的重视。这些标本的FCM检测，尤其是CSF等微量标本的检测，需要对标本进行特殊处理，检测要点也与常规FCM不同，本章节将着重对体液标本的FCM检测进行详细阐述。

### 一、体液标本的组成

#### （一）脑脊液标本的细胞成分

正常CSF标本中细胞数量较少，主要包括：①淋巴细胞，T细胞为主，少量B细胞和NK细胞；部分病例CD4/CD8比值比血液相对高，一般外周血中CD4/CD8在0.5～2之间，脑脊液少数病例可以达到3～6；②成熟单核细胞；③部分病例可以采到数量不一的内皮细胞（室管膜细胞）；④一般很少有浆细胞，但是特殊情况下可以有。

正常CSF标本不应该出现的细胞包括：①原始细胞和不成熟细胞；②异常表型的单克隆淋巴细胞；③恶性非造血细胞。

Kleine于2015年对CSF组成进行阐述，并总结了既往文献报道的CSF正常值以及与外周血相应数值的比例关系，总的来说，正常腰穿CSF与外周血相比，白细胞数是外周血的1/8000左右，淋巴细胞数是外周血的1/2000左右，T细胞数是外周血的1/1000左右，活化T细胞和CD4/CD8比值都偏高，表15-1-1是笔者结合文献，并对文献中位数值进行计算后进行的总结。

与血液标本相比，CSF相似之处在于：包含的细胞成分以血细胞为主，所用抗体相同，染色方法大致相同；诊断标准相同（比例除外）。

与血液标本的不同之处在于：①各系细胞的比例不同。②正常CSF中细胞量相对少，但当疾病累及中枢时，CSF中也可能出现较多细胞，尤其是异常细胞。③抗体选择的数量及原则不同，由于细胞数量的限制，无法进行多管检测。针对不同系列急性白血病，主要检测目的是判断是否存在幼稚细胞。因此，系列抗体＋早期抗体是抗体选择要点。对多数淋巴瘤，可以依据白血病相关免疫表型（leukemia associated immunophenotyping，LAIP）或者与正常差异性表达（different from normal，DFN）原则选择表达异常的抗体。不必做亚型诊断。④对于标记、获取过程要求高：尽量使用尖底离心管，弃上清时使用枪尖或者吸管吸取上清。⑤细胞脆弱，易死亡，需尽快送检尽快处理（一般要求采集后4 h内处理，最多不要超过低温储存8 h），并且尽量避免胞质抗体检测，必选检测时，操作要小心。⑥含有大量内皮、死细胞和碎片——

表 15-1-1　正常脑脊液与外周血各群白细胞对应数值

| 细胞 | CSF 中位数 / 微升（范围） | 百分比（%）* | PB 中位数 / 微升（范围） | 百分比（%）* | CSF/PB 比值 | CSF%/PB%/比值* |
|---|---|---|---|---|---|---|
| 白细胞 | 0.955 (0.06 ~ 2.31) | | 7600 (3850 ~ 11210) | | 1：7958 | |
| 淋巴细胞 | 0.960 (0 ~ 1.99) | 100% | 1850 (139 ~ 3659) | 24.34% | 1：1927 | 4.12：1 |
| CD3$^+$ | 0.878 (0 ~ 1.68) | 91.94% | 966 (312 ~ 1676) | 12.71% | 1：1100 | 7.23：1 |
| CD3$^+$DR$^+$ | 0.041 (0 ~ 0.13) | 4.29% | 170 (3 ~ 291) | 2.24% | 1：4146 | 1.92：1 |
| CD4$^+$CD3$^+$ | 0.609 (0.11 ~ 1.16) | 63.77% | 557 (221 ~ 941) | 7.33% | 1：915 | 8.70：1 |
| CD8$^+$CD3$^+$ | 0.274 (0.09 ~ 0.49) | 28.69% | 339 (169 ~ 521) | 4.46% | 1：1237 | 6.43：1 |
| CD4/CD8 | 2.22 | | 1.64 | | | 1.35：1 |
| NK 细胞 | 0.066 (0 ~ 0.17) | 6.91% | 378 (73 ~ 717) | 4.97% | 1：5727 | 1.39：1 |
| B 细胞 | 0.026 (0 ~ 0.05) | 2.72% | 294 (49 ~ 629) | 3.87% | 1：11307 | 0.70：1 |

* 为在白细胞中的百分比

非特异性高，真假阳性鉴别困难。⑦比例相对不可靠，因此建议报告中除了百分比，还需要提供绝对计数，质比量重要，细胞数比百分比重要。⑧注意与穿刺损伤做鉴别，记录接到标本后肉眼观察情况（血性脑脊液可能提示穿刺损伤），以及初次离心浓缩时候管底是否存在红细胞（可能存在穿刺损伤）或者白细胞（可能为颅内感染）沉淀，必要时可能需要同时检测外周血标本。⑨学会识别内皮细胞、活化 NK 细胞、浆细胞等与骨髓、外周血和常见脑脊液细胞中表达不同的反应性细胞。

由于 CSF 的取材相对方便，是目前常见的送检的体液标本，随着多色流式技术快速发展，设门和检测水平提高，流式细胞术检测脑脊液标本也成为白血病、淋巴瘤、NHN 检测的常用技术之一。

（二）其他体液的细胞成分

其他体液标本如胸腔积液、腹水、尿液等，大多数情况下可以取到大量标本，所以抗体的选择和操作相对简单。其细胞的组成成分，正常标本中可以出现：淋巴细胞（T、B、NK 细胞均可见到）、成熟单核细胞、上皮细胞、浆细胞、粒细胞；正常标本不应该出现：原始细胞和不成熟细胞、异常淋巴细胞、异常的非造血细胞。

二、体液标本在造血和非造血肿瘤诊断与随访中的应用

体液标本可能会受到各种肿瘤的累及，如急性白血病、淋巴瘤、NHN，有的可以在其他部位找到原发病灶，有的是原发体液肿瘤。长期以来，由于体液标本尤其是 CSF 的特殊性和标本量少，一般都以形态学和病理学、影像学技术诊断为主。近年来随着流式细胞仪器和抗体的进展，以及人们对这项技术认识更加深刻，越来越多的研究表明，流式细胞术在检测各种肿瘤的体液累及中，有非常重要的作用。从技术角度，十几年前，Bromberg 等就进行了比较性研究，使用传统的形态学方法和

15

FCM 同时检测恶性血液病的中枢神经系统（central nervous system，CNS）累及，即便当年采用的是四色流式方法，也表明，FCM 检测 CSF 灵敏度比形态学高 2 倍。

（一）体液标本在淋巴造血系统肿瘤诊断和随访中的作用

淋巴造血肿瘤的体液标本累及中，CNS 累及是最常见也是对预后影响最为明显的一种，白血病和淋巴瘤中脑膜浸润发生率为 5% ~ 15%（细胞学方法）。多项大型研究均表明，CNS 累及是各种淋巴造血肿瘤的独立预后因素，因此 CSF 检测至关重要。

一直以来，都认为 CSF 细胞学检测是金标准，CSF 中发现白血病细胞是 CNS 复发的依据，定义为 CSF 中有明确的形态学白血病细胞依据，和（或）单个核细胞数 > 5/μl。但是实际上该方法灵敏度低，尤其是细胞数少的标本。FCM 可以有效弥补细胞学的缺陷，美国国家综合癌症网络（National Comprehensive Cancer Network，NCCN）推荐，对临床怀疑 CNS 肿瘤细胞浸润的患者，应该使用细胞学和 FCM 免疫分型进行 CSF 检测。

多项文献比较了在淋巴造血肿瘤的 CSF 检测中，形态学与 FCM 的灵敏度关系。淋巴瘤的检测中，两者均阳性的中位比例为 30%（14% ~ 60%），单独使用形态技术中位检出率为 30%（14% ~ 70%），单独使用 FCM 的中位检出率为 98%（90% ~ 100%）。在急性白血病中，两者均阳性的平均比例为 43.5%（35% ~ 52%），单独使用形态技术平均检出率为 53%（43% ~ 67%），单独使用 FCM 的平均检出率为 88.5%（86% ~ 91%）。在白血病、淋巴瘤中，两者均阳性的中位比例为 51%（35% ~ 67%），单独使用形态技术中位检出率为 62%（44% ~ 83%），单独使用 FCM 的中位检出率为 87%（78% ~ 100%）。

CNS 复发是急性淋巴细胞白血病 / 淋巴母细胞淋巴瘤（acute lymphoblastic leukaemia/ lymphoblastic lymphoma，ALL/LBL）患者的主要问题。不论初治或者复发，ALL 的 CNS 累及与多种危险因素有关，年轻患者发病率较高。既然 CSF 甩片细胞学检测发现肿瘤细胞与儿童 ALL 复发率升高有关，那么初治时使用 FCM 检测 CSF 是否可以预测复发？为了回答这个问题，Thastrup 等组织了北欧儿童血液和肿瘤学会（Nordic Society of Pediatric Hematology and Oncology，NSPHO）17 个中心进行了一项前瞻性研究。使用 Transfix 保存，一个中心实验室集中进行分析。673 名患儿中，171 人（25.4%）FCM 检测 CNS 结果阳性。4 年累计复发率均升高的有甩片阳性组（17.1% *vs.* 7.5%）、FCM 阳性组（16.5% *vs.* 5.6%）、甩片和（或）FCM 阳性组（16.7% *vs.* 5.1%）。根据免疫分型和 29 天 MRD 结果进行预后分层、调整性别因素后，进行 Cox 回归分析，发现复发的预测因素有年龄（$P <$ 0.001）、诊断时白细胞计数（$P < 0.001$）、CNS 甩片和（或）FCM 阳性（$P = 0.042$）。因此结论是，FCM 分析 CSF，可以有效改善 CNS 白血病的检测，鉴别复发的高危和低危人群，可能会改善将来的危险度分层，指导 CNS 治疗。

ALL 的 CSF 检测长期以来一直引起重视。美国临床肿瘤学会（American Society of Clinical Oncology，ASCO）专家委员会建议，除了 BM 和 PB，所有 ALL 患者在初治、治疗后随访、怀疑 CNS 复发的时候都要采集 CSF 进行病理学检测。虽然急性髓细胞白血病（acute myeloid leukemia，AML）的 CNS 累及率尚不明确，但是 2019 年 ASCO 发布的 AML 诊断和治疗指南中也明确指出，根据美国病理学家学会（College of American Pathologists，CAP）和美国血液学会（American Society of Hematology，ASH）的研究结果，专家们建议，尽管 AML 的 CNS 累及率没有 ALL 那么高，但是 AML 患者在鞘内注射的时候，都应该采集 CSF 进行检查。并且不但要甩片进行形态学检测，还要进行 FCM 检测，尤其是那些 CSF 中白血病细胞少的病例，只用形态学检测可能会漏诊。六色以上甚至八~十色 FCM，可以更加灵敏和特异性地诊断 CNS 白血病。

2017 年 Johnston 等报道了儿童肿瘤工作组（Children's Oncology Group，COG）对儿童 1344 名 AML 累及 CNS 的研究。结果发现，年幼（$P = 0.003$）、高白细胞（$P < 0.001$）和有 16 号染色体倒位（$P < 0.001$）是 CNS 肿瘤累及的易患因素。并且有 CNS 累及的患者，诱导期末达到 CR 的概率降低（$P < 0.001$），EFS 也明显更差（$P < 0.001$），但是 OS 没有显著性差异（$P = 0.16$）。多

变量分析表明，CNS 累及是复发率升高和无病生存率（disease-free survival，DFS）降低的独立影响因素。因此认为，尽管采取了鞘内注射局部强化治疗，CNS 白血病依旧是复发升高的危险因素。虽然该研究未采用 FCM 技术进行 CSF 检测，但是也提示，CSF 检测对于 AML 判断预后和指导治疗的重要性。

成人 AML 的 CNS 累及发生率和预后影响尚不十分明确。Del Principe 等对 103 例初治 AML 患者进行研究。不论这些患者是否有神经症状，均常规进行腰穿，100%（103/103 例）病例使用了传统形态学方法检测 CSF，其中 92%（95/103 例）同时进行了 CSF 的 FCM 检测。初治时，68% 患者 CSF 阴性，32% 患者 CSF 检测阳性。33 例阳性病例中，11 例（33%）可以被形态学或者流式方法检测到，21 例（67%）只能通过 FCM 方法检测出来。CSF 阳性率与急性单核细胞白血病（AML-M4 或者 M5）免疫表型（$P=0.0003$）以及乳酸脱氢酶水平升高（$P=0.006$）明显正相关。这些 AML 病例总的完全缓解（complete remission，CR）率为 78%（80/103），CSF 阳性组和阴性组 CR 率无显著差异。CSF 阳性组五年 DFS 和总体生存率（overall survival，OS）均明显低于 CSF 阴性组（分别为 18% *vs.* 50%，$P=0.006$；19% *vs.* 46%，$P=0.02$）。多变量分析发现，CNS 状态和年龄是影响 OS 的独立预后因素。研究者认为，初治成人 AML 的 CNS 累及率超过预期，不论是否有神经系统症状，都应该进行 CSF 检测，尤其应该常规使用 FCM 方法进行 CSF 检测。

原发中枢神经系统的淋巴瘤（primary central nervous system lymphoma，PCNSL）是一种罕见的局限在大脑、软脑膜、眼或者脊索的非霍奇金淋巴瘤（non-Hodgkin lymphoma，NHL）。CNS 淋巴瘤中，大约 3% 是 PCNSL。继发 CNS 淋巴瘤或者系统性淋巴瘤的 CNS 累及，常见于 burkitt 淋巴瘤（占 43%）或者弥漫大 B 细胞淋巴瘤（diffuse large B-cell lymphoma，DLBCL）（占 5% ～ 14%）。虽然传统使用细胞形态学方法检测，但是近年来形态学阴性 FCM 阳性的隐性 CNS 淋巴瘤引起关注，2017 年西班牙淋巴瘤工作组研究表明，多参数流式检测 CSF 的 DLBCL，灵敏度比细胞学中位提高 12%（5% ～ 13%）。细胞学阴性流式阳性的隐性 CNS 淋巴瘤，往往 CSF 肿瘤负荷低（＜ 20% 或者＜ 1/μl），而隐性 CNS 淋巴瘤者无中枢复发生存和总生存率均明显降低。因此这类患者需要进行局部治疗。van der Meulen 等使用 Euroflow 的八色淋巴系统疾病筛查（lymphoid screening tube，LST）管对 CSF 标本进行 FCM 检测，与病理检测相比，CSF 的流式检测特异性 100%，灵敏度 87.8%，与活检免疫组化的一致性为 92.2%。

以上结果说明，利用 FCM 检测 CSF，很大程度上提高了 CNS 血液肿瘤的检测灵敏度，有助于早诊断、早治疗，对判断预后和指导治疗有重要作用。

**（二）体液标本在非造血系统肿瘤诊断和随访中的作用**

除了造血系统肿瘤体液标本的流式检测，近年来 NHN 的体液尤其是 CSF 检测中，使用 FCM 方法的报道也越来越多，多项研究均表明，使用 FCM 可以有效检测体液标本的 NHN 细胞。

Acosta 等使用 FCM，CD45/CD326/CD33 组合方案评价了 238 例新鲜标本，包括渗出液、淋巴结活检标本、细针穿刺标本、骨髓穿刺标本、CSF，还有其他。这些标本中正常都不应该存在上皮细胞。比较了 FCM 结果与涂片和石蜡包埋免疫组化检测结果。最后发现，FCM 检测上皮肿瘤的灵敏度是 96.7%，特异性 99.3%。但是也有文章表明，FCM 检测 CSF 肿瘤浸润、灵敏和阴性预测值虽然比细胞学高（分别为 79.79% *vs.* 50%；68.85% *vs.* 51.55%），但是特异性和阳性预测值低（分别为 84% *vs.* 100%；90.36% *vs.* 100%）。

**15**

# 第二节　体液标本常用的检测标志与组合

## 一、急性白血病常用检测标志与组合

进行急性白血病检测的体液标本主要是 CSF，少数为胸腔积液和腹水。随着治疗水平的提高，治疗手段尤其是细胞免疫治疗和异基因移植治疗的广泛开展，CR 率和五年 OS 和 DFS 的提高，临床对于急性白血病的髓外病变更加关注，其中以 CSF 为代表的体液标本检测也几乎处于和骨髓检测同样的地位。

与骨髓标本不同，正常体液中不存在正常幼稚细胞，所以急性白血病的体液标本检测相对简单，只要证明有原始、幼稚细胞即可，而对于原始幼稚细胞是否存在异常表达、正常表达标志荧光强度改变等要求降低，因此对于抗体组合的要求也远远没有骨髓标本的高。在抗体选择上，尤其是 CSF 等微量标本的抗体选择上，重点在于判断原始幼稚细胞的真伪，很少选择非系别和阶段相关的微量残留病变（minimal residual disease，MRD）标志。

体液检测与常规 BM 或 PB 检测的特殊性在于，多数标本可能含有的细胞数较低，难以进行详细的免疫分型检测，另外，细胞数少往往提示为正常标本。而在白血病累及 CNS 时，多数情况下 CSF 可以出现较多的细胞，但少数患者也可以细胞数较少。所以对体液标本大致可以分为高细胞含量的标本和低细胞含量的标本。对高细胞含量体液标本的检测可以参考 BM/PB 标本检测的相应章节，在此不再详述。胞质抗体因为操作复杂，操作过程中可能会丢失细胞而导致实验失败，故微量标本应尽量避免使用胞质抗体，而选择胞膜抗体替代。

### （一）微量体液标本常用的急性白血病检测标志

1. AML 最低检测要求　CD34、HLA-DR、CD117、CD11b、CD14、CD33、CD64、CD7、CD56、CD19。根据标本量选做标志：CD15、CD13、CD371、CD36、CD123、CD9、CD11c、CD300e、CD5、CD2、CD22、CD61 或者 CD42a 等。

2. B-ALL/LBL 最低检测要求　CD34、CD10、CD20、CD38、CD19、CD22、CD13、CD33、CD117、CD7。根据标本量选做标志：CD15、CD64、CD14、CD36、CD123、CD9、CD5、CD2、Kappa、Lambda、CD79b 等。

3. T-ALL/LBL 最低检测要求　CD34、CD99、CD1a、CD2、CD3、CD4、CD5、CD7、CD8、CD56，根据标本量选做标志：CD10、TCRγδ、TCRαβ、TRBC1、CD13、CD33、CD117、CD19、CD22 等。

### （二）微量体液标本的急性白血病检测抗体组合

由于急性白血病主要累及骨髓和外周血，CSF 是主要的髓外病变部位和髓外复发的根源，加上取材和标本量的问题，主要进行的是 MRD 检测。

对于检测方案，也与骨髓 MRD 检测方案相似，不同之处是极少使用胞质抗体。

Bento 等文献报道的八色方案（表 15-2-1）类似于 Euroflow 方案，陆道培医疗集团采用的是八色两管方案（表 15-2-3）。

表 15-2-1　**Bento 白血病、淋巴瘤 CSF 检测方案**

| | FITC | PE | PerCP-Cy5.5 | PE-CY7 | APC | APC-H7 | V450 | V500 |
|---|---|---|---|---|---|---|---|---|
| AML | / | CD56 | CD34 | CD117 | CD3+CD14 | CD38 | CD20 | CD45 |
| ALL-B | CD38 | CD56 | CD34 | CD19 | CD3+CD14 | CD10 | CD20 | CD45 |
| ALL-T | CD8 | CD4 | CD34 | CD19 | CD3+CD14 | CD10 | CD20 | CD45 |
| NHL | CD8⁺λ | CD56⁺κ | CD4 | CD19 | CD3+CD14 | CD38 | CD20 | CD45 |
| PCN | CD38 | CD56 | / | CD19 | CD3+CD14 | / | CD45 | CD138 |

根据标本量和筛查结果，结合上述最低要求和可选标志增加检测

**15**

## 二、淋巴瘤检测常用免疫学标志

现代免疫学发展，已经有数百种不同 CD 及 CD 亚类抗体和非 CD 抗体可供使用，临床工作中，选择其中具有代表性的标志进行肿瘤检测。淋巴瘤因为亚型众多，虽然各个实验室都遵循相似的诊断标准和规则，但是因为临床要求、检测习惯、经济水平的不同，可能存在一些差异。为此国际和国内权威组织和专家进行过讨论，也制定出一些最低要求和较高要求。

（一）微量体液标本（主要是 CSF）检测的抗体选择

脑脊液标本检测中，由于细胞数量可能极低，因此根据实际情况进行判断，如果细胞数量极少，则以找到肿瘤细胞为主，尽量选择胞膜抗体，亚型区分则可以放到次要位置。鉴于此，我们需要对抗体按照重要性进行分级，便于在标本数量少的时候，根据抗体的重要性选择。

1．B 细胞淋巴瘤检测 ①必做抗体：CD5、CD10、CD19、CD20、CD103、κ、λ；②次重要抗体：CD79b 或者 CD22、CD38，CD10$^+$ 要做 CD34；③第三层抗体：CD23、FMC7、ki67、CD25、CD11c、CD138、CD180 等，CD10$^+$ 建议加做 nTdT，如果有浆细胞分化，需要加做 cκ、cλ、CD56。

2．浆细胞肿瘤检测 ①必做抗体：CD19、CD20、CD38、CD56、CD138；②次重要抗体：cκ、cλ、CD117、CD27；③第三层抗体：κ、λ、CD229、ki67、cCD79a、CD81、HLA-DR、CD22 或者 CD79b 等。

3．T 细胞淋巴瘤检测 ①必做抗体：CD2、CD3、CD4、CD5、CD7、CD8、CD56、CD30、CD57、TCRγδTRBC1；②次重要抗体：CD4$^+$ 淋巴瘤必做 CD10、CD279、CD25；CD4$^+$/CD8$^+$ 和 CD4$^-$/CD8$^-$ 做 CD1a、CD99、CD10、CD34；③第三层抗体：ki67、TCRαβ、CD26、CD45RA、CD45RO、CD103、CD117，CD4$^+$/CD8$^+$ 和 CD4$^-$/CD8$^-$ 做 nTdT，CD3$^+$/CD56$^+$ 做 CD158a、CD158b、CD158e 等；④第四层抗体：TCRVβ 全套检测。

4．NK 细胞淋巴瘤检测 ①必做抗体：CD2、CD3、CD4、CD5、CD7、CD8、CD56、CD30、CD57、TCRγδ；②次重要抗体：CD159a、CD159c、CD161、CD94、CD16；③第三层抗体：ki67、CD117、CD158a、CD158b、CD158e 等。

（二）微量体液标本的常用组合方案

Euroflow 经过多年实验摸索，于 2012 年推出八色方案（表 15-2-2）；陆道培医疗集团结合多年临床经验和文献，也对 CSF 等微量体液标本检测提出一套八色方案（表 15-2-3）。

## 三、NHN 标本的常用检测标志与组合

常规流式细胞术多用于检测造血系统肿瘤，随着抗体技术和血液免疫学的进展，可用于系别分析和亚型分析的标志越来越多，免疫分型工作越来越细致，检测领域也越来越广泛，近年来随着上皮角蛋白（cytokeratin，CK）和 CD326 抗体的广泛应用，越来越多的学者开始研究流式细胞术诊断 NHN。

NHN 主要包括上皮来源和神经肌肉来源，上皮来源的相对特异的标志主要有 CK 和 CD326，神经肌肉来源的相对特异的标志主要有 GD2（主要见于神经母细胞瘤和部分黑色素瘤）。临床工作中，NHN 的诊断主要是诊断和鉴别诊断同步进行，一方面排除各种造血系统肿瘤，另一方面使用相对特异和灵敏的 NHN 常见标志进行确定。

CD56 是 NHN 最常表达的标志，结合 NHN 不

表 15-2-2 Euroflow 对 NHL 细胞含量低标本检测方案

| | FITC | PE | PerCP-Cy5.5 | PE-CY7 | APC | APC-H7 | PacB | PacO |
|---|---|---|---|---|---|---|---|---|
| LST | CD8$^+$λ | CD56$^+$κ | CD5 | CD19+TCRγδ | CD3 | CD38 | CD4+CD20 | CD45 |
| CSF-LST | CD8$^+$λ | CD56$^+$κ | CD5 | CD19 | CD3+CD14 | CD38 | CD20 | CD45 |
| PCN 管 1 | CD38 | CD56 | β2 micro | CD19 | cκ | cλ | CD45 | CD138 |
| PCN 管 2 | CD38 | CD28 | CD27 | CD19 | CD117 | CD81 | CD45 | CD138 |

根据标本量和筛查结果，结合上述最低要求和可选标志增加检测

表达 CD45 的特性，文献报道，CD45⁻/CD56⁺ 组合在神经肌肉来源的 NHN 中灵敏度是 100%，上皮来源的肿瘤灵敏度是 71.5%，CD56 阴性的 NHN 主要集中在非小细胞癌，这些一般表达 CK 和（或）CD326。

需要注意的是，除了 CD56 以外，有些常见的血液标志也可以表达于 NHN：如 CD9、CD81、CD138、CD71、CD117、CD10、CD90、CD99、CD15、CD57、CD271、CD34、CD58 等均有报道。其中 CD45⁻/CD56⁺/CD9⁺/CD81⁺ 组合应用尤为常见，在 GD2 没有广泛应用之前，曾被认为是神经母细胞瘤诊断和随访的最佳方案。

在临床工作中，常利用大多数 NHN 表达 CD45⁻/CD56⁺ 和少数 CD45⁻/CD56⁻ 的上皮来源肿瘤几乎都表达 CD326 和（或）CK 的特点，以及神经肌肉来源的肿瘤主要以神经母细胞瘤为主，几乎都表达 GD2 和 CD9、CD81，再排除其他 CD45⁻/CD56⁺ 造血系统肿瘤进行诊断。其他 NHN 常表达标志有：原始神经外胚叶瘤：CD271ʰⁱ/CD99⁺，横纹肌肉瘤表达 nuMYOD1⁺/numyogenin⁺，生殖细胞瘤表达 NG2⁺/CD10⁺，血管外皮细胞瘤表达 CD45⁻/CD34⁺。

鉴于有些血细胞标志也见于 NHN，我们一般会使用如下标志进行鉴别诊断：使用 CD64、CD33、CD42a、CD36、CD4、CD123、CD304 排除髓系肿瘤（包括浆样树突状细胞肿瘤）；使用 CD7、CD2 排除 NK/T 系肿瘤，使用 CD19 排除 B 系肿瘤，使用 CD38 排除浆细胞系肿瘤，此外，NHN 多不表达或者弱表达 HLA-ABC 和 HLA-DRDPDQ、HLA-DR，而造血系统肿瘤大多数表达 HLA-ABC，部分表达 HLA-DRDPDQ 和 HLA-DR。

如前介绍过的，Acosta 曾使用简单的 FCM 方案对多种标本进行恶性上皮细胞检测。CD326 可以用来识别上皮细胞，CD45 可以用来鉴别白细胞（CD45 阳性）和非造血细胞（CD45 阴性），CD33 可以用来识别单核/巨噬细胞。这一组合可以有效鉴别单核细胞（CD45⁺CD33⁺ CD326⁻）、间皮细胞（CD45^{±dim}CD33⁻CD326⁻）和上皮细胞（CD45⁻CD33⁻CD326⁺）。

陆道培医疗集团 CSF 方案：①临床无提示的标本筛查同淋巴瘤。如果出现伴随造血细胞标志表达，增加相应系别血细胞标志进行鉴别诊断，并根据标本量和筛查结果，结合上述最低要求和可选标志增加检测。②临床有提示的病例使用见表 15-2-3 方案筛查，脑脊液等少量细胞标本根据标本量选择胞膜标志进行诊断和鉴别诊断。③CSF MRD 方案见表 15-2-4。

表 15-2-3　陆道培医疗集团 CSF 检测方案

| | | FITC | PE | PerCP-Cy5.5 | PE-CY7 | APC | APC-Cy7 | BV421 | V500 | BV605 |
|---|---|---|---|---|---|---|---|---|---|---|
| NHL-B | 筛查 | κ | λ | CD34 | CD10 | CD5 | CD20 | CD19 | CD45 | |
| | 1 | κ | λ | CD34 | CD10 | CD5 | CD20 | CD19 | CD45 | |
| | 2 | CD38 | CD79b* | / | CD10# | CD5 | CD20 | CD19 | CD45 | |
| NHL-T | 筛查 | CD2 | CD5 | CD3 | CD4 | CD56 | CD8 | CD7 | CD45 | |
| | 1 | CD2 | CD30 | CD3 | CD4 | CD5 | CD8 | CD7 | CD45 | |
| | 2 | CD57 | TRBC1 | CD3 | CD4 | CD5 | CD8 | CD56 | CD45 | |
| NHL-γ/δ | 1 | CD2 | TCRγδ | CD3 | CD4 | CD5 | CD8 | CD7 | CD45 | |
| | 2 | CD57 | TCRγδ | CD3 | TCRVδ1 | CD56 | CD8 | TCRVδ2 | CD45 | |
| NHL-NK | 1 | CD2 | CD5 | CD3 | CD4 | CD56 | CD8 | CD7 | CD45 | |
| | 2 | CD159a | CD159c | CD3 | CD158（a/g/h） | CD158b | | CD158e | CD45 | CD56 |
| PCN | 1 | cκ | cλ | / | CD19 | CD38 | CD20 | CD56 | CD45 | |
| | 2 | CD38 | CD22 | CD27 | CD19 | CD138 | CD20 | CD56 | CD45 | |
| NHN | 筛查 | CD9 | CD81 | CD3 | CD4 | CD56 | CD8 | CD19 | CD45 | |
| NHN-MRD | 1 | CD9 | HLA-ABC | CD3 | CD19 | CD56 | CD8 | CD81 | CD45 | |
| | 2 | CD326 | GD2 | / | / | CD38 | / | CD7 | CD45 | CD56 |

\* 毛细胞白血病或者变异型改为 CD103
# 如果是慢性淋巴细胞白血病改为 CD200
根据标本量和筛查结果，结合上述最低要求和可选标志增加检测

## 第三节 标本处理与注意事项

### 一、标本接收

收到标本后立即处理，离心弃上清，显微镜下判断是否存在有核细胞，如果细胞数量多，根据细胞数加入适量的 PBS，调整细胞浓度为 $1 \times 10^7$/ml 备用。如果细胞量极少，根据情况调整总体积为 $200 \sim 300 \ \mu l$ 备用。

标本中细胞活性不应低于 75%。细胞活性非常重要，因为死细胞可能会与许多抗体非特异性结合，无法得到准确的免疫分型结果。但是低细胞活性不是拒绝标本的绝对理由，应该与临床沟通，如果标本不能重新采集，应该在报告异常细胞群的时候，注明细胞活性不佳可能影响检测结果。如果没有发现异常细胞群，而细胞活性小于 75%，最好建议重新采集标本。

### 二、标本处理

1. 特殊抗原的前处理过程 如果检测抗体为免疫球蛋白相关抗体（包括胞膜和胞质，重链和轻链），建议使用 3 ml ABS（含 2% 白蛋白的 PBS）37℃孵育 5 分钟，离心弃上清。然后按照标准步骤进行标记。

2. 胞膜标记 多色流式检测时，一管内可以加入不同荧光素标记的抗体，如果均为膜染色抗体，方法如下：①根据确定的染色抗体及 panel 准备试管，并在试管上做好标记。②在每支试管中加入 $5 \times 10^5 \sim 1 \times 10^6$ 细胞。如果 CSF 细胞数量少，按照管数进行平均分配，留 1 管做备用。例如：一步法 4 管，则浓缩后标本均分 5 份，4 份用于检测，1 份做备用。如果是两步法检测，第一步 2 管筛查管用去一半标本。③按照说明书在每支试管中加入 $5 \sim 20 \ \mu l$ 不同荧光素标记的抗体，与细胞悬液充分混匀。置室温，避光 15 min。④非血性标本在每管中加入 1 ml PBS，混匀后离心 5 min，弃上清，混匀细胞。（血性标本在每管细胞中加入 $1 \times$ 溶血素 1 ml，充分混匀，置室温，避光 5 分钟。离心弃上清，用 1 ml PBS 洗涤一次。）⑤加入 0.3 ml $1 \times$ PBS 混匀后上机检测。

### 三、免疫表型分析

#### （一）设门找肿瘤细胞

常见的设门方法：与骨髓标本相似，CSF 标本也需要依次进行：设门去除粘连体细胞，FSC/SSC 排除死细胞、碎片和背景噪音，CD45/SSC 设门分析各群血细胞，以及根据疾病提示以及方案组合进行反向设门和序贯设门，正常 CSF 标本见图 15-3-1，淋巴细胞表型见图 15-3-2。

### 四、注意事项与质量控制

#### （一）操作注意事项

1. CSF 标本的制备 CSF 标本因为细胞数量少，细胞寿命短，很多实验失败是因为保存不当造成细胞活性差，操作不当丢失细胞，仪器不干净导致的交叉污染等。因此需要注意必须尽早处理标本，操作的时候注意尽可能多的回收细胞。比如离心的时候使用尖底塑料离心管，去上清的时候不要倾倒，用枪尖或者吸管小心地吸取上清。上机前注意将仪器管道冲洗干净，直到上一管注射用水或者 PBS，点击获取没有任何颗粒。

2. 脑脊液保存液 实验室检测 CSF 的一个主要挑战就是标本中细胞会快速降解。采集后 30 min 细胞数就开始明显减少，使用采集溶液也许可以有效解决这个问题。Bento 等选择 414 份 CSF 标本，使用细胞稳定剂进行样本保存，比较 FCM 与细胞形态学在淋巴造血肿瘤 CNS 浸润中的作用。结果发现，使用稳定剂保存标本进行 FCM 检测，比细胞形态学灵敏度和特异性更高，尤其是在细胞数低于 $5/\mu l$ 的病例。Transfix（Cytomarl，UK）可以有效避免细胞损失，降低自发荧光，存储时间可以延长到 $18 \sim 72 \ h$。这种保存液不会影响单克隆抗体染色，但是粒细胞和单核细胞 FSC 和 SSC 信号会减低。

3. CSF 中一般很少有 NK 细胞，但是比例升

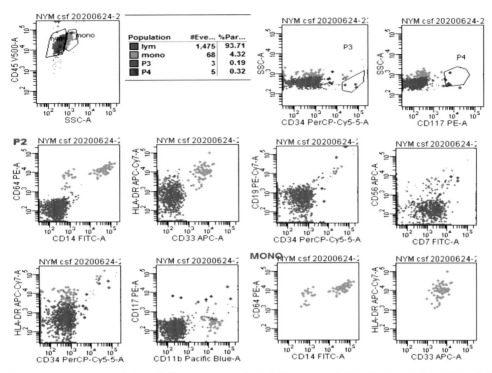

图 15-3-1　正常脑脊液 **AML MRD** 方案表达情况。**P1** 为去粘连细胞门，**P2** 为活细胞门。**P3** 和 **P4** 是原始细胞门，该标本未见原始细胞，为非特异性染色

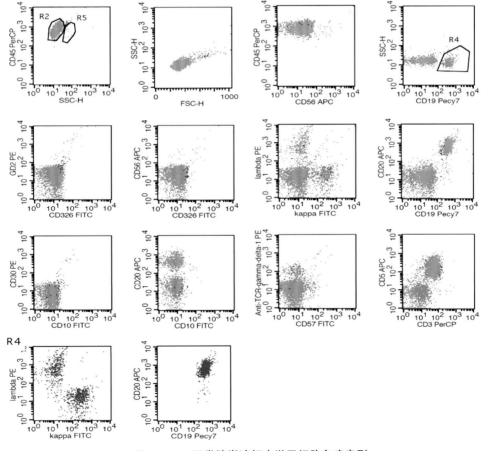

图 15-3-2　正常脑脊液标本淋巴细胞免疫表型

15

高不一定是恶性，只是需要引起关注。有时候单纯靠流式很难证明恶性 NK 细胞肿瘤。CD159a、CD159c、CD158 系列抗体的采用，有助于帮助判断 NK 细胞的单克隆性，但是灵敏度和特异性远远不如使用轻链判断 B 细胞单克隆性和 TCRVβ 判断 TCRαβT 细胞单克隆性。但是 CSF 因为细胞量少，很少能够做八管 TCRvβ，所以有些实验室采用 TRBC1 代替，还有的实验室将八管 TCRVβ 抗体加到一管里面，用来评价是否存在单克隆细胞。

# 第四节　典型病例分析

## 一、AML MRD

图 15-4-1 的患者是男性，3 岁，AML 化疗后骨髓缓解状态，无颅内症状常规检测 CSF。脑脊液常规检测蛋白和细胞数均正常，甩片未见明显肿瘤细胞。脑脊液 AML MRD 检测，CD45/SSc 二维点图可以见到两群细胞。CD45 强表达细胞（lym，绿色细胞群）主要表达 T 细胞标志 CD7、少量表达 CD19，为正常成熟淋巴细胞。CD45 弱表达细胞（P3 红色细胞群）表达髓系原始细胞标志 CD34、CD117、CD33、HLA-DR，异常表达 CD56，不表达髓系分化标志 CD11b、CD64、CD14 和淋系标志 CD7、CD19，考虑为恶性髓系原始细胞，AML 的 CSF 累及。这种细胞数量极少的病例，经常没有明显临床症状，脑脊液常规和甩片可能也没有明显异常，流式细胞术可以灵敏发现这群肿瘤细胞，如果不进行鞘内治疗，将成为复发来源。CSF 的 MRD 检测因为比例受到影响因素很多，故需要同时报细胞数：①脑脊液的分母不像骨髓标本相对固定准确；②细胞数的多少也表明报告的特异性，如果细胞数极少，非特异性染色的可能性就比较大。对于细胞数极少的病例，细胞数可能比比例更加有意义。另外，同步进行八色两管检测，相当于并行试验，也有助于排除非特异性染色。

报告模板见图 15-4-1。

## 二、B-ALL/LBL MRD

图 15-4-2 的患者是女性，23 岁，B-ALL 化疗后骨髓 MRD 阳性，比例为占有核细胞 2.88%，无头痛等 CNS 临床症状常规检测 CSF。脑脊液常规检测蛋白和细胞数均正常范围，甩片可见个别原幼细胞。脑脊液 B-ALL MRD 检测，CD45/SSc 二维点图可以见到两群细胞。CD45 强表达细胞（lym，绿色细胞群）为正常成熟淋巴细胞，不表达 B 系和髓系标志。CD45 弱表达细胞（P3 红色细胞群）表达 B 系原始细胞标志 CD10$^{st}$、CD38$^{dim}$、CD34、CD19$^{dim}$、CD22$^{dim}$、CD45$^{dim}$，不表达髓系标志 CD13 和 CD33，不表达 B 系成熟标志 CD20，考虑为恶性 B 系原始细胞，B-ALL 的 CSF 累及。

## 三、T-ALL/LBL MRD

图 15-4-3 的患者是女性，6 岁，T-ALL 化疗后骨髓 MRD 为占有核细胞的 0.07%，表型同脑脊液，脑白定期检测 CSF。此次已经无临床症状，脑脊液常规检测蛋白正常，白细胞数 $4 \times 10^6$/L[正常值$(0 \sim 8) \times 10^6$/L]，甩片可见个别原幼细胞。脑脊液 MRD 检测，CD45/SSc 二维点图可以见到两群细胞。CD45 强表达细胞（lym，绿色细胞群）为正常成熟淋巴细胞，表达 T 系标志，CD3、CD5、CD7、CD2，分别表达 CD4 和 CD8，不表达 CD34、CD99、CD56。CD45 弱表达细胞（P3 红色细胞群）表达 T 系早期标志 CD99$^{st}$、CD7$^{st}$、CD45$^{dim}$、CD5$^{dim}$，部分表达 CD2$^{dim}$，不表达 T 系成熟标志 CD3、CD4、CD8，不表达 NK 标志 CD56，考虑为恶性幼稚 T 系细胞，T-ALL 的 CSF 累及。

## 四、成熟 B 淋巴细胞肿瘤

图 15-4-4 的患者是男性，35 岁，既往有中枢系统 DLBCL 病史。此次治疗后再次出现头痛，脑脊液压力高，细胞多，蛋白高，脑脊液免疫分型检测，CD45/SSc 二维点图可以见到两群细胞。CD45 强表达细胞（R2，绿色细胞群）主要表达 T 细胞标志 CD2、CD3、CD5、CD7，CD4/CD8=1.1，为

## 流式细胞术检测报告单

姓名：×××　　　　性别：×　　　　　年龄：××岁　　　医院及病案号：××××

病区：××　　　　　床号：××　　　　标本：脑脊液　　　诊断：AML

送检时间：20××年××月××日　　　　　　　　送检医师：×××

检测内容：普通微量残留病检测

CD7 FITC/CD117 PE /CD34 PerCP/CD19 PE-Cy7 /CD56 APC / HLA-DR APC-Cy7/CD11b pacific blue/CD45 V500

CD14 FITC/CD64 PE/ CD33 APC/HLA-DR APC-Cy7/CD45 V500

检测方法：

采用荧光素标记的单克隆抗体及流式细胞仪检测细胞抗原的表达、细胞大小、细胞内颗粒多少，从而识别正常与异常细胞。
单克隆抗体和配套试剂为美国BD公司试剂，仪器采用美国BD公司FACScanto plus型流式细胞仪，分析采用FACSDiva软件。

检测结果：

27.22%细胞（占有核细胞，43个细胞/毫升）表达CD33、CD34、CD117、HLA-DR、CD56，不表达CD7、CD19、CD11b、
CD14、CD64，为恶性髓系原始细胞。

结论：

本次检测范围内，27.22%细胞（占有核细胞，43个细胞/毫升）为恶性髓系原始细胞。请结合临床及其他实验室检查。

核收时间：20××年××月××日　　　　　　报告时间：20××年××月××日

检验者：××　　　　　　　　　　审核者：××

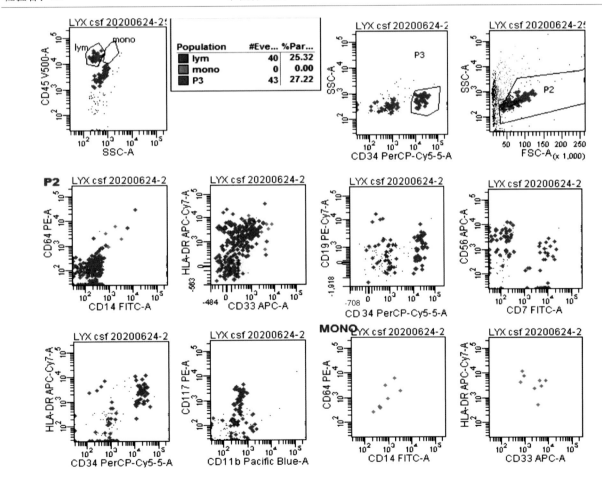

**图 15-4-1** **AML 的脑脊液 MRD 检测报告。**红色细胞群为肿瘤细胞

15

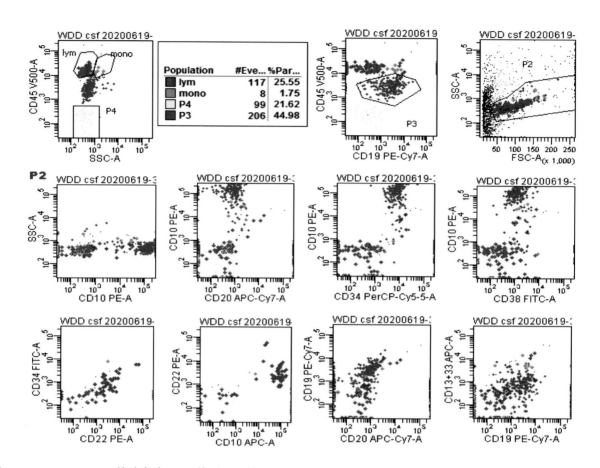

**图 15-4-2　B-ALL/LBL 的脑脊液 MRD 检测。**红色细胞群为肿瘤细胞，占有核细胞的 44.98%，1 ml 内 206 个细胞，表达 CD10$^{st}$、CD38$^{dim}$、CD34、CD19$^{dim}$、CD22$^{dim}$、CD45$^{dim}$，不表达 CD20、CD13+CD33，为恶性 B 系原始细胞

正常 T 细胞。CD45 弱表达细胞（R3 粉红色和红色细胞群）表达 B 细胞相关标志 CD19，不表达早期标志 CD34、CD38，表达成熟标志 CD20、CD79b、FMC7，单克隆表达 Kappa，考虑为恶性成熟单克隆 B 细胞，第一层次的诊断为成熟 B 细胞淋巴瘤。亚型区分上，成熟 B 细胞淋巴瘤习惯上根据 CD5、CD10 的表达情况进行分组，该患者属于 CD5$^-$CD10$^-$ 组，进一步做 CD103、CD25、CD11c 均为阴性，排除毛白和变异性毛白，以及循环血细胞带有绒毛的脾淋巴瘤；CD38、CD138 均阴性，排除有浆细胞分化的 B 细胞淋巴瘤（常见为 LPL 和浆细胞）。细胞偏大（FSC 大于正常淋巴细胞）。并且部分表达 ki-67，因此诊断为 DLBCL。

**五、成熟 T 细胞淋巴细胞肿瘤**

图 15-4-5 的患者是女性，8 岁，发热，多处浅

表淋巴结肿大，淋巴结病理为 ALK+ALCL。脑脊液免疫分型检测，CD45/SSC 二维点图可以见到明显肿瘤细胞群 P3（红色细胞群）。表达 T 细胞标志 CD4$^{dim}$、CD2$^{st}$，部分表达 CD5、CD7，不表达 B 系标志 CD19 和 NK 标志 CD16、CD56、CD94、CD161、CD159a、CD159c，因此考虑为 T 细胞淋巴瘤。亚型判断上，异常表达 CD30、CD26、CD25，部分表达 CD38，表型符合 ALCL。

**六、NK 细胞淋巴瘤**

图 15-4-6 的患者是中青年男性，发热，肝脾大。脑脊液免疫分型检测，CD45/SSc 二维点图可以见到明显肿瘤细胞群 P3（红色细胞群）。表达 NK/T 细胞标志 CD56、CD7、CD2，不表达 B 系标志 CD20、Kappa、Lambda、CD19 和髓系标志 CD14、CD64，不表达 T 系标志 CD4、CD3、

15

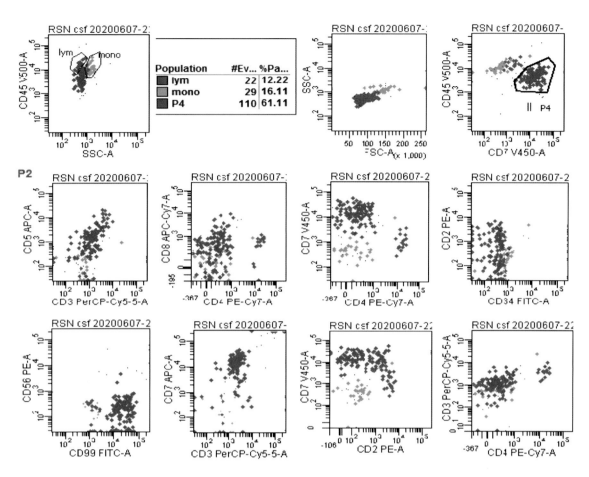

图 15-4-3 T-ALL/LBL 的脑脊液 MRD 检测。红色细胞群为肿瘤细胞，占有核细胞的 61.11%，1 ml 内 110 个细胞，表达 CD7[st]、CD99[st]、CD5[dim]、CD45[dim]，部分表达 CD2[dim]，不表达 CD34、CD3、CD4、CD8、CD56，为恶性幼稚 T 系细胞

CD8、CD5、TCR，异常表达 CD30，丢失 NK 标志 CD16、CD158b、CD158a/h、CD159a、CD159c、CD161、CD94，表型符合 NK/T 细胞淋巴瘤。

### 七、非造血系统肿瘤

图 15-4-7 的患者是女性，2 岁，视网膜母细胞瘤患者。脑脊液免疫分型检测，CD45/SSC 二维点图可以见到明显肿瘤细胞群 P3（红色细胞群），为 CD45⁻/CD56⁺ 细胞，不表达各系血细胞标志，表型符合非造血系统肿瘤细胞，不表达上皮来源标志 CD326，表达 GD2、CD81。文献报道，视网膜母

细胞瘤和神经母细胞瘤常见免疫表型均为 CD56⁺/GD2⁺/CD45⁻。虽然流式细胞术在非造血系统肿瘤中的亚型诊断中作用有限，但是可以高度灵敏和特异性地检测出肿瘤细胞，并且确定肿瘤细胞的性质。

总之，流式细胞术检测体液标本，尤其是细胞数少的体液标本如 CSF，因为灵敏度高、特异性好，快速、简便等特点，目前在临床诊断中的应用越来越广泛。而随着流式细胞术的发展，多色流式、更多抗体、复杂设门技术的应用，其在各种造血和非造血肿瘤的疾病检测和治疗后随访中起到越来越重要的作用，成为病理诊断的重要辅助工具。

15

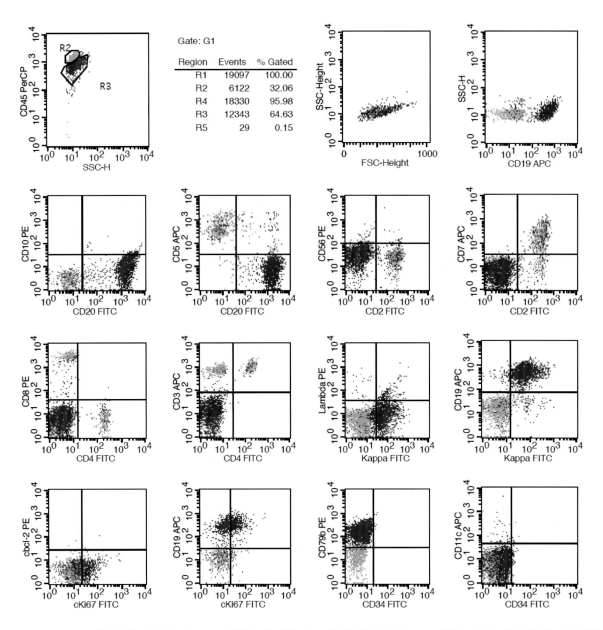

图 15-4-4　**DLBCL** 病例脑脊液免疫分型。**R2**（绿色细胞群）为正常成熟淋巴细胞。**R3**（粉红色和红色细胞群）占有核细胞 **64.63%**（**12343** 个细胞），为肿瘤细胞群。表达 **CD19**、**CD20**、**CD79b**、**FMC7**、**Kappa**，部分表达（**45%**）**ki-67**，不表 达 **CD2**、**CD5**、**CD10**、**CD7**、**CD56**、**CD4**、**CD8**、**CD3**、**Lambda**、**Bcl-2**、**CD34**、**CD11c**、**CD23**、**CD138**、**CD38**、**CD103**、**CD25**，为恶性成熟单克隆 **B** 细胞，细胞偏大，部分表达 **ki-67**，可疑具有侵袭性，表型符合 **DLBCL**

15

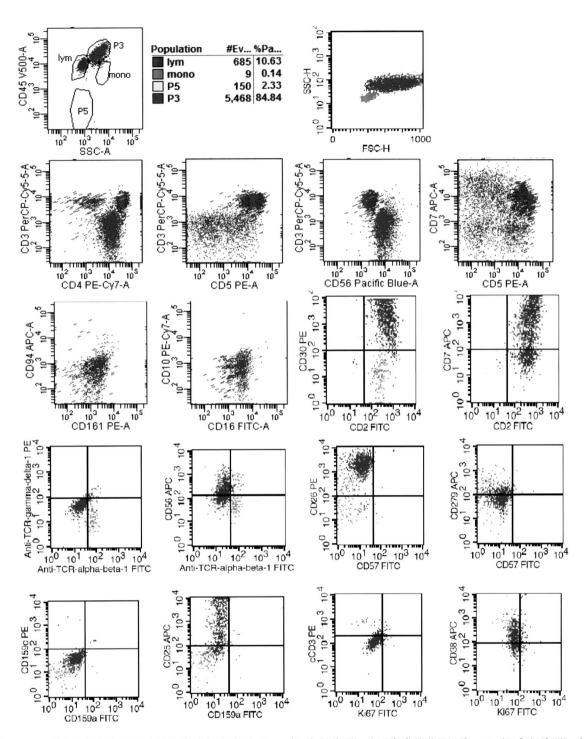

图 15-4-5　间变大细胞淋巴瘤病例脑脊液免疫分型。**lym**（绿色细胞群）为正常成熟淋巴细胞。**P3**（红色细胞群）为肿瘤细胞群。有核细胞（**5468** 个）的 **84.84%** 表达 **CD4**<sup>dim</sup>、**CD2**<sup>st</sup>、**CD30**、**CD26**、**CD25**，部分表达 **CD5**、**CD7**、**CD38**，不表达 **CD8**、**CD3**、**CD16**、**CD56**、**CD279**、**CD161**、**CD94**、**CD10**、**Kappa**、**Lambda**、**CD19**、**TCR-ab**、**TCR-rd**、**CD57**、**CD159a**、**CD159c**、**ki-67**、**cCD3**，为恶性 T 细胞，表型符合间变大细胞淋巴瘤（**anaplastic large cell lymphoma**，**ALCL**）

**15**

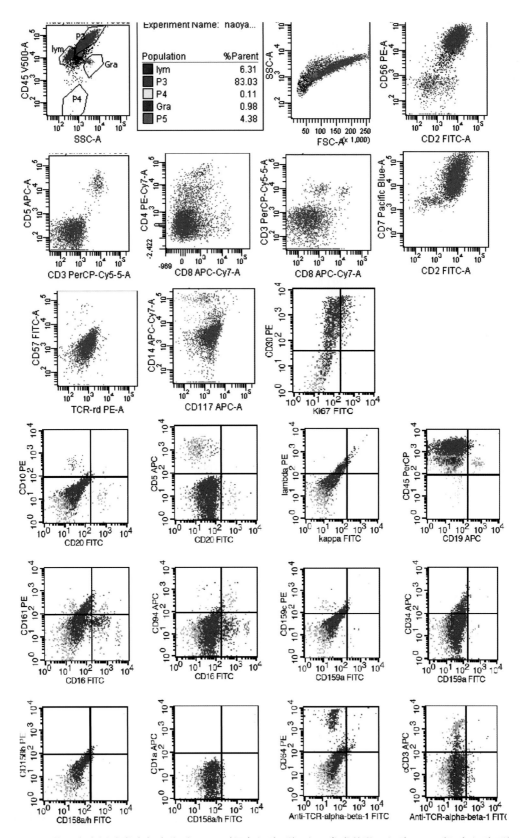

图 15-4-6　NK/T 淋巴瘤病例脑脊液免疫分型。lym（绿色细胞群）为正常成熟淋巴细胞。P3（红色细胞群）为肿瘤细胞群。有核细胞中 83.03% 表达 CD56、CD7、CD2、CD30，不表达 CD4、CD3、CD8、CD5、CD16、CD158b、CD158a/h、CD117、CD57、TCRγδ、ki-67、CD159a、CD159c、CD161、CD94、CD20、CD10、Kappa、Lambda、CD19、CD14、CD64、CD34、CD1a、TCRαβ、cCD3，为异常表型成熟 NK/T 细胞（NK 细胞可能性大）。表型符合 NK/T 细胞淋巴瘤

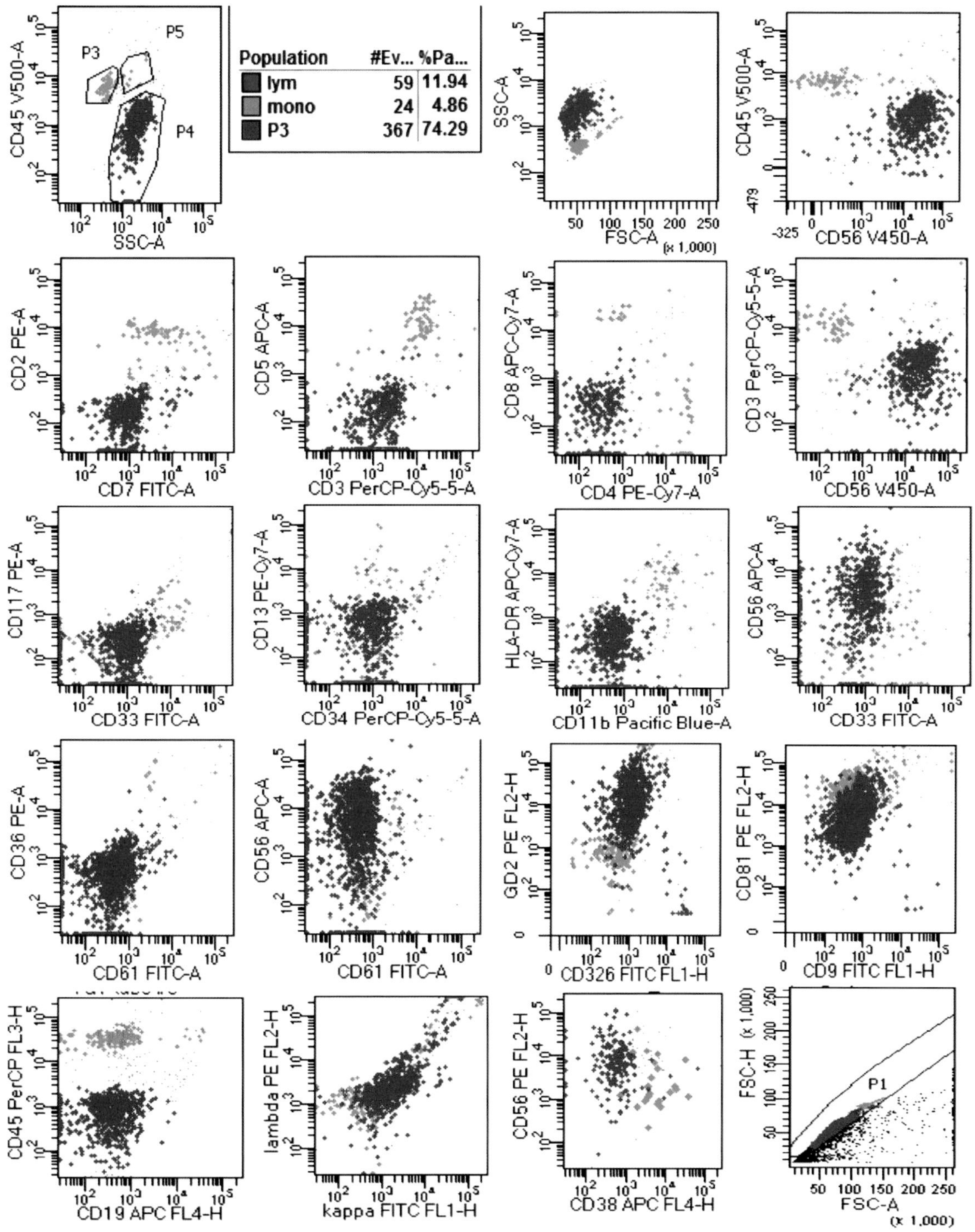

图 15-4-7 视网膜母细胞瘤脑脊液免疫分型。肿瘤细胞（红色细胞群）占有核细胞 **74.29%**，**1 ml** 内 **367** 个细胞，表达 **CD56、GD2、CD81**，不 表 达 **CD7、CD2、CD5、CD4、CD8、CD3、CD61、CD36、CD33、CD117、CD34、CD13、HLA-DR、CD11b、CD9、CD326、CD38、Kappa、Lambda、CD19**，为非造血系统肿瘤细胞，非上皮来源可能性大，表型符合视网膜母细胞瘤

（王　卉）

**15**

## 参考文献

[1] Wood BL，Arroz M，Barnett D，et al. 2006 Bethesda International Consensus recommendations on the immunophenotypic analysis of hematolymphoid neoplasia by flowcytometry：optimal reagents and reporting for the flowcytometric diagnosis of hematopoietic neoplasia. Cytometry B Clin Cytom，2007，72（suppl1）：S14-S22.

[2] Craig F，Foon K. Flow cytometric immunophenotyping for hematologic neoplasms. Blood，2008，111（8）：3941-3967.

[3] Jaffe ES，Campo E，Harris NL，et al. Introduction and overview of the classification of the lymphoid neoplasms//Swerdlow SH，Campo E，Harris NL，et al. WHO Classification of Tumours of Haematopoietic and Lymphoid Tissues：Revised Fourth Edition. Lyon：IARC Press，2017：190-198.

[4] Johansson U，Bloxham D，Couzens S，et al. Guidelines on the use of multicolour flow cytometry in the diagnosis of haematological neoplasms.British Committee for Standards in Haematology. Br J Haematol，2014，165（4）：455-488.

[5] van Dongen JJ，Lhermitte L，Böttcher S，et al. EuroFlow antibody panels for standardized n-dimensional flow cytometric immunophenotyping of normal，reactive and malignant leukocytes. Leukemia，2012，26（9）：1908-1975.

[6] Kalina T，Flores-Montero J，van der Velden VH，et al.EuroFlow standardization of flowcytometer instrument settings and immunophenotyping protocols. Leukemia，2012，26（9）：1986-2010.

[7] Campo E，Swerdlow SH，Harris NL，et al. The 2008 WHO classification of lymphoid neoplasms and beyond：evolving concepts and practical applications. Blood，2011，117（19）：5019-5032.

[8] Swerdlow SH，Campo E，Pileri SA，et al.The 2016 revision of the World Health Organization classification of lymphoid neoplasms. Blood，2016，127（20）：2375-2390.

[9] 石远凯，孙燕，刘彤华. 中国恶性淋巴瘤诊疗规范（2015 年版）.中华肿瘤杂志，2015，37（02）：148-158.

[10] D'Arena G，Musto P. Monoclonal B-cell lymphocytosis. Transl Med UniSa，2014，8：75-79.

[11] 中华医学会血液学分会，中国抗癌协会血液肿瘤专业委员会. 中国慢性淋巴细胞白血病/小淋巴细胞淋巴瘤的诊断与治疗指南（2015 版）中华血液学杂志，2015，37（10）：809-813.

[12] McGowan P，Nelles N，Wimmer J，et al. Differentiating between Burkitt lymphoma and CD10+ diffuse large B-cell lymphoma：the role of commonly used flow cytometry cell markers and the application of a multiparameter scoring system. Am J Clin Pathol，2012，137（4）：665-670.

[13] Flores-Montero J，de Tute R，Paiva B，et al. Immunophenotype of normal vs. myeloma plasma cells：Toward antibody panel specifications for MRD detection in multiple myeloma. Cytometry B Clin Cytom，2016，90（1）：61-72.

[14] Arroz M，Came N，Lin P，et al. Consensus guidelines on plasma cell myeloma minimal residual disease analysis and reporting. Cytometry B Clin Cytom，2016，90（1）：31-39.

[15] 中国医师协会血液科医师分会，中华医学会血液学分会，中国医师协会多发性骨髓瘤专业委员会. 中国多发性骨髓瘤诊治指南（2015 年修订）.中华内科杂志，2015，54（12）：1066-1070.

[16] Tembhare P，Yuan CM，Xi L，et al. Flow cytometric immunophenotypic assessment of T-cell clonality by Vβ repertoire analysis：detection of T-cell clonality at diagnosis and monitoring of minimal residual disease following therapy. Am J Clin Pathol，2011，135（6）：890-900.

[17] Hunt AM，Shallenberger W，Ten Eyck SP，et al. Use of internal control T-cell populations in the flow cytometric evaluation for T-cell neoplasms. Cytometry B Clin Cytom，2016，90（5）：404-414.

[18] Morice WG，Jevremovic D，Olteanu H，et al. Chronic Lymphoproliferative disorder of natural killer cells：a distinct entity with subtypes correlating with normal natural killer cell subsets. Leukemia，2010，24（4）：881-884.

[19] Li S，Juco J，Mann KP，et al. Flow cytometry in

the differential diagnosis of lymphocyte-rich thymoma from precursor T-cell acute lymphoblastic leukemia/lymphoblastic lymphoma. Am J Clin Pathol，2004，121（2）：268-274.

[20] Oliveira JB，Bleesing JJ，Dianzani U，et al. Revised diagnostic criteria and classification for the autoimmune lymphoproliferative syndrome（ALPS）：report from the 2009 NIH International Workshop.Blood，2010，116（14）：e35-40.

[21] David JA，Huang JZ.Diagnostic Utility of Flow Cytometry Analysis of Reactive T Cells in Nodular Lymphocyte-Predominant Hodgkin Lymphoma.Am J Clin Pathol. 2016 Jan；145（1）：107-115.

[22] Küppers R，Dührsen U，Hansmann ML.Pathogenesis，diagnosis，and treatment of composite lymphomas. Lancet Oncol，2014，15（10）：e435-446.

[23] Hussein S，Gill K，Baer LN，et al. Practical diagnostic approaches to composite plasma cell neoplasm and low grade B-cell lymphoma/clonal infiltrates in the bone marrow.Hematol Oncol. 2015，33（1）：31-41.

[24] González-Barca E，Coronado M，Martín A，et al. Spanish Lymphoma Group（GELTAMO）Spanish Lymphoma Group（GELTAMO）guidelines for the diagnosis，staging，treatment，and follow-up of diffuse large B-cell lymphoma. Oncotarget. 2018，9（64）：32383-32399.

[25] Peñalver FJ，Sancho JM，de la Fuente A，et al. Spanish Lymphoma Group（GELTAMO）Guidelines for diagnosis，prevention and management of central nervous system involvement in diffuse large　B-cell lymphoma patients by the Spanish Lymphoma Group（GELTAMO）Haematologica，2017，102（2）：235-245.

[26] van der Meulen M，Bromberg JEC，Lam KH，et al. Flow cytometry shows added value in diagnosing lymphoma in brain biopsies. Cytometry B Clin Cytom，2018，94（6）：928-934.

[27] Debliquis A，Voirin J，Harzallah I，et al. Cytomorphology and flow cytometry of brain biopsy rinse fluid enables faster and multidisciplinary diagnosis of large B-cell lymphoma of the central nervous system. Cytometry B

Clin Cytom，2018，94（1）：182-188.

[28] Shin SY，Lee ST，Kim HJ，et al. Usefulness of Flow Cytometric Analysis for Detecting Leptomeningeal Diseases in Non-Hodgkin Lymphoma. Ann Lab Med，2016，36（3）：209-214.

[29] Bommer M，Kull M，Teleanu V，et al. Leptomeningeal Myelomatosis：A Rare but Devastating Manifestation of Multiple Myeloma Diagnosed Using Cytology，Flow Cytometry，and Fluorescent in situ Hybridization. Acta Haematol，2018，139（4）：247-254.

[30] Marini A，Carulli G，Lari T，et al. Myelomatous meningitis evaluated by multiparameter flow cytometry：report of a case and review of the literature. J Clin Exp Hematop，2014，54（2）：129-136

[31] Marchesi F，Masi S，Summa V，et al. Flow cytometry characterization in central nervous system and pleural effusion multiple myeloma infiltration：an Italian national cancer institute experience. Br J Haematol，2016 Mar，172（6）：980-982.

[32] Bento LC，Correia RP，Alexandre AM，et al. Detection of Central Nervous System Infiltration by Myeloid and Lymphoid Hematologic Neoplasms Using Flow Cytometry Analysis：Diagnostic Accuracy Study. Front Med（Lausanne），2018，5：70.

[33] de Graaf MT，de Jongste AH，Kraan J，et al. Flow cytometric characterization of cerebrospinal fluid cells. Cytometry B Clin Cytom，2011，80（5）：271-281.

[34] Bar M，Tong W，Othus M，et al. Central nervous system involvement in acute myeloid leukemia patients undergoing hematopoietic cell transplantation. Biol Blood Marrow Transplant，2015，21（3）：546-551.

[35] van der Meulen M，Bromberg JEC，Lam KH，et al. Flow cytometry shows added value in diagnosing lymphoma in brain biopsies. Cytometry B Clin Cytom，2018，94（6）：928-934.

[36] Thastrup M，Marquart HV，Levinsen M，et al. Flow cytometric detection of leukemic blasts in cerebrospinal fluid predicts risk of relapse in childhood acute lymphoblastic leukemia：a Nordic Society of Pediatric Hematology and Oncology study. Leukemia，2020，34（2）：336-346.

15

[37] Levinsen M，Marquart HV，Groth-Pedersen L，et al. Leukemic blasts are present at low levels in spinal fluid in one-third of childhood acute lymphoblastic leukemia cases. Pediatr Blood Cancer，2016，63（11）：1935-1942.

[38] Kleine TO. Cellular immune surveillance of central nervous system bypasses blood-brain barrier and blood-cerebrospinal-fluid barrier：revealed with the New Marburg cerebrospinal-fluid model in healthy humans. Cytometry A，2015，87（3）：227-243.

[39] 王卉，于鑫，彭吉润，等. 流式细胞术检测非造血系统肿瘤骨髓侵犯. 中华检验医学杂志，2011，2（2）：141-146.

[40] Popov A，Druy A，Shorikov E，et al. Prognostic value of initial bone marrow disease detection by multiparameter flow cytometry in children with neuroblastoma. J Cancer Res Clin Oncol，2019，145（2）：535-542.

[41] Acosta M，Pereira J，Arroz M. Screening of carcinoma metastasis by flow cytometry：A study of 238 cases. Cytometry B Clin Cytom，2016，90（3）：289-294.

[42] van Bussel MTJ，Pluim D，Bol M，et al. EpCAM-based assays for epithelial tumor cell detection in cerebrospinal fluid. J Neurooncol，2018，137（1）：1-10.

[43] Li J，Zhang W，Wang W，et al. Forty-nine cases of acute lymphoblastic leukaemia/lymphoma in pleural and pericardial effusions：A cytological-histological correlation. Cytopathology，2018，29（2）：172-178.

[44] Subirá D，Simó M，Illán J，et al. Diagnostic and prognostic significance of flow cytometry immunophenotyping in patients with leptomeningeal carcinomatosis. Clin Exp Metastasis，2015，32（4）：383-391.

[45] Del Principe MI，Buccisano F，Soddu S，et al. Involvement of central nervous system in adult patients with acute myeloid leukemia：Incidence and impact on outcome. Semin Hematol，2018，55（4）：209-214.

[46] Johnston DL，Alonzo TA，Gerbing RB，et al. Central nervous system disease in pediatric acute myeloid leukemia：A report from the Children's Oncology Group. Pediatr Blood Cancer，2017，64（12）：10.1002/pbc.26612.

[47] Winick N，Devidas M，Chen S，et al. Impact of Initial CSF Findings on Outcome Among Patients With National Cancer Institute Standard-and High-Risk B-Cell Acute Lymphoblastic Leukemia：A Report From the Children's Oncology Group. J Clin Oncol，2017，35（22）：2527-2534.

[48] de Haas V，Ismaila N，Advani A，et al. Initial Diagnostic Work-Up of Acute Leukemia：ASCO Clinical Practice Guideline Endorsement of the College of American Pathologists and American Society of Hematology Guideline. J Clin Oncol，2019，37（3）：239-253.

[49] Bromberg JE，Breems DA，Kraan J，et al. CSF flow cytometry greatly improves diagnostic accuracy in CNS hematologic malignancies. Neurology，2007，68（20）：1674-1679.

[50] Martínez-Laperche C，Gómez-García AM，Lassaletta Á，et al. Detection of occult cerebrospinal fluid involvement during maintenance therapy identifies a group of children with acute lymphoblastic leukemia at high risk for relapse. Am J Hematol，2013，88（5）：359-364.

[51] Popov A，Druy A，Shorikov E，et al. Prognostic value of initial bone marrow disease detection by multiparameter flow cytometry in children with neuroblastoma. J Cancer Res Clin Oncol，2019，145（2）：535-542.

[52] Shen H，Tang Y，Dong A，et al. Staging and monitoring of childhood rhabdomyosarcoma with flow cytometry. Oncol Lett，2014，7（4）：970-976.

15

# 超敏感流式细胞仪的检测原理和应用

大量研究表明，细菌、病毒和细胞外囊泡（extracellular vesicles，EVs）等纳米尺度的生物颗粒（nanoscale biological particles，NBPs）与败血症、贫血、白血病等血液病的发生和发展密切相关[1-5]。因此，除了分析血细胞，如红细胞、白细胞、血小板，以及血管内皮细胞的数量、形态、生化性状、功能外，表征及分析相关 NBPs（至少在一个维度上小于 1000 nm）对于病因探究、疾病诊断和治疗具有同样重要的意义。然而，NBPs 具有高度的异质性和多样性，常规的体相分析方法只能够揭示 NBPs 各项参数的平均水平，掩盖了样本的个体差异。因此，发展具有高灵敏度、高通量和多参数检测能力的单颗粒分析技术对揭示 NBPs 的异质性，并对 NBPs 的各种不同属性进行关联分析具有十分重要的意义。与电子显微镜[6]、荧光显微镜[7]、原子力显微镜[8]和表面等离子体共振显微镜[9]等单颗粒分析技术相比，流式细胞术（flow cytometry，FCM）是一种对细胞或细胞大小的颗粒进行快速、多参数定量分析的单颗粒检测技术，具备优异的统计代表性和实用性。然而，传统流式细胞仪的检测对象主要是真核细胞，当检测尺寸远小于哺乳动物细胞的 NBPs 时，其散射和荧光检测灵敏度均难以满足需求。近年来，流式细胞术在对 NBPs 的检测方面取得了突破性进展，将单个病毒和 EVs 的散射检测下限分别推至 24 nm 和 40 nm[10,11]。本章节主要介绍超敏感流式细胞术在分析单个 NBPs（主要是细菌、病毒和 EVs）方面所取得的重要进展，并着重以厦门大学颜晓梅教授课题组自行研制的具有自主知识产权的纳米流式检测仪（nano-flow cytometer，nFCM）为代表，阐明超敏感流式细胞仪的检测原理和应用前景[12-14]。

## 第一节　仪器灵敏度提升的重要性

流式细胞术是一种对单个细胞或细胞大小的颗粒进行快速检测的技术，采用流体动力学聚焦使得悬液中的细胞（颗粒）逐一通过激光探测区，受激光激发产生散射光和荧光信号。通过散射光检测，可以获得细胞的尺寸、颗粒度等物理信息，通过荧光检测，可以对目标蛋白的表达、酶活性、基因表达等生化性状进行分析。具有分选功能的流式细胞仪可以通过散射光和（或）荧光参数设置，对混合细胞样本中的特定亚群进行分选富集。上述功能的实现均要求颗粒的散射光和（或）荧光信号可以与背景区分。就散射而言，光可以被折射率不同于周围介质的任何颗粒所散射。对于折射率为 1.59 的聚苯乙烯微球（polystyrene particles，PS 微球），传统流式细胞仪的散射光检测限通常为 200 ~ 500 nm[15-16]，但是 NBPs 的折射率较 PS 微球要小得多（细菌为 1.38 ~ 1.45[17]，病毒为 1.45 ~ 1.46[11]，EVs 为 1.40[18]）。根据米氏散射理论（Mie theory），直径为 1 μm 的细胞产生的前向散射光（forward-scattered light，FSC）强度与直径为 0.4 μm 的 PS 微球相同[19]。如图 16-1-1 所示，当使用配备了光电倍增管（photomultiplier tube，PMT）的 nFCM 检测大肠杆菌（~ 1 μm）[20]和金黄色葡萄球菌（~ 0.85 μm）[21]时，其侧向散射光（side-scattered light，SSC）强度的中位值介于 200 ~ 500 nm 的 PS 微球之间[22]。由此可见，大多数传统流式细胞仪难以通过散射光对细菌进行灵敏度检

**16**

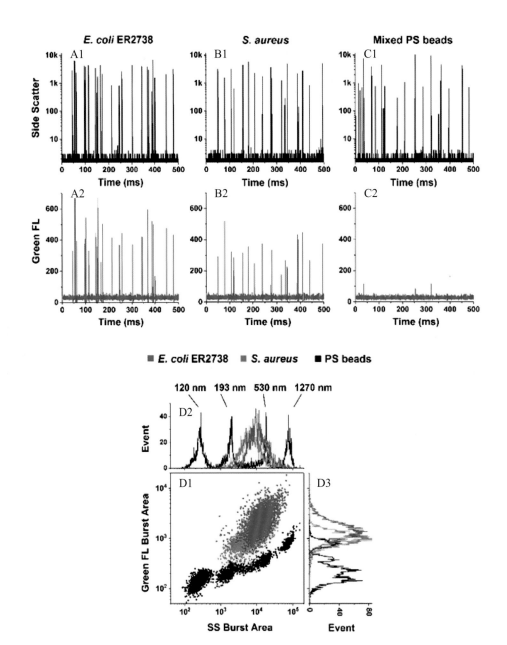

图 16-1-1  聚苯乙烯（**PS**）微球和细菌之间的散射光和自发荧光比较[22]。**A1、B1、C1.** 大肠杆菌 **ER2738**、金黄色葡萄球菌和不同大小的混合 PS 微球的 SSC 脉冲信号。**A2、B2、C2.** 上述三个样本的绿色荧光（**FL**）脉冲信号。**D.** 上述三个样本的 SSC 与 FL 脉冲信号的双变量散点图（引自：**Lian et al. Annu Rev Anal Chem，2019.**）

测。根据瑞利散射定律（Rayleigh scattering theory），当球形颗粒的尺寸远小于激发光波长时，散射光强度随颗粒粒径的六次方衰减，公式如下[23]：

$$\sigma_{scatt} = \frac{2\pi^5 d^6 n_{med}^4}{3\lambda^4} \left| \frac{m^2-1}{m^2+2} \right|,$$

其中，$\sigma_{scatt}$ 是散射截面，$d$ 是颗粒粒径，$\lambda$ 是激发光波长，$n_{med}$ 是颗粒周围介质的折射率，$m$ 是

颗粒（$n_{particle} = n_{rel} + in_{im}$）与介质（$n_{med}$）的折射率的比值。通过计算 $\sigma_{scatt}$ 可知，若要将散射光检测下限从 PS 微球的 200 nm 推进至 100 nm、40 nm 和 25 nm，仪器的检测灵敏度需要分别提升 64 倍、15 625 倍和 262 144 倍。而病毒的粒径为 17 ～ 350 nm 且大多接近或小于 100 nm[16,24]，EVs 的粒径介于 30 ～ 1000 nm 且大多小于 150 nm[10,25]，此外 NBPs 的折射率均小于 PS 微球，因此对于 NBPs

**16**

的散射检测，流式细胞术面临严峻挑战。

为了促进流式细胞仪对 NBPs 的单颗粒检测，研究人员通常对 NBPs 的生物分子进行荧光标记，使得带有特异性荧光标签的 NBPs 能够与背景信号进行区分。传统流式细胞仪的荧光检测限一般为几百个荧光素分子。对于 NBPs 而言，随着颗粒粒径的减小，其表面积和内容物数量均大幅度下降。假设直径为 100 nm 的 EVs 来源于 10 μm 的细胞，且二者的生化分子密度相似，那么 EVs 表面可被荧光标记的分子数量将比细胞少一万倍（10 000），内容物含量则比细胞少一百万倍（1 000 000）。由此可见，传统流式细胞仪的荧光检测能力亦远不能满足 NBPs 的检测需求[26]。因此，迫切需要发展超敏感流式细胞仪，大幅度提升散射和荧光的检测灵敏度。

## 第二节　仪器灵敏度提升策略

### 一、从科研实验室到商品化仪器的努力

流式细胞术应用于 NBPs 检测可以追溯到 1979 年，Shapiro 课题组通过自行研制具有低流速、小探测体积（100 fl 数量级）和较高激光功率（100 mW）等特点的流式细胞仪，实现了 T2 噬菌体（～ 100 nm）与呼肠孤病毒空壳的散射光分辨，其中呼肠孤病毒空壳的散射光信号刚好能和背景区分[27]。同年，Steen 和 Lindmo 在荧光显微镜的基础上，发展了一种新型流式细胞仪[28]，将水以较小的角度喷射到显微镜盖玻片上后形成层流，在暗场条件下使用显微镜检测盖玻片上流体内的颗粒，该装置巧妙地解决了弧光灯照明区域大和散射光收集角度选择之间的冲突。这种设计在小角度（约 2°）和大角度（约 18°）均可以进行散射光检测，检测极限均约为 200 nm 的 PS 微球[29-30]。2004 年，Steen 对激光作为激发源的流式细胞仪进行改良，通过增大散射光收集角度（16° ～ 70°）并对鞘液进行一系列过膜处理（包括使用 0.1 μm 滤膜）以减少鞘液中的杂质颗粒，实现了 74 nm 的 PS 微球与尺寸约为 100 nm 的病毒的区分[16]。

根据光散射理论，粒径大于入射光波长的颗粒主要在前向角方向对光进行散射。随着颗粒粒径减小，光散射角度变宽，更多的光沿垂直方向散射。而对于尺寸小于入射光波长的 NBPs 正符合这种情况[15,23,31]。因此，收集大角度的散射光甚至 SSC 可以有效提升 NBPs 的散射光检测灵敏度[32]。为了拓展流式细胞术在 NBPs 分析中的应用，一些传统流式细胞仪厂商亦采取了一系列措施以提升灵敏度，包括收集大角度散射光、提高激光器功率、使用高性能 PMTs 和紫外光激光器等。例如，定制型 BD Influx（配备 200 mW 的 488 nm 激光器及 PMTs）将 FSC 收集角度范围从最初的 2° ～ 25° 更改为 15° ～ 25°，以便阻挡对于 < 15° 杂散光的收集，从而提高信噪比并实现 100 nm 和 200 nm PS 微球的区分[33-35]。Beckman Coulter（BC）Gallios 则提供新的 "W2 mask" 选项，通过对收集到的 8° ～ 19° 的 FSC 进行差分放大，使噪声降至最低[36-37]，可实现 100 nm 和 300 nm 的 Megamix PS 微球的基线分辨[37]。BC MoFlo Astrios EQ 的散射光和荧光均可以轻松分辨 100 nm PS 荧光微球[38]。值得一提的是，从 Steen/Bio-Rad Bryte 设计[39]演变而来具有较高散射光检测灵敏度的 Apogee 系列 A30/ 40/ 50/ 60-Micro 流式仪器，可以测到 100 nm PS 微球。其专为检测微生物而设计，也同样适用于其他 NBPs 的检测。该设备可对最多三个非固定角度范围的散射光进行收集，从而可以通过优化收集角度以识别尺寸小、信号弱的颗粒[40]，在检测亚微米尺度生物颗粒方面具有显著优势[19,41-43]。以上科研实验室和流式生产厂家的努力均为拓展流式细胞仪在 NBPs 分析中的应用奠定了基础。

### 二、单分子荧光检测技术促进超敏感流式技术发展

美国洛斯阿拉莫斯（Los Alamos）国家实验室不仅为流式细胞术的诞生和发展做出了突出的贡献[44-48]，而且也是鞘流单分子荧光检测（single-molecule fluorescence detection，SMFD）技术的发源地[49-51]。自 1983 年起，研究人员开始探索利用改

进的流式细胞仪检测单个荧光分子，通过使用较低散射背景的流动室、增加孔径光阑、减小探测区体积至 6 pl 等措施，检出限达到 28 ag（35 000 个 rhodamine-6G 分子）[52]。通过进一步减小探测区体积至 1.1 pl 并延长分子穿越激光探测区的时间至~ 180 μs，他们于 1987 年实现了 B- 藻红蛋白（B-phycoerythrin，B-PE）的单分子荧光检测，其荧光亮度相当于~ 25 个 rhodamine-6G 分子 [53]。为了排除激光探测区来自溶剂的散射光（主要是拉曼散射）的干扰，他们采用脉冲激光和时间门控技术，于 1990 年实现了单个有机染料分子 rhodamine-6G 的荧光检测 [54]。鞘流 SMFD 技术的主要策略是：减小探测区体积至亚皮升级以降低背景信号；延长单个颗粒通过激光束的时间至毫秒级以增加发射的荧光光子数；使用高数值孔径（numerical aperture，NA）物镜的光学采集系统以提高光收集效率；使用单光子计数雪崩光电二极管（single photon counting avalanche photodiode，APD）作为检测器以提高光电转换的量子效率。需要指出的是，鞘液聚焦系统将样本流限制在流动室中心而远离其内壁，这对于减小样本残留、降低探测区体积和阻隔来自内壁的散射光至关重要 [55]。

为了拓展流式细胞术在 NBPs 检测中的应用，尤其是实现对粒径小于 100 nm 的病毒、细胞外囊泡、纳米药物等的检测，厦门大学颜晓梅教授课题组首创性地将瑞利散射和鞘流单分子荧光检测技术相结合，研制成功纳米流式检测装置 nFCM。2009 年，通过减小探测区体积至 0.8 pl，并分别使用 PMT 和单光子计数 APD 作为 SSC 和荧光通道的检测器，100 nm PS 微球的 SSC 可以与背景清晰分辨，并可检测单个 PE 分子的荧光信号，信噪比（signal-to-noise，S/N）为 17[12]。虽然进一步降低探测区体积至 0.15 pl 可将 100 nm PS 微球的检测信噪比提升至 104，但是对于尺寸仅为几十纳米的低折射率 NBPs，灵敏度仍然有待几个数量级的提升 [56]。而当使用 APD 对 SSC 进行检测时，其极易因背景散射光而饱和。为了有效抑制背景散射，课题组采用无限远校正显微镜物镜和聚焦镜，将 APD 的视场限制为激光照射的样本流区域，并通过进一步缩小探测区体积至 10 fl 以及采用高功率密度（~ 0.5×10⁵ W/cm²）激光激发以产生更多的

样本颗粒散射光子数等措施，实现了对直径 24 nm 的二氧化硅纳米颗粒（silica nanoparticles，SiNPs）（S/N 为 7）和 7 nm 的纳米金颗粒（S/N 为 5）的单颗粒检测 [14]。根据理论计算，一个直径为 25 nm 的 SiNPs 的发光能力小于单个 FITC 或 Alexa Fluor 等有机荧光染料分子，因此，纳米流式检测技术在国际上首次实现了发光能力低于单分子荧光的单个纳米颗粒散射信号的直接检测，将细胞外囊泡、病毒、二氧化硅纳米颗粒、纳米金的单颗粒检测下限分别推进到前所未有的 40 nm、27 nm、24 nm 和 7 nm，较传统流式细胞仪的散射检测灵敏度提升 4 ~ 6 个数量级，可对纳米颗粒悬液进行粒径快速表征，分辨率媲美透射电镜；荧光检测灵敏度较传统流式细胞仪提高 2 ~ 3 个数量级，实现了单个藻红蛋白荧光信号的高信噪比检测 [10-11,14,22,57]。nFCM 以每分钟高达 10 000 个颗粒的速率对单个纳米颗粒的散射和多色荧光信号进行同时检测，仅需 2 ~ 3 分钟即可实现纳米颗粒粒径及其分布、颗粒浓度和多种生物化学性状的多参数定量表征。nFCM 覆盖了传统流式细胞仪 200 nm 以下粒径检测的盲区，在生命科学、生物医药、能源材料、食品安全、环境监测等领域具有重要的应用前景 [57-62]。

## 三、Flow NanoAnalyzer 纳米流式检测仪

2014 年起，纳米流式检测技术由厦门福流生物科技有限公司（NanoFCM Inc.）进行科技成果转化，将"纳米流式检测技术"研发成果转化。该公司生产的纳米流式检测仪 Flow NanoAnalyzer（图 16-2-1）可实现细胞外囊泡 / 外泌体、病毒、细菌

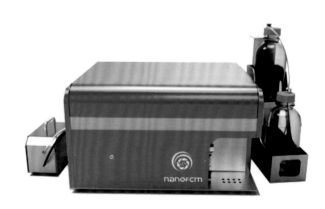

图 16-2-1　**NanoFCM 的纳米流式检测仪 Flow NanoAnalyzer**

和亚细胞结构等天然生物纳米颗粒以及人工合成的功能化纳米颗粒的多参数表征，为流式细胞分析技术打开了通往纳米世界的窗口。通过对单个纳米颗粒（7～1000 nm）的粒径及其分布、颗粒浓度以及生物化学性质的高分辨、高选择性、高通量检测，纳米流式检测仪为生命科学和生物医学研究以及纳米科技的发展提供了一个强有力的表征手段。

该仪器具有以下特点。

1．前所未有的检测灵敏度　可实现 24 nm 低折射率纳米颗粒的散射光检测，和单个藻红蛋白的荧光检测。

2．定量分析　纳米颗粒粒径表征的分辨率媲美（冷冻）透射电镜。

3．低样本量　所需样本量低至 10 μl，实际消耗低至 1 μl，对于珍贵的生物样本尤为重要。

4．多参数　可实现单个纳米颗粒的多参数同时检测，散射光测定纳米颗粒粒径，多色荧光揭示颗粒的多种生物化学性能。

5．快速　获取速度 10 000 events/min，1 min 即可获得具有高度代表性的颗粒性状的统计分布特征。

6．结果直观　可自动生成粒径分布、颗粒浓度报告，实现样本的总群及亚群分析。

# 第三节　超敏感流式细胞仪的应用

## 一、基于流式细胞术的细菌检测

败血症（sepsis）是指致病菌或者条件致病菌侵入血循环，并在血液中生长繁殖，产生毒素而发生的急性全身性感染，如未得到有效控制，易引发脑膜炎、心包炎、心内膜炎、骨髓炎等[64]。在全世界范围内，败血症每年造成超过六百万人死亡，死亡率高达 15%～20%，是重症监护病房非心脏病病人死亡的主要原因[65,66]。2017 年 5 月，世界卫生组织（WHO）通过决议，将败血症视为全球卫生优先事项，旨在改善其预防、诊断和治疗等方面的现状[67]。

血培养是临床检测血液细菌感染的"金标准"。将新鲜离体的血液标本接种于营养培养基中，通过检测培养瓶中二氧化碳含量的增加，对细菌的生长进行实时监控，其 7 天检测灵敏度可达 1 cfu/ml。然而，血培养检测速度慢，74.5% 的阳性结果需培养 48 h 才能获得[68]。而败血症病情恶化迅速，尤其是在败血性休克阶段，患者存活率将以每小时 7.6% 的速度下降[69,70]。因此，血培养难以满足血液细菌感染快速检测和患者病情实时监测的需求。人体受到细菌感染时会产生强烈的免疫反应，血液内白细胞数量和 C 反应蛋白（C-reactive protein，CRP）[71]、降钙素原（procalcitonin，PCT）[72]、人类白细胞抗原 -DR（human leukocyte antigen-DR，HLA-DR）[73] 等炎症标志物含量将异于正常值。因此，白细胞计数和炎症标志物含量检测已成为辅助医生快速判断患者微生物感染情况的常规检查项目。然而，许多非微生物感染引起的炎症反应，如多重创伤、烧伤、胰腺炎等，也会导致上述指标的异常，这就使得此类方法的检测特异性大大降低。

通过单颗粒水平的高通量、多参数定量分析，流式细胞术已广泛应用于微生物学研究，如检测食物、水和临床样本中的病原菌和表征细菌对抗生素的生理反应等[74-81]。以检测血液中的细菌为例，通过血细胞裂解和离心等操作将细菌从血液中分离富集，在进行核酸染色或者抗体免疫荧光标记之后上机检测，即可实现流式细胞术对血液中细菌的高特异性检出。使用 200 nm 滤膜过滤处理实验所用试剂，基本可以避免样本被污染的风险。流式细胞术虽然能对血液中的细菌进行直接检测，但是败血症患者的外周血中细菌含量极低（1～100 cfu/ml）[82]，而残留的细胞碎片对荧光染料产生非特异性吸附，使得流式细胞仪对血液中细菌的检测限为 $10^3$～$10^5$ cfu/ml[83-86]。因此，一般需要对血液样本中的细菌进行短时间的培养扩增，然后进行分离富集和检测[83-87]。Huang 等设计了靶向细菌 16S rRNA 的肽核酸探针，对孵育扩增后富集的细菌进行荧光标记，使用 Thermo Fisher Scientific 的 Attune NxT 流式细胞仪进行检测[85]。结果显示，初始浓度为 10 cfu/ml 的大肠杆菌 *E. coli* ATCC 25922 孵育 5 h 后可被 Attune NxT 检测到，而使用 BACTEC 血培养系统检测相同初始浓度的样本则需培养 13 h 才显示阳性。绿脓假单胞菌 *Pseudomonas aeruginosa*（ATCC 27853）生长比较缓慢，达到流式细胞术和 BACTEC 血培养检测限所需孵育时间分别为 10 h 和 21 h。表 16-3-1 列出了流式细胞术对血液中细菌进行检测的一些具体参数[83-88]，由此可见细菌孵育时间一般不超过 24 h 即可对初始浓度低于 10 cfu/ml 的细菌进行有效检出，相比于血培养（48 h）可以节约至少一半的时间。

需要指出的是，早期的流式细胞仪，包括现今相当比例的在售流式细胞仪对于检测尺寸远小于哺乳动物细胞的细菌而言，其散射光和荧光灵敏度通常不够[89]，信号难以与背景信号完全分辨，导致血液中细菌检测的假阴性率较高[87]。纳米流式检测技术自 2009 年首次报道以来[12]，细菌检测一直是其重点应用之一。结合免疫荧光与核酸染色双色标记，nFCM 可对 *E. coli* O157：H7 和 *E. coli* DH5α 混合样本中的特定病原菌和总菌数进行同时定量分析，仅通过离心富集操作，无须扩增处理，即可实现初始浓度 $1.0 \times 10^2$ cfu/ml 的 *E. coli* O157：H7 的准确定量分析[90]。此外，利用 SYTO

表 16-3-1　流式细胞术检测血液中细菌参数汇总

| 仪器 | 细菌 | 孵育时间 | 荧光染料 | 检测限 | 文献 |
|---|---|---|---|---|---|
| BD FACScan | *Klebsiella oxytoca* | 6 h | Thiazole orange | 10 cfu/ml | 84 |
| | *Salmonella choleraesuis* | | | | |
| | *Serratia marcesens* | | | | |
| | *Staphylococcus aureus* | | | | |
| | *Staphylococcus epidermidis* | | | | |
| | *Escherichia coli* | | | | |
| Beckman Coulter | *Staphylococcus aureus* | 12 h | Thiazole orange | 10 cfu/ml | 87 |
| | *Bacillus cereus* | 12 h | | | |
| | *Klebsiella pneumoniae* | 12 h | | | |
| | *Escherichia coli* | 20 h | | | |
| BD FACScan | *Staphylococcus aureus* | 16 h | Thiazole orange | 1 cfu/ml | 83 |
| | *Bacillus cereus* | 16 h | | | |
| | *Escherichia coli* | 16 h | | | |
| | *Klebsiella pneumoniae* | 16 h | | | |
| | *Staphylococcus epidermidis* | 18 h | | | |
| | *Yersinia enterocolitica* | 21 h | | | |
| | *Enterobacter cloacae* | 24 h | | | |
| | *Propionibacterium acnes* | 64 h | | | |
| Attune NxT | *Escherichia coli* | 5 h | PNA-FISH-AF488 | 10 cfu/ml | 85 |
| | *Klebsiella pneumoniae* | 5 h | | | |
| | *Pseudomonas aeruginosa* | 10 h | | | |
| EC 800 flow cytometer（Sony Biotechnology） | *Staphylococcus aureus* | 16 h | Phage-derived protein-GFP | 0.1 ~ 0.5 cfu/ml | 86 |
| A Prototype Fountain Flow Cytometer | *Escherichia coli* | 0 h | SYBR Green &PI | 400 cfu/ml | 88 |
| | *Staphylococcus epidermidis* | | | | |
| | *Streptococcus agalactiae* | | | | |
| | *Serratia marcesens* | | | | |
| | *Staphylococcus aureus* | | | | |

9 和 PI（propidium iodide）核酸染料分别对总菌和死菌进行荧光标记，发展了酸奶和益生菌饮料中益生菌浓度和存活率的快速检测方法[91]。仅仅采用 PicoGreen 标记细菌核酸，nFCM 可以在 20 min 内准确地定量饮用水和茶饮料中的总细菌浓度[92]。尽管核酸染色使得细菌可以通过荧光信号与样本中的非生物的杂质颗粒加以区分，而且可以检测所有的细菌，但是当样本中含有植物细胞或者动物细胞的碎片或游离核酸时，碎片对染料的吸附作用以及游离核酸的荧光信号均将对检测结果产生严重干扰。nFCM 非常灵敏以至于可以检测到单个细菌非常微弱的自发荧光，通过一系列已知亮度的纳米颗粒对细菌自发荧光的亮度进行定量分析，发现单个细菌的自发荧光亮度可从金黄色葡萄球菌的平均 80 FITC 当量到枯草芽胞杆菌的 1400 FITC 当量不等，且同一个克隆培养出的细菌间存在较大的个体差异[93]。利用 nFCM 能对细菌自发荧光进行检测的性能，通过优化样本前处理方法，发展了果汁中细菌的无标记快速检测方法，对于苹果汁中细菌的检测下限为 100 cells/ml[94]。因此，基于 nFCM 的超灵敏散射和荧光检测性能，有望对血液等复杂样本中的细菌进行准确的测定。

## 二、基于流式细胞术的病毒检测

临床上的多种血液病均与病毒有关，如人类 T 细胞白血病病毒可引起人类 T 淋巴细胞白血病[1]，肝炎病毒、微小病毒 $B_{19}$ 等可引发再生障碍贫血[2,5]。此外，血液中病毒的浓度常常被用来监控慢性病毒感染如 HIV 和 HCV 的严重程度以及跟踪、评估病毒感染的治疗效果。由于外周血中可能含有少量的病毒，目前需要对献血者的供体血液进行 HIV-1 型和 2 型、人 T 淋巴细胞病毒 -1 型和 2 型、乙型肝炎病毒、丙型肝炎病毒、西尼罗病毒和 Zika 病毒等的筛查。单颗粒病毒检测对仪器的灵敏度提出了严峻的挑战，基于 FCM 对病毒或病毒样颗粒进行测定（流式病毒术，flow virometry，FVM）现已成为一个主流研究方向[24,95]。除了早期在环境病毒计数中的应用之外[96-98]，FVM 在揭示病毒颗粒的尺寸[99,100]、完整性和团聚性[100]，以及核酸、脂质和蛋白质的组成[99,101-103]、蛋白质构

象[104]、乃至受体介导的构象变化[101]等方面提供了重要信息，并被进一步运用到和病毒异质性密切相关的病毒分选[99,103]、病毒适应性评估（如成熟度和感染性）[101-105]以及疫苗的开发和质控等研究[100,106]。

由于病毒尺寸较小，常规流式细胞仪难以直接检测其散射光。因此，通常需要使用核酸染料、荧光标记的抗体或脂膜染料分别对病毒的核酸、蛋白质或包膜进行荧光标记，并通过荧光阈值触发流式细胞仪检测。基于荧光标记可以在单颗粒水平分析 HIV-1 病毒包膜蛋白的多种构象[104]，对 Junin 病毒的感染性、尺寸和 RNA 含量进行定量分析并探究病毒感染性与出芽部位脂膜成分之间的关联[99]，以及揭示来源于不同宿主细胞的登革热病毒的成熟状态[102]。此外，还可以通过基因工程技术对病毒的目标蛋白插入荧光蛋白标签，例如 Lippé 课题组在 herpes simplex virus（HSV）-1 病毒的衣壳、被膜蛋白和包膜蛋白上编码 GFP（green fluorescent protein），FVM 检测该重组病毒时可以与背景信号区分[103]。与无法跨膜的抗体标记相比，GFP 标签对于包膜内部的基质或被膜蛋白的标记具有独特的优势。然而，如此大的 GFP 蛋白会干扰被标记蛋白的功能发挥。因此，采用短肽或化学修饰的氨基酸等遗传标记技术是替代荧光蛋白对病毒进行标记的有效策略[107,108]。

使用流式细胞仪检测病毒时需要注意的是，由于大多数病毒的尺寸远小于聚焦的激光光斑大小，当上样浓度较高时易造成蜂拥检测（swarm detection），即激光探测区中同时存在多个颗粒并被计为单个事件，导致颗粒计数的低估、颗粒散射光或荧光亮度的高估以及荧光标记的虚假共定位。因此，为实现真正的单病毒检测，需要确保浓度稀释倍数与事件计数的线性相关，同时平均光强度保持不变[42,102,103]。

尽管 FVM 可以定性分析病毒尺寸的异质性[99-100]，但通过 FVM 对其尺寸进行定量标定一直颇具挑战。nFCM 具有超敏感的散射检测灵敏度，颜晓梅教授课题组将 200 mW 的激光光束聚焦为 6.4 μm 的光斑，可以测到粒径仅 27 nm 的 MS2 病毒，信噪比为 11[11]。基于散射光检测，他们实现了单个病毒的无标记分析，并采用单分散 SiNPs 建立散射

光强度与粒径的标准工作曲线，测定了 M13、T7、λ 和 PP01 噬菌体的粒径分布，检测结果与文献采用 TEM（transmission electron microscopy）或 cryo-TEM 表征的结果高度一致（图 16-3-1）。nFCM 对等效球体直径仅相差 4 nm 的 T7 和 λ 噬菌体实现基线分辨，且能区分 PP01 噬菌体尾部伸长和收缩的两种形态，成功应用于病毒样本的纯度测定和病毒基因组释放过程的动态监测。相对于传统的透射电镜表征技术，nFCM 对病毒悬液进行直接检测，不仅将分析时间从数小时缩短至几分钟，而且统计精确性大大提高，为病毒相关研究提供了一种实用的高分辨分析方法。结合荧光标记技术，nFCM 在单个病毒的多参数检测方面将具有更加广阔的应用前景，有望实现血液中低丰度病毒的快速定量检测。

### 三、基于流式细胞术的细胞外囊泡检测

细胞外囊泡（extracellular vesicles，EVs）是细胞分泌的纳米尺度、具有生物膜结构的小囊泡，存在于各种体液中，如外周血、尿液、唾液、腹水、羊水、乳汁、脑脊液、关节液等。EVs 携带母细胞的蛋白质、脂质、核酸等生物分子，负责细胞间的物质和信息传递[25]，参与细胞迁移、血管新生、免疫应答、细胞分化、肿瘤侵袭等生理病理过程，在疾病诊断、预后和治疗中显示出巨大的前景，也因此成为生命科学领域炙手可热的前沿研究方向[109-113]。2015 年美国德州大学 MD. 安德森癌症研究中心 Raghu Kalluri 教授及其同事通过对 250 例患者的研究发现，细胞表面磷脂酰肌醇蛋白聚糖 1（GPC1）在胰腺癌患者血液的 EVs 中含量特别丰富，GPC1 能够以 100% 的准确率和敏感性诊断出早期和晚期胰腺癌，并且可将胰腺癌前病变患者和其他患有良性胰腺疾病的病人进行区分，这将对胰腺癌的早筛和诊断产生颠覆性的影响[109]。2017 年 Kalluri 团队进一步发现 EVs 通过表达 CD47 蛋白而逃避免疫系统的清除，这使得 EVs 相对于人工合成的脂质纳米药物具有更长的血液循环时间[110]。此外，EVs 还表现出无免疫原性、跨越血脑屏障、稳定性极高、易于被细胞吸收等特点，可作为一种优质的药物递送载体[114,115]。2018 年，宾夕法尼亚大学郭巍团队在其发表在 Nature 杂志的文章中证实黑色素瘤细胞分泌的 EVs 中带有 PD-L1 蛋白，并且可以直接与 T 细胞结合，抑制 T 细胞的功能，进而对抗免疫系统，为"癌症如何在全身对抗免疫系统"这一难题带来了颠覆性认识；该研究还发现血液中 PD-L1 阳性的 EVs 含量可用于预测 PD-1/PD-L1 的免疫疗法的治疗效果[111]。此外，血小板来源的 EVs 被证明与多种出血、凝血疾病密切相关，研究发现具有出血倾向和出血时间延长症状的患者，其血小板所分泌的 EVs 数量减少[4]；白血病细胞释放的 EVs 通过传递致癌蛋白质和核酸组分到靶细胞，进而调控微环境、造血和免疫系统，促进恶性肿瘤生长[3]。EVs 已成为液体活检的重要疾病标志物。

EVs 主要包括粒径 30 ～ 150 nm 由多泡小体与细胞膜融合释放的外泌体（exosomes）和粒

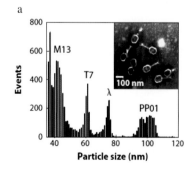

| Viruses | EPD (nm) | nFCM (nm) | DLS (nm) |
|---|---|---|---|
| M13 | 38.9 | 41.8 ± 3.2 | 49.0 ± 16.9 |
| T7 | 60.2 | 60.6 ± 1.3 | 57.4 ± 13.3 |
| λ | 64.2 | 74.4 ± 1.4 | 65.1 ± 15.0 |
| PP01 | 96.5 | 99.6 ± 4.5 | 110.5 ± 29.0 |

图 16-3-1　单个病毒的无标记分析[11]。**a.** 通过 nFCM 测得的四种不同类型噬菌体混合物的粒径分布直方图（组距为 0.5 nm）。插图为噬菌体 PP01 电子显微镜分析。**b.** 比较 TEM、nFCM 和 DLS 技术检测病毒粒径的准确性和精确性。**DLS**，动态光散射；**EPD**，根据 TEM 分析结果计算的等效颗粒粒径；**nFCM**，纳米流式检测仪；**TEM**，透射电子显微镜（引自：Ma et al. Angew Chem Int Ed Engl，2016.）

径 100 ～ 1000 nm 从细胞膜出芽脱落的微囊泡（microvesicles）。EVs 因细胞来源、细胞状态以及分泌途径等的不同，在尺寸、膜蛋白和内含物等方面存在着高度的个体差异性和多样性，需要在单颗粒水平对 EVs 进行表征[116-117]。流式细胞仪能够高通量地对复杂样本中的单个颗粒的大小和生化性状进行定量检测，是检测和辨识 EVs 亚群的潜在有力工具。然而 EVs 的粒径小、折射率低，所携载的蛋白、核酸等"货物分子"的含量很少，且鞘液中大量存在的小尺寸颗粒（< 200 nm）会产生严重的背景干扰，这些因素使得 EVs 的流式细胞分析面临巨大挑战。基于米氏散射模型的散射光与粒径的关系，2018 年，van der Pol 等对各种商品化流式细胞仪可检测到的 EVs 的粒径范围进行了评估[118]，他们发现只有少数几款高灵敏设备（包括 Apogee A50-Micro，BD influx 以及 BD LSR Ⅱ）可以检测 300 ～ 600 nm 范围的 EVs，其他常规配置的流式细胞仪只适用于检测粒径范围在 600 ～ 1200 nm 和（或）1200 ～ 3000 nm 的大尺寸 EVs。

为了将 EVs 与背景信号区分，研究者往往需要对 EVs 进行荧光标记，如采用 PKH67、DiO 或 Di-8-ANEPPS 对 EVs 进行脂膜染色，使用荧光标记的 annexin V 与 EVs 表面磷脂酰丝氨酸结合，或使用抗体标记 EVs 表面的特定抗原，从而可以用荧光信号作为触发信号识别 EVs。Brisson 团队[119]和 Wauben 团队[33,120]分别使用 BC Gallios 和改进的 BD influx 流式细胞仪，基于荧光阈值触发，实现了对尺寸约 100 nm 的 EVs 的检测。相较于 FSC 触发，使用荧光信号触发测得的血浆中 EVs 的浓度更高（annexin V 结合的 EVs 为 40 倍，CD41$^+$ EVs 为 75 倍，CD235$^+$ EVs 为 15 倍）[119]。Wauben 团队使用脂膜染料 PKH67 标记 EVs，并强调去除游离染料及其团聚体的重要性，否则会给检测结果引入偏差[33,120]。Nolan 课题组通过改进 BD FACSCanto 提升流式细胞仪的灵敏度，把 EVs 检测极限下推进至 70 ～ 80 nm[121]。由于梯度密度离心洗涤染料的过程耗时较长且需要大量的样本，Nolan 课题组通过优化染料和染色条件省去了洗涤步骤。他们选择的 di-8-ANEPPS 染料能以化学计量比的方式插入 EVs 的脂膜内，并产生显著的荧光增强效果，由于其荧光强度与 EVs 表面积线性相关，以此可以估算 EVs 的表面积[121]。

虽然荧光信号触发有助于 EVs 与背景信号的区分，但是目前尚未找到一种通用型染料可以标记所有的 EVs 且只标记 EVs。例如，cryo-TEM 观察发现去除血小板血浆来源的 EVs 仅 ～ 50% 可以被 annexin V 标记[122]。de Rond 等对比了用于 EVs 标记的 5 种常用荧光染料：钙黄绿素 AM、钙黄绿素紫、CFSE、di-8-ANEPPS 和乳凝集素，没有一种染料能够满足 EVs 的 100% 敏感性和特异性标记，并且对于不同来源的 EVs，染色情况存在很大差异[43]。此外，与流式细胞术进行病毒检测类似，当 EVs 浓度过高时多个 EVs 会同时通过探测区域，即蜂拥检测，造成假阳性，这一点在检测时需要注意避免[15]。由于每个 EV 颗粒在光的照射下都会发生散射，如果仪器足够灵敏，能检测到极小粒径（如 30 ～ 40 nm）单个 EV 颗粒的散射光，那么以散射光作为触发信号即可实现全部 EVs 的检测，结合荧光标记可测定不同亚群在总体 EVs 中的精确占比。因此，尽管基于光散射的 EVs 无标记检测面临严峻挑战，却有着极大的吸引力和广阔的应用前景。

使用实验室自主搭建的具有极高侧向散射检测灵敏度的 nFCM，厦门大学颜晓梅教授课题组实现了对粒径低至 40 nm 的 EVs 的单颗粒水平多参数定量检测[10]。在该工作中，他们采用单分散性良好的 SiNPs 并结合米氏散射理论对 SiNPs 和 EVs 的折射率偏差进行校正，对来源于结直肠癌 HCT15 细胞的 EVs 的粒径分布进行了测定，分辨率和准确性媲美 cryo-TEM（图 16-3-2）。结果表明，大多数（97%）HCT15 细胞来源的 EVs 小于 150 nm。结合免疫荧光标记和单颗粒计数，研究人员测定了 CD9、CD63、CD81 阳性以及同时表达其中两种蛋白的 EVs 比率，并对单个 EVs 表面这三种蛋白的拷贝数及其分布进行了测定。在临床样本分析中，研究人员通过对 50 μl 血浆中 CD147 阳性 EVs 的颗粒浓度测定，实现了结直肠癌的早期诊断（$P < 0.001$）和预后分析（$P < 0.05$）。

围绕如何定量评估 EVs 纯化效果这一亟须解决的科学难题，该团队基于 nFCM 高灵敏、高通量以及多参数的单颗粒表征优势，对目前常用的六种

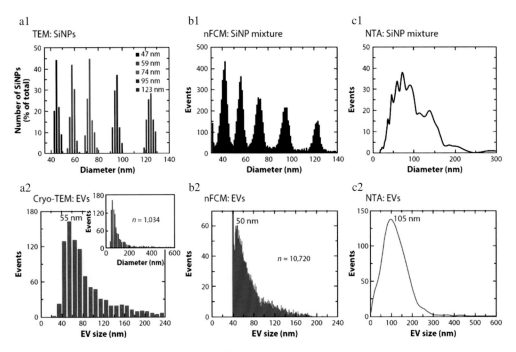

**图 16-3-2** 不同技术检测纳米颗粒尺寸的分辨率对比[10]。**a1、b1、c1.** TEM、nFCM、NTA 检测 SiNPs 的粒径分布。**a2、b2、c2.** cryo-TEM、nFCM、NTA 检测 EVs 的粒径分布。**EV**，细胞外囊泡；**NTA**，纳米颗粒跟踪分析技术；**SiNP**，二氧化硅纳米颗粒；**TEM**，透射电子显微镜（引自：**Tian，et al. ACS Nano，2018.**）

纯化方法（超速离心和 5 种基于聚合物沉淀、尺寸排阻或膜亲和吸附等原理的试剂盒）对血浆中 EVs 的纯化效果进行了评估[123]。与超速离心法相比，试剂盒将血浆中大量的非囊泡组分一并纯化，虽然分离后的样本颗粒浓度较超速离心样本高出 2～4 个数量级，但纯度却低得多。结合免疫荧光染色，该团队在单颗粒水平实现了对血浆中来源于红细胞、白细胞、血小板和血管内皮细胞的 EVs 亚群比例和浓度的定量分析。因此，nFCM 为单个 EVs 的定量和多参数分析提供了先进的技术平台。

得益于纳米流式检测技术的商品化，Flow NanoAnalyzer 被各国学者广泛应用于 EVs 的基础研究及相关医学转化，在 EVs 的粒径分布、浓度等物理参数以及核酸、特定蛋白等生物化学性质的表征中展现出得天独厚的优势[124-133]。美国梅奥诊所王海龙课题组利用纳米流式检测仪 Flow NanoAnalyzer 对不同电刺激条件下大鼠星形胶质细胞分泌的 AQP4+ EVs 的浓度、粒径和表面蛋白进行表征，发现胞外电刺激可调节神经细胞 EVs 的释放及内含物组成，拓展了 EVs 在帕金森综合征等神经退行性疾病中的生物医学应用[134]。中国科学院上海巴斯德研究所龙钢课题组通过对单个 EVs 上甲肝病毒 pX 蛋白及 CD63 的共表达进行分析，揭示了肝癌细胞分泌包膜病毒的新机制[131]。悉尼大学 Chrzanowski 课题组使用该仪器测定了不同细胞来源 EVs 的粒径和核酸含量分布，揭示了 RNA 含量的差异[125]；厦门大学刘刚课题组通过对装载溶瘤腺病毒的生物工程细胞膜纳米囊泡的脂膜和病毒核酸的同时荧光标记，实现了溶瘤腺病毒包装效率的测定[127]；清华大学尹航课题组使用 Flow NanoAnalyzer 观察到经 FITC 标记的 ODN（unmethylated CpG dinucleotide-containing DNA）处理的细胞会大量分泌运载 ODN 核酸的 EVs，该类群 EVs 在下游免疫调节中发挥重要功能[128]。

## 第四节　总结与展望

超敏感流式细胞仪的最新进展使得人们能够以前所未有的灵敏度和准确性对纳米尺度生物颗粒的数量、大小、组成、表型等物理和生化性状进行多参数同时定量分析，将为相关疾病的发生、发展以及诊断、治疗和预防提供全新视角。流式细胞术在EVs分析中的应用才刚刚起步，借助超高灵敏流式细胞仪，可以揭示EVs在细胞通信、肿瘤发生与发展和疾病诊断中的更多信息。除了上述讨论的细菌、病毒、EVs外，超敏感流式细胞仪在线粒体、染色体、溶酶体等NBPs的分析领域也具有巨大的应用前景。不同领域的研究人员可以利用超敏感流式细胞仪如nFCM来攻克一些当前难以解决的生物学问题。

（薛乘风　颜晓梅）

**参考文献**

[1] Takatsuki K. Discovery of adult T-cell leukemia. Retrovirology，2005，2：16.

[2] Young NS，Brown KE. Parvovirus B19. N Engl J Med，2004，350（6）：586-597.

[3] Pando A，Reagan JL，Quesenberry P，et al. Extracellular vesicles in leukemia. Leuk Res，2018，64：52-60.

[4] Castaman G，Yu-Feng L，Battistin E，et al. Characterization of a novel bleeding disorder with isolated prolonged bleeding time and deficiency of platelet microvesicle generation. Br J Haematol，1997，96（3）：458-463.

[5] Young NS，Maciejewski J. The pathophysiology of acquired aplastic anemia. N Engl J Med，1997，336（19）：1365-1372.

[6] Hagen C，Dent KC，Zeev-Ben-Mordehai T，et al. Structural basis of vesicle formation at the inner nuclear membrane. Cell，2015，163（7）：1692-1701.

[7] Sun N，Malide D，Liu J，et al. A fluorescence-based imaging method to measure in vitro and in vivo mitophagy using mt-Keima. Nat Protoc，2017，12（8）：1576-1587.

[8] Yuana Y，Oosterkamp TH，Bahatyrova S，et al. Atomic force microscopy：a novel approach to the detection of nanosized blood microparticles. J Thromb Haemost，2010，8（2）：315-323.

[9] Shpacovitch V，Temchura V，Matrosovich M，et al. Application of surface plasmon resonance imaging technique for the detection of single spherical biological submicrometer particles. Anal Biochem，2015，486：62-69.

[10] Tian Y，Ma L，Gong MF，et al. Protein profiling and sizing of extracellular vesicles from colorectal cancer patients via flow cytometry. ACS Nano，2018，12（1）：671-680.

[11] Ma L，Zhu SB，Tian Y，et al. Label-free analysis of single viruses with a resolution comparable to that of electron microscopy and the throughput of flow cytometry. Angew Chem Int Ed Engl，2016，55（35）：10239-10243.

[12] Yang LL，Zhu SB，Hang W，et al. Development of an ultrasensitive dual-channel flow cytometer for the individual analysis of nanosized particles and biomolecules. Anal Chem，2009，81（7）：2555-2563.

[13] Zhu SB，Yang LL，Long Y，et al. Size differentiation and absolute quantification of gold nanoparticles via single particle detection with a laboratory-built high-sensitivity flow cytometer. J Am Chem Soc，2010，132（35）：12176-12178.

[14] Zhu SB，Ma L，Wang S，et al. Light-scattering detection below the level of single fluorescent molecules for high-resolution characterization of functional nanoparticles. ACS Nano，2014，8（10）：10998-11006.

[15] van der Pol E，van Gemert MJ，Sturk A，et al. Single vs. swarm detection of microparticles and exosomes by flow cytometry. J Thromb Haemost，2012，10（5）：919-930.

[16] Steen HB. Flow cytometer for measurement of the light scattering of viral and other submicroscopic particles. Cytometry A，2004，57（2）：94-99.

**16**

[17] Foladori P，Quaranta A，Ziglio G. Use of silica microspheres having refractive index similar to bacteria for conversion of flow cytometric forward light scatter into biovolume. Water Res，2008，42（14）：3757-3766.

[18] van der Pol E，Coumans FA，Grootemaat AE，et al. Particle size distribution of exosomes and microvesicles determined by transmission electron microscopy，flow cytometry，nanoparticle tracking analysis，and resistive pulse sensing. J Thromb Haemost，2014，12（7）：1182-1192.

[19] Chandler WL，Yeung W，Tait JF. A new microparticle size calibration standard for use in measuring smaller microparticles using a new flow cytometer. J Thromb Haemost，2011，9（6）：1216-1224.

[20] Proctor CR，Besmer MD，Langenegger T，et al. Phylogenetic clustering of small low nucleic acid-content bacteria across diverse freshwater ecosystems. ISME J，2018，12（5）：1344-1359.

[21] Katz A，Alimova A，Min X，et al. Bacteria size determination by elastic light scattering. IEEE J Sel Top Quantum Electron，2003，9（2）：277-287.

[22] Lian H，He SB，Chen CX，et al. Flow cytometric analysis of nanoscale biological particles and organelles. Annu Rev Anal Chem 2019，12（1）：389-409.

[23] Bohren CF，Huffman DR，Absorption and scattering of light by small particles. New York：Wiley-VCH，1983.

[24] Lippe R. Flow virometry：a powerful tool to functionally characterize viruses. J Virol，2018，92（3）：e01765-17.

[25] EL Andaloussi S，Mager I，Breakefield XO，et al. Extracellular vesicles：biology and emerging therapeutic opportunities. Nat Rev Drug Discov，2013，12（5）：347-357.

[26] Nolan JP，Jones JC. Detection of platelet vesicles by flow cytometry. Platelets，2017，28（3）：256-262.

[27] Hercher M，Mueller W，Shapiro HM. Detection and discrimination of individual viruses by flow cytometry. J Histochem Cytochem，1979，27（1）：350-352.

[28] Steen HB，Lindmo T. Flow cytometry：a high-resolution instrument for everyone. Science，1979，204

（4391）：403-404.

[29] Steen HB. Light scattering measurement in an arc lamp-based flow cytometer. Cytometry，1990，11（2）：223-230.

[30] Steen HB. Simultaneous separate detection of low angle and large angle light scattering in an arc lamp-based flow cytometer. Cytometry，1986，7（5）：445-449.

[31] van der Pol E，Hoekstra AG，Sturk A，et al. Optical and non-optical methods for detection and characterization of microparticles and exosomes. J Thromb Haemost，2010，8（12）：2596-2607.

[32] Poncelet P，Robert S，Bouriche T，et al. Standardized counting of circulating platelet microparticles using currently available flow cytometers and scatter-based triggering：Forward or side scatter？ Cytometry A，2016，89（2）：148-158.

[33] van der Vlist EJ，Nolte-'t Hoen EN，Stoorvogel W，et al. Fluorescent labeling of nano-sized vesicles released by cells and subsequent quantitative and qualitative analysis by high-resolution flow cytometry. Nat Protoc，2012，7（7）：1311-1326.

[34] Nolte-'t Hoen EN，van der Vlist EJ，Aalberts M，et al. Quantitative and qualitative flow cytometric analysis of nanosized cell-derived membrane vesicles. Nanomedicine，2012，8（5）：712-720.

[35] Maas SL，de Vrij J，van der Vlist EJ，et al. Possibilities and limitations of current technologies for quantification of biological extracellular vesicles and synthetic mimics. J Control Release，2015，200：87-96.

[36] Poncelet P，Robert S，Bailly N，et al. Tips and tricks for flow cytometry-based analysis and counting of microparticles. Transfus Apher Sci，2015，53（2）：110-126.

[37] Robert S，Lacroix R，Poncelet P，et al. High-sensitivity flow cytometry provides access to standardized measurement of small-size microparticles--brief report. Arterioscler Thromb Vasc Biol，2012，32（4）：1054-1058.

[38] Morales-Kastresana A，Telford B，Musich TA，et al. Labeling extracellular vesicles for nanoscale flow cytometry. Sci Rep，2017，7（1）：1878.

[39] Shapiro HM. The evolution of cytometers. Cytometry A, 2004, 58 (1): 13-20.

[40] Kibria G, Ramos EK, Lee KE, et al. A rapid, automated surface protein profiling of single circulating exosomes in human blood. Sci Rep, 2016, 6: 36502.

[41] Foladori P, Bruni L, Tamburini S, et al. Direct quantification of bacterial biomass in influent, effluent and activated sludge of wastewater treatment plants by using flow cytometry. Water Res, 2010, 44 (13): 3807-3818.

[42] Bonar MM, Tilton JC. High sensitivity detection and sorting of infectious human immunodeficiency virus (HIV-1) particles by flow virometry. Virology, 2017, 505: 80-90.

[43] de Rond L, van der Pol E, Hau CM, et al. Comparison of generic fluorescent markers for detection of extracellular vesicles by flow cytometry. Clin Chem, 2018, 64 (4): 680-689.

[44] Van Dilla MA, Trujillo TT, Mullaney PF, et al. Cell microfluorometry: a method for rapid fluorescence measurement. Science, 1969, 163 (3872): 1213-1214.

[45] Fulwyler MJ. Electronic separation of biological cells by volume. Science, 1965, 150 (3698): 910-911.

[46] Steinkamp JA, Wilson JS, Saunders GC, et al. Phagocytosis: flow cytometric quantitation with fluorescent microspheres. Science, 1982, 215 (4528): 64-66.

[47] Crissman HA, Tobey RA. Cell-cycle analysis in 20 minutes. Science, 1974, 184 (4143): 1297-1298.

[48] Steinkamp JA, Fulwyler MJ, Coulter JR, et al. A new multiparameter separator for microscopic particles and biological cells. Rev Sci Instrum, 1973, 44 (9): 1301-1310.

[49] Ambrose WP, Goodwin PM, Jett JH, et al. Single molecule fluorescence spectroscopy at ambient temperature. Chem Rev, 1999, 99 (10): 2929-2956.

[50] Keller RA, Ambrose WP, Goodwin PM, et al. Single molecule fluorescence analysis in solution. Appl Spectrosc, 1996, 50 (7): 12A-32A.

[51] Keller RA, Ambrose WP, Arias AA, et al. Analytical applications of single-molecule detection. Anal Chem, 2002, 74 (11): 316a-324a.

[52] Dovichi NJ, Martin JC, Jett JH, et al. Attogram detection limit for aqueous dye samples by laser-induced fluorescence. Science, 1983, 219 (4586): 845-847.

[53] Nguyen DC, Keller RA, Jett JH, et al. Detection of single molecules of phycoerythrin in hydrodynamically focused flows by laser-induced fluorescence. Anal Chem, 1987, 59 (17): 2158-2161.

[54] Shera EB, Seitzinger NK, Davis LM, et al. Detection of Single Fluorescent Molecules. Chem Phys Lett, 1990, 174 (6): 553-557.

[55] Dovichi NJ, Martin JC, Jett JH, et al. Laser-induced fluorescence of flowing samples as an approach to single-molecule detection in liquids. Anal Chem, 1984, 56 (3): 348-354.

[56] Zhu SB, Wang S, Yang LL, et al. Progress in the development of techniques based on light scattering for single nanoparticle detection. Sci China Chem, 2011, 54 (8): 1244-1253.

[57] Zhang WQ, Tian Y, Hu XX, et al. Light-scattering sizing of single submicron particles by high-sensitivity flow cytometry. Anal Chem, 2018, 90 (21): 12768-12775.

[58] Zhang SY, Zhu SB, Yang LL, et al. High-throughput multiparameter analysis of individual mitochondria. Anal Chem, 2012, 84 (15): 6421-6428.

[59] Zhang X, Zhang SY, Zhu SB, et al. Identification of mitochondria-targeting anticancer compounds by an in vitro strategy. Anal Chem, 2014, 86 (11): 5232-7.

[60] Chen CX, Zhu SB, Wang S, et al. Multiparameter quantification of liposomal nanomedicines at the single-particle level by high-sensitivity flow cytometry. ACS Appl Mater Interfaces, 2017, 9 (16): 13913-13919.

[61] Wang S, Li LH, Jin SH, et al. Rapid and quantitative measurement of single quantum dots in a sheath flow cuvette. Anal Chem, 2017, 89 (18): 9857-9863.

[62] Yan Y, Meng LY, Zhang WQ, et al. High-throughput single-particle analysis of metal-enhanced fluorescence in free solution using Ag@SiO$_2$ core-shell nanoparticles. ACS Sensors, 2017, 2 (9): 1369-1376.

16

[63] http：//www.nsfc.gov.cn/publish/portal0/tab440/ info73732.htm.

[64] Reinhart K，Bauer M，Riedemann NC，et al. New approaches to sepsis：molecular diagnostics and biomarkers. Clin Microbiol Rev，2012，25（4）：609- 634.

[65] Lelubre C，Vincent JL. Mechanisms and treatment of organ failure in sepsis. Nat Rev Nephrol，2018，14（7）： 417-427.

[66] Reinhart K，Daniels R，Kissoon N，et al. Recognizing sepsis as a global health priority-a WHO resolution. N Engl J Med，2017，377（5）：414-417.

[67] Alliance GS. WHA adopts resolution on sepsis. https： // www.global-sepsis-alliance.org/news/2017/5/26/wha- adopts-resolution-on-sepsis，May 26，2017.

[68] Blajchman MA，Beckers EA，Dickmeiss E，et al. Bacterial detection of platelets：current problems and possible resolutions. Transfus Med Rev，2005，19（4）： 259-272.

[69] Thwaites GE，Gant V. Are bloodstream leukocytes Trojan Horses for the metastasis of Staphylococcus aureus？ Nat Rev Microbiol，2011，9（3）：215-222.

[70] Kumar A，Roberts D，Wood KE，et al. Duration of hypotension before initiation of effective antimicrobial therapy is the critical determinant of survival in human septic shock. Crit Care Med，2006，34（6）：1589- 1596.

[71] Simon L，Gauvin F，Amre DK，et al. Serum procalcitonin and C-reactive protein levels as markers of bacterial infection：A systematic review and meta- analysis. Clin Infect Dis，2004，39（2）：206-217.

[72] Tang BMP，Eslick GD，Craig JC，et al. Accuracy of procalcitonin for sepsis diagnosis in critically ill patients： systematic review and meta-analysis. Lancet Infect Dis， 2007，7（3）：210-217.

[73] Cheron A，Floccard B，Allaouchiche B，et al. Lack of recovery in monocyte human leukocyte antigen- DR expression is independently associated with the development of sepsis after major trauma. Crit Care， 2010，14（6）：R208.

[74] Alvarez-Barrientos A，Arroyo J，Canton R，et al. Applications of flow cytometry to clinical microbiology. Clin Microbiol Rev，2000，13（2）：167-195.

[75] Bergquist PL，Hardiman EM，Ferrari BC，et al. Applications of flow cytometry in environmental microbiology and biotechnology. Extremophiles，2009， 13（3）：389-401.

[76] Ambriz-Avina V，Contreras-Garduno JA，Pedraza- Reyes M. Applications of flow cytometry to characterize bacterial physiological responses. Biomed Res Int， 2014，2014：461941.

[77] Wilkinson MG，Flow cytometry in microbiology： technology and applications. Poole，UK：Caister Acad.， 2015.

[78] Leonard L，Bouarab Chibane L，Ouled Bouhedda B， et al. Recent advances on multi-parameter flow cytometry to characterize antimicrobial treatments. Front Microbiol， 2016，7：1225.

[79] Wu LN，Wang S，Song YY，et al. Applications and challenges for single-bacteria analysis by flow cytometry. Sci China Chem，2016，59（1）：30-39.

[80] Kennedy D，Wilkinson MG. Application of flow cytometry to the detection of pathogenic bacteria. Curr Issues Mol Biol，2017，23：21-38.

[81] Van Nevel S，Koetzsch S，Proctor CR，et al. Flow cytometric bacterial cell counts challenge conventional heterotrophic plate counts for routine microbiological drinking water monitoring. Water Res，2017，113： 191-206.

[82] Skvarc M，Stubljar D，Rogina P，et al. Non-culture- based methods to diagnose bloodstream infection：Does it work？ Eur J Microbiol Immunol，2013，3（2）： 97-104.

[83] Mohr H，Lambrecht B，Bayer A，et al. Basics of flow cytometry-based sterility testing of platelet concentrates. Transfusion，2006，46（1）：41-49.

[84] Schmidt M，Hourfar MK，Nicol SB，et al. FACS technology used in a new rapid bacterial detection method. Transfus Med，2006，16（5）：355-361.

[85] Huang XX，Urosevic N，Inglis TJJ. Accelerated detection of Gram negative bacteria in blood culture by enhanced acoustic flow cytometry（AFC）following

peptide nucleic acid fluorescence in situ hybridization (PNA-FISH) PLoS One, 2019, 14 (2): e0201332.

[86] Costa SP, Dias NM, Melo LDR, et al. A novel flow cytometry assay based on bacteriophage-derived proteins for Staphylococcus detection in blood. Sci Rep, 2020, 10 (1): 6260.

[87] Schmidt M, Hourfar MK, Nicol SB, et al. A comparison of three rapid bacterial detection methods under simulated real-life conditions. Transfusion, 2006, 46 (8): 1367-1373.

[88] Johnson P, Moriwaki M, Johnson J. Rapid, sensitive detection of bacteria in platelet samples with Fountain Flow Cytometry. J Clin Lab Anal, 2017, 31 (6).

[89] 杭海英, 刘春春, 任丹丹. 流式细胞术的发展、应用及前景. 中国生物工程杂志, 2019, 39 (9): 68-83.

[90] Yang LL, Wu LN, Zhu SB, et al. Rapid, absolute, and simultaneous quantification of specific pathogenic strain and total bacterial cells using an ultrasensitive dual-color flow cytometer. Anal Chem, 2010, 82 (3): 1109-1116.

[91] He SB, Hong XY, Huang TX, et al. Rapid quantification of live/dead lactic acid bacteria in probiotic products using high-sensitivity flow cytometry. Methods Appl Fluoresc, 2017, 5 (2): 1-9.

[92] Yu MX, Wu LN, Huang TX, et al. Rapid detection and enumeration of total bacteria in drinking water and tea beverages using a laboratory-built high-sensitivity flow cytometer. Anal Methods, 2015, 7 (7): 3072-3079.

[93] Yang LL, Zhou YX, Zhu SB, et al. Detection and quantification of bacterial autofluorescence at the single-cell level by a laboratory-built high-sensitivity flow cytometer. Anal Chem, 2012, 84 (3): 1526-1532.

[94] He SB, Hong XY, Zhang MM, et al. Label-free detection of bacteria in fruit juice by nano-flow cytometry. Anal Chem, 2020, 92 (3): 2393-2400.

[95] Zamora JLR, Aguilar HC. Flow virometry as a tool to study viruses. Methods, 2018, 134: 87-97.

[96] Marie D, Brussaard CPD, Thyrhaug R, et al. Enumeration of marine viruses in culture and natural samples by flow cytometry. Appl Environ Microbiol,

1999, 65 (1): 45-52.

[97] Brussaard CP. Optimization of procedures for counting viruses by flow cytometry. Appl Environ Microbiol, 2004, 70 (3): 1506-1513.

[98] Brown MR, Camezuli S, Davenport RJ, et al. Flow cytometric quantification of viruses in activated sludge. Water Res, 2015, 68: 414-422.

[99] Gaudin R, Barteneva NS. Sorting of small infectious virus particles by flow virometry reveals distinct infectivity profiles. Nat Commun, 2015, 6: 6022.

[100] Tang VA, Renner TM, Varette O, et al. Single-particle characterization of oncolytic vaccinia virus by flow virometry. Vaccine, 2016, 34 (42): 5082-5089.

[101] Landowski M, Dabundo J, Liu Q, et al. Nipah virion entry kinetics, composition, and conformational changes determined by enzymatic virus-like particles and new flow virometry tools. J Virol, 2014, 88 (24): 14197-14206.

[102] Zicari S, Arakelyan A, Fitzgerald W, et al. Evaluation of the maturation of individual Dengue virions with flow virometry. Virology, 2016, 488: 20-27.

[103] El Bilali N, Duron J, Gingras D, et al. Quantitative evaluation of protein heterogeneity within herpes simplex virus 1 particles. J Virol, 2017, 91 (10): e00320-17.

[104] Arakelyan A, Fitzgerald W, King DF, et al. Flow virometry analysis of envelope glycoprotein conformations on individual HIV virions. Sci Rep, 2017, 7 (1): 948.

[105] Wargo AR, Kurath G. Viral fitness: definitions, measurement, and current insights. Curr Opin Virol, 2012, 2 (5): 538-545.

[106] Vlasak J, Hoang VM, Christanti S, et al. Use of flow cytometry for characterization of human cytomegalovirus vaccine particles. Vaccine, 2016, 34 (20): 2321-2328.

[107] Wu LN, Huang TT, Yang LL, et al. Sensitive and selective bacterial detection using tetracysteine-tagged phages in conjunction with biarsenical dye. Angew Chem Int Ed Engl, 2011, 50 (26): 5873-5877.

**16**

[108] Zhang CL，Zhou XY，Yao TZ，et al. Precision fluorescent labeling of an adeno-associated virus vector to monitor the viral infection pathway. Biotechnol J，2018，13（4）：e1700374.

[109] Melo SA，Luecke LB，Kahlert C，et al. Glypican-1 identifies cancer exosomes and detects early pancreatic cancer. Nature，2015，523（7559）：177-U82.

[110] Kamerkar S，LeBleu VS，Sugimoto H，et al. Exosomes facilitate therapeutic targeting of oncogenic KRAS in pancreatic cancer. Nature，2017，546（7659）：498-503.

[111] Chen G，Huang AC，Zhang W，et al. Exosomal PD-L1 contributes to immunosuppression and is associated with anti-PD-1 response. Nature，2018，560（7718）：382-386.

[112] van Niel G，D'Angelo G，Raposo G. Shedding light on the cell biology of extracellular vesicles. Nat Rev Mol Cell Biol，2018，19（4）：213-228.

[113] Mathieu M，Martin-Jaular L，Lavieu G，et al. Specificities of secretion and uptake of exosomes and other extracellular vesicles for cell-to-cell communication. Nat Cell Biol，2019，21（1）：9-17.

[114] Alvarez-Erviti L，Seow YQ，Yin HF，et al. Delivery of siRNA to the mouse brain by systemic injection of targeted exosomes. Nat Biotechnol，2011，29（4）：341-U179.

[115] Armstrong JPK，Holme MN，Stevens MM. Re-engineering extracellular vesicles as smart nanoscale therapeutics. ACS Nano，2017，11（1）：69-83.

[116] Tkach M，Thery C. Communication by extracellular vesicles：where we are and where we need to go. Cell，2016，164（6）：1226-1232.

[117] Zabeo D，Cvjetkovic A，Lasser C，et al. Exosomes purified from a single cell type have diverse morphology. J Extracell Vesicles，2017，6（1）：1329476.

[118] van der Pol E，Sturk A，van Leeuwen T，et al. Standardization of extracellular vesicle measurements by flow cytometry through vesicle diameter approximation. J Thromb Haemost，2018，16（6）：1236-1245.

[119] Arraud N，Gounou C，Turpin D，et al. Fluorescence triggering：A general strategy for enumerating and phenotyping extracellular vesicles by flow cytometry. Cytometry A，2016，89（2）：184-195.

[120] Nolte-'t Hoen ENM，van der Vlist EJ，Aalberts M，et al. Quantitative and qualitative flow cytometric analysis of nanosized cell-derived membrane vesicles. Nanomed-Nanotechnol Biol Med，2012，8（5）：712-720.

[121] Stoner SA，Duggan E，Condello D，et al. High sensitivity flow cytometry of membrane vesicles. Cytometry A，2016，89（2）：196-206.

[122] Arraud N，Linares R，Tan S，et al. Extracellular vesicles from blood plasma：determination of their morphology，size，phenotype and concentration. J Thromb Haemost，2014，12（5）：614-627.

[123] Tian Y，Gong MF，Hu YY，et al. Quality and efficiency assessment of six extracellular vesicle isolation methods by nano-flow cytometry. J Extracell Vesicles，2020，9（1）：1697028.

[124] Xu HY，Liao C，Zuo P，et al. Magnetic-based microfluidic device for on-chip isolation and detection of tumor-derived exosomes. Anal Chem，2018，90（22）：13451-13458.

[125] Kim SY，Joglekar MV，Hardikar AA，et al. Placenta stem/stromal cell-derived extracellular vesicles for potential use in lung repair. Proteomics，2019，19（17）：1800166.

[126] Li YC，Zhao JL，Yu SL，et al. Extracellular vesicles long RNA sequencing reveals abundant mRNA，circRNA，and lncRNA in human blood as potential biomarkers for cancer diagnosis. Clin Chem，2019，65（6）：798-808.

[127] Lv P，Liu X，Chen XM，et al. Genetically engineered cell membrane nanovesicles for oncolytic adenovirus delivery：a versatile platform for cancer virotherapy. Nano Lett，2019，19（5）：2993-3001.

[128] Zhang Y，Jin X，Liang JQ，et al. Extracellular vesicles derived from ODN-stimulated macrophages transfer and activate Cdc42 in recipient cells and thereby increase cellular permissiveness to EV uptake. Sci Adv，2019，5（7）：eaav1564.

[129] Zhu QW，Ling XZ，Yang YL，et al. Embryonic stem cells-derived exosomes endowed with targeting

properties as chemotherapeutics delivery vehicles for glioblastoma therapy. Adv Sci，2019，6（6）：1801899.

[130] Hu GW，Xia YG，Zhang JT，et al. ESC-sEVs rejuvenate senescent hippocampal NSCs by activating lysosomes to improve cognitive dysfunction in vascular dementia. Adv Sci，2020，7（10）：1903330.

[131] Jiang W，Ma PJ，Deng LB，et al. Hepatitis A virus structural protein pX interacts with ALIX and promotes the secretion of virions and foreign proteins through exosome-like vesicles. J Extracell Vesicles，2020，9（1）：1716513.

[132] Ling XZ，Zhang GW，Xia YG，et al. Exosomes from human urine-derived stem cells enhanced neurogenesis via miR-26a/HDAC6 axis after ischaemic stroke. J Cell Mol Med，2020，24（1）：640-654.

[133] Yu SL，Li YC，Liao Z，et al. Plasma extracellular vesicle long RNA profiling identifies a diagnostic signature for the detection of pancreatic ductal adenocarcinoma. Gut，2020，69（3）：540-550.

[134] Wang YH，Melvin R，Bemis LT，et al. Programmable modulation for extracellular vesicles. bioRxiv，2019；doi：http：//dx.doi.org/10.1101/566448.

16

# 17

# 活体流式细胞分析仪的原理及应用

活体流式细胞仪（in vivo flow cytometer，IVFC）是一种基于光学检测方法对生物体血液循环系统中流动细胞群体进行计数和分析的科学仪器。基于活体流式细胞仪对血液循环中的细胞进行检测和分析的研究方法，称为活体流式细胞术（in vivo flow cytometry）。活体流式细胞仪对目标细胞群体的识别是通过对比细胞的光学特性差异实现的。活体流式细胞仪中采用的光学特性包括光吸收特性、光散射特性、荧光特性等。以荧光活体流式细胞仪（in vivo fluorescence flow cytometer，IVFFC）检测循环肿瘤细胞（circulating tumor cells，CTCs）为例，通常情况下，血液循环中的血细胞群体没有荧光物质标记，当它们流经活体流式细胞仪的激光检测位

点时，细胞受检测激光照射激发后不会产生有效的荧光信号。而循环肿瘤细胞通过荧光染料进行体外荧光标记，或者通过转入荧光蛋白基因使细胞自身产生荧光蛋白，如绿色荧光蛋白（GFP），荧光标记的循环肿瘤细胞流经活体流式细胞仪的激光检测位点时，细胞受到检测激光的照射会激发产生大量荧光。活体流式细胞仪对这些荧光信号进行收集、存储和分析，从而实现对循环肿瘤细胞的计数和细胞特性分析。活体流式细胞仪可以用于血液循环中流动物质的检测和分析，例如细胞、微球、纳米药物载体等。结合多种光学特性的多通道活体流式细胞仪广泛应用于肿瘤转移、免疫细胞疗法、干细胞疗法、纳米抗肿瘤药物筛选等研究领域。

## 第一节　活体流式细胞分析仪发展史

生物医学研究领域的新需求催生了各种新型科学检测设备的诞生与发展。相应地，新的检测设备和方法的提高也促进了生物医学研究朝着更加快速、更加精准、更高通量的方向迈进。活体流式细胞仪的诞生和发展也不例外。

2004 年，为了解决血液循环中流动细胞计数难的问题，Charles Lin 研究团队的 John Novak 等首先提出了一种基于荧光检测原理的活体流式细胞仪实现方案[1]。该检测方法巧妙地将传统流式细胞仪的检测机制与共聚焦显微镜检测原理相结合，成功地实现了活体小鼠体内目标细胞的计数和分析。科研人员通过活体流式细胞仪对小鼠血液循环中荧光标记的红细胞和白细胞进行了动态监测，验证了该检测方法的稳定性和准确性。这也标志着生物活体中流动细胞的定量化研究开启了一个崭新的篇章。

同年，Charles Lin 研究团队的 Irene Georgakoudi 等将活体流式细胞仪应用在前列腺癌循环肿瘤细胞的消逝动力学研究上[2]。该研究团队通过活体流式细胞仪动态监测了两种转移潜力不同的肿瘤细胞系在小鼠和大鼠血液循环中的清除情况。他们发现细胞系的特性和宿主的生理环境共同影响着前列腺癌细胞在血液循环中的清除状态。细胞系的特性影响着前列腺癌细胞在血液循环中最初阶段的清除速率。实验发现转移性更高的混合系列白血病（mixed lineage leukemia，MLL）细胞系比 LNCaP 细胞系在血液循环中具有更快的初始清除速率。宿主的生理环境则影响着肿瘤细胞在后期时间点的清除状态。在循环肿瘤细胞清除过程的后期，在大鼠实验组中血液循环中的肿瘤细胞数目又出现了一定程度的增多，而这个现象在小鼠体内并不明显。这是已知的第一篇应用活体流式细胞仪定量化监测循

环肿瘤细胞的研究报道。

2005 年，Charles Lin 研究团队的 Sipkins Dorothy 与 Xunbin Wei 将荧光活体流式细胞仪应用于循环肿瘤细胞的动态监测中[3]。该课题组通过荧光活体流式细胞仪对血液循环中荧光标记的 Nalm-6 白血病细胞进行了动态监测。研究结果表明，SDF-1 脱敏处理或者 AMD 3100 拮抗剂处理会阻碍 Nalm-6 白血病细胞进入骨髓区域，因此会在循环中检测到更多的 Nalm-6 细胞。这个研究展示了活体流式细胞仪动态监测循环肿瘤细胞的能力，并且可以对不同药物对细胞数量的作用进行定量化评估。该研究成果发表在 Nature 杂志上，引发了活体流式细胞仪的研发热潮，此后基于各种光学特性的活体流式细胞仪如雨后春笋般出现在光学和肿瘤学研究的学术刊物上。这一年诞生了众多衍生的活体流式细胞仪设计方案，如 Vladimir Zharov 研究团队提出的光热成像活体流式细胞仪[4]、基于高速透射显微镜的活体成像细胞仪[5] 等。

在这些衍生的活体流式细胞仪设计方案中，值得一提的是 2006 年由 Vladimir Zharov 研究团队提出的光声活体流式细胞仪[6]。该研究团队将光声效应原理引入活体流式细胞仪中。光吸收能力强的物质在瞬时能量大的脉冲激光的照射下，会产生短暂的热胀冷缩效应，从而引起机械运动，进而产生超声波。黑色素瘤（melanoma）细胞自身产生的黑色素对光的吸收较强。因此光声活体流式细胞仪利用黑色素瘤细胞的这个特点，实现了对黑色素瘤细胞的活体无标记检测，为活体流式细胞仪从动物实验发展到临床应用提供了巨大的想象空间。

2006 年，Charles Lin 研究团队的 Ho Lee 等提出了一种荧光活体成像流式细胞仪的设计方案[7]。该方案中活体流式细胞仪的细胞检测信号作为成像系统的触发控制信号，实现了同时对细胞进行计数和荧光成像。荧光标记的目标细胞流经激光检测光斑时会产生一个显著的荧光信号。该荧光信号作为成像系统的启动触发信号，控制一束照明光线和高灵敏度成像单元的启动。通过这套检测系统，该研究团队对血液循环中的 T 细胞进行了计数和成像，并进一步分析了 T 细胞在血管中的流速。这是早期研究中为解决检测速度和细胞结构分辨率之间矛盾的一个经典尝试。

2007 年，Philip S. Low 研究团队的 He Wei 等将双光子扫描成像技术引入活体流式细胞仪技术中，设计并搭建了基于线扫描的双光子活体流式细胞仪[8]。双光子活体流式细胞仪通过线扫描的方式获取荧光检测信号，对罗丹明标记的 L1210A 白血病细胞进行动态监测。双光子活体流式细胞仪可以提供部分垂直于血流方向上的细胞结构信息，为细胞的识别和分析提供了更丰富的信息。

2008 年，Vladimir Zharov 研究团队的 Ekaterina Galanzha 等提出通过多光谱活体流式细胞仪对淋巴循环中的细胞和纳米探针进行检测[9]。淋巴循环系统具有特殊的生理结构，淋巴液和细胞在流经淋巴管的活门喷嘴结构后，会形成高速的单列细胞流体。该研究正是利用了这种自然的细胞汇聚现象，进行类似传统流式细胞仪的细胞计数与分析。该研究将活体流式细胞仪的检测领域从血液循环拓展到了淋巴循环中。

2009 年，同样是 Vladimir Zharov 研究团队的 Ekaterina Galanzha 等提出了利用磁性纳米颗粒对循环肿瘤细胞进行检测和磁性捕获的研究方法[10]。在该研究中磁性纳米颗粒用于富集和捕获乳腺癌循环肿瘤细胞，一种修饰了叶酸受体的镀金碳纳米管用于增强光声信号。研究中通过光声流式细胞仪检测了纳米颗粒对循环肿瘤细胞的磁性富集效果。这为癌症的早期诊断和防止肿瘤转移提供了一种新的思路和方法。这项研究成果发表在 Nature Nanotechnology 杂志上，同样引发了活体流式细胞仪在纳米颗粒检测研究方向上的热潮。一些利用活体流式细胞仪平台研究纳米颗粒药代动力学、纳米颗粒与细胞间相互作用等的研究论文逐渐涌现出来。

2010 年，Charles Lin 研究团队的 Zhigang Fan 等应用双通道荧光活体流式细胞仪检测了实验小鼠血液循环中 T 细胞在异基因移植后的免疫反应动态[11]。该研究团队通过双通道活体流式细胞仪成功地对血液循环中的 Teff 细胞、nTreg 细胞和 iTreg 细胞进行了荧光编码上的区分。研究发现在异基因移植后的第 2 天可以通过双通道活体流式细胞仪监测到血液循环中的 Teff 细胞和 nTreg 细胞，而在移植后的第 4 天可以监测到 iTreg 细胞。值得注意的是在免疫耐受治疗组中血液循环中的

**17**

Treg 细胞和 Teff 细胞的比例相比未治疗组明显增多，而且该现象在检测的初期和后期都一直存在。因此推测外周血中两种细胞的比例分析或许可以作为评估移植预期结果的有效手段。同年，Vladimir Zhorav 研究团队的 Evgeny Shashkov 等搭建了一个可检测拉曼效应引起的光声光热信号的活体流式细胞仪，并将其应用于小鼠肠系膜模型中的单个脂肪细胞的检测[12]。

2011 年，Xunbin Wei 研究团队的 Yan Li 等应用荧光活体流式细胞仪对早期肝癌和前列腺癌的循环肿瘤细胞进行了研究[13]。研究发现，转移潜力大的肿瘤细胞系在血液循环中的停留时间更短，循环肿瘤细胞的消逝动力学曲线衰减更快速，转移潜力小的细胞系对应的循环肿瘤细胞消逝动力学曲线衰减更缓慢。这种消逝动力学上的差别可以为肿瘤早期转移过程的研究提供一些新的线索。

2012 年，Xunbin Wei 研究团队的 Zhichao Fan 等通过对比活体流式细胞仪的检测结果和传统体外流式细胞仪的检测结果[14]，得出活体流式细胞仪对循环肿瘤细胞的检测灵敏度相比传统体外流式细胞仪要高出约 1.72 倍的结论。并且该团队研究了循环肿瘤细胞的数量与实体肿瘤体积的动态相关性、循环肿瘤细胞数目与肿瘤预后之间的相关性。研究表明荧光活体流式细胞仪的检测结果可以用于评估肿瘤治疗手段在抗肿瘤转移方面的效果，并且对肿瘤的预后结果给出定量化的评估。

2013 年，Xunbin Wei 研究团队的 Yimin Ding 等将光透明技术引入荧光活体流式细胞仪的研究中[15]。研究人员利用一种原创的耳部皮肤光透明剂处理实验大鼠的耳部。实验表明，相比研究中常用的甘油，这种光透明剂可以显著地提高大鼠耳部的光穿透能力，可以提高荧光活体流式细胞仪的组织检测深度。对于深部组织的肿瘤转移研究来说，这项研究成果无疑提供了一种合适的无创解决方案。与此同时，Vladimir Zharov 研究团队的 Dmitry Nedosekin 等尝试将荧光活体流式细胞仪和光声活体流式细胞仪进行融合[16]。该研究实现了在同一套检测系统中，即可对荧光正向偏差信号的检测，又可对光吸收负向偏差信号的检测。这项研究开启了多模态活体流式细胞仪的研究序幕。

在固定检测光斑形式的荧光和光声活体流式

细胞仪蓬勃发展的同时，一些其他检测形式的活体流式细胞仪也在 2013 年悄然而至。Mark Niedre 研究团队的 Stacey Markovic 等提出了利用高灵敏度的 EMCCD（Eletron-Multiplied Charge Coupled Device）作为成像单元的荧光活体成像流式细胞仪[17]。该研究将机器视觉的方法引入检测系统中，实现了对海量成像数据中细胞信号的识别与分析。这项研究成果为通过成像方式解决检测速度与细胞结构分辨率的问题提供了良好范式。

2014 年，Jianan Qu 团队的 Yan Zeng 等利用双光子成像技术结合斑马鱼自发荧光特性，实现了无创微血管成像及活体流式细胞检测[18]。该研究利用斑马鱼血液循环中的中性粒细胞的自发荧光信号，动态地检测了急性无菌炎症状态下的中性粒细胞的数量。该研究是多光子活体流式细胞仪研究的典型应用范例。同时斑马鱼模型也进入了活体流式细胞仪研究人员的视野中。

2015 年，Xunbin Wei 研究团队的 Yuanzhen Suo 等将荧光活体流式细胞仪的检测范围从可见光区拓展到了近红外区，并提高了血液循环中目标细胞的检测灵敏度和深度[19]。同年，Vladimir Zharov 团队的 Mazen Juratli 等将活体流式细胞仪应用于医学干预过程中的循环肿瘤细胞检测[20]。研究结果表明，对于肿瘤的按压并没有显著地改变循环肿瘤细胞的动态数量。而相反地，肿瘤活检（biopsy）过程立刻显著地提高了循环肿瘤细胞的数量。这项研究为临床肿瘤治疗中如何更好地防止肿瘤转移提供了新思路。这也意味着活体流式细胞仪在研究成果向临床转化方面又迈进了一步。

2016 年，Vladimir Zharov 团队的 Jacqueline Nolan 等应用荧光 - 光声双模态研究平台研究了黑色素瘤外泌体以及乳腺癌外泌体的动态特征[21]。研究发现在肿瘤发展的早期，外泌体的检测数量多于循环肿瘤细胞。因此基于活体流式细胞仪的外泌体检测可能会比循环肿瘤细胞的检测更早地发现癌症的发生。同年，Lihong V. Wang 研究团队的 Yun He 等将纳秒级脉冲激光作为肿瘤细胞杀伤的效应机制，引入活体光声流式细胞检测系统中[22]。在光声活体流式细胞成像设备检测到黑色素瘤细胞后，立刻开启纳秒级脉冲激光对检测到的黑色素瘤进行杀伤。这是继磁性纳米探针富集肿瘤细胞之后，又一效应机制引入到了活体流式细胞仪系统中。该研究中展示的系统形成了光声检测、黑色素瘤细胞识别、脉冲激光杀伤的闭环系统。为活体流式细胞仪的临床应用提供了新范式和新思路。

2017 年，Vladimir Zharov 团队的 Nathan Koonce 等应用荧光活体流式细胞仪实时监测了纳米药物化疗和肿瘤放疗后循环肿瘤细胞的动态变化[23]。同年，Xunbin Wei 研究团队的 Yuanzhen Suo 等通过荧光活体流式细胞仪对循环肿瘤细胞群体中的细胞团块进行了深入研究[24]。研究结果表明，在小鼠肝癌原位瘤模型和前列腺癌皮下模型中，循环肿瘤细胞团块数量的增多会显著提高肿瘤转移的发生。该研究为肿瘤转移的发展过程研究提供了新的观点和实验依据。

2018 年，Xunbin Wei 研究团队的 Dan Wei 与 Kai Pang 等通过荧光活体流式细胞仪研究了纳米颗粒在血液循环中的清除和团聚行为[25]。该研究中通过活体流式细胞仪丰富的荧光信号对纳米颗粒在血液循环中的清除动力学和团聚现象进行了动态监测。与此同时，研究中通过双通道检测方法，对血液循环中目标细胞群体对纳米颗粒的摄取情况进行了定量化的评估。荧光活体流式细胞仪可以作为一种纳米药物载体的药代动力学研究的有力工具，也可用于评估靶向药物对目标细胞的靶向效率。同年，Xunbin Wei 研究团队的 Kai Pang 与 Chengying Xie 等通过荧光活体流式细胞仪动态检测了化学去势疗法对前列腺癌肿瘤转移的影响[26]。研究结果表明，化学去势疗法对于原位前列腺癌的转移有明显的抑制作用，有效地延长了实验小鼠的存活时间。这为临床治疗前列腺癌的研究提供了有力的实验依据和新思路。

2019 年，Xunbin Wei 研究团队的 Dan Wei 等提出了基于荧光显微镜的双通道活体图像流式细胞仪，用于观测血液循环中循环肿瘤细胞以及树突状细胞之间的相互作用[27]。该研究中引入人工神经元网络算法对图像数据中的血管和细胞进行识别。通过这种方法，研究人员观察了循环肿瘤细胞与树突状细胞之间的相互作用，并且进一步地分析了他们在血管中的运动速度。循环肿瘤细胞 - 树突状细胞相互接触会形成细胞团，这些细胞团运动速度较低。这为肿瘤转移的研究提供了一些新的观点和证据。同年，Hao He 研究团队的 Yuhao Hu 等利用共聚焦显微镜的高速线扫描方式实现了对循环肿瘤细胞的实时动态监测[28]。该研究通过线扫描方式获取的空间结构信息，可以非常直观地将单个循环肿瘤细胞与循环肿瘤细胞团块区分出来。与此同时，Vladimir Zharov 团队的 Ekaterina Galanzha 将光声活体流式细胞仪检测平台成功应用于黑色素瘤病人的循环肿瘤细胞监测中，并且发现检测用的高能脉冲激光对黑色素肿瘤细胞有一定的杀灭作用。这意味着光声活体流式细胞仪在临床应用研究方面取得了较大进展，光声检测模态朝着实际临床应用迈出了重要的一步。

2020 年，Xunbin Wei 研究团队的 Xi Zhu 等将荧光活体流式细胞仪应用于高能聚焦超声肿瘤治疗后的循环肿瘤细胞监测[29]。研究结果表明，高能聚焦超声疗法可以有效限制肿瘤的血行转移，将肿瘤的发展有效地限制在局部。

## 第二节　活体流式细胞仪的基本原理

活体流式细胞仪通常由成像导航系统、激光激发光路系统、荧光收集系统、荧光信号记录与分析系统构成，如图 17-2-1 所示。

激光激发光路系统会将激光束进行调制，形成一个横截面为线形的激光光斑。在成像导航系统的引导下，这条线形的激光光斑会移动到目标检测位点，横跨在一条目标血管上。活体流式细胞仪利用生物体自身的血液循环系统作为液流系统，代替了传统体外流式细胞仪中的鞘液流系统。当细胞流经激光检测位点时会被照射激发，产生不同的光学反应，展现出不同的光学特性，如产生散射、产生光声效应、发射荧光等。通过对比血细胞和目标细胞在这些光学特性的差别，可以识别出目标细胞，并进一步进行细胞计数和分析。具体来说，以荧光活体流式细胞仪为例描述活体流式细胞仪的工作原理。通常，血液循环中的血细胞没有荧光标记。当这些血细胞流经激光检测位点时，血细胞虽然受到激光照射，但是无法产生有效的荧光信号。而当荧

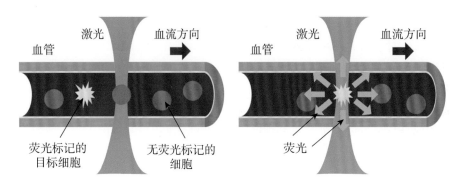

图 17-2-1　荧光活体流式细胞仪检测原理示意图

光标记的目标细胞流经激光检测位点时，目标细胞上标记的荧光物质受激光照射的激发，会产生显著的荧光信号。这些荧光信号被荧光收集系统采集并通过光电转换设备转变为电信号传输给计算机。荧光信号记录与分析系统将采集到的荧光信号进行记录存储与处理，从中提取出目标细胞的有效荧光信号。通过分析系统的进一步的计算识别，活体流式细胞仪可以实现对目标细胞的计数以及对细胞特性的分析。在循环肿瘤细胞的研究中，活体流式细胞仪的荧光信号可以给出循环肿瘤细胞的检测数目、细胞的大小、是否为细胞团块等信息。

经典的荧光和光声活体流式细胞仪采用的是固定激光光斑检测模式。因此以下活体流式细胞仪的构成介绍将围绕这一经典模式展开。

活体流式细胞仪的系统组成一般包括以下 4 个子系统：信号激发系统、图像导航系统、信号采集接收系统、信号采集记录及分析系统。

信号激发系统的作用是将激光光束进行调制，形成一个可以横跨在血管上的线性光斑，见图 17-2-2。对于单通道活体流式细胞仪而言，可以通过一个柱透镜对激光光束在一个维度上进行压缩，从而形成一个线形截面的激光光斑。对于多通道活体流式细胞仪，系统中要通过分光镜进行激光光束的合束，然后再通过柱透镜对合束后的激光光束进行线性整形。调制之后的光斑通过显微物镜，照射在检测样本的血管上。

图像导航系统的作用是对检测部位的血管进行成像，辅助引导激光光斑放置在目标血管上。如图 17-2-3 所示，这个子系统通常采用传统的明场照明成像。成像光源部分通常采用 530 nm 波长的 LED 光源。血液在这个波长的光吸收较强，而其他周围

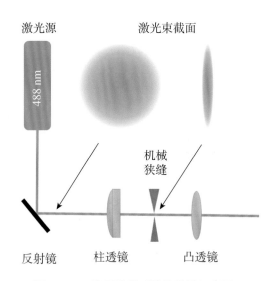

图 17-2-2　信号激发系统的装置示意图

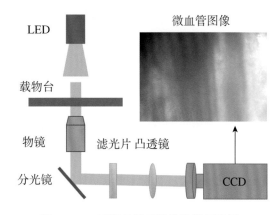

图 17-2-3　图像导航系统的装置示意图

组织部分的光吸收较弱。因此，在图像上可以看到血管部分的区域呈现黑灰色，而周围组织结构呈现亮灰色。通过图像上灰度的反差，可以明显地识别出血管区域。通过调节检测系统的载物台，将激光光斑的位置调节到目标血管上。

信号接收系统用于收集细胞受激发射的荧光、

超声等信号，并将其转化为计算机可记录和处理的电信号，见图 17-2-4。对于荧光活体流式细胞仪而言，细胞受激发射的荧光通过物镜进行收集，之后经过分光镜的引导，导向光电转换部分。在光电转换部分，首先通过荧光滤片对光束进行过滤，去除其他波长的荧光和部分反射进入荧光接收系统的入射激光。过滤后的荧光信号通过光电倍增管进行光电转换，实现由光信号转变为电信号。对于光声活体流式细胞仪而言，采集接收的信号是光声效应产生的超声信号。系统中通常会采用一个超声探头放置在检测位点的附近，对光声信号进行采集。超声信号会经过超声探头的收集，将声信号转化为电信号，微弱的超声电信号会经过放大器进行信号放大，形成高速数据采集卡可记录的电信号。

信号采集记录与分析系统将系统收集到的信号通过数据采集卡进行模数转换，转换之后的数字信号传递给计算机进行存储和分析。对于荧光活体流式细胞仪而言，荧光数据采集的频率通常在 5 ～ 10 KHz。而对于光声活体流式细胞仪而言，超声数据采集的频率在 5 ～ 100 MHz。基于信号强度的分析是活体流式细胞仪的经典数据分析方法。在没有目标细胞通过激光检测光斑时，系统记录的是

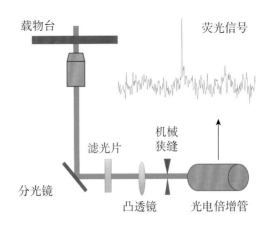

图 17-2-4　信号接收系统装置示意图

噪声信号。通过对噪声信号强度的统计分析，可以得到噪声信号的频率分布。研究中通常使用高斯分布去拟合数据，得到噪声信号的均值，方差以及分布函数信息。当目标细胞通过激光检测光斑时，目标细胞会释放荧光或者光声信号。这些信号强度明显高于噪声信号，因此对于噪声信号的高斯分布来讲，这些目标信号强度属于离群值。如图 17-2-5 所示，活体流式细胞仪通常利用"三倍均方差"准则将目标细胞产生的荧光信号或者光声信号分割出来，以便进一步进行细胞的计数和分析。

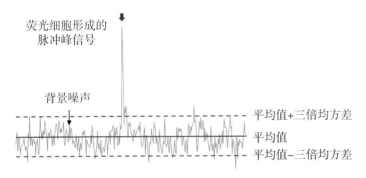

图 17-2-5　信号示意图及"三倍均方差"法分割细胞荧光信号

## 第三节　活体流式细胞仪的种类及应用

活体流式细胞仪的分类方式通常有两种，一种是通过检测中主要利用的光学特性进行分类，另一种是通过检测信号的维度和形式进行分类。

首先是基于检测原理中主要利用的光学特性进行分类的方式。目前，活体流式细胞仪利用的光学特性有荧光特性、光声特性、拉曼特性等，分别对应荧光活体流式细胞仪、光声活体流式细胞仪、拉

曼活体流式细胞仪等。

通过检测信号的维度和形式进行分类的方式分类，包括固定激光光斑的活体流式细胞仪、线扫描活体流式细胞仪、图像活体流式细胞仪。大多数活体流式细胞仪采用的信号产生方式与传统流式细胞仪类似，采用的是一个固定激光光斑的检测模式。从这类活体流式细胞仪获取的信号通常是一维信

号。为了获取垂直于血液流动方向上的细胞结构信息，一些研究团队采用了线扫描方式的检测系统。线扫描活体流式细胞仪的检测信号通常为血管区域内的图片形式，对于细胞的结构分辨能力比固定激光光斑形式的活体流式细胞仪要强一些。为了获取完整的细胞、血管和周围组织结构特征，一些研究团队也采用了成像方式的图像流式细胞仪。

在研究应用中，可以通过实验材料的光学特性选择对应原理的活体流式细胞仪。通常意义上的活体流式细胞仪是指固定激光光斑模式的检测系统。如果对细胞或者血管结构信息有需求，则要选取线扫描或图像活体流式细胞仪。

### 一、基于荧光标记的活体流式细胞仪

荧光活体流式细胞仪主要由 4 个部分组成：透射照明下的微血管图像导航部分、激光调制整形部分、荧光接收部分以及荧光信号记录分析部分，如图 17-3-1 所示。

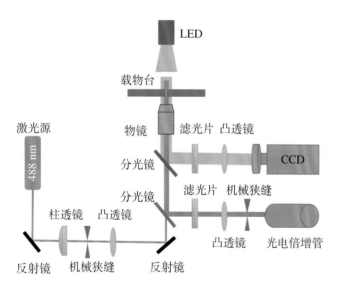

图 17-3-1　荧光活体流式细胞仪装置示意图

透射照明下的微血管图像导航部分采用了535 nm 波长的 LED（light emitting diode）作为成像照明光源。LED 发射出的绿色光线照射在实验小鼠的耳部。绿色照明光中的一部分被小鼠的耳部组织吸收，从而形成对照明光线亮度的衰减。因为小鼠的耳部生理结构比较薄，剩余的照明光线会穿

透实验小鼠的耳部。透射之后的光线被显微物镜收集起来，此后会通过分光镜的导向作用进入微血管图像采集单元。由于在实际的检测过程中，不同波长的检测激光也会因分光镜的作用一同进入成像单元。因此这部分光线会首先会通过滤光片过滤，去除掉检测激光对微血管成像的干扰。过滤之后的照明光线通过凸透镜的汇聚作用聚焦在后面的电荷耦合器件（charge coupled device，CCD）成像单元中。进入 CCD 的绿色透射光携带有小鼠耳部的结构信息，最终形成小鼠耳部微血管的图像。由于血液中的血红蛋白对 535 nm 波长的绿色照明光有较强的吸收作用，因此小鼠耳部动脉和静脉微血管在 CCD 图像中显示为暗灰色。在成像视野之内，通常会找到相伴而行的一条动脉血管和一条静脉血管。其中，直径相对较小的是动脉血管，直径相对较大的是静脉血管。在图像导航部分的指引下，通常选择一条直径为 50 μm 的小动脉血管作为采集位点。这样选择血管的原因有两个：一个原因是小动脉血管中血液的流动速度快，与体外流式细胞仪的高速鞘液流更接近；另一个原因是这个直径宽度范围内的小动脉可以被检测激光光斑完全覆盖，从而不会发生因激光光斑覆盖不完整而造成细胞的漏检。

激光整形部分的作用是将激光光束在物镜焦平面处的形状调制为长条形的线型光斑。激光光源选取的是中心波长为 488 nm 的半导体激光器，输出功率为 20 ～ 200 mW。激光光束首先由反射镜导向柱透镜。光束在柱透镜的作用下在一个维度方向上经历了压缩。此时激光光束的横截面由原来的圆形压缩成了一个长条状的椭圆形。然后入射光路中插入了一个机械狭缝，用于对光束进行空间滤波和整形。之后激光光束被凸透镜汇聚，然后通过反射镜导向显微物镜。显微物镜进一步将激光光束聚焦，形成一个尺寸约为 72 μm×5 μm 的长条形的线型光斑。在图像导航部分的引导下，载物台会在水平方向移动，最终将线型激光光斑横跨在欲检测的微血管上。

荧光接收部分的作用是将目标检测物发射的荧光收集起来并将光信号转化为电信号。当荧光标记的细胞在血管中流经激光检测区域时会被激发，从而向各个方向释放出荧光光子。一部分朝向显微物

镜的荧光光子被物镜收集并通过分光镜导向光电转换单元。光电转换单元的第一个元件是滤光片，主要滤除来源于激光光源的反射光。然后荧光光束被凸透镜汇聚到机械狭缝处，与激光整形部分的机械狭缝一起形成了共聚焦的光路结构，类似于激光扫描共聚焦显微镜的共聚焦针孔设计。通过机械狭缝的荧光被光电倍增管接收，荧光信号转换为可以采集记录的电信号。

荧光信号记录及接收部分的作用是将荧光信号转化的电信号进行模数转换，并将数据记录在计算机上，以便后续的数据处理和分析。光电倍增管输出的电信号强度较弱，需要通过前置放大器的放大，之后接入一个采样频率为 5 KHz 的数据采集卡上。数据采集卡对电信号进行采样并将模数转换的结果记录在计算机上。细胞信号的提取可以采用经典的噪声信号建模方式实现，利用 3 倍方差规则，将信号强度大的细胞荧光信号分割出来。分割出来的细胞荧光信号可以用于目标细胞的计数。通过对荧光信号形态的进一步分析，可以得到荧光峰形信号的峰高和峰宽等参数，用于评估细胞的大小和血液流动速度。特别的，荧光信号峰形呈现多个尖峰并且峰宽参数较大时，检测到的目标细胞很大可能性是一个多细胞构成的细胞团块。

荧光活体流式细胞仪不仅可以对血液循环中的细胞进行检测，还可以对血液中流动的纳米颗粒、外泌体等物质进行检测。

在细胞检测方面，荧光活体流式细胞仪可以检测血细胞、循环肿瘤细胞、干细胞、免疫细胞等目标细胞群体的数量变化动态、细胞状态以及细胞间的相互作用。荧光活体流式细胞仪发展初期，Charles Lin 团队的系列研究成果实现了对血液循环中血细胞[11]的计数、循环肿瘤细胞[2]的计数、细胞凋亡[30]等细胞状态的监测。其中对循环肿瘤细胞的消逝动力学研究则是活体流式细胞仪在肿瘤研究领域的经典实例。通过对比两种不同转移潜力的前列腺癌细胞系在大鼠和小鼠两种模型中的清除情况，研究团队发现细胞系的特性和宿主的生理环境有关。细胞系的特性影响前列腺癌在血液循环中最初的清除速率，而宿主的生理环境影响着肿瘤细胞在后期时间点的清除状态。对于血液循环中细胞凋亡状态的检测则是活体流式细胞仪检测范围拓展的

一次重要尝试。以往的血液循环中细胞的检测都是单纯的计数研究，也就是说并未深入探究细胞的状态。检测到的细胞可能是正常状态细胞，也有可能是经历凋亡、坏死、分裂等状态的细胞。通过带有 Alexa Fluor 647 荧光标记的 annexin-V 对凋亡细胞进行活体标记。研究发现 MatLyLu 前列腺癌细胞在注射进入血液循环的第 1 ~ 2 个 h 内会经历细胞死亡，这可能与缺少细胞黏附的生存信号有关，也可能与血流的剪切应力有关。

此后 Xunbin Wei 团队进一步研究了不同循环肿瘤细胞系的消逝动力学特性[13,14]、骨髓间充质干细胞的归巢[31]、树突状细胞与循环肿瘤细胞的免疫结合过程。其中骨髓间充质干细胞的归巢特性研究有助于对间充质干细胞的迁移过程的理解，从而以此为基础开发基于骨髓间充质干细胞的抗肿瘤疗法。研究发现间充质细胞在正常小鼠中的循环时间最长，约 30 h 左右。其次是肝癌的皮下瘤模型和原位瘤模型，分别为 24 h 和 18 h。停留时间最短的是转移性的肺癌模型，约 12 h。这个结果意味着间充质干细胞会主动地向肿瘤环境进行归巢迁移，可以作为一种潜在的抗肿瘤药物载体。

荧光活体流式细胞仪的检测对象不仅限于细胞，还可以是血液循环中引入的微米小球、纳米颗粒等药物载体。Xunbin Wei 团队将单通道荧光流式细胞仪应用于纳米药物载体的清除动力学研究以及团聚现象研究[25]。研究发现小粒径的纳米颗粒在血液循环中的停留时间比大粒径纳米颗粒的停留时间更长。对纳米颗粒表面进行 PEG 修饰可以有效地延长纳米颗粒的停留时间，并且减少纳米颗粒团聚体的产生。纳米颗粒团聚体的产生不仅影响生物安全性，也影响药物的有效传递。该研究方法可以指导纳米药物的设计，实时动态地检验设计方案对血药浓度和药物安全的影响。更进一步地，该团队通过双通道荧光活体流式细胞仪实现了对肿瘤靶向药物和循环肿瘤细胞的同时监测，可以评估纳米药物对循环肿瘤细胞的靶向效率。在合作研究中，该团队评估了一种中性粒细胞膜包被的纳米颗粒的靶向效率[32]。研究中通过绿色荧光通道检测 GFP 标记的 4T1 乳腺癌细胞，红色荧光通道用于检测 DiD 标记的纳米颗粒。实验结果显示，利用中性粒细胞膜的结构，纳米颗粒对循环肿瘤细胞的捕获

能力有显著的提高。类似的结果可以在另外一种 P-selectin 靶向多肽修饰的纳米颗粒中得到[33]。研究中利用的 P-selectin 靶向多肽可以靶向肿瘤细胞活化的血小板。将激活的血小板作为"桥梁"，该纳米药物载体可以靶向到肿瘤细胞，从而发挥抗肿瘤作用。

## 二、基于光声效应的活体流式细胞仪

1880 年，贝尔首次发现了光声效应，光声效应是光信号通过组织热膨胀转化为超声信号的过程[34]。当激光辐射生物组织时，激光光子与生物组织相互作用，将能量传递给生物组织使组织温度升高产生热膨胀，向外辐射超声波，这种现象被称为光声效应[35]。当一定频率的脉冲激光照射生物组织时，生物组织由于不断地与光子相互作用吸收能量，不断地膨胀收缩，随之向外辐射超声波，被超声探头接收并转化称一维信号被存储，如图 17-3-2 所示。

基于光声效应的活体流式细胞仪（in vivo photoacoustic flow cytometry，PAFC），用检测光声信号的超声探头代替纯光学活体流式细胞仪中检测荧光信号的光电倍增管（PMT），克服了基于荧光标记的活体流式细胞检测技术的荧光标记细胞毒性等缺点，将在体细胞检测技术更加优化、安全、稳定，同时实现了无标记实时动态监测，为活体流式检测技术应用于临床提供了可能。

基于光声效应的活体流式细胞检测仪的基本原理是将一束高频脉冲激光通过显微镜镜头聚焦在活体小动物或人体的合适血管上，当循环系统中的靶细胞（血细胞、癌细胞、淋巴细胞等）通过激光在该血管的聚焦点/视窗时，受到不同波长的高频脉冲激光的照射，产生光声波，其发出的超声信号能被放置于组织表面的超声探头检测到；而后对检测到的循环靶细胞的超声信号进行处理并对单位时间通过激光在该血管的聚焦点/视窗的细胞数目进行定量分析。基于光声效应的活体流式细胞仪由透射照明下的微血管图像导航部分、激光调制整形部分、光声信号接收部分以及光声信号记录分析部分，如图 17-3-3 所示。

图像导航部分是指通过 CCD 成像或图像重建成像，系统包括 LED 照明光源、倒置物镜（和光学系统共用）、二向色镜，透镜、CCD 和电脑组成，图像导航系统的主要作用是用来精准定位动物待测血管进行实验测量，观察条形光斑是否定位在目标血管上。通过 CCD 在屏幕上显示的清晰血管图像，精确定位活体动物的待测血管，并可以通过实时影像对待测血管内的血流情况进行实时观察。

激光调制整形部分是由高频脉冲激光器和准直透镜、凸透镜、光阑、凹透镜、二向色镜和物镜等组成。从激光器发出的激光经过准直透镜，准直透镜将发散的激光光斑准直成平行光斑，通过凸透镜和凹透镜对分别对光斑的 X 轴和 Y 轴进行压缩，将光斑压缩成条形光斑，光阑用来去除杂散光，使激光器的光斑整形成一个条形光斑，而后光斑通过物镜进行聚焦，在动物或者人体的待测血管处形成视窗。激光经光学系统整形后对动物或人体待测血管进行照射，激发流经激光视窗的目标细胞，使其产生光声信号。激光光源的波长选择通常根据被检测物的吸收特性而定。在 PAFC 中激光波长通常选取可见光波段与近红外光波段。血液中红细胞的含氧血红蛋白含量较高，含氧血红蛋白在 532 nm

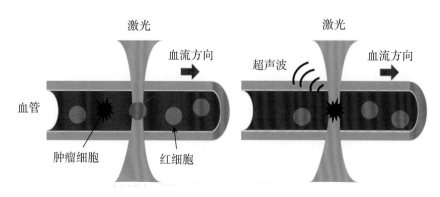

**图 17-3-2　光声活体流式细胞仪检测原理示意图**

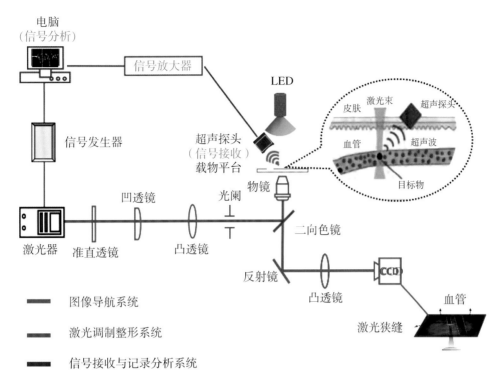

图 17-3-3　基于光声效应的活体流式细胞仪基本结构示意图

波长处吸收较强，因此 532 nm 波段常用于血管检测[36,37]。而对于某些特定循环肿瘤细胞（CTC），如具有较强黑色素分泌能力的黑色素瘤 CTC 的检测，常选用近红外波段激光如 1064 nm、865 nm 等进行信号激发[38-40]，可以获得较好的信噪比。

光声信号的接收部分的主要目标就是接收目标细胞经激光照射后产生的光声信号，系统包括超声探头、信号放大器、数据采集卡、分析软件等部分，当目标细胞发出光声信号后，超声探头进行探测，光声信号经信号放大器进行信号放大，由数据采集卡进行采集并存储，而后通过分析软件进行分析。

在光声信号的采集过程中，由于受到外界环境的影响，所采集到的信号中会出现一些噪声，要想获得理想的细胞产生的光声信号，首先要对测得的光声信号进行去噪处理。通常是通过小波去噪和平均去噪等方法来去除噪声。同时使用时域中的阈值法进行判断，使用"三倍方差"的阈值判断方法进行判别是否有峰值信号出现，而后结合频域中计算峰值信号的信号峰的半高全宽（FWHM）值是否集中在某一频率范围内，进而确定在活体循环系统中是否出现目标肿瘤细胞，实现对循环系统中目标肿瘤细胞的活体实时监测。

PAFC 目前的典型应用是黑色素瘤 CTC 的实时检测与治疗，黑色素瘤是皮肤癌中恶性程度较高、转移性高的一种类型，黑色素瘤 CTC 具有较高的黑色素分泌量。由于黑色素相对于血液中的血红蛋白在特定激光波段有明显的特异性吸收，PAFC 可以实现对黑色素瘤细胞的在体实时无标记检测[38-39]，对于黑色素分泌量相对较低的黑色素瘤细胞可以选用纳米颗粒标记法进行信号增强[41]。此外，PAFC 可用于手术切除治疗效果评估[42]、医学物理过程评估[43]等。近期，Wang 等提出了在 PAFC 检测黑色素瘤细胞的同时触发高能量激光杀死 CTC 以达到治疗目的[38]。

对于具有内源性特异性吸收物质的细胞，PAFC 可以选用特定波长实现细胞检测，获得可以与背景区分开来的明显光声信号。Zharov 等利用双色 PAFC 实现了双色纳米颗粒标记的乳腺癌 CTC 的检测[44]。为了提高乳腺癌细胞的检测特异性，选用双色磁性纳米颗粒即磁性纳米颗粒（magnetic nanoparticles，MNPs）与金碳纳米管（golden carbon nanotubes，GNTs）进行标记。MNPs 连接到尿激酶激活物的氨基酸末端片段，可以特异性靶向该激活物受体，这种受体在许多种癌细胞包括乳腺癌细胞中具有高表达量，而在正常细胞中表达量很低，因此可以达到纳米颗粒特异性靶向乳腺癌细胞的目的。

为了能够优化癌症的早期检测，Zharov 等研究了利用癌症相关颗粒（circulating tumor-associated particles，CTP）包括外泌体作为早期诊断标记物[45]。因为 CTP 出现的时期远早于 CTC 出现的时期，因此可以实现得更早期的癌症转移检测。检测结果表明，CTP 比 CTC 出现得更早，且在检测到的信号中，CTP 占据比例大于 CTC。基于光声效应的活体流式细胞检测仪可以实现 CTP 与 CTC 的检测，并根据信号宽度和峰值来区分出 CTP 和 CTC，以及用更加复杂的峰形参数区分出 CTC 团块，对于 PAFC 临床意义的发掘以及癌症早期检测有深远的影响。

肿瘤干细胞与肿瘤的生长和转移有密切关系，同时它在循环系统中数目非常少，传统检测方式难以检测。Zharov 等提出了结合光热技术的 PAFC 系统，使用 GNTs 增强光声和光热信号，实现了肿瘤干细胞的检测与清除[46]。

PAFC 基于光声效应原理，利用被检测物对特定激光波长的特异性吸收产生较强光声信号，进行在体检测。该技术通过黑色素瘤 CTC 的无标记检测进行皮肤癌转移检测及评估医学物理过程及治疗效果。通过磁性纳米颗粒标记可以达到聚集捕获黑色素瘤 CTC 的目的。同时，该技术也实现了无标记检测红细胞、镰刀型红细胞、白细胞及疟原虫[47]的在体检测。对于本身对激光光子没有特异性吸收的细胞如乳腺癌细胞，通过纳米颗粒标记的技术实现了这些细胞的检测与捕获。此外，PAFC 不仅用于动物血管的检测，也可以应用于植物鞘管的检测[48]。

PAFC 的应用目前主要集中在动物实验的科学研究上，科研人员正在努力将检测参数逐渐靠近人体检测参数，通过设计手环[49]等方式实 PAFC 在人体的 CTC 无标记检测。对于 PAFC 的未来发展方向，将寻找低毒性的纳米探针靶向 CTC 解决在无标记检测 CTC 中的假阴性信号问题，并结合 PT 等更多的技术实现血管中 CTC 的在体高效检测与实时诱导凋亡。

## 第四节　总结与展望

活体流式细胞仪是以活体为主要研究对象，实现在体、实时、无损、定量检测人体或动物活体循环系统内细胞群体，满足现有影像技术所不能提供的对细胞定量和在体监测的需求。目前，该仪器已经作为一个新型的科研工具应用于肿瘤发生机理研究、肿瘤早期诊断研究、干细胞归巢、免疫细胞（或其他细胞）与肿瘤相互作用、纳米药物血流动力学和安全性监测、肿瘤治疗疗效、预后的临床动态观察等研究中，为科学研究提供了一个新的有力工具。

随着活体流式检测技术的发展，荧光和光声活体流式检测技术已经在多个领域得到了应用，除了荧光和光声技术，光热、受激拉曼、瞬态吸收等技术也逐渐应用到活体检测技术中。受激拉曼散射光谱成像技术直接应用超快激光脉冲来探测细胞或活体中的分子振动，完成高速的分子影像采集和分子识别，无须任何化学或生物标记，突破了传统荧光成像依赖荧光标记的局限[50]，瞬态吸收检测技术

是通过测量物质在激发态的超快动态过程，能够探测激发态分子的寿命，从而依据分子寿命的不同来实现特异性的无标记分子检测[51]。为了增加检测深度，双光子活体流式细胞检测技术也被用于循环肿瘤细胞、红细胞等循环细胞的高灵敏检测[52]。

随着大数据时代的到来，生命科学家开始处理海量数据。流式细胞仪的高通量检测为其提供了一个有力工具，不过流式细胞仪对样本高通量测量是以牺牲其空间分辨率为代价的，这在无形中丢失了样本的图像信息，如细胞大小、形状、形态以及标记的生物分子在细胞内的分布或位置等。由于细胞形态分析在各种生物学研究和临床诊断（例如癌症筛查）中起着重要作用，因此传统流式细胞仪增加成像功能是流式细胞仪的一个重要发展方向。

在临床应用方面，由于人体皮肤较厚，皮肤组织对激光的吸收、散射会造成激光能量的衰减，降低信号检测效率，对于较深血管就更加难以检测。目前科学家们正在努力将检测参数逐渐靠近人体检

测参数，利用近红外光、飞秒激光等手段在保证人体安全的情况下进行人体深层血循环系统内的细胞进行检测。

（魏勋斌 庞 恺 魏 丹）

## 参考文献

[1] Novak J, Georgakoudi I, Wei X, et al. In vivo flow cytometer for real-time detection and quantification of circulating cells. Optics letters, 2004, 29 (1): 77-79.

[2] Georgakoudi Irene, Solban Nicolas, Novak John, et al. In vivo flow cytometry: a new method for enumerating circulating cancer cells. Cancer research, 2004, 64 (15): 5044-5047.

[3] Sipkins Dorothy A, Wei Xunbin, Wu Juwell W, et al. In vivo imaging of specialized bone marrow endothelial microdomains for tumour engraftment. Nature, 2005, 435 (7044): 969-973.

[4] Zharov Vladimir P, Galanzha Ekaterina I, Tuchin Valery V. Photothermal image flow cytometry in vivo. Optics letters, 2005, 30 (6): 628-630.

[5] Galanzha Ekaterina I, Tuchin Valery V, Zharov Vladimir P. In vivo integrated flow image cytometry and lymph/blood vessels dynamic microscopy. Journal of biomedical optics, 2005, 10 (5): 054018.

[6] Zharov Vladimir P, Galanzha Ekaterina I, Shashkov Evgeny V, et al. In vivo photoacoustic flow cytometry for monitoring of circulating single cancer cells and contrast agents. Optics letters, 2006, 31 (24): 3623-3625.

[7] Lee Ho, Alt Clemens, Pitsillides Costas M, et al. In vivo imaging flow cytometer. Optics express, 2006, 14 (17): 7789-7800.

[8] He Wei, Wang Haifeng, Hartmann Lynn C, et al. In vivo quantitation of rare circulating tumor cells by multiphoton intravital flow cytometry. Proceedings of the National Academy of Sciences, 2007, 104 (28): 11760-11765.

[9] Galanzha Ekaterina I, Shashkov Evgeny V, Tuchin Valery V, et al. In vivo multispectral photoacoustic lymph flow cytometry with natural cell focusing and multicolor nanoparticle probes. Cytometry. Part A: the journal of the International Society for Analytical Cytology, 2008, 73 (10): 884.

[10] Galanzha Ekaterina I, Shashkov Evgeny V, Kelly Thomas, et al. In vivo magnetic enrichment and multiplex photoacoustic detection of circulating tumour cells. Nature nanotechnology, 2009, 4 (12): 855.

[11] Fan Zhigang, Spencer Joel A, Lu Yan, et al. In vivo tracking of'color-coded'effector, natural and induced regulatory T cells in the allograft response. Nature medicine, 2010, 16 (6): 718.

[12] Shashkov Evgeny V, Galanzha Ekaterina I, Zharov Vladimir P. Photothermal and photoacoustic Raman cytometry in vitro and in vivo. Optics express, 2010, 18 (7): 6929-6944.

[13] Li Yan, Guo Jin, Wang Chaofeng, et al. Circulation times of prostate cancer and hepatocellular carcinoma cells by in vivo flow cytometry. Cytometry Part A, 2011, 79 (10): 848-854.

[14] Fan Zhi-Chao, Yan Jun, Liu Guang-Da, et al. Real-time monitoring of rare circulating hepatocellular carcinoma cells in an orthotopic model by in vivo flow cytometry assesses resection on metastasis. Cancer research, 2012, 72 (10): 2683-2691.

[15] Ding Yimin, Wang Jing, Fan Zhichao, et al. Signal and depth enhancement for in vivo flow cytometer measurement of ear skin by optical clearing agents. Biomedical optics express, 2013, 4 (11): 2518-2526.

[16] Nedosekin Dmitry A, Sarimollaoglu Mustafa, Galanzha Ekaterina I, et al. Synergy of photoacoustic and fluorescence flow cytometry of circulating cells with negative and positive contrasts. Journal of biophotonics, 2013, 6 (5): 425-434.

[17] Markovic Stacey, Li Binlong, Pera Vivian, et al. A computer vision approach to rare cell in vivo fluorescence flow cytometry. Cytometry Part A, 2013, 83 (12): 1113-1123.

[18] Zeng Yan, Yan Bo, Sun Qiqi, et al. In vivo micro-vascular imaging and flow cytometry in zebrafish using two-photon excited endogenous fluorescence. Biomedical optics express, 2014, 5 (3): 653-663.

[19] Suo Yuanzhen, Liu Tao, Xie Chengying, et al. Near

infrared in vivo flow cytometry for tracking fluorescent circulating cells. Cytometry Part A, 2015, 87 (9): 878-884.

[20] Juratli Mazen A, Siegel Eric R, Nedosekin Dmitry A, et al. In vivo long-term monitoring of circulating tumor cells fluctuation during medical interventions. PLoS One, 2015, 10 (9)

[21] Nolan Jacqueline, Sarimollaoglu Mustafa, Nedosekin Dmitry A, et al. In vivo flow cytometry of circulating tumor-associated exosomes. Analytical Cellular Pathology, 2016.

[22] He Yun, Wang Lidai, Shi Junhui, et al. In vivo label-free photoacoustic flow cytography and on-the-spot laser killing of single circulating melanoma cells. Scientific reports, 2016, 6: 39616.

[23] Koonce Nathan A, Juratli Mazen A, Cai Chengzhong, et al. Real-time monitoring of circulating tumor cell (CTC) release after nanodrug or tumor radiotherapy using in vivo flow cytometry. Biochemical and biophysical research communications, 2017, 492 (3): 507-512.

[24] Suo Yuanzhen, Xie Chengying, Zhu Xi, et al. Proportion of circulating tumor cell clusters increases during cancer metastasis. Cytometry Part A, 2017, 91 (3): 250-253.

[25] Wei Dan, Pang Kai, Song Qingxiang, et al. Noninvasive monitoring of nanoparticle clearance and aggregation in blood circulation by in vivo flow cytometry. Journal of controlled release, 2018, 278: 66-73.

[26] Pang Kai, Xie Chengying, Yang Zhangru, et al. Monitoring circulating prostate cancer cells by in vivo flow cytometry assesses androgen deprivation therapy on metastasis. Cytometry Part A, 2018, 93 (5): 517-524.

[27] Wei Dan, Zeng Xuejiao, Yang Zhangru, et al. Visualizing interactions of circulating tumor cell and dendritic cell in the blood circulation using in vivo imaging flow cytometry. IEEE Transactions on Biomedical Engineering, 2019, 66 (9): 2521-2526.

[28] Hu Yuhao, Tang Wanyi, Cheng Pan, et al. Monitoring circulating tumor cells in vivo by a confocal microscopy system. Cytometry Part A, 2019, 95 (6): 657-663.

[29] Yu Qian, Yao Yijing, Zhu Xi, et al. In Vivo Flow Cytometric Evaluation of Circulating Metastatic Pancreatic Tumor Cells after High-Intensity Focused Ultrasound Therapy. Cytometry Part A, 2020.

[30] Wei Xunbin, Sipkins Dorothy A, Pitsillides Costas M, et al. Real-time detection of circulating apoptotic cells by in vivo flow cytometry. Molecular imaging, 2005, 4 (4): 415.

[31] Xie Chengying, Yang Zhangru, Suo Yuanzhen, et al. Systemically infused mesenchymal stem cells show different homing profiles in healthy and tumor mouse models. Stem cells translational medicine, 2017, 6 (4): 1120-1131.

[32] Kang Ting, Zhu Qianqian, Wei Dan, et al. Nanoparticles coated with neutrophil membranes can effectively treat cancer metastasis. Acs Nano, 2017, 11 (2): 1397-1411.

[33] Zhang Yujie, Zhu Xi, Chen Xinli, et al. Activated platelets-targeting micelles with controlled drug release for effective treatment of primary and metastatic triple negative breast cancer. Advanced Functional Materials, 2019, 29 (13): 1806620.

[34] Bell AG. On the production and reproduction of sound by light. American Journal of Science, 1880 (118): 305-324.

[35] SigristI MW. Laser generation of acoustic waves in liquids and gases. Journal of applied physics, 1986, 60 (7): R83-R122.

[36] Xu M, Wang LV. Photoacoustic imaging in biomedicine. Review of scientific instruments, 2006, 77 (4): 41101.

[37] He G, Xu D, Qin H, et al. In vivo cell characteristic extraction and identification by photoacoustic flow cytography. Biomedical optics express, 2015, 6 (10): 3748-3756.

[38] Yang P, Liu R, Niu Z, et al. Noninvasive and label-free detection of circulating melanoma cells by in vivo photoacoustic flow cytometry//SPIE BiOS. International Society for Optics and Photonics, 2015: 93240G-93240G.

[39] Galanzha EI, Shashkov EV, Spring PM, et al. In

vivo, noninvasive, label-free detection and eradication of circulating metastatic melanoma cells using two-color photoacoustic flow cytometry with a diode laser. Cancer research, 2009, 69 (20): 7926-7934.

[40] He Y, Wang L, SHI J, et al. In vivo label-free photoacoustic flow cytography and on-the-spot laser killing of single circulating melanoma cells. Scientific Reports, 2016, 6.

[41] Nedosekin DA, Sarimollaoglu M, Ye J-H, et al. In vivo ultra-fast photoacoustic flow cytometry of circulating human melanoma cells using near-infrared high-pulse rate lasers. Cytometry Part A, 2011, 79 (10): 825-833.

[42] Juratlim A, Galanzha EI, Sarimollaoglu M, et al. In vivo detection of circulating tumor cells during tumor manipulation//SPIE BiOS. International Society for Optics and Photonics, 2013: 85652H-85652H.

[43] Juratli MA, Sarimollaoglu M, Siegel ER, et al. Real-time monitoring of circulating tumor cell release during tumor manipulation using in vivo photoacoustic and fluorescent flow cytometry. Head & neck, 2014, 36 (8): 1207-1215.

[44] Galanzha EI, Shashkov EV, Kelly T, et al. In vivo magnetic enrichment and multiplex photoacoustic detection of circulating tumour cells. Nature nanotechnology, 2009, 4 (12): 855-860.

[45] Nolan J, Sarimollaoglu M, Nedosekin DA, et al. In Vivo Flow Cytometry of Circulating Tumor-Associated Exosomes. Analytical Cellular Pathology, 2016.

[46] Galanzha EI, Kim JW, Zharov V P. Nanotechnology-based molecular photoacoustic and photothermal flow cytometry platform for in-vivo detection and killing of circulating cancer stem cells. Journal of biophotonics, 2009, 2 (12): 725-735.

[47] Menyaev YA, Carey KA, Nedosekin DA, et al. Preclinical photoacoustic models: application for ultrasensitive single cell malaria diagnosis in large vein and artery. Biomedical Optics Express, 2016, 7 (9): 3643-3658.

[48] Nedosekin DA, Khodakovskaya MV, Biris AS, et al. In vivo plant flow cytometry: A first proof-of-concept. Cytometry Part A, 2011, 79 (10): 855-865.

[49] Kim JW, Galanzha EI, Shaskov EV, et al. Golden carbon nanotubes as multimodal photoacoustic and photothermal high-contrast molecular agents. Nature nanotechnology, 2009, 4 (10): 688-694.

[50] Cheng JX, Xie XS, Vibrational spectroscopic imaging of living systems: An emerging platform for biology and medicine. Science, 2015, 350 (6264): aaa8870-aaa8870.

[51] Matthews TE, Piletic IR, Selim MA, et al. Pump-Probe Imaging Differentiates Melanoma from Melanocytic Nevi, Science Translational Medicine, 2011, 3 (71): 71ra15-71ra15 .

[52] Tkaczyk ER, Zhong CF, Ye JY, et al. In vivo monitoring of multiple circulating cell populations using two-photon flow cytometry. Optics Communications, 2008, 281 (4): 888-894.

17

# 染色体分选技术

染色体是细胞核中载有遗传信息（基因）的物质，是遗传的主要物质基础。存在于细胞核内，由脱氧核糖核酸（DNA 片段）和蛋白质组成，在显微镜下呈丝状或棒状小体，在细胞发生有丝分裂时期容易被碱性染料（例如甲紫和醋酸洋红）着色，因此而得名，见图 18-1-1。染色体是染色质的特殊表现形态，它仅出现在细胞分裂中期，染色质在细胞分裂中期形成的特殊形态称为染色体。不同物种的染色体数目不相同，例如人的染色体为 46 条 23 对（即 22 对常染色体和 1 对性染色体，男性为 XY，女性为 XX）见图 18-1-2，大猩猩的染色体 48 条，鸡的染色体 78 条。一般情况下每一种生物的染色体数目和形态是恒定的。

染色体是物种的标志，同一物种染色体数目相同，但其中一对染色体即"性染色体"决定生物体的性别，存在着雌性生物与雄性生物染色体形态差异。在无性繁殖物种生物体内所有细胞的染色体数目都一样；而在有性繁殖大部分物种生物体的体细胞染色体成对分布，称为二倍体。性细胞如精子、卵子等是单倍体，染色体数目只是体细胞的一半。哺乳动物雄性个体细胞的性染色体对为 XY，雌性则为 XX，一般 X 染色体较大，Y 染色体较小，见图 18-1-2。而鸟类和蚕的性染色体与哺乳动物不同，雄性个体的是 ZZ，雌性个体为 ZW。

染色体是生物遗传物质，是细胞生物遗传学的主要研究对象。在日常生活中我们经常遇到染色体病（chromosomal disorders），也叫染色体畸变，是由于各种原因引起的染色体数目和（或）结构异常的疾病。数目异常是由于染色体在减数分裂或有丝分裂时不分离，而使染色体固有数目增多或减少；结构异常发生的基础是断裂，断裂后未能在原位重接，导致染色体重排，引起各种类型染色体结构畸变。临床上常见的结构畸变有：缺失、易位、倒位、插入、环状染色体和等臂染色体等。由于染色体上基因众多，加上基因的多效性，因此染色体病常涉及多个器官、系统的形态和功能异常，临床表

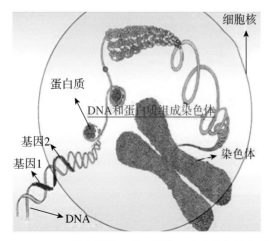
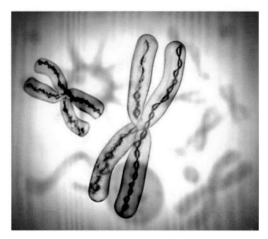

图 18-1-1　染色体的组成及结构　左图染色体由脱氧核糖核酸和蛋白质组成；右图染色体的基本结构

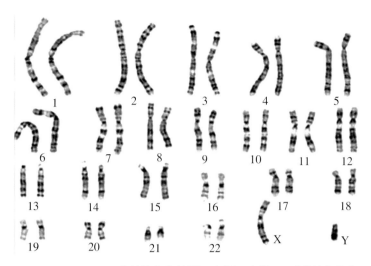
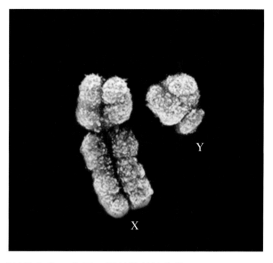

图 18-1-2　人的染色体核型。左图，人的 **22** 对常染色体和 **1** 对性染色体；右图，男性的性染色体 **X**、**Y**

现多种多样，常表现为综合征，故染色体病是一大类严重的遗传病。染色体畸变严重者在胚胎早期死亡并自然流产，少数染色体畸变者能存活至出生，常造成机体多发畸形、智力低下、生长发育迟缓和多系统功能障碍。染色体病无有效治疗方法，因此通过染色体病的遗传咨询和产前诊断预防染色体病尤为重要。

染色体病主要有以下病因。

1．孕妇年龄　孕妇年龄越大，子代发生染色体病的可能性越大，可能与母体卵细胞老化有关。

2．物理因素　X 线等放射线和电离辐射等能诱发染色体畸变，畸变率随射线剂量的增高而增高。

3．化学因素　许多化学药物（如抗代谢药物、抗癫痫药物等）和农药、毒物（如苯、甲苯、砷等）可致染色体畸变增加。

4．生物因素　弓形虫感染、病毒感染如巨细胞病毒、EB 病毒、流行性腮腺炎病毒、风疹病毒、肝炎病毒等感染都可导致胎儿染色体畸变。

因此我们尽可能采用合适的检测技术，快速报告染色体的检查结果，尽可能早发现、早治疗，以免导致严重的后果。

人们在研究中经常采用染色体核型分析方法，主要用于检查染色体的数目与形态是否正常，不但可以检查出是否患有不孕不育症、习惯性流产，还可以进行产前筛查、某些遗传病，如白血病、肿瘤、两性畸形等。染色体病核型分析的指征：①怀疑患有染色体病者；②有多种先天性畸形；③明显生长发育障碍或智能发育障碍；④性发育异常或不全；⑤孕妇年龄过大、原发性不孕或多次自然流产。

但是在研究中也会经常遇到需要分离到高纯度、大拷贝数特定染色体的情况，比如想要获得大量拷贝数的人的 X、Y 染色体，5 号、8 号、21 号常染色体等，在这种情况下仅靠染色体核型分析或显微切割等技术方法是无法获得大量的目的染色体，此时最好的解决方法是采用流式细胞分选技术。通过染色体的分选技术能够针对性地分离与富集所需的目的染色体，在短时间内能够获得高纯度、大量拷贝数的特定染色体。

18

## 第一节　染色体分选原理与应用

### 一、染色体分选原理

目前染色体分选技术多采用以下两种检测原理：一种是在染色体上直接标记核酸染料，如在人和动物的染色体分选时，同时双标 Hoechst33258 和色霉素 A3 (chromomycin A3) 进行检测，最近也有一些报道是采用 Hoechst33342、DAPI、PI 等核酸染料两两组合双标后检测，但检测效果与 Hoechst33258 和色霉素 A3 组合相比似乎有差别，但是这种染料组合只要配备 UV 激光器就可以检测到染色体。小麦等植物染色体是常用 DAPI 染料等单标记做分选，这是因为植物染色体 DNA 有很多同源重复序列，即使采用两种染料标记法也难以区分开不同的染色体。另一种方法是利用染色体特定区域的基因探针杂交法实现目的染色体的分选。

1. 原理1　染色体主要是由 DNA（脱氧核糖核酸）和蛋白质组成，可以利用 Hoechst33258（可与 A-T 碱基结合）和色霉素 A3（可与 C-G 碱基结合）两种核酸染料双重标记染色体上的 DNA，通过流式细胞仪来检测，此时 Hoechst33258 在 355 nm（UV）激光器的激发下发射出 460 nm 蓝色荧光，而色霉素 A3 在 445 nm 激光器的激发下发射出 575 nm 黄绿色荧光。因为不同染色体的大小是不一样的，即 A-T-C-G 碱基的数量不相同，因此在横坐标为 ChromomycinA3，纵坐标为 Hoechst33258 的双参数散点图或密度图上，可以观察到从"右上到左下"对角线范围内由大到小排列的染色体簇（chromosome cluster）分布图，此图叫做流式二维核型图，一般靠最右上的是最大的染色体，靠最左下的是最小的染色体，见图 18-1-3。这是目前国际上最常用的染色体分选方式。如果选择一种 DNA 染料则显示为单参数的染色体直方图，常见于小麦等植物染色体的分选，见图 18-1-4。

2. 原理2　不同序号的染色体都有其特异性 DNA 碱基序列，可以选择与之互补的特异 DNA 荧光探针与染色体特定区域相结合，即将荧光探针与染色体样本一同温育，使探针与染色体杂交形成稳定的杂交体，从而使目的染色体被标记到荧光素，通过流式细胞分选技术将表达荧光的特定染

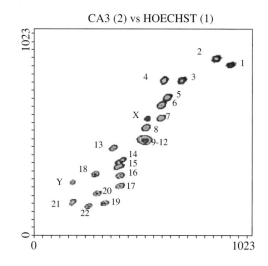

CA3 (2) vs HOECHST (1)

图 18-1-3　人染色体流式二维核型图

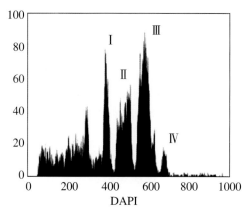

*Genetics. 2000; 156(4):2033-2041.*

图 18-1-4　小麦染色体

色体分离出来。使用的探针就是与感兴趣染色体互补的寡聚核苷酸片段，这种探针也可同荧光染料进行偶联。

需要注意的是，分选样本中的染色体必须是处于游离状态，避免形成聚集体，而且必须保障其结构的完整性，避免断裂。用特异探针杂交法分选出来的染色体，并不能确定每一条都是完整染色体，如果特定区域之外的其他区域发生断裂或碱基变化时，分选出来的染色体已不再是完整长度了，不能视为正常染色体来对待。假设要针对某一条染色体

进行功能蛋白研究，就不宜选用这种特异探针杂交法做分选，但如果换成全长基因的涂染探针杂交法分选出来的染色体就可用于其功能蛋白研究上。由此看来特异区域探针杂交法有其应用的局限性。

## 二、染色体分选应用

染色体分选技术的应用越来越广泛。分选出来的染色体可应用于人和动植物基因文库的建立、特异性序列的克隆、全长基因的染色体涂染探针（chromosome painting probe）制备、特定染色体的功能蛋白研究、未知物种全基因组测序、物种起源和鉴定等方面的研究。尤其是通过分选技术获得的大量拷贝数染色体，还可通过 PCR 扩增后标记荧光素的方法制备成全长基因的涂染探针，这种探针可应用于人类各种遗传相关疾病的诊治上，如不孕不育症、产前诊断、白血病、肿瘤基因组研究，以及农业、畜牧业中的动植物染色体基因组的研究等。目前染色体分选技术已成为遗传学的重要研究工具，在生物医学、农业、畜牧业、海洋生物学、考古学等研究领域中起着至关重要的作用。

迄今国际上绝大多数研究者们均采用"空气中激发型"流式细胞分选仪来实现染色体分选，常用的硬件设备有 MoFlo 系列、FACStar Plus、FACS VantageSE、Influx 等分选型流式细胞仪，这些仪器的共同特点是：在仪器配置上必须配备高功率的激光器，如 UV（355 nm）和 445 nm 激光器的功率必须在 300 mW 以上，一方面也提升了检测设备的价格。自从 2003 年"石英杯中激发型"分选仪问世以来，国内也有人曾试图利用这类设备尝试着做染色体分选，因为人们在实践中发现 Aria 系列的流式细胞仪荧光信号检测灵敏度较高，如果针对染色体这种小颗粒物质的信号检测上应用之，可能会发挥更大的优势。于是 2011 年北京大学医学部流式平台率先引进了从 BD 厂家特殊定制型分选仪 -Aria SORP，在硬件配置上增加了 UV 激光器和 445 nm 激光器及其相应的荧光探测器配套设备，便开始染色体分选技术的探索。经近 1 年时间的摸索，终于用这台"石英杯中激发型"分选仪成功地实现了染色体分选技术，先后获得了非常完美的小鼠、人、绵羊、鸡的染色体流式二维核型图，并实现了需要的目的染色体的分选，成为国际上首次利用"石英杯中激发型"设备实现染色体分选技术的国家，而且检测灵敏度已超越国际水平。

1. 人　人的染色体核型为 46 条（2$n$=46），23 对染色体。其中 22 对为常染色体，1 对为性染色体 X/Y，图 18-1-5-a 为正常男性染色体流式二维核型图。利用流式二维核型图还可诊断出一些染色体 DNA 碱基数目的异常，图 18-1-5-b 为男性 Y 染色体异常图形，发现 A-T 碱基的数目比正常 Y 多了很多，位于 18 号染色体的左上 45° 角的位置，称为大 Y 染色体（这与 Y 染色体上常染色质和异染色质区域高频率的重复序列扩增有关），在正常情况下 Y 染色体位于 18 号染色体的左下 45° 角位置，因此 18 号染色体可做大 Y 染色体的衡量标准。一般在人染色体流式二维核型图上除了 9 ~ 12 号染色体之外，其余染色体均清晰可辨，因为 9 ~ 12 号染色体的碱基数目非常接近，不易区分。当用

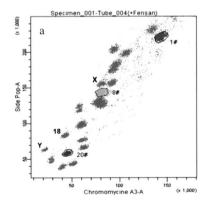
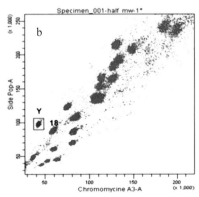

图 18-1-5　用 Aria SORP 检测的男性染色体。a. 正常 Y；b. 异常的大 Y 染色体

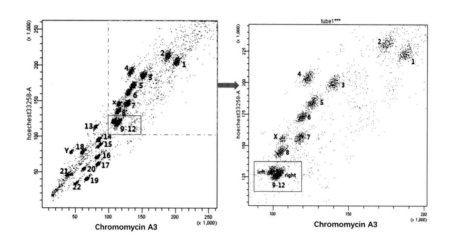

图 18-1-6　用 **Aria SORP** 检测可区分人的 **12** 号染色体（**left cluster**），右图为部分染色体区域的放大

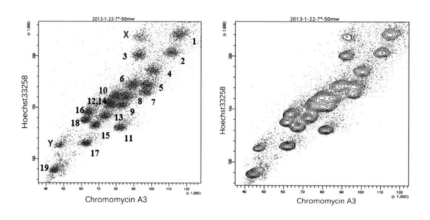

图 18-1-7　用 **Aria SORP** 检测小鼠染色体。左图，散点图；右图，密度图

Aria SORP 型分选仪分析染色体时还能区分开 12 号染色体簇，即 9～12 号染色体簇分成左（left cluster）、右（right cluster）两群，并已证明左群为 12 号染色体，但 9～11 号染色体簇依然难以区分，见图 18-1-6。

2. 小鼠　小鼠染色体核型为 40 条（2n=40），20 对染色体。其中 19 对为常染色体，1 对为性染色体 X/Y，见图 18-1-7。小鼠染色体流式二维核型图上一般 12 号和 14 号染色体是分不开的，因为这两条染色体的碱基数目的差异很小，其余的染色体均可以分开。

3. 绵羊　绵羊染色体核型为 54 条（2n=54），27 对染色体。其中 26 对常染色体，1 对性染色体 X/Y。在流式二维核型图上绵羊除了几条大的染色体之外，大多数染色体都非常小，位于与碎片很接

近的地方，并相互之间的碱基数目区别不大，不易区分，见图 18-1-8。

4. 鸡　鸡是禽类动物，做染色体核型难度更大。因大部分染色体都非常小，碱基差异不显著，在流式二维核型图上很多条染色体都位于碎片附近，难以区分。鸡的染色体核型为 78 条（2n=78），39 对染色体。其中 38 对为常染色体，1 对为性染色体（Z/W），见图 18-1-9。与文献报道结果相比用 Aria SORP 型分选仪检测结果更清晰，特别是针对小的染色体的分辨率上面显得更灵敏。

5. 其他应用　染色体分选技术还可应用于染色体涂染探针的制备，即利用分选出来的染色体，经过 PCR 扩增、标记荧光素等方法制备出全长基因的涂染探针，这种涂染探针可以应用于临床上的产前诊断（常用 chr13、chr18、chr21、chrX、chrY

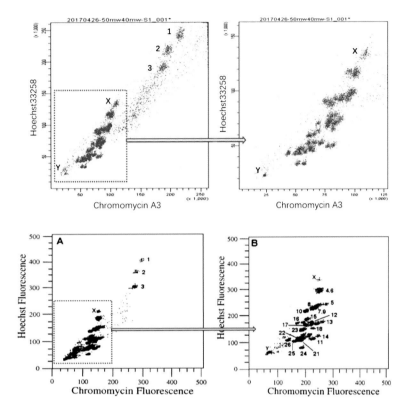

图 18-1-8　绵羊染色体检测。上面二图是用 **Aria SORP** 检测的，右上图为部分区域的放大；下面二图是用 **FACStar Plus** 检测的，右为部分区域的放大〔引自：*Chromosome Res*，*1997 Apr*，*5*（*2*）：**102-108.**〕

**18**

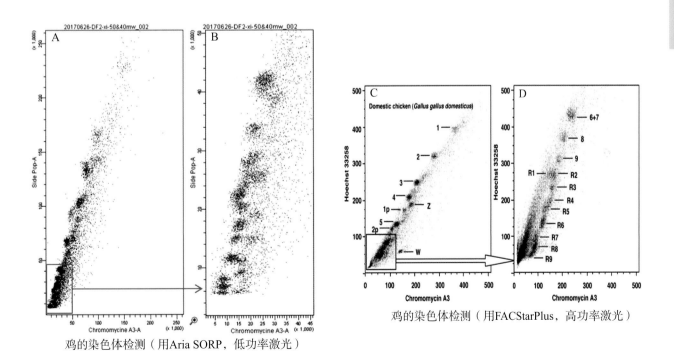

鸡的染色体检测（用Aria SORP，低功率激光）

鸡的染色体检测（用FACStarPlus，高功率激光）

图 18-1-9　鸡的染色体检测。左图用 **Aria SORP** 检测，**B** 为部分区域放大；右图用 **FACStar Plus** 检测，**D** 为部分区域放大〔引自：*Chromosome Res*，*2009*，**17**（**1**）：**99-113.**〕

涂染探针）、多倍体分析、染色体缺失与易位（猫叫综合征）等染色体病的诊断上面，图 18-1-10 至图 18-1-13 均为利用分选技术制备出来的染色体涂染探针应用于各种疾病诊断中的实例。

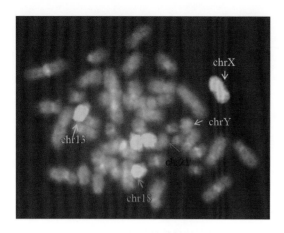

图 18-1-10　产前诊断

（常用 13、18、21、X、Y 染色体探针）

### 三、染色体分选纯度验证

由于染色体普遍小，携带的荧光信号较弱，分选之后一般不能用分选后的染色体回测方式评估分选纯度（二次受激后的染色体荧光猝灭严重，一般不再出现于原位）。为了证明分选纯度，可把染色体分选到防脱载玻片上，利用目的染色体特异探针

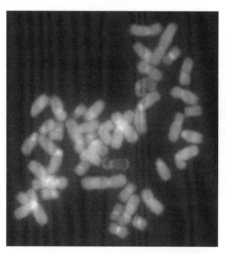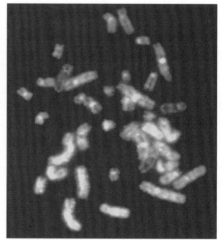

图 18-1-11　用 12 号涂染探针对人胚胎干细胞（ES）做 FISH 检测

左图，正常 ES；右图，三倍体 ES

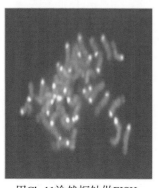

用Chr11涂然探针做FISH

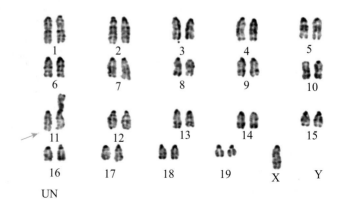

UN

图 18-1-12　11 号染色体三位症

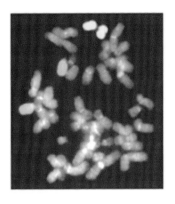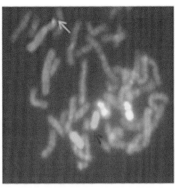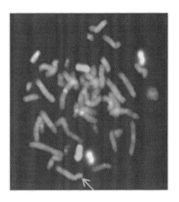

图 18-1-13　猫叫综合征上的染色体易位。左图为母亲正常的 5（红色）和 15 号（绿色）染色体；中图为父亲 5 号和 15 号染色体平衡易位；右图为患儿 5 号和 15 号染色体非平衡易位；黄色为正常 20 号染色体做对照

做原位荧光杂交（fluorescence in situ hybridization，FISH），根据杂交率证明该染色体的分选纯度，一般纯度可达到 99% 以上，见图 18-1-14。

　　另外，还可采取另一种方式证明分选纯度是否达到要求。方法如下：第一步，先做小鼠或人的目的染色体的分选；第二步，分别对分选出来的染色体进行 PCR 扩增，获得更多的拷贝数；第三步，选择 FITC、APC 等荧光素标记染色体，此时的染色体已成为包含全长基因的染色体涂染探针（chromosome painting probe）；第四步，选取同一种属正常染色体的核型白片，利用已制备的涂染探针做 FISH，最后在荧光显微镜下观察。如果分选纯度很高，在镜下能够观察只有 1 对同源染色体上带有荧光（性染色体杂交信号只有 1 条），其余的

染色体都没有杂交信号，这样间接证明分选纯度很高，几乎没有其他染色体的污染；相反，如果分选的染色体纯度不高，说明受到邻近染色体的污染，制备出来的涂染探针也是混杂的，当用这个探针在核型白片上做 FISH 时，就能看到除了 2 条同源染色体之外的其他染色体上也有荧光信号。小鼠染色体涂染探针制备与验证见图 18-1-15。在流式二维核型图中可见小鼠的 12 号和 14 号染色体簇界限不清楚见图 18-1-7，因此分选出来的也是这两条染色体的混合物。人的染色体涂染探针的制备与纯度验证，见图 18-1-16。一般来说人的 9-12 号染色体簇也很难区分开，用 Aria SORP 型分选仪可以分辨出其中的 12 号染色体，但 9-11 号染色体是依然分不清的，见图 18-1-6。

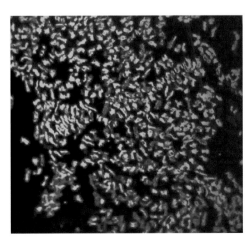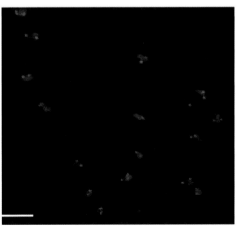

图 18-1-14　人 21 号染色体分选纯度验证。左图为分选后；右图对分选过的染色体用特异探针做 FISH 检测

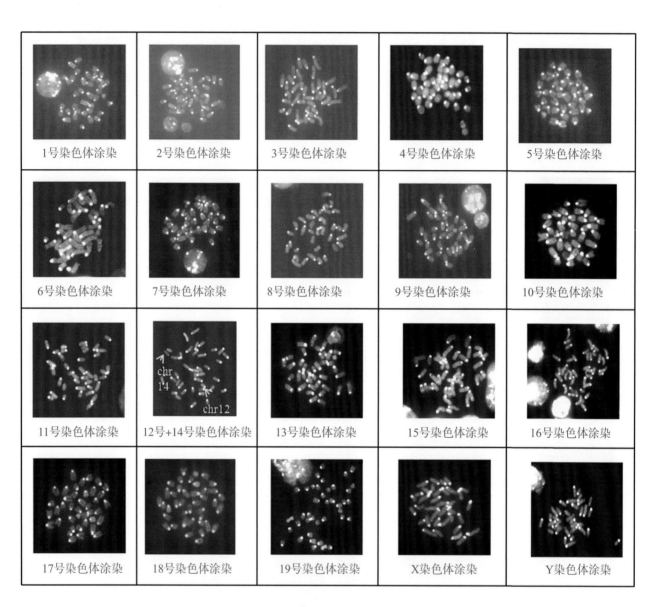

图 18-1-15　小鼠染色体分选纯度验证，利用已制备的涂染探针做 FISH 结果

18

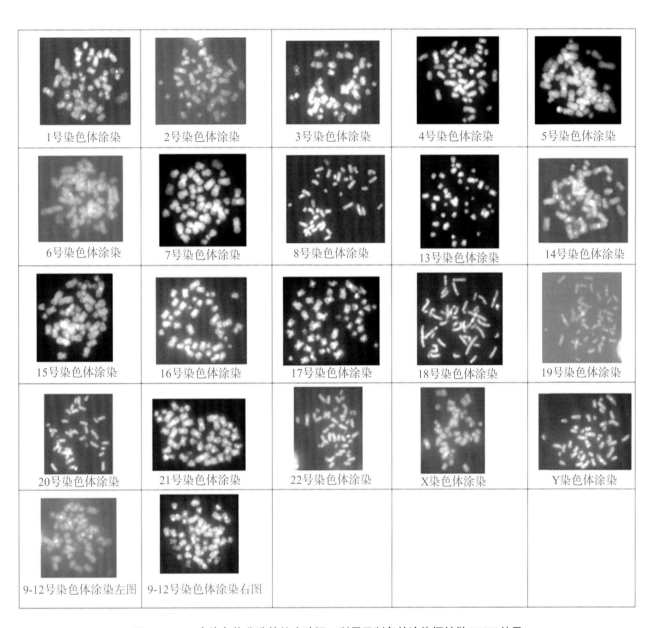

图 18-1-16　人染色体分选的纯度验证，利用已制备的涂染探针做 FISH 结果

## 第二节　染色体分选技术要点

染色体分选技术主要涉及两方面重要环节：第一是样本制备技术，能够制备出合格的样本是非常关键的；第二是分选测试条件的精准设置，这也是很重要的环节。下面分别介绍染色体分选的技术要点。

### 一、样本制备

合格的染色体分选样本悬液有如下特点：第一，每条染色体都要处于分散的游离状态，很少见到粘连体或聚集体；第二，每条染色体都要保证完整的形态，不能断裂；第三，制备出来的悬液中染色体数量必须要充足；第四，Hoechst33258、色霉素 A3 等核酸染料标记要充分，确保 DNA 上面的每一对碱基均被标记上荧光染料。因为在流式二维核型图中 A/T/C/G 碱基数目的多少决定着不同染色体簇的相对位置，如果荧光标记不充分染色体的相对位置会改变的。一般染色体样本制备难度较

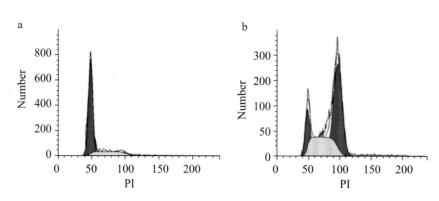

图 18-2-1 a.非同步化培养细胞；b.同步化培养细胞（有丝分裂中期占 80％ 以上）

大，因为种属的来源不同（如人、鼠、马、羊等）、同一种属的细胞种类不同（血细胞、体外培养细胞），其细胞周期的"同步化"培养条件和时间是不同的。比如人的外周淋巴细胞的增殖培养时间一般为 72 h，但如果换成肿瘤细胞增殖培养时间有可能是 24 h，甚至更短或更长。另外，同一种属的不同来源细胞增殖周期也是不同的，因此如何准确掌握所选细胞周期的同步化时间显得尤为重要，必须通过预实验去摸索自己选择细胞的最佳同步化培养条件。关于样本制备的具体步骤详见本章参考文献 3、9，文章中详细介绍了低渗液、裂解液等具体配方以及制备步骤。由于每个实验所选择的目的细胞的种属、组织来源不同其增殖培养方法、细胞周期的同步化时间和方法等各不相同，但大体上的制备程序相似。下面以小鼠脾细胞为例，介绍染色体分选样本制备技术要点及注意事项。

1. 细胞"同步化"培养 首先从小鼠脾脏提取脾细胞，在 1640 培养基中加入 LPS（终浓度 20 μg/ml），在常规培养条件下培养 44 h 后加入秋水仙素继续培养 4 h，此过程叫同步化培养（所选择的细胞不同加入的刺激剂也不同），使大多数细胞终止至"有丝分裂中期"。在同步化过程中常用秋水仙素（终浓度 0.1 μg/ml，作用时间 4 ～ 6 h）阻止细胞处于有丝分裂中期，这是非常关键的步骤，同步化的"有丝分裂中期"细胞数目达到 80% 以上是最理想状态。可以用细胞周期分析实验来判定同步化过程是否达到要求，即同步化之前大多数细胞均处于 $G_0/G_1$ 期，而同步化之后 80% 以上细胞处于 $G_2/M$ 期，见图 18-2-1。只有做好这一步才可以进入低渗、裂解的步骤。之所以样本制备失败，大多数情况下还是没有做到"同步化"所致。因此

这一步为样本制备成败的最关键步骤。

2. 细胞低渗 收集已同步化好的细胞加入低渗液 10 ml，37℃水浴 1 h。在低渗环境下，使细胞迅速膨胀体积增大，此时在镜下观察可见胀大的细胞核内有很多颗粒物，见图 18-2-2。需要注意每次实验必须现用现配低渗液，参考配方见表 18-2-1。

表 18-2-1 低渗液（pH 8.0）

| 终浓度 | 储存浓度 | 加入体积 |
| --- | --- | --- |
| 75 mM KCl | 1 M | 3.75 ml |
| 0.2 mM Spermine | 0.4 M | 25 μl |
| 0.5 mM Spermidine | 1 M | 25 μl |
| 10 mM MgSO$_4$·7H$_2$O | 1 M | 500 μl |
| 加去离子水 | | 至 50 ml |

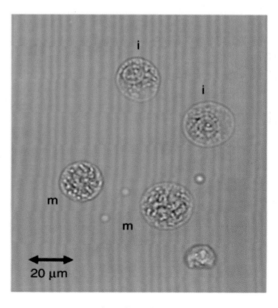

图 18-2-2 高度膨胀的分裂中期细胞核

3．细胞裂解　收取高度膨胀的细胞加入多胺缓冲液 1 ml，冰上放置 10 min，涡旋震荡（Vortex ×8）几十秒，充分裂解细胞膜、核膜，使更多的染色体游离至悬液中，此时很多染色体从核中释放出来，处于游离状态。缓冲液配方见表 18-2-2。但需要注意掌握震荡的力度、频率和时间，避免出现染色体的断裂现象。在 201×g，4℃条件下离心 2 min，取上清过滤即为染色体悬液。此时可以把染色体悬液吸取 20 μl 滴在载玻片上，加入 PI 或 Hoechst33258 作用 20 min 后用倒置荧光显微镜观察。在 200 倍放大的随机视野下，均能见到数 10 条以上游离染色体即可，见图 18-2-3。

表 18-2-2　多胺缓冲液配制（pH 7.5）4℃保存 1 个月

| 终浓度 | 储存浓度 | 加入体积 |
| --- | --- | --- |
| 15 mM Tris | 1 M | 3 ml |
| 80 mM KCl | 1 M | 1.6 ml |
| 0.2 mM Spermine | 0.4 M | 10 μl |
| 0.5 mM Spermidine | 1 M | 10 μl |
| 2 mM EDTA（pH8.0） | 0.5 M | 80 μl |
| 0.5 mM EGTA（pH8.0） | 0.1 M | 100 μl |
| 3 mM DTT | 1 M | 60 μl |
| 0.25% Triton X-100 | 10% | 50 μl |
| 加去离子水 | | 至 20 ml |

4．荧光素标记　充分标记 Hoechst 33258（终浓度 5 μg/ml）、Chromomycin A3（终浓度 50 μg/ml）等核酸染料，一般放在 4℃冰箱、避光 18 h 以上，保证每对碱基均被荧光素标记。

5．分散液　上机之前 1h 加入 $Na_2SO_3$（25 mM/ml）、枸橼酸钠（10 mM/ml），使染色体分散，防止聚集。

6．样本过滤、上机检测　用 400 目筛网过滤已标记荧光素的染色体悬液，去除大颗粒物质与粘连体。此时如果把染色体悬液吸取 20 μl 滴在载玻片上，打开汞灯在 200 倍倒置荧光显微镜下观察，能够见到很多发出蓝色荧光的游离染色体（即 hoechst33258 的发射光），染色体大小和形状如同图 18-2-3。

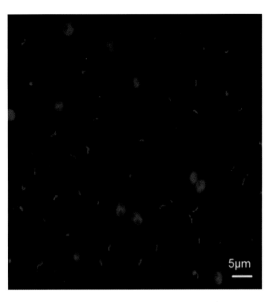

图 18-2-3　染色体悬液镜下观（PI 染色）

二、上机分选操作

由于染色体是非常小的颗粒，大小尺寸很小，在 FSC/SSC 散点图上最小的染色体很接近碎片（噪声）区，容易与碎片混淆，而且染色体越小携带的荧光分子数目越少，信号也越弱，因此对仪器内部液路的清洁度、鞘液的颗粒度、光信号检测灵敏度等方面都有很严格的要求。下面以 FACS AriaSORP 为例介绍检测样本时需要注意的问题。

1．仪器液路准备　分选之前用清洗液（clean）和灭菌蒸馏水彻底冲洗进样针至流动室之间的液路，去除液路中残留的细胞碎片、小颗粒物等杂质，特别是鞘液和水的颗粒度必须保证在 0.1μm（预先筛网过滤）以下，尽可能降低液体环境的噪音信号，以提高信 / 噪比（S/N）同时需要更换为新的鞘液过滤器，保障鞘液压力的恒定。

2．光路调节　启动仪器之后先做好仪器的质控。开机后先启动 CST 质控程序，检测当天的仪器光路相关指标是否均处于正常。选择 70 μm 喷嘴（nozzle），精心调节 UV 和 445 nm 激光时间延迟（time delay），并调节 CV < 1.0（488 nm、UV 和 445 nm 激光器）最佳。

3．液路调节　寻找最稳定的侧液流断点位置，调节最佳的 drop delay 值。

4．流速调节　染色体样本浓度不宜过高，选择"最低流速"下获取细胞(如 Aria SORP 速率选 1.0),最佳进样速度控制在 300 ~ 1000/ 秒颗粒数 (events)。

5．分选液滴着落点的调节 由于染色体尺寸很小,且易贴壁,一般选用 1.5 ml 低蛋白吸附离心管、冻存管或防脱载玻片做分选收集器。分选之前需要精心调节四路分叉着落点至接收管底部中央,或载玻片指定区域的中央位置。

6．分选染色体 分选模式选择纯度(purity)或单细胞(single cell)模式,选定横坐标为色霉素 A3、纵坐标为 Hoechst33285 画散点图,在合适的电压、阈值下可见从"右上到左下对角线"方向排列的染色体簇(chromosome cluster),最大的染色体位于最右上,最小的位于最左下,此时分别设门圈定目的染色体簇进行分选,这样可以分离、富集到高纯度目的染色体。

7．分选纯度验证 为了解分选的效果,染色体分选之后需做纯度验证。方法参见前文介绍的"染色体分选纯度验证"部分内容。

(吴后男)

## 参考文献

[1] Bee L. Ng, Beiyuan Fu, Jennifer Graham, et al. Chromosome Analysis Using Benchtop Flow Analysers and High Speed Cell Sorters. *Cytometry PartA*, 2019 Mar, 95 (3):323-331.

[2] Vrána J, Kubaláková M, Simková H, et al. Flow Sorting of Mitotic Chromosomes in Common Wheat (Triticum Aestivum L.) Genetics, 2000 Dec, 156 (4): 2033-2041.

[3] Yu-Yan Jia, Hou-Nan Wu, Liang Fang, et al. Sorting of Chromosomes on FACSAria ^(TM) SORP for the Preparation of Painting Probes. *Cytometry PartA*, 2016 Sep, 89 (9): 844-851.

[4] Meili Zhang, Li Cheng, Yuyan Jia, et al. Aneuploid embryonic stem cells exhibit impaired differentiation and increased neoplastic potential. *The EMBO Journal*, 2016, 35 (21): 2285-2300.

[5] 吴后男,黄粤,贾玉艳. 基于石英杯中激发型流式细胞分选仪的染色体分选方法. 专利号 ZL 2016 1 0472006.8. 证书号第 3256280 号.

[6] Bee Ling Ng, Fengtang Yang, Nigel P. Carter. Flow Analysis and Sorting of Microchromosomes. Cytometry A, 2007 Jun, 71 (6):410-413.

[7] van den Engh GJ, Trask BJ, Gray JW, et al. Preparation and Bivariate Analysis of Suspensions of Human Chromosomes. *Cytometry*, 1985 Mar, 6 (2):92-100.

[8] E Kejnovský, J Vrána, S Matsunaga, et al. Localization of Male-Specifically Expressed MROS Genes of Silene Latifolia by PCR on Flow-Sorted Sex Chromosomes and Autosomes. *Genetics*, 2001 Jul, 158 (3):1269-1277.

[9] Fengtang Yang, Vladimir Trifonov, Bee Ling Ng, et al. Carter. Chapter 3 Generation of Paint Probes by Flow-Sorted. *T. Liehr* (ed.) *Fluorescence In Situ Hybridization* (*FISH*) -Application Guide. Springer-Verlag Berlin Heidelberg, 2009:35-52.

[10] Carter NP, Ferguson-Smith ME, Affara NA, et al. Study of X Chromosome Abnormality in XX Males Using Bivariate Flow Karyotype Analysis and Flow Sorted Dot Blots. Cytometry, 1990, 11 (1):202-207.

[11] 高久春,祁聪阳,郑贤红,等. Y 染色体异常对男性生育力的影响. 中国妇幼保健. 2007, 22 (35): 5011-5013.

[12] Rack KA, Harris PC, MacCarthy AB, et al. Characterization of Three De Novo Derivative Chromosomes 16 by "Reverse Chromosome Painting" and Molecular Analysis. *Am J Hum Genet*, 1993 May, 52 (5):987-997.

[13] Susan M Gribble, Bee Ling Ng, Elena Prigmore, et al. Array painting:a protocol for the rapid analysis of aberrant chromosomes using DNA microarrays. *Nat Protoc*, 2009, 4 (12):1722-1736.

[14] Bee L Ng, Nigel P Carter. Laser Excitation Power and the Flow Cytometric Resolution of Complex Karyotypes. *Cytometry A*, 2010 Jun, 77 (6):585-588.

[15] Burkin DJ, ÓBrien PC, Broad TE, et al. Isolation of Chromosome-Specific Paints From High-Resolution Flow Karyotypes of the Sheep (Ovis Aries) Chromosome Res, 1997 Apr, 5 (2):102-108.

[16] Yanzhu Yao, Yuanyuan Zhang, Wansheng Liu, et al. Highly efficient synchronization of sheep skin fibroblasts

18

at G2/M phase and isolation of sheep Y chromosomes by flow cytometric sorting. *Scientific reports*，2020，10：9933.

［17］ Wenhui Nie，Patricia C M O'Brien，Bee L Ng，et al. Avian Comparative Genomics：Reciprocal Chromosome Painting Between Domestic Chicken（Gallus Gallus）and the Stone Curlew（Burhinus Oedicnemus，Charadriiformes）：an Atypical Species With Low Diploid Number. Chromosome Res，2009，17（1）：99-113.

18

# 19

## 计算流式细胞技术在高维流式数据分析中的应用

### 第一节 高维流式细胞术概述

一、高维流式细胞术的发展

流式细胞术（FCM）因其高度的准确性和分辨率，以及能够分析和分选单个细胞的能力使它在生物学和医学领域有非常广泛的应用。在免疫学中，流式细胞术可鉴定和量化免疫细胞亚群，可用于免疫检测及生物标志物的研究。流式细胞免疫分型已成为血液系统肿瘤诊断、分类、分期及监测的必需工具。在各种急性白血病的诊断和鉴别中，流式细胞术起到了举足轻重的作用。流式细胞术在监测微量残留病（minimal residual disease，MRD）[1] 及其他血液肿瘤疾病中也具有独到优势 [2]。

过去的几十年，流式细胞术出现了一系列的技术进步。传统的流式细胞仪，因为激光器的增加及抗体荧光素的开发，同时检测十几个参数已经是比较常规的操作 [3]，市场上有大量的流式仪已具备这种检测能力，一些高端配置的流式仪可以做到同时检测二十多色，甚至高达 30 个参数 [4]。

此外，在流式细胞术领域还有一些其他的技术创新，如质谱流式细胞术 [5]，通过飞行时间细胞术（cytometry by Time-of-Flight，CytoF）的方法来进行单细胞分析。在质谱流式中，抗体是通过金属探针来进行标记而不是荧光素，时间飞行检测器用于信号的量化，可以克服传统流式中光谱重叠的问题。理论上说，质谱流式允许对单细胞同时进行 100 个参数的检测，目前实际操作中可高达 50 个参数的检测。另外的一个技术创新是光谱流式 [6]，在这种仪器中，传统的光学检测器被分散连续的光学器件及线性阵列检测器所替代，从而实现全发射光谱的信号采集。再用光谱解析算法用于信号的解析（unmixing），类似传统流式的补偿过程。光谱流式大大地突破和解决了传统多色流式中补偿和自发荧光的瓶颈，使得同时检测二十色以上的染色方案变得容易很多。

对于基础研究来说，这些创新提供了低成本、高通量的方法，可以分析各种人体组织中数百万个细胞的表型和功能特征。对于临床医生而言，高维流式技术已成为诊断（并指导治疗）多种医学疾病（包括感染、恶性肿瘤和免疫缺陷）的主要手段 [7]。尽管许多研究专注于表征免疫细胞亚群和亚群之间的关系，但新兴的具有特殊意义的领域是将高维流式技术用于研究肿瘤尤其是血液病的多样性和异质性，进而进行系统性的分析 [8]。肿瘤细胞因其分化及生长的特性与健康细胞在免疫表征上可以非常不同。高维流式细胞术的新进展使得可以系统性地对数百万个细胞同时进行检测，从而对肿瘤的产生、进展和治疗抗性的机制进行全面研究。高维流式细胞术可以对癌症进行"单细胞"观察，对细胞表征、临床生物标志物、信号网络磷蛋白、转录因子以及增殖、细胞周期状态和凋亡的功能性读数进行单细胞多因子分析。单细胞检测方法可以研究人体组织的细胞异质性，并通过对细胞亚群的分析找到新的机制及原理。可以鉴定出稀有的干细胞或抗治疗性癌细胞，并将其与同一样本中的其他类型细胞进行比较。从长远来看，这些技术将使跟踪微量残留病和疾病进展成为可能。通过更好地了解在健康和疾病环境中控制细胞发育及细胞间相互作用的生物系统，我们可以改变细胞以使其成为治疗剂，或靶向恶性细胞以特异性杀死癌细胞。提供深入了解细胞信号传导和命运决定的单细胞方法对于优化结合靶向方法和免疫疗法的下一代癌症治疗至关重要[9]。

## 二、手动数据分析的局限性

流式细胞术的高通量性能，以及最近传统流式、光谱流式、质谱流式的技术进展，其增加的多参数能力能够生成大量高维数据，如果同时考虑日益增加的样本数及采集越来越多的细胞数，我们正式进入了流式大数据及计算流式细胞术时代。计算流式细胞术是一门新兴的交叉学科，包含免疫学和计算生物学的知识，并提供一系列的工具以更自动化和无偏差的方式进行分析、可视化和解析大量的细胞数据。

在传统流式细胞术中，这个数据分析主要是手工操作，以选定的标记物反复地画二维的散点图用于圈出目的细胞亚群，再重复该过程分析下一个层级的细胞群。这个过程被称为圈门，以层级放大的方式鉴定细胞亚群，直到选定的指标都分析完毕。虽然现在许多免疫学家仍然依赖于手工圈门，但是需要了解这种分析方法存在很多缺点。

手动圈门的重现性较差。在流式分析中，手动分析流式数据是结果差异的一个主要来源。由于两个原因，手动圈门重现性较差：第一个是显示指标的顺序不同，这可能导致不同的画门策略会圈选到不同的细胞。第二个原因是门的形状和边界设定，不同的研究人员根据圈门策略的不同会有差异性，有的专家可能圈门更严谨，而其他人则可能较为宽松。计算流式细胞术能够极大地增加分析的重现性，因为其基于数学原则来确认聚群边界，能够直接同时评估所有标记物在不同细胞间的相似性。

手动分析比较主观和具有偏差性。手动分析流式细胞数据的时候，人们倾向于关注已知的细胞群体，在这个过程中，其他细胞的信息可能会缺失。此外，在圈门的过程中对于特定的标记物阴性、阳性的判断会有比较强的预判。相比之下，计算流式细胞术会更加客观和无偏差，通过数据驱动的方法，同时考虑所有的标记物，这样利于找到新的亚群和生物标志物。

更重要的是在肿瘤细胞流式分析中，患者样本和健康样本比起来，细胞群差异性较大，细胞群的界定更具争议性，且样本间的个体差异也较大，这时候客观可重复性的分析手段尤为重要。

手动分析大量的标记物效率较低，尤其当分析很大量的样本数据（包括成千上万的患者标本）时，手动分析会比较耗时。即使使用相同的圈门策略，手动分析仍然需要来回比较所有的目的细胞群，对于每一个供者的每一管样本做出小的圈门微调。此外，这种大样本量的实验通常伴随着很多的误差来源，包括实验室和仪器误差、不同的试剂批次、不同的采集时间点等。计算流式细胞术能够使得这个分析过程更加有效率。首先，它能够自动展示数据预处理和进行质量控制；其次，自动分析能够找出新的生物标志物。

应对于硬件技术飞速发展带来的对数据分析的新需求，自 2007 年以来，不同的算法分析层出不穷，并广泛应用到流式数据分析中（图 19-1-1）。

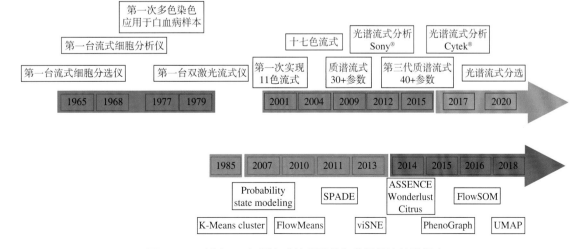

图 19-1-1　过去 55 年间流式技术硬件与分析算法的发展史

## 第二节　计算流式细胞术

### 一、流式细胞术的发展

计算流式细胞术（computational cytometry）是一门新兴的学科，包括了生物信息学（bioinformatics）及机器学习（machine learning）在流式细胞仪数据分析中的应用，提供一系列的工具对大量流式细胞数据进行自动化及可视分析，涉及利用计算工具来存储、检索、组织和分析流式细胞数据[10]。自动流式数据分析很早就已引起了研究人员的兴趣，第一篇有关利用聚类算法对流式细胞数据进行自动分析的文章发表于1985年[11]，虽然当时流式数据只有区区几色，使用的算法也非常有限，但对整个流式数据自动计算领域的发展有前瞻性的作用。

近20年来，以关键词"bioinformatics"和"cytometry"发表的文章数每年逐步增加（图19-2-1），显示了生物信息学和流式数据分析的紧密结合和相互依赖。近年来，特别是机器学习算法（machine learning）在流式数据分析（cytometry）

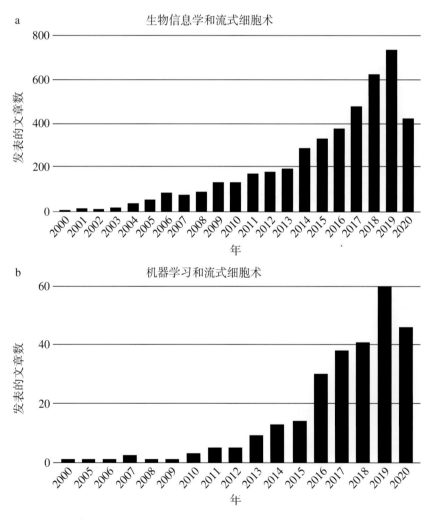

图19-2-1　在流式领域中越来越多的文章涉及生物信息学（**bioinformatics**）及机器学习分析（**machine learning**），在**PubMed**数据中心搜索相关关键词显示的每年的文章发表数目按年份显示。显示结果为2000年以后的数据。* 2020年数据只截至2020年6月。**a.** 以"**Bioinformatics**"和"**Cytometry**"为关键词搜索的结果；**b.** 以"**Machine learning**"和"**Cytometry**"为关键词搜索的结果

的应用显著性增加。大致分为两个时期，从 2000 年到 2010 年 10 年间，每年只有零星几篇流式文章涉及机器学习，而在 2010 年后至今的 10 年间，每年发表文章数大幅增长，尤其 2015 年到 2016 年从每年 10 几篇一下子跳跃到每年 30 篇，到 2019 年的 60 篇和机器学习相关的流式文章，而 2020 年半年间，已经多达 40 多篇了。而这个发展轨迹也是和期间仪器硬件的发展相一致的，从 2011 年到 2012 年，质谱流式的兴起到应用，2012 年后光谱流式概念的发展及应用，软件数据分析已经在流式领域得到了广泛的应用。有理由相信，机器学习，甚至深度学习将是以后流式数据分析及流式诊断的发展方向。

然而，尽管事实上这些机器算法工具已经存在，并在生物信息学家及生物统计学家之间广泛分享，但由于它们与传统的手动设门工作流程截然不同，因此对于大多数科研工作者，肿瘤生物学家（当然还有临床医生）而言，充分理解和利用它们的全部功能通常并非易事。同样，机器学习分析通常太复杂而无法在临床环境中直接使用，人们对这些新颖计算工具的工作原理缺乏普遍的了解[12]。在接下来的章节中，我们将主要介绍常用机器学习算法在流式数据分析中的应用及实际操作流程。

## 二、机器学习算法概述

机器学习算法从广义上来说，属于人工智能（artificial intelligence，AI）的一个分支，泛指从数

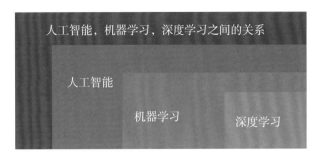

图 19-2-2　人工智能、机器学习及深度学习的关系图表。机器学习属于人工智能的一部分，而深度学习则是机器学习的分支，利用神经网络进行更复杂的算法[13]

据中学习，从而实现复杂的数据分析的算法，是实现人工智能的方法和技术。人工智能可以学会下围棋，甚至击败世界围棋冠军；可以脸部识别，语音识别，在网络上精准定位广告，为自动驾驶提供技术基础。机器学习算法则利用算法工具来实现人工智能（图 19-2-2）。

## 三、常用机器学习算法介绍及应用

在流式领域里，"机器学习"泛指各种算法工具，自动在数据中学习识别，分类或预测数据中的模型。主要分为监督学习和无监督学习两大类（图 19-2-3）。

● 无监督学习：无监督学习的任务是从给定的无类别标识的数据集中，挖掘出潜在的结构，此学习方法不需要先导经验指导。常见的降维算法及聚类算法都属于无监督型学习。降维算法

**19**

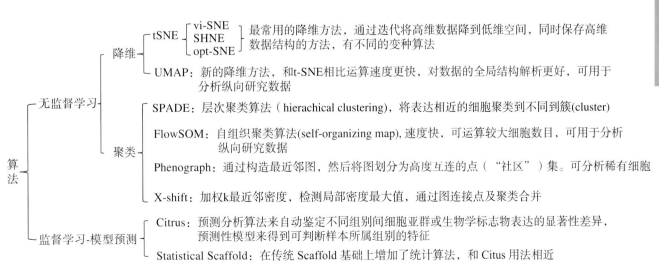

图 19-2-3　流式细胞分析术常见的无监督及监督学习的算法

是通过迭代的方法将高维数据呈现到低维空间，通常是二维或三维，同时尽量保存数据的高维信息结构的方法，降维方法里最经典的是 t-SNE，还有最近兴起的 UMAP。聚类算法是将数据进行聚类分析并将相近的数据事件（细胞）划分到不同的簇（cluster）的算法，最早应用到流式数据的为 SPADE，最近应用比较广的有 FlowSOM、Phenograph 等。

● 监督学习：监督学习是指我们给算法一个数据集，并且给出类别标识，通过数据来学习辨别正确的类别标识的计算方法。CITRUS 为流式领域里常用的一款监督学习算法，可用于分析不同组别间生物标记的显著性差异。

（一）降维算法

1. t-SNE （T-distributed stochastic neighbor embedding, t-SNE） t-SNE 最早在 2008 年由 Laurents van der Mattern 和 Geoffery Hinton 在原先的 SNE 算法基础上改进，并以 Barnes Hut 近似值算法进行改进，使之能更高效的处理大量的数据信息[14]。2013 年，Amir E 及其同事将 t-SNE 应用到高维白血病数据分析，并将其改名为 viSNE 来体现一些视图的优化[15]。平时我们看到 t-SNE 或 viSNE 的应用，基本上都是 Barnes Hut 近似值算法，他们之间没有本质的差别，不同的分析软件可能有不同的叫法，因本章的图片由 Cytobank 分析，故在后面分析图片的时候会统一叫 viSNE[16]。

笼统来讲，t-SNE 算法分三个步骤：

第一，在高维空间，对所有的数据点之间的距离计算成对相似矩阵。

第二，所有的数据被随机放到二维空间（initial seeding），计算数据点之间距离的初始相似矩阵。

第三，通过迭代，调整每个细胞在二维空间的位置，缩小高维和低维的成对相似矩阵的差别，两矩阵之间的差别通过 KL-divergence 来衡量，KL 值越低，t-SNE 图更好地代表高维信息。

t-SNE 运算具有随机性。初始的 initial seeding 有随机性，同一组样本每次跑的时候，虽然整体数据结构不会变，但同一个小岛可能会出现在 t-SNE 图上不同的位置，这样造成了不同运算间不一致性，这个随机性可以通过控制 seed 值来实现一致

性。实际运算中，可以通过使用前次运算的 seed 值来控制新的 t-SNE 可以和之前的运算保存一致的细胞群分布情况，值得注意的一点是 seed 只对同一组起始数据有用。

t-SNE 通过叠代的方式将高维数据降维到二维空间去呈现，X、Y 轴通过 t-SNE1、t-SNE2 来承载二维维度空间，生成 viSNE 图。抗原表达相近的细胞会聚在一起形成 viSNE 小岛，从而可以在一个 viSNE 图上分析所有的细胞亚群。在下图中，viSNE 图是对 PBMC 数据的分析，X、Y 分别是 t-SNE1、t-SNE2，这两个参数轴本身并无生物学意义，只是起到空间承载的作用，将所有的数据信息呈现到二维空间。所看到的每一个点是一个细胞，聚集在一起的小群，我们叫 viSNE 小岛，就是一个个形态相近的细胞群，这里可以通过在 viSNE 图上显示第三个参数轴，这里 CD8 的表达通过颜色强度标记来体现，红色标记的细胞是 CD8 表达高的阳性细胞，蓝色标记的是表达低的阴性细胞，以此来界定 CD8 阳性的细胞小岛，然后依次选择其他参数轴来界定 CD3、CD4 阳性等细胞亚群（图 19-2-4）。

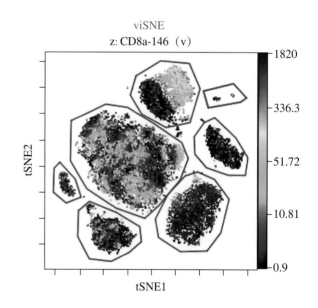

图 19-2-4 **PBMC 免疫分型的 viSNE 图。Z、Y 坐标轴分别是 tSNE1、tSNE2，图上的每个点代表一个细胞，表达相近的细胞聚集在一起，形成一个细胞岛，不同的细胞亚群分布在不同的位置。右边是颜色图标显示 Z 参数轴 CD8 在 viSNE 图上的表达。图右下方红色细胞群为 CD8 阳性细胞**

对 viSNE 的解析可以使用传统的设门方法将 viSNE 小岛圈出来，计算相应的细胞群百分比和参数荧光强度。

2．UMAP　UMAP[17] 是一种比较新的降维算法，它和 t-SNE 一样，都属于将数据从高维降到低维，用两维来呈现高维数据，在 Umap 里，坐标轴是 umap1、umap2，对应 t-SNE 的 tSNE1、tSNE2。相对于 t-SNE 来说，原作者还有其他文章验证其具有运算速度快、可更好地解析数据全局结构的优点。UMAP 另外一个很大的优势是可以将 MAP 结构应用到新的数据，使其适用于纵向时间轴的数据集分析。Evan Newell 及其同事在最近的一篇文章里对 UMAP 和 viSNE 进行了直接的比较[18]（图19-2-5）。

（二）聚类算法

1．（spanning-tree analysis of density-normalized events，SPADE）　SPADE 最早是由斯坦福大学 Gary Nolan 实验室的 Peng Qiu 开发的，并最早应用在 31 个参数的质谱流式数据[19]，现在也被广泛

用于传统流式数据的分析。

SPADE 通过层次聚类的方法将表达形态相近的细胞聚类到一个簇（cluster），表达不同的细胞聚到另外的簇（cluster），并最终通过最小生成树（minimum spanning tree，MTS）的形式呈现数据到二维空间。最小生成树图里，一个簇就是一个节点，节点和节点之间通过单线轴连接，直接连接的节点之间比较相近，而节点之间的连接轴越多，则形态表达越不一致。节点的大小代表了细胞数目的多少，节点越大，代表这个簇细胞越多，反之亦然。抗体标记的表达可以通过颜色强度标记表示，颜色越深，表达越高。SPADE 的运算也有一定的随机性，体现在初始的基于密度的下采样（down sampling），及最小生成树图的表达，最近 SPADE 原作者更新了可以控制这些随机性的 SPADE 算法[20]，但因为各种原因，并没有在流式数据分析领域流行并广泛应用起来。这和其他聚类分析像 FlowSOM，Phenograph 等更快、更高效的算法的兴起也有关系。

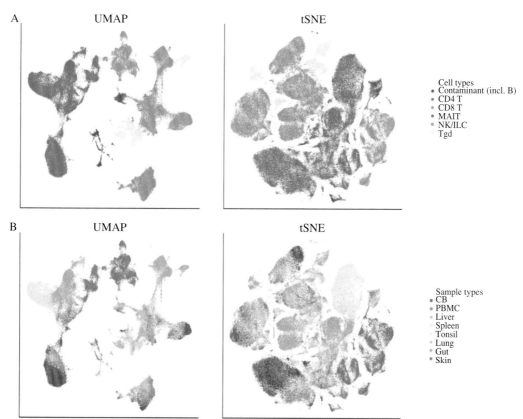

图 19-2-5　UMAP 和 t-SNE 对同一组数据进行分析。对于同一个组织样本，UMAP 和 t-SNE 都可以得到相似的细胞亚群并和 Phenograph 聚类生成的细胞簇相对应，两种方法产生的结果具有相当的可比性

SPADE 使用的是 Bottom-up 的方法，起始的时候，一个细胞就是一个簇，然后通过多步迭代逐渐将表达相近的细胞合并，直到达到用户界定的细胞簇数目为止[21]。运算 SPADE 的时候，簇数目是用户界定的，根据数据的复杂度，通常从 100 到几百之间，基本原则是宁愿过度聚类，即多于实际需要的簇数目，而不是聚类不够，不然的话表达比较低的细胞群不能独立成簇，会和其他的簇混在一起，无法达到将所有的细胞亚群分到独立的簇的数据解析需求。

概括来讲，SPADE 的运算包括以下几个步骤：

第一步：先进行基于密度的下采样方法，将数据根据不同的密度表达进行均衡，从而实现稀有细胞和丰富细胞（abundant cells）之间的均衡代表。

这个方法的好处是不会因为丰富细胞数目太多而覆盖稀有细胞，导致其无法分辨稀有细胞，而是确保能将稀有细胞分到单独的簇里。

第二步：对下采样后的细胞进行聚合层次聚类法，即从下而上的合并法，将形态表达相近的细胞聚类到相应的细胞簇，而上一步的密度采样法正好可以确保稀有细胞也能分到独立的簇，而不是被聚合到其他丰富细胞簇里。

第三步：提取数据云的几何结构，从而构建最小生成树拓扑图。树图的结构体现了数据云的形状。

第四步：通过上采样，将原数据里的所有的细胞，归类到跟其最接近的簇里，所有的起始数据都呈现到最小生成树上，并通过颜色强度标记来显示不同抗体标记的表达（图 19-2-6）。

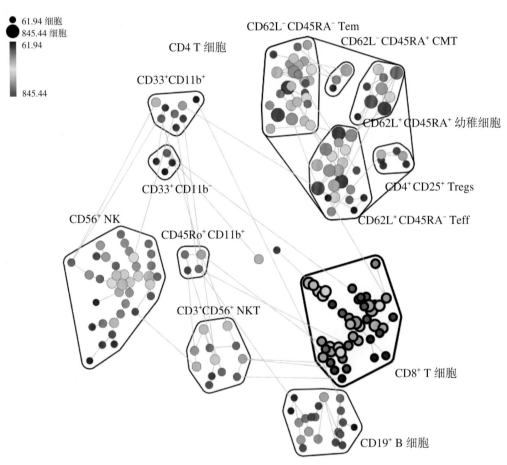

图 19-2-6　用 SPADE 分析淋巴细胞亚群。原始数据为二十一色流式数据，手动设门淋巴细胞，并运算 SPADE（Cytobank 软件）。设置为 200 个细胞簇。图中每个节点为一个细胞簇，细胞簇的大小代表细胞数目的多少，颜色标记从蓝色到红色分别代表抗体标记从阴性到阳性，可以通过手动的方式将表达一致的细胞圈在一起，显示为图里的圈圈。然后依次显示参数轴，通过颜色强度来识别细胞的阳性及阴性表达，可分别识别淋巴细胞的各亚群，包括 T 细胞、B 细胞、NKT 细胞等，T 细胞里可识别 Treg、T 幼稚细胞、T 激活细胞等

2. FlowSOM　FlowSOM 是由 Ghent 大学的 Sofie Van Gassen 于 2015 年发表在 *Cytometry* A 期刊上的聚类算法[22]。和 SPADE 相似，FlowSOM 也同样为聚类算法，也是用最小生成树来呈现高维数据，和 SPADE 不同的是 FlowSOM 使用的是自组织映射网络聚类算法（self-organizing map，SOM）而不是 SPADE 的自下而上的聚合层次聚类法（hierarchical clustering）。SOM 是一种单层人工神经网络模型（artificial neural network），通过学习训练单个细胞将其归类到其最相近的细胞簇，使用近邻关系函数（neighborhood function）来维持输入空间的拓扑结构，细胞簇生成后，用最小生成树及网格的形式呈现。FlowSOM 包含两次聚类算法过程，先用 SOM 生成用户定义的细胞簇数目后，再用聚合层次聚类法针对细胞簇进行再聚类分析，并将细胞簇归类到大的元细胞簇（metacluster），通常 FlowSOM 里生成的元细胞簇会对应于相应的细胞亚群。FlowSOM 没有下采样的过程，相应运算速度比 SPADE 更快，相同的运算资源下，也能运算更多的细胞数。

FlowSOM 还有非常好的视图工具，利用星图来体现每个参数轴在细胞簇里荧光强度的表达（图 19-2-7a），饼状图来比较手动设门和细胞簇聚类（图 19-2-7b），并可对不同样本间进行直接直观的比较（图 19-2-7c）。

（三）预测模型

目前的预测模型主要是黑盒算法（簇识别、表征和回归）（Cluster identification，characterization，and regression，Citrus）。在流式数据分析里，除了对样本的生物标记表达进行单个量化的分析以外，很重要的一点是进行样本和样本间的比较分析，尤其是在癌症研究中，分析患者和健康对照间的不同，分析患者在药物治疗前后的生物标记表达变化等是非常重要的。例如在 MSD 患者样本分析中，治疗前后，哪些标记物发生了什么样的变化，或者为什么有些患者复发了，有些患者能维持治疗效果等都是人们的研究兴趣所在。机器学习算法为这样的分析提供了强大有效的工具，尤其是近年来兴起的 Citrus 算法。Citrus 可以用来分析上述的隶属于不同结果组样本间细胞表达丰度或生物标志物荧光强度的差别及那些特征可以预测样

本的所属组别。Citrus 是由 Bruggner RV 及其同事在 2014 年发表并成功运用到质谱流式数据分析来预测的[23]。

Citrus 算法包括以下几个步骤：

第一步：也是运用聚合层次聚类法将表达相近的细胞聚类到相应的细胞簇里，这个步骤和 SPADE 相似，但不尽相同，因为 Citrus 树呈现的细胞簇是包含下一级细胞的，而 SPADE 是独立的细胞簇。Citrus 的起始细胞簇包含所有样本所有细胞，然后每个细胞簇逐步分叉为 2 个细胞簇，并分支到用户定义的最小细胞簇为止，每一个母细胞簇里包含了下级细胞簇。

第二步：对细胞簇进行表征分析（characterization），Citrus 的表征分析分为两类，细胞丰富度（cell abundance）及生物标记物荧光强度分析（median fluorescence intensity，MFI）。根据不同的数据，在不同情况下，我们会选择细胞丰富度或者 MFI，有时候可能两个都要分析。例如，如果是两组接受治疗的癌症患者，一组复发，另一组稳定，如果目标是想界定哪一个或多个细胞亚群的细胞丰富度可能导致不同的临床结果，我们可能要分析细胞丰富度；如果想要知道是哪个标记物，如 PD-1 之类的标记物的荧光表达强度导致的两组之间的不同，则需要用 MFI 分析。更多情况下，我们会分析两个表征，让 Citrus 来告诉我们，两组之间是否有细胞丰富度的差别或是标记物荧光强度的不同。

第三步：进行统计推断（statistical inference）Citrus 使用正则化的监督学习算法（regularized supervised learning algorithm）来确定可最佳预测任何给定的样本所属的组别的细胞群及表征，或使用相关性方法对其进行相关度量，来确定不同组别间所有具有统计意义的细胞群及表征。Citrus 一共有 3 个模型，相关性分析的 SAM（significance analysis of microarrays）、预测性分析的 PAM（nearest shrunken centroid）或 LASSO（L1-penalized regression，LASSO/GLMNET）。

如果要做预测性的分析，如要找到最少的特征来预测样本所属结果组的话，则需要选择预测模型 PAM 或 LASSO。LASSO 不可以用来做 2 组以上的数据分析，也没有错误发现率（false discovery rate，FDR），所以并不常用，也不建议。Citrus 的

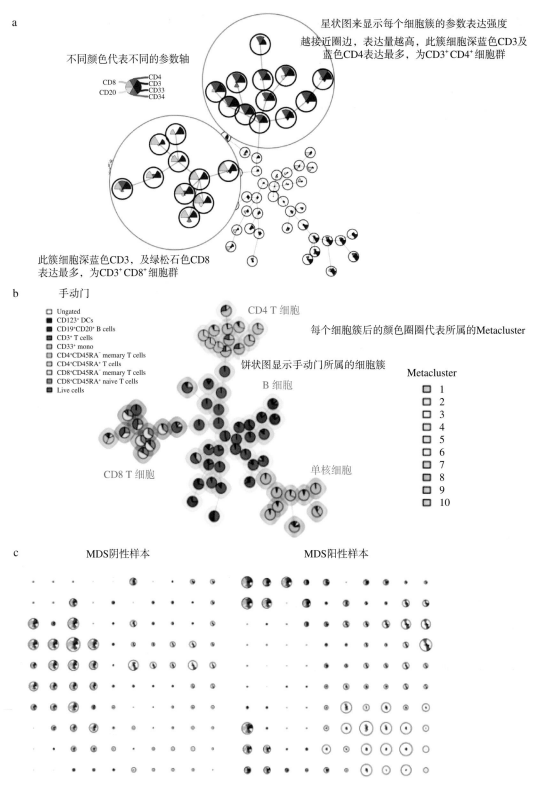

MDS阴性及阳性样本的FlowSOM格状图比较

图 19-2-7　**a.** FlowSOM 根据用户界定的细胞簇数目来生成的最小生成树。每个簇就是一组细胞表达接近的细胞群，星状图来显示每个参数的表达强度。**b.** FlowSOM 饼状图可以用来和手动门进行比较，FlowSOM 里的每个细胞簇还会被归纳入大的细胞簇 metacluster，相对应于手动门大的细胞亚群。**c.** FlowSOM 结果的另外一个视图就是格状图，将 7 个 MSD 阴性样本和 7 个阳性样本分别聚合为一个阴性样本一个阳性样本，然后比较阴性和阳性的 FlowSOM 格状图，可以看到阳性样本里缺失了一部分在阴性样本的强表达的细胞簇（后面章节会详细讲解）

运算需要至少 2 组数据，每组数据需要至少 8 个样本来确保统计运算的准确性，所以开始实验设计

的时候需要考虑到这一点，采集足够的样本数（图 19-2-8）。

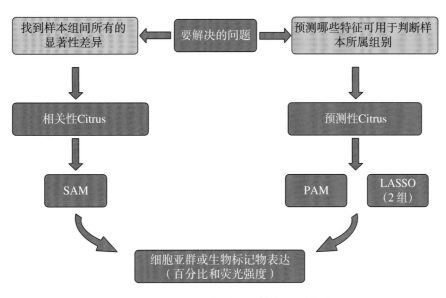

图 19-2-8　**Citrus** 解决问题的流程及模型

# 第三节　确保可重复性的流式数据分析

## 一、流式数据分析及结果共享标准格式

在流式数据分析领域，标准化的分析及数据存储非常重要，数据分享及可重复性的数据分析流程在临床及科研研究领域也倍加重要。计算流式细胞技术借助高度标准的数据格式和流程来实现数据分析的可重复性。在流式原始数据格式方面，自 1984 年以来，国际流式细胞分析协会（International Society for Advancement of Cytometry，ISAC），就致力于流式数据文件格式的标准化，流式细胞术标准（Flow Cytometry Standard，FCS）文件格式就开始作为流式细胞数据的标准格式以便不同的用户间分享原始数据，并从最开始的 FCS1.0，随着硬件软件技术的发展逐步更新，1990 年出来 FCS2.0，然后 1997 年 FCS3.0，至目前的 FCS3.1[24]。数据格式的标准化为流式用户间分享数据及数据的重复性分析提供了可能性。近年来 ISAC 还发展了 GatingML[25]，为用户间分享分析结果提供了可能性。GatingML 是一种用来存储设门

信息的格式，目的是不同的用户间可以分享使用同一个设门策略，保证数据分析的可重复性，甚至将来使用不同分析软件的用户间可以相互分享交换设门策略，虽然目前市场上各个分析软件使用的 GatingML 详尽的格式还不尽统一，并不能完全共享，但为未来不同分析平台之间共享设门格式提供了一个标准及发展的方向。最近发表的 CytoML 作为一种 R/Bioconductor 软件包，则可以跨分析平台导入，导出和共享流式数据的设门信息。它目前支持 Cytobank、FlowJo、Diva 和 R 语言之间的设门信息共享[26]。

另外一种可以方便用户间分享分析结果的格式是归档流式标准（Archival Cytometry Standard，ACS）。ACS 文件格式提供了数据容器存储 FCS 文件及实验的所有信息，包括原始 FCS 文件、GatingML 等信息并提供审核追踪，版本控制和数字签名[27]。用户可以将流式数据分析保存为 ACS 格式，并分享给其他合作者，对方可以打开并看到之前用户所做的所有分析，包括补偿、设门、统计

**19**

分析等。同样，不同的分析平台的 ACS 文件还不能完全共享，目前只能在同一个分析软件里，使用 ACS 格式，但各软件平台间的共享将是未来的一个发展方向。现在日渐兴起的云平台及云分析为实时数据及数据分析分享提供了新的方式。基于云分析的平台目前有 Cytobank、ASTROLABE 和 OMIQ，这些云平台不仅提供了云数据分析，同时也提供了便捷的实时数据分享功能。

以上这些标准数据格式为流式数据的可重复性分析及不同平台间的合作，乃至整个领域的发展提供了坚实的基础，数据可重复性分析从样本制备、样本染色就开始了，每一步都需要执行标准操作流程（standard operating procedures，SOPs）。流式仪的标准设置、抗体及染色方案的选择和对照的设置都和数据分析可重复性息息相关。ISAC 于 2008 年提出了有关流式实验的最少信息标准（the minimum information about a flow cytometry experiment，MIFlowCyt）。这个标准界定了发表流式数据需要的最少信息，从样本制备、试剂染色方案、流式仪设置，到后面的数据分析策略都有具体详述。最终目的是其他用户根据 MIFlowCyt 提供的信息可以完全复制实验结果。2010 年，ISAC 进一步推出了统一格式的优化的多色免疫荧光组合（optimized multicolour immunofluorescence panels，OMIPs），文章发表于其旗下的期刊 Cytometry A，用以标准化常见的实验染色组合，如 T 细胞亚型分析、NK 细胞亚型分析等[28]。截至 2020 年上半年，共发布了 66 个 Panel，OMIP-066 是一个检测人类第 2 组先天淋巴样细胞的十四色染色方案[29]。OMIP-064[30]、OMIP-063[31] 则分别是二十七色和二十八色的淋巴细胞免疫分型及广泛的免疫分型。为了完全地发挥计算生物学的功能，免疫学家们应该着重开发出更加标准化的标记物组合。这将有利于实验室内或实验室间更好地整合数据以及生成更加具有重现性的流式细胞术实验，对临床流式来说，染色组合方案标准化更是意义重大。这方面 EuroFlow 做得非常好，很早就开始了就白血病标准染色方案进行领域内各个研究中心的合作，于 2012 年推出标准的检测方案，通过构建参考数据库，使用同样的实验组合的新的患者样本可以进行归类[32]。

近年来，很多期刊都开始要求发表的文章中，流式数据的公开化及共享性。数据的共享对整个科学研究领域的发展、实验的可重复性验证等都具有重大意义。ISAC 推出的 FlowReposiroty 提供了符合 MIFlowCyte 标准的数据存储，是 Cytometry A 期刊推荐的数据存储中心，另外，ImmPORT 是由 NIH 等机构支持的数据存储中心，尤其是免疫数据的存储。商业的存储平台包括 Cytobank 的 community 平台及 premium 平台，前者是一个免费的流式数据分析存储平台，不需要付费存储和共享数据。premium 则是付费平台，不过如果只是数据公开分享的话，用户也可以免费将数据公开在平台上，供大家下载。

计算流式细胞术的兴起和标准化与 FlowCAP 有密切的联系。FlowCAP（Flow Cytometry：Critical Assessment of Population identification methods）[33] 作为一个研究平台，不仅直接比较已有的算法技术而且提供基准数据库，并激励新的算法发展。为了促进计算流式在生物免疫癌症研究领域内的应用、评估及延续，开发者需公开编码及数据集。许多计算流式工具都可以通过 R 开源软件包获得，R 是一个用于统计分析、计算和可视化的开源环境。Bioconductor 里有很多生物信息学分析的 R 软件包，其中包括许多用于计算流式细胞的工具，目前共有 58 个和流式细胞相关的软件包（截至 2020 年 6 月），包括常用的 FlowCore、FlowSOM 等都包含在内[34]。

## 二、标准化的计算分析流程

上文中，我们提到了整个流式社区尤其是 ISAC 及 EuroFlow 已有的数据分析可重复性格式，尤其是计算流式领域的现有框架及可用资源。这一节我们侧重介绍如何将这些计算方法和技术应用到流式数据分析，尤其是血液病的流式数据分析中。我们这里呈现了机器学习算法数据分析的一个标准化流程及每个步骤常见的算法及软件包（图 19-3-1）。

### （一）实验设计 / 数据采集

要想确保数据的可重复性，从实验设计开始就要遵从 SOPs，做到标准化设计，包括标准化的样本制备、染色方案标准化、机器及对照的设置

# 机器学习算法数据分析标准化流程

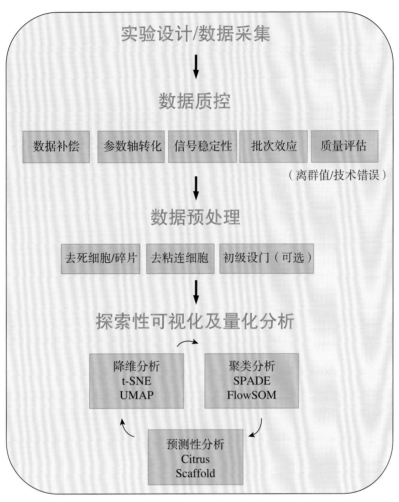

实验设计/数据采集

数据质控

| 数据补偿 | 参数轴转化 | 信号稳定性 | 批次效应 | 质量评估 |

（离群值/技术错误）

数据预处理

| 去死细胞/碎片 | 去粘连细胞 | 初级设门（可选） |

探索性可视化及量化分析

| 降维分析<br>t-SNE<br>UMAP | 聚类分析<br>SPADE<br>FlowSOM |

预测性分析<br>Citrus<br>Scaffold

图 19-3-1 机器学习算法数据分析标准化流程

等。采集样本的时候要考虑最终要分析的细胞亚群是否是稀有细胞，而采集相应的细胞数目。如要做MRD分析的话，采集的样本细胞数目要足够多。另外要考虑样本数，每个组要采集足够多的样本数目，后续才能计算有效的统计值。如果有不同样本组的话，每个样本组的样本数目也要保持平衡，以确保后续的统计需求。同时也要考虑到后续数据质控的时候有可能会移除一些离群样本，所以要留有一定的缓冲样本。此外，机器的质控、补偿样本的设置都是要考虑的因素，一切尽量做到合理的实验设计，标准化的流程，严格的实验对照，以确保后续可信的分析结果[35]。

（二）数据质控

采集到原始 FCS 数据后，需要进行数据质控。在数据分析中，不管是手动分析还是计算分析，输入的原始数据的质量是保证结果有效性的关键，数据质控对计算分析尤为关键，因为经过各种复杂的运算后，更难去判断数据质量问题造成的对结果的影响。如果是低质量的数据，即使输入最好、最强大的运算方法中，输出的结果也不可能是有意义的，更不可能重现结果。质控对于小样本来说是可以通过手动检查的，但是对于多中心临床实验大样本数据就需要一个自动化的质控流程。以下将分别介绍数据质控各个环节的手动过程及可用的算法。

**19**

1．数据补偿　传统流式补偿的关键有两点，一是合理的染色方案设计，优化染色方案，提高检测分辨率；二是要有优质的单染对照。对于什么是优质的单染对照，有很多纲领可循，例如使用抗体替代法，将表达低的抗体换为同荧光素的表达高的抗体，或者使用补偿微球来达到最佳效果等。对于高维传统流式，一个虽然显而易见但通常容易忘记的关键点是，千万不要试图手动调整补偿，补偿矩阵会因为一个值的改变而影响很多个通道，而优化染色方案、优化机器设置、优化补偿对照才是最优选择。对于光谱流式来说，目前使用光谱拆分算法（Spectral Unmixing algorithm）[36] 来对光谱信号进行校正。CyTOF 的光谱重叠明显不如流式细胞仪明显，补偿需求大大减少，但由于检测灵敏度的原因，同位素杂质和氧化形成引起的溢出会阻碍数据的准确性。为了减少通道之间的干扰，可用磁珠信号，并用 Catalyst——一款基于 R 的软件进行校正 [37]。

2．参数轴转化（scale transformation）　流式数据参数轴通常有线性轴 linear、对数轴 log，还有其他转化参数轴如 bioexponential transformation，或 arcsinh，也有软件如 logicle、hyperlog。虽然名称不尽相同，算法有一定的差异，但要达到的最终目的是一样的，就是在对数轴上引入一段线性轴来呈现负值细胞。因为 log 轴不能呈现负值，通常分析软件使用转化参数轴 bioexponential transformation 或 arcsinh 来实现。在数据分析中，参数轴的调整不仅可以调整参数轴的最大及最小值，将所有的细胞都显示在参数轴里面，还需要调整负值细胞在参数轴上的显示。而通常在参数轴上 0 值附近的负值细胞和正值细胞对称分布，形成一个正态分布的峰值。这个峰值的 cv 是由一个参数控制的，FlowJo 软件里叫 width，Cytobank 里叫 argument，调整 width 或者 argument 来调整峰值 cv，最终目的是在参数轴上 0 值附近得到一个正态分布的、cv 合适的峰值（图 19-3-2）。如果 argument 设置不正确，在 0 值出现了一个凹陷，人为地造成分裂的峰，如图 19-3-2a 所示，就会给后续的计算算法输入错误的数据信息，算法会误将 0 值左边的认定为阴性，中间的峰为中表达，最右边的峰为阳性峰。在这种情况下，必须增加 argument，直到出现一个正态分布峰值，将负值细胞和正值细胞平衡的分布到 0 值左

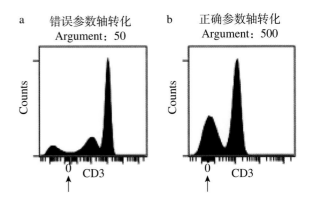

图 19-3-2　CD3 直方图在不同的参数轴转化设置下的数据呈现。a. 错误示范，argument 为 50，在 0 值出现了一个凹陷，人为地造成分裂的峰。b. 正确示例，增加 argument 到 500，参数轴上 0 值附近得到一个正态分布的，cv 合适的峰值，正确体现 CD3 的表达

右为止。FlowCore 及 FlowTran 等 R 软件包可以做到数据参数轴的自动化转化。

在计算流式里面，参数轴最大值及最小值只是影响视图，并不会影响算法，但是 width 或 argument 的设置会影响算法，0 峰值调整不当会人为地对数据进行错误的呈现，从而造成结果错误，所以参数轴的转化对后续的算法准确性至关重要，不可忽略。

3．数据信号稳定性　数据采集过程中因为通道堵塞、气泡或激光稳定性及细胞流速度变化等因素，有时信号会不稳定，我们可以通过查看荧光信号 Vs Time 的流式图来确保采样过程中的信号一致性（图 19-3-3）。在传统流式分析里，我们可以利用手动设门将信号稳定段圈出来分析，从而去除不稳定区域，甚至去除整个样本。FlowAI、FlowClean、FlowQ 等都是不错的 R 软件包，可用于数据的信号稳定性质控。

4．数据批次效应（batch effect）　不同批次采集的数据，有时候会存在批次效应，根据不同的情况需要做数据标准化处理。如果是基于机器灵敏度的，可以通过标准化微球来校准。如果是基于技术操作引起的样本间差异，包括不同批次的样本处理、样本染色等引起的批次效应，则需要做基于每个通道的基础标准化，常见的操作是用同一个对照样本等分试样，每次跑样的时候，都跑一次这个对

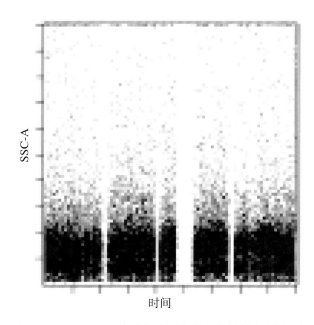

图 19-3-3　**SSC *vs.* 时间来评估采集数据信号的稳定性。如果有信号的起伏或者中断，可能是由于激光信号不稳定或者管道气泡等引起的**

照样本，作为基准[38]。FlowStats 软件包里包含了 fdaNorm 及 gaussNorm。CytoNorm 则使用控制样本和聚类算法进行标准化批处理。

5. 质量评估　在质量评估的时候，那些因为技术失误导致生物标记染色不当，采集细胞数不够的样本，或者是和其他样本的差异超过预期的样本，应在质量评估中去除，没有通过质控标准的数据也需要从数据样本中去除[39]。FlowCut 软件包可用于数据质量评估的自动化处理。

（三）数据预处理

数据预处理包括去细胞碎片、死细胞及粘连细胞。预处理也包括对细胞进行预设门，先手动圈出的细胞亚群来进行后续分析（图 19-3-4）。

（四）探索性可视化及量化分析

严格经过上述的数据标准化制备、采集及数据质控后，就可以输入算法工具进行探索性的可视化及量化分析了。在机器学习算法的选择上，我们有不少工具可以使用，上面提到的降维、聚类及预测性模型是常见的分析方法（图 19-3-5）。

去除死细胞和碎片

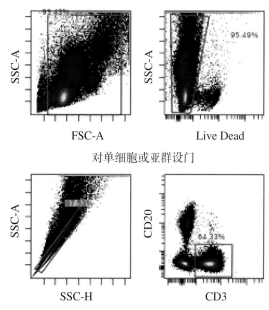

对单细胞或亚群设门

图 19-3-4　**数据预处理的手动操作过程，包括去除死细胞、碎片，去粘连细胞，也可以预设门到某一个细胞亚群**

19

## 探索性可视化及量化分析

降维分析（t-SNE，UMAP）
- 在低维（2-3D）呈现高维数据
- 可视化显示数据整体结构
- 可用于评估数据质量

聚类分析（SPADE、FlowSOM）
- 将细胞聚类到表达相近的细胞
- 直接产生量化数据
- 可用于样本间比较

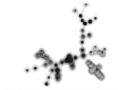

预测性分析
（Citrus、Statistical Scaffold）
- 自动检测样本组间的差异表达
- 预测性模型

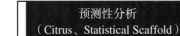

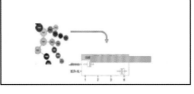

图 19-3-5　用不同的算法工具对数据进行探索性的可视化及量化分析，各种算法可分别单独分析或者组合及叠合一起使用

## 第四节　机器学习算法在MDS样本的应用

MDS 染色方案 1 如表 19-4-1 所示，使用 FCSA Canto 仪器及 BD FACSDiva Software Version 8.0.2。分析共 14 个样本，其中阴性阳性分别 7 个。流式仪器每天都做严格的标准质控流程。数据质控使用上面章节介绍手动，在此不一一赘述。数据分析使用 Cytobank 分析。

### 一、用 viSNE 进行探索性分析

1．viSNE 设置。

（1）对样本先进行去碎片，去粘连细胞设门，分析活细胞。

（2）均等采样，每个样本随机采样 46 560 个细胞，14 个样本共分析 698 400 个细胞。

（3）CD15、CD117、CD33、CD13、CD11b、CD16、CD45、CD123 被用于做 viSNE 的降维参数轴。

（4）Iterations：3000；Perplexity 30，Theta 0.5。

（5）Seed 系统随机产生。

2．viSNE 结果分析（图 19-4-1）。

表 19-4-1　MDS 染色方案 1

| 荧光素 | FITC | PE | PerCP-cy5.5 | PE-Cy7 | APC | APC-Cy7 | V450 | BV605 |
| --- | --- | --- | --- | --- | --- | --- | --- | --- |
| 抗体 | CD15 | CD117 | CD33 | CD13 | CD11b | CD16 | HLA-DR | CD123 |

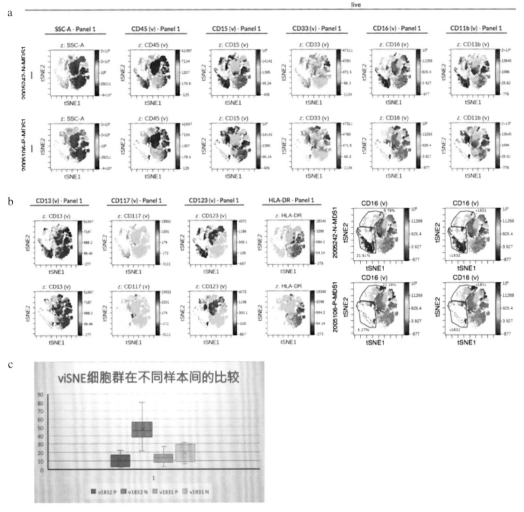

图 19-4-1 **a.** 各参数轴在 **viSNE** 图上的表达。图表每一列为一个抗体（除第一列为 SSC-A），抗体的表达通过每个图右侧的色柱来显示，蓝色为零及低表达，红色为高表达。第一行为健康人，第二行为诊断为 **MDS** 的患者。两个样本间的 **viSNE** 小岛及抗体表达基本分布一致。但可以明显观察到不同 viSNE 小岛之间的细胞数目及抗体表达的不同，尤其是左下角的一群细胞在患者间明显减少。**b.** 在 viSNE 图上对细胞群进行设门，进行定性分析。左上角为 **v1831**，左下角为 **v1832**，分别显示其百分比表达。v1832 在患者样本里表达有减少趋势。**c.** 比较 7 个阴性样本和 7 个阳性样本间 viSNE 细胞群的百分比。**v1832** 细胞群表达在患者样本中显著性减少。而 **v1831** 在阳性和阴性患者间并没有统计学上的显著不同。有一些样本的表达在两者的边界，如果想要利用这个表达特征作出准确的诊断则还需要其他的染色方案辅助，并需要对更多的样本进行分析从而得出更准确的判断，甚至这两个细胞群之间的比例也许可以用作判断的一个标准。标记注释 **v1832 P**，阳性样本的 v1832；**v1832 N**，阴性样本的 v1832；**v1831 P**，阳性样本的 v1831；**v1831 N**，阴性样本的 v1831

**19**

3．对 viSNE 发现的 2 个细胞群进行验证（图 19-4-2）。

4．手动设门验证　在 viSNE 找到细胞群表达特征的基础上，进行手动设门分别用传统的设门方法，找出这 2 群细胞。设门的逻辑如下：CD45$^+$ SSC$^{hi}$CD15$^+$CD33$^+$CD117$^+$CD13$^{++}$CD16$^{++}$（图 19-4-3b），然后将这群手动设门的细胞反向叠加到 viSNE 图上（图 19-4-3a）。

**二、FlowSOM 分析结果及其和 viSNE 及手动分析结果的比较**

**（一）FlowSOM 设置**

1．FlowSOM 运算是在上一个步骤的 viSNE 图基础上进行分析的，最终生成的 FCS 数据除了含有 FlowSOM clusterID，还含有 tSNE-1 和 tSNE-2 参数轴，以便后续聚类细胞簇在 viSNE 图上呈现。

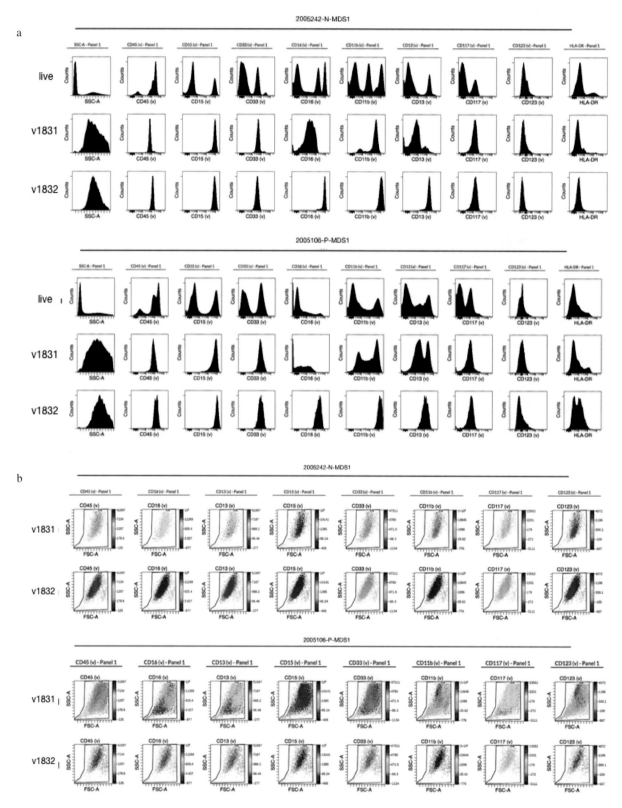

图 19-4-2　a. v1831 和 v1832 两群细胞的直方图表达，不管是在阴性样本（第一行）还是 MDS 患者中（第二行），v1831 和 v1832 都属于 CD45、CD15、CD33、CD117 阳性，HLA-DR 阴性，区别在于 v1831 细胞群 CD16 中表达，CD13 中低表达，CD11b 混合表达，中高表达都有。而 v1832 表现为 CD16、CD13、CD11b 强阳。b. v1831 和 v1832 两群细胞的散点图呈现

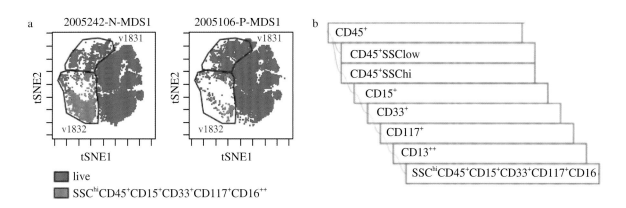

图 19-4-3　**a.** 通过传统手动圈门得 **CD45⁺SSCʰⁱCD15⁺CD33⁺CD117⁺CD13⁺⁺CD16⁺⁺** 细胞。在 **viSNE** 图上，这群细胞主要在 **v1832** 的位置。右边阳性样本里这群细胞明显减少。另外通过比较阳性和阴性样本间这群细胞的百分比也同样印证了 **viSNE** 的发现（数据未在此文呈现）。**b.** 手动设门逻辑

2．聚类参数轴和之前 viSNE 参数轴一致：CD15，CD117，CD33，CD13，CD11b，CD16，CD45，CD123。

3．均等采样，每个样本随机采样 46 560 个细胞，14 个样本共分析 698 400 个细胞。

4．Number of Metaclusters：22，Number of clusters：169。

（二）FlowSOM 结果分析

通过比较阳性和阴性样本间的 FlowSOM 最小生成树（图 19-4-4a），细胞亚群的分布是很不同的，尤其是 CD16 阳性表达细胞在阴性样本中有强表达，而在阳性样本中则表达较少，较弱，这和之前 viSNE 分析的结果是一致的。如果将 FlowSOM 的 metaclusters 叠加到 viSNE 图的时候，就可以

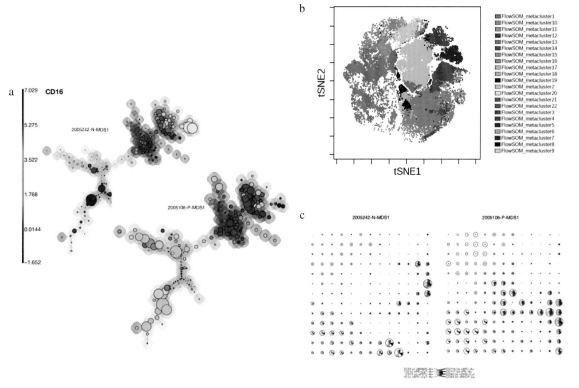

图 19-4-4　**a.** FlowSOM 最小生成树（MST），左上为阴性样本，右下为阳性样本。**CD16** 的表达量由颜色标度显示。**b.** FlowSOM Metacluster 重叠到 viSNE 图。**c.** FlowSOM 的格子图，左为阴性样本，右为阳性样本

看到其中metacluster10（橘色），metacluster（紫色），分别位于之前v1831、v1832的位置，比较好的还原了viSNE发现的细胞群（图19-4-4b）。FlowSOM格子图也体现了，阴性样本（图19-4-4c左）及阳性样本（图19-4-4c右）间明显的细胞亚群表达的差异。

由此可见，viSNE和FlowSOM都可以对样本进行定性定量的分析，还可以结合起来，增强视图与量化分析，相互印证结果。

## 三、Citrus 对数据做预测性分析

### （一）Citrus 分析设置

1. Citrus 在先前 viSNE 的分析数据上进行。这样的设计好处是可以利用之前 viSNE 分析产生的 tSNE 参数轴来显示 Citrus 的结果。在样本质量评估的过程中，损失了一个样本，未能达到 Citrus 运算最少8个样本的要求，这对结果会产生一定的影响，但不影响本文对 Citrus 的应用举例效果。

2. 均等采样，每个样本随机采样 46 560 个细胞，14 个样本共分析 698 400 个细胞。

3. CD15、CD117、CD33、CD13、CD11b、CD16、CD45、CD123。

用作聚类参数轴：

（1）Association models：["sam""pamr"]

（2）Clustering characterization：abundances

（3）Minimum cluster size：1

（4）Cross validation folds：7

（5）False discovery rate：1

### （二）Citrus 结果分析

Citrus 分析同时跑了两个模型：SAM 和 PAM，SAM 用于发现两组数据间所有的不同，而 PAM 则是预测模型，可以预测什么抗原特征及表达可以预测样本属于哪一组别，可用于预测未来样本属于阳性样本还是阴性样本，非常适合分析 MDS 样本。所以这里特别专注于 PAM 模型的分析结果。

1. 模型错误率用于检查 Citrus 分析的质量（图19-4-5）分析 Citrus 预测模型的时候，首先需要查看模型错误率（Model Error Rate），来确定 Citrus 产生的结果可信度及质量。此图显示了所有 Citrus 衡量的模型，我们的目的是要在这里挑取最

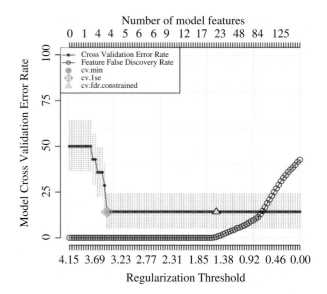

图 19-4-5　Citrus 的 Model Error Rate 图可用来判断模型的准确性及分析结果的质量

佳的模型。最上面显示的是模型特征数目，随着模型特征的最大数目应不能超过我们运行 Citrus 的时候设定的错误发现率（faulse discovery rate，FDR）的时候（图中蓝色线）。FDR 通常是 1%，1% 意味着，我们有 99% 的信心，此模型预测的是正确的。红色线是 Cross Validation Error Rate 用来预测模型的准确度，20% 的 CV（cross validation）表示，有 20% 的可能性用这个预测模型来判断数据所属组别的时候是错误的，在我们分析的这组数据里，那就意味着 20% 的可能性我们判断某个样本是阳性还是阴性的时候，是错误的，而 80% 的概率判断是准确的。cv.min 代表最小的 cross validation 错误率，cv.1se 代表比 cv.min 高 1 个标准偏差的 cross validation 错误率，通常这个值下的模型是最佳预测模型。

一个好的 Model Error Rate 有以下几个特征：

（1）cv.min 或 cv.1se 要比 cv.fdr.constrained 的模型特征数目少，体现在图上，就是 cv.min，cv.1se 比 cv.fdr.constrained 靠左，先出现他们再出现黄色的三角。

（2）红色的 Cross Validation Error Rate 要随着模型特征数目（Number of model features）增加而下降。

在我们这个 Citrus 数据分析结果，符合以上的 2 个要求，属于比较好的模型。cv.1se 有 4 个模型

特征，预测准确性为 87% ~ 88%。虽然准确性没有很高，但是已经足够给出有效的分析方向，并和我们之前的 viSNE 结果进行相互验证。

2. Citrus 细胞簇结果分析 Citrus 树是根据我们数据输入的参数轴信息进行聚类的。Citrus 树和上述的 FlowSOM 产生的最小生成树有所不同。Citrus 分析的时候将所有的样本细胞合并在一起，然后根据输入的参数轴表达进行聚类。如图中所示中间的 ID 为 651839 的细胞簇为所有的样本细胞之和，然后依次进行一分为二，分别生成 ID651838，及 ID651837。然后 ID651838 再一分为二，生成下面的 2 个细胞簇 651831 和 651836。值得注意的是，在 Citrus 树里，上一级细胞簇包含了下一级细胞簇，既 651838 包括了 651831 和 651836 的所有细胞。细胞簇依次分叉只到达到用户自定义最小细胞簇，在这个分析里 Minimum cluster size 是 1，就是最小的细胞簇是 1% 的表达量（图 19-4-6）。

红色的细胞簇即是 Citrus 发现的 2 个样本组之间有表达量显著不同的细胞簇，分别是 ID651838、ID651837、ID651831 和 ID651832。因为细胞簇上下级之间是包含的关系，我们可以分析只关注母级细胞簇 ID651838、ID651837。有时候实际情况下，子细胞簇的细胞表征更纯，更能代表一个特定的亚群。在这个数据里子细胞簇 ID651831 和 ID651832 分别代表了 2 种表达非常不一样的细胞簇。ID651831 表现为 CD16 强表达，CD13 强表达，CD15 阳性，而 ID651832 则完全相反。

当我们将这 2 群细胞显示在 viSNE 图上的时候可以明确的发现和之前 viSNE 图上发现的 2 群细胞群 v1831 和 v1832 高度重合。这说明了 viSNE 本身不仅可用于数据的初始探索性分析，更可以用于后续预测性或聚类分析的时候作为数据显示工具。而 Citrus 可以自动帮助你发现数据的秘密，可以作为一种佐证手段或是分析的第一步来为后续的分析提供分析方向。

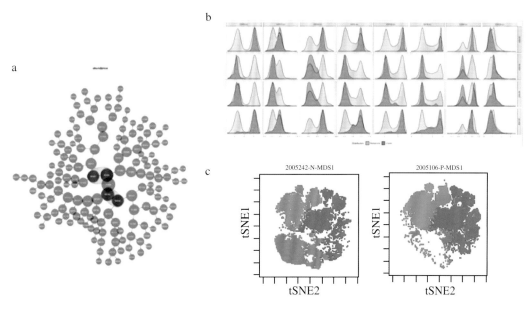

图 19-4-6　Citrus 结果分析。**a.** Citrus 树，红色的细胞簇即是 Citrus 发现的 **2** 个样本组之间有表达量显著不同的细胞簇，分别是 **ID651838、ID651837、ID651831** 和 **ID651832。b. 4** 个在样本组之间有显著性不同表达的细胞簇 **ID651838、ID651837、ID651831** 和 **ID651832** 的直方图。**c. ID651831** 和 **ID651832** 分别显示在 viSNE 图上。绿色 **ID651831**，橘色为 **ID651832**

# 第五节　常见的计算工具及平台

　　为了更好地促进计算流式细胞术的应用、评估和发展，软件开发者应该开放源代码和数据。许多流式细胞术的工具可以通过开源的 R 语言包获取。R 语言能提供一种开源的统计分析，计算和可视化环境。在 R 环境中，Bioconductor[40] 具有一系列的生物信息学分析扩展包，有一系列专门用于计算流式细胞术分析。这些扩展包可以允许基础水平的编程专家结合流式细胞数据进行分析和对更广泛的数据发掘生成可视化的支持。此外，还有一些其他的平台也会提供图形化的用户操作界面，而且并不需要用户太多的编程经验，比如免费的平台：GenePattern[41]、Cyt（Matlab）[42] 和 Accense[43]，以及商业化的软件：Cytobank（Beckman Coulter）[44]、FlowJo（Becton Dickinson）[45] 和 Gemstone（Verity Software House）[46]。

（张千君）

## 参考文献

[1] Chen X, Wood BL. Monitoring minimal residual disease in acute leukemia: Technical challenges and interpretive complexities. *Blood Rev*, 2017, 31 (2): 63-75.

[2] Ibrahim F, Al Sabbagh A, Amer A, et al. Composite Chronic Lymphocytic Leukemia/Small Lymphocytic Lymphoma and Mantle Cell Lymphoma: Small Cell Variant: A Real Diagnostic Challenge. Case Presentation and Review of Literature. *Am J Case Rep*, 2020, 21: e921131.

[3] Perfetto SP, Chattopadhyay PK, Roederer M. Seventeen-colour flow cytometry: unravelling the immune system. *Nat Rev Immunol*, 2004, 4 (8): 648-655.

[4] Hertoghs N, Schwedhelm KV, Stuart KD, et al. OMIP-064: A 27-Color Flow Cytometry Panel to Detect and Characterize Human NK Cells and Other Innate Lymphoid Cell Subsets, MAIT Cells, and γδ T Cells [published online ahead of print, 2020 May 16]. *Cytometry A*, 2020, 10.1002/cyto.a.24031.

[5] Bandura DR, Baranov VI, Ornatsky OI, et al. Mass cytometry: technique for real time single cell multitarget immunoassay based on inductively coupled plasma time-of-flight mass spectrometry. *Anal Chem*, 2009, 81 (16): 6813-6822.

[6] Nolan JP, Condello D. Spectral flow cytometry. Curr. Protoc. Cytom. http://www.dx.doi org/ 10.1002/0471142956.cy0127s63 (2013).

[7] Behbehani GK. Applications of Mass Cytometry in Clinical Medicine: The Promise and Perils of Clinical CyTOF. *Clin Lab Med*, 2017, 37 (4): 945-964.

[8] Kourou K, Exarchos TP, Exarchos KP, et al. Machine learning applications in cancer prognosis and prediction. *Comput Struct Biotechnol J*, 2014, 13: 8-17.

[9] Irish JM, Doxie DB. High-dimensional single-cell cancer biology. *Curr Top Microbiol Immunol*, 2014, 377: 1-21.

[10] Gottardo R, Brinkman RR, Luta G, et al. Recent bioinformatics advances in the analysis of high throughput flow cytometry data. *Adv Bioinformatics*, 2009: 461763.

[11] Murphy RF. Automated identification of subpopulations in flow cytometric list mode data using cluster analysis. Cytometry, 1985 (6): 302-309.

[12] Kvistborg P, Gouttefangeas C, Aghaeepour N, et al. Thinking outside the gate: single-cell assessments in multiple dimensions. *Immunity*, 2015, 42 (4): 591-592.

[13] The Difference Between AI, Machine Learning ...-NVIDIA Blog. https://blogs.nvidia.com/blog/2016/07/29/whats-difference-artificial-intelligence-machine-learning-deep-learning-ai/

[14] van der Maaten L, Hinton GE. Visualizing Data using t-SNE. J Mach Learn Res, 2008, 164 (2210): 10.

[15] Amir E, Davis K, Tadmor M, et al. viSNE enables visualization of high dimensional single-cell data and reveals phenotypic heterogeneity of leukemia. *Nat Biotechnol*, 2013, 31: 545-552.

[16] Kotecha N, Krutzik PO, Irish JM. Web-based analysis and publication of flow cytometry experiments. *Curr*

*Protoc Cytom*，2010，Chapter 10：Unit10.17.

[17] McInnes L，Healy J. UMAP：Uniform Manifold Approximation and Projection for Dimension Reduction，2008，https：//arxiv.org/abs/1802.03426

[18] Becht E，McInnes L，Healy J，et al. Dimensionality reduction for visualizing single-cell data using UMAP . Nat Biotechnol，2018，10.

[19] Bendall SC，Simonds EF，Qiu P，et al. Single cell mass cytometry of differential immune and drug responses across the human hematopoietic continuum. Science，2011，332（6030）：687-696.

[20] Qiu P. Toward deterministic and semiautomated SPADE analysis. Cytometry A，2017，91A（3）：281-289.

[21] Murtagh F，Contreras P. Algorithms for hierarchical clustering：An overview. Wiley Interdiscip Rev Data Min Knowl Discov，2012，2（1）：86-97.

[22] Van Gassen S，Callebaut B，Van Helden MJ，et al. FlowSOM：Using self-organizing maps for visualization and interpretation of cytometry data. Cytometry A，2015，87（7）：636-645.

[23] Bruggner RV，Bodenmiller B，Dill DL，et al. Automated identification of stratifying signatures in cellular subpopulations. Proc Natl Acad Sci，2014，111（26）：E2770-E2777.

[24] Spidlen J，Moore W，Parks D，Goldberg M，et al. Data File Standard for Flow Cytometry，version FCS 3.1. Cytometry. Part A：the journal of the International Society for Analytical Cytology，2010，77（1），97-100.

[25] Spidlen J，Moore W. ISAC Data Standards Task Force，& Brinkman，R. R.（2015）ISAC's Gating-ML 2.0 data exchange standard for gating description. Cytometry，Part A：the journal of the International Society for Analytical Cytology，87（7），683-687.

[26] Finak G，Jiang W，Gottardo R. CytoML for cross-platform cytometry data sharing. Cytometry A，2018，93（12）：1189-1196.

[27] Spidlen J，Shooshtari PT，Kollmann R，et al. Flow cytometry data standards. BMC Res. Notes，2011，4：50.

[28] Mahnke Y，Chattopadhyay P，Roederer M. Publication of optimized multicolor immunofluorescence panels. Cytometry A，2010，77（9）：814-818.

[29] Ohne Y. OMIP-066：Identification of Novel Subpopulations of Human Group 2 Innate Lymphoid Cells in Peripheral Blood [published online ahead of print，2020 Jun 25，Cytometry A，2020，10.1002/cyto.a.24046.

[30] Hertoghs N，Schwedhelm KV，Stuart KD，et al. OMIP-064：A 27-Color Flow Cytometry Panel to Detect and Characterize Human NK Cells and Other Innate Lymphoid Cell Subsets，MAIT Cells，and γδ T Cells [published online ahead of print，2020 May 16]. Cytometry A，2020，10.1002/cyto.a.24031.

[31] Payne K，Li W，Salomon R，et al. OMIP-063：28-Color Flow Cytometry Panel for Broad Human Immunophenotyping [published online ahead of print，2020 Apr 16]. Cytometry A，2020，10.1002/cyto.a.24018.

[32] EuroFlow antibody panels for standardized n-dimensional flow cytometric immunophenotyping of normal reactive and malignant leukocytes. Leukemia，2012（26）：1908-1975.

[33] Aghaeepour N，Finak G. FlowCAP Consortium；Critical assessment of automated flow cytometry data analysis techniques published correction appears in Nat Methods，2013，10（3）：228-238.

[34] Gentleman RC，Carey VJ，Bates DM，et al. Bioconductor：open software development for computational biology and bioinformatics. Genome Biol，2004，5（10）：R80.

[35] Mizrahi O，Ish-shalom E，Baniyash M，et al. Quantitative Flow Cytometry：Concerns and Recommendations in Clinic and Research. *Cytometry Part B*，2018，94B：211-218.

[36] Nolan JP，Condello D. Spectral flow cytometry. Curr Protoc Cytom，2013，Chapter 1：Unit1.27.

[37] Chevrier S，Crowell HL，Zanotelli V，et al. Compensation of Signal Spillover in Suspension and Imaging Mass Cytometry. Cell systems，2018，6（5）：612-620.e5.

[38] Schuyler RP，Jackson C，Garcia-Perez JE，et al. Minimizing Batch Effects in Mass Cytometry Data. *Front Immunol*，2019，10：2367.

[39] Jimenez-Carretero D，Ligos JM，Martínez-López M，

19

et al. Flow Cytometry Data Preparation Guidelines for Improved Automated Phenotypic Analysis. *J Immunol*, 2018, 200 (10): 3319-3331.

[40] Gentleman RC, Carey VJ, Bates DM, et al. Bioconductor: open software development for computational biology and bioinformatics. Genome Biol 5, 2004: R80.

[41] "GenePattern." https://www.genepattern.org/.

[42] "GitHub." https://github.com/dpeerlab/cyt3.

[43] "ACCENSE." http://cellaccense.com/.

[44] "Cytobank." https://www.cytobank.org/.

[45] "FlowJo, LLC." https://www.flowjo.com/.

[46] "GemStone ™ -Verity Software House." http://www.vsh.com/products/GemStone/.

19

# 20

# 常见问题解答

## 第一节 常用的抗体介绍

白细胞分化抗原（leukocyte differentiation antigen）是指血细胞在分化成熟为不同谱系、不同阶段及细胞活化过程中，出现或消失的细胞表面标记分子。1982年国际上统一使用分化群（cluster of differentiation，CD）作为白细胞分化抗原和相应单克隆抗体的命名，CD分子在流式细胞仪的血液学应用中发挥着重要作用。下面介绍一些临床广泛应用的CD标志，诸如干、祖细胞抗原、髓细胞系相关抗原、B细胞、T细胞、NK细胞、巨核细胞系等相关抗原，主要针对两方面内容：主要表达的细胞类型及其在血液疾病诊断中的应用，首先按照CD分子的排序，最后介绍常用的非CD类抗原。

1. CD1a 表达于皮质胸腺细胞、树突状细胞和朗格汉斯细胞，主要用于T淋巴细胞白血病及淋巴瘤的免疫分型。表达CD1a的T-ALL为皮质型。

2. CD2 泛T细胞标志，表达于T淋巴细胞（包括不成熟和成熟T淋巴细胞）、胸腺细胞和大多数NK细胞上，主要用于T淋巴细胞白血病及淋巴瘤的免疫分型。急性T淋巴细胞白血病（acute T lymphoblastic leukemia，T-ALL）、成熟T细胞增生紊乱的疾病、急性双表型白血病、原始NK细胞淋巴瘤/白血病、肥大细胞白血病及少部分急性髓细胞白血病（acute myeloid leukemia，AML），尤其是变异型急性早幼粒细胞白血病（acute promyelocytic leukemia，APL）中均有CD2的表达。

3. CD3 表达于T淋巴细胞、胸腺细胞和NK细胞，主要用于T淋巴细胞白血病及淋巴瘤的免疫分型、T细胞亚群及细胞免疫功能的检测。CD3是T细胞增殖性疾病中最特异的标志，在成熟和部分幼稚T细胞中均有表达。胞质CD3（cCD3）在幼稚T细胞（前胸腺细胞）上表达，胸腺细胞表达胞质和（或）膜表面CD3（mCD3）。前体T淋巴细胞肿瘤通常不表达mCD3，但cCD3表达为阳性。另外，在B系原发渗出性淋巴瘤中有时也可见到CD3的表达。

4. CD4 表达于辅助性T淋巴细胞、粒细胞、外周血单核细胞、巨噬细胞和树突状细胞，主要用于T淋巴细胞白血病和淋巴瘤的诊断、免疫功能检测。大多数外周血T细胞淋巴瘤和血管免疫母细胞性T细胞淋巴瘤、部分AML、慢性粒单核细胞白血病（acute myelomonocytic leukemia，CMML）、急性单核细胞白血病（AML-M4/5）、APL和组织细胞肿瘤中伴有CD4的表达。少部分T-ALL中有CD4限制性表达，大多数T-ALL同时表达CD4和CD8或两者同为阴性。

5. CD5 主要表达于胸腺细胞、成熟T淋巴细胞和B淋巴细胞亚型。作为一个泛T细胞抗原，CD5可表达于成熟或不成熟T细胞增殖性疾病中，包括T-ALL。在肿瘤性T细胞发育过程中，CD5容易丢失，尤其是肝脾γδT细胞淋巴瘤和肠病型淋巴瘤。正常人外周血和淋巴组织中存在CD5$^+$B细胞，儿童和年轻患者更多见。CD5主要表达于慢性淋巴细胞白血病（B-cell chronic lymphocytic leukemia，B-CLL）或小淋巴细胞淋巴瘤（small cell lymphocyte lymphoma，SLL）和套细胞淋巴瘤（mantle cell lymphoma，MCL）。少部分弥漫大B细胞淋巴瘤（diffuse large B-cell lymphoma，DLBCL）表达CD5，而且原发性CD5$^+$DLBCL预后较CD5$^-$DLBCL更差。

6. CD7 主要表达于T淋巴细胞、NK细胞和多能造血干细胞。在 T 细胞发育过程中，CD7是最早出现的 T 细胞标志，且贯穿表达在整个 T 细胞分化发育过程中。作为泛 T 细胞抗原，CD7可用于外周成熟 T 细胞增殖性疾病和 T-ALL 的免疫分型中。在外周 T 细胞紊乱的疾病中，CD7 通常异常表达，减弱或缺失。T-ALL 中 CD7 阴性表达者仅占 2%。另外，CD7 还可表达于原始 NK 细胞淋巴瘤 / 白血病和 AML，而 APL 和 B 系淋巴增殖性疾病中 CD7 的表达多为阴性。

7. CD8　表达于杀伤性或抑制性 T 淋巴细胞、胸腺细胞和某些 NK 细胞上。大部分大颗粒 T 淋巴细胞白血病（T-large granular lymphocyte leukemia，T-LGL）和肠病型淋巴瘤、少部分外周 T 细胞增殖性疾病表达 CD8。极少 T-ALL 中表达 CD8 而 CD4阴性。

8. CD9　表达于单核细胞、前 -B 细胞亚群、激活的 T 细胞、嗜酸性粒细胞、嗜碱性粒细胞和血小板，主要用于急性白血病的免疫分型及微量残留病的检测。

9. CD10　又名急性淋巴细胞白血病共同抗原（common acute lymphoblastic leukemia antigen，CALLA），表达于前 B、前 T 淋巴细胞、生发中心 B 细胞和成熟粒细胞。绝大多数急性 B 淋巴细胞白血病（acute B lymphoblastic leukemia，B-ALL）、少 数 T-ALL、 多数滤泡性淋巴瘤（follicular lymphoma，FL）、部分 DLBCL 和 Burkitt 淋巴瘤、少 数 AML-M5 中 有 CD10 表达。B-ALL 中 CD10的阳性表达比 T-ALL 更常见，而且往往表达较强。良性前体 B 细胞（hematogone）中 CD10 的表达为阳性。成熟粒细胞缺乏 CD10 的表达常与骨髓增生异常综合征（myelodysplasia，MDS）相关。CD10的表达在 B-ALL 和 T-ALL 中均没有独立的预后意义，而 FL 和 DLBCL 中 CD10$^+$ 者预后更好。

10. CD11b　表达在单核细胞、粒细胞和部分 NK 细胞上，成熟 B 和 T 淋巴细胞不表达。部分急性髓细胞白血病表达 CD11b，常代表单核细胞的分化，AML-M0、M1 和 M2 很少表达。APL 通常也是 CD11b 阴性。常用 CD11b 观察 MDS 中单核和粒细胞的发育分化。

11. CD11c　单核细胞和组织巨噬细胞中强表达，粒细胞中表达强度较低，正常激活的 CD8$^+$ 细胞也可表达。CD11c 强表达是毛细胞白血病（hairy cell leukemia，HCL）和 AML-M5 的典型特征。其他恶性血液病，包括 B-CLL、边缘带 B 细胞淋巴瘤（marginal zone B-cell lymphoma，MZL）、除 APL 外其他 AML 也有 CD11c 的弱表达。

12. CD13　表达于粒细胞、单核细胞及其前体中。CD13 属全粒细胞分子，不同发育阶段的所有粒系细胞上均有表达，约 25% 单核细胞亦表达此抗原。正常淋巴细胞、红系细胞和血小板则呈 CD13 阴性。大多数 AML 和 5% ～ 15% ALL 可表达 CD13。

13. CD14　成熟单核细胞的最好标志，正常单核细胞、大多数 CMML 和 AML-M4 中的单核细胞强表达 CD14，AML-M5 中原单和幼单通常为 CD14 阴性或弱表达。正常粒细胞 CD14 的表达为阴性，但慢性增殖性疾病，例如慢性粒细胞白血病（chronic myelocytic leukemia，CML）或真性红细胞增多症（polycythemia vera，PV）中的粒细胞部分有 CD14 的表达上调。CD14 同时也是单核细胞的 GPI 锚连蛋白之一，PNH 克隆中 CD14 缺失。

14. CD15　除原粒细胞外的所有粒细胞、多数单核细胞、少数巨噬细胞和组织细胞表达 CD15。CML、部分 AML 和大多数经典型霍奇金淋巴瘤（Hodgkin lymphoma，HL）表达 CD15。

15. CD16　表达于正常的粒细胞、NK 细胞和大颗粒 T 细胞上。T-LGL、NK 细胞增生、肝脾 T 细胞淋巴瘤和部分单核系肿瘤中常表达 CD16，而原粒细胞和典型 APL 细胞中 CD16 为阴性。粒细胞发育异常时常可见 CD16 的表达下调。CD16 同时也是粒细胞的 GPI 锚连蛋白之一，PNH 克隆中 CD16 缺失。

16. CD19　表达于 B 系细胞和滤泡状树突细胞上，成熟和不成熟 B 系肿瘤中均有 CD19 的表达，良性浆细胞、少数恶性浆细胞也可见 CD19 的表达，部分 AML 表达 CD19，常与 t（8；21）相关。

17. CD20　表达于前 B 细胞晚期和成熟 B 细胞上，但前体细胞和终末浆细胞上不表达。CD20出现在免疫球蛋白（immunoglobulin，Ig）轻链基因重排和表面 Ig 表达之间的 B 细胞表面，在 CD19 和 CD10 表达之后。有文献报道表达与胞质 μ 链表达的前（或）后。我们的结果显示表达于胞

质 μ 链表达之后。除了 B 系淋巴细胞增殖性疾病外，CD20 还可见于结节性淋巴细胞为主型霍奇金淋巴瘤（nodular lymphocyte predominant Hodgkin lymphoma，NLPHL）、部分经典型 HL 和浆细胞肿瘤中。多发性骨髓瘤（multiple myeloma，MM）表达 CD20 者预后不好。

18. CD22 为泛 B 细胞标志，其表达与 CD22 抗体所标记的荧光素有直接关系。利用 CD22-PE 抗体，可以发现 CD22 表达与 B 细胞分化的早期，在成熟期表达强度增加。而利用 CD22-FITC 抗体，只能发现在成熟的 B 细胞表面 CD22 阳性，此时表面 CD22 可与表面 IgM 和（或）IgD 同时或提前表达。绝大多数 nTdT⁺ B 前体细胞呈胞质 CD22 阳性；多数淋巴细胞恶性肿瘤、特别是 HCL、脾 MZL 和幼淋细胞白血病（Prolymphocytic leukemia，PLL）强表达 CD22，而 B-CLL 中 CD22 仅有部分表达。

19. CD23 表达在正常成熟 B 细胞上，大多数 B-CLL/SLL 强表达 CD23。CD5⁺CD23⁺ 是 B-CLL/SLL 的典型特征，而 MCL 为 CD5⁺CD23⁻，少部分 MCL 表达 CD23，但表达较弱。部分 FL 和 DLBCL、少数 AML-M5 和 CMML 中表达 CD23。

20. CD24 在 B 细胞上的表达与 CD22 相似，也是从较早期开始表达，浆细胞阴性。同时也表达在成熟粒细胞上。除了诊断价值外，对于 CD19 单抗制剂治疗后的患者，CD24 和（或）CD22 可以用于替代 CD19 作为设门抗体识别 B 淋巴细胞。

21. CD25 表达于激活的 T、B 细胞，主要表达于 HCL、成人 T 细胞白血病 / 淋巴瘤（adult T-cell leukemia/lymphoma，ATCL）和少数其他 T、B 细胞增殖紊乱的疾病中，系统性肥大细胞增多症也可表达 CD25。变异型 HCL 不表达 CD25，对经典的 HCL 治疗不敏感，生存期较短。

22. CD26 表达在活化 T 细胞、B 细胞和巨噬细胞上。在 T 细胞淋巴瘤的鉴别诊断中发挥重要作用，MF/SS 的典型免疫表型特征为 CD3⁺CD7⁻CD4⁺CD26⁻。

23. CD27 表达在髓质胸腺细胞，浆细胞，外周血 T 细胞、活化 B 细胞和 NK 细胞上。多表达于 CD45RA⁺CD45RO⁻ Naïve CD4⁺ T 细胞亚群。正常浆细胞表达 CD27，肿瘤性浆细胞可见 CD27 表达量减少或者缺失。

24. CD28 表达在大部分 T 淋巴细胞上，CD4⁺ T 细胞表达 CD28 的频率较 CD8⁺ T 细胞高。该抗原也表达在浆细胞和胸腺细胞上。肿瘤性浆细胞的 CD28 表达量比正常浆细胞高。

25. CD30 主要表达于激活的 B、T 淋巴细胞和单核细胞。经典 HL 和间变大细胞淋巴瘤（anaplasic large cell lymphoma，ALCL）可伴有 CD30 强表达，部分 B 系淋巴瘤也有 CD30 的表达。HL 中血浆 CD30 水平的增高是预后不良的标志。

26. CD33 表达于髓系前体细胞、粒细胞和单核细胞，正常人 CD33 的表达强度有变异。各 AML 亚型均有 CD33 的表达，10% ~ 20% 的 ALL 也可伴 CD33 表达。有文献报道 ALL 中表达 CD33 和 CD13 是预后不良的标志，但也有不同的报道。与其他类型 AML 相比，伴有 t（8；21）的 AML 更易见 CD33 阴性或弱表达。

27. CD34 表达于早期造血干 / 祖细胞，是髓系早期细胞和 nTdT⁺ 不成熟淋巴细胞的表面标志。大多数 AML 和前体 B/T 淋巴细胞白血病表达 CD34，粗颗粒型 APL 通常不表达，而细颗粒型 APL 往往伴 CD34 部分表达。另外，CD34 还可表达于血管瘤、Kaposi 肉瘤、胃肠道间质瘤和一些软组织肿瘤。

28. CD36 表达于单核细胞、红细胞、巨核细胞和血小板，与 CD64 联合分析单核细胞的分化比 CD14 更敏感。

29. CD38 表达于 B 细胞前体、终末分化的浆细胞、髓系祖细胞、粒细胞和单核细胞和红系前体细胞。成熟 B 细胞 CD38 的表达减弱或缺失。除了浆细胞中强表达 CD38 外，绝大多数 AML 和 B-ALL 表达 CD38，强度较浆细胞弱。在成熟肿瘤细胞，CD38 可见于 B-CLL、FL、DLBCL 和其他少数 B、T 淋巴增殖性疾病中。CD38⁺ B-CLL 患者预后不好。

30. CD41a 和 CD42b 表达于巨核细胞和血小板，常用于 AML-M7 的免疫分型诊断，但有时会出现与其他细胞，例如单核细胞的非特异结合。

31. CD43 表达在血小板和所有白细胞上，静息状态下的 B 淋巴细胞表达较弱，活化 B 淋巴细胞表达上调。典型的 CLL 患者同时表达 CD200 和 CD43。

20

32．CD45　又名白细胞共同抗原（leukocyte common antigen，LCA），表达于所有造血细胞（不包括成熟红细胞和血小板）及造血细胞的各分化亚群上。在白细胞成熟过程中，CD45 的表达有区别，原始细胞表达较低，成熟髓细胞中度表达、单核细胞和淋巴细胞表达最高。CD45 阴性表达的常见肿瘤包括：MM、AML-M6、部分 B-ALL 和髓外肿瘤。成熟 B 细胞肿瘤可能伴有 CD45 表达减弱。有些 MM 弱表达 CD45，与骨髓瘤细胞的增殖率有关。

33．CD45RA 和 CD45RO　表达于 B 和 T 淋巴细胞亚群，前者主要表达在初始 T 细胞，后者大部分表达在记忆性 T 细胞上。主要用于分析限制性淋巴细胞亚群。

34．CD52　表达于所有正常 T 细胞、多数恶性 T 细胞和成熟 B 细胞增殖性疾病中。目前免疫分型检测的主要目的是用于抗 CD52 的单抗治疗。

35．CD55 和 CD59　广泛表达在人的白细胞、红细胞和血小板上，NK 细胞表达较弱。作为 GPI 锚连蛋白，PNH 克隆中表达减弱或缺失。

36．CD56　表达于 NK 细胞、部分 T 细胞和单核细胞，少数增生期的髓细胞也可弱表达。NK 细胞白血病、部分 MM、AML 中常伴 CD56 的阳性表达。CD19 和 CD56 共表达与伴有 t（8；21）的 AML 相关。在伴有 t（8；21）或 t（15；17）的 AML 中，CD56 的阳性表达是预后不好的因素。

37．CD57　在外周血中，表达在活化的 NK 细胞和 CD8$^+$ 抑制 / 杀伤性大颗粒 T 淋巴细胞上，不表达在红细胞和血小板上。T-LGL 的典型免疫表型特征为 CD3$^+$CD5$^{dim/-}$CD4$^-$CD8$^+$CD57$^+$CD45RA$^+$CD45RO$^-$。NK 细胞完全不表达 CD57 或异常高表达 CD57，可以辅助判断 NK 细胞的克隆性。

38．CD58　表达于所有造血细胞和非造血细胞，前体细胞表达较强，成熟细胞表达强度减弱。CD58 主要用于区分 ALL 和良性 B 细胞前体，可用于 ALL 的 MRD 检测。

39．CD61　表达于巨核细胞和血小板，常用于 AML-M7 的免疫分型诊断，但有时会出现与其他细胞，例如单核细胞的非特异结合。与 CD42b 联合应用可以区分血小板和原始细胞。

40．CD64　表达于单核细胞和中性粒细胞上，主要用于分析单核细胞的分化。CD64 可表达于 AML-M4/5 和 CMML 中的单核细胞，大多数其他类型 AML 中的原始细胞也表达 CD64，但较单核细胞表达弱。

41．CD71　一种运铁蛋白受体，通常在增殖活跃的造血细胞上表达，红系前体细胞表达较强，还可表达于髓系、激活的淋巴增殖细胞上。可鉴别不成熟的红细胞，主要用于 AML-M$_6$ 和 MDS 的诊断中。

42．cCD79　表达在 B 淋巴细胞上，此早期 B 细胞至终末浆细胞的所有 B 细胞均表达 cCD79，甚至在 Ig 基因重排前的 B 细胞上即显示 cCD79$^+$。cCD79 的表达与 CD19 类似，对 B 细胞系列特异性的确认十分有益。此外，cCD79a 也可在浆细胞上出现。cCD79 可用于鉴别 B-ALL 和成熟淋巴细胞肿瘤，表达强度有差别，成熟淋巴细胞肿瘤例如 CLL/SLL 弱表达 cCD79b。另外，某些 T-ALL 和少数成熟 T 淋巴细胞肿瘤中也有 cCD79a 的少量表达。

43．CD81　表达在 T、B 和 NK 细胞，单核细胞，树突状细胞和胸腺细胞上，部分粒细胞上也有较低水平的表达。正常浆细胞和 B 淋巴细胞上表达水平较高，而肿瘤性的浆细胞常见低表达或阴性，B-ALL 中低表达也较多见，CD81 在这两种肿瘤的 MRD 检测中发挥重要作用。CD103 表达于 B 细胞亚群和黏膜固有层 T 淋巴细胞，在 HCL 中强表达。肠型 T 细胞淋巴瘤和 MZL 也可表达 CD103。

44．CD117　表达于造血祖细胞、不成熟的粒细胞和肥大细胞。大多数 AML 中的原始细胞均有 CD117 的表达，多数 AML-M5 可见 CD117 阴性。另外，肥大细胞增生、MM、部分 T-ALL 和少数 CD8$^+$ 成熟 T 淋巴细胞增殖性疾病均可见 CD117 的阳性表达。

45．CD123　表达于骨髓干 / 祖细胞、单核细胞、粒细胞、嗜碱性粒细胞和巨核细胞。浆样树突状细胞和嗜碱性粒细胞中强表达。多数 AML 和 B-ALL 常伴有 CD123 的高表达。

46．CD138　主要表达于浆细胞，用于 MM 的免疫分型和残留骨髓瘤细胞的检测。

47．CD157　表达在单核细胞、粒细胞、所有淋巴细胞和髓系前体细胞上。PNH 克隆中 CD157

缺失，常用于检测粒细胞和单核细胞的 PNH 克隆。

48．CD200 表达于胸腺细胞、B 细胞、脾滤泡树突状细胞和部分 T 细胞亚群上。有助于鉴别 CLL 和 MCL，CLL 常为 CD200⁺，而 MCL 往往为 CD200⁻。

49．CD203c 在外周血中，只表达在成熟嗜碱性粒细胞上，其他血细胞均阴性。还表达于骨髓中的成熟和 CD34⁺ 嗜碱性粒细胞和肥大细胞上。可用于鉴别诊断嗜碱性粒细胞白血病和肥大细胞白血病。

50．CD235a 又名 GlyA，表达于人红细胞、红系前体细胞上，主要用于识别红细胞。

51．CD300e 只表达在单核细胞和髓样树突状细胞（mDC）上。一般来说，CD14 阳性的单核细胞才表达 CD300e，部分单核细胞白血病患者 CD300e 也可以表达在 CD14 之前。CD300e 阳性特异性提示单核系来源。

52．CD303/CD304 又称 BDCA-2/BDCA-4，正常情况下，二者同时表达在 pDC 上。BPDCN 患者一般只表达 CD303 或 CD304。CD304 在 B-ALL 细胞上的异常表达也可用来检测 MRD。

53．Bcl-2 表达于 T 细胞和部分 B 细胞上，正常生发中心细胞 Bcl-2 的表达为阴性。主要用于鉴别 CD10⁺ 的淋巴系统肿瘤：FL 和 Burkitt 淋巴瘤，FL 常表达 Bcl-2，而 Burkitt 淋巴瘤为 Bcl-2 阴性。DLBCL 中有部分 Bcl-2 表达。

54．cIgM（cμ） 前 B 细胞表达的第一个免疫球蛋白重链，表达于部分浆细胞和成熟 B 细胞。常用于判断 B-ALL 的分期。

55．CyclinD1 细胞周期蛋白，多种肿瘤中高表达，可作为评价预后的指标，造血系统肿瘤中主要应用于 MCL 的诊断。

56．FMC7 表达于成熟 B 淋巴细胞亚群，主要用于鉴别 B-CLL 和其他 B 系增殖性肿瘤，B-CLL 中 FMC7 的表达为阴性。

57．HLA-DR 表达于各阶段的 B 淋巴细胞（大部分浆细胞除外）、造血祖细胞、髓系、红系和巨核系前体、单核 - 巨噬细胞、树突状细胞、不成熟的 T 细胞及活化 T 细胞上。原始粒细胞表达 HLA-DR，细胞成熟至早幼粒细胞时 HLA-DR 消失。绝大多数 B-ALL 和 AML 表达 HLA-DR，但 APL、MM 和大部分 T 细胞白血病 / 淋巴瘤一般不表达。

58．Igκ 和 Igλ 表达于正常 B 淋巴细胞，B 系淋巴瘤中常见胞膜免疫球蛋白轻链的限制性表达，MM 中常见胞质的免疫球蛋白轻链的限制性表达。

59．cMPO 胞内髓过氧化物酶，表达于粒细胞胞内的嗜苯胺蓝颗粒中，在循环单核细胞中低密度存在。某些 AML 的原始细胞上也有表达，cMPO 用于髓系白血病及髓系分化的鉴别。

60．TCR TCR 分子是由 α/β 或 γ/δ 链组成的杂二聚体，可与 CD3 复合物同时表达。多数胸腺细胞和成熟 T 细胞表达 TCRα/β 杂二聚体，不足 5% 的胸腺细胞和成熟 T 细胞表达 TCRγ/δ。主要用于成熟 T 淋巴系统肿瘤的分类。

61．TCR Vβ T 细胞受体的 β 链变异区，用于鉴别 TCRα/β⁺ T 细胞的克隆性，主要应用于成熟 T 细胞增殖性肿瘤的免疫分型诊断中。

62．TRBC（T cell receptor β chain constant region，T 细胞受体的 β 链恒定区）的缩写。TRBC1 和 TRBC2 在 TCRα/β⁺ 细胞上的表达情况与 B 细胞上的 Kappa 和 Lambda 相似，可用于辅助判断 T 细胞的克隆性。TRBC1 阳性率大于 85% 或小于 15%，可以作为判断 TCRα/β⁺ T 淋巴细胞克隆性的证据。

63．TCR Vδ 胚胎期 TCRγ/δ 细胞表达 TCR Vδ1 为主，正常成人则表达 TCR Vδ2 为主。成人 TCRγ/δ⁺T 细胞表达 TCR Vδ1 为主时，可作为判断 T 细胞异常增生的一个证据。

64．nTdT 胞核末端脱氧核苷酸转移酶（terminal deoxynucleotidyl transferase，nTdT）存在于正常胸腺和骨髓中未成熟 T、B 淋巴细胞的胞核中。大多数 T-ALL 和 B-ALL、部分 AML（AML-M0 更多见）和少数淋巴瘤中表达 nTdT。

65．ZAP-70 表达于 T 细胞、NK 细胞和前 B 细胞上，主要用于 CLL/SLL 的免疫分型中，细胞内 ZAP-70 的表达与 IgVH 基因突变状态相关，ZAP-70⁺CLL 预后不好。有报道显示，除 CLL/SLL 外，其他 B 系肿瘤也有部分 ZAP-70 的阳性表达。

**20**

## 第二节　白血病免疫分型的抗体组合原则和实例

### 一、国际指南中抗体使用原则介绍

国际"临床和实验室标准化协会"《血液淋巴系统肿瘤细胞的临床流式分析指南》第2版（2007年）[1]对抗体的使用原则做出如下说明。

免疫分型分析的一个基本原则是肿瘤性血液淋巴细胞表达正常细胞特定系列和成熟期的表面和细胞内抗原，这些抗原可被适当的抗体检测。在免疫分型时使用许多不同的抗体，值得提出的是许多抗体不是单一系列绝对特异性的。另外与正常血液淋巴细胞可预见性表达系列和分化抗原不同，肿瘤细胞可以展示正常细胞不存在的异常的抗原表达模式。例如肿瘤细胞可以完全缺乏一个或多个在正常特定系列细胞上应该表达的抗原，除此以外，肿瘤细胞在与正常细胞进行比较后可以发现异常抗原密度，以异常的荧光强度表现出来（弱或强）。虽然这种免疫表型异常使诊断变得复杂了，但利用这种异常特性可以在治疗后通过免疫分型检测微量残留病（MRD）。

如上所述，对肿瘤性血液淋巴细胞进行免疫分型描述时，应包括所表达系列相关抗原的信息：阳性、阴性和表达水平（荧光强度）。由于肿瘤细胞不一致的抗原特性及许多试剂缺乏绝对系列特异性，因此需要多种抗体组合进行分析。这种组合应包括系列相关性和虽然不是系列相关性但对免疫分型有用的抗体。虽然有关具体需要多少抗体专家的观点不同，普遍接受的原则是对任何的病例应用较少的抗体可能影响诊断的准确性。另外在血液淋巴肿瘤中抗原丢失较常见，因此推荐使用包含一定数量的抗体组合。最后，由于不同实验室的首选抗体不同，一般原则是用于急性白血病的抗体与慢性淋巴细胞白血病和淋巴瘤的抗体是不同的。

较理想的组合是，试剂的数量能够足以识别异常细胞和标本中存在的所有正常细胞。当对一个已经诊断的病例检测以证实、分类、监测及分期时可使用较少的抗体。在设计组合时有两种方法：①一步法：使用足够的试剂一次性完成恶性细胞和正常细胞的定性；②两步法：开始使用较少的抗体，然后根据第一步的结果选择其他的抗体。后者较经济但耗时，需要决定抗体的选择。总体来讲，使用的试剂越多，对异常细胞检测和定性的敏感性和特异性越高。基于有用的临床和形态信息，可采用"靶点"方法选用少数抗体。虽然这个方法可以减少成本，但万一提供的临床信息是错误的或缺乏的，则具有一定的风险。根据国际上的一致意见，需要大量的试剂来完成慢性淋巴增殖性疾病、组织淋巴瘤、急性白血病和其他血液学肿瘤的免疫分型。参与者认为至少需要20～24个抗体完成急性白血病定性，对慢性淋巴增殖性疾病需要使用相似的抗体数。另外，新的表面和细胞内抗体最近被证明具有诊断和预后意义。随着与临床有关的新的抗体的认识，原本较大的分类抗体数还可能被增加。

### 二、国际流式专家的共识

2006年国际流式专家在Bethesda对诊断血液淋巴系统肿瘤所需的试剂进行了讨论后达成一些共识，现介绍如下。

对送检的标本采用何种试剂很大程度取决于如下因素的组合：形态学结果、标本的类型（PB、BM和组织）、申请中提供的医学指征、以前的实验室检测记录、病史及和临床医生的口头讨论。而最终的组合在很大程度上取决于执行检测的实验室所具备的实验条件。

根据形态和（或）病史选择抗体组合主要适用于临床的实验室，这些实验室可以较快地收到标本，可以得到形态结果，容易查看患者的资料并方便和临床医生进行交流。虽然这个方法主要集中于分析及对部分病例减少了费用，但形态学结果往往是滞后的，需要有经验的形态学专家的审核，并且对低水平的肿瘤细胞或部分累计的疾病状态是不够敏感和特异的。另外根据提交的临床信息进行抗体的选择需要假定这些病史是正确的和完全的，并足以做出正确的选择，但不能检测未知的临床疾病。

另外，对一个参比实验室（reference lab），经常缺少临床和形态信息，则选用较广泛的抗体组合。这样可能对标本进行更加详细的评估及可能增加了效率。但选用较多的试剂、仪器和检测时间，增加了患者和医疗系统的费用，也可能得出的结论不是申请检测所要解决的问题。

另一个值得考虑的因素是需要进行检测的血液系统的疾病是相当多的，并且数量在逐渐增大。对诊断和分类更具特异性的标志在不断地发现。任何组合均要具有足够的灵活性来容纳新的试剂。特别是具有预后意义的标志在被不断地描述，例如ZAP-70 对于 CLL/SLL 的预后意义的发现。而对一个抗体组合来说既要包含新的标志又要保持数量不变几乎是一个不现实的问题。

最后，从事临床流式细胞检测的普遍经验说明，在送检的临床标本中有 50% 以上的标本不存在任何血液系统肿瘤，因此减少患者和医疗系统进行 FCM 检测的费用是实际的问题。对所有的标本似乎应该尽量减少起始阶段检测的抗体数量，而对经过初步检测后发现存在肿瘤时应该能够进行广泛的评估。

结论是任何抗体组合的主要目的是能够检测存在的或者证明缺乏某种血液系统肿瘤，并且组合应尽可能地具有较高的效率。他们可能或者也许不能提供完全的所需要的特征，因此有时还需要检测其他的标志。

（一）早期对抗体组合的共识

1．临床流式细胞检测的首要目的是能够充分和适当的检测送检医生所怀疑的疾病。

2．抗体组合应该可以对标本中存在的主要细胞进行分析，但无须识别所有的造血细胞类型。

3．所进行的 FCM 检测应该足以识别与临床资料相关的造血系统肿瘤，包括但不应该只限于临床医生提供的临床指征。并不建议在起始的组合中包括对做出所有诊断所需要的所有试剂，但他们应该能够检测存在的疾病并具有适当的敏感性，因此需要进一步的检测以进行鉴别诊断、分类和进行预后的评估。

（二）抗体选择原则

抗体的选择主要基于标本的类型，及综合形态学、临床指征和（或）病史。对某种类型的标本，应该避免从推荐的组合中减少抗体的使用，除非对一个诊断明确的肿瘤，检测主要是集中于形态学所

提出的特异的临床指征、有限的标本量和其他特殊的情况。

（三）推荐使用的抗体

针对诊断血液肿瘤在起始阶段使用的抗体进行了广泛的讨论，但对所有的临床指征没有确定一套适合的抗体组合。目前提出了两步需要选择的抗体（表 20-2-1 和表 20-2-2）。

表 20-2-1　第一步的抗体选择

| 系列 | 抗体 |
| --- | --- |
| B | CD5 CD19 CD10 CD20 CD45 Kappa Lambda |
| T 和 NK | CD2 CD3 CD4 CD5 CD7 CD8 CD45 CD56 |
| 粒单 | CD7 CD11b CD13 CD14 CD15 CD16 CD33 CD34 CD45 CD56 CD117 |
| 粒单（限制） | CD13 CD33 CD34 CD45 |
| 浆细胞 | CD19 CD38 CD45 CD56 |

表 20-2-2　第二步的选择的抗体

| 系列 | 抗体 |
| --- | --- |
| B | CD9 CD11c CD15 CD22 cCD22 CD23 CD25 CD13 CD33 CD34 CD38 |
| | CD43 CD58 cCD79a CD79b CD103 FMC7 Bcl-2 CD79b CD103 FMC7 |
| | Bcl-2 cKappa cLambda nTdT Zap-70 cIgM |
| T 和 NK | CD1a cCD3 CD10 CD16 CD25 CD26 CD30 CD34 CD45RA CD45RO CD57 |
| | αβ-TCR γδ-TCR cTIA-1 T-beta chain isoforms nTdT |
| 粒单 | CD2 CD4 CD25 CD36 CD38 CD41 CD61 cCD61 CD64 CD71 cMPO CD123 |
| | CD163 CD235a |
| 浆细胞 | CD10 CD117 CD138 cKappa cLambda |

（四）设计抗体组合的原则

1．高表达的抗原与弱的荧光素搭配，弱表达的抗原与强的荧光素搭配。但造血系统肿瘤细胞可能出现抗原表达量的异常，因此需要考虑一定的强度范围。这个原则可以保证对那个抗原合理的敏感性，同时避免了因为过亮的荧光引起的补偿问题。

**20**

2．在评估特定系列的每管抗体中至少包括一个共同的抗原，这样可以在不同管间分析和追踪同一个细胞群体。但选择的抗原可能在某些病例不表达，因此最好同时选择一种以上的标志。常用的方法有如下。

（1）CD45/SSC：这个组合是识别基本的造血细胞群的强有力工具。如对淋巴细胞、单核细胞、成熟粒细胞、原始粒细胞、原始淋巴细胞（hematogones）。可以在不同管间追踪这些细胞群。这些参数可以进行 WBC 分类、鉴别异常的细胞以便于进一步分析、评估不同管间标本的质量。因此在临床实验室的开始阶段经常采用此方法

（2）系列相关抗原：这些抗原广泛表达于某个系列的整个成熟阶段，特别是与 FSC 或 SSC 结合时，可以用于鉴别和追踪这个系列的所有细胞。普遍应用的试剂有 CD19（B 细胞）和 CD3（T 细胞）。

（3）成熟阶段相关的抗原：这些抗原表达于特定的成熟阶段，用于鉴别特异的细胞群。最常应用的抗体是 CD34，由于鉴别早期祖细胞和原始细胞。

（4）FSC 与 SSC：这种最基本的方法无须其他的试剂。但鉴别不同细胞群的能力有限。常用于从髓细胞（高 FSC 和 SSC）中鉴别具有淋巴细胞散射光特征（低 FSC 和 SSC）的细胞。但相对于前面提到的更好的方法，本方法不作为首选。例外的是如果肿瘤细胞是由大细胞组成，在不同管间利用此特性便于追踪这群细胞。

3．鉴别该系列亚群的抗原与该系列抗原组合：这样可以保证在特定的系列中鉴别亚群细胞，利于识别非特异的抗原结合。普遍应用的是 Kappa 和 Lambda 与 B 系 CD19 或 CD20 组合。鉴别 CD4 和 CD8 阳性的 T 细胞亚群应与 T 细胞抗原 CD3 组合。

4．某系列在不同成熟期表达不同的抗原进行组合，以突出表达的成熟模式。常用的组合是将早期表达的抗原与晚期的抗原组合。异常表达模式在造血肿瘤中经常出现因此对鉴别肿瘤非常有用。对 B 细胞系，CD10 与 CD20 组合有利于鉴别早期的祖细胞（CD10$^+$CD20$^-$）与初始 B 细胞（CD10$^-$CD20$^+$）。相似的对 T 细胞的分化，CD3、CD4 和 CD8 是非常有用的。早期为 CD3$^-$CD4$^-$CD8$^-$，中期为 CD3$^-$CD4$^+$CD8$^+$，成熟期为 CD3$^+$CD4$^+$ 或 CD3$^+$CD8$^+$。对髓系原始细胞，CD34、CD117 和 CD38 对鉴别干细胞（CD34$^{st}$，CD117$^{dim}$，and CD38$^-$）到定向祖细胞（CD34$^{variable}$CD117$^+$CD38$^{intermediate}$）到更加成熟期（CD34$^-$CD117$^{-/+}$CD38$^{low/-}$）非常有用。对中性粒细胞，常用 CD13/CDD16，CD13/CD11b 和 CD16/CD11b。对单核细胞，常用的组合包括 CD64/CD14 和 CD14/HLA-DR。

5．在密切相关的系列间表达不同的抗原组合有利于系列的鉴别。例如 CD11b/HLA-DR，粒细胞为 HLA-DR$^-$，而单核细胞为 HLA-DR$^+$。

## 三、作者使用的主要抗体和组合实例

上面的指南对抗体使用的注意事项、原则进行了介绍，我们在实际检测中应当参考。但指南中没有提供具体的抗体组合，只是提供原则。在临床的实际工作中如何选择，是一个关键的问题。有的实验室只是进行了简单的分型，抗体使用过少，为临床提供的信息太少。在目前阶段，单纯诊断出是 T、B 和髓系急性白血病是远远不够的，还要对 T、B 和髓系急性白血病进行亚型的分型。另外微量残留病（MRD）检测已经显示出对预后的判断作用，一些临床试验已经将 MRD 的水平作为指导危险度分层治疗的一个重要参数。而在初诊时如果没有全面地进行免疫分型检测，一些重要的抗体表达没有检测，而在获得完全缓解后，如果患者需要进行 MRD 的检测，将非常困难，且往往难以弥补，只有等到复发时才有机会再补救，但那时为时已晚。因此在患者的最初免疫分型检测中，应当加入对 MRD 检测有用的标志。下面介绍我们目前所使用的抗体和抗体组合，供参考。

（一）急性白血病亚型分型和 MRD 检测时使用的主要抗体

1．急性白血病的诊断和分型抗体

（1）B-ALL：CD19、CD10、CD34、nTdT、CD20、CD22、cCD79a、sKappa、sLambda、cμ

（2）T-ALL：CD2、m/cCD3、CD4、CD5、CD7、CD8、CD1a、nTdT、CD34

（3）AML

• 干/祖：CD34、CD117、CD38、HLA-DR

- 粒单系：CD15、CD11b、CD13、CD33、CD64、CD14、CD36、cMPO
- 红系：CD71、GLyA
- 巨核系：CD41、CD61、CD42b

2．MRD 检测所需的主要抗体 根据上述抗体可以达到对急性白血病的诊断和分型。但如果准备治疗后利用 FCM 检测残留白血病细胞，则在上述抗体的基础上需要适当增加抗体。主要是增加不同系列抗原的检测。

（1）B-ALL：CD58、CD123、CD38、CD13、CD33、CD56 等。

（2）T-ALL：CD117、CD10、CD56 等。

（3）AML：CD7、CD56、CD19、CD2、CD4、CD5 等。

表 20-2-3 为我们使用的主要抗体。

表 20-2-3　**抗体种类、克隆、荧光标记及类源**

| 名称 | 标记 | 抗体 | 克隆 | 来源 |
|---|---|---|---|---|
| 对照 | FITC | IgG$_1$ | MOPC21 | BDPharM |
| 对照 | PE | IgG$_1$ | MOPC21 | BDPharM |
| 对照 | APC | IgG$_{2a}$ | X39 | BD |
| CD2 | FITC | IgG$_1$ | RPA2.10 | BDPharM |
| CD2 | PE | IgG$_{2a}$ | S5.2 | BD |
| CD3 | FITC | IgG$_1$ | UCHT1 | BDPharM |
| CD3 | Per/APC | IgG$_1$ | SK7 | BD |
| CD4 | FITC/PE | IgG$_1$ | RPA-T4 | BDPharM |
| CD5 | FITC/APC | IgG$_{2a}$ | L17F12 | BD |
| CD7 | FITC/PE | IgG$_1$ | M-T701 | BDPharM |
| CD8 | FITC/PE | IgG$_1$ | RPA-T8 | BDPharM |
| CD10 | FITC/PE | IgG$_{2a}$ | W8E7 | BD |
| CD11b | PE/APC | IgG$_{2a}$ | D12 | BD |
| CD11c | APC | IgG$_{2b}$ | S-HCL-3 | BD |
| CD13 | PE | IgG$_1$ | WM15 | BDPharM |
| CD13 | FITC | IgG$_{2a}$ | 22A5 | Ancell |
| CD14 | APC | IgG$_{2a}$ | RM052 | Coulter |
| CD14 | FITC | IgG$_{2a}$ | M5E2 | BDPharM |
| CD15 | FITC | IgM | HI98 | BD |
| CD16 | FITC | IgG$_1$ | NKP15 | BDPharM |
| CD19 | F/APC | IgG$_1$ | HIB19 | BDPharM |

续表

| 名称 | 标记 | 抗体 | 克隆 | 来源 |
|---|---|---|---|---|
| CD20 | F/P/Per | IgG$_{2b}$ | 2H7 | BDPharM |
| CD22 | PE | IgG$_{2b}$ | S-HCL-1 | BD |
| CD22 | FITC | IgG$_1$ | HIB22 | BDPharM |
| CD23 | F/P | IgG$_1$ | M-L233 | BDPharM |
| CD25 | F/P | IgG$_1$ | 2A3 | BD |
| CD30 | PE | IgG$_1$ | HRS-4 | ImmunTech |
| CD33 | FITC | IgG$_1$ | HIM3-4 | BD PharM |
| CD34 | FITC/PE | IgG$_1$ | 581 | BD |
| CD38 | F/P/A | IgG$_1$ | HIT2 | BD PharM |
| CD41a | FITC | IgG$_1$ | HIP8 | BD PharM |
| CD42b | FITC | IgG$_1$ | HIP1 | BD PharM |
| CD45 | F/P/Per | IgG$_1$ | 2D1 | BD |
| CD56 | PE | IgG$_1$ | B159 | BD PharM |
| CD57 | FITC | IgM | HNK1 | BD |
| CD64 | PE | IgG$_1$ | 10.1 | Ancell |
| CD71 | FITC | IgG$_{2a}$ | L01.1 | BD |
| cCD79a | APC | IgG$_1$ | HM47 | BD |
| CD103 | PE | IgG$_1$ | BerACT8 | BD PharM |
| CD117 | PE | IgG$_1$ | 104D2 | BD |
| GlyA | PE | IgG$_{2b}$ | GAR2 | BD PharM |
| Kappa | FITC/PE | IgG$_1$ | G20-193 | BD PharM |
| Lambda | FITC/PE | IgG$_1$ | JDC12 | BD PharM |
| HLADR | F/P/A | IgG$_{2a}$ | L243 | BD |
| FMC7 | FITC | IgM | P3NS1 | BD |
| nTdT | FITC | IgG$_{1/2a}$ | HT1/4/8/9 | Supertechs |
| cIgM | PE | IgM | | Southernbiotech |
| cMPO | FITC | IgG$_1$ | 5B8 | BD |
| cCD3 PE | PE | UCHT1 IgG1 | | Caltag |

（二）两步法进行四色免疫分型的方法

1．抗体组合 因为一次检测所有的抗体费用较高。在此提供我们采用的一种两步检测方法，主要为了应用较少的抗体，获取尽可能多的信息，并减少患者经济负担（表 20-2-4）。第一步：采用 2 管筛选抗体组合 1 和 2（表 20-2-4）；第二步：根据第一步的结果，做出系列的初步判断后，选择第二

**20**

表 20-2-4　两步法四色荧光标记抗体组合

| 序号 | PerCP | FITC | PE | APC | 意义 |
|---|---|---|---|---|---|
| **筛选** | | | | | |
| 1 | CD45 | CD7 | CD117 | CD33 | T 细胞、干祖细胞、交叉表达 |
| 2 | CD45 | CD10 | CD34 | CD19 | B 细胞、干 / 祖细胞、成熟粒细胞、交叉 |
| **B-ALL** | | | | | |
| 3 | CD45 | nTdT | cU | CD20 | Pre-B-ALL 分期 |
| 4 | CD45 | Kappa | Lamnda | CD19 | 成熟 B 细胞 |
| 5 | CD45 | CD9 | CD22 | CD38 | 基因分型，MRD |
| 6 | CD45 | CD58 | CD123 | HLA-DR | MRD 检测 |
| 7 | CD45 | CD15 | CD13 | CD56 | MLL 基因异常，MRD |
| **T-ALL** | | | | | |
| 3 | CD45 | CD8 | CD4 | CD3 | 分期 |
| 4 | CD45 | nTdT | cCD3 | CD5 | 分期 |
| 5 | CD45 | CD2 | CD1a | CD38 | 分期 |
| 6 | CD45 | TCRαβ | TCRγδ | | 分期 |
| **AML** | | | | | |
| 3 | CD45 | CD9 | CD56 | CD38 | 粒单细胞、干 / 祖细胞、交叉 |
| 4 | CD45 | CD64 | CD13 | CD11b | 粒单细胞、交叉 |
| 5 | CD45 | CD15 | CD123 | HLA-DR | 粒单细胞、干 / 祖细胞、嗜碱性粒细胞、嗜酸性粒细胞 |
| 6 | CD45 | CD4 | CD2 | CD14 | 单核细胞、交叉 |
| 7 | CD45 | CD71 | Gly A | | 红系细胞 |
| 8 | CD45 | CD41 | CD42b | CD61 | 巨核细胞 |
| **混合** | | | | | |
| 3 | CD45 | cMPO | cCD3 | cCD79a | 系列 |

步应用的抗体。

2. 结果判定

(1) B-ALL：如果第一步检测结果为 CD19$^+$CD10$^{+/-}$CD34$^{+/-}$CD45$^{+/-}$，多为 B-ALL，建议进一步标记 B-ALL 抗体 3 ~ 7 (表 20-2-4)。图 20-2-1 示典型 B 系 -ALL 第 1、2 管的免疫表型特点。第一管中 CD117、CD33、CD7 均为阴性，第二管表达 B 系标志。因有较高比例的 B 系 -ALL 表达 CD33，而 CD7 和 CD117 阳性极少。因此只是单纯表达 CD33，而其他 B 细胞标志阳性时可以基本肯定为 B-ALL。部分患者可以表现为 CD34$^+$CD117$^+$CD33$^+$CD19$^{part+}$CD10$^-$CD7$^-$，此种表型往往提示为 AML 伴 t (8；21)，而非 B-ALL。

(2) T-ALL：第一步检测结果为 CD7$^+$CD34$^{+/-}$CD10$^{+/-}$CD117$^{+/-}$CD19$^-$CD33$^-$ 则 为 T-ALL (图 20-2-2)。建议进一步标记 T-ALL 抗体 3 ~ 6 (表 20-2-4)。对 T-ALL 来讲，几乎所有的患者均表达 CD7。因此 CD7 是 T-ALL 最敏感的标志，但 CD7 不是最特异的标志。如果 CD4、CD8、CD3、CD5、CD1a 为阴性，则应检测 NK 标志：CD56、CD57、CD16。

(3) AML：出现如下的表现则考虑为 AML (图 20-2-3)。

1) 如果 CD33$^+$CD117$^+$CD34$^{+/-}$CD19$^-$CD10$^{-/+}$CD7$^-$，则为 AML，建议进一步标记 AML 抗体 3 ~ 6 (表 20-2-4)。

**20**

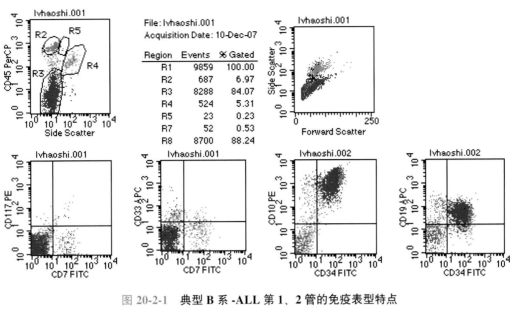

图 20-2-1 典型 B 系 -ALL 第 1、2 管的免疫表型特点

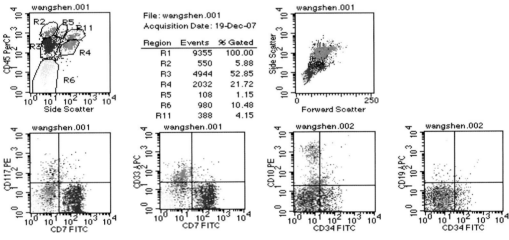

图 20-2-2 典型 T 系 -ALL 第 1、2 管的免疫表型特点

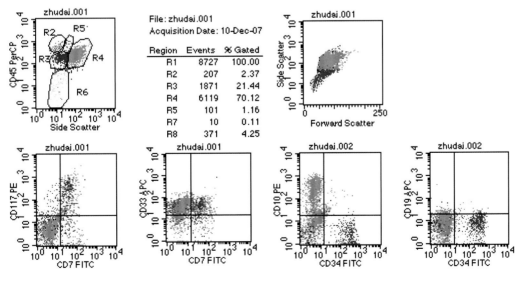

图 20-2-3 典型 AML 第 1、2 管的免疫表型特点

20

2）如果 CD45⁻ 细胞比例较多，怀疑为 AML-M6，则同时标记 AML 第 7 管。

3）如临床怀疑巨核细胞白血病，或不似典型的其他型 AML，则进一步标记 AML 第 8 管。

4）多系列：如果既表达髓系标志，又表达 CD7 或 CD19，则应检测胞内 cMPO、cCD79a（cCD22）、cCD3 和相应的抗体，以确定是否为双表型白血病。当胞内抗原检测明确系列以后，再补充检测相应系列的膜标志。或者在检测胞内标志的同时根据 CD7 表达检测相应的其他 T 系膜标志；根据 CD19 表达同时检测 B 系相应膜标志等。

值得提出的是，在免疫分型开始阶段，应用间接免疫荧光标记法，使用荧光显微镜或流式细胞仪来检测。现在流式细胞仪已广泛普及，而对白血病免疫分型，应该淘汰使用间接免疫荧光标记法及荧光显微镜，而使用 CD45/SSC 设门的流式细胞仪的多参数免疫分型方法。但对淋巴瘤等实体肿瘤来讲，病理切片检查仍然以使用显微镜为主。但也可采用淋巴结细针穿刺或者淋巴结活检，取出病变的淋巴组织制备成单个细胞悬液，用于流式细胞仪免疫表型分析。流式细胞仪的最大特点是灵敏度高、快速高效、重复性好、多参数的定量和定性分析，具有客观性，准确性高，而病理切片的免疫组化染色难以达到。但淋巴瘤的病理检查如同白血病的形态检查一样，仍是诊断的基础，免疫分型则是主要的辅助检查方法，可大大地增加诊断的准确性。

## 第三节　免疫分型报告的标准化

对如何报告免疫分型结果，国际上在 1997 年即提出了标准，2006 年在百慕大召开的国际会议上对报告中必须包含的内容和选项进行了修正，见表 20-3-1。此表中可以发现，专家对报告的内容进行了详细的讨论，包含的内容非常详细。但这些信息有些是对实验室管理所必需的，有些是对临床医生解释结果所必要的。因此各家可以根据具体的情况进行选择。但对表中必要的项目应该尽量包括在内，尤其与结果的解释相关的内容应该按照这些标准逐条的提供有价值的信息。笔者根据自己的经验对选项进行了选择并将必要项目进行综合，形成了一个新的表格（表 20-3-2）。但对患者信息和标本信息中的某些必要项目可能国内的一些医院可以省略，如主管医生姓名、送检医院和送检医院的标本号等。

我们认为如果可能的话，应该尽量提供所有检测抗体的点图，这样可以为其他专业人员提供判断数据可靠性和准确性的依据，还可能根据这些数据提出新的解释。因此这个项目虽然是选项中的，但我们认为是很重要的。我们和国内的很多实验室一直按照这样的形式报告结果，说明这样做是可行的。如果能够提供所有使用抗体的图形，其实也就提供了其使用的抗体组合和标记的荧光素，因此没有必要将使用的抗体单独列出。这样做可能加大检测人员的工作量，减低工作效率。

还要强调的是，两次会议一致强调不要用简单的表格方式报告结果，因为这样的报告不能明确地提示是否存在异常的细胞群，不能完全描述异常细胞的表型，也限制了报告的接收人员对结果的解释。因此非常不建议采用这样的报告形式。

表 20-3-1　国际对免疫分型报告的标准

| 患者信息 | 必要 | 选项 |
| --- | :---: | :---: |
| 姓名 | ✓ | |
| 医院住院号 | | ✓ |
| 年龄 | ✓ | |
| 性别 | ✓ | |
| 主管医生姓名 | | ✓ |
| 主管医生电话 / 传真 / 电子邮箱 | | ✓ |
| 送检医生姓名 | | ✓ |
| 送检医生电话 / 传真 / 电子邮箱 | | ✓ |
| 送检医院 | ✓ | |
| 送检医院地址 / 电话 / 传真 / 电子邮箱 | ✓ | |
| 病史 / 相关的临床信息、诊断 | ✓ | |
| 申请理由 / 体征 | | ✓ |
| 既往 / 目前相关治疗 | | ✓ |
| 既往 FCM 检测结果 | | ✓ |

续表

| 患者信息 | 必要 | 选项 |
|---|---|---|
| 既往 FCM 检测结果 | | |
| 其他实验室结果（WBC、分类） | | ✓ |
| **标本信息** | | |
| 送检实验室的标本号 | ✓ | |
| 报告实验室标本号 | ✓ | |
| 取材部位 | ✓ | |
| 标本类型（BM、PB、CORE L/N FNA 等） | ✓ | |
| 标本的描述（抗凝、体积/尺寸、颜色、凝块） | | ✓ |
| 标本抽取的时间/日期 | ✓ | |
| 接收标本的时间/日期 | ✓ | |
| 收到的其他标本（BM-EDTA、PB-EDTA、DORE BX 等） | | ✓ |
| 对标本的其他处理过程（印记、涂片、冷冻、遗传学检测、固定等） | | ✓ |
| 标本的保留/储存 | | ✓ |
| **标本制备/标记数据** | | |
| 细胞悬液制备方法（RBC 溶解、离心） | | ✓ |
| 细胞悬液制备日期/时间 | | ✓ |
| 细胞产率/标本的增生度 | | ✓ |
| 细胞活力 | | ✓ |
| 显微镜对照（甩片） | | ✓ |
| 对细胞悬液的其他检测（DNA、细胞化学、遗传学等） | | ✓ |
| 对死细胞的标记方法 | | ✓ |
| 细胞保存 | | ✓ |
| 检测使用的抗体（CD） | ✓ | |
| 检测使用的抗体（商品名） | | ✓ |
| 连接的荧光素[表面和（或）胞内] | | ✓ |
| **细胞分析信息** | | |
| FCM 分析的日期/时间 | | ✓ |
| FCM 分析的技术员 | | ✓ |
| **数据分析** | | |
| 定性描述感兴趣细胞的光散射和（或）荧光特征（例如，大 B 细胞） | ✓ | |
| 相对于确定细胞群的异常细胞（%） | ✓ | ✓ |
| 感兴趣细胞的荧光分布（标志是阴性、阳性或部分表达） | ✓ | |
| 阳性标志的荧光强度描述（弱、亮、异质性） | ✓ | |

续表

| 患者信息 | 必要 | 选项 |
|---|---|---|
| （亮是指比相对于相似的正常细胞中亮的细胞群表达更亮） | | |
| 在特殊情况下外周血的相对计数 | | ✓ |
| 存在正常细胞（如多克隆 B 细胞、多种类型 T 细胞、NK 细胞、单核、粒细胞、浆细胞、红细胞） | | ✓ |
| Kappa：Lambda 比值 | | ✓ |
| CD4：CD8 比值 | | ✓ |
| 细胞悬液的形态描述（细胞流的质量控制） | | ✓ |
| 标本相关的检测结果：显微镜、细胞化学、免疫组化、DNA 含量、遗传学等 | | ✓ |
| **解释** | | |
| 如果未见异常细胞，则对正常细胞进行描述 | ✓ | |
| 如果分析异常细胞，则提出表型和鉴别诊断 | ✓ | |
| 包括 WHO 定义的解释（如果需要包括 FAB 解释） | ✓ | |
| 如果具有其他的临床各实验室检测结果，提出更加明确的诊断 | ✓ | |
| 包括解释的声明、不肯定和限制因素 | ✓ | |
| 包括未签名的病例医生姓名和联系信息（电话/传真/电子邮箱） | ✓ | |
| **流式实验室信息** | | |
| 报告名字（例如 FCM 白血病/淋巴瘤报告） | | ✓ |
| 实验室名字 | | ✓ |
| 实验室地址 | | ✓ |
| 实验室电话 | | ✓ |
| 实验室执照 | | ✓ |
| **其他信息** | | |
| 代表性的直方图/点图 | | ✓ |
| 建议其他检查 | | ✓ |
| 专业的专家的同时签名 | | ✓ |
| 记录与推荐医生的讨论或口头报告（日期/时间） | | ✓ |
| 选择的参考 | | ✓ |
| 专家会诊 | | ✓ |
| 最后报告日期/时间 | | ✓ |
| CPT 编码（限于 USA） | ✓ | |
| 对应用 ASR 试剂 FDA 的声明（限于 USA） | ✓ | |

**20**

表 20-3-2　报告中重要项目汇总

| 患者信息 | 必要 |
|---|---|
| 姓名 | ✓ |
| 医院住院号 | |
| 年龄 | ✓ |
| 性别 | ✓ |
| 主管医生姓名 | ✓ |
| 送检医院 | ✓ |
| 病史 / 相关的临床信息、诊断 | ✓ |
| 申请理由 / 体征 | ✓ |
| 既往 / 目前相关治疗 | ✓ |
| **标本信息** | |
| 送检实验室的标本号 | ✓ |
| 报告实验室标本号 | ✓ |
| 取材部位 | ✓ |
| 标本类型 [BM、PB、粗 / 细针穿刺标本（CORE L/N FNA）等] | ✓ |
| 标本抽取的时间 / 日期 | ✓ |
| 接收标本的时间 / 日期 | ✓ |
| **标本制备 / 标记数据** | |
| 检测使用的抗体（CD） | |
| **数据分析** | |
| 定性描述感兴趣细胞的光散射和（或）荧光特征（例如，大 B 细胞） | ✓ |
| 相对于确定细胞群的异常细胞百分率 | ✓ |
| 感兴趣细胞的荧光分布（标志是阴性、阳性或部分表达） | ✓ |
| 阳性标志的荧光强度描述（弱、亮、异质性）（亮是指比同等阶段亮的正常细胞更亮） | ✓ |

续表

| 患者信息 | 必要 |
|---|---|
| **解释** | |
| 如果未见异常细胞，则对正常细胞进行描述 | ✓ |
| 如果发现异常细胞，则提出表型和鉴别诊断 | ✓ |
| 包括 WHO 定义的解释（如果需要包括 FAB 解释） | ✓ |
| 如果具有其他的临床和实验室检测结果，则提出更加明确的诊断 | ✓ |
| 包括解释的声明、不肯定和限制因素 | ✓ |
| 包括未签名的病例医生姓名和联系信息（电话 / 传真 / 电子邮箱） | ✓ |
| **其他信息** | |
| 代表性的直方图 / 点图 | |
| 建议其他检查 | |

（刘艳荣　翁香琴）

**参考文献**

[1] Clinical and laboratory standards institute. Clinical flow cytometric analysis of neoplastic hematolymphoid cells：approved guideline，2nd ed. CLSI document H43-A2. Wayne RA：Clinical and laboratory standards institute，2007.

[2] Wood BL，Arroz，M2 David Barnett D，et al.2006 Bethesda International Consensus Recommendations on the Immunophenotypic Analysis of Hematolymphoid Neoplasia by Flow Cytometry：Optimal Reagents and Reporting for the Flow Cytometric Diagnosis of Hematopoietic Neoplasia. Cytometry B clin Cytom，2007，72（suppl 1）：S14-S22.